全国中医药行业高等教育"十三五"规划教材

全国高等中医药院校规划教材（第十版）

中药化学

（新世纪第三版）

（供中药学、中药制药、中药资源与开发等专业用）

主　编

匡海学（黑龙江中医药大学）

副主编（以姓氏笔画为序）

孔令义（中国药科大学）　　　　　　冯卫生（河南中医药大学）

杨秀伟（北京大学）　　　　　　　　祝晨蔯（广州中医药大学）

董小萍（成都中医药大学）　　　　　窦德强（辽宁中医药大学）

编　委（以姓氏笔画为序）

马骁驰（大连医科大学）　　　　　　王继彦（长春中医药大学）

卢汝梅（广西中医药大学）　　　　　卢金清（湖北中医药大学）

田树革（新疆医科大学）　　　　　　付雪艳（宁夏医科大学）

白玉霞（内蒙古民族大学）　　　　　朱　英（浙江中医药大学）

刘美凤（华南理工大学）　　　　　　阮汉利（华中科技大学）

杨炳友（黑龙江中医药大学）　　　　李　祥（南京中医药大学）

李　强（北京中医药大学）　　　　　李丽华（河北中医学院）

李医明（上海中医药大学）　　　　　吴　霞（首都医科大学）

吴锦忠（福建中医药大学）　　　　　吴德玲（安徽中医药大学）

何永志（天津中医药大学）　　　　　何桂霞（湖南中医药大学）

沈志滨（广东药科大学）　　　　　　宋小妹（陕西中医药大学）

张　宇（佳木斯大学）　　　　　　　林　於（重庆医科大学）

罗永明（江西中医药大学）　　　　　周洪雷（山东中医药大学）

饶高雄（云南中医学院）　　　　　　郭　玫（甘肃中医药大学）

裴妙荣（山西中医药大学）

中国中医药出版社
·北　京·

图书在版编目（CIP）数据

中药化学 / 匡海学主编 .—3 版 .—北京：中国中医药出版社，2017.8（2022.6 重印）

全国中医药行业高等教育“十三五”规划教材

ISBN 978-7-5132-4162-5

Ⅰ. ①中…　Ⅱ. ①匡…　Ⅲ. ①中药化学－中医学院－教材　Ⅳ. ①R284

中国版本图书馆 CIP 数据核字 (2017) 第 083771 号

中国中医药出版社出版

北京经济技术开发区科创十三街 31 号院二区 8 号楼

邮政编码　100176

传真　010-64405721

河北品睿印刷有限公司印刷

各地新华书店经销

开本 850 × 1168　1/16　印张 34.25　字数 872 千字

2017 年 8 月第 3 版　2022 年 6 月第 5 次印刷

书号　ISBN 978 – 7 – 5132 – 4162–5

定价　98.00 元

网址　www.cptcm.com

服务热线　010-64405510

购书热线　010-89535836

维权打假　010-64405753

微信服务号　zgzyycbs

微商城网址　https://kdt.im/LIdUGr

官方微博　http://e.weibo.com/cptcm

天猫旗舰店网址　https://zgzyycbs.tmall.com

如有印装质量问题请与本社出版部联系（010-64405510）

全国中医药行业高等教育"十三五"规划教材

全国高等中医药院校规划教材（第十版）

专家指导委员会

许二平（河南中医药大学校长）

孙忠人（黑龙江中医药大学校长）

孙振霖（陕西中医药大学校长）

严世芸（上海中医药大学教授）

李灿东（福建中医药大学校长）

李金田（甘肃中医药大学校长）

余曙光（成都中医药大学校长）

宋柏林（长春中医药大学校长）

张欣霞（国家中医药管理局人事教育司师承继教处处长）

陈可冀（中国中医科学院研究员　中国科学院院士　国医大师）

范吉平（中国中医药出版社社长）

周仲瑛（南京中医药大学教授　国医大师）

周景玉（国家中医药管理局人事教育司综合协调处处长）

胡　刚（南京中医药大学校长）

徐安龙（北京中医药大学校长）

徐建光（上海中医药大学校长）

高树中（山东中医药大学校长）

高维娟（河北中医学院院长）

彭代银（安徽中医药大学校长）

路志正（中国中医科学院研究员　国医大师）

熊　磊（云南中医药大学校长）

戴爱国（湖南中医药大学校长）

秘　书　长

卢国慧（国家中医药管理局人事教育司司长）

范吉平（中国中医药出版社社长）

办公室主任

周景玉（国家中医药管理局人事教育司综合协调处处长）

李秀明（中国中医药出版社副社长）

李占永（中国中医药出版社副总编辑）

全国中医药行业高等教育"十三五"规划教材

编审专家组

组　长

王国强（国家卫生计生委副主任　国家中医药管理局局长）

副组长

张伯礼（中国工程院院士　天津中医药大学教授）

王志勇（国家中医药管理局副局长）

组　员

卢国慧（国家中医药管理局人事教育司司长）

严世芸（上海中医药大学教授）

吴勉华（南京中医药大学教授）

王之虹（长春中医药大学教授）

匡海学（黑龙江中医药大学教授）

刘红宁（江西中医药大学教授）

翟双庆（北京中医药大学教授）

胡鸿毅（上海中医药大学教授）

余曙光（成都中医药大学教授）

周桂桐（天津中医药大学教授）

石　岩（辽宁中医药大学教授）

黄必胜（湖北中医药大学教授）

前　言

为落实《国家中长期教育改革和发展规划纲要（2010–2020 年）》《关于医教协同深化临床医学人才培养改革的意见》，适应新形势下我国中医药行业高等教育教学改革和中医药人才培养的需要，国家中医药管理局教材建设工作委员会办公室（以下简称"教材办"）、中国中医药出版社在国家中医药管理局领导下，在全国中医药行业高等教育规划教材专家指导委员会指导下，总结全国中医药行业历版教材特别是新世纪以来全国高等中医药院校规划教材建设的经验，制定了"'十三五'中医药教材改革工作方案"和"'十三五'中医药行业本科规划教材建设工作总体方案"，全面组织和规划了全国中医药行业高等教育"十三五"规划教材。鉴于由全国中医药行业主管部门主持编写的全国高等中医药院校规划教材目前已出版九版，为体现其系统性和传承性，本套教材在中国中医药教育史上称为第十版。

本套教材规划过程中，教材办认真听取了教育部中医学、中药学等专业教学指导委员会相关专家的意见，结合中医药教育教学一线教师的反馈意见，加强顶层设计和组织管理，在新世纪以来三版优秀教材的基础上，进一步明确了"正本清源，突出中医药特色，弘扬中医药优势，优化知识结构，做好基础课程和专业核心课程衔接"的建设目标，旨在适应新时期中医药教育事业发展和教学手段变革的需要，彰显现代中医药教育理念，在继承中创新，在发展中提高，打造符合中医药教育教学规律的经典教材。

本套教材建设过程中，教材办还聘请中医学、中药学、针灸推拿学三个专业德高望重的专家组成编审专家组，请他们参与主编确定，列席编写会议和定稿会议，对编写过程中遇到的问题提出指导性意见，参加教材间内容统筹、审读稿件等。

本套教材具有以下特点：

1. 加强顶层设计，强化中医经典地位

针对中医药人才成长的规律，正本清源，突出中医思维方式，体现中医药学科的人文特色和"读经典，做临床"的实践特点，突出中医理论在中医药教育教学和实践工作中的核心地位，与执业中医（药）师资格考试、中医住院医师规范化培训等工作对接，更具有针对性和实践性。

2. 精选编写队伍，汇集权威专家智慧

主编遴选严格按照程序进行，经过院校推荐、国家中医药管理局教材建设专家指导委员会专家评审、编审专家组认可后确定，确保公开、公平、公正。编委优先吸纳教学名师、学科带头人和一线优秀教师，集中了全国范围内各高等中医药院校的权威专家，确保了编写队伍的水平，体现了中医药行业规划教材的整体优势。

3. 突出精品意识，完善学科知识体系

结合教学实践环节的反馈意见，精心组织编写队伍进行编写大纲和样稿的讨论，要求每门教材立足专业需求，在保持内容稳定性、先进性、适用性的基础上，根据其在整个中医知识体系中的地位、学生知识结构和课程开设时间，突出本学科的教学重点，努力处理好继承与创新、理论与实践、基础与临床的关系。

4. 尝试形式创新，注重实践技能培养

为提升对学生实践技能的培养，配合高等中医药院校数字化教学的发展，更好地服务于中医药教学改革，本套教材在传承历版教材基本知识、基本理论、基本技能主体框架的基础上，将数字化作为重点建设目标，在中医药行业教育云平台的总体构架下，借助网络信息技术，为广大师生提供了丰富的教学资源和广阔的互动空间。

本套教材的建设，得到国家中医药管理局领导的指导与大力支持，凝聚了全国中医药行业高等教育工作者的集体智慧，体现了全国中医药行业齐心协力、求真务实的工作作风，代表了全国中医药行业为"十三五"期间中医药事业发展和人才培养所做的共同努力，谨向有关单位和个人致以衷心的感谢！希望本套教材的出版，能够对全国中医药行业高等教育教学的发展和中医药人才的培养产生积极的推动作用。

需要说明的是，尽管所有组织者与编写者竭尽心智，精益求精，本套教材仍有一定的提升空间，敬请各高等中医药院校广大师生提出宝贵意见和建议，以便今后修订和提高。

国家中医药管理局教材建设工作委员会办公室

中国中医药出版社

2016 年 6 月

编写说明

中医药作为我国独具特色的卫生资源，凝聚着深邃的哲学智慧和中华民族几千年的健康养生理念及其实践经验，是中国古代科学的瑰宝，也是打开中华文明宝库的钥匙。深入研究和科学总结中医药学对丰富世界医学事业、推进生命科学研究具有积极意义。繁荣并弘扬中医药文化、强化中医药人才培养是时代赋予我们的重要任务，而高质量的教材是培养合格人才的基本保证。

全国中医药行业高等教育"十三五"规划教材由国家中医药管理局教材建设工作委员会组织编写。《中药化学》作为"十三五"规划核心示范教材，基于以学生为中心的教学理念，根据教育部高等学校中药学类教学指导委员会提出的中药学专业人才培养要坚持"中医药思维培养和科学思维培养并重"，以及"传承有特色、创新有基础、服务有能力"的原则，在保证本学科的基本理论、基本知识和基本实践能力的系统性、完整性和适用性的前提下，为了有利于学生的自主学习、有利于培养学生建立正确思维和有利于教师组织开展教学方法改革，在上版《中药化学》规划教材基础上，对本学科课程知识结构框架和具体内容进行了重大的调整。在体例上，打破了此前围绕每一种成分类型开展结构、性质、提取分离、检识和结构测定的固定体例，将本课程的全部内容按照基本理论与基础知识、常用的研究方法与实际工作所需的基本技能，以及本学科的相关扩展知识等划分为上篇、中篇及下篇。上篇主要对各中药化学成分类型按照其生（合）成的生源途径分立章节，介绍各类型化学成分的基本结构特征、理化性质、检识以及常见的中药实例。中篇为常用的中药有效成分研究方法，包括有效成分的提取、分离、结构鉴定方法，以及具体实例等。在内容上增加了部分新的研究方法，并将在提取分离实践中积累的一些体会与思考加以整理充实在本篇中，力图使学生在正确认识中药化学成分复杂性的基础上，准确把握各种研究方法的特点与适用性，培养学生在复杂情况下比较分析，灵活运用知识解决问题的能力。下篇介绍中药化学成分的结构修饰和改造、生物转化及代谢等扩展性及前沿性知识内容，这是本版教材增加的内容，目的在于拓宽学生的知识视野，并激发学生的求知欲和创新欲，培养学生的创新思维和不断探求真理的精神和能力。

对一本经过多年教学实践且质量良好的教材进行知识体系的重大调整和修改，体现了我们对教材建设和课程改革寄予着厚望，同时对于本书编委会的每位成员来说，深感责任重大、压力巨大。但是，也正是出于对中医药创新人才培养的强烈责任感，编委会的成员们完成了这次重大的尝试，并期待得到读者的认同和欢迎。

在本教材编写过程中，各院校给予了大力的支持和鼓励，许多同仁也对本书的编写工作提出了不少宝贵的意见和建议，在此一并深表感谢。

本教材若有不妥，请各院校在使用过程中，提出宝贵意见，以便进一步修改提高。

《中药化学》编委会

2017 年 5 月

目 录

上 篇

中　篇

第十二章　中药有效成分的提取分离方法　249

第十三章　中药有效成分的结构鉴定方法　331

下 篇

上 篇

第一章 绪 论

第一节 中药化学的研究对象和任务

中药化学（Chemistry of Chinese Medicines）是一门以中医药基本理论为指导，结合临床用药经验，主要运用化学理论和方法及其他现代科学理论和技术等研究中药防治疾病的物质基础（化学成分，主要是有效成分）的学科。具体地说，中药化学主要研究中药中有效成分或药效物质基础的化学结构、理化性质、提取分离方法与技术、结构鉴定（或确定）、检识与分析方法，以及有效成分的化学结构修饰或改造、生物转化及代谢等，同时也涉及有效成分或药效物质基础的结构与药效之间的关系，以及外界条件对这些成分消长的影响等研究内容。中药化学研究既不同于一般含义的植物化学（Phytochemistry）研究，也不同于现代药学中的天然药物化学（Natural Medicinal Chemistry）研究，尽管它们在研究内容和研究方法上有很多相近或相同之处。

20世纪70年代，我国科学家屠呦呦教授及其研究团队与国内其他研究团队合作，经过艰苦努力，根据《肘后备急方》等中医药古典文献中记载的中医临床用药经验，先驱性地发现了青蒿素，在此基础上又研发出系列青蒿素类药物，开创了疟疾治疗新方法，挽救了世界数百万恶性疟疾患者的生命。屠呦呦教授因此获得2015年诺贝尔生理学或医学奖，成为我国科技界获得诺贝尔奖第一人，为我国、我国的中医药争得了荣誉。青蒿素的发现和研究过程，很好地诠释了中药化学学科的内涵和主要研究任务。

中药化学是中医药理论与现代科学如化学、物理学、生物学、植物学、现代医药学等理论和技术相互渗透、相互结合的一门交叉学科，属于应用基础科学。一方面，中医药理论与现代科学、医药学等不断为本学科发展进步提供不竭的营养与动力；另一方面，本学科的进步与发展，不仅能促进中医药事业和学术的进步以及中药现代产业的发展，又能与中医药其他学科理论与技术相互交叉渗透，不断形成新的学科或研究领域。如中药化学与中药药性理论结合形成中药药性（性味）化学，中药化学与方剂学结合形成中药方剂化学，中药化学与药物代谢动力学结合形成中药药代动力学，中药化学与中药炮制学结合形成中药炮制化学，中药化学与中药资源学结合形成中药资源化学，中药化学与分析化学结合形成中药分析学等。由此可见，推动中药化学学科的进步与发展具有重大的科学意义和应用价值。

与传统中医药学不同，中药化学是一门时代性非常强的课程和学科，与现代科技的发展息息相关。随着时代的发展和科技的进步，中药化学的研究范围会不断地得到更新和发展。因此，注重对有关中药现代化研究的新思路、新方法的了解，注重国内外本学科以及相关学科的新理论与新技术在本学科中的应用，对于学习、掌握中药化学知识与技术以及从事中药化学研究都是十分重要的。

第二节　中药有效成分与药效物质基础

中药除少数品种（青黛、冰片、阿胶等）外，大都是来自于植物、动物、矿物等非人工制品。此前开展的全国中药资源普查结果表明，已经鉴定而有学名的中药约有 12807 种，其中来源于植物的数量达到 11146 种，其他为动物药 1581 种、矿物药 80 余种。随着科学技术的进步和医疗实践的不断发展，还将会发现更多的中药资源。

植物在体内物质代谢过程中发生着不同的生物合成反应，且不同的生物合成途径可产生结构千差万别的代谢产物。这些代谢产物按其生物合成途径可分为一次代谢产物和二次代谢产物。一次代谢产物是每种植物中普遍存在的维持有机体正常生存的必需物质，如叶绿素、糖类、蛋白质、脂类和核酸等。二次代谢是在特定条件下，一些重要的一次代谢产物，如乙酰辅酶 A、丙二酸单酰辅酶 A、莽草酸及一些氨基酸等作为前体或原料，进一步经历不同的代谢过程，生成生物碱类、苯丙素类、黄酮类、萜类、皂苷等。二次代谢对植物维持生命活动虽不起重要作用，但二次代谢产物大多具有特殊、显著的生理活性，由此使得植物类中药化学成分种类繁多、生物学效应各异。

植物基原与生物合成途径各异的中药，其所含的化学成分是十分复杂的。这种复杂性不仅表现在不同的中药可能含有不同类型的化学成分，也体现在即使同一种中药也可能含有大量结构类型各不相同的化学成分。例如，中药人参中含有人参皂苷（ginsenosides）Ro、Ra$_1$、Ra$_2$、Rb$_1$、Rb$_2$、Rb$_3$、Rc、Rd、Re、Rf、Rg$_1$、Rg$_2$、Rg$_3$、Rh$_1$、Rh$_2$ 及 Rh$_3$ 等 30 余种三萜皂苷类成分以及挥发油、甾体化合物、多糖、氨基酸、肽类、蛋白质、炔醇、有机酸、维生素、微量元素等各类成分。一味中药如此，由多味中药配伍而成的方剂中的化学成分类型之多样、化合物数量之巨可想而知。然而，多样而复杂的化学成分却成为中药或方剂具有多种功效或多方面药理作用的物质基础。

在学习中药化学知识、阅读中药化学文献或对中药复杂的化学成分进行研究的过程中，经常会接触到中药有效成分、无效成分、有毒成分或毒性成分、生物活性成分、有效部位、有效组分、药效物质基础等概念。这可以看作是研究者从不同的角度，依据中药化学成分对人体或其他生物的作用或影响，而对不同层次的中药化学成分进行的分类。

一般而言，有效成分、无效成分、有毒成分或毒性成分是相对平行对应使用的一组概念。通常把能起防病治病作用的成分称为有效成分，这些作用可能与中药传统功效相符，也可能是新发现的药效药理作用。把具有毒副作用的成分称为毒性成分或有毒成分，同样，这些毒副作用可能是传统记载的毒性，也可能是新发现的毒副作用。应指出的是有些有毒成分同时也具有防病治病作用。把既不产生防病治病作用、又无毒副作用的成分称为无效成分。在这里需要注意的是，这些概念主要是针对中药化学成分在临床应用时呈现的生物学效应性质而言的。

中药有效成分与无效成分以及毒性成分是相对的，有时甚至会发生相互转变。例如一些过去被认为是无效的化合物（如某些多糖、多肽、蛋白质和油脂类成分等）现已被发现具有很好的药效，或某些过去被认为有效的化合物随着研究的深入而被否定，这样的实例不胜枚举。中药中还有一些本身不直接具有防病治病作用的化学成分，但它们受采收、加工、炮制或制剂过程中一些条件的影响而产生的次生产物，或口服后经人体胃肠道内的消化液或细菌等的作用后产生的代谢产物，以及它们以原型被吸收进入血液或被直接注射进入血液后在血液中产生的代谢产物却具有防病治病的作用，这些化学成分也是有效成分。还有些化学成分对健康机体无任何影响，但对病理状态下的机体却有一定的治疗作用，有些化学成分防治疾病作用只有在方剂配伍情况下才能体现出来，这样的化学成分无疑也是有效成分。另一方面，所谓的有效成分都是针对一定的疾病而言的，某种成分对这种疾病来说是有效成分，但对另一种疾病而言，则可能成为无效成分。甚至某些毒性成分，在一定剂量范围内或对一定的疾病来说，可能又会成为有效成分。例如，砒霜（三氧化二砷）是毒药，但却是治疗白血病的良药。与此相反，一些有效成分在临床实践中出现毒副作用的报道亦不鲜见。因此，不能以简单机械的态度理解中药有效成分与无效成分的概念，在开展中药研究时整个过程必须缜密、系统、全面才能真正阐明中药的有效成分。

鉴于中药防治疾病往往具有多成分、多靶点的特点，相继又延伸出有效部位、有效组分、有效部位群等概念。含有一种主要有效成分或一组结构相近的有效成分的提取分离部位称为有效部位或有效组分，如人参总皂苷、苦参总生物碱、银杏叶总黄酮等。中药特别是复方经提取分离处理后可能得到若干个有效部位或有效组分，几个不同的有效部位或有效组分则构成了某一中药或方剂的有效部位群。

中药生物活性成分则是现代医药学基于更宽泛的生物活性而产生的概念。这一概念可以不考虑中药传统功效，甚至可以不考虑能否在医药领域中应用，因而这个概念不仅包括了上述有效成分、毒性成分，甚至也可能包括一些无效成分。因为一些在临床上的无效成分可能仍然具有某种生物活性。

近年，研究者们也经常使用中药或方剂药效物质基础的概念。由于仅用一种或少数成分很难阐明中药及复方的复杂体系及作用机制，因此人们着眼于中药或复方的功效，把对中药及复方的临床功效有贡献的成分统称为中药或复方药效物质基础。中药复方的优势在于方中各药配伍后可起到协同或拮抗作用，从而对机体进行整体调节，其化学成分并不等于单味药化学成分的简单相加。在提取过程中，由于温度、pH 值、煎煮时间等因素使复方中的某些成分发生溶出率改变、挥发、水解、氧化甚至产生沉淀等物理和化学变化，使原有的某些成分消失或是产生新的化合物，从而表现出减毒、增效甚至产生单味药不具备的药理作用，在这个过程中所产生的对功效有贡献的化合物都应视为中药药效物质基础。可见，中药药效物质基础是一个更能体现中药整体作用的概念，其研究范围远比单纯的中药有效成分研究更为广泛、深入和细致。

中药复方配伍是中医用药的特点之一，因此我们不但要研究单味药的有效成分和药效物质基础，还要对中药复方进行深入的化学和药理学研究，继而科学阐明中药复方配伍规律以及作用机理等问题。中药复方中的化学成分更为众多，相互关系极为复杂，这方面研究工作任重而道远，同时又极具挑战性和趣味性。

第三节　中药化学研究的意义和作用

中药化学研究是中药现代化研究的重要内容。通过对中药（及复方）有效成分的研究，不仅可以阐明中药性味及功效，即防治疾病的物质基础，寻找或发现可供创制新药的有效物质或提供先导化合物，进而促进新药的研制，而且对建立中药及复方的质量评价体系与标准，提高、保证中药质量、临床疗效和在医药市场上的竞争力，开发新的天然药物资源，推动中医药整体研究水平的提高，加快中医药研究的步伐，都具有极其重要的意义。

一、中药化学在中医药现代化中的作用

（一）阐明中药药效物质基础，探索中药防治疾病的原理

通过对中药有效成分的研究，不仅可以阐明中药的药效物质基础，也可为探索中药防治疾病的原理提供前提和物质基础，促进中药药理学的发展。迄今为止，许多中药特别是一些常用中药防治疾病的物质基础已被阐明。如《本草纲目》中记载大黄可以"下瘀血、血闭、寒热，破癥积聚、留饮宿食，荡涤肠胃，推陈出新，通利水谷，调中化食，安和五脏……直至于下痢赤白，里急腹痛，小便淋沥，实热燥结，潮热谵语，黄疸诸火疮"。现已阐明大黄中的番泻苷类成分具有泻下作用，游离蒽醌苷元则对多种细菌有抑菌活性，苯丁酮类具有一定的抗炎镇痛作用，大黄鞣质具有明显的降低血清尿素氮的作用，而芪类成分则是其抗高血脂的有效成分。

（二）促进中药药性理论研究的深入

中药理论是中医学理论体系的重要组成部分，其核心是以性味、归经、升降浮沉等为主要内容的中药药性理论。从中药的药效和产生这些药效的物质基础（有效成分）着手研究，对阐明中药药性的科学内涵大有裨益。

近年来，一些学者探讨了中药的化学成分与中药药性之间的关系，并取得了一些有意义的研究结果。如通过测量热证和寒证大鼠治疗前后植物神经平衡状态与尿中儿茶酚胺（catecholamine）类及17-羟皮质酮，发现寒证大鼠表现为心率减慢、尿中儿茶酚胺和17-羟皮质酮的排出量减少、氧耗量降低；热证大鼠则相反。温热药附子、吴茱萸、细辛、蜀椒、高良姜、丁香等都含有消旋去甲乌药碱（dl-demethylcoclaurine），此成分为 β 受体激动剂，具有加强心肌收缩力，加快心率，促进脂肪、糖代谢等一系列作用，这些作用与热性药的药性基本一致，故推测去甲乌药碱可能是热性中药的物质基础。通过研究还发现，一些温热药如麻黄、陈皮、青皮有升压、强心作用。在这些中药中，麻黄含麻黄碱，陈皮、青皮含新福林（synephrine）。这两种化学成分及去甲乌药碱与肾上腺素一样，都具有儿茶酚胺的类似结构，由此进一步提出中药中具有儿茶酚胺类结构的化学成分可能是热性中药的物质基础。

对中药化学成分与中药五味之间的相关性研究也总结出一些初步规律。如辛味药含挥发油成分最多，其次是苷类和生物碱。许多药理实验研究证明，麻黄、桂枝、紫苏、细辛、防风、生姜等解表药均有发汗解热作用。14 味行（理）气药中的 13 味为辛味，其化学成分亦以含挥发油成分者占多数，如枳实、陈皮、佛手、厚朴、木香、香附、乌药、荔枝核等。中药麻黄味辛、微苦，性温，具有发汗散寒、宣肺平喘、利水消肿等功效。以往的研究证明，麻黄挥发油中的 α-松油醇（α-terpineol）能降低小鼠体温，是其发汗散寒的有效成分；具有肾上腺素样作用、能收缩血管、兴奋中枢的麻黄碱（ephedrine）和具有松弛支气管平滑肌作用的去甲麻黄碱（norephedrine）是其平喘的有效成分；而利水的有效成分则是具有升压利尿作用的伪麻黄碱（pseudoephedrine）。近年的研究进一步阐明，麻黄中还含有多糖类成分，且具有较强的免疫抑制作用，体外实验虽无松弛支气管平滑肌作用，但是对卵蛋白诱导的哮喘动物却有良好的止喘作用等。由此认为麻黄辛味的物质基础是生物碱类、挥发油类成分，苦味的物质基础是多糖类成分，其平喘功效是辛味和苦味共同作用的结果。这也证实并解析了中医药理论认为麻黄具辛开苦降功效的客观性及其科学内涵。

在中药归经的研究中，通过探讨同一归经中药的相同化学成分或相同结构类型的化学成分，以此阐明归经的物质基础。也有学者通过研究中药化学成分的药理作用或考察中药中的某种有效成分在体内药物代谢动力学的特点来探讨与归经的关系。如麻黄碱对支气管平滑肌有解痉和升压作用等，伪麻黄碱有明显的利尿、抗炎作用，说明麻黄入肺、膀胱经是有依据的。再如川芎嗪（tetramethylpyrazine）是川芎的有效成分，川芎嗪在动物体内主要分布在肝脏和胆囊中，与川芎归肝、胆经一致。

（三）　阐明中药复方配伍的原理

中药在临床上大多以复方的形式应用。为了阐明中药复方配伍理论的科学内涵，对复方进行有效成分的研究是极其必要的。对单味药的有效成分进行研究，是开展中药复方有效成分研究的前提和基础。从药效学看，中药的配伍不是同类药物的累积相加，也不是不同药物的随机罗列，而是根据病证的不同和治则的变化，按照中药配伍理论优化组合而成。中药通过配伍，可以加强疗效，降低毒性和副作用，适应复杂多变的病情，或改变、影响药效。从中药的有效成分方面看，按照中药配伍理论组成的方剂，也不是单味药有效成分的简单加和，可能存在一种中药有效成分与它种中药有效成分的物理或化学作用。

中药方剂各组成药味的有效成分之间通过配伍最有可能出现的物理变化是溶解度的改变，从而对药效产生相应的影响。如很多含柴胡的方剂常配伍人参，经研究证明，柴胡的主要有效成分是柴胡皂苷 a、d（saikosaponin a、d）等，它们的水溶性较差，用水煎煮时溶出率较低。但与人参配伍后，因人参中的有效成分人参皂苷类有助溶作用，可使柴胡皂苷的溶出率有较大的提高，从而提高了临床疗效。甘草与甘遂配伍是中药"十八反"之一。研究结果表明，在煎煮过程中，甘草中的有效成分甘草皂苷（glycyrrhizin）能增加甘遂的毒性成分甾萜类成分的溶出率，使其毒性增加，故甘草不宜与甘遂配伍是有道理的。

中药方剂各组成药味的有效成分通过配伍产生化学变化的情况也比较多。含生物碱的中药与含大分子酸性成分的中药配伍时，往往会因它们之间产生难溶性物质而使生物碱在煎煮液中的含量降低。如黄连与吴茱萸配伍，煎煮液中来源于黄连的小檗碱（berberine）的含量较单味黄连煎液降低 37%，并初步发现是小檗碱和吴茱萸中的黄酮类化合物生成沉淀而致。四逆汤由附子、干姜、甘草三味中药组成，其煎液的毒性比单味附子煎液的毒性要小得多，半数致死量约为后者的 5 倍，表明这三味药配伍可减低附子的毒性。进一步的研究发现，乌头和甘草合煎与乌头单煎相比，毒性成分乌头碱（aconitine）的溶出率降低了 22%，故推测四逆汤的毒性较低是由于其乌头碱与甘草皂苷生成了难溶于水的物质，从而使煎液中的乌头碱的溶出率降低。

（四）　阐明中药炮制的原理

中药炮制是中医药学中一门独特的制药技术，也是中医用药的经验总结。很多中药在用于临床前都要经过炮制，以达到提高疗效、降低毒副作用、改变药物药性或功效、便于贮藏和服用等目的。研究中药炮制前后化学成分或有效成分的变化，将有助于阐明中药炮制的原理、改进传统的炮制方法、制定控制炮制品的质量标准、丰富中药炮制的内容等，这也是发掘和提高祖国医药学遗产的一个重要方面。如延胡索的有效成分为生物碱类化合物，用水煎煮溶出量甚少，醋炒后延胡索中的生物碱与醋酸结合成易溶于水的醋酸盐，使水煎液中溶出的总生物碱含量增加，从而增强了延胡索的镇痛作用。又如乌头和附子均为剧毒药，其毒性成分主要为乌头碱等双酯型生物碱。将乌头用蒸、煮等方法进行炮制，使乌头碱等化合物的酯键水解，生成毒性较低的醇胺型生物碱乌头原碱（aconine）。制乌头仍保留镇痛消炎作用，但毒性却大大降低。黄芩有浸、烫、煮、蒸等炮制方法。过去南方认为黄芩有小毒，必须用冷水浸泡至颜色变绿、去毒后再切成饮片，称为"淡黄芩"，而北方则认为黄芩遇冷水变绿影响质量，必须用热水煮后切成饮片，以色黄为佳。中药化学相关研究表明，黄芩在冷水浸泡过程中，其有效成分黄芩苷可被药材中的酶水解成黄芩素，后者不稳定易氧化成醌类化合物而显绿色。药理学研究也证明，生黄芩、淡黄芩的抑菌活性比烫、煮、蒸的黄芩低。可见用冷水浸泡使有效成分损失，导致抑菌活性降低，而用烫、煮、蒸等方法炮制时，由于高温破坏了酶的活性，避免了黄芩苷的水解，故抑菌活性较强，且药材软化容易切片。因此，认为黄芩应以蒸或用沸水略煮的方法进行炮制。

二、中药化学在中药产业化中的作用

中药产业是我国医药产业的重要组成部分，担负着保障人民健康，提高民族素质的重要作用。它不仅为我国和世界人民提供了安全有效的药品，而且也为我国的经济发展起到了积极的促进作用。在人类"回归自然"的浪潮中，天然药物，尤其是我国具有悠久历史、品种繁多、用途广泛、资源丰富、发展前景广阔的中药日益为大多数国家和民族所认识与接受。积极开展中药现代化研究，提高中药产业化水平，是推进中药国际化进程的必须前提，也是我国中药工作者义不容辞的责任。中药化学的研究，对于推动中药产业化发展具有非常重要的作用。

（一）　建立和完善中药质量评价标准

为了更好地评价和控制中药的质量，最常用的方法是以中药材及其制剂中的某种、多种有效成分、标志性化学成分、主要化学成分作为评价指标，应用中药化学的检识反应、鉴别方法、各种色谱法（如薄层色谱法、高效液相色谱法、气相色谱法及高效毛细管电泳法等）以及各种波谱法（如红外吸收光谱法、核磁共振波谱法及质谱法等）进行定性鉴别和含量测定。近年，更加注重中药质量控制的整体性和均一性，采用以多种（类）成分为指标，多模式、多分析方法组合评价目标中药质量，希望建立更加符合中医药理论和实践的要求，更准确、更全面地反映其自身质量的系统评价方法和体系，如以特征图谱、指纹图谱作为主要专属性鉴别方法，与以多指标成分定量分析相结合的中药质量评价新模式。

对中药复方制剂应尽量选用方剂中的君药、主要臣药，以及贵重药、毒剧药中的有效成分作为质量控制的指标。如果中药制剂中的有效成分含量过低，也可选用有效部位来进行检测，如总生物碱、总黄酮、总皂苷等。如果有效部位也不易测定，还可采用对照药材制备成对照溶液进行检测。

可见，无论上述哪种情况，其前提都是明确中药或复方中的有效成分或化学成分的种类、化学结构，必须以中药化学的研究成果为基础。

（二）改进中药制剂剂型，提高药物质量和临床疗效

中药化学在中药制剂的研制中起着十分重要的作用。如中药的有效成分或有效部位的溶解性、酸碱性、挥发性、稳定性、生物利用度等性质是中药制剂剂型选择的主要考虑因素。再如中药制剂的制备过程中的提取、浓缩、精制、干燥、灭菌等步骤无不与中药有效成分或化学成分有关。根据中药有效成分或有效部位的理化性质，还可研制出合理可行的工艺，如选择适当的溶剂和提取分离方法、确定被提取中药材的颗粒大小、溶剂的用量，以及提取的温度、时间、次数等，把中药有效成分最大限度地提取分离出来，将杂质最大限度地除去，这是中药制剂过程中的一个重要步骤。中药制剂的稳定性是保证中药制剂安全有效的重要因素，中药有效成分是否稳定对中药制剂的稳定性影响很大。如中药制剂在整个制备加工过程及贮存放置过程中，某些中药有效成分受到光、热、空气、温度、酸碱度等的影响，可能会发生水解、聚合、氧化、酶解等化学变化，使有效成分破坏，导致中药制剂出现变色、混浊、沉淀等现象，从而使药效降低或消失，甚至产生毒副作用。因此，应针对中药有效成分的理化性质，采用适当的剂型、调整合适的 pH 值、制备衍生物或采用适当的包装等方法来提高中药制剂的稳定性。

（三）研制开发新药，扩大药源

创新药物的研制与开发关系到人类的健康与生存，其意义重大而深远。从天然产物中寻找生物活性成分，通过与毒理学、药理学、制剂学、临床医学等学科的密切配合，研制出疗效高、毒副作用小、使用安全方便的新药，这是国内外新药研制开发的重要途径之一。从经过数千年临床实践证明其临床疗效可靠的传统中药中寻找有效成分并研制开发成为新药，是一条事半功倍的研制新药的途径，其成功率要比从一般天然产物开始高得多。通过中药有效成分研制出的许多药物目前仍是临床常用基本药物，如麻黄碱（ephedrine）、黄连素（berberine）、阿托品（atropine）、利血平（reserpine）、洋地黄毒苷（digitoxin）等药物。

有些中药的有效成分疗效好、毒副作用小，能满足开发成为新药的条件，并且在中药中的含量较高，即可从药材中提取分离后制备成药物供临床应用，如黄连素、吗啡、利血平等。由中药有效成分研制出来的某些药物化学结构比较简单，可以用化学合成的方法大量生产，如麻黄碱、阿托品、天麻素等。

有些中药有效成分在中药中的含量少或该中药产量小、价格高，可以从其他植物中寻找代用品，扩大药源，大量生产供临床使用。如黄连素是黄连的有效成分，但以黄连为原料生产黄连素的成本很高。通过调查和研究发现，三棵针、黄柏、古山龙等植物中也含有黄连素，现已作为生产黄连素的原料。一般来讲，植物的亲缘关系相近则其所含的化学成分也相同或相近，因此也可以根据这一规律按植物的亲缘关系寻找某中药有效成分的代用品。

有些有效成分的生物活性不太强，或毒副作用较大，或结构过于复杂，或药物资源太少，或溶解度不符合制剂的要求，或化学性质不够稳定等，不能直接开发成为新药，可以将其作为先导化合物，通过结构修饰或改造，以克服其缺点，使之能够符合开发成为新药的条件。如青蒿素（artemisinine）是从中药青蒿中分离出来的抗疟疾有效成分，是一个具有过氧化结构的倍半萜类化合物。青蒿素在水和油中的溶解度都不好，临床应用不便，因而影响了疗效。为了解决青蒿素的溶解性能不理想的问题，对青蒿素进行了一系列的化学结构修饰，将青蒿素结构中的羰基还原成羟基，再制备成水溶性的青蒿琥珀单酯钠（artesunate）和油溶性的蒿甲醚（artemether），这两个青蒿素的衍生物都有速效低毒、溶解性好、生物利用度高、便于临床使用的优点，并均已实现了工业化生产。

从中药中研制开发新药，除将中药的有效成分作为研究开发对象外，也可以将单味中药或中药复方的有效部位或组分作为研究开发的对象，并已有不少研发成功的实例。

第四节　中药有效成分与中药药效物质基础研究现状与发展趋向

我们的先祖们在中医药的实践中，曾在中药化学的领域内创造出不少领先于世界同时代的研究方法和成果。例如，在炼丹的实践中制备了汞、锌等的制剂，开创了无机化学制备药物的先河，有的药物直到现代仍在临床中应用。明代李梴的《医学入门》中记载用发酵法从五倍子中获得没食子酸的方法，即"五倍子粗末，并矾、曲和匀，如作酒曲样，入瓷器遮不见风，候生白取出"。李时珍《本草纲目》卷三十九中亦有"看药上长起长霜，药则已成矣"的记载。文献中的"生白""长霜"均是指没食子酸结晶之意，这是世界上最早用发酵法从中药中分离得到有机酸结晶。此后约两百年，瑞典药剂师、化学家K. W. Schelle才于1796年将酒石（酒石酸氢钾）先转化为钙盐，再用硫酸法分解制得了酒石酸。又如《本草纲目》卷三十四对用升华法等制备、纯化樟脑的过程进行了详细的记载，而欧洲直到18世纪下半叶才成功完成类似研究。

令人遗憾的是，中国近代中医药一直处于缓慢发展状态，逐渐失去了一些领域中的优势。直到20世纪70年代后期，随着我国中医药事业发展取得的显著成绩，中医药学又引起了世人的高度重视。尤其中药是在人们经过数千年同疾病作斗争的过程中筛选证实确有疗效而保留下来的，因而从中药中发现新的有效成分并进而开发成新药的命中率是很高的，这就更使得国内外科学家把期待的目光投射到中药研究领域。

就国际而言，中药研究主要集中在我国周边国家和地区，以日本和韩国为主，美国、德国以及前苏联等国家也对中医药或天然植物药产生了浓厚的兴趣，开展了大量工作，取得了许多重要的研究成果。

日本是除我国以外研究应用中药历史最久、范围最广、水平较高、研究人员最多的国家。在中药的研究上，日本注重中西方医药学的沟通。在吸收西方的新技术、新方法研究中药的同时，注意吸收中医药学理论和传统经验。特别是最近几十年，日本对多种常用中药的化学成分进行了较深入的研究，如人参、黄芪、葛根、芍药、柴胡、附子、桔梗、酸枣仁等，不仅基本阐明了它们的主要化学成分，对这些中药的种质资源、栽培加工、质量评价、药理作用及作用机制、临床应用等也都进行了系统的研究，取得了一大批领先世界的研究成果，为日本产品占领世界中药市场打下了良好的基础。韩国的中药基础研究也比较活跃，其着眼点是通过基础性研究工作来提高研制中药的现代化水平，以取得可观的经济利润。

印度和巴基斯坦应用植物药的历史也很悠久。近几十年，这两个国家对药用植物的研究都很重视，并已成功地从植物药中分离出大量的天然产物，同时对一部分化合物进行了药理活性筛选。

近年来，美国对植物药的活性成分筛选工作力度较大，并颁布了《植物药新药研究指南》。美国国立卫生研究院（NIH）每年对千余种药用植物进行活性筛选，以开发各种新的药物。同时设立替代医学研究办公室，对包括中药在内的传统药物进行评估，并协同艾滋病防治中心分别对 300 余种中草药进行筛选和有效成分研究。一些著名大学如斯坦福大学、哈佛大学和加州大学等纷纷开展了中西医结合研究，斯坦福大学更是设立了"美国中药科学研究中心"，集中人才从事研究开发。一些制药公司也向我国购买中药材和中药提取物或制剂，进行有效成分的分离和结构测定及药理作用筛选。

前苏联及东欧国家也很重视对植物药的研究，同时也注意吸收东方医学的经验，并以研究强壮药特别是人参、红景天、五味子、刺五加、楤木等为其特点，发现这些药物能提高机体的适应能力和防御能力，已将这些成果应用于运动医学和航天医学等方面，并在深入研究基础上提出了适应原学说。近三十年来俄罗斯已对 100 余种中药进行了详细的化学、药理学研究，从中发现了一批有生物活性的物质和新化合物，发表论文千余篇。俄罗斯还利用电子计算机分析我国 158 个中医处方，发现共使用 233 种常用药，从中筛选出使用最多的 30 种进行了深入研究。其他如德国、法国、捷克、瑞士等对植物药的基础性研究亦开展多年，也取得了一定的成绩，许多国家正在探求与我国合作的可能性。

我国台港澳地区应用中药的历史与大陆相同，其对中药的基础研究虽然起步较晚，但发展迅速。近年来台湾地区对近百个科属 200 余种中药的化学成分进行了研究，确定了包括萜类、黄酮类、木脂素类、生物碱类和甾体类等几百个新化合物，并对人参、山楂、大蓟、桃仁、葛根、菊花、当归、钩藤等 30 余种常用中药粗提物进行了安全评价。

我国中药化学的近代研究和开发基本是从 20 世纪 20 年代研究麻黄碱开始，30 年代以研究延胡索的成绩最为突出，分离出延胡索乙素、延胡索丁素、延胡索戊素等止痛成分。新中国成立后，中医药学迎来了科学的春天。自 20 世纪 80 年代以来，伴随着我国改革开放取得的令世人瞩目的伟大成就，中药学特别是中药化学的研究成果在国际上产生了巨大的影响。据统计，我国医药学和化学科技工作者在 80 年代从中草药中共发现 800 余个新化合物，而有关中草药生物活性方面的研究论文达 2000 余篇，90 年代以后每年则有百余个新化合物及三四百篇有关论文递增。多年来，国内已拥有一只相当规模的科研队伍在从事中药有效成分及药效物质基础的提取、分离、活性筛选以及结构鉴定工作，研究步伐大大加快，研究水平有了很大提高，近十几年来，研究成果更是不断涌现，越来越多的中药有效成分及药效物质基础被成功揭示。特别是屠呦呦研究员因发现青蒿素而荣获 2015 年诺贝尔生理学或医学奖，这是我国自然科学领域获得的首个诺贝尔奖，中药化学学科为我国在国际上赢得了崇高的荣誉，值得我们中药化学工作者由衷的自豪和骄傲！

进入 21 世纪以来，生命科技迅猛发展，回归自然成为世界潮流。整体医学的崛起使世界各国越来越看好中医药，中药正面临着走向国际市场的极好机遇。在国家经济发展需求及民族医药产业发展的背景下，中药产业显现出巨大的潜在优势，大力发展中医药已经成为国家的发展战略之一。科技部等国家多个部委分别在中药产业链的科研、产业化推进、产业化示范等各个环节给予政策倾斜和强有力的扶持，例如国家"九五""十五"科技攻关计划、"十一五"科技支撑计划以及"863"计划和"973"计划等，特别是 2008 年以来开展的国家科技重大专项课题"重大新药创制"专项计划项目等从中药的源头研究到新药上市各个研究环节的基础研究和应用基础研究上给予了高度的关注和支持，相信在未来的几十年中将会取得更多重要的研究成果。

从最近十几年国内外中药研究状况来看，中药化学或天然药物化学的研究越来越得到世界各国政府和医药科技界的重视，对其在中药或天然药物的开发、利用中的基础性和不可或缺性的认识也越来越高。在研究思路方面，更加注重以活性为指标，追踪有效成分的分离，特别是国内尤为重视建立符合中医药理论和中医临床功效的药理学指标体系，以使研究更能体现中医药特色及为发展中医药学服务，从具体研究目标上看，多针对或根据临床医疗实际的需要，希望从中药或天然药物中寻找出对目前严重危害或影响人类健康和生存的疾病如癌症、艾滋病、心脑血管系统疾病、病毒性疾病、老年性疾病等确有疗效的有效成分或药物。在研究方法和手段上，更加重视引进和结合现代科学技术的最新理论和技术成果，这不仅大大加快了研究的速度，提高了研究水平，极大地拓展了研究工作的深度和广度，甚至许多过去令人望而生畏、不敢涉足的领域如机体内源性生理活性物质，微量、水溶性、不稳定的成分，大分子物质（如多糖、多肽、鞣质等）的研究都已成为可行或可能。此外，对具有新、奇、特结构骨架的化合物的追求以及对新的天然药物资源的寻找（如海洋生物）也成为引人注目的现象，中药有效成分及药效物质基础研究工作异常活跃，呈现出一派生机勃勃的景象。

学科间的相互渗透与相互协作是科学发展的动力之一。中药药效物质基础研究是中药现代化的关键科学问题之一，也是传统医学与现代医学之间最易实现沟通并达成共识的研究领域，必须在遵照传统中医药理论的基础上努力与现代生物、医学等领域密切结合才会更有生命力。从中药中寻找药效成分、揭示其药效物质基础是一项浩大的工程，需要几代人的共同努力。只要我们持之以恒、勤勉踏实地工作，必将开拓出中药化学研究的广阔天地，为中医药的现代化、产业化做出更大的贡献。

第二章　糖和苷类化合物

第一节　糖类化合物

一、概述

糖类化合物（saccharides）是多羟基醛或多羟基酮及其衍生物、聚合物的总称，因多数具有 $C_x(H_2O)_y$ 通式，故又称为碳水化合物（carbohydrates）。

糖类化合物是植物通过光合作用而产生的一次代谢产物，也是多数植物中所含二次代谢产物生物合成的初始原料，在自然界的分布十分广泛，无论是植物界还是动物界都有它们的存在。在植物的根、茎、叶、花、果实、种子等各个部位中均含有糖类化合物，且常占植物干重的 80% 以上。

糖类化合物是维持生命活动的主要能量来源。除作为动植物的营养物质和骨架成分外，糖类化合物一般具有独特的生物活性，特别是多糖类化合物，它是中药的重要有效成分，如香菇多糖具有抗肿瘤作用、黄芪多糖具有增强免疫功能作用、麻黄多糖具有免疫抑制作用等。一些具有补益功效的中药，如人参、灵芝、枸杞子、刺五加等都含有大量糖类化合物，且均是与临床功效相关的有效成分。

糖类还可和其他非糖物质结合，形成了数目更为庞大的各种苷类化合物（glycosides）而存在于生物体中，这些苷类成分也是中药的重要有效成分。

二、糖的结构与分类

糖类化合物可根据其能否被水解和水解后生成单糖的数目分为单糖（monosaccharides）、低聚糖（oligosaccharides）、多聚糖（polysaccharides）三类。单糖是组成糖类及其衍生物的基本单元，也是不能再水解的最简单的糖，如葡萄糖、鼠李糖等。低聚糖也称为寡糖，由 2~9 个单糖聚合而成，如蔗糖、芸香糖等。多聚糖是一类由 10 个以上单糖聚合而成的高分子化合物，通常由几百甚至几千个单糖组成，如淀粉、纤维素等。多糖分子量很大，其性质也明显不同于单糖和低聚糖。

（一）单糖

1. 单糖的分类　自然界中已发现的天然单糖有 200 余种，从三碳糖到八碳糖都有，其中以五碳（戊）糖、六碳（己）糖为多。中药中常见的单糖及其衍生物类型如下：

（1）五碳醛糖　常见的有 D-木糖（D-xylose，Xyl）、L-阿拉伯糖（L-arabinose，Ara）和 D-核糖（D-ribose，Rib）。

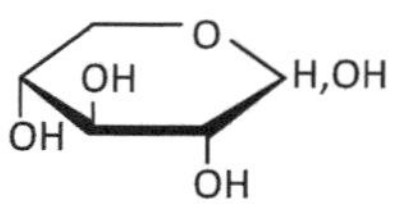

D-木糖 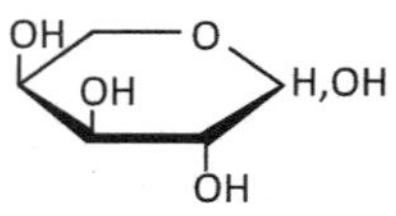　　　L-阿拉伯糖 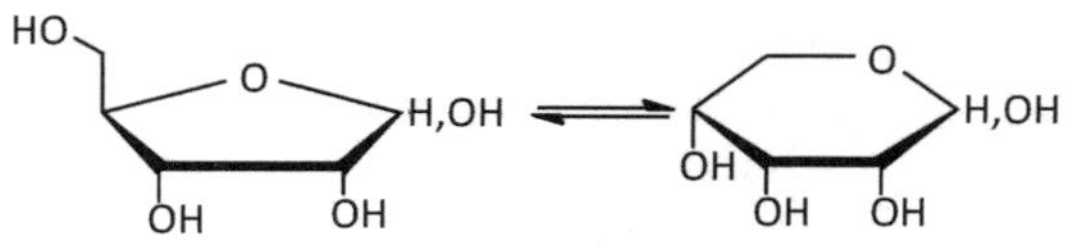　　　　　　　　D-核糖

（2）甲基五碳糖　亦称为 6-去氧糖。常见的有 L-夫糖（L-fucose，Fuc）、D-鸡纳糖（D-guinovose，Gui）和 L-鼠李糖（L-rhamnose，Rha）。

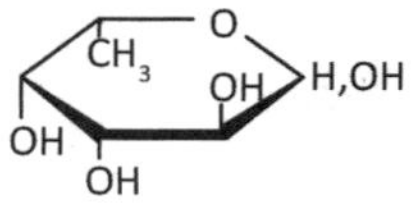

L-夫糖 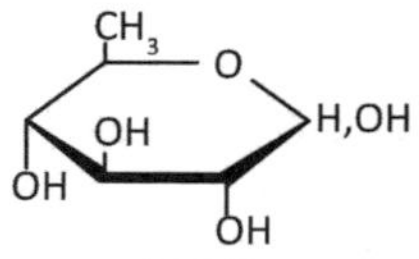　　　　　　D-鸡纳糖 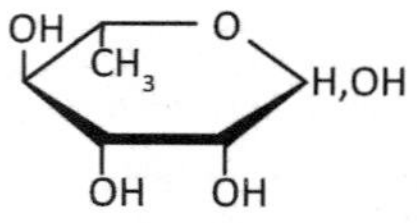　　　　　　L-鼠李糖

（3）六碳醛糖　常见的有 D-葡萄糖（D-glucose，Glc）、D-甘露糖（D-mannose，Man）和 D-半乳糖（D-galactose，Gal）。

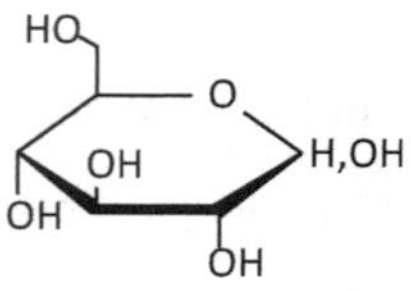

D-葡萄糖 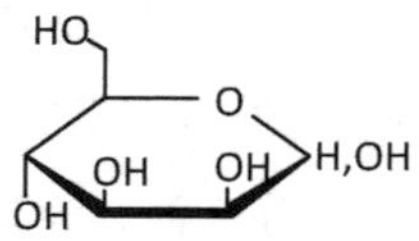　　　　　D-甘露糖 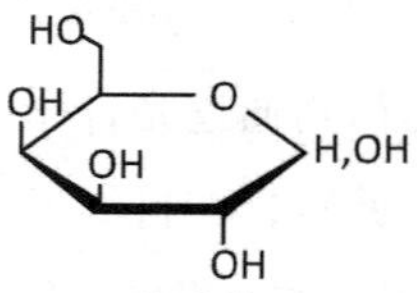　　　　　　D-半乳糖

（4）六碳酮糖　常见的为 D-果糖（D-fructose，Fru）。

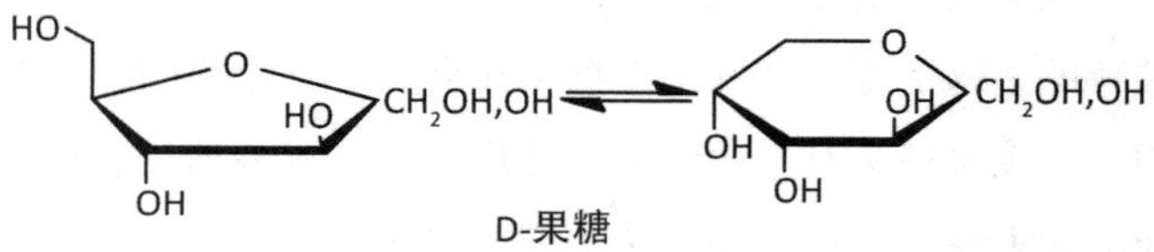

D-果糖

（5）糖醛酸　单糖中的伯醇羟基被氧化为羧基的化合物称为糖醛酸，主要以多糖及苷类化合物的形式存在于动植物体内。常见的有 D-葡萄糖醛酸（D-glucuronic acid）和 D-半乳糖醛酸（D-galacturonic acid）等。

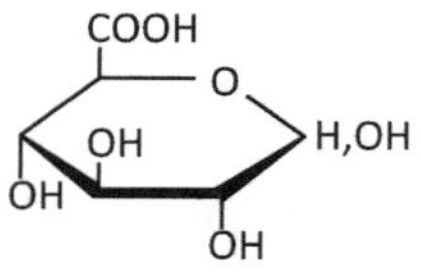

D-葡萄糖醛酸 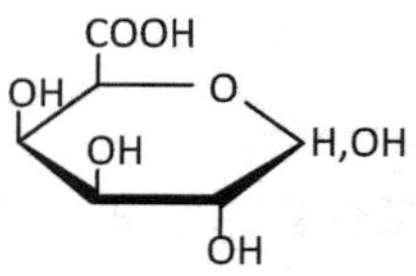　　　　　　　　D-半乳糖醛酸

（6）糖醇　单糖的醛或酮基还原成羟基后得到的多元醇称为糖醇，多有甜味。糖醇在天然界分布很广，如 L-卫矛醇（L-dulcitol）、D-甘露醇（D-mannitol）、D-山梨醇（D-sorbitol）等。

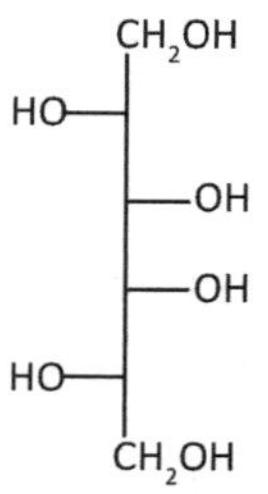

L-卫矛醇 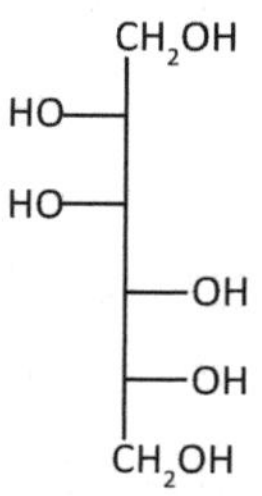　　　　　D-甘露醇 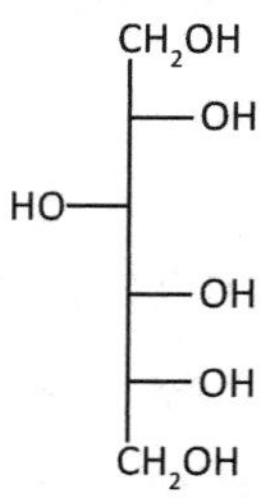　　　　　　D-山梨醇

此外，自然界中还存在一些结构较为特殊的单糖及其衍生物。在单糖的 2，6 位失去氧，就成为 2,6-二去氧糖，如 D-洋地黄毒糖（D-digitoxose），这类去氧糖主要存在于强心苷等成分中。单糖的伯或仲羟基被置换为氨基，就成为氨基糖，如 2-氨基-2-去氧-D-葡萄糖（2-amino-2-deoxy-D-glucose），天然氨基糖主要存在于动物和菌类中。自然界亦发现一些有分支碳链的糖，如 D-芹糖（D-apiose，Api）等。

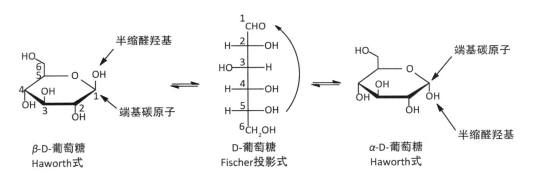

2. 单糖的构型 单糖是组成低聚糖和多聚糖的基本单位。多数单糖可以以开链及环状两种结构形式存在，如葡萄糖在固体状态时是环状结构，在溶液中则两种形式同时存在并可以互相转化，但主要以环状形式存在。自然界的糖多以五元、六元氧环的形式存在，五元氧环的糖称为呋喃型糖（furanose），六元氧环的糖称为吡喃型糖（pyranose）。现常以部分简化的 Fischer 投影式表示开链结构、Haworth 式表示糖的环状结构。

（1）**绝对构型** 单糖的绝对构型习惯上以 D、L 表示。在 Fischer 投影式中根据距离羰基最远的手性碳（如葡萄糖的 C_5）上的羟基的位置，羟基在右侧的为 D 型糖，在左侧的为 L 型糖。在 Haworth 式中因参与成环的羟基不同，判断方法也不同。六碳吡喃醛糖及甲基五碳糖看 C_5（五碳呋喃糖看 C_4）上取代基的取向，向上的为 D 型，向下的为 L 型。

（2）**相对构型** 单糖的结构从链状结构转化为环状结构后，会形成一个新的手性碳原子，如葡萄糖的 C_1。这个手性碳原子称为端基碳原子，端基碳原子上的羟基称为半缩醛羟基。由此形成的一对异构体称为差向异构体，它们的相对构型有 α、β 两种。

在 Haworth 式中，六碳吡喃醛糖及甲基五碳糖的 C_5（五碳呋喃糖的 C_4）上取代基与端基碳上羟基在环同侧的为 β 型，在环异侧的为 α 型。由此可以看出，β-D 和 α-L 型、β-L 和 α-D 糖的端基碳原子的绝对构型是一致的，故 α、β 表示的仅是糖端基碳原子的相对构型。

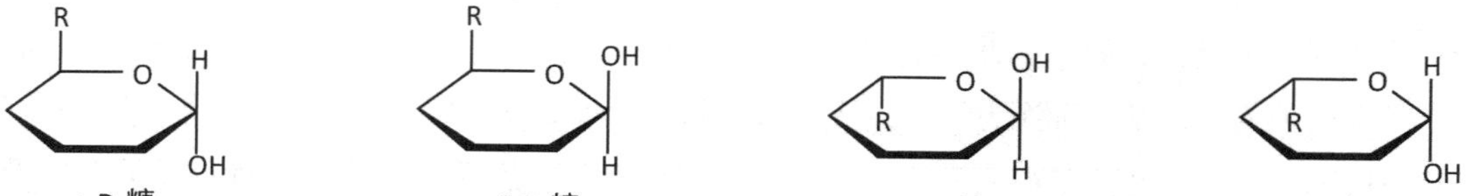

α-D-糖	β-D-糖	α-L-糖	β-L-糖

α-D-糖	β-D-糖	α-L-糖	β-L-糖

应该注意的是，在 Haworth 式中五碳吡喃糖构型的判断与六碳吡喃糖不同，绝对构型看 C_4 上的羟基，向下的为 D 型，向上的为 L 型；相对构型则是 C_4 上的羟基与端基碳上羟基在环异侧的为 β 型，在环同侧的为 α 型。

单糖结构式的另一种表示方法是优势构象式，这种方法更接近糖的真实结构。根据环的无张力学说，呋喃糖的优势构象是平面信封式，吡喃糖的优势构象是椅式，有 1C 和 C1 两种形式，除鼠李糖等极少数外，大多数单糖的优势构象是 C1 式。

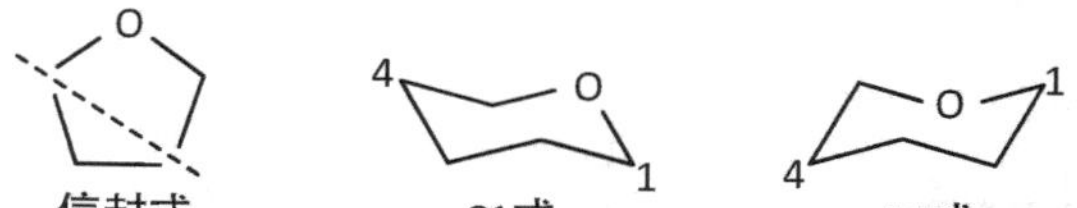

信封式	C1式	1C式

（二）低聚糖

低聚糖由 2~9 个单糖基通过糖苷键聚合而成，天然存在的低聚糖多由 2~4 个单糖基组成。按组成低聚糖的单糖基数目，低聚糖分为二糖、三糖、四糖等。常见的二糖有芸香糖（rutinose）、蔗糖（sucrose）、龙胆二糖（gentiobiose）、蚕豆糖（vicianose）、槐糖（sophorose）等。

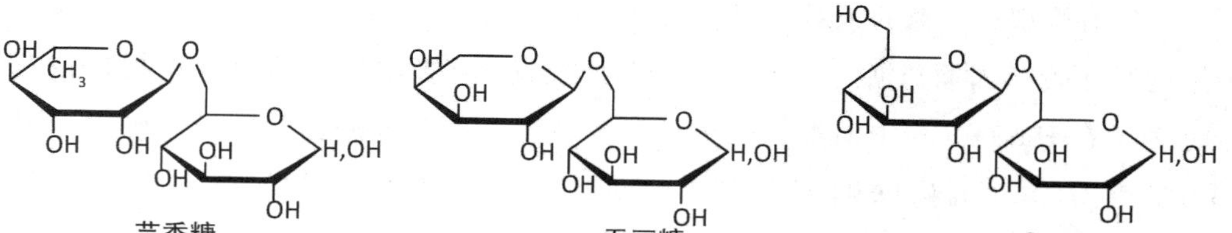

芸香糖	蚕豆糖	龙胆二糖

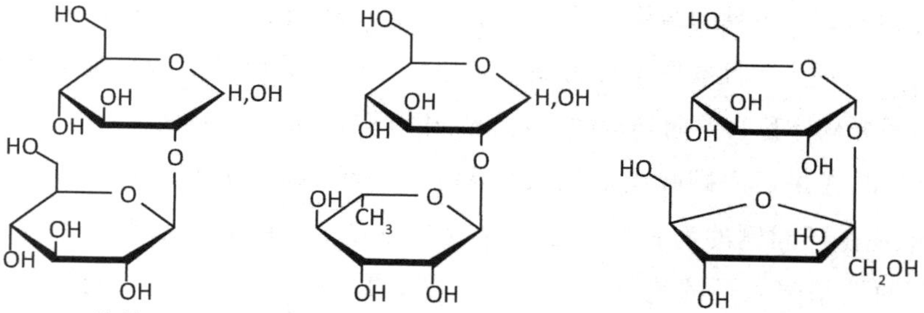

槐糖	新橙皮糖	蔗糖

天然存在的三糖多是在蔗糖的基础上再连接一个单糖而成，如棉子糖（raffinose）等。四糖、五糖又多是在棉子糖的结构上延长，如水苏糖（stachyose）等。

棉子糖   水苏糖

低聚糖的结构中除了常见的单糖外，还常存在糖的衍生物，如糖醛酸、糖醇、氨基糖等。

根据有无游离的半缩醛（酮）羟基，低聚糖可分为还原糖和非还原糖，有游离的半缩醛（酮）羟基的糖称为还原糖，如槐糖、芸香糖等；如果单糖都以半缩醛羟基或半缩酮羟基脱水缩合，形成的低聚糖就没有还原性，称为非还原糖，如蔗糖、棉子糖和水苏糖等。

低聚糖的结构通常以单糖的缩写符号表示，如棉子糖可以表示为 β-D-Galp-（1→6）-α-D-Glcp（1→2）-β-D-Fruf，其中数字表示糖与糖之间的连接位置，单糖的缩写符号后面的"p"表示吡喃型，"f"表示呋喃型。

（三）多聚糖

多聚糖又称多糖，由 10 个以上的单糖分子通过苷键聚合而成，分子量较大，一般由几百个至几千个单糖分子组成。多糖基本没有单糖的性质，一般无甜味，也无还原性。

多糖分为两类。一类为水不溶性多糖，在动植物体内主要起支持组织的作用，如植物中的半纤维素和纤维素，动物甲壳中的甲壳素等，分子呈直糖链型。另一类为水溶性多糖，如菊糖、黏液质、果胶、树胶和动植物体内贮藏的营养物质淀粉等。多糖有直糖链分子，但多为支糖链分子。由同一种单糖组成的多糖为均多糖（homopolysaccharides），由两种以上单糖组成的称为杂多糖（heteropolysaccharide）。

多糖生物学功能的认识经历了一个较长的反复过程。在过去相当长一段时间，人们普遍认为多糖为无用成分。现在人们认识到多糖是继蛋白质、核酸和脂类之后人类生命中的第四大重要物质，它与机体免疫功能的调节、细胞与细胞之间的识别、细胞间物质的运输、癌症的诊断与治疗有密切的关系。从而使多糖类的研究迅速发展。并且，许多中药中的多糖具有较强的药理作用，如人参多糖、黄芪多糖、猪苓多糖等，有些多糖已经开发为临床用药。因此，作为中药主要有效成分之一的多糖，可能为中药研究带来一个全新的时代，即多糖生命科学时代。

1. 植物多糖

（1）纤维素（cellulose） 是自然界分布最广、存在最多的多糖，由 3000~5000 分子的 D-葡萄糖通过 1β→4 苷键聚合而成，分子呈直线状结构，是植物细胞壁的主要组成成分。

纤维素是白色高分子化合物，不易被稀酸或稀碱水解，不溶于水，也不溶于乙醇、乙醚、苯等有机溶剂。牛、马、羊等食草动物消化道内能分泌纤维素酶，可将其水解利用。人类及食肉动物体内能水解 β-苷键的酶很少，故不能消化纤维素，但食物中的纤维素可促进肠体蠕动，有防止便秘等作用。

纤维素

（2）淀粉（starch） 广泛存在于植物体，尤以果实或根、茎及种子中含量较高，是植物体中贮存的养分。淀粉通常为白色粉末，是葡萄糖的高聚物，约由 27% 以下的直链淀粉（糖淀粉）和 73% 以上的支链淀粉（胶淀粉）组成。糖淀粉为 $1\alpha \rightarrow 4$ 连接的 D-葡聚糖，聚合度一般为 $300 \sim 350$，能溶于热水；胶淀粉中的葡聚糖，除 $1\alpha \rightarrow 4$ 连接之外，还有 $1\alpha \rightarrow 6$ 支链，支链平均为 25 个葡萄糖单位，胶淀粉聚合度为 3000 左右，在热水中呈黏胶状，不溶于冷水。淀粉分子呈螺旋状结构，每一螺环有六个葡萄糖单位。碘分子或离子可以进入螺旋通道形成有色包结化合物，故淀粉遇碘显色。

淀粉在制剂中常用作赋形剂，在工业上常用作生产葡萄糖的原料。

淀粉和纤维素等为常见的植物多糖，这些多糖均为葡萄糖的高聚物，且大多无生物活性，通常作为杂质被除去。但是中药中的一些多糖具有重要的生物活性，如地衣类 Cetraria 植物中的地衣多糖（lichenan）是聚合度为 $180 \sim 200$ 的葡聚糖，其中 2/3 为 $1\beta \rightarrow 4$，1/3 为 $1\beta \rightarrow 3$ 结合。黄芪中的黄芪多糖 AG-1 为 $1\alpha \rightarrow 4$ 和 $1\alpha \rightarrow 6$ 葡聚糖，二者糖基组成比例为 $5:2$，这些葡聚糖具有较强的肿瘤抑制作用。

（3）黏液质（mucilage） 是植物种子、果实、根、茎和海藻中存在的一类多糖，在植物中主要起保持水分作用。从化学结构上看黏液质属于杂多糖类，如从海洋药物昆布或海藻中提取的褐藻酸，是 L-古洛糖醛酸与 D-甘露糖醛酸聚合而成的多糖。以褐藻酸为原料制成的褐藻酸钠注射液，用来增加血容量和维持血压。在医药上黏液质常做润滑剂、混悬剂及辅助乳化剂。

黏液质可溶于热水，冷后呈胶冻状，不溶于有机溶剂。在用水作溶剂提取中药成分时，黏液质的存在会使其水溶液稠性增大而极难过滤。当将黏液质作为无用的杂质时，可在水溶液中加入乙醇使其沉淀，或利用分子中的游离羧基加入石灰水使其成钙盐沉淀，滤过除去。但是，需要注意的是，随着研究的深入和新研究结果不断出现，人们对黏液质已经有了新的认识。据报道，中药车前子和黄柏中的黏液质含量都很高，这些黏液质分别具有与车前子和黄柏临床功效相关的多方面药理作用，表明它们也是这些中药的药效物质基础，而不是无用的杂质。

（4）果聚糖（fructosan） 在高等植物和微生物中均有存在。菊糖（inulin）又称菊淀粉，是果聚糖的一种。它由 35 个 D-果糖以 $2\beta{\rightarrow}1$ 苷键连接而成，最后接上 D-葡萄糖基，故其末端为一个蔗糖结构。菊糖在菊科植物中分布较多。此外，中药麦冬内含的麦冬多糖、桔梗中的桔梗多糖都是果聚糖型的多糖。

（5）树胶（gum） 树胶是植物在受到伤害或被毒菌类侵袭后分泌的物质，干后呈半透明块状物，遇水能膨胀或成黏稠状的胶体溶液，在乙醇及多数有机溶剂中均不溶解。从化学结构上看树胶属于杂多糖类，如中药没药内含 64% 树胶，是由 D-半乳糖、L-阿拉伯糖和 4-甲基-D-葡萄糖醛酸组成的酸性杂多糖，在医药上树胶常做乳化剂、混悬剂等。

2. 菌类多糖

（1）猪苓多糖（polyporus polysaccharide） 是从多孔菌科真菌猪苓 *Polyporus umbellatus* （Pers.） Fr. 中提得的，以 $1\beta{\rightarrow}3$、$1\beta{\rightarrow}4$、$1\beta{\rightarrow}6$ 键结合的葡聚糖，支链在 C_3 和 C_6 位上。药理实验证明，猪苓多糖能显著提高荷瘤小鼠巨噬细胞的吞噬能力，促进抗体形成，是良好的免疫调节剂，具有抗肿瘤转移和调节机体细胞免疫功能的作用。此外，对慢性肝炎也有良好的疗效。

（2）茯苓多糖（pachyman） 是多孔菌科真菌茯苓 *Poria cocos* （Schw.） Wolf 中提得的一种多糖，为以 $1\beta{\rightarrow}6$ 吡喃葡萄糖为支链的 $1\beta{\rightarrow}3$ 葡聚糖。茯苓多糖本身无抗肿瘤活性，若切断其 $1\beta{\rightarrow}6$ 吡喃葡聚糖支链，成为单纯的 $1\beta{\rightarrow}3$ 葡聚糖（称为茯苓次聚糖 pachymaran），则具有显著的抗肿瘤作用。

（3）灵芝多糖（ganoderma lucidum polysaccharide） 是从多孔菌科真菌赤芝 *Ganoderma lucidum* （Leyss. ex Fr.） Karst 中提得的多糖，有 20 多种，如葡聚糖（$1\beta{\rightarrow}6$、$1\beta{\rightarrow}3$ 等键结合）、杂多糖（$1\beta{\rightarrow}6$、$1\beta{\rightarrow}3$ 键合的阿拉伯糖半乳聚糖等）及肽多糖。这些灵芝多糖间的抗肿瘤活性并无显著差异，但多糖的三维螺旋结构遭破坏则影响其活性。

3. 动物多糖

（1）肝素（heparin） 是一种含有硫酸酯的黏多糖，它的组分是氨基葡萄糖、艾杜糖醛酸和葡萄糖醛酸。其分子结构可用一个四糖重复单位表示，在 4 个糖单位中，有 2 个氨基葡萄糖含 4 个硫酸基，硫酸基在氨基葡萄糖的 2 位氨基和 6 位羟基上，分别成磺酰胺和酯。艾杜糖醛酸的 2 位羟基成硫酸酯。肝素的含硫量在 9.0%～12.9%。氨基葡萄糖基为 α 型，葡萄糖醛酸基为 β 型，分子呈螺旋形纤维状。肝素广泛分布于哺乳动物的内脏、肌肉和血液里，作为天然抗凝血物质受到高度重视，可用于预防血栓等疾病。

（2）透明质酸（hyaluronic acid） 是由 D-葡萄糖醛酸 $1\beta{\rightarrow}4$ 和乙酰 D-葡萄糖胺 $1\beta{\rightarrow}3$ 连接而成的直链酸性黏多糖。透明质酸广泛存在于动物的各种组织中，在哺乳动物体内，以玻璃体、脐带和关节滑液中含量最高，鸡冠中的含量与滑液相似。透明质酸可用于视网膜脱离手术，并作为天然保湿因子，广泛用于化妆品中。

（3）硫酸软骨素（chondroitin sulfate） 是从动物的软骨组织中得到的酸性黏多糖，有 A、

B、C、D、E、F、H 等多种。硫酸软骨素 A 由 D-葡萄糖醛酸 1β→3 和乙酰 D-半乳糖胺 1β→4 相间连接而成直链分子，在半乳糖胺 C_4-OH 上有硫酸酯化。硫酸软骨素 A 能增强脂肪酶的活性，使乳糜微粒中的甘油三酯分解成脂肪酸，使血液中乳糜微粒减少而澄清，还具有抗凝和抗血栓形成的作用。

（4）甲壳素（chitin）　是组成甲壳类昆虫外壳的多糖，其结构和稳定性与纤维素类似。由 N-乙酰葡萄糖胺以 1β→4 反向连接成直线状结构。不溶于水，对稀酸和碱稳定。甲壳素经浓碱处理，可得脱乙酰甲壳素（chitosan）。甲壳素及脱乙酰甲壳素应用非常广泛，可制成透析膜、超滤膜，也可用作药物的载体，使药物具有缓释等优点，还可用于人造皮肤、人造血管和手术缝合线等。

三、糖的理化性质

（一）性状

单糖和分子量较小的低聚糖以及大部分糖的衍生物一般为无色或白色晶体，分子量较大的低聚糖较难结晶，常为非结晶性的白色固体。糖类物质常在熔融前炭化分解。分子量较小的糖有甜味。糖的衍生物，如糖醇等，也多为无色或白色的结晶，有甜味。多糖常为无色或白色无定形粉末，基本无甜味。

（二）溶解性

单糖和低聚糖易溶于水，尤其易溶于热水，可溶于稀醇，一般也溶于吡啶和热的醇中，不溶于亲脂性有机溶剂。多聚糖一般难溶于冷水，或溶于热水形成胶体溶液，但随着醇的浓度增加溶解度降低。不溶于有机溶剂。纤维素和甲壳素几乎不溶于任何溶剂。

糖在水溶液中往往会因过饱和倾向很大而不析出结晶，浓缩时成为糖浆状。

（三）旋光性

单糖均具有旋光性，且多为右旋，个别为左旋。因单糖水溶液一般是环状及开链式结构共存的平衡体系，故单糖多具有变旋现象，如 β-D 葡萄糖的比旋光度是 +113°，α-D 葡萄糖是 +19°，在水溶液中两种构型通过开链式结构互相转变，达到平衡时葡萄糖水溶液的比旋光度为 +52.5°。

（四）化学性质

糖的化学性质在有机化学中已有详细论述，下面仅介绍糖类检识常用的化学反应。

1. 糠醛形成反应　单糖在浓酸的作用下，加热脱去三分子水，可生成具有呋喃环结构的糠醛及其衍生物。糠醛衍生物可以和许多芳胺、酚类及具有活性次甲基化合物缩合生成有色产物，由于不同类型的糖形成糠醛衍生物的难易不同、产物不同，与芳胺、酚类等形成的缩合物颜色也不相同，因此可以利用这一反应来区别不同类型的糖，许多糖的显色剂就是根据这一反应配制而成的。如邻苯二甲酸和苯胺是常用的糖的色谱显色剂。

Molish 反应是检测糖和苷类化合物常用的反应。Molish 试剂由浓硫酸和 α-萘酚组成，与单糖发生如下反应，生成物一般呈紫色。

在此条件下，低聚糖或多糖先水解成单糖，再脱水生成糠醛及其衍生物，后与 α-萘酚试剂反应产生有色缩合物。

2. 氧化反应　还原糖分子中有醛（酮）基、醇羟基及邻二醇等结构单元，通常醛基最易被氧化，伯醇基次之。在控制反应条件的情况下，不同的氧化剂可选择性地氧化某些特定基团，如 Ag^+、Cu^{2+} 以及溴水可将醛基氧化成羧基，硝酸能将伯醇基氧化成羧基，过碘酸不仅能氧化邻二醇，而且能氧化 α-羟基醛（酮）、α-羟基酸、α-氨基醇、邻二酮等。过碘酸氧化反应在糖苷类的结构研究中是一个常用的反应，详见本章第二节。

常用于糖类检识的氧化反应还有菲林反应（Fehling reaction）和多伦反应（Tollen reaction）。

菲林试剂（碱性酒石酸铜试剂）可以将还原糖中游离的醛（酮）基氧化成羧基，同时菲林试剂中的铜离子由二价还原成一价，生成氧化亚铜砖红色沉淀，称为菲林反应。

$$R\text{-}CHO + Cu(OH)_2 + NaOH \longrightarrow R\text{-}COONa + Cu_2O\downarrow + 3H_2O$$

多伦试剂（氨性硝酸银试剂）也能够将还原糖中的醛（酮）基氧化成羧基，同时多伦试剂中的银离子被还原成金属银，生成银镜或黑褐色银沉淀，称为多伦反应或银镜反应。

$$R\text{-}CHO + 2Ag(NH_3)_2OH + 2H_2O \longrightarrow R\text{-}COONH_4 + 2Ag\downarrow + 3NH_3 \cdot H_2O$$

3. 碘呈色反应　是碘分子或碘离子排列进入多糖螺旋通道中形成的有色包结化合物产生的呈色反应，所呈色调与多糖的聚合度有关，随聚合度增高，颜色逐渐加深（红色→紫色→蓝色）。如糖淀粉聚合度为 300~350，遇碘呈蓝色；胶淀粉聚合度为 3000 左右，但螺旋通道在分支处中断，其支链平均聚合度只有 20~25，故遇碘呈紫红色。

四、糖的检识

（一）理化检识

1. Molish 反应　样品少许溶于水中，加 5% α-萘酚乙醇液 3 滴，摇匀，沿试管壁缓缓加入浓硫酸 1mL，若在两液面间有紫色环产生，说明可能含有糖类化合物。

2. 菲林反应　样品少许溶于水中，加新配制的菲林试剂 5 滴，于沸水浴上加热 5 分钟，若有砖红色的氧化亚铜沉淀生成，说明存在还原糖。

继续加入菲林试剂至不再生成沉淀，滤过，滤液加浓盐酸调至强酸性，沸水浴上水解 30 分钟。水解液用 10% 的氢氧化钠中和至中性，再做菲林反应，若有砖红色沉淀生成，说明可能存在非还原性的低聚糖、多糖类化合物。

3. 多伦反应　样品少许溶于水中，加新配制的多伦试剂 5 滴，于沸水浴上加热 5 分钟，有银镜或黑褐色的银沉淀生成，说明可能存在还原糖。

（二）色谱检识

1. 纸色谱　固定相为色谱纸上吸附的水，移动相一般选择水饱和的有机溶剂，常用的如BAW 系统［正丁醇-乙酸-水（4∶1∶5，上层）］、乙酸乙酯-吡啶-水（2∶1∶2）及水饱和的苯酚等。因糖的水溶性很大，若展开剂含水太少，会使其 R_f 值过小，为增大 R_f 值，需要增加展开剂的含水量，可在其中加入第三组分，如在水饱和的正丁醇中加入乙酸，也可加入吡啶、乙醇等。

2. 薄层色谱　可用纤维素薄层色谱或硅胶薄层色谱。纤维素薄层色谱原理与纸色谱相同，属于分配色谱，条件也相似，但所需时间明显缩短。硅胶薄层色谱常用的展开剂也为含水溶剂系统，如 BAW 系统、三氯甲烷-甲醇-水（65∶35∶10，下层）等三元溶剂系统。反相硅胶薄层色谱常用不同比例的甲醇-水、三氯甲烷-甲醇-水等为展开剂。

3. 显色剂　糖显色剂的显色原理主要是利用糖的还原性或形成糠醛后引起的显色反应。常用的有苯胺-邻苯二甲酸试剂、三苯四氮盐试剂（TTC 试剂）、间苯二酚-盐酸试剂、蒽酮试剂、双甲酮-磷酸试剂等，这些试剂对不同的糖往往显不同的颜色，因此，有些显色剂不仅可以确定糖斑点的位置，还可帮助区分其类型。

有些显色剂中含有硫酸，只能用于薄层色谱，不适用于纸色谱，如茴香醛-硫酸试剂、间苯二酚-硫酸试剂、α-萘酚-硫酸试剂、酚-硫酸试剂等。喷显色剂后一般要在 105℃ 加热数分钟后才显现斑点。以羧甲基纤维素钠为黏合剂的硅胶薄层，在使用含硫酸的显色剂时应注意加热的温度与时间，以免影响对斑点的观察。

第二节　苷类化合物

一、概述

苷类（glycosides）是糖或糖的衍生物通过其端基碳上的半缩醛羟基或半缩酮羟基与非糖部分缩合脱水形成的一类化合物，又称为配糖体。苷中的非糖部分称为苷元（genin）或配基（aglycone），苷元与端基碳连接的原子称为苷键原子，端基碳与苷键原子之间连接的键称为苷键。

在自然界中，由于各种类型的天然成分均可以作为苷元与糖结合成苷，因此，苷类化合物很多，分布很广泛，是普遍存在的天然产物，尤以高等植物分布最多。苷在植物体内存在的特点是苷与其水解酶同存于植物的同一器官（组织）的不同细胞中，当组织粉碎等因素造成两者接触，在适宜的温度等条件下即可发生苷的水解。苷的共性在糖部分，个性在苷元部分，不同结构类型的苷类化合物在植物中的分布情况亦不一样。如黄酮苷在近 200 个科的植物中都有分布，强心苷主要分布于玄参科、夹竹桃科等 10 多个科。

苷类化合物可分布于植物的各个部位，如中药人参的根、根茎、茎、叶、花、果实和种子均含有三萜皂苷。但不同的植物的不同成分，又有相对的分布重点，如三七以根和根茎的皂苷含量最高，黄花夹竹桃以种子中强心苷的含量最高。对多数中药，根及根茎往往是苷类化合物分布的一个重要部位。

苷类化合物多具有广泛的生物活性，是很多中药的有效成分之一。如天麻苷（gastrodin）是天麻安神镇静的主要活性成分；三七皂苷（notoginsenosides）是三七活血化瘀的活性成分；强心苷有强心作用；黄酮苷有抗菌、止咳、平喘和扩张冠状动脉血管等作用。

二、苷类的结构与分类

（一）苷类的结构

从结构上看，绝大多数的苷类化合物是糖的半缩醛羟基与苷元上羟基脱水缩合而成的具有缩醛结构的物质。苷类化合物在稀酸（如稀盐酸、稀硫酸）或酶的作用下，苷键可以断裂，水解成为苷元和糖。

$$糖+OH + HO-R \xrightarrow{-H_2O} 糖-OR \xrightarrow[+H_2O]{H^+} 糖-OH + HO-R$$

苷元　　　　　　　　苷　　　　　　　　　　　苷元

苷中的苷元与糖之间的化学键称为苷键。苷元上形成苷键以连接糖的原子，称为苷键原子，也称为苷原子。苷键原子通常是氧原子，也有硫原子、氮原子；少数情况下，苷元碳原子上的氢与糖的半缩醛羟基缩合，形成碳-碳直接相连的苷键，此时，苷元上形成苷键的碳原子即是苷键原子。

$$糖-X-苷元 \qquad\qquad 糖+OH + H+(C)苷元 \xrightarrow{-H_2O} 糖-(C)苷元$$

苷键原子 X=O、N、S或C等　　　　　　　　　　　　　　　　苷键原子

苷键　　　　　　　　　　　　　　　　　　　　　　　　　碳苷

由于单糖有 α 及 β 两种端基异构体，因此可形成两种构型的苷，即 α-苷和 β-苷。在天然的苷类化合物中，由 D-型糖衍生而成的苷多为 β-苷，而由 L-型糖衍生而成的苷多为 α-苷。但必须注意的是，如苷元的结构相同，β-D-糖苷与 α-L-糖苷中糖的端基碳原子的绝对构型是相同的；α-D-糖苷与 β-L-糖苷中糖的端基碳原子的绝对构型也是相同的。

苷类化合物可由单糖和苷元结合而成，也可以由低聚糖和苷元结合而成。与苷元连接成苷的低聚糖多由 2~4 个单糖组成，在强心苷、皂苷等类型的成分中，成苷的低聚糖组成可达 7~8 个单糖。如果苷元上有多个羟基，也可以分别与糖缩合，形成多糖链苷。

苷类化合物结构中最常见的单糖是 D-葡萄糖，此外，还有 L-阿拉伯糖、D-木糖、D-核糖、D-鸡纳糖、L-鼠李糖、L-夫糖、D-甘露糖、D-半乳糖、D-果糖、D-葡萄糖醛酸和 D-半乳糖醛酸等。也有一些比较少见的单糖，如强心苷中的 D-洋地黄毒糖等 2,6-二去氧糖，有分支碳链的 D-芹糖则存在于伞形科植物所含的黄酮苷或香豆素苷中。

（二）苷类的分类

由于苷类化合物种类多样，虽然糖基部分有着相似的理化性质，但苷元的结构类型差别很大，形成的苷类在性质和生物活性上各不相同，因此苷类的分类方法有多种。

1. 按苷键原子分类 根据苷键原子的不同，可将苷类分为氧苷、硫苷、氮苷和碳苷。

（1）氧苷 苷键原子来自苷元上的醇羟基、酚羟基、羧基和 α-羟基腈，分别形成醇苷、酚苷、酯苷和氰苷。中药中含有的苷常为醇苷和酚苷，酯苷和氰苷比较少见。

①醇苷 是指苷元上的醇羟基与糖端基碳上的半缩醛羟基脱水形成的苷。如具有泻下和利胆作用的京尼平苷（geniposide）、具有抗菌和杀虫作用的毛茛苷（ranunculin）和具有致适应原作用的红景天苷（rhodioloside）等。

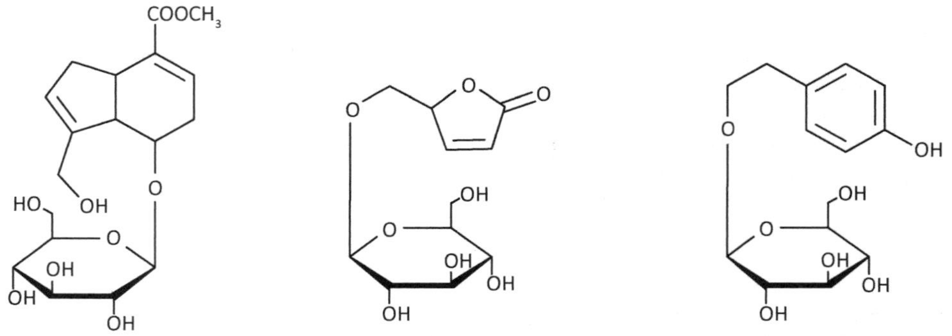

| 京尼平苷 | 毛茛苷 | 红景天苷 |

②酚苷 是指苷元上的酚羟基与糖端基碳上的半缩醛羟基脱水形成的苷。酚苷包括苯酚苷、萘酚苷、蒽酚苷、香豆素苷、黄酮苷、木脂素苷等。许多含有酚苷的中药具有不同的生物活性，如熊果 *Arctostaphylos uvaursi* 中的熊果苷（arbutin）具有尿道消毒作用；天麻 *Gastrodia elata* Bl. 中的天麻苷（gastrodin）具有镇静作用；丹皮 *Paeonia suffruticosa* Andr. 中的丹皮苷（paeonoside），其苷元丹皮酚（paeonol）在徐长卿 *Cyanachum paniculatum*（Bunge）Kitagawa 中含量可达 1%，具有抗菌、镇痛和镇静等作用，临床用于镇痛、皮肤瘙痒、过敏性皮炎和湿疹等。

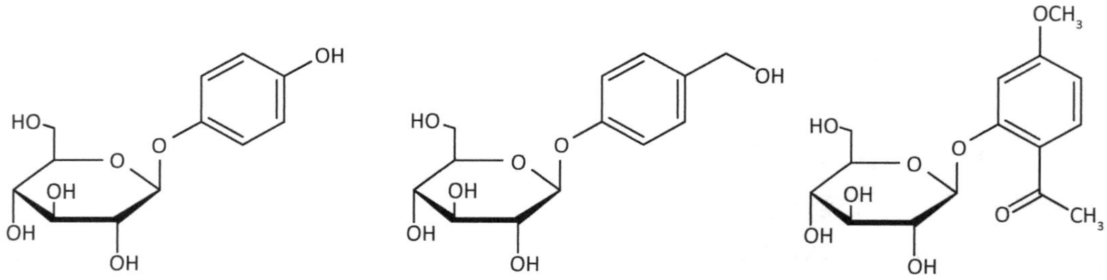

| 熊果苷 | 天麻苷 | 丹皮苷 |

③酯苷 糖端基碳上的半缩醛羟基与苷元上的羧基反应生成酯苷，苷键具有缩醛和酯的化学性质，容易被稀酸或稀碱水解。如具有抗菌作用的山慈菇苷 A 和 B（tuliposide A and B），被水解后，苷元立即环合生成环化的苷元山慈菇内酯 A 和 B（tulipalin A and B）。某些二萜和三萜化合物的羧基也常与糖缩合成酯苷，尤其在三萜皂苷中酯苷更为多见。

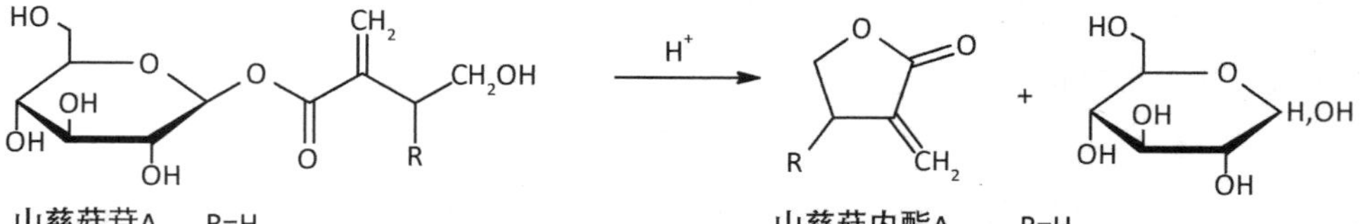

| 山慈菇苷A   R=H | 山慈菇内酯A   R=H |
| 山慈菇苷B   R=OH | 山慈菇内酯B   R=OH |

④氰苷 α-羟基腈（如杏仁腈）的 α-羟基与糖端基碳上的半缩醛羟基反应生成的苷称为氰苷。氰苷的数目不多，但分布广泛，如苦杏仁苷（amygdalin）、野樱苷（prunasin）和亚麻氰苷（linamanin）等。

由于氰苷化学性质不稳定，易被水解，特别是酶水解，生成的苷元 α-羟基腈很不稳定，立即分解成氢氰酸和醛（或酮）。若在浓酸作用下，氰苷中的腈基易被氧化成羧基并产生铵盐，在碱性条件下，氰苷中的苷元容易发生异构化而生成 α-羟基羧酸盐。氰苷的分解过程见图 2-1。

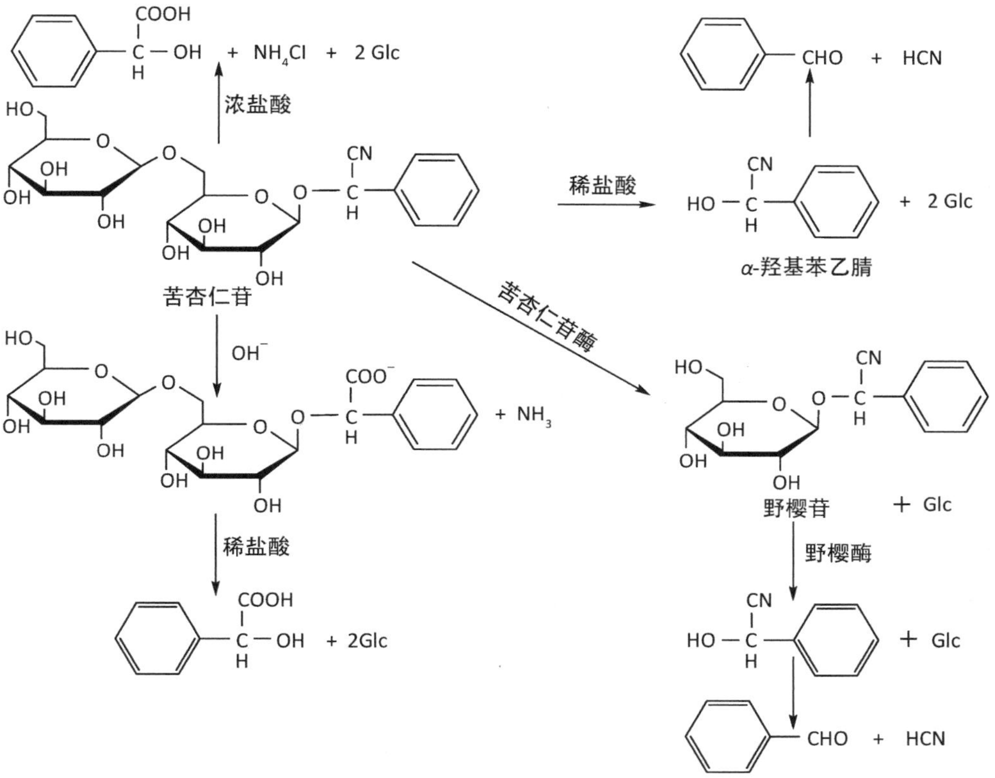

图 2-1 苦杏仁苷在不同水解条件下的水解过程

中药杏仁是苦杏 *Prunus armeniaca* L. 的种子，其所含的苦杏仁苷在人体内会缓慢分解生成不稳定的 α-羟基苯乙腈，进而分解为具有苦杏仁味的苯甲醛以及氢氰酸。小剂量口服时，由于释放少量氢氰酸，对呼吸中枢产生抑制作用而镇咳。大剂量口服时氢氰酸能使延髓生命中枢先兴奋后麻痹，并能抑制酶的活性从而阻断生物氧化链，从而引起中毒，严重者甚至导致死亡。

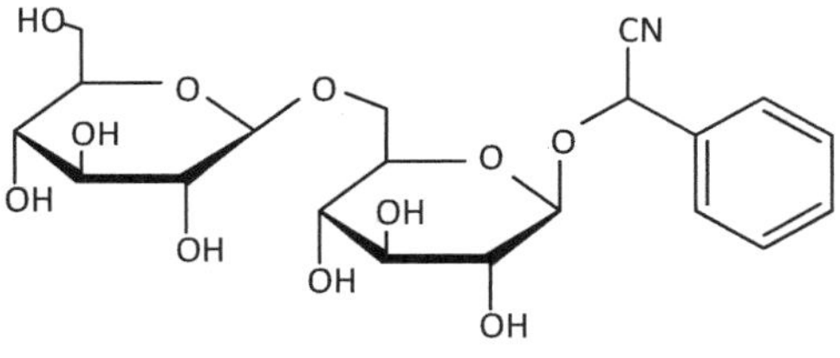

苦杏仁苷

（2）硫苷　苷元上的巯基与糖端基碳上的半缩醛羟基缩合而成的苷称为硫苷，其糖基常为葡萄糖。硫苷在植物中为数不多，常见的如萝卜中的萝卜苷（glugoraphenin）、黑芥子 *Brassia nigra* 中的黑芥子苷（sinigrin）和白芥子 *Brassia alba* 中的白芥子苷（sinalbin）以及白花菜子苷（glucocapparin）和葡萄糖金莲橙苷（glucotropaeolin）等。

硫苷总是与其水解酶（称为芥子酶的葡糖硫苷酶）共存，当新鲜组织加水粉碎时，硫苷被酶解成异硫氰酸酯类、硫酸氢根离子和葡萄糖，因此在水解产物中不能获得真正的苷元。有别于其他苷类化合物的是，硫苷的真正苷元发生重排，异硫氰酸酯没有游离的巯基。

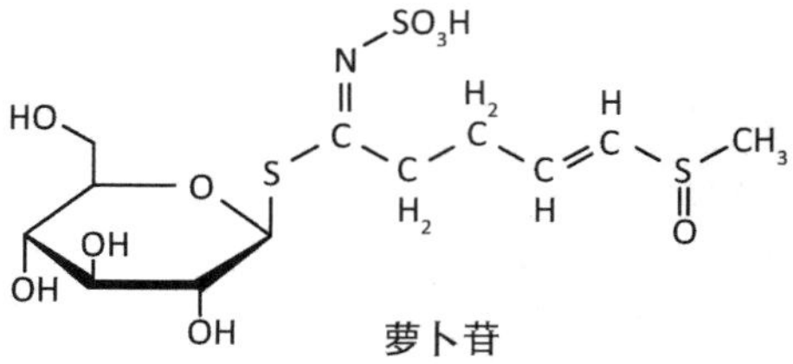

萝卜苷

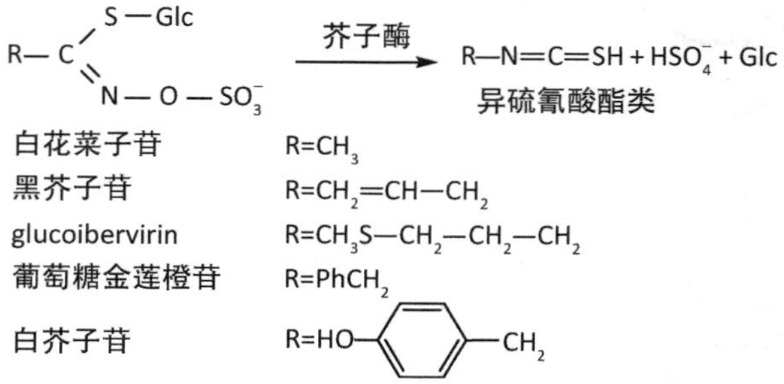

$R-N=C=SH + HSO_4^- + Glc$

异硫氰酸酯类

白花菜子苷　　　　$R=CH_3$
黑芥子苷　　　　　$R=CH_2=CH-CH_2$
glucoibervirin　　　$R=CH_3S-CH_2-CH_2-CH_2$
葡萄糖金莲橙苷　　$R=PhCH_2$
白芥子苷　　　　　$R=HO-\bigcirc-CH_2$

（3）氮苷　苷元上的胺基与糖端基碳上的半缩醛羟基缩合而成的苷称为氮苷，其糖基常为核糖。氮苷是生物化学领域一类重要的物质，包括腺苷（adenosine）、鸟苷（guanosine）、胞苷（cytidine）、尿苷（uridine）等。另外中药巴豆 *Croton tiglium* 中的巴豆苷（crotonside）化学结构与腺苷相似，其水解后产生的巴豆毒素具有很强的毒性，能抑制蛋白质的合成，家兔皮下注射的致死量为 50~80mg/kg。

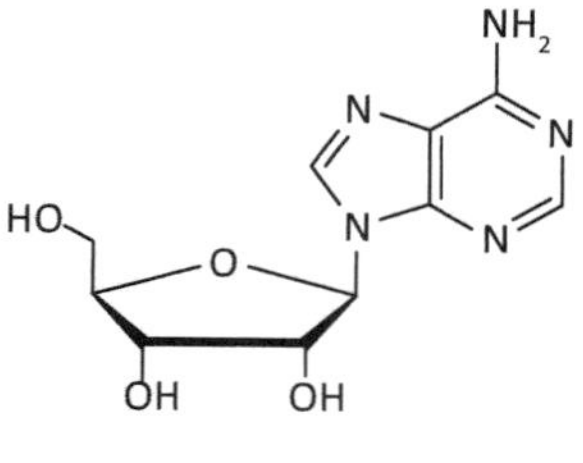

腺苷 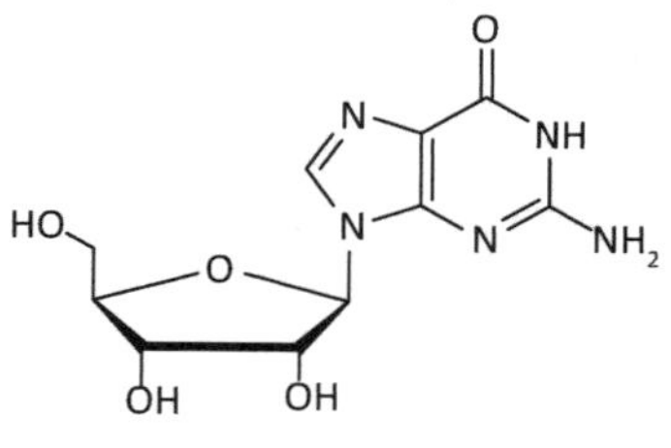　　　　　　　　　　鸟苷 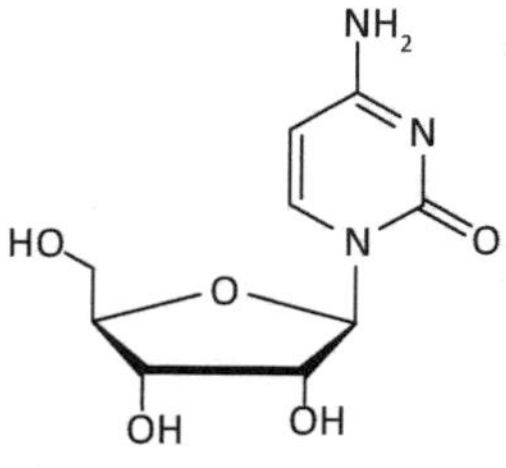　　　　　　　　　　胞苷

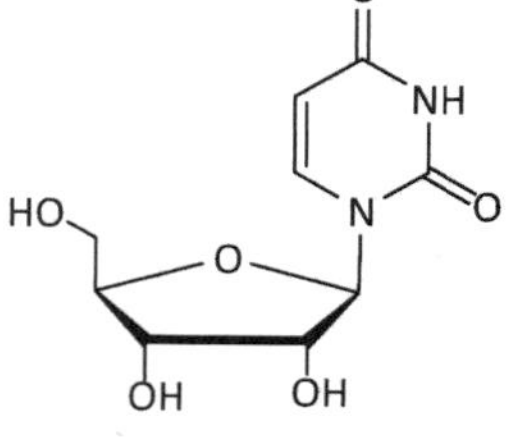

尿苷 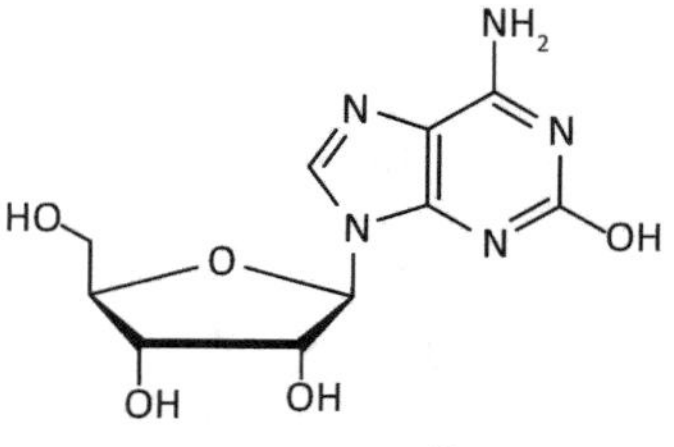　　　　　　　　　　巴豆苷

（4）碳苷　苷元碳原子上的氢与糖端基碳上的半缩醛羟基脱水缩合而成的苷称为碳苷，具有水溶性小、难于被水解等共同特点。

碳苷的苷元一般为黄酮类和蒽醌类化合物，尤其以黄酮类化合物最为多见。如存在于马鞭草科和桑科植物中的具有抗肿瘤、抗炎、解痉和降血压的作用的牡荆素（vitexin）以及具有泻下作用的芦荟苷（aloin）等。

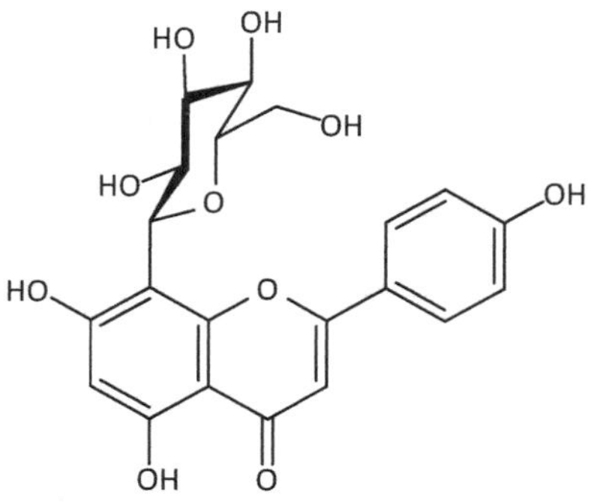

牡荆素

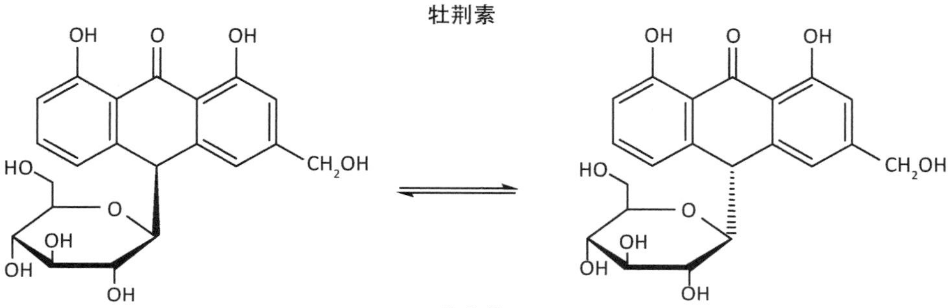

芦荟苷

2. 其他分类方法 苷类化合物还有其他一些分类方法。根据苷在植物体内是否被水解，可将原存在于植物体内、未发生水解的苷称为原生苷（primary glycoside），原生苷经水解失去一部分糖后形成的苷称为次生苷（secondary glycoside）。如苦杏仁苷为原生苷，经水解生成葡萄糖和野樱苷（prunasin），野樱苷即为次生苷。根据苷连接的糖基不同，可将苷分为葡萄糖苷、木糖苷和2-去氧葡萄糖苷、果糖苷、半乳糖苷等。根据苷元的结构类型不同，可分为蒽醌苷、黄酮苷、环烯醚萜苷、木脂素苷或甾体苷等。此外，具有发泡性的苷被称为皂苷，具有强心作用的苷被称为强心苷。还可根据苷中含有糖的数目不同，分为单糖苷、双糖苷、三糖苷等；根据苷中含有的糖链数目的不同，分为单糖链苷、双糖链苷、三糖链苷等。也可根据基原植物的不同进行分类，如人参皂苷、红景天苷、天麻苷等。

三、苷类的理化性质

（一） 性状

苷类化合物均为固体，其中含糖基少的苷类化合物可能形成具有完好晶形的结晶，含糖基多的苷多是具有吸湿性的无定形粉末。苷的颜色取决于苷元的结构中共轭系统情况和助色团的多少。苷类化合物一般无味，但有的也表现出特殊的味道，如人参皂苷具有苦味，而甘草皂苷具有甜味。有些苷类化合物对黏膜具有刺激性作用，如皂苷、强心苷等。

（二） 旋光性

苷类具有旋光性，多数苷呈左旋，但苷类水解后混合物呈右旋，是由于生成的糖是右旋的。苷类旋光度的大小与苷元和糖的结构以及苷元和糖、糖和糖之间的连接方式均有一定的关系。

（三）溶解度

苷类化合物一般可溶于水、甲醇、乙醇和含水的正丁醇中，难溶于石油醚、苯、三氯甲烷、乙醚等非极性有机溶剂，但碳苷较为特殊，在水或其他溶剂中的溶解度都很小。一般来说，糖基数目和极性取代基团越多，苷的亲水性越强，反之亲脂性越强。相同糖基的苷，苷元上亲水性取代基越多极性越大，苷的亲水性越强，反之亲脂性越强。相同苷元的苷，糖基的羟基数目越多极性越大，反之亲脂性越强。苷的溶解度还与其分子中苷元和糖基对其贡献的大小有关，若苷元为非极性大分子（如甾醇或三萜醇），而糖基为单糖，形成单糖苷，由于糖基所占比例小，往往可以溶于低极性的有机溶剂，如人参皂苷 Rh_2 可溶于乙醚，难溶于水。有些苷类化合物虽然含有多个糖基，但难溶于水，如含三去氧糖的洋地黄毒苷。

苷元一般具有亲脂性，难溶于水，可溶于甲醇和乙醇及非极性有机溶剂，但有些苷元可溶于水，如环烯醚萜苷元易溶于水和甲醇，难溶于三氯甲烷、乙醚和苯等非极性有机溶剂。

（四）苷键的裂解

苷键具有缩醛结构，在稀酸或酶的作用下，苷键可发生断裂，水解成为苷元和糖。某些特殊结构的苷元形成的苷可在稀碱性条件下水解，如酚苷和酯苷等。苷键的裂解是研究苷类和多糖结构的重要方法，通过苷键的裂解反应将有助于了解苷元的结构、糖的种类和组成，确定苷元与糖、糖与糖之间的连接方式。苷键的裂解在制药工业中也可以用于苷元的制备。苷键裂解的方法主要有酸水解、酶水解、碱水解和氧化开裂等。

1. 酸催化水解　苷键易被稀酸催化水解，反应一般在水或稀醇中进行，所用的酸有盐酸、硫酸、乙酸和甲酸等。苷键酸水解首先是苷键原子发生质子化，然后苷键断裂产生苷元和糖的正碳离子中间体，在水中正碳离子经溶剂化再脱去氢离子而形成糖分子。下面以氧苷中的葡萄糖苷为例，说明其反应历程。

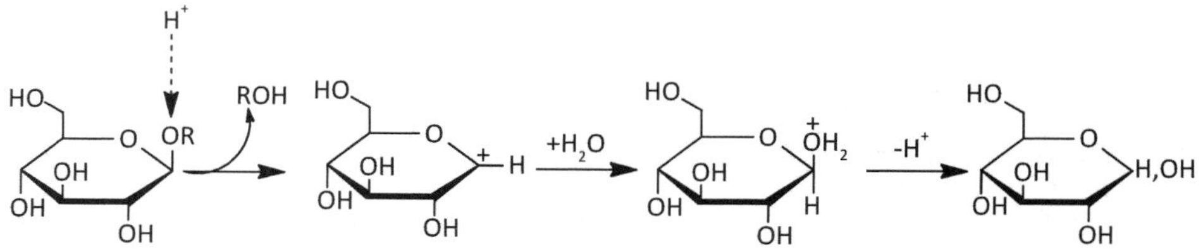

根据上述反应机理可知，苷的酸催化水解难易程度与苷键原子碱性、电子云密度及其空间环境密切相关，任何有利于苷原子质子化的因素都将促进苷的酸催化水解，苷类酸催化水解反应的难易规律如下：

（1）按苷键原子的不同，苷类化合物酸水解速率的顺序为：N-苷>O-苷>S-苷>C-苷。碳苷的苷原子（碳原子）无游离的电子对，不能产生质子化，故很难发生酸催化水解，如葡萄糖碳苷在酸性条件下需要长时间加热才能产生少量葡萄糖和苷元。氮苷最容易发生酸催化水解，是由于氮原子碱度高，其孤电子对易接受质子，故氮苷最易发生酸催化水解。氧苷和硫苷的苷键原子虽也含有孤电子对，但其碱度较低，特别是硫原子碱度更低，所以酸催化水解不及氮苷和氧苷容易。但是，如果苷键氮原子处于酰胺氮或嘧啶环中时，因酰基吸电子效应和 p-π 共轭效应的影响，苷键氮原子的电子云密度降低，难于质子化，导致该氮苷亦难水解。

（2）呋喃糖苷较吡喃糖苷容易水解。这是由于五元呋喃环的平面性导致环上各取代基处于重叠位置，因此环张力较大，分子内能较高，形成水解中间体可使张力减小，故有利于水解。一般果糖苷、核糖苷等多为呋喃糖苷，较易水解；葡萄糖苷、半乳糖苷和鼠李糖苷等醛糖苷都以吡喃糖苷存在，较难水解；而阿拉伯糖苷则两种形式都有。

（3）酮糖苷较醛糖苷易水解。这是因为酮糖大多为呋喃糖结构，醛糖大多为吡喃糖结构。

（4）在吡喃糖苷中，吡喃环上 C_5 上的取代基团越大越难水解，其水解速率的顺序是：糖醛酸苷→七碳糖苷→六碳糖苷→甲基五碳糖苷→五碳糖苷。这是由于取代基团越大，对苷键原子质子化过程的空间障碍影响越大，也就越难水解，如甘草皂苷的酸催化水解，需要长时间与酸加热加压才能发生水解生成甘草次酸和葡萄糖。

（5）2-氨基糖苷较 2-羟基糖苷难于水解，而 2-羟基糖苷又较 2-去氧糖苷难于水解。这是因为 C_2 上的吸电子取代基对质子的竞争性吸引和诱导效应使苷键原子电子云密度降低等因素影响，使苷键原子质子化较困难所致。其水解速率的顺序是：2-氨基糖苷<2-羟基糖苷<2-去氧糖苷<2,6-去氧糖苷。

（6）芳香族苷（酚苷）比脂肪族苷（醇苷）容易水解。例如某些酚苷，如蒽醌苷、香豆素苷不用加酸，只需加热也可能水解成苷元。这是由于苷元部分如存在能使苷键原子电子云密度增加的供电基团，则其苷容易发生质子化，故苷元对苷键原子存在供电子基团的苷较存在吸电基团的苷易于水解。

苷的酸催化水解常在稀酸溶液中进行，但对一些比较难被酸催化水解的苷，必须提高酸的强度，而这又可能导致苷元结构的破坏。为了避免苷元结构被破坏，常采用两相酸水解法，即在酸溶液中加入与水不相混溶的有机溶剂（如苯、三氯甲烷等），苷元一旦生成即刻进入有机相，避免与酸长时间接触，可以获得真正的苷元。

2. 碱催化水解　苷键具有缩醛或缩酮结构，一般对稀碱较稳定，但有些苷键易被碱水解，如酯苷、酚苷、稀醇式苷和 β 位具吸电子基团的苷，如山慈菇苷 A（tuliposide A）、水杨苷（salicin）、海韭菜苷（triglochinin）和番红花苦苷（picrocrocin）等。

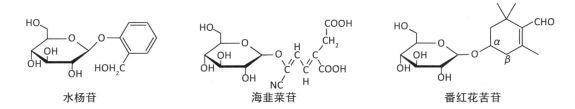

水杨苷　　　　　　海韭菜苷　　　　　　番红花苦苷

3. 酶催化水解　苷类化合物还易受酶的作用而水解。特别是对难以水解或不稳定的苷，应用酸水解法往往会使苷元产生脱水、异构化等反应，得不到真正的苷元，而酶水解条件温和（30~40℃），一般不会破坏苷元的结构，可得到真正的苷元。同时酶的高度专属性和水解的渐进性还可提供更多的结构信息，酶水解已成为苷类化合物水解的重要方法。

一般情况下，酶具有高度专属性，α-苷酶只能水解 α-苷，β 苷酶只能水解 β-苷，但是需要注意某些酶的专属性与糖及苷元的结构有关系。例如麦芽糖酶（maltase）是一种 α-苷酶，它

只能使 α-葡萄糖苷水解；苦杏仁酶（emulsin）是 β-苷酶，它主要水解 β-葡萄糖苷键等，但专属性较差，也能水解一些其他六碳糖的 β-苷键。

此外，酶水解的专属性和渐进性，可使一些原生苷被催化水解产生次生苷或其他部分水解产物。因此，通过酶水解可以获知有关糖的类型、苷元与糖和糖与糖之间的连接方式、糖苷键的构型等信息。

除了少数酶外，要获得各种水解特定糖的酶是困难的。在实际工作中，一些混合酶也常被用于催化水解不同的苷，如粗陈皮苷酶（hesperidinase）、淀粉酶（diastase）和纤维素酶（cellulase）等。需要特别强调的是，含苷的中药往往也含可水解该苷的相应酶，因此，在中药的采收、加工、贮藏和提取过程中，必须特别注意中药中与苷共存的酶对苷的影响。在研究或生产中，当以提取分离原生苷为目的时，首先要注意抑制酶的活性，防止酶解，原料要新鲜，采收后尽快干燥，最好在 50~60℃ 通风快速烘干或晒干，保存期间要注意防潮，控制含水量，提取时要抑制酶的活性，如提取前加入一定量的碳酸钙拌匀使酶变性，或直接加入沸水、或用高浓度甲醇或乙醇提取等；当以提取次生苷为目的时，要注意利用上述影响因素，可采取诸如发酵以促进酶解等适当方法，以提高目标提取物的产量。

4. 甲醇解反应　甲醇解反应可以用于判断苷中糖与糖之间的连接位置。一般采用 Haworth 法、Purdie 法、Kuhn 法和 Hakomari 法等（具体方法参考相关文献）。先将苷进行全甲基化，然后在 6%~9% 盐酸的甲醇溶液中进行甲醇解，获得未完全甲基化的各种单糖和全甲基化的单糖，通过 TLC 或 GC 等方法与对照品进行对照分析或用 GC-MS 法进行鉴定。通常全甲基化单糖为苷中的末端糖，未完全甲基化的各种单糖中游离的羟基一般为单糖之间的连接位置。

全甲基化甲醇解的反应历程举例如下：

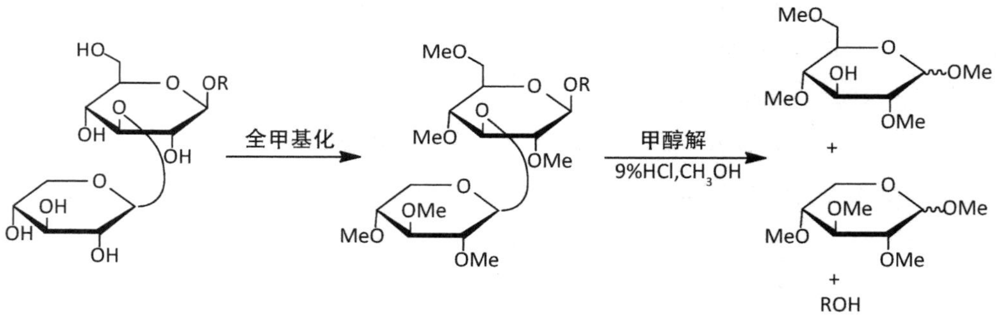

从上例可以看出，原反应物全甲基化后的甲醇解产物中除了苷元外，还存在 2,3,4-三甲基-O-吡喃木糖甲苷和 2,4,6-三甲基-O-吡喃葡萄糖甲苷。前者是全甲基化的木糖，表明木糖位于糖链的末端，后者是部分甲基化的葡萄糖，且葡萄糖 C_3 位有游离的羟基，表明葡萄糖 C_3 与木糖端基碳相连。

5. 乙酰解反应　在多糖苷的结构研究中，为了确定糖与糖之间的连接位置，过去也应用乙酰解开裂一部分苷键，保留另一部分苷键，然后用 TLC 或 GC 鉴定得到的乙酰化单糖和乙酰化低聚糖。反应用的试剂为乙酸酐与不同酸的混合液，常用的酸有硫酸、高氯酸或 Lewis 酸（如氯化锌、三氟化硼等）。乙酰解反应以 CH_3CO^+ 为进攻基团，机理与酸催化水解相似。

苷发生乙酰解反应的速度与糖苷键的位置有关。如果在苷键的邻位有可乙酰化的羟基，由于电负性的影响，可使乙酰解的速度减慢。从二糖的乙酰解速率可以看出，苷键的乙酰解一般以 1→6 苷键最易断裂，其次为 1→4 苷键和 1→3 苷键，而以 1→2 苷键最难断裂。

以下五糖苷含有 D-木糖、D-葡萄糖、D-鸡纳糖和 D-葡萄糖-3-甲醚，当用乙酐-ZnCl$_2$乙酰解后，TLC 检出了单糖、三糖和四糖的乙酰化物，并与对照品比较进行鉴定，由此可推出苷分子中糖的连接方式。

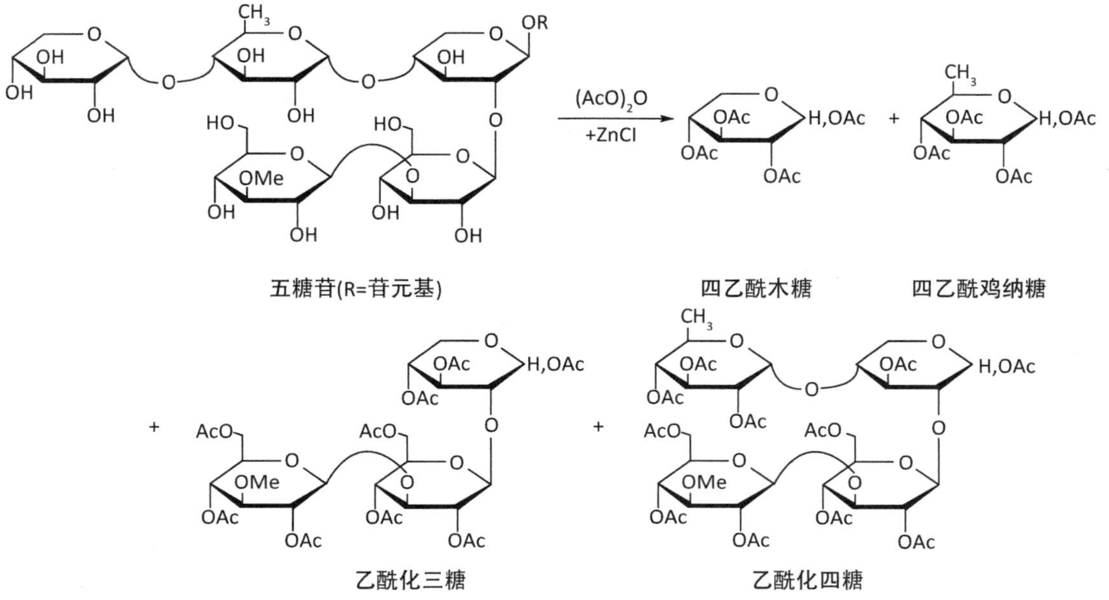

五糖苷(R=苷元基)　　　四乙酰木糖　　四乙酰鸡纳糖

乙酰化三糖　　　　　乙酰化四糖

6. 氧化开裂反应　苷类化合物分子中的糖基具有邻二醇结构，可以被过碘酸氧化开裂。Smith 降解法是常用的氧化开裂法。此法先用过碘酸氧化糖苷，使之生成二元醛以及甲酸，再用四氢硼钠还原成相应的二元醇。这种二元醇具有简单的缩醛结构，比苷的稳定性差得多，在室温下与稀酸作用即可水解成苷元、多元醇和羟基乙醛等产物。以下是葡萄糖苷的氧化开裂反应过程。

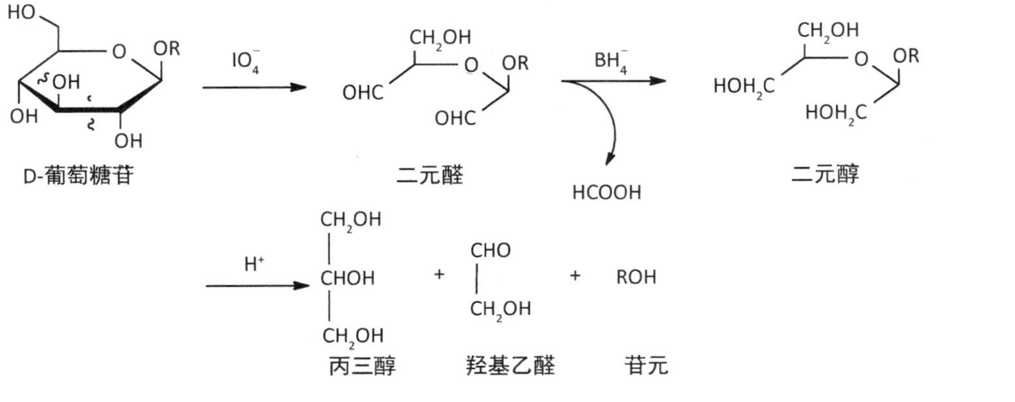

D-葡萄糖苷　　　　二元醛　　　　二元醇

丙三醇　　羟基乙醛　　苷元

Smith 降解法在苷结构研究中曾发挥过重要作用。对于难以被酸催化水解的碳苷，也可用此法进行水解，以避免使用剧烈的酸进行水解，可获得在苷元上多一个醛基、其他结构保持不变的苷元。如葡萄糖碳苷，经过 Smith 降解，可生成带醛基的苷元、丙三醇和甲酸。

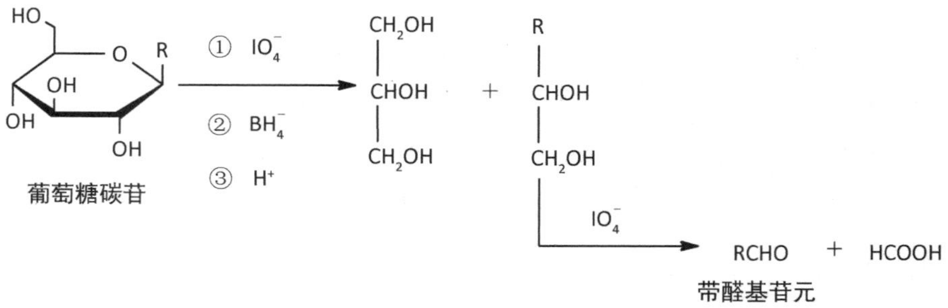

葡萄糖碳苷 带醛基苷元

此外，对一些苷元结构不太稳定的苷类化合物，为了避免酸水解使苷元发生脱水或结构上的变化以获取真正的苷元，也常用 Smith 降解法进行水解。如人参皂苷，经过 Smith 降解可获得真正的苷元。值得注意的是，Smith 降解法可能破坏具有邻二醇的苷元结构。

（五） 苷类的显色反应和沉淀反应

苷类化合物的共性在于都含有糖基部分，因此，苷类化合物可发生与糖相同的显色反应和沉淀反应。但苷中的糖为结合糖，需先水解成为游离糖后才能进行糖的显色反应和沉淀反应。苷类化合物中的苷元部分，其结构可能差异很大，性质亦各不相同，糖和苷元部分产生的显色反应和沉淀反应请参见本章及其他章节的有关内容。

四、苷类的检识

苷由糖和苷元组成，含有糖基是苷类化合物的共性。因此，苷类化合物除需检识分子中的苷元外，还要对糖进行检识。苷元部分的检识将在以后相应的章节中介绍。

（一） 理化检识

苷的理化检识要注意排除游离糖的干扰。对苷的纯化合物样品或较纯的含苷样品，可直接进行检识。对中药样品，可用热水或醇提取制备供试液，在检识时作适当的纯化处理，再对苷进行检识。

1. Molish 反应　反应试剂、实验操作与糖类的相应实验均同，出现阳性结果说明样品组成中含有糖或苷类化合物。

由于 Molish 反应采用了硫酸，在反应过程中可将结合糖水解为游离糖，故该反应阳性仅能说明样品中含有游离糖和结合糖，却不能判定是苷类化合物还是游离糖或其他形式的糖。可用以下方法进一步证实苷类化合物的存在。

根据单糖微溶于乙醇或甲醇，而多糖不溶的性质，将样品的醇提取液进行菲林反应，如产生砖红色氧化亚铜沉淀，说明有游离的单糖存在。反应液滤去沉淀，再将除去了游离糖的滤液进行 Molish 反应，如呈阳性反应，则说明可能存在苷类化合物。

水提取液往往含有大量的单糖、低聚糖和多糖等，难以直接检识苷类化合物，可用正丁醇萃取，因正丁醇提取物一般不含有单糖、低聚糖和多糖等，正丁醇萃取液蒸去溶剂后进行 Molish 反应，如呈阳性则表明可能含有苷类化合物。

此外，应注意的是碳苷和糖醛酸与 Molish 试剂反应往往呈阴性。

2. 菲林反应和多伦反应　样品与菲林试剂或多伦试剂反应产生沉淀，呈阳性，说明存在还原糖。将反应液中的沉淀滤除，滤液酸水解后，用 10% 的氢氧化钠中和后，再进行菲林反应或多伦反应，如果为阳性反应，说明可能存在苷类化合物。

如样品与菲林试剂或多伦试剂反应呈阴性，将供试液直接酸水解后再进行菲林反应或多伦反应，如果为阳性反应，说明可能存在苷类化合物。

3. 水解反应　苷类化合物水解后产生糖和苷元，苷元一般具亲脂性，水溶性差，易在水解液中析出沉淀，如样品酸水解后放冷的反应液出现沉淀，则可能存在苷类化合物。低聚糖、多糖由于水解后产生单糖是水溶性的而不会有沉淀出现。

根据苷元和糖的结构不同，还有其特殊的、有针对性的检识方法，如强心苷多含 α-去氧糖，皂苷具发泡性等，这些化合物的检识将在以后的章节中介绍。

（二）　色谱检识

苷类化合物的色谱检识主要有薄层色谱和纸色谱，薄层色谱常用的吸附剂是硅胶、反相硅胶，也可用纤维素进行薄层色谱，常在同一色谱上，用样品与相应的苷对照品进行比较来检识苷。

1. 薄层色谱　硅胶薄层色谱常用极性较大的含水溶剂系统为展开剂，如正丁醇-冰乙酸-水（4：1：5，上层）、三氯甲烷-甲醇-水（65：35：10，下层）和乙酸乙酯-正丁醇-水（4：5：1，上层）等三元溶剂系统。对一些极性较小的苷类化合物，也常用适当比例的三氯甲烷-甲醇、丙酮-甲醇等二元溶剂系统展开。反相硅胶薄层色谱常用三氯甲烷-甲醇、三氯甲烷-甲醇-水和甲醇-水等溶剂系统为展开剂。

2. 纸色谱　苷类化合物多属极性较大的物质，其纸色谱一般用水饱和的有机溶剂为展开剂，如正丁醇-冰乙酸-水（4：1：5，上层）、正丁醇-乙醇-水（4：2：1）和水饱和的苯酚等。

各种类型苷类化合物的性质差别较大，色谱检识方法也各异，有的苷类化合物的色谱条件具有很强的针对性。

3. 色谱的显色　苷类化合物的色谱显色与糖的类似，常用的显色剂有苯胺-邻苯二甲酸试剂、对茴香胺-邻苯二甲酸试剂和蒽酮试剂等，详见糖检识的相关内容。

五、中药多糖实例

（一）　人参多糖

人参多糖（Ginseng polysaccharides）具有免疫调节、抗肿瘤、抗辐射、抗黏附及降血糖等生物活性，越来越受到研究的重视，陆续有不同结构特征的人参多糖被报道。自 1966 年 Ovodov and Soloveva 教授等从人参中分离得到第一个人参多糖，目前已从人参叶、根和果中分别分离并鉴定了 16、18 和 34 个人参多糖。人参多糖主要分为中性多糖和酸性多糖，其分子量范围为 3.0～2000kD，其单糖组成主要包括 GalA、GlcA、Glc、Gal、Ara、Rha、Man、Xyl 和 Fru 和 Rib 等。

从人参果中分离得到一中性人参多糖 GFP1，相对分子质量为 $1.4×10^5$ Da，由半乳糖、葡萄糖、鼠李糖和阿拉伯糖组成，其摩尔比为 6.1：2.0：1.1：3.2。GFP1 主要以（1→6）-Gal*p*、（1→3,6）-Gal*p*、（1→3,6）-Glc*p* 作为主链骨架，（1→）-Ara*f* 或 Rha*p* 连接在（1→3,6）-Gal*p*、（1→3,6）-Glc*p* 末端 *O*-3 位置。GFP1 具有抗肿瘤活性，能够改善 ConA 或 LPS 诱导的脾淋巴细胞增殖，提高脾中 NK 细胞的活性，增加 IL-2、IFN-γ 的血浆浓度和 $CD4^+/CD8^+$ 的比值。

从人参根中得到 6 种果胶多糖，白参中提取得到 GPW-1（M_w $8.51×10^5$ Da）和 GPW-2（M_w $2.95×10^5$ Da）；100℃蒸制人参中得到 GPR-1（M_w $8.86×10^5$ Da）和 GPR-2（M_w $2.58×10^5$ Da）；

120℃蒸制人参中得到 GPS-1（M_w9.61× 10^5 Da）和 GPS-2（M_w3.39× 10^5 Da）。根据单糖组成、甲基化和 NMR 分析，GPW-1、GPR-1 和 GPS-1 为 I 型鼠李糖半乳糖醛酸聚糖果胶，侧链主要是连接 O-4 的 α-Rha 单元；GPW-2、GPR-2 和 GPS-2 为聚半乳糖醛酸果胶并有不同程度的甲酯化。研究表明，这六种多糖随加工温度的增加 GalA 含量逐渐增加，可能是因为在加热过程中酯化了的 GalA 转化为非酯化形式。药理实验表明这六种人参多糖对四氧吡啶诱导的糖尿病小鼠有重要的抗高血糖和抗氧化活性，并且作用随加工温度的增加而增强，以 GPS 为最强。

（二）柴胡多糖

柴胡为伞形科植物北柴胡、南柴胡、狭叶柴胡或同属数种植物的干燥根。柴胡多糖（Bupleurum polysaccharides）是柴胡重要的活性成分之一，具有抗辐射、增强免疫功能等生物学作用。柴胡多糖亦含有酸性杂多糖，目前已有 17 种多糖从柴胡中分离得到。柴胡多糖亦含有中性多糖和酸性多糖，其分子量范围为 29~2000kD，其单糖组成主要包括 Ara、Rha、Fuc、Xyl、Man、Gal、Glc、GalA 和 GlcA 等。

BCPS-1（M_w29kD）为从柴胡根中分离得到的一个中性多糖，其单糖组成及比例为 Ara：Gal：Glc = 2.1：2.5：1。该多糖具有（1→5）连接的（1→5）-Araf、（1→4）-Gal 和（1→3）-Gal 骨架，分支具有（1→4）-Glc 和 T-Gal。DPPH 体外抗氧化实验显示 BCPS-1 具有明显的抗氧化活性。从北柴胡中分离得到的 1 种均多糖 BC-PS1，其主要单糖组成及比例为 Gal：GalA：Glc：Ara：Man =1.6：1.1：1.8：1.7：1.0，并含有少量的 Rha、Fuc 和 Xyl。BC-PS1 主要含有（1→4）和（1→3）连接的 Galp 和 GalpA、T-Glcp、（1→4）-Glcp、T-Araf 和（1→4,6）-Araf。其具有抗补体活性，其中抗经典途径 CH_{50} 为 0.199 ± 0.025mg/mL、抗选择性补体途径 AP_{50} 为 0.371 ± 0.017mg/mL。

（三）麻黄多糖

麻黄为麻黄科植物草麻黄 Ephedra sinica Stapf、中麻黄 E. Intermedia Schrenk et C. A. Mey. 和木贼麻黄 E. equisetina Bge 的草质茎。麻黄多糖（Ephedra polysaccharides）亦是麻黄的药效物质基础之一，具有降血糖、抗补体和免疫抑制作用。

麻黄多糖主要为酸性杂多糖。近年有研究报道通过利用弱阴弱阳离子交换串联树脂、离子交换纤维素、离子交换琼脂糖凝胶、各种高分辨丙烯葡聚糖凝胶等离子交换和分子筛柱色谱对草麻黄中的粗多糖进行分离和纯化，得到 13 种麻黄纯多糖，其单糖组成主要包括 Ara、GalA、Gal、Glc、Rha、Xyl、Man 和 GlcA 等。其中，ESP-B4 为从麻黄中得到的最主要的酸性多糖组分，为一个变型的果胶类多糖，它主要含有线性的 1,4 连接的均一半乳糖醛酸作为主链骨架的光滑区部分即→4)-β-GalpA-(1→，以间替连接的鼠李半乳糖醛酸作为主链的毛发区部分并带有重复结构片段→4)-β-GalpA-（1→2)-α-Rhap-(1→，毛发区部分 70% 的鼠李吡喃糖基在 C-4 位有分支点，30% 的半乳糖醛酸吡喃糖基 C-3 位有分支点。ESP-B4 的支链核心部分主要包含阿拉伯聚糖和半乳聚糖。其中，阿拉伯聚糖以（1→5）Araf 作为其主链的骨架部分，其中 43.8%（1→5）Araf 在其 C-3 位有分支点；半乳聚糖以（1→3）Galp 和（1→4）Galp 作为其主链的骨架部分，其中 40.2% 的 Galp 是（1→3）连接的、35.9% 的 Galp 是（1→4）连接的，而且 70.3% 的（1→3）Galp 在其 C-6 位有分支点，54.5% 的（1→4）Galp 在其 C-6 位有分支点。

采用刀豆球蛋白 A（Con A）诱导的体外小鼠脾细胞增殖实验考察麻黄免疫抑制作用多糖

的构效关系，进一步证实麻黄多糖组分具有免疫抑制、且纯多糖无细胞毒活性，蛋白质不是多糖免疫抑制作用的必要组分，糖链的结构是麻黄多糖发挥免疫抑制作用的重要活性基团，其中糖醛酸基团和糖链的分支结构对麻黄多糖的免疫抑制作用发挥了极其重要的作用。同时，筛选出麻黄免疫抑制作用最强的活性纯多糖为 ESP-B4。通过 2,4-二硝基氟苯致小鼠免疫失衡模型，证实 ESP-B4 能降低 DNFB 诱导的 DTH 小鼠的 $CD4^+/CD8^+$ 比值、IL-2 和 IL-4 水平，使 DTH 免疫失衡模型小鼠的 $CD4^+/CD8^+$ 比值和细胞因子含量趋于正常。

第三章　醌类化合物

第一节　概　述

醌类化合物是中药中一类具有醌式结构的化学成分，主要分为苯醌、萘醌、菲醌和蒽醌四种类型，在中药中以蒽醌及其衍生物尤为重要。

醌类化合物在植物中的分布非常广泛，如蓼科的大黄、何首乌 *Polygonum multiflorum*、虎杖 *Polygonum cuspidatum*，茜草科的茜草 *Rubia cordifolia*，豆科的决明子 *Cassia tora*、番泻叶 *Cassia angustifolia*，鼠李科的鼠李 *Rhamnus dahurica*，百合科的芦荟 *Aloe barbadensis*，唇形科的丹参 *Salvia miltiorrhiza*，紫草科的紫草 *Lithospermum erythrorrhizon* 等，均含有醌类化合物。醌类化合物多数存在于植物的根、皮、叶及心材中，也存在于植物的茎、果实和种子中。在一些低等植物如地衣类和菌类的代谢产物中也有醌类化合物存在。

醌类化合物的生物活性是多方面的，如番泻叶中的番泻苷类化合物具有较强的致泻作用，大黄中游离的羟基蒽醌类化合物具有抗菌作用（尤其是对金黄色葡萄球菌具有较强的抑制作用），茜草中的茜草素类成分具有止血作用，紫草中的一些萘醌类色素具有抗菌、抗病毒及止血作用，丹参中丹参醌类具有活血化瘀、通经止痛、镇静、抗菌消炎、抗氧化和扩张冠状动脉的作用，用于治疗冠心病、心肌梗塞等。此外，还有一些醌类化合物具有驱绦虫、解痉、利尿、利胆、镇咳、平喘等作用。

第二节　醌类化合物的生物合成途径

在植物二次代谢产物的生物合成途径中，乙酸-丙二酸途径（acetate-malonate pathway，AA-MA 途径）能生成脂肪酸类、酚类、醌类等化合物。

大黄素和山扁豆酸（endocrocin）等蒽醌类化合物生物合成过程如下（图 3-1）：

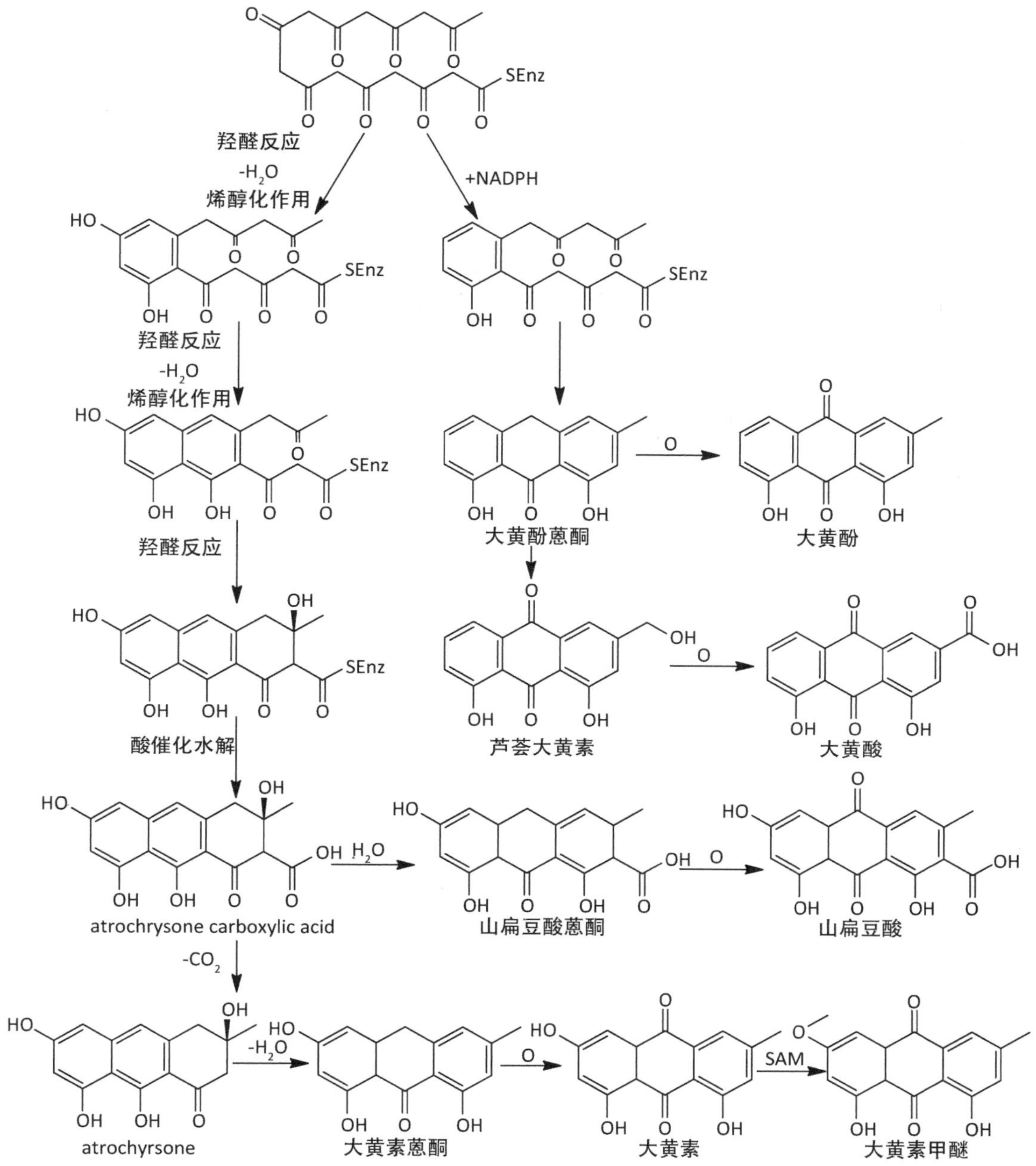

图 3-1 大黄素和山扁豆酸等蒽醌类化合物生物合成途径

第三节 醌类化合物的结构与分类

一、苯醌类

苯醌类（benzoquinones）化合物分为邻苯醌和对苯醌两大类。邻苯醌结构不稳定，故天然存在的苯醌化合物多数为对苯醌的衍生物。

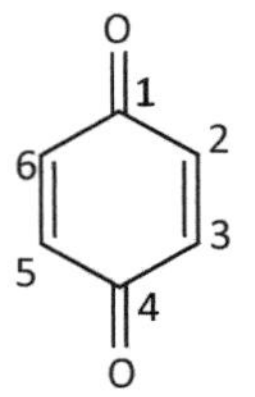

对苯醌 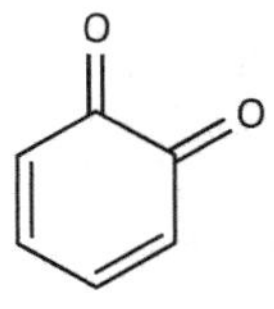　　　　　　　邻苯醌

天然苯醌类化合物多为黄色或橙色的结晶，如中药凤眼草 *Ailanthus altissima* 果实中的 2,6-二甲氧基对苯醌以及白花酸藤果 *Embelia ribes* 和木桂花 *Embelia oblongifolia* 果实中的信筒子醌（embelin）等。

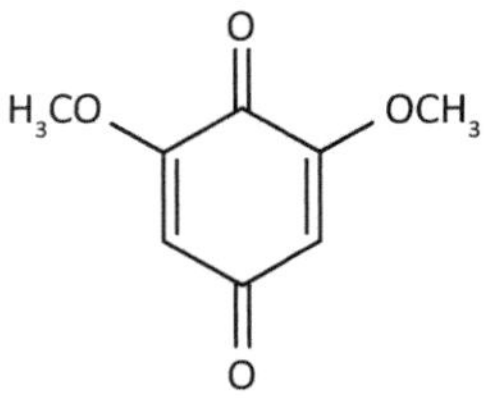

2,6-二甲基苯醌 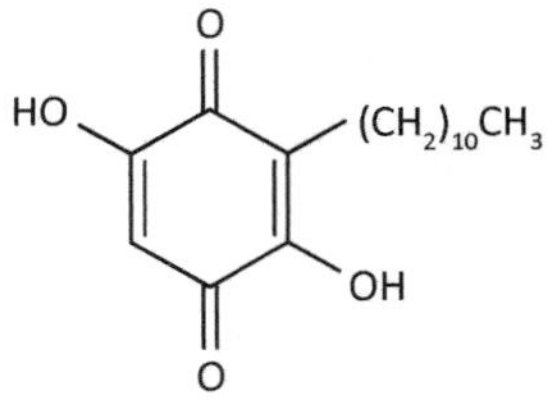　　　　　　　信筒子醌

具有苯醌类结构的泛醌类（ubiquinones）能参与生物体内氧化还原过程，是生物氧化反应的一类辅酶，称为辅酶 Q 类（coenzymes Q），其中辅酶 Q_{10} 已用于治疗心脏病、高血压及肿瘤疾病。

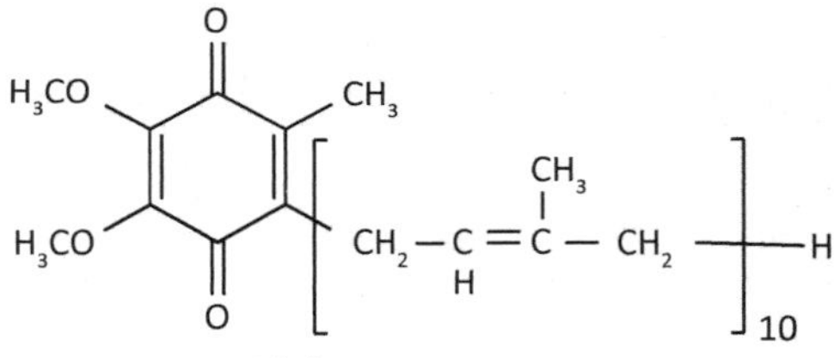

辅酶Q_{10}

从中药软紫草 *Arnebia euchroma* 根中分得的紫草醌（arnebinone）和紫草呋喃醌（arnebifuranone）也属于对苯醌类化合物，对前列腺素 PGE_2 的生物合成具有抑制作用。

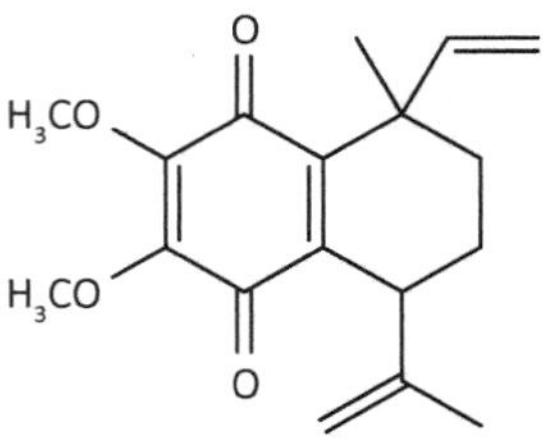

紫草醌 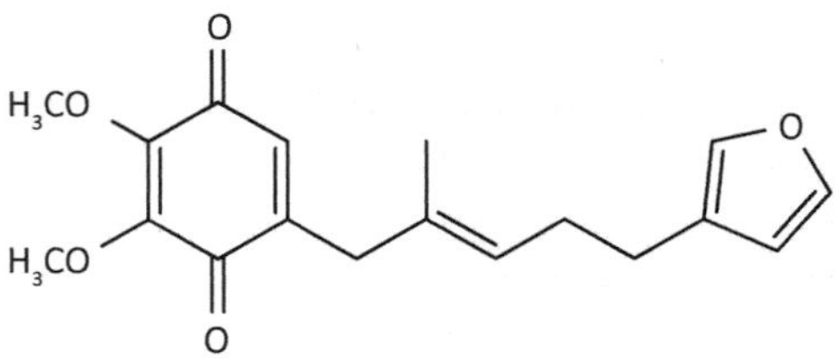　　　　　　　　紫草呋喃醌

二、萘醌类

萘醌类（naphthoquinones）化合物分为 α（1,4）、β（1,2）及 amphi（2,6）三种类型，但天然存在的大多为 α-萘醌类衍生物，它们多为橙色或橙红色结晶，少数呈紫色。

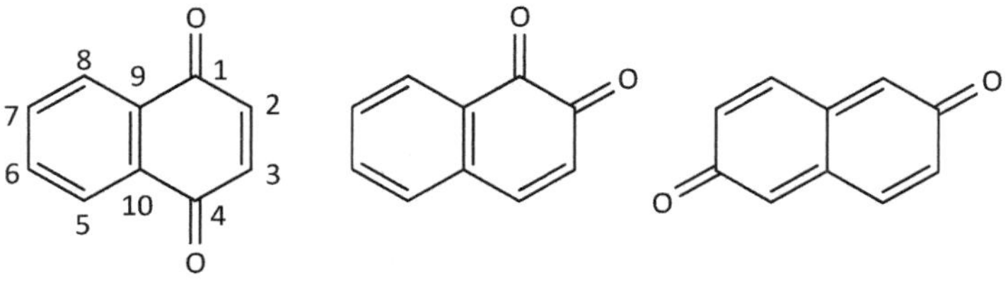

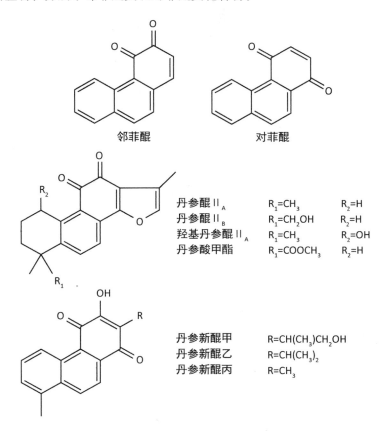

α-(1,4)萘醌　　β-(1,2)萘醌　　amphi-(2,6)萘醌

具有 α-萘醌基本母核的胡桃醌（juglone）具有抗菌、抗癌及中枢神经镇静作用，蓝雪醌（plumbagin）具有抗菌、止咳及祛痰作用，拉帕醌（lapachol）具有抗肿瘤作用。中药紫草中也含有多种萘醌类化合物，且多数是以结合成酯的形式存在。

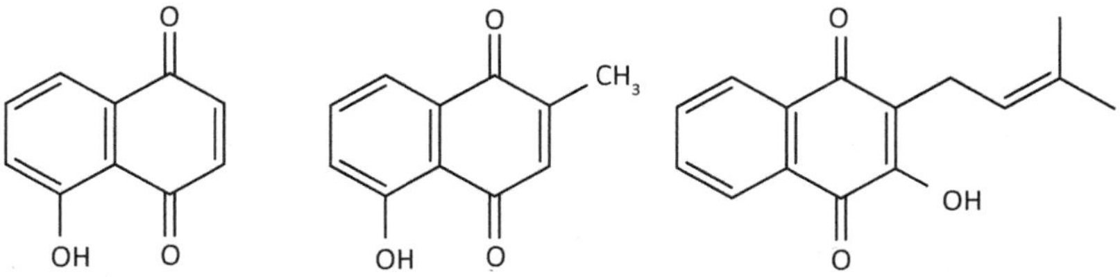

胡桃醌　　蓝雪醌　　拉帕醌

三、菲醌类

天然菲醌类（phenanthraquinone）分为邻菲醌及对菲醌两种类型，如从中药丹参根中分得的多种菲醌衍生物，分属于邻菲醌类和对菲醌类化合物。

邻菲醌　　对菲醌

丹参醌 II$_A$　　　R$_1$=CH$_3$　　　R$_2$=H
丹参醌 II$_B$　　　R$_1$=CH$_2$OH　　R$_2$=H
羟基丹参醌 II$_A$　R$_1$=CH$_3$　　　R$_2$=OH
丹参酸甲酯　　　R$_1$=COOCH$_3$　R$_2$=H

丹参新醌甲　　R=CH(CH$_3$)CH$_2$OH
丹参新醌乙　　R=CH(CH$_3$)$_2$
丹参新醌丙　　R=CH$_3$

四、蒽醌类

蒽醌类（anthraquinones）化合物可分为单蒽核及双蒽核两大类。

（一）单蒽核类

1. 蒽醌及其苷类　天然蒽醌以9,10-蒽醌最为常见，整个分子形成一共轭体系，C_9、C_{10} 又处于最高氧化水平，因此比较稳定。

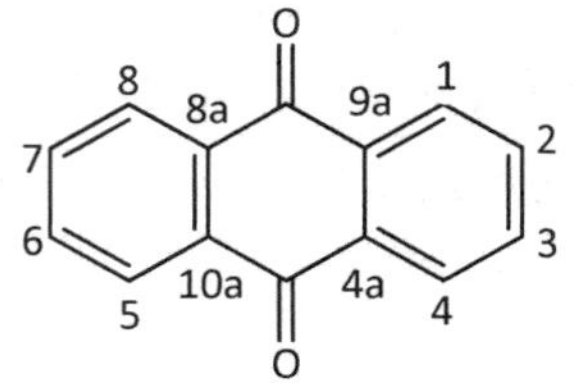

1,4,5,8位为α位
2,3,6,7位为β位
9,10位为meso位，又叫中位

天然存在的蒽醌类化合物在母核上常有羟基、羟甲基、甲基、甲氧基和羧基等取代，并常以游离或与糖结合成苷的形式存在于植物体内。蒽醌苷大多为氧苷，但也有一些化合物为碳苷，如芦荟苷（barbaloin）等。

根据羟基在蒽醌母核上的分布情况，又可进一步将羟基蒽醌衍生物分为两种类型。

（1）**大黄素型**　该类型化合物的羟基分布在两侧的苯环上，多数呈黄色。大黄中的主要蒽醌类成分多属于这一类型。

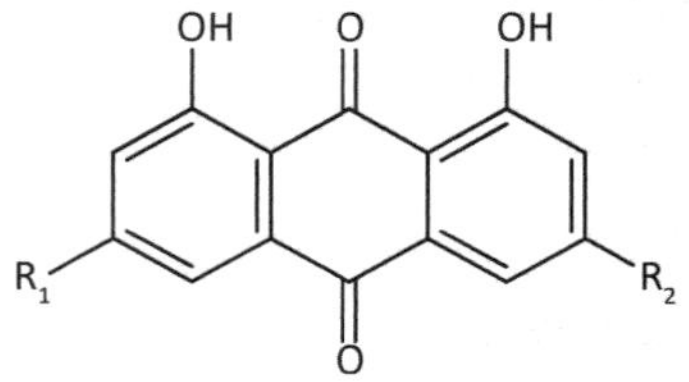

	R_1=H	R_2=CH_3
大黄酚(chrysophanol)	R_1=H	R_2=CH_3
大黄素(emodin)	R_1=OH	R_2=CH_3
大黄素甲醚(physcion)	R_1=OCH_3	R_2=CH_3
芦荟大黄素(aloe-emodion)	R_1=H	R_2=CH_2OH
大黄酸(rhein)	R_1=H	R_2=COOH

大黄中的羟基蒽醌衍生物多与葡萄糖、鼠李糖结合成苷类，主要有单糖苷和双糖苷两类。

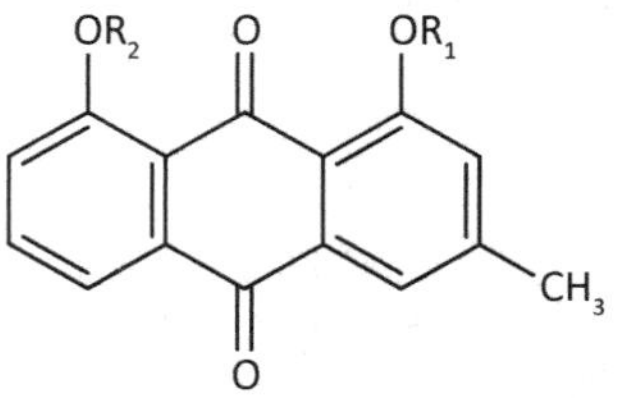

大黄酚-8-O-β-D-葡萄糖苷	R_1=H	R_2=Glc
大黄酚-1-O-β-D-葡萄糖苷	R_1=Glc	R_2=H

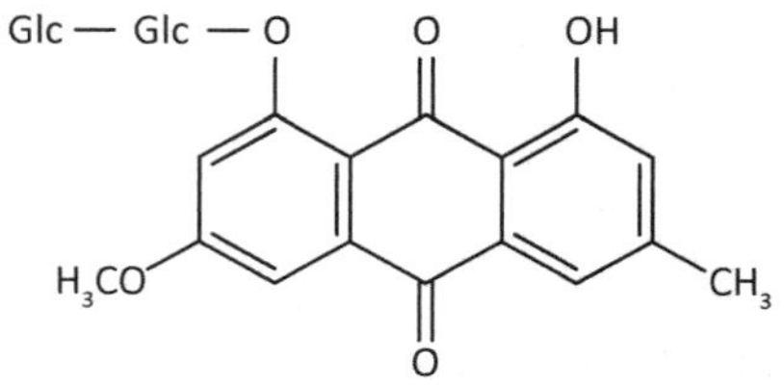

大黄素甲醚-8-O-β-D-龙胆双糖苷

（2）**茜草素型**　该类型化合物的羟基一般仅分布在一侧的苯环上，颜色较深，多为橙黄色至橙红色，例如茜草中的茜草素等。

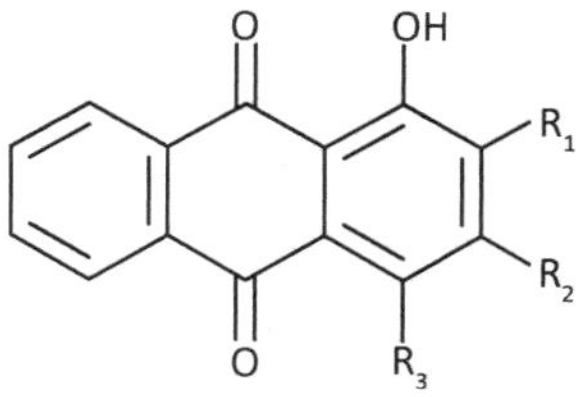

茜草素(alizarin)　　　　　　　R₁=OH　　R₂=H　　R₃=H
羟基茜草素(purpurin)　　　　　　R₁=OH　　R₂=H　　R₃=OH
伪羟基茜草素(pseudopurpurin)　R₁=OH　　R₂=COOH　R₃=OH

茜草中除含有游离蒽醌外，还含有其连木糖或葡萄糖的单糖苷和双糖苷类衍生物。

2. 蒽酚或蒽酮衍生物　蒽醌在酸性环境中被还原，可生成蒽酚及其互变异构体蒽酮。

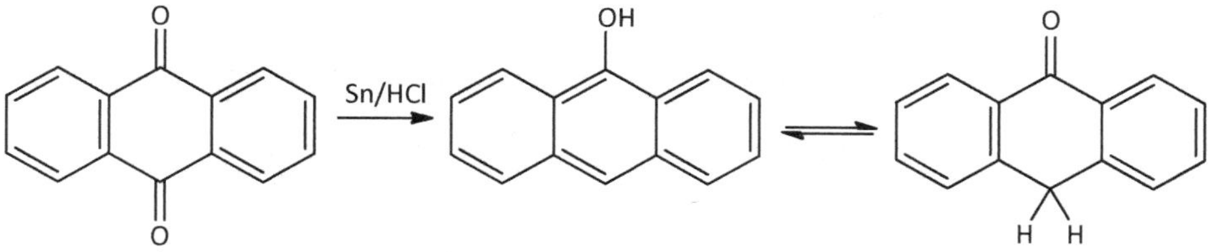

蒽醌　　　　　　　　　蒽酚　　　　　　　　蒽酮

蒽酚（或蒽酮）的羟基衍生物常以游离或结合状态与相应的羟基蒽醌共存于同一植物中。蒽酚（或蒽酮）衍生物一般存在于新鲜植物中，新鲜大黄储存 2 年以上则检识不到蒽酚。如果蒽酚衍生物的中位羟基与糖缩合成苷，则性质比较稳定，经水解除去糖后才易于被氧化转变成蒽醌衍生物。

3. C-糖基蒽衍生物　蒽醌苷类衍生物在植物体内除了以氧苷形式存在外还有以碳苷形式存在的，如芦荟致泻的主要有效成分芦荟苷就属于碳苷类化合物。芦荟为百合科植物库拉索芦荟 *Alon barbadensis* Miller 叶的汁液浓缩干燥物，味苦、性寒，具有泻下通便、清肝泻火、杀虫的功效，用于热解便秘、惊痫抽搐等病症。

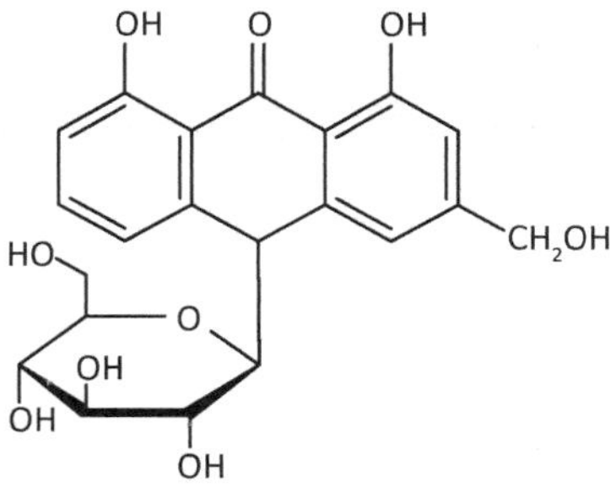

芦荟苷

（二）双蒽核类

1. 二蒽酮类　二蒽酮类成分可以看成是两分子蒽酮脱去一分子氢而通过 C-C 键结合而成的化合物，多为 C_{10}-$C_{10'}$ 结合，也有其他位置连结。例如大黄及番泻叶的主要有效成分番泻苷（sennoside）A、B、C、D 等皆为二蒽酮衍生物。

番泻苷 A（sennoside A）是黄色片状结晶，酸水解后生成两分子葡萄糖和一分子番泻苷元 A（sennidin A）。番泻苷元 A 是两分子的大黄酸蒽酮通过 C_{10}-$C_{10'}$ 相互结合而成的二蒽酮类衍生物，其 C_{10}-$C_{10'}$ 为反式连接。

番泻苷 B（sennoside B）是番泻苷 A 的异构体，水解后生成两分子葡萄糖和番泻苷元 B

（sennidin B），其 C_{10}-$C_{10'}$ 为顺式连接。

番泻苷 C（sennoside C）是一分子大黄酸蒽酮与一分子芦荟大黄素蒽酮通过 C_{10}-$C_{10'}$ 反式连接而形成的二蒽酮二葡萄糖苷。

番泻苷 D（sennoside D）为番泻苷 C 的异构体，其 C_{10}-$C_{10'}$ 为顺式连接。

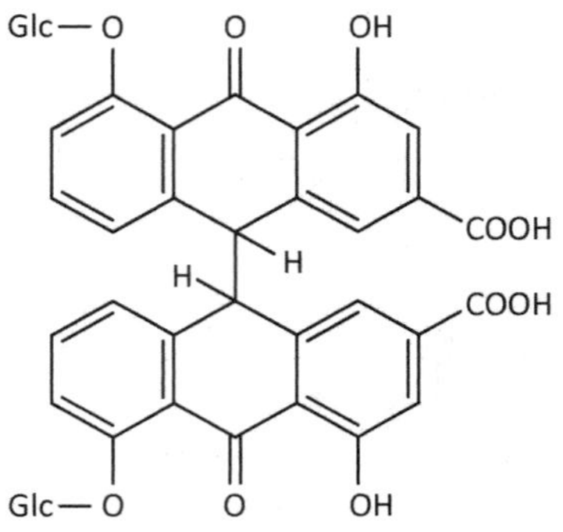

番泻苷A

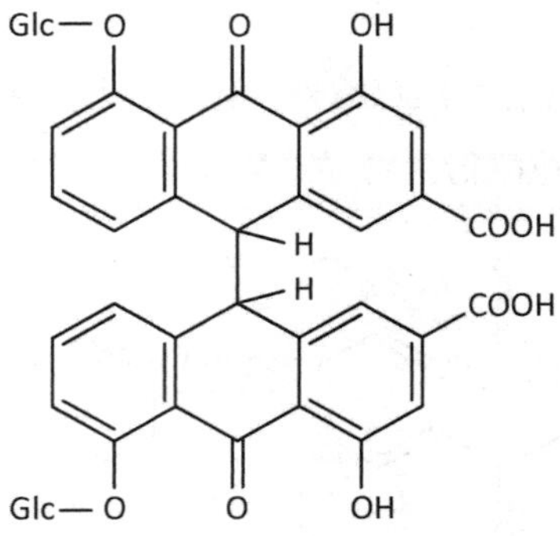

番泻苷B

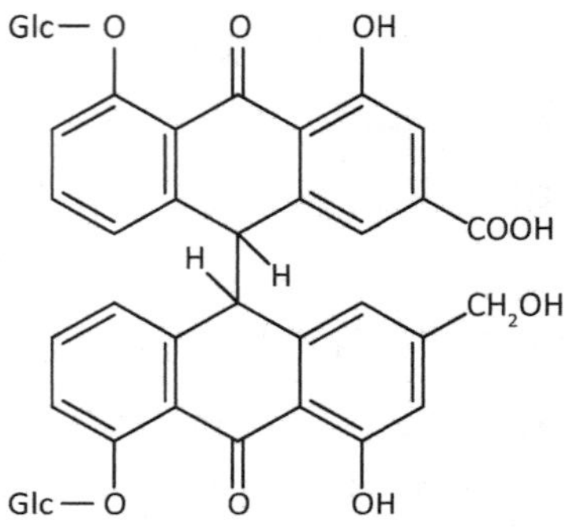

番泻苷C

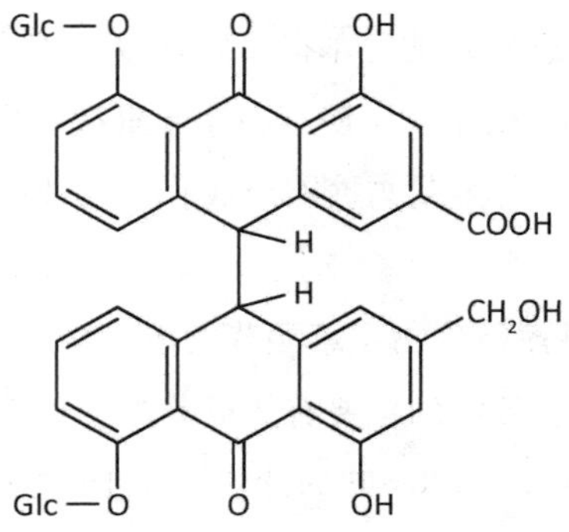

番泻苷D

二蒽酮类化合物的 C_{10}-$C_{10'}$ 键与通常的 C-C 键不同，易于断裂生成相应的蒽酮类化合物。如大黄及番泻叶中含有的番泻苷 A 的致泻作用是因其在肠内转变为大黄酸蒽酮所致。

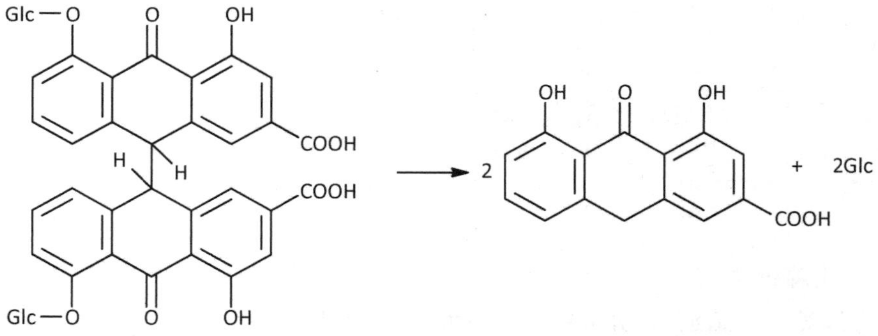

番泻苷A　　　　　　　　　　　　　　　　大黄酸蒽酮

2. 二蒽醌类　蒽醌类脱氢缩合或二蒽酮类氧化均可形成二蒽醌类。目前分离得到的二蒽醌类化合物中的两个蒽醌环都是相同而对称的，由于空间位阻的相互排斥，故两个蒽环呈反向排列，如天精（skyrin）、山扁豆双醌（cassiamine）

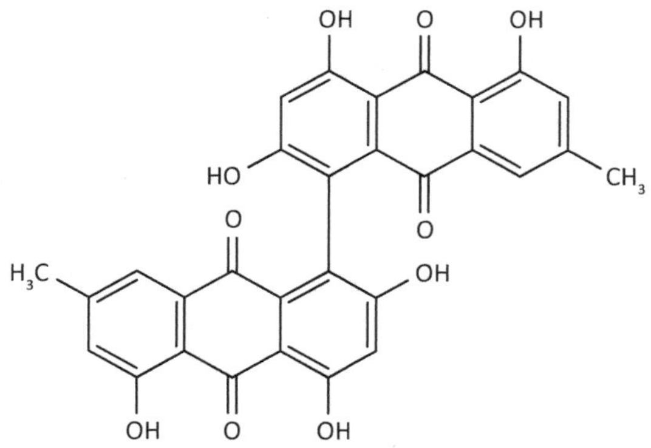

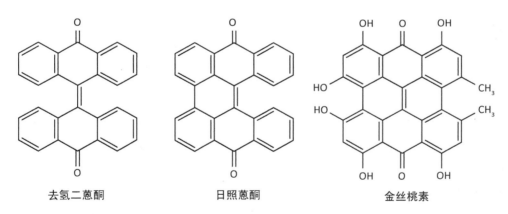

天精 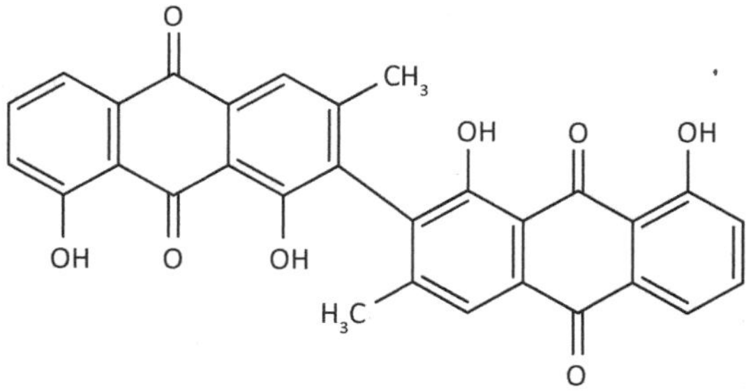 山扁豆双醌

3. 去氢二蒽酮类 中位二蒽酮进一步氧化，脱去一分子氢，两环之间以双键相连者称为去氢二蒽酮。此类化合物颜色多呈暗紫红色，其羟基衍生物存在于金丝桃属植物中。

4. 日照蒽酮类 去氢二蒽酮进一步氧化，α 与 α' 位相连组成一个新六元环，其多羟基衍生物也存在于金丝桃属植物中。

5. 中位萘骈二蒽酮类 这一类化合物是天然蒽衍生物中具有最高氧化水平的结构形式，也是天然产物中高度稠合的多元环系统之一。如具有抑制中枢神经及抗病毒作用的金丝桃素（hypericin）即为此类衍生物。

去氢二蒽酮 日照蒽酮 金丝桃素

第四节　醌类化合物的理化性质

一、物理性质

1. 性状 醌类化合物母核本身不具有颜色，当母核上引入酚羟基等助色团时呈一定的颜色，并随取代的助色团增多颜色逐渐加深，分别呈黄、橙、棕红色乃至紫红色等。游离醌类化合物一般为结晶型固体，与糖结合成苷后较难得到结晶。苯醌、萘醌多以游离形式存在，蒽醌一般以苷的形式存在于植物体中。

2. 升华性及挥发性 游离的醌类化合物一般具有升华性。小分子的苯醌类及萘醌类还具有挥发性，能随水蒸气蒸馏，利用这些性质可对其进行分离和纯化。

NOTE

3. 溶解性 游离醌类化合物极性较小，一般溶于甲醇、乙醇、丙酮、乙酸乙酯、三氯甲烷、乙醚、苯等有机溶剂，几乎不溶于水。与糖结合成苷后极性显著增大，易溶于甲醇、乙醇中，在热水中也可溶解，但在冷水中溶解度较小，几乎不溶于苯、乙醚、三氯甲烷等极性较小的有机溶剂。蒽醌的碳苷在水中的溶解度很小，亦难溶于有机溶剂，但易溶于吡啶中。

有些醌类成分不稳定，应注意避光处理或保存。

二、化学性质

1. 酸性 醌类化合物多具有酚羟基甚至羧基，故具有一定的酸性，在碱性水溶液中成盐溶解，加酸酸化后又可游离析出。

醌类化合物因分子中羧基的有无及酚羟基的数目与位置不同，表现出酸性的强弱差异。一般来说，含有羧基的醌类化合物的酸性强于不含羧基者，酚羟基数目增多则酸性增强，β-羟基醌类化合物的酸性强于 α-羟基醌类化合物。例如2-羟基苯醌或在萘醌的醌核上有羟基时，具插烯酸结构，故表现出与羧基相似的酸性，可溶于碳酸氢钠水溶液中，而 α 位上的羟基因与羰基缔合形成氢键，表现出较弱的酸性，只能溶于氢氧化钠水溶液中。

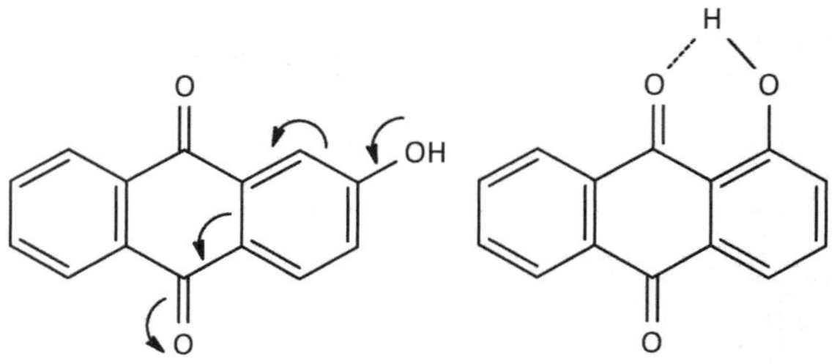

β-羟基蒽醌   α-羟基蒽醌

根据醌类化合物酸性强弱的差别，可用 pH 梯度萃取法进行分离。以游离蒽醌类衍生物为例，酸性强弱按下列顺序排列：含—COOH>含二个或二个以上 β-OH>含一个 β-OH>含二个或二个以上 α-OH>含一个 α-OH。故可依次用5%碳酸氢钠、5%碳酸钠、1%氢氧化钠及5%氢氧化钠水溶液进行梯度萃取，从而达到分离的目的。

2. 碱性 由于羰基上氧原子的存在，蒽醌类成分也具有微弱的碱性，能溶于浓硫酸中成锌盐再转成正碳离子，同时伴有颜色的显著改变，如大黄酚为暗黄色，溶于浓硫酸转为红色，而大黄素可由橙红变为红色，其他羟基蒽醌类化合物在浓硫酸中一般呈红至红紫色。

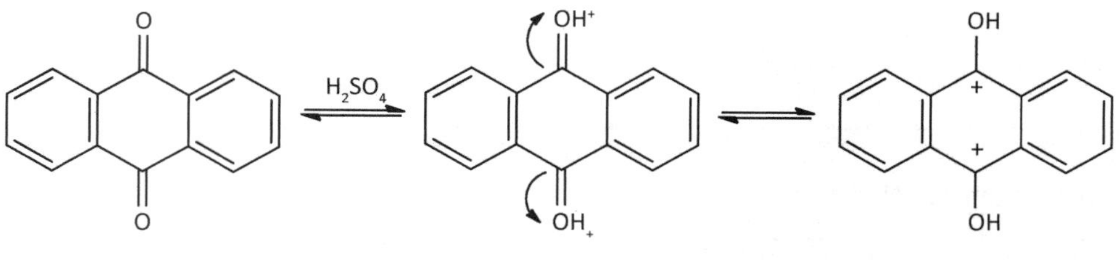

3. 颜色反应 醌类化合物的颜色反应主要基于其氧化还原性质以及分子中酚羟基的性质。

（1）Feigl 反应 醌类衍生物在碱性条件下经加热能迅速与醛类及邻二硝基苯反应生成紫色化合物，其反应机理如下：

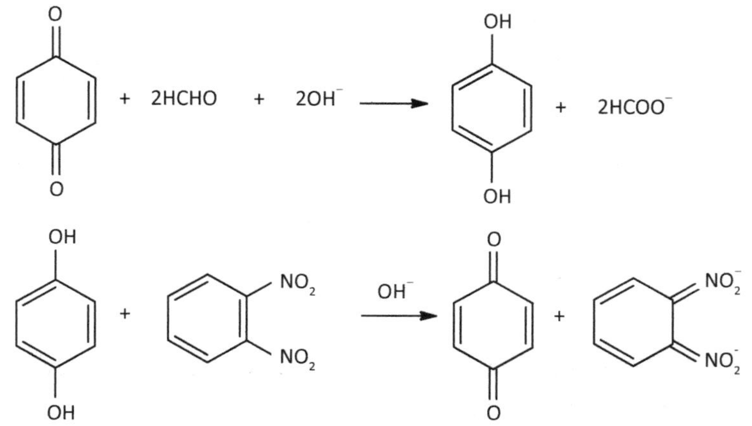

在该反应前后，醌类化合物无变化，只起传递电子的媒介作用。醌类成分含量越高，反应速度也就越快。实验时可取醌类化合物的水或苯溶液 1 滴，加入 25% 碳酸钠水溶液、4% 甲醛及 5% 邻二硝基苯的苯溶液各 1 滴，混合后置水浴上加热，在几分钟内即产生显著的紫色。

（2）无色亚甲蓝显色反应　无色亚甲蓝溶液为苯醌类及萘醌类的专用显色剂，可与蒽醌类化合物相区别。无色亚甲蓝溶液的配制方法为将亚甲蓝 100mg 溶于乙醇 100mL 中，再加入冰乙酸 1mL 及锌粉 1g，缓缓振摇至蓝色消失后备用。此反应可在 PC 或 TLC 上进行，样品在 PC 或 TLC 上呈蓝色斑点。

（3）Bornträger 反应　羟基醌类在碱性溶液中会颜色加深，多呈橙、红、紫红及蓝色。其机理如下：

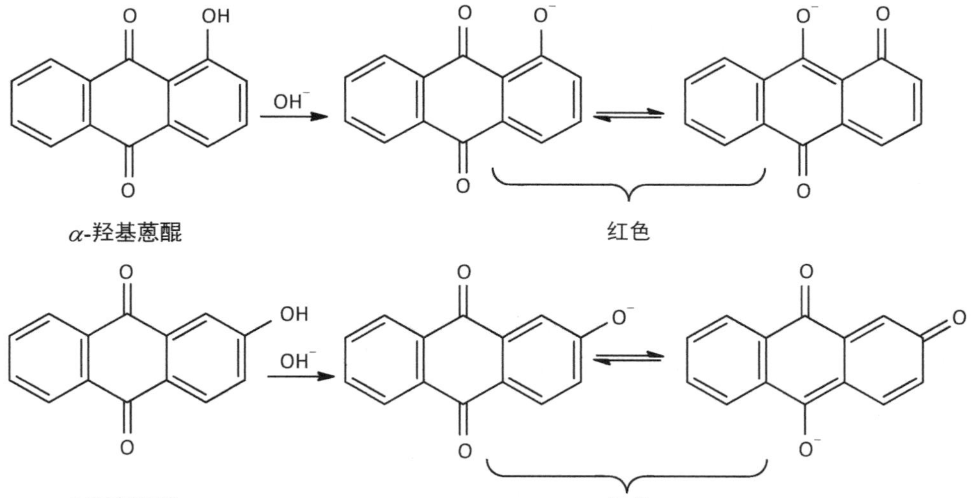

α-羟基蒽醌　　　　　　　　　　　　　　　　红色

β-羟基蒽醌　　　　　　　　　　　　　　　　红色

显然，该显色反应与形成共轭体系的酚羟基和羰基有关。因此羟基蒽醌以及具有游离酚羟基的蒽醌苷均可呈色，但蒽酚、蒽酮、二蒽酮类化合物则需氧化形成羟基蒽醌类化合物后才能呈色。

用本反应检查中药中是否含有蒽醌类成分时，可取样品粉末约 0.1g，加 10% 硫酸水溶液 5mL，置水浴上加热 2~10 分钟趁热过滤，滤液冷却后加乙醚 2mL 振摇，静置后分取醚层溶液，加入 5% 氢氧化钠水溶液 1mL，振摇，如有羟基蒽醌存在，醚层则由黄色褪为无色，而水层显红色。

（4）Kesting-Craven 反应　当苯醌及萘醌类化合物的醌环上有未被取代的位置时，可在碱性条件下与一些含有活性次甲基试剂（如丙二酸酯、丙二腈等）的醇溶液反应，生成蓝绿色或蓝紫色化合物。以萘醌与丙二酸酯的反应为例，反应时丙二酸酯先与醌核生成产物①，再进一步经电子转位生成产物②而显色。此反应也常被称为与活性亚甲基试剂的反应。

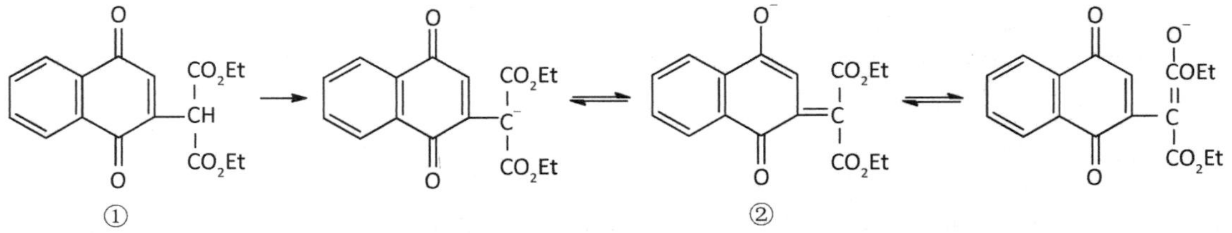

萘醌的苯环上如有羟基取代，此反应将减慢反应速度或不反应。蒽醌类化合物因醌环两侧有苯环，不能发生该反应，故可加以区别。

（5）与金属离子的反应　在蒽醌类化合物中，如果有 α-酚羟基或邻二酚羟基结构时，则可与 Pb^{2+}、Mg^{2+} 等金属离子形成络合物。以乙酸镁为例，生成物可能具有下列结构：

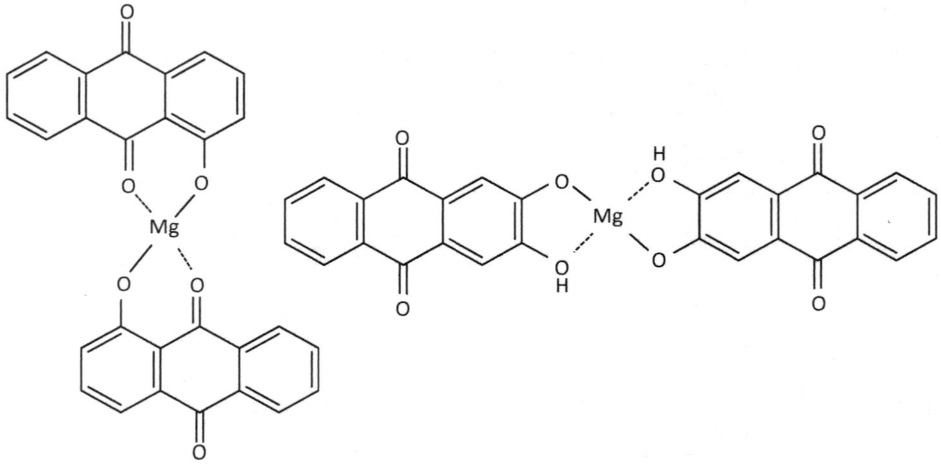

当蒽醌化合物具有不同的取代基时，与乙酸镁形成的络合物也具有不同的颜色，如橙黄、橙红、紫红、紫、蓝色等。

（6）对亚硝基-二甲苯胺反应　9 位或 10 位未取代的羟基蒽酮类化合物，尤其是 1,8-二羟基衍生物，其羰基对位的亚甲基上的氢很活泼，可与 0.1% 对亚硝基-二甲苯胺的吡啶溶液缩合而产生各种颜色。缩合物的颜色随分子结构不同而呈紫色、绿色、蓝色及灰色等不同颜色，1,8-二羟基者均呈绿色。

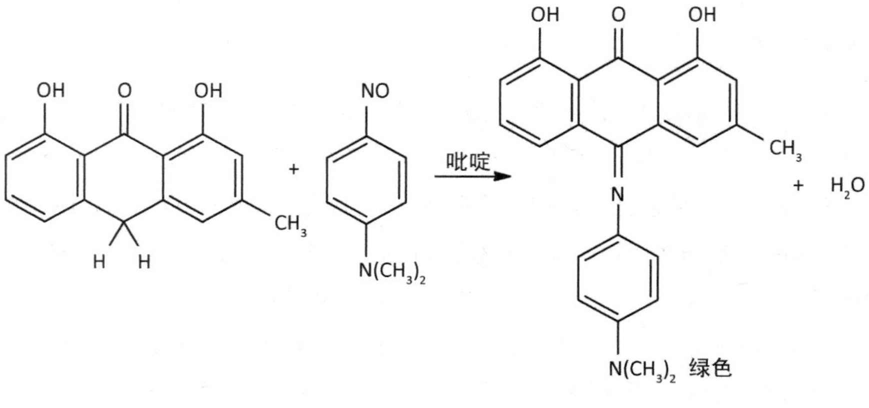

此反应可用作蒽酮化合物的定性检查，通常用纸色谱以吡啶-水-苯（1∶3∶1）的水层为展开剂，以对亚硝基-二甲苯胺的乙醇液作显色剂，在滤纸上发生颜色变化，如大黄酚蒽酮-9在滤纸上开始呈蓝色立即变绿，芦荟大黄素蒽酮-9在滤纸上开始呈绿色很快变蓝。本反应可作为蒽酮类化合物的定性鉴别反应，不受蒽醌类、黄酮类、香豆素类、糖类及酚类化合物的干扰。

第五节　醌类化合物的检识

一、理化检识

一般可以利用 Feigl 反应、无色亚甲蓝反应和 Keisting-Craven 反应等来鉴定苯醌、萘醌，利用 Bornträger 反应初步确定羟基蒽醌化合物，利用对亚硝基-二甲苯胺反应鉴定蒽酮类化合物。检识反应可在试管中进行，也可在 PC 或 TLC 上进行。

二、色谱检识

1. 薄层色谱　吸附剂多采用硅胶、聚酰胺，展开剂多采用混合溶剂如苯-甲醇（9∶1）、庚烷-苯-三氯甲烷（1∶1∶1）等。蒽醌苷类则要采用极性较大的溶剂系统。

蒽醌类及其苷在可见光下多显黄色，在紫外光下则显黄棕、红、橙色等荧光，若用氨熏或以 10% 氢氧化钾甲醇溶液、3% 氢氧化钠或碳酸钠溶液喷雾，颜色会加深或变色。亦可用 0.5% 醋酸镁甲醇溶液，喷雾后 90℃ 加热 5 分钟再观察颜色。

2. 纸色谱　羟基蒽醌类的纸色谱一般在中性溶剂系统中进行，可用水、乙醇、丙酮等与石油醚、苯混合使其饱和，分层后取极性小的有机溶剂层进行展开。显色剂一般用 0.5% 醋酸镁甲醇溶液，根据羟基的不同位置可显不同颜色的斑点，也可用 1%～2% 氢氧化钠或氢氧化钾溶液喷雾，显红色斑点。

蒽苷类具有较强亲水性，采用含水量较大的溶剂系统展开才能得到满意结果。常用展开剂如苯-丙酮-水（4∶1∶2）、苯-吡啶-水（5∶1∶10）、三氯甲烷-甲醇-水（2∶1∶1，下层）等。

第六节　含醌类化合物的中药实例

一、紫草

紫草 *Lithospermum erythrorhizon* 为紫草科紫草属植物，药用其根，味甘、咸，性寒，具凉血活血、清热解毒等功效。现代药理研究表明其有显著的抗肿瘤、保肝、抗菌、抗病毒、抗炎、抗生育和免疫调节等活性，临床用于治疗褥疮、麻疹、外阴部湿疹、阴道炎、子宫颈炎、婴儿皮炎及烧烫伤等。

紫草中的成分是以紫草素（shikonin）及其衍生物为主，从结构上看，这类物质的母核都为 5,8-二羟基萘醌，都具有异己烯侧链，如由软紫草根中曾分离得到的 6 种色素，其结构和主成分如下。

基本结构

名称	R	熔点（℃）
紫草素	—H	147～149
乙酰紫草素	—COCH$_3$	85～86
O-异丁酰紫草素	—COCH（CH$_3$）$_2$	89～90
O-β,β-二甲基丙烯酰紫草素	—COCH＝C（CH$_3$）$_2$	113～114
O-β,β,γ-三甲基丁烯酰紫草素	—COCH$_2$—C＝C(CH$_3$)$_2$ / CH$_3$	
O-β-羟基异戊酰基紫草素	—COCH$_2$—C(CH$_3$)$_2$ / OH	90～92

二、丹参

丹参为唇形科丹参 *Salvia miltiorrhiza* 的干燥根及根茎，味苦、性微寒，入心、肝经，具有活血化瘀、养血安神、调经止痛、凉血消痈等功效。现代药理研究表明，丹参具有改善外周循环、提高机体耐缺氧能力，具有扩张冠状动脉与外周血管、增加冠脉血流量、改善心肌收缩力等作用，临床上用以治疗冠心病。此外，还具有抗菌、抗肿瘤、镇静、镇痛、解热、祛痰和保肝等作用。

丹参中的的主要化学成分可分为脂溶性成分和水溶性成分两大类，脂溶性成分为菲醌衍生物，有丹参醌 Ⅰ（tanshinone Ⅰ），丹参醌 Ⅱ$_A$（tanshinone Ⅱ$_A$），丹参醌 Ⅱ$_B$（tanshinone Ⅱ$_B$），羟基丹参醌（hydroxytanshinone），丹参酸甲酯（methyl tanshinonate），隐丹参醌（cryptotanshinone），次甲基丹参醌（methylene tanshinone），二氢丹参醌（dihydrotanshinone），丹参新醌甲、乙、丙（neotanshinone A、B、C）等。水溶性成分主要为丹参素 ［D-(＋)-β-(3,4-dihydroxyphenyl)-lactic acid］，丹酚酸 A、B、C（salvianolic acid A、B、C），迷迭香酸（rosmarinic acid），原儿茶醛（protocatechuic aldehyde）和原儿茶酸（protocatechuic acid）等。

丹参醌 Ⅱ$_A$为红色小片状结晶，丹参醌 Ⅱ$_B$为紫色针状结晶，隐丹参醌为橙色针状结晶，丹参新醌甲为橙黄色粉末，丹参新醌乙为橙红色针状结晶，丹参新醌丙为红色针状结晶。丹参醌类化合物不溶于水，溶于有机溶剂。此类化合物多数呈中性，但丹参新醌甲、乙、丙，因其醌环上含有羟基，显示较强的酸性，可溶于碳酸氢钠水溶液。

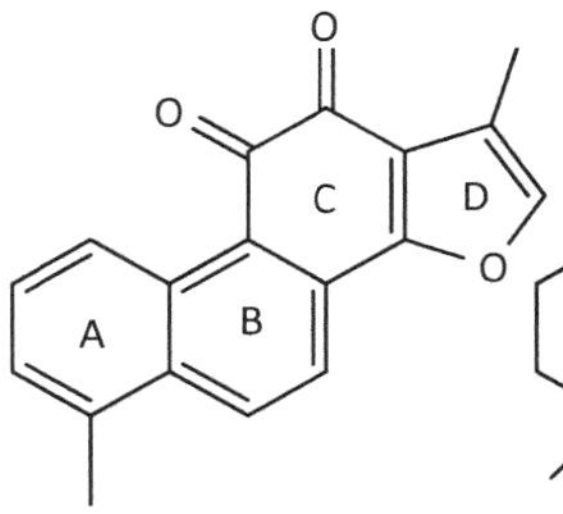

丹参醌Ⅰ 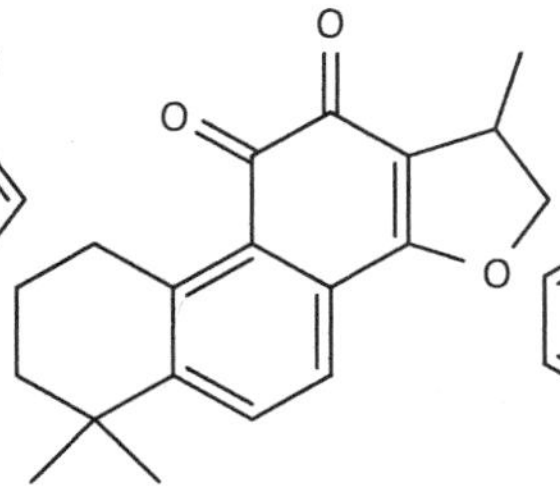　　　　　　隐丹参醌 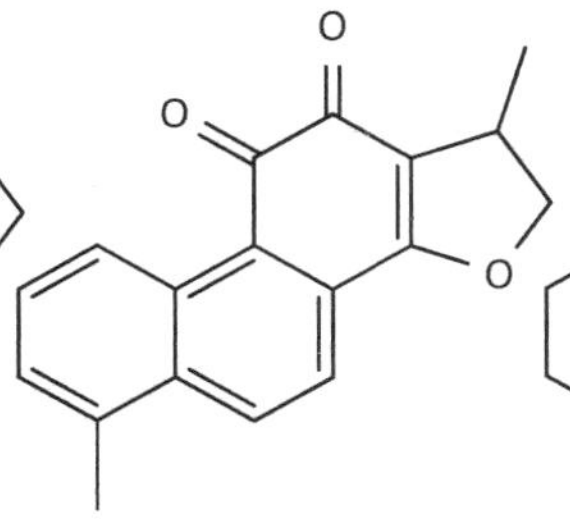　　　　　　二氢丹参醌Ⅰ 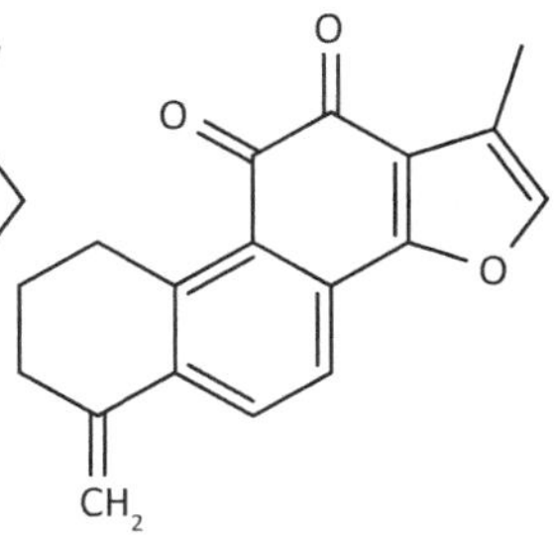　　　　次甲基丹参醌

三、大黄

大黄系蓼科多年生草本植物掌叶大黄 *Rheum palmatum*、唐古特大黄 *Rheum tanguticum* 或药用大黄 *Rheum officinale* 的干燥根及根茎，味苦、性寒，具有化积、致泻、泻火凉血、活血化瘀、利胆退黄等功效。现代药理研究证明，大黄具有泻下作用，有效成分为番泻苷类，游离蒽醌类的泻下作用较弱；具有抗菌作用，其中以芦荟大黄素、大黄素及大黄酸作用较强，它们对多数革兰阳性细菌均有抑制作用；此外，还具有抗肿瘤、利胆保肝、利尿、止血作用等，临床可用于便秘、高热神昏、热毒疮痈、肠痈腹痛、湿热黄疸、血热引起的上部出血症及下焦瘀血等症。

（一）化学成分

大黄的化学成分研究始于 19 世纪初，化学结构已被阐明的至少已有 130 种，主要为大黄酚、大黄素、芦荟大黄素、大黄素甲醚和大黄酸等蒽醌类化合物。而大黄中大多数蒽醌是以苷的形式存在，如大黄酚葡萄糖苷、大黄素葡萄糖苷、大黄酸葡萄糖苷、芦荟大黄素葡萄糖苷以及一些双葡萄糖链苷和少量的番泻苷 A、B、C、D 等。大黄中除了上述成分外，还含有蒽酮类、二苯乙烯类、鞣质、脂肪酸及少量的土大黄苷（rhaponticin）和土大黄苷元。土大黄苷及其苷元在结构上为二苯乙烯的衍生物，属于芪苷，也存在于其他大黄属植物的根茎中。一般认为在大黄中土大黄苷的含量越高其质量越差，不少国家的药典中规定大黄中不得检出这一成分。

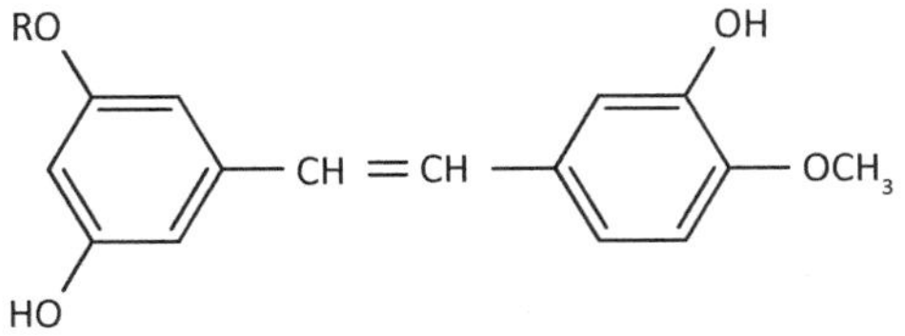

土大黄苷元　　　R=H
土大黄苷　　　　R=Glc

（二）大黄中游离蒽醌的理化性质

大黄酚为长方形或单斜形结晶（乙醚或苯），能升华，几乎不溶于水，难溶于石油醚，略溶于冷乙醇，溶于苯、三氯甲烷、乙醚、冰乙酸及丙酮中，易溶于沸乙醇、氢氧化钠水溶液。大黄素为橙色针状结晶（乙醇），几乎不溶于水，溶于碳酸钠水溶液、氨水、氢氧化钠水溶液、乙醇、甲醇及丙酮，难溶于乙醚及三氯甲烷。大黄素甲醚为金黄色针晶，几乎不溶于水、碳酸钠水溶液，微溶于乙酸乙酯、甲醇、乙醚，溶于苯、吡啶、三氯甲烷、氢氧化钠水溶液。芦荟大黄素为橙色针状结晶（甲苯），略溶于乙醇、苯、三氯甲烷、乙醚和石油醚，可溶于碱水溶液和吡啶，易溶于热乙醇、丙酮、甲醇、稀氢氧化钠水溶液。

四、茜草

茜草 *Rubia Cordifolia* L. 为茜草科茜草属植物的根及根茎，性寒、味苦，归肝经，具有凉血止血、祛瘀通经之功效。药理研究表明其有凝血止血、抗肿瘤、升高白细胞、免疫调节、保肝、抗炎、抗风湿、抗氧化、祛痰等作用，临床上用于吐血、崩漏下血、外伤出血、经闭瘀阻、关节痹痛、跌打肿痛等病症，特别对心脑血管疾病疗效显著。

茜草中化学成分以蒽醌及其苷类化合物为主，如1-羟基-2-甲基蒽醌、羟基茜草素、异茜草素、伪羟基茜草素、1,6-二羟基-2-甲基蒽醌-3-β-乙酰基-葡萄糖苷（2→1）木糖苷、1,3,6-三羟基-2-甲基蒽醌-3-*O*-新橙皮苷、1,3,6-三羟基-2-甲基蒽醌、1-羟基蒽醌、1,2,4-三羟基蒽醌、1,3,6-三羟基-2-甲基蒽醌-3-*O*-β-D-葡萄糖苷等。此外，茜草中还含有少量萘醌及其苷类、环己肽类、萜类成分等。

五、番泻叶

番泻叶为豆科决明属植物狭叶番泻 *Cassia angustifolia* Vahl. 或尖叶番泻 *Cassia acutifolia* Delile 的干燥小叶，原产国外，清代以后引入国内药用。番泻叶味甘、苦，性寒，归大肠经，是一种常用的泻下药，具有泄热行滞、通便利水之功效，主治热结积滞、便秘腹痛、水肿胀满。现代药理研究表明其具有抗菌、止血、致泄、肌肉松弛、解痉等作用，临床上可用于治疗便秘以及急性胃、十二指肠出血。此外，番泻叶浸剂灌肠可用于腹部术后恢复以及治疗急性胰腺炎、胆囊炎、胆石症、急性菌痢等症。

两种番泻叶所含成分相似，主要成分为二蒽酮类衍生物，是番泻叶中含量较高的有效部位，也是番泻叶泻下、止血的活性成分。通常尖叶番泻叶的含量较狭叶番泻叶为高，其中以番泻苷 A、B 为主，番泻苷 C 和 D 含量较少。

在尖叶番泻叶中还发现少量的游离蒽醌（如大黄酸、芦荟大黄素、大黄酚等）以及它们的氧苷及碳苷。此外，还含有一些游离糖类成分，如葡萄糖、蔗糖、右旋肌醇甲醚（pinitol）等。狭叶番泻叶中还含有黄酮类化合物，如异鼠李素（isorhamnetin）、山奈酚（kaempferol）等。

第四章　苯丙素类化合物

第一节　概　　述

苯丙素类（phenylpropanoids）化合物是指一类结构中含有一个或几个 C_6-C_3 单元的天然成分，这类成分广泛存在于中药中，具有多方面的生理活性。广义而言，苯丙素类化合物包括了简单苯丙素类（simple phenylpropanoids，如苯丙烯、苯丙醇、苯丙醛、苯丙酸等）、香豆素类（coumarins）、木脂素类（lignans）和木质素类（lignins）、黄酮类（flavonoids），涵盖了多数天然芳香族化合物。狭义而言，苯丙素类化合物是指简单苯丙素类、香豆素类、木脂素类。本章对狭义苯丙素类化合物进行介绍。

第二节　苯丙素类化合物的生物合成途径

从生源合成途径来看，苯丙素类均是由桂皮酸途径（cinnamic acid pathway）合成而来。具体而言，碳水化合物经莽草酸途径（shikimic acid pathway）合成苯丙氨酸（phenylalanine），然后在苯丙氨酸脱氨酶的作用下，脱去氨基生成桂皮酸衍生物，从而形成 C_6-C_3 基本单元。桂皮酸衍生物再经羟化、氧化、还原、醚化等反应，分别生成苯丙烯、苯丙醇、苯丙醛、苯丙酸等简单苯丙素类化合物。在此基础上再经异构、环合反应生成香豆素类化合物，经缩合反应生成香豆素类、木脂素类等化合物。

此外，桂皮酸衍生物还可通过氧化、脱羧等反应生成 C_6-C_2、C_6-C_1、C_6 等结构单元（图 4-1，4-2）。

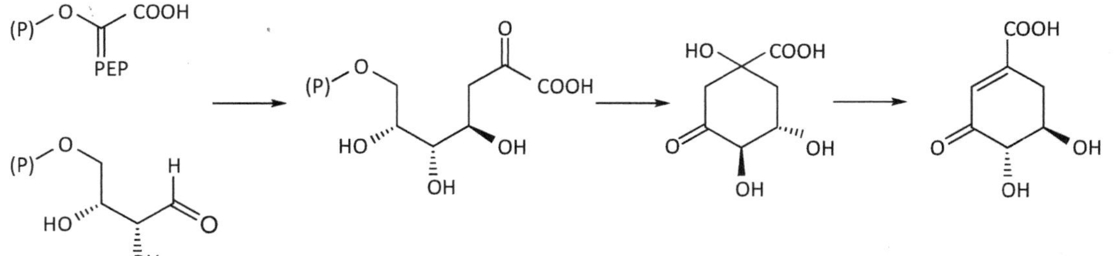

赤藓糖4-磷酸　　　　　　　　　　　　　　　去氢奎宁酸　　　　　　　去氢莽草酸
（dehydroquinic acid）　　（dehydroshikimic acid）

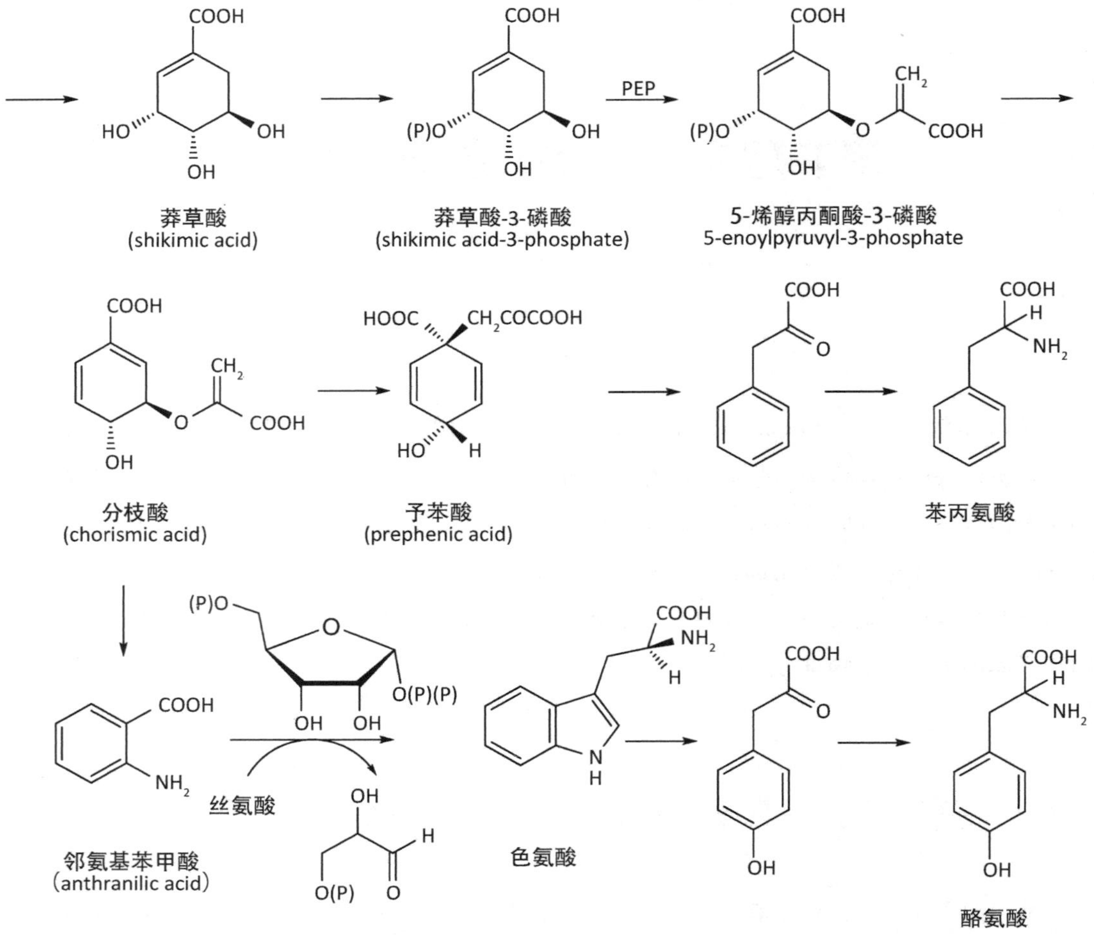

COOH
HO
OH
OH
莽草酸
(shikimic acid)
(P)O
莽草酸-3-磷酸
(shikimic acid-3-phosphate)
PEP
CH_2
5-烯醇丙酮酸-3-磷酸
5-enoylpyruvyl-3-phosphate
分枝酸
(chorismic acid)
HOOC
$CH_2COCOOH$
H
预苯酸
(prephenic acid)
O
NH_2
苯丙氨酸
(P)O
O(P)(P)
邻氨基苯甲酸
(anthranilic acid)
丝氨酸
O(P)
N
色氨酸
酪氨酸

图 4－1　莽草酸途径

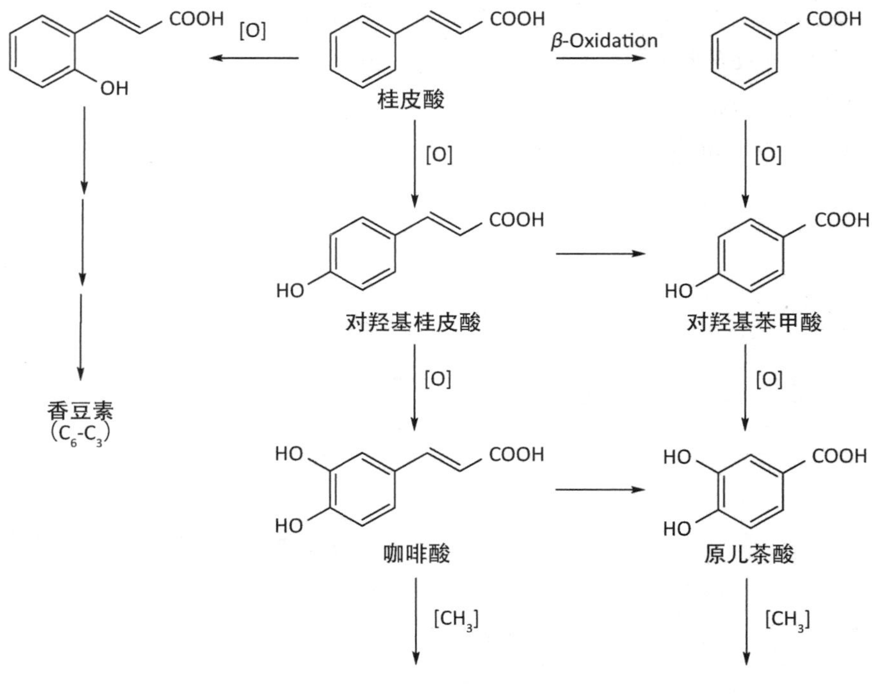

COOH
[O]
OH
桂皮酸
β-Oxidation
[O]
香豆素
(C_6-C_3)
HO
对羟基桂皮酸
对羟基苯甲酸
咖啡酸
原儿茶酸
[CH_3]

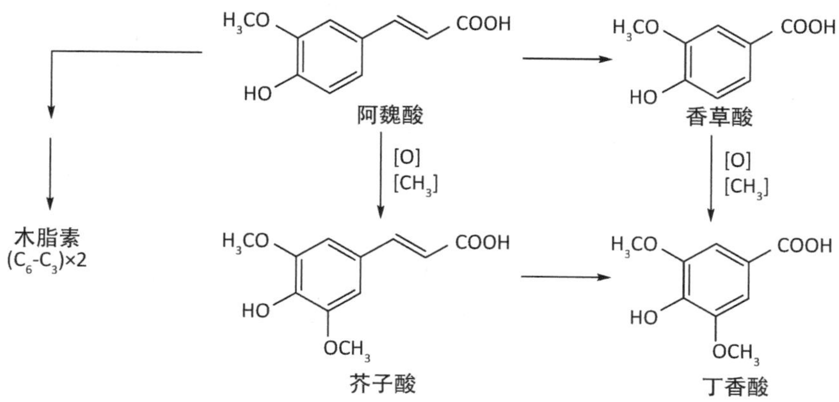

图 4 - 2　C$_6$-C$_3$，C$_6$-C$_1$ 类天然产物生物合成途径

苯丙素类化合物生物合成的关键前体物质是对羟基桂皮酸（p-hydroxy cinnamic acid），对羟基桂皮酸可以由苯丙氨酸经脱氨、羟化而来，也可由酪氨酸（tyrosine）脱氨而来。但有研究表明，在高等植物中，苯丙氨酸脱氨酶是广布性的酶，而酪氨酸脱氨酶仅分布在禾本科植物中，且在高等植物中几乎不存在使苯丙氨酸氧化成为酪氨酸的酶。所以，苯丙素类化合物在生物合成上绝大多数来源于苯丙氨酸。

第三节　简单苯丙素

一、简单苯丙素的结构与分类

简单苯丙素类（simple phenylpropanoids）在结构上属于苯丙烷衍生物，依 C$_3$ 侧链的类型不同，可分为苯丙烯、苯丙醇、苯丙醛、苯丙酸等，是中药中常见的芳香族化合物。

（一）苯丙烯类

丁香挥发油的主要成分丁香酚（eugenol）、八角茴香挥发油的主要成分茴香脑（anethole）以及细辛、菖蒲及石菖蒲挥发油中的主要成分 α-细辛醚（α-asarone）、β-细辛醚（β-asarone）等均是苯丙烯类化合物。

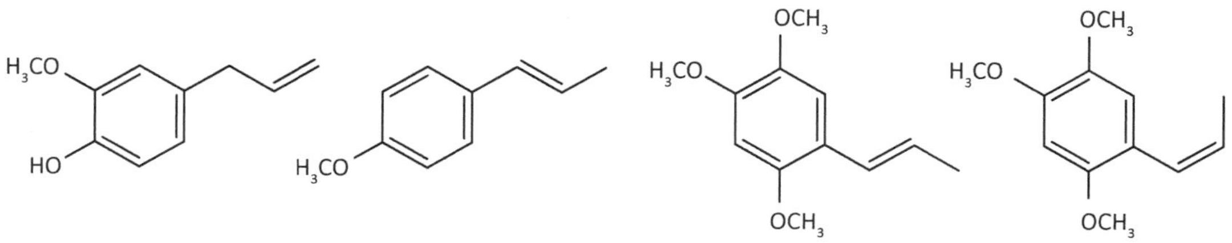

丁香酚　　　　茴香醚　　　　　　α-细辛醚　　　　　β-细辛醚

（二）苯丙醇类

松柏醇（coniferol）是常见的苯丙醇类化合物，在植物体中缩合后可形成木质素。从刺五加中得到的紫丁香酚苷（syringinoside）即属于苯丙醇苷。

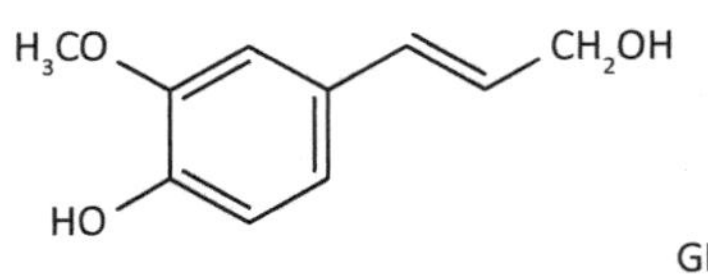

松柏醇 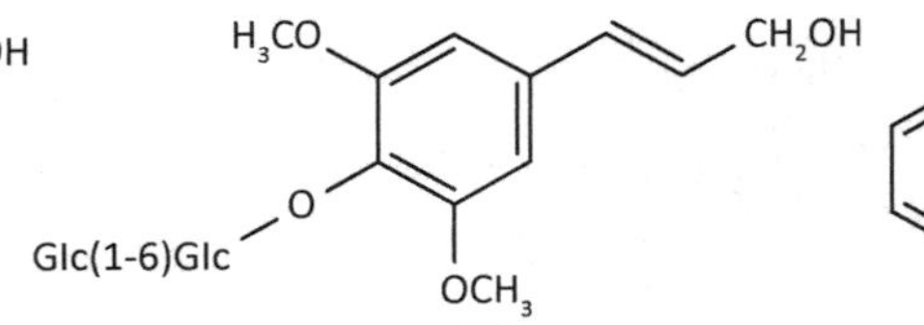　　　　　　　　　　紫丁香酚苷 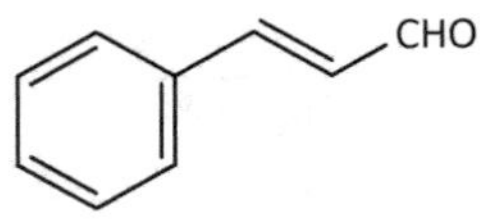　　　　　　　　　　桂皮醛

（三）苯丙醛类

桂皮醛（cinnamaldehyde）是桂皮的主要成分，大量存在于肉桂等植物体内，属苯丙醛类衍生物。

（四）苯丙酸类

苯丙酸衍生物及其酯类是中药中重要的简单苯丙素类化合物。存在于桂皮中的桂皮酸（cinnamic acid）、蒲公英中的咖啡酸（caffeic acid）、当归中的阿魏酸（ferulic acid）以及丹参中具有活血化瘀作用的水溶性成分丹参素（danshensu）等均属苯丙酸类。

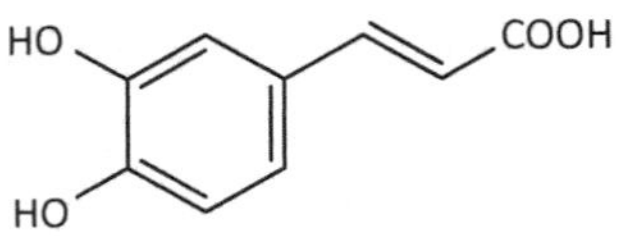

咖啡酸 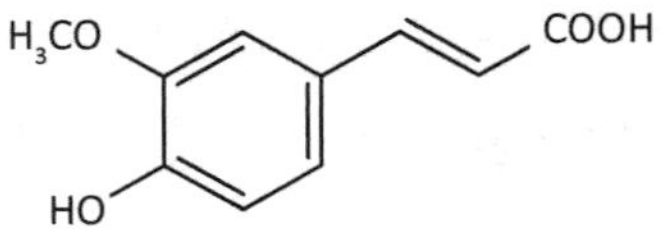　　　　　　　　　　阿魏酸 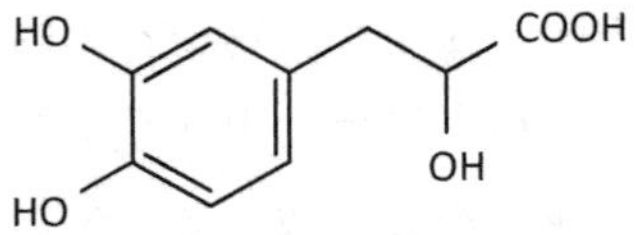　　　　　　　　　　丹参素

苯丙酸衍生物还可与糖或多元醇结合，以苷或酯的形式存在于植物中，此类化合物往往具有较强的生理活性。如茵陈的利胆成分绿原酸（chlorogenic acid）、金银花的抗菌成分 3,4-二咖啡酰基奎宁酸（3,4-dicaffeoyl quinic acid）以及南沙参 *Adenophora tetraphylla* 中的酚性成分沙参苷Ⅰ（shashenoside Ⅰ）和有抗血小板聚集作用的荷包花苷 A（calceolarioside A）等。

此外，简单苯丙酸衍生物还可通过分子间缩合形成多聚体，如丹参的水溶性成分迷迭香酸（rosmarinic acid）。

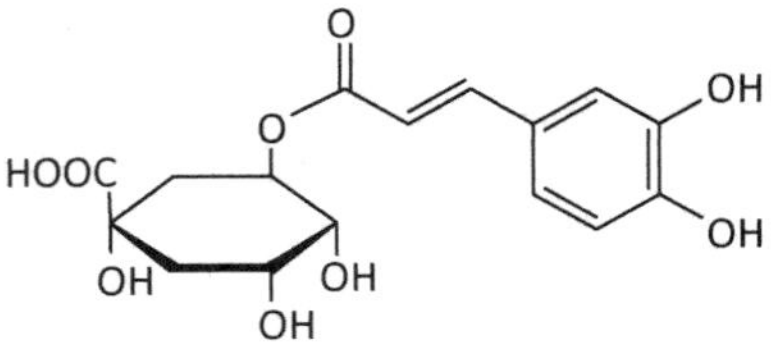

绿原酸 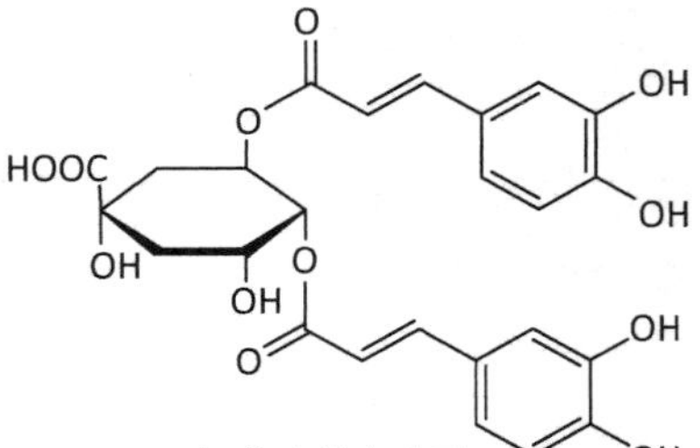　　　　　　　3,4-二咖啡酰基奎宁酸 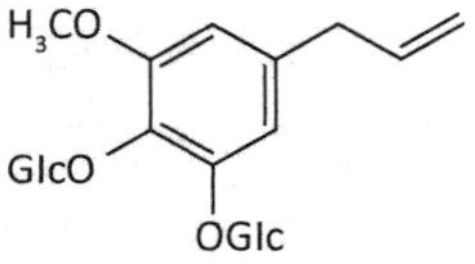　　　　　　沙参苷Ⅰ

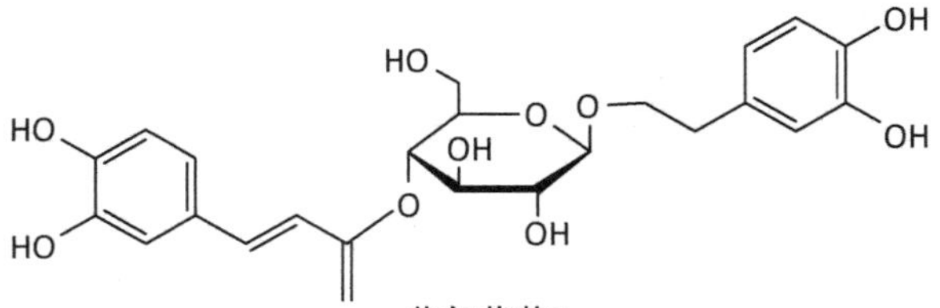

荷包花苷A 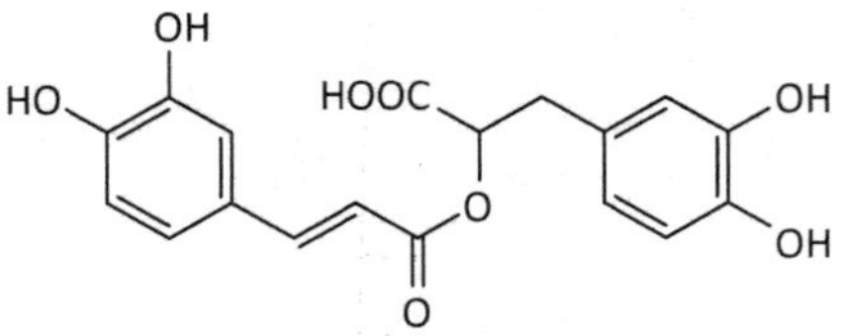　　　　　　　　　　迷迭香酸

二、简单苯丙素的理化性质

简单苯丙素类游离存在时多为油状液体或结晶性固体，如苯丙烯、苯丙醛及苯丙酸的简单酯类衍生物多为液态，具有挥发性，是挥发油中芳香族化合物的主要组成部分，具有芳香气

味，能随水蒸气蒸馏。苯丙素苷类一般呈粉末状或结晶状，不具挥发性。

多数游离苯丙素类成分易溶于有机溶剂，如乙醚、三氯甲烷、乙酸乙酯、乙醇等，难溶于水。苯丙酸衍生物是植物酸性成分，大多数具有一定的水溶性，常与其他酚酸、鞣质等混合在一起，进行分离时有一定困难，可用有机酸的常规方法提取。苯丙素苷类易溶于甲醇、乙醇、可溶于水，难溶于乙醚、三氯甲烷、乙酸乙酯等低极性有机溶剂。

三、简单苯丙素的检识

可依据各自的结构特点对各类型简单苯丙素类成分进行检识，如苯丙酸类结构中往往含有酚羟基，因此可根据酚羟基性质进行鉴别。常用的试剂有 1%~2% FeCl₃ 溶液、Pauly 试剂（重氮化的磺胺酸）、Gepfner 试剂（1% 亚硝酸钠溶液与同体积 10% 乙酸混合，喷雾后在空气中干燥，再用 0.5mol/L 苛性碱甲醇液处理）以及 Millon 试剂等。在紫外灯下，这些化合物无色或具有蓝色荧光，用氨水处理后呈蓝色或绿色荧光。

第四节 香豆素

香豆素类（coumarins）化合物是一类具有苯骈 α-吡喃酮母核的天然化合物的总称，在结构上可以看成是顺式邻羟基桂皮酸脱水而形成的内酯类化合物。1812 年从植物 *Daphne alpina* 中首次得到香豆素类化合物瑞香苷（daphnin），但直到 1930 年才确定化学结构为 8-羟基-7-*O*-β-D-葡萄糖基-香豆素。目前，已经分离得到的天然香豆素类化合物已超过 1500 个，是中药化学成分中的一个重要类群。

香豆素类化合物在生物合成上起源于对羟基桂皮酸，因此，在 7 位一般有含氧官能团取代。在目前得到的天然香豆素成分中，绝大多数均在 7 位连接含氧官能团。因此，无论是从生源途径还是从化学结构上看，7-羟基香豆素（umbelliferone，伞形花内酯）都可看作是香豆素类化合物的基本母核。

香豆素　　　　　伞形花内酯　　　　　瑞香苷

香豆素类化合物广泛分布在高等植物中，只有少数来自微生物（如黄曲霉菌、假蜜环菌等）及动物。富含香豆素类成分的植物类群有伞形科、芸香科、菊科、豆科、茄科、瑞香科、兰科、木犀科、五加科、藤黄科等，中药独活、白芷、前胡、蛇床子、九里香、茵陈、补骨脂、秦皮、续随子等都含有香豆素类成分。在植物体内，香豆素类成分可分布于花、叶、茎、皮、果（种子）、根等各个部位，通常以根、果（种子）、皮、幼嫩的枝叶中含量较高。同科属植物中的香豆素类成分常具有类似的结构特点，往往是一族或几族混合物共存于同一植物中。

香豆素类具有多样生物活性。秦皮中的七叶内酯（esculetin）和七叶苷（esculin）是治疗痢疾的有效成分，后者还有利尿和保护血管通透性的作用。茵陈中滨蒿内酯（scoparone）、假蜜环菌中亮菌甲素（armillarisin A）具有解痉、利胆作用。前胡中的香豆素具有血管扩张作用。蛇床子中蛇床子素（osthol）可用于杀虫止痒。补骨脂中的呋喃香豆素类化合物具有光敏活性，临床上用于治疗白斑病。胡桐 *Calophyllum lanigerum* 中的香豆素类化合物（+）胡桐素 A（calanolide A）是一种强大的 HIV-1 逆转录酶抑制剂，美国 FDA 已经批准其作为抗艾滋病药物制剂进入三期临床研究。

一、香豆素的结构与分类

大多香豆素类成分只在苯环一侧有取代，部分香豆素类成分在 α-吡喃酮环上有取代。在苯环上各个位置（5、6、7、8）均可能有含氧官能团取代，常见的含氧官能团为羟基、甲氧基、糖基、异戊烯基及其衍生物等。因为 C_6、C_8 的电负性较高，易于烷基化，因此，在 6、8 位也常见异戊烯基及其衍生物取代，并可进一步和 7 位氧原子环合形成呋喃环或吡喃环。在 α-吡喃酮环一侧，3、4 位均可能有取代，常见的取代基团是小分子烷基、苯基、羟基、甲氧基等。

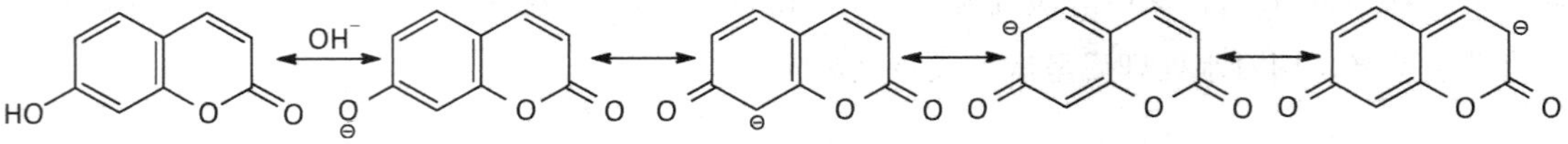

侧链异戊烯基片段的结构衍生与变化是香豆素类化合物结构多样化、复杂化的主要途径。侧链可以由一个、二个、三个、四个异戊烯基以不同的方式相连，其上的双键可以转化为环氧、醇、二醇、羰基，醇又可以进一步和糖基成苷，和酰氧基成酯，衍生出丰富的香豆素类化合物。

目前主要依据 α-吡喃酮环上有无取代，7 位羟基是否和 6、8 位异戊烯基缩合形成呋喃环、吡喃环等将香豆素类化合物大致分为四类。

（一）简单香豆素类

简单香豆素类（simple coumarins）是指在苯环一侧有取代，且 7 位羟基未与 6（或 8）位取代基形成呋喃环或吡喃环的香豆素类。广泛存在于伞形科植物中的伞形花内酯、秦皮中的七叶内酯和七叶苷、茵陈中的滨蒿内酯、蛇床子中的蛇床子素（osthole）、独活中的当归内酯（angelicon）以及瑞香中的瑞香内酯（daphnetin）等均属简单香豆素类。

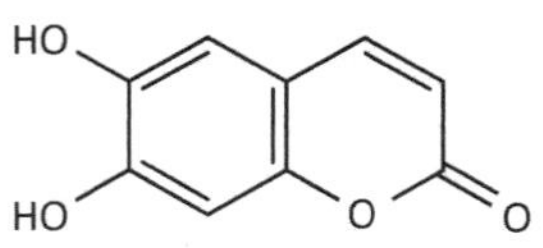

七叶内酯 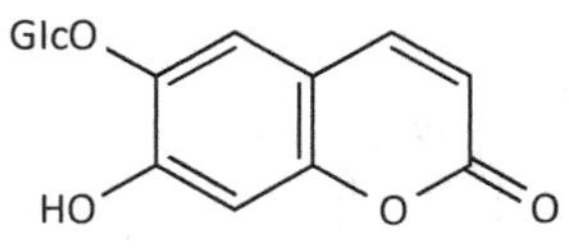　　　　　　　　　　七叶苷 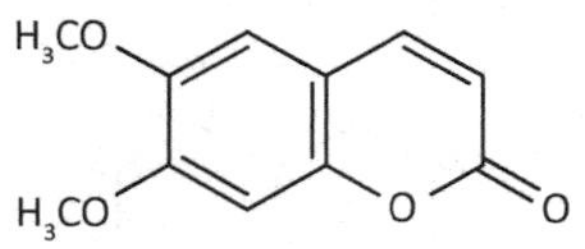　　　　　　　　　　滨蒿内酯

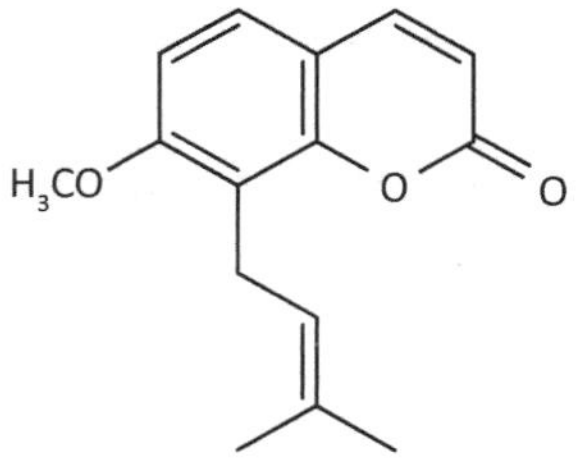

蛇床子素 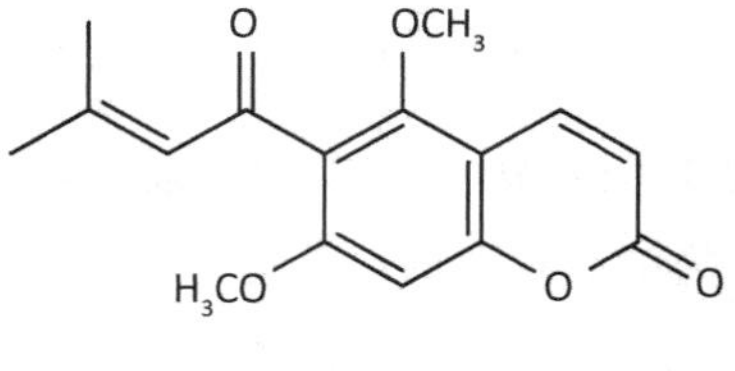　　　　　　　　　　当归内酯 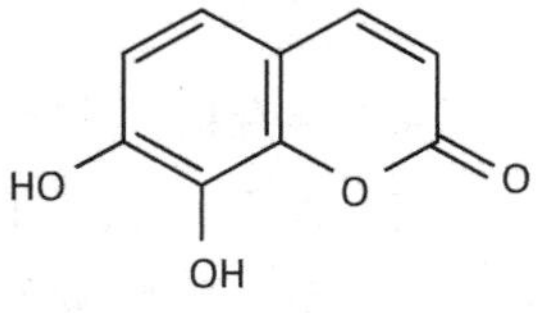　　　　　　　　　　瑞香内酯

（二）呋喃香豆素类

香豆素类成分如 7 位羟基和 6（或 8）位异戊烯基缩合形成呋喃环，即属呋喃香豆素类（furano-coumarins）。呋喃香豆素类还可进一步根据呋喃环的相对位置以及呋喃环是否饱和分为不同的小类型。如 6 位异戊烯基与 7 位羟基形成呋喃环，则呋喃环与苯环、α-吡喃酮环处在一条直线上，称为

线型（linear）呋喃香豆素。如 8 位异戊烯基与 7 位羟基形成呋喃环，则呋喃环与苯环、α-吡喃酮环处在一条折线上，称为角型（angular）呋喃香豆素。若呋喃环外侧被氢化，称为二氢呋喃香豆素。

　　存在于补骨脂中的补骨脂素（psoralen）、牛尾独活 *Heracleum hemsleyanum* 中的佛手柑内酯（bergapten）以及白芷中的欧前胡素（imperatorin）均属线型呋喃香豆素类。紫花前胡 *Peucedanum decursivum* 中的紫花前胡苷（nodakenin）及其苷元（nodakenetin）和云前胡 *Peucedanum rubricaule* 中的石防风素（deltoin）等均属线型二氢呋喃香豆素类。

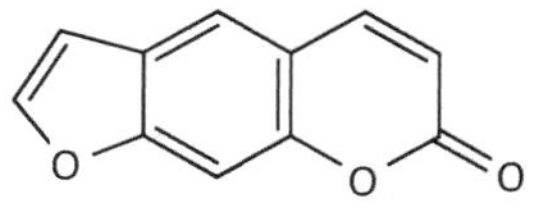

补骨脂素 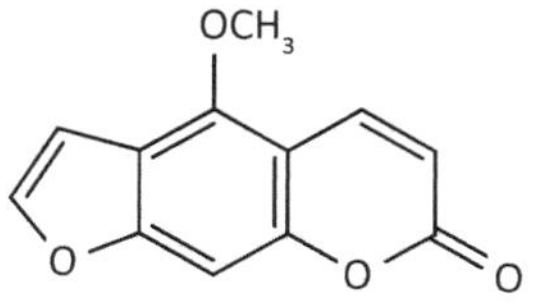　　　　　佛手柑内酯 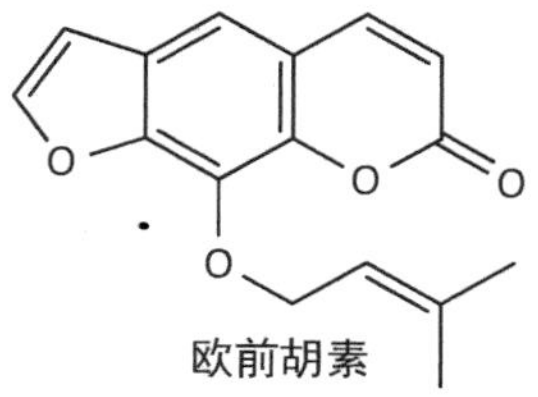　　　　　欧前胡素

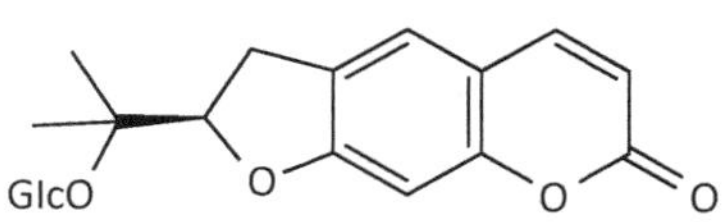

紫花前胡苷 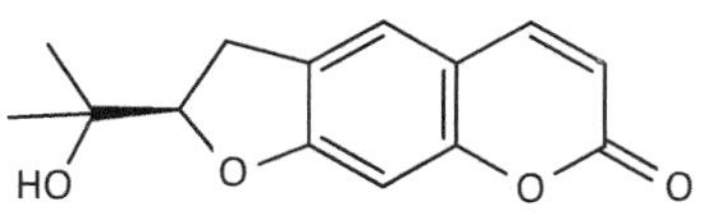　　　　紫花前胡苷元 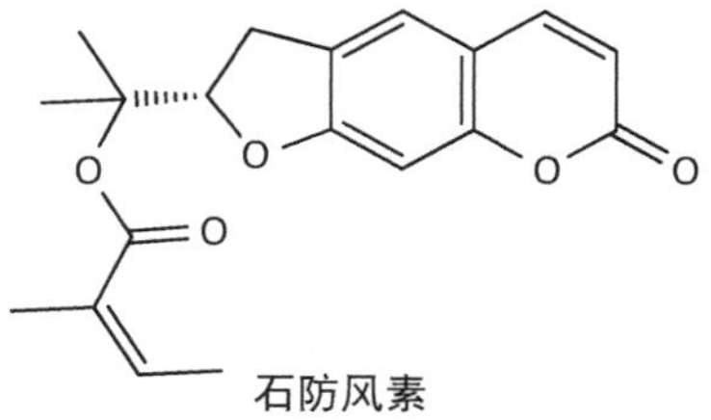　　　　石防风素

　　存在于当归中的当归素（angelin）、牛尾独活中的虎耳草素（pimpinellin）以及异佛手柑内酯（isobergapten）等属角型呋喃香豆素类。独活中的哥伦比亚内酯（columbianadin）以及旱前胡 *Ligusticum daucoides* 中的旱前胡甲素、乙素（daucoidin A、B）等均属角型二氢呋喃香豆素类。

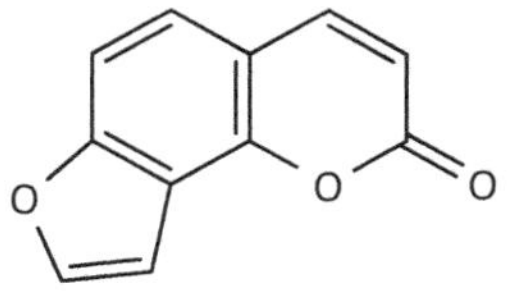

当归素 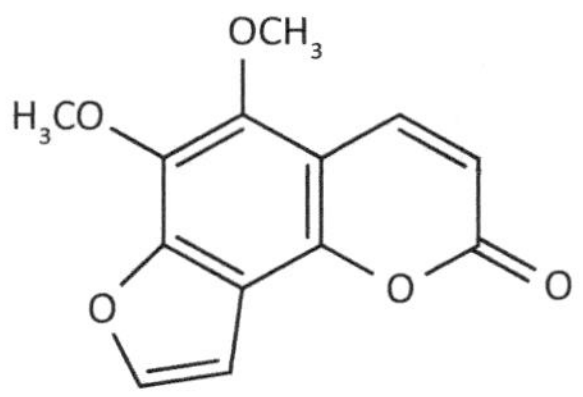　　　　　　虎耳草素 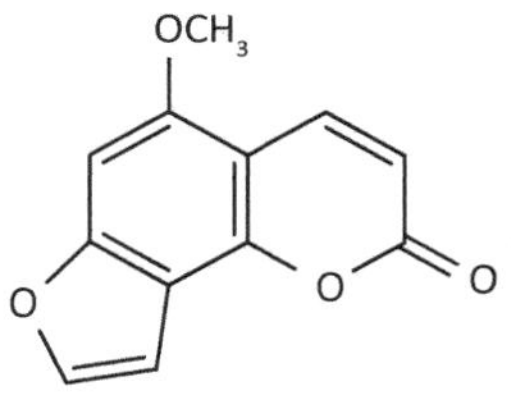　　　　　　异佛手柑内酯

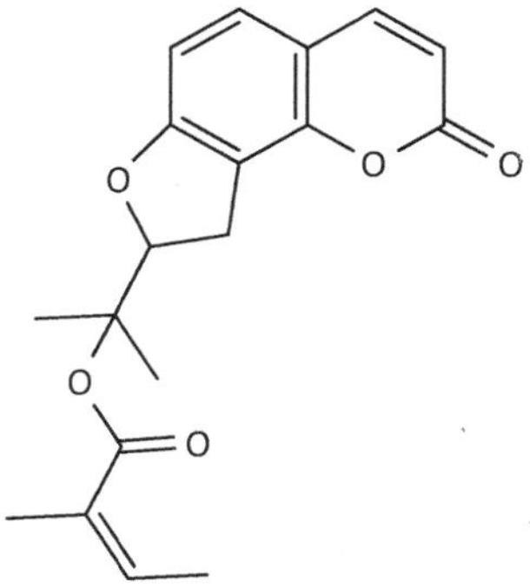

哥伦比亚内酯 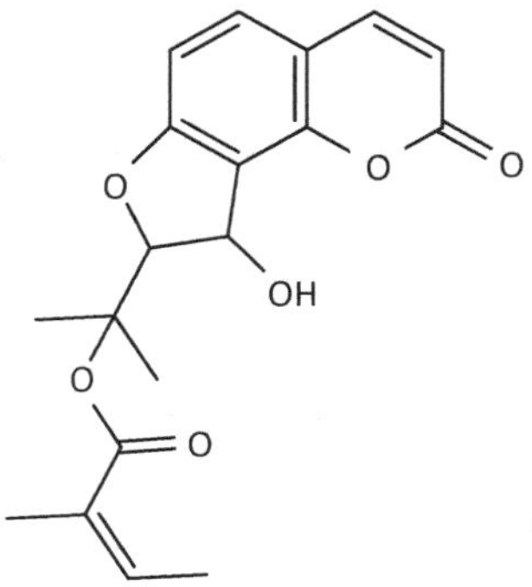　　　旱前胡甲素 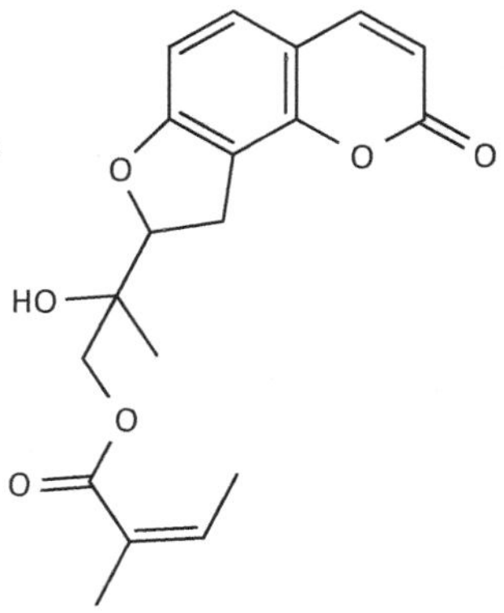　　　　　旱前胡乙素

（三）吡喃香豆素类

　　与呋喃香豆素类相似，7 位羟基和 6（或 8）位异戊烯基缩合形成吡喃环，即属吡喃香豆素类（pyranocoumarins）。6 位异戊烯基与 7 位羟基形成吡喃环者，称为线型吡喃香豆素；8 位异戊烯基与 7 位羟基形成吡喃环者，称为角型吡喃香豆素。吡喃环被氢化，则称为二氢吡喃香豆素。

NOTE

从紫花前胡 *Peucedanum decursivum* 中得到一系列具有抗血小板聚集活性的线型吡喃香豆素，如紫花前胡素（decursidin）、紫花前胡醇（*l*-decursidinol）等。白花前胡 *Peucedanum pareruptorum* 中的角型二氢吡喃香豆素成分多为凯尔内酯（khellactone）衍生物，亦具有抗血小板聚集，扩张冠状动脉等活性，如北美芹素（pteryxin）、白花前胡丙素 [（+）-praeruptorin C] 以及白花前胡苷Ⅱ（praeroside Ⅱ）等。

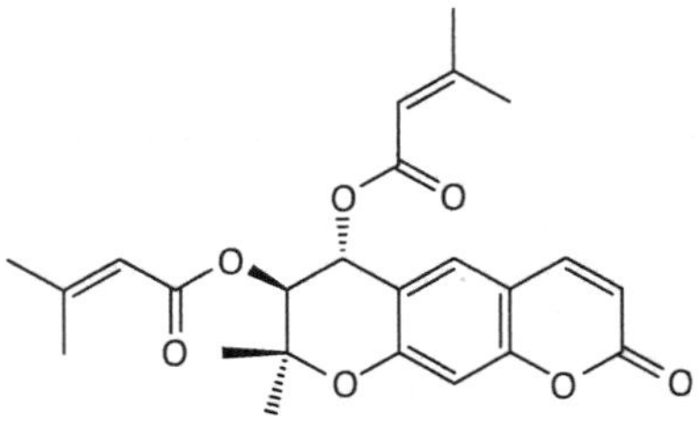

| 紫花前胡素 | 紫花前胡醇 | 紫花前胡香豆素 I |

| 北美芹素 | 白花前胡丙素 | 白花前胡苷Ⅱ |

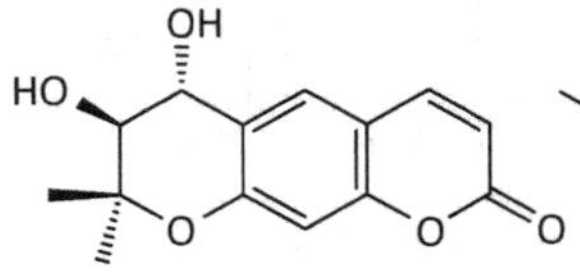

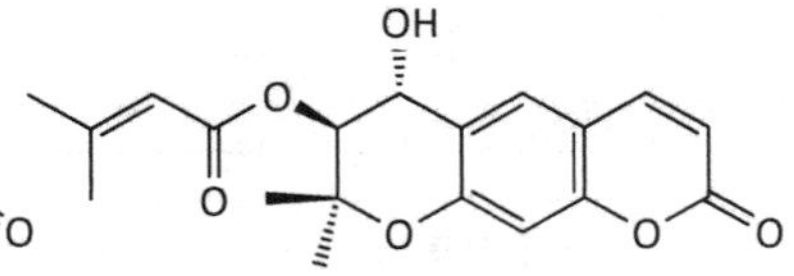

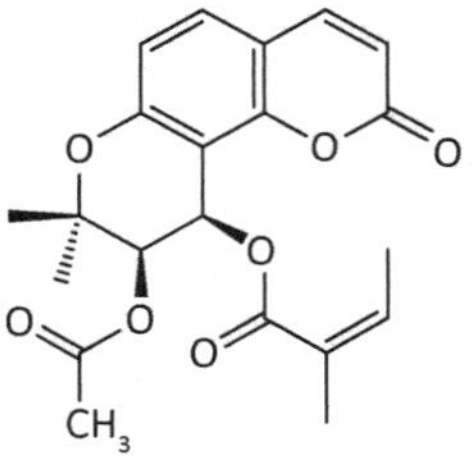

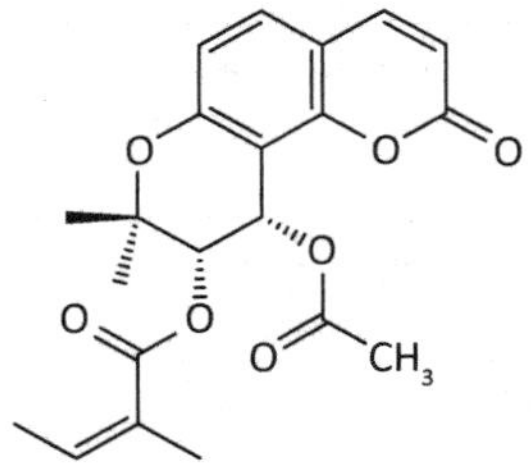

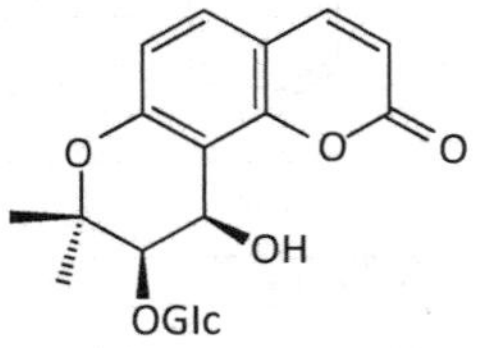

在生物合成中，简单香豆素、呋喃香豆素、吡喃香豆素结构的转化过程是简单香豆素类在6 或 8 位烷基化，取代异戊烯基进一步与 7 位羟基环合转化为二氢呋喃香豆素类或二氢吡喃香豆素类，再进一步形成呋喃香豆素类或吡喃香豆素类。这种结构的转化与沟通过程在植物化学分类学上具有一定的意义。

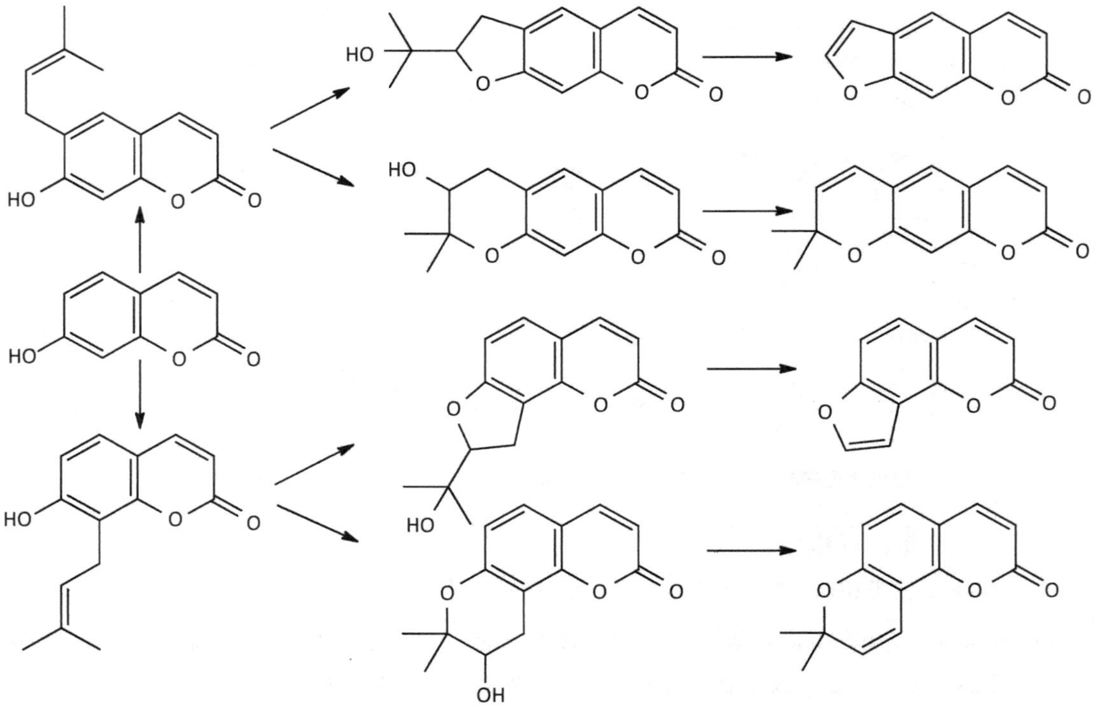

（四）　其他香豆素类

其他香豆素类（other coumarins）是指不能归属于上述几个类型的香豆素类化合物。它们主要有三类：一是在 α-吡喃酮环上有取代的香豆素类，如从胡桐中得到的（+）胡桐素 A 在 4 位是烷基取代，具有显著的抑制 HIV-1 逆转录酶作用。二是通过碳碳键或醚键连接而成的香豆素二聚体和三聚体衍生物，如从续随子中得到的双七叶内酯（bisaesculetin）是香豆素的二聚体。三是异香豆素类，如从茵陈中得到的茵陈内酯（capillarin）则属于此类成分。

（+）胡桐素A　　　　　　双七叶内酯　　　　　　茵陈内酯

二、香豆素的理化性质

（一）　性状

游离香豆素类成分多为结晶性物质，有比较敏锐的熔点，但也有很多香豆素类成分呈玻璃态或液态。分子量小的游离香豆素类化合物多具有芳香气味与挥发性，能随水蒸气蒸馏出来，且具升华性。

香豆素苷类一般呈粉末或晶体状，不具挥发性，也不能升华。在紫外光照射下，香豆素类成分多显现蓝色或紫色荧光。

（二）　溶解性

游离香豆素类成分易溶于乙醚、三氯甲烷、丙酮、乙醇、甲醇等有机溶剂，也能部分溶于沸水，但不溶于冷水。

香豆素苷类成分易溶于甲醇、乙醇，可溶于水，难溶于乙醚、三氯甲烷等低极性有机溶剂。

（三）　内酯的碱水解

香豆素类分子具内酯结构，在碱性条件下可水解开环，生成顺式邻羟基桂皮酸的盐，该水解产物经酸化至中性或酸性又可闭环恢复为内酯结构。但如果与碱液长时间加热，开环产物顺式邻羟基桂皮酸衍生物则发生双键构型的异构化，转变为反式邻羟基桂皮酸衍生物，此时再经酸化也不能环合为内酯。

由于香豆素类化合物结构中往往还含有其他酯基，因此，在内酯环发生碱水解的同时，其他酯基也会水解，尤其是取代侧链上的酯基如处在苄基碳上则极易水解。

（四） 与酸的反应

香豆素类化合物分子中若在酚羟基的邻位有异戊烯基等不饱和侧链，在酸性条件下能环合形成呋喃环或吡喃环。如分子中存在醚键，酸性条件下能水解，尤其是烯醇醚和烯丙醚。另外，具有邻二醇结构的香豆素类成分在酸性条件下还会发生重排。

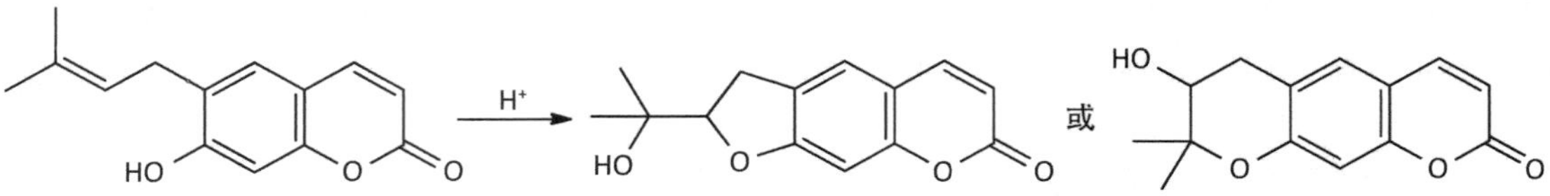

（五） 显色反应

1. 异羟肟酸铁反应　香豆素类成分具有内酯结构，在碱性条件下开环后可与盐酸羟胺缩合生成异羟肟酸，在酸性条件下再与 Fe^{3+} 络合而显红色。

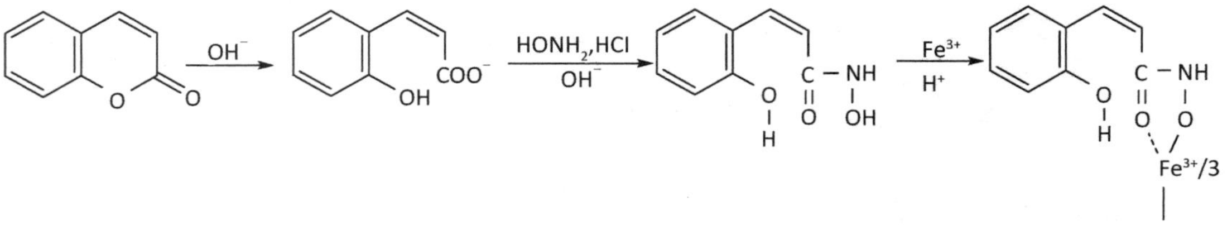

2. 酚羟基反应　香豆素类成分常具有酚羟基取代，可与三氯化铁溶液反应产生绿色至墨绿色。若其酚羟基的邻、对位无取代，可与重氮化试剂反应而显红色至紫红色。

3. Gibb's 反应　香豆素类成分在碱性条件（pH9~10）下内酯环水解生成酚羟基，如果其对位（6位）无取代，则与2,6-二氯苯醌氯亚胺（Gibb's 试剂）反应而显蓝色。利用此反应可判断香豆素分子中 C_6 是否有取代基存在。

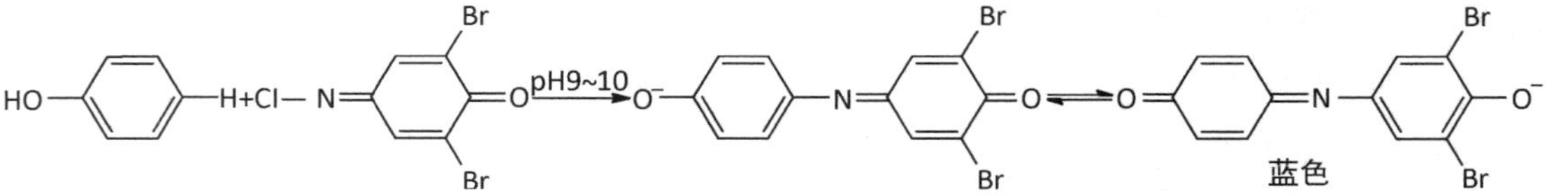

4. Emerson 反应　与 Gibb's 反应类似，香豆素类成分如在6位无取代，内酯环在碱性条件下开环后与 Emerson 试剂（4-氨基安替比林和铁氰化钾）反应生成红色。此反应也可用于判断香豆素 C_6 有无取代基存在。

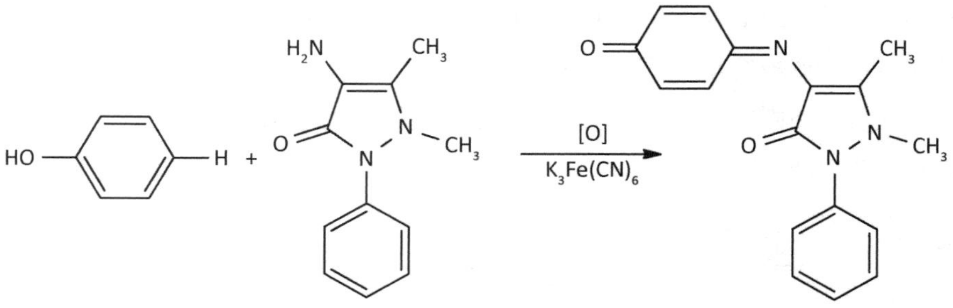

（六） 双键的加成反应

香豆素类成分除了 C_3-C_4 双键外，还可能有呋喃环或吡喃环上的双键以及取代侧链上的双键。在控制条件下氢化，非共轭的侧链双键最先被氢化，然后是和苯环共轭的呋喃环或吡喃环上的双键氢化，最后才是 C_3-C_4 双键氢化。C_3-C_4 双键可与溴加成生成 3,4-二溴加成衍生物，再经过碱处理脱去 1 分子溴化氢，生成 3-溴香豆素衍生物。

（七）　氧化反应

香豆素类成分也能发生氧化反应，常用氧化剂有高锰酸钾、铬酸、臭氧等。由于这些氧化剂氧化能力不同，所产生的氧化产物也不同，故历史上这些反应曾被用于香豆素的结构确定。如高锰酸钾往往使香豆素类 C_3-C_4 双键断裂而生成水杨酸的衍生物；铬酸一般只氧化侧链，也能氧化苯环为醌式结构，但不破坏 α-吡喃酮环。臭氧氧化首先发生在侧链双键，然后是呋喃环或吡喃环上的双键，最后才是 C_3-C_4 双键。但是目前已基本不再应用。

三、香豆素的检识

（一）　理化检识

1. 荧光　香豆素母体本身无荧光，而羟基香豆素类化合物在紫外光下大多显蓝色荧光或紫色的荧光，可用于检识。7-羟基香豆素类往往有较强的蓝色荧光，加碱后其荧光更强，颜色变为绿色。羟基香豆素醚化或导入非羟基取代基往往使荧光强度减弱、色调变紫，多烷氧基取代的呋喃香豆素类一般呈黄绿色或褐色荧光。

2. 显色反应　香豆素类物质分子中具有内酯结构，往往还具有酚羟基，通过这些基团的显色反应，能为检识与鉴别香豆素类成分提供参考。常用异羟肟酸铁反应检识香豆素酯环的存在与否，利用与三氯化铁反应判断酚羟基的有无，而 Gibb's 反应和 Emerson 反应可用来检查香豆素类化合物的 6 位是否存在取代基。

（二）　色谱检识

香豆素类成分一般用薄层色谱检识，常用硅胶作为吸附剂。游离香豆素类可用环己烷（石油醚)-乙酸乙酯（5∶1~1∶1）、三氯甲烷-丙酮（9∶1~5∶1）等溶剂系统展开，香豆素苷类可依极性选用不同比例的三氯甲烷-甲醇作展开剂。在紫外灯下观察，香豆素类成分色谱斑点多显蓝色、紫色荧光，也可喷异羟肟酸铁试剂显色。此外，纸色谱、聚酰胺色谱也可用于香豆素类化合物的检识。

四、含香豆素类化合物的中药实例

（一）　秦皮

秦皮为木犀科植物苦枥白蜡树 *Fraxinus rhynchophylla*、白蜡树 *F. chinenis* Roxb. 以及宿柱白蜡树 *F. stylosa*. Lingelsh 的干燥枝皮及干皮，首载于《神农本草经》，被列为上品，具有清热燥湿、明目止泻等功效，用于痢疾泄泻、赤白带下、目赤肿痛等症。

香豆素类成分是秦皮的主要有效成分，主要包括七叶内酯、七叶苷、秦皮素等。

七叶内酯为黄色针状结晶（稀醇）或黄色叶状结晶（真空升华），熔点为 268~270℃，易溶于甲醇、乙醇和乙酸及稀碱液，可溶于丙酮，不溶于乙醚和水，显蓝色荧光。七叶苷为浅黄色针状结晶（热水），为倍半水合物，熔点为 204~206℃。易溶于甲醇、乙醇和乙酸及稀碱液，可溶于沸水，也具蓝色荧光。

七叶苷分子式 $C_{15}H_{16}O_9$，浅黄色针状结晶（热水），为倍半水合物，mp 204~206℃。易溶于甲醇、乙醇和乙酸，可溶于沸水。也易溶于稀碱液，并显蓝色荧光。

（二）补骨脂

补骨脂为豆科植物补骨脂 *Psoralea corylifolia* L. 的干燥成熟果实。始载于《雷公炮炙论》，其性温，味辛微苦，归肾、脾经。具有补肾助阳、纳气平喘、温脾止泻的功效。可用于治疗肾虚冷泻，遗尿，滑精，小便频数，阳痿，腰膝冷痛，虚寒喘嗽的治疗。外用可治疗白癜风。补骨脂中分离的化合物有香豆素类、黄酮类、单萜酚类，以及豆甾醇、谷甾醇葡萄糖苷、十三烷、棉子糖等 40 余种，其中香豆素类成分具有雌激素样作用、抗肿瘤、抗菌、逆转多药耐药性等多种药理活性。补骨脂素、异补骨脂素及其糖苷补骨脂苷、异补骨脂苷是补骨脂的主要活性成分，具有广泛的开发应用前景。

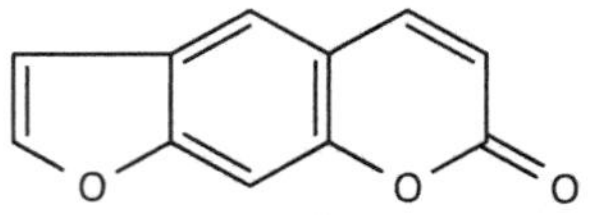

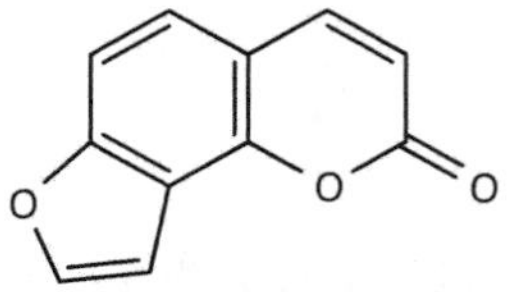

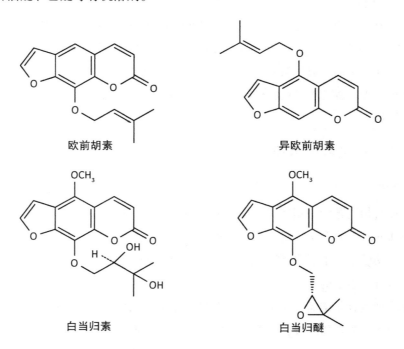

白当归素

白当归醚

（三）白芷

白芷为伞形科植物白芷 *Angelica dahurica*（Fisch. ex Hoffm.）Benth. et Hook. F. 或杭白芷 *A. dahurica*（Fisch. ex Hoffm.）Benth. et Hook. F. var. *formosana*（Boiss.）Shan et Yuan 的干燥根，始载于《神农本草经》，列为中品，性辛温，入肺、胃经，具有散风除湿、通窍止痛、消肿排脓、生肌的作用。白芷中脂溶性成分最主要为香豆素类，如欧前胡素、异欧前胡素、白当归素、白当归醚、异氧化前胡内酯、别异欧前胡素等。此类成分大多在酸性和中性条件下不溶于水，易溶于石油醚、乙醚等有机溶剂。

第五节 木脂素

木脂素类化合物（lignans）是一类由两分子（少数为三分子或四分子）苯丙素衍生物聚合而成的天然产物，主要存在于植物的木部和树脂中，多数呈游离状态，少数与糖结合成苷。

木脂素类化合物在自然界中分布较广，且具有多方面生物活性，如五味子中的木脂素成分五味子酯甲、乙、丙和丁（schisantherin A、B、C、D）能保护肝脏和降低血清 GPT 水平；从愈创木树脂中分得的二氢愈创木脂酸（dihydroguaiaretic acid，DGA）是一个具有广泛生物活性的化合物，尤其是对合成白三烯的脂肪氧化酶和环氧化酶具有抑制作用；小檗科鬼臼属八角莲所含的鬼臼毒素类木脂素具有很强的抑制癌细胞增殖作用；厚朴中的厚朴酚（magnolol）、和厚朴酚（honokiol）则具有持久的肌肉松弛和强抑菌作用。

一、木脂素的结构与分类

组成木脂素的结构单元有桂皮酸（偶有桂皮醛）、桂皮醇、丙烯苯、烯丙苯等四种。前两种结构单元的侧链 γ-碳原子是氧化型的，而后两种单体的 γ-碳原子是非氧化型的。

由于组成木脂素的 C_6-C_3 结构单元缩合位置不同及其侧链 γ-碳原子上的含氧基团相互脱水缩合等反应，从而形成了不同类型的木脂素。最早 Haworth 把 C_6-C_3 单元侧链通过 β-碳聚合而成的化合物称为木脂素类，后来 Gottlich 把新发现的由其他位置连接生成的化合物称为新木脂素（neolignan）类。近年来出现的另一种分类法是将由 γ-氧化型苯丙素生成的木脂素称为木脂素类，而由 γ-非氧化型苯丙素生成的木脂素称为新木脂素类，但按这一分类方法，原定义中有些化合物如奥托肉豆蔻脂素（otobain）应归属于新木脂素类。

本章采用化学结构分类法对木脂素分类如下。

1. 简单木脂素（simple lignans） 简单木脂素由两分子苯丙素仅通过 β 位碳原子（C_8-$C_{8'}$）连接而成。此类化合物也是其他一些类型木脂素的生源前体。二氢愈创木脂酸、叶下珠脂素（phyllanthin）是分别从愈创木树脂及珠子草 *Phyllanthus niruri* 中分离得到的简单木脂素类化合物。

二氢愈创木脂酸

叶下珠脂素

2. 单环氧木脂素（monoepoxylignans） 单环氧木脂素是在简单木脂素基础上，还存在 7-O-7′ 或 9-O-9′ 或 7-O-9′ 等形成的单环氧结构，即形成呋喃或四氢呋喃结构。

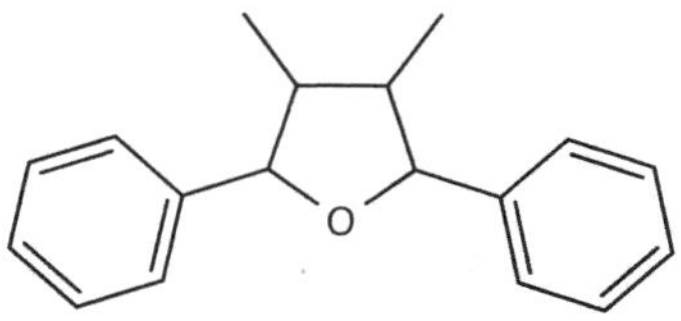

7-O-7′-环合 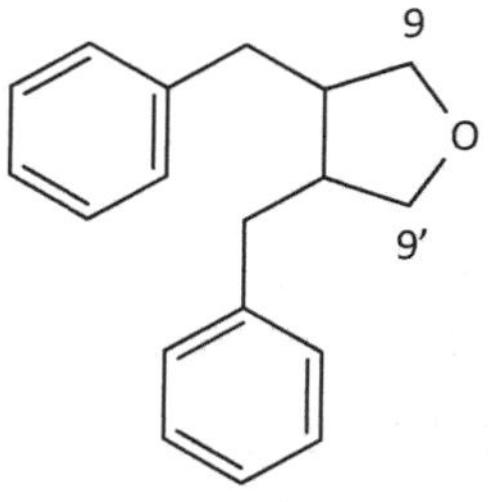   9-O-9′-环合 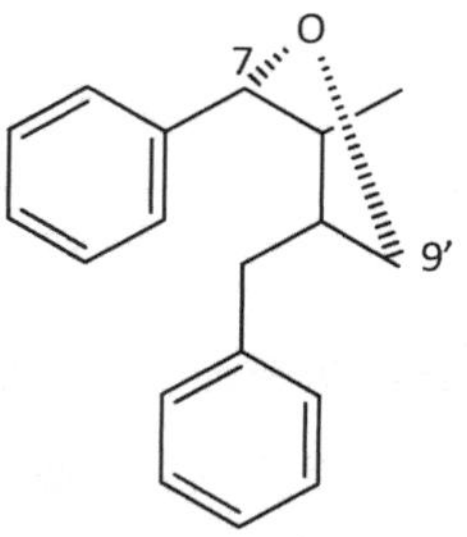   7-O-9′-环合

恩施脂素（enshizhisu）是从翼梗五味子 *Schisandra henryi* 中分离得到的 C_8-$C_{8'}$ 连接、7-O-7′的单环氧木脂素。荜澄茄脂素（cubebin）是从荜澄茄 *Piper cubeba* 果实中分得的 C_8-$C_{8'}$ 连接、9-O-9′的单环氧木脂素。从中药祖师麻的原植物之一陕甘瑞香 *Daphne tangatica* 中分得的落叶松脂醇（lariciresinol）则为 C_8-$C_{8'}$ 连接、7-O-9′的单环氧木脂素。愈创木树脂中的愈创木脂酸（guaiaconic acid）也是一种具有呋喃结构的单环氧木脂素。

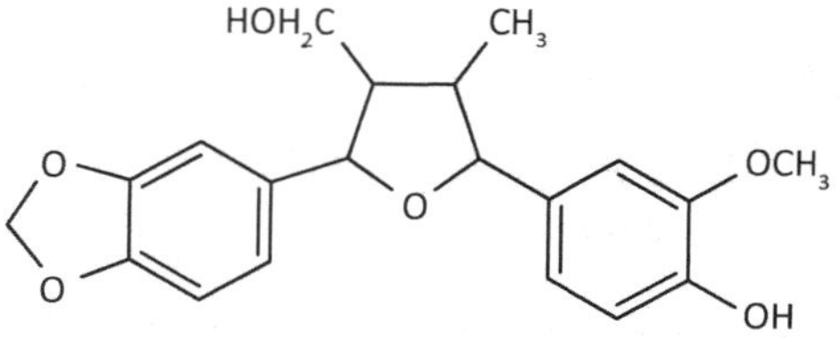

恩施脂素

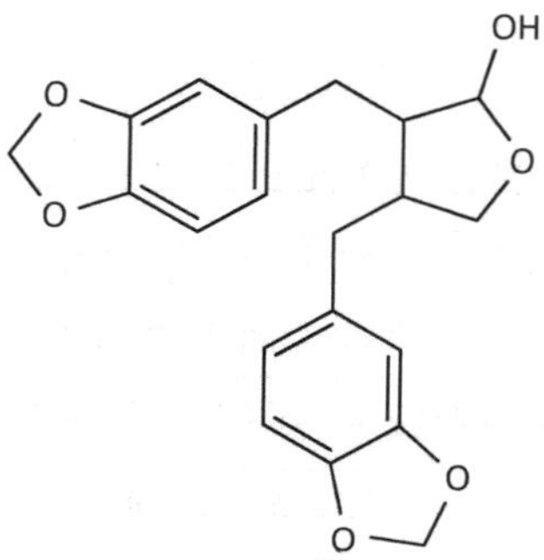

荜澄茄脂素

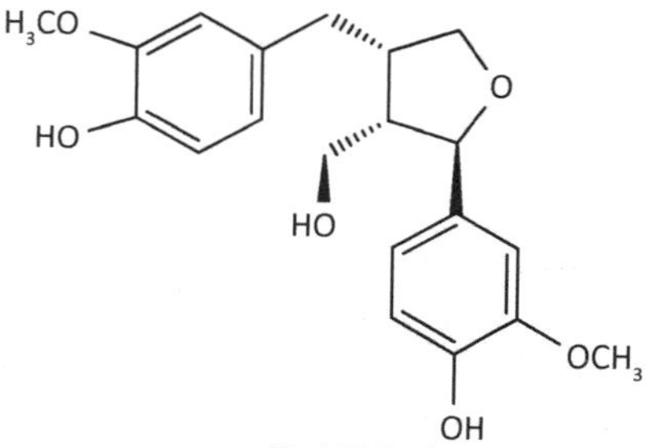

落叶松脂醇

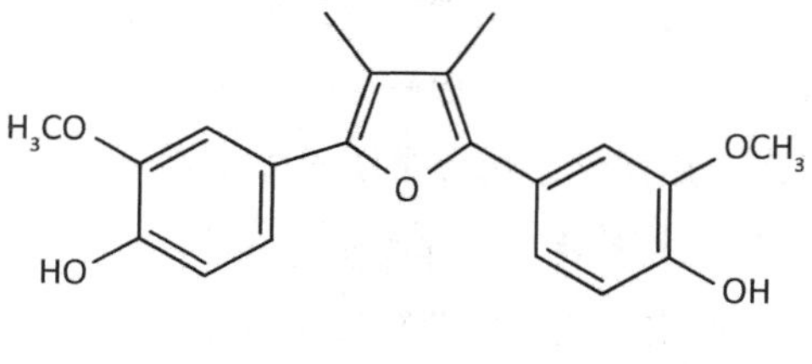

愈创木脂酸

3. 木脂内酯（lignanolides）　该类木脂素是在简单木脂素基础上，9-9′位环氧、C_9 为羰基，即单环氧木脂素中的四氢呋喃环氧化成内酯环。木脂内酯常与其单去氢或双去氢化合物共存于同一植物中。

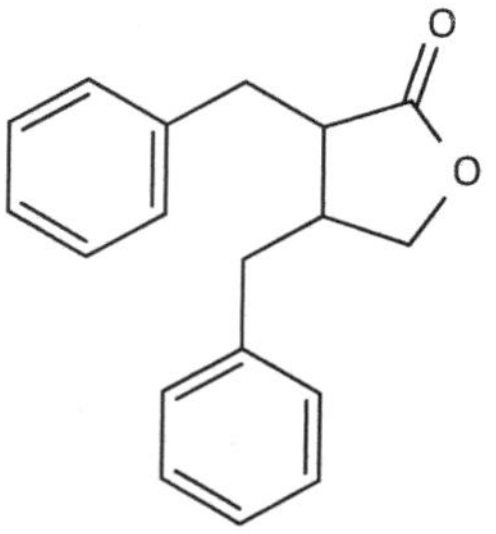

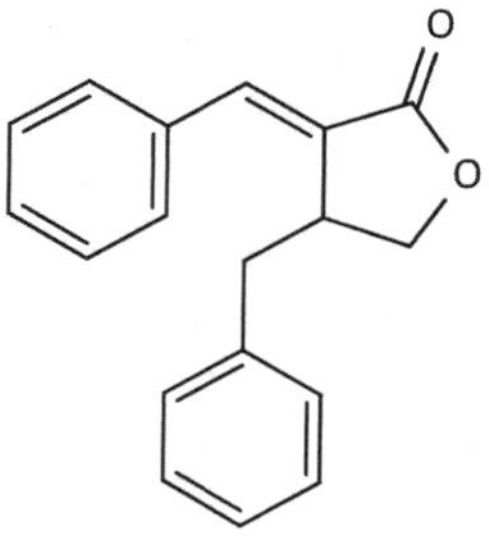

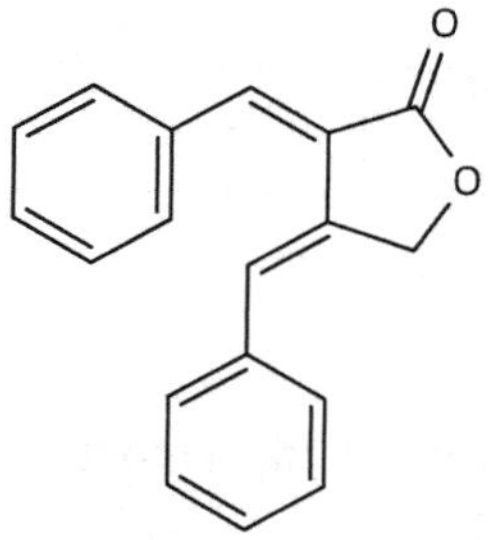

　　牛蒡子 *Arctium lappa* 的主要成分牛蒡子苷（arctiin）和牛蒡子苷元（arctigenin）以及桧柏 *Juniperus sabina* 心材中的台湾脂素 A（taiwanin A）和台湾脂素 B（taiwaninB）都是木脂内酯类化合物。

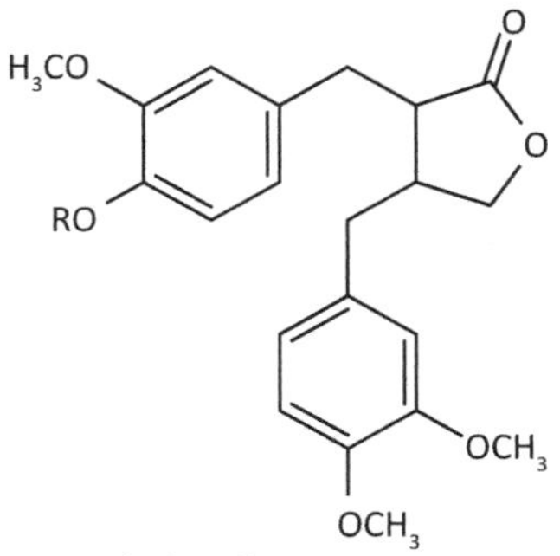

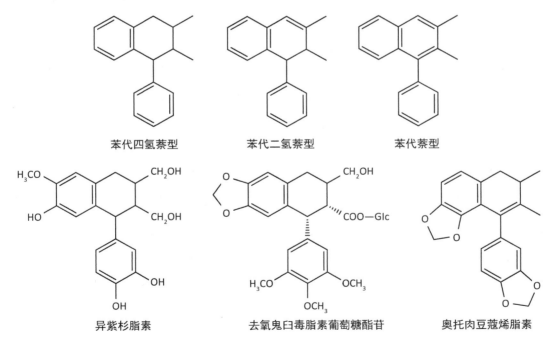

牛蒡子苷元　R=H
牛蒡子苷　　R=Glc

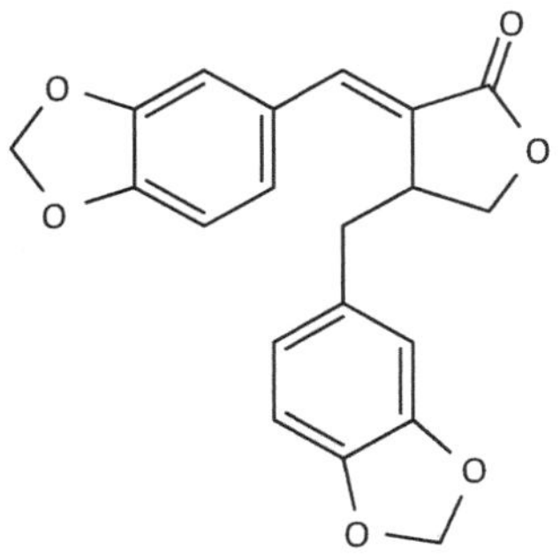

台湾脂素B

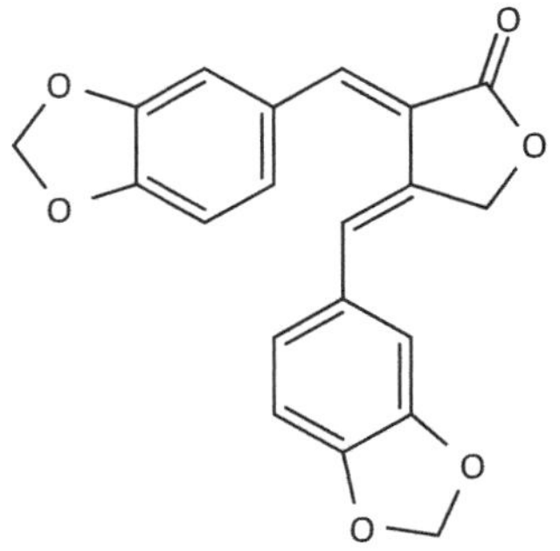

台湾脂素A

　　4. 环木脂素（cyclolignans）　　在简单木脂素基础上，通过一个 C₆-C₃ 单元的 6 位与另一个 C_6-C_3 单元的 7 位环合而成的木脂素，又称芳基萘类木脂素，可分为苯代四氢萘、苯代二氢萘及苯代萘等结构类型，自然界中以苯代四氢萘型居多。如从中国紫杉 *Taxus cuspidata* 中分得的异紫杉脂素（isotaxiresinol）和从鬼臼属植物中分得的去氧鬼臼毒脂素葡萄糖酯苷都具有苯代四氢萘结构，来自奥托肉豆蔻 *Myristica otoba* 果实中的奥托肉豆蔻烯脂素（otoboene）具有苯代二氢萘的基本结构。

苯代四氢萘型

苯代二氢萘型

苯代萘型

异紫杉脂素

去氧鬼臼毒脂素葡萄糖酯苷

奥托肉豆蔻烯脂素

　　5. 环木脂内酯（cyclolignolides）　　环木脂内酯的结构相当于在环木脂素的基础上，其 C_9-$C_{9'}$ 环合形成五元内酯环，又称芳基萘内酯类。按其内酯环上羰基的取向可分为上向和下向两种类型，上向的称 4-苯代-2,3-萘内酯，下向的称为 1-苯代-2,3-萘内酯。如 *l*-鬼臼毒脂素（*l*-podophyllotoxin）及其葡萄糖苷为 1-苯代-2,3-萘内酯，赛菊芋脂素（helioxanthin）属于 4-苯代-2,3-萘内酯。

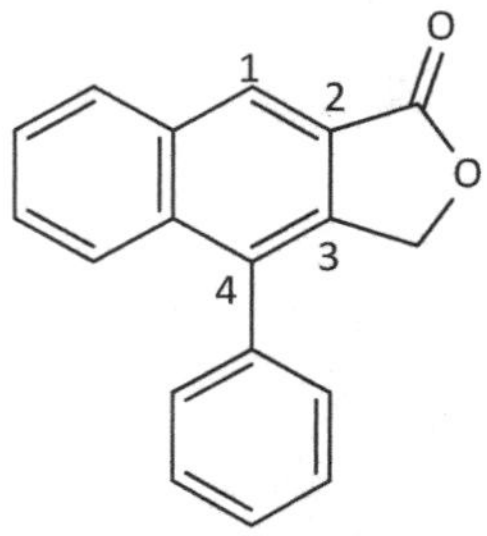

4-苯代-2,3-萘内酯

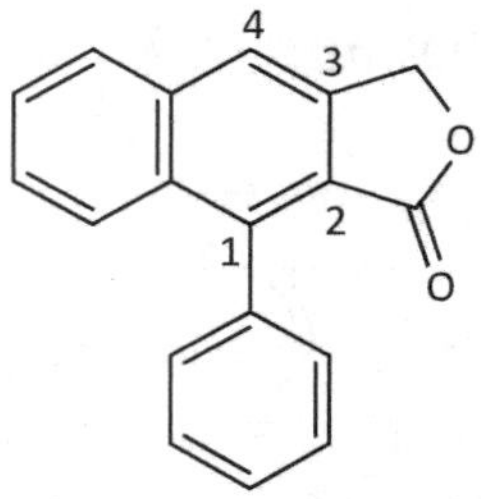

1-苯代-2,3-萘内酯

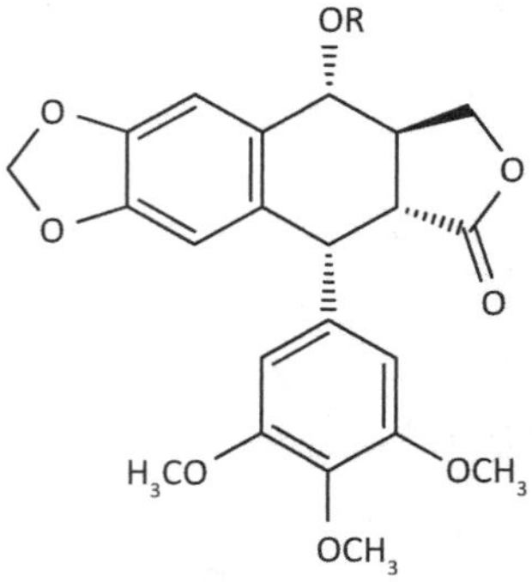

l-鬼臼毒脂素　　　　　　　R=H
l-鬼臼毒脂素-β-O-葡萄糖苷　R=Glc

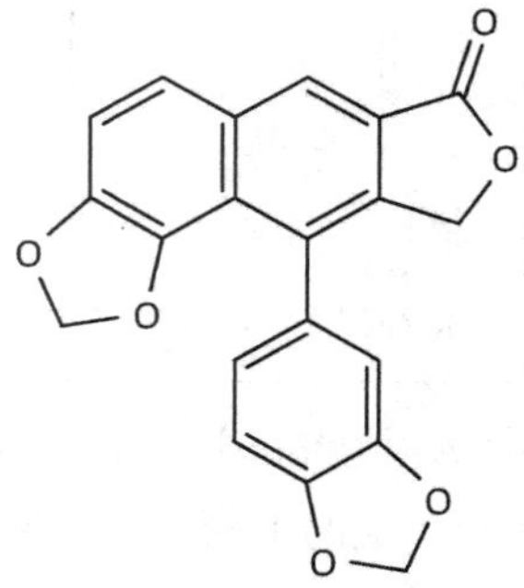

赛菊芋脂素

鬼臼毒脂素类木脂素多具有较强的抗肿瘤活性，主要存在于小檗科的八角莲属、山荷叶属、桃儿七属及足叶草属植物中，其合成衍生物依托泊苷（etoposide）是目前常规用于恶性肿瘤的化疗药物，主要用于肺癌、白血病等的治疗。

6. 双环氧木脂素（bisepoxylignans） 这是由两分子苯丙素侧链相互连接形成两个环氧结构的一类木脂素，即具有双骈四氢呋喃环结构。该类型存在许多光学异构体，常见的有以下4种光学异构体。

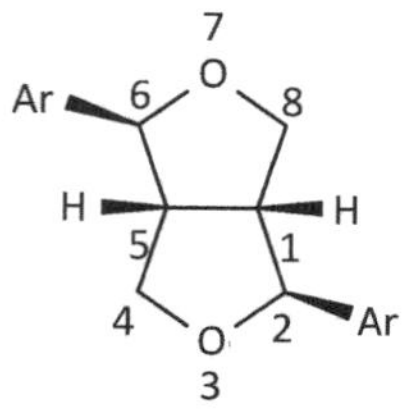

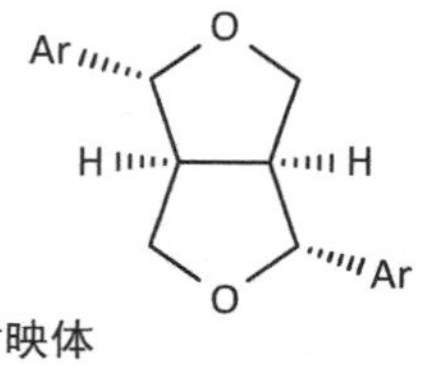

对映体　　　　　Ar为芳香基　　　　对映体

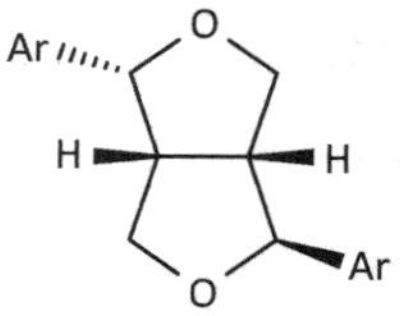

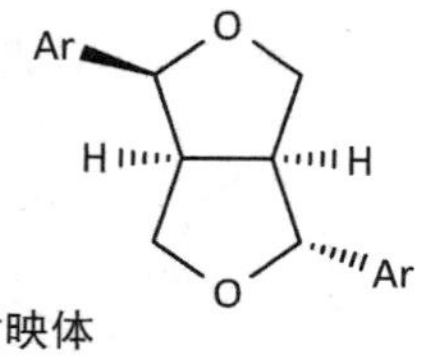

从连翘中分离得到的连翘脂素（phillygenol）及连翘苷（phillyrin）以及刺五加中的丁香脂素（syringaresinol）和细辛中的 l-细辛脂素（l-asarinin）等都是双环氧木脂素类化合物。

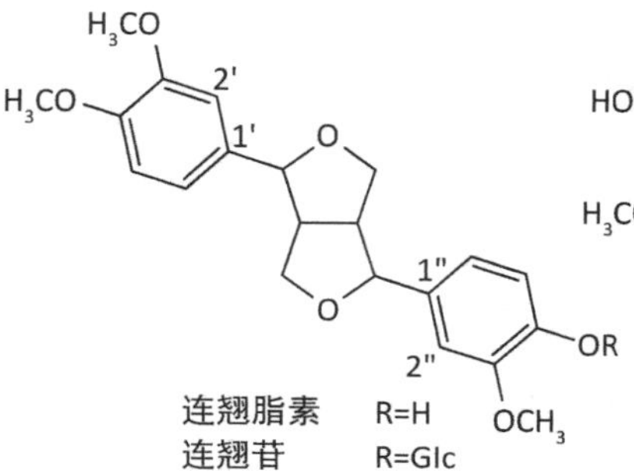

连翘脂素　R=H
连翘苷　　R=Glc

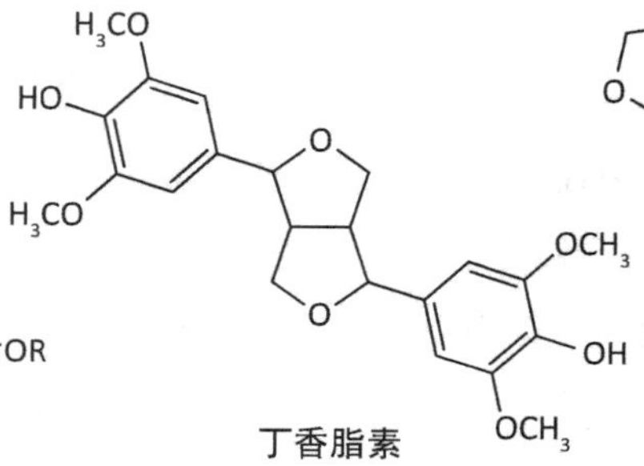

丁香脂素

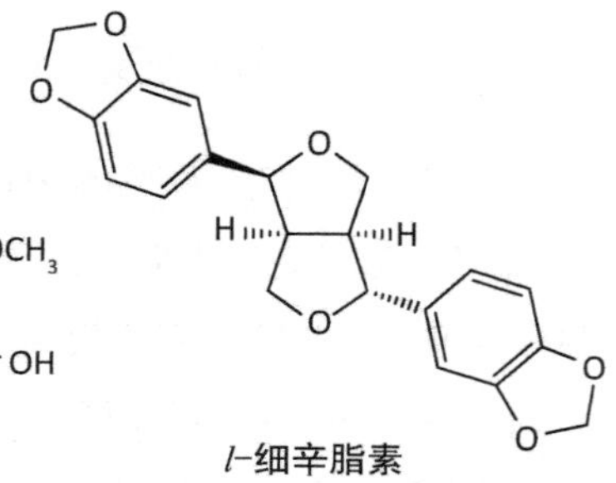

l-细辛脂素

7. 联苯环辛烯型木脂素（dibenzocyclooctene lignans） 这类木脂素的结构中既有联苯结构，又有联苯与侧链环合成的八元环状结构。至今已发现 60 多个化合物，其主要来源是五味子属植物，如五味子醇（schizandrol）、五味子素（schizandrin）、γ-五味子素等。研究表明五味子的降转氨酶作用与其中所含有的联苯环辛烯型木脂素有关，且其含量与降 GPT 作用成正比。

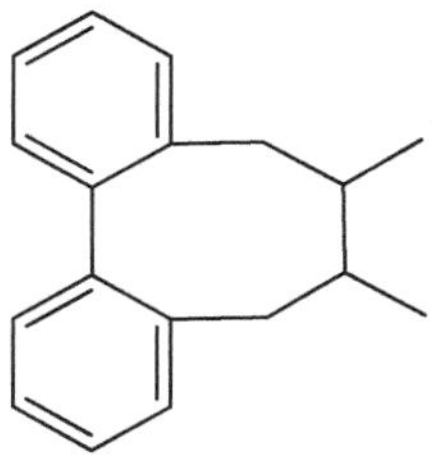

联苯环辛烯型

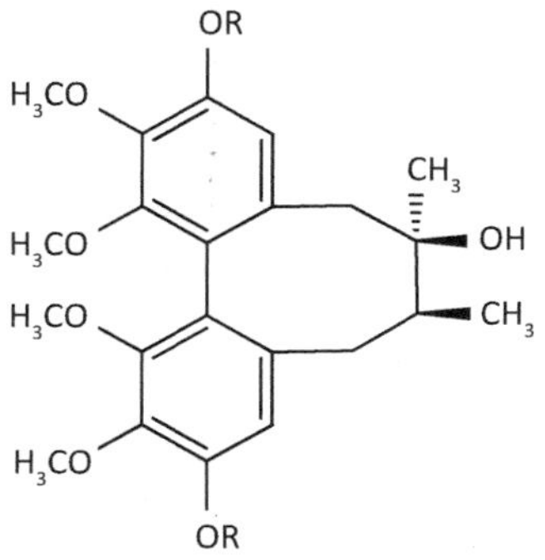

五味子醇　R=H
五味子素　R=CH₃

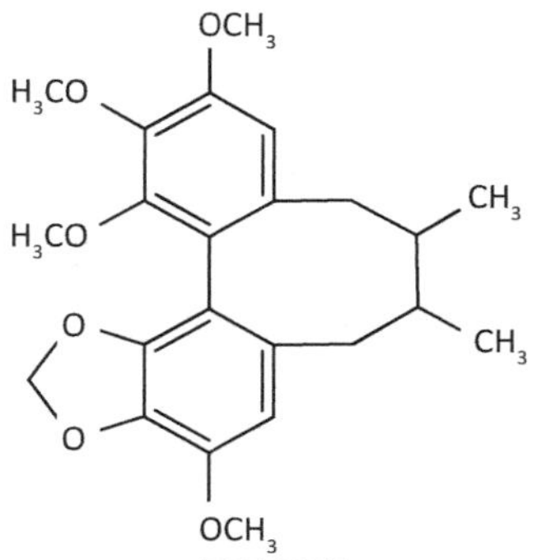

γ-五味子素

8. 联苯型木脂素（biphenylene lignans） 这类木脂素中两个苯环通过 C_3-$C_{3'}$ 直接相连而成，其侧链为未氧化型。从中药厚朴树皮中分离得到的厚朴酚（magnolol）及日本厚朴树皮中分到的和厚朴酚（honokiol）是典型的联苯型木脂素类化合物。

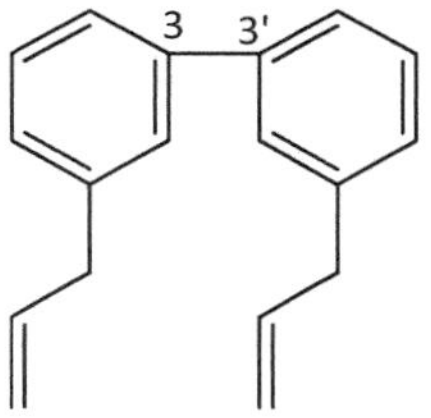

联苯类

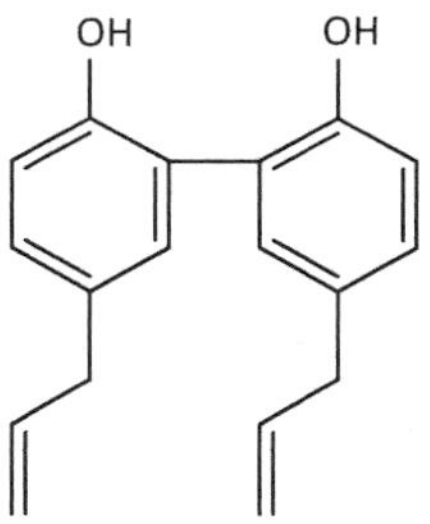

厚朴酚

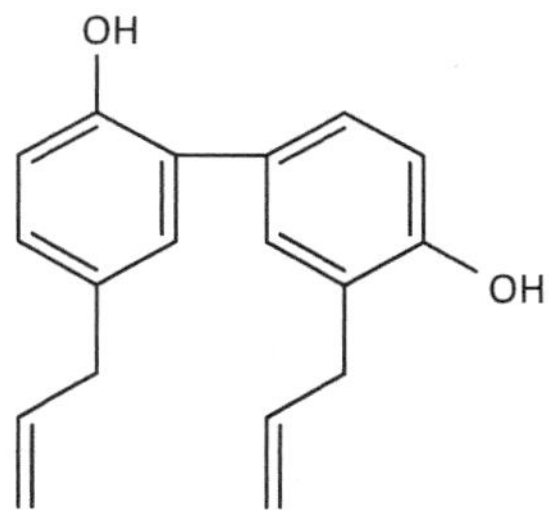

和厚朴酚

9. 苯骈呋喃木脂素（benzofuran lignans） 该类型木脂素为苯环与侧链连接后形成呋喃氧环的一类木脂素，如马尾松苷 C（massonianoside C）和珠子草素（phyllnirurin）等。

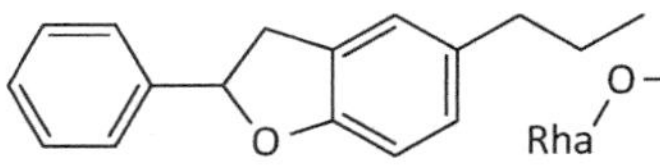

苯骈呋喃类

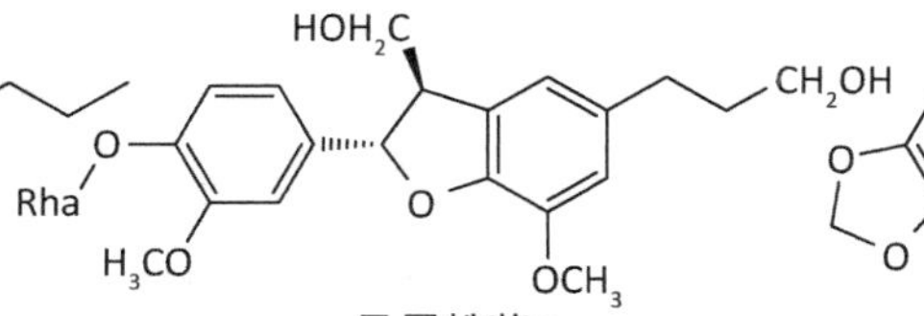

马尾松苷C

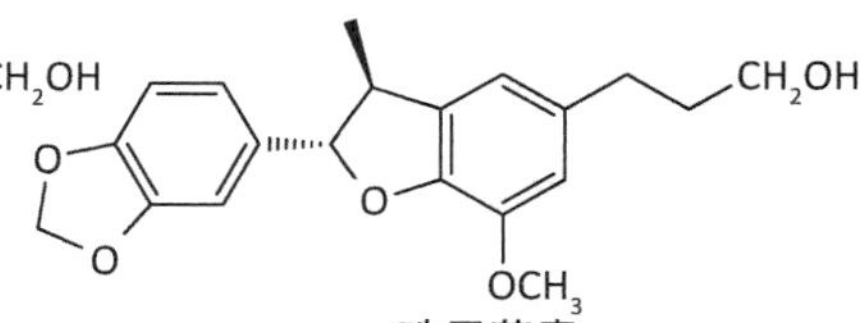

珠子草素

10. 其他类 近年来从中药及天然药物中分离得到一些化学结构不属于以上九种结构类型的木脂素，本书中统称为其他木脂素。如从中药北沙参 *Glehnia littoralis* 中得到的橙皮素 A（citrusin A）为两个苯丙素结构之间通过碳氧键相互连接的新木脂素类化合物，严格意义上讲，该类化合物属于传统的苯丙醚类，但是由于习惯，通常也归为木脂素类。从樟科植物婆罗洲铁木 *Eusideroxylon zwageri* 中的获得的优西得灵（eusiderin）则为具有苯骈二氧六环特征的新木脂素类化合物。

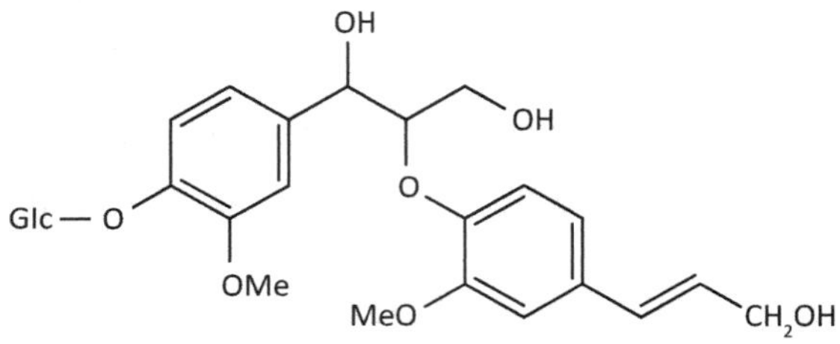

橙皮素A

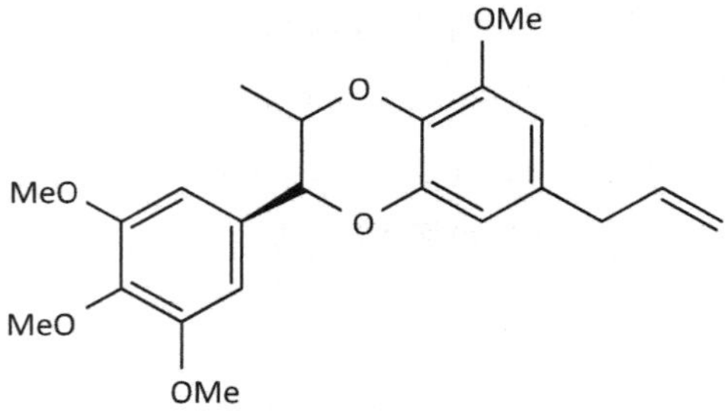

优西得灵

具有保肝作用的水飞蓟素（silymarin）既具有木脂素结构，又具有二氢黄酮醇结构，有文献称其为二氢黄酮醇木脂素，或混杂木脂素。作为保肝药物临床上用以治疗急性、慢性肝炎和肝硬化。

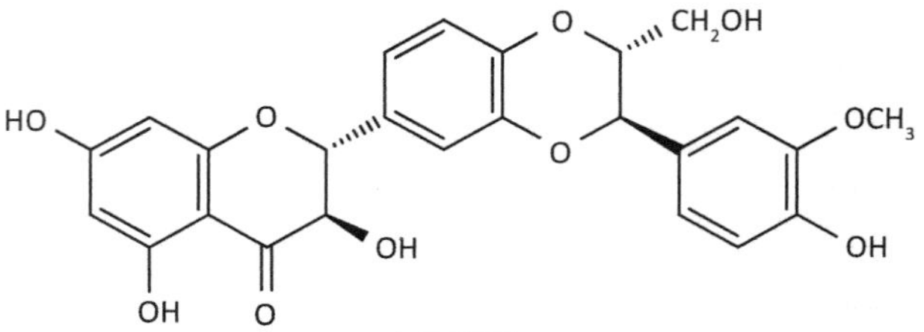

水飞蓟素

牛蒡根中的拉帕酚 A、B（lappaol A、B）都是由 3 分子 C_6-C_3 单体缩合而成，有人建议将这种三聚物的木脂素作为倍半木脂素（sesquilignans）。

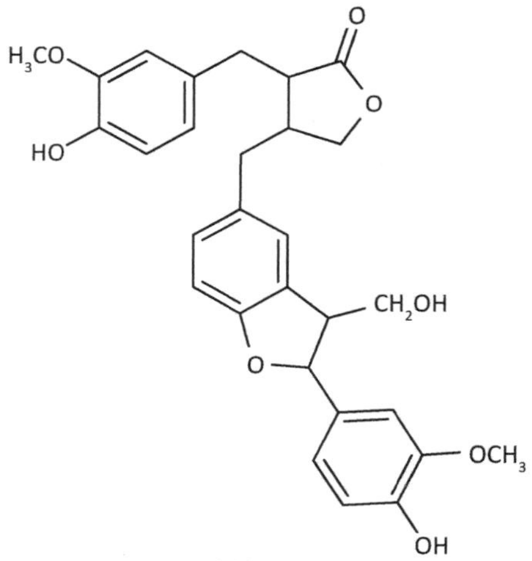

拉帕酚A

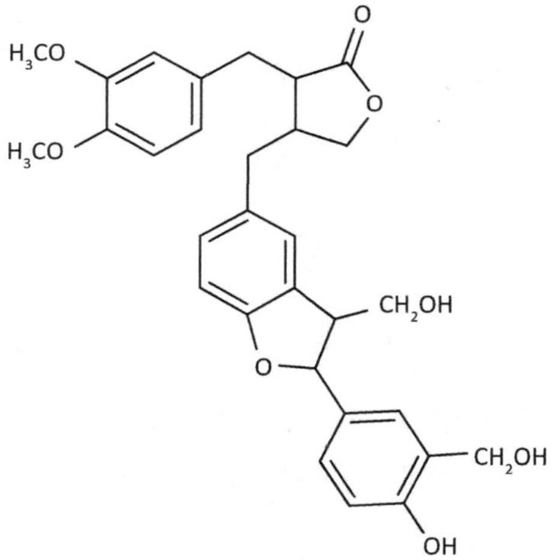

拉帕酚B

三白草属植物 *Saururus cernuus* 的毒性成分三白草醇（saucerneol）、马纳萨亭 A（manassantin A）和马纳萨亭 B（manassantin B）属于四氢呋喃型的三聚和四聚木脂素。

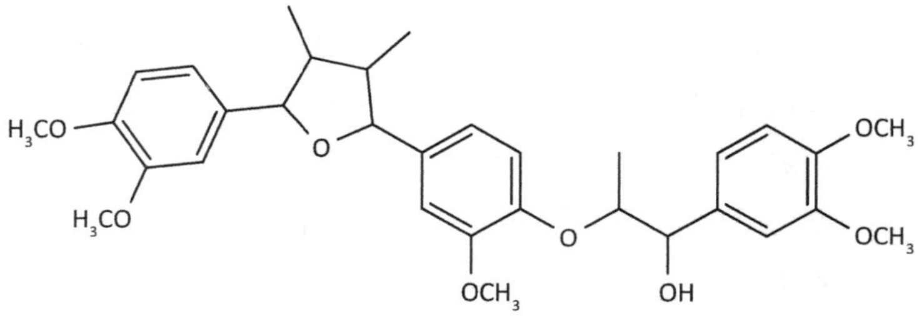

三白草醇

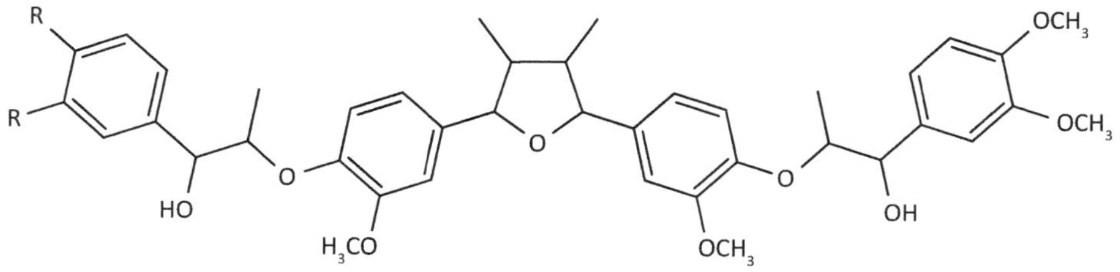

马纳萨亭 A   R=OCH$_3$
马纳萨亭 B   R=OCH$_2$O

二、木脂素的理化性质

1. 性状及溶解度 多数木脂素化合物是无色结晶，一般无挥发性，少数具升华性，如二氢愈创木脂酸。游离木脂素多具有亲脂性，一般难溶于水，易溶于苯、乙醚、三氯甲烷及乙醇等有机溶剂，具有酚羟基的木脂素类可溶于碱性水溶液中。木脂素苷类水溶性增大。

2. 光学活性与异构化作用 木脂素常有多个手性碳原子或手性中心，大部分具有光学活性，遇酸易异构化。

例如天然鬼臼毒脂素具有苯代四氢萘环和 $2\alpha,3\beta$ 的反式构型的内酯环结构，其抗癌活性与分子中 C_1-C_2 顺式和 C_2-C_3 反式的构型有关，在光学活性上为左旋性。如在碱溶液中其内酯环很容易转变为 $2\beta,3\beta$ 的顺式结构，所得异构体苦鬼臼脂素（picropodophyllin）的旋光性为右旋性，并且失去了抗肿瘤活性。

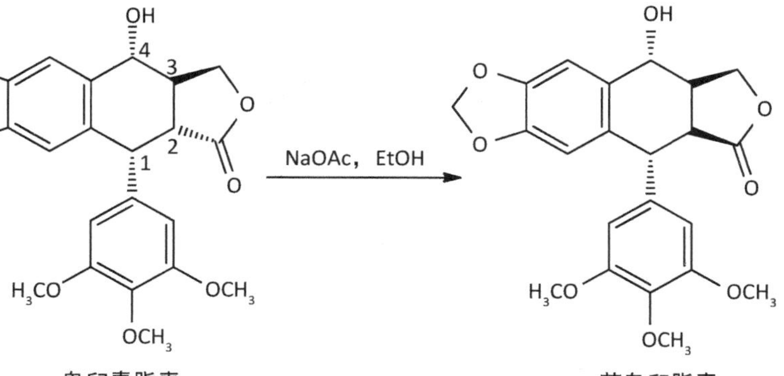

鬼臼毒脂素   苦鬼臼脂素

此外，双环氧木脂素类常具有对称结构，在酸的作用下，呋喃环上的氧原子与苄基碳原子之间的键易于开裂，在重新闭环时构型即发生了变化。例如从麻油的非皂化物中提得的右旋 d-芝麻脂素（d-sesamin）在盐酸乙醇中加热时，部分转变为立体异构体 d-表芝麻脂素（d-episesamin，即 d-细辛脂素）而达平衡。又如左旋的 l-表芝麻脂素（或 l-细辛脂素）来自于细辛根中，在盐酸乙醇中加热，即部分转变为立体异构体左旋的 l-芝麻脂素而达到平衡。

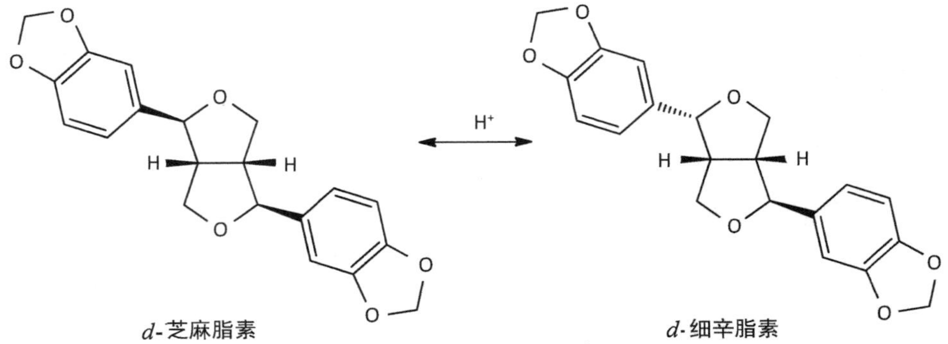

d-芝麻脂素   d-细辛脂素

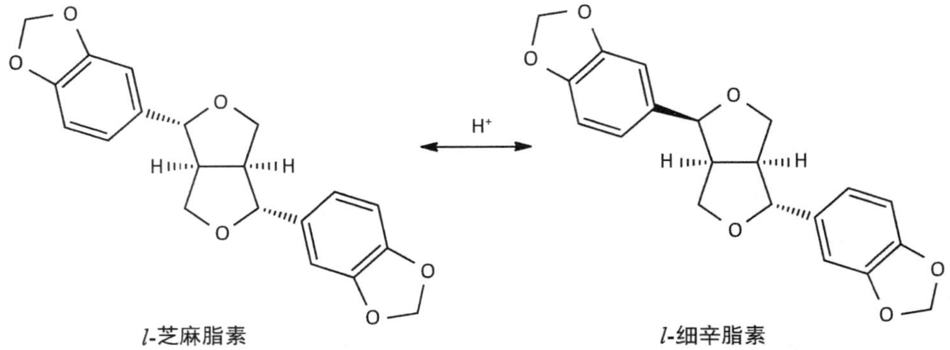

l-芝麻脂素   l-细辛脂素

由于木脂素生理活性常与手性碳的构型有关，因此在提取分离过程中应注意操作条件，尽量避免与酸、碱接触，以防止其构型发生改变。

三、木脂素的检识

1. 理化检识 木脂素分子中常具有酚羟基、亚甲二氧基及内酯结构等，可利用这些取代基的性质进行木脂素的检识，如用三氯化铁反应检查酚羟基的有无，或者用 Labat 反应来检查亚甲二氧基的存在与否等。

在 Labat 反应中，具有亚甲二氧基的木脂素加浓硫酸后，再加没食子酸，可产生蓝绿色。如以变色酸代替没食子酸，并保持温度在 70℃ 20 分钟，可产生蓝紫色，此反应称为 Ecgrine 反应，其反应机理与 Labat 反应相同。但总的来说，木脂素没有特征性的理化检识反应。

2. 色谱检识 木脂素类成分一般具有较强的亲脂性，常用硅胶薄层色谱，展开剂一般为亲脂性的溶剂如三氯甲烷、三氯甲烷-甲醇（9∶1）、三氯甲烷-二氯甲烷（1∶1）、三氯甲烷-乙酸乙酯（9∶1）和乙酸乙酯-甲醇（95∶5）等系统。

显色剂一般采用通用显色剂，常用的有：①1%茴香醛浓硫酸试剂，110℃加热 5 分钟。②5%或 10%磷钼酸乙醇溶液，120℃加热至斑点明显出现。③10%硫酸乙醇溶液，110℃加热 5 分钟。④三氯化锑试剂，100℃加热 10 分钟，在紫外光下观察。⑤碘蒸气，熏后观察应呈黄棕色或置紫外灯下观察荧光。

四、含木脂素类化合物的中药实例

1. 连翘 连翘为木犀科植物连翘 *Forsythia suspensa*（Thunb.）Vahl. 的干燥果实，商品有青翘和老翘之分。连翘性微寒，味苦，归肺、心、小肠经，具有清热解毒、消肿散结之功效，用于痈疽瘰疬、乳痈丹毒、风热感冒、温病初起、温热入营、高热烦渴、神昏发斑、热淋尿闭等症。现代药理学研究表明连翘有显著的抑菌作用，其煎剂有镇吐作用和抗肝损伤等作用。

连翘果实含木脂素类，如连翘苷（forsythiaside）、连翘脂素、右旋松脂酚（pinoresinol）等；黄酮类化合物，如芦丁（rutin）；苯乙醇苷类如连翘酯苷类（forsythosides），包括连翘苷、β-羟基连翘酯苷（β-hydroxyfosythiaside 或 suspensaside）、毛蕊花糖苷（acteoside）及 β-羟基洋丁香酚苷（β-hydroxyacteoside）等均系咖啡酰基苯乙醇苷，都具有较强的抑菌活性，是连翘主要抗菌有效成分，此类成分的含量可作为评价连翘质量的主要指标。连翘中的木脂素类还有抑制磷酸二酯酶活性的作用。

| 连翘苷 | R=H |
| 羟基连翘脂苷 | R=OH |

| 毛蕊花糖苷 | R=H |
| 羟基洋丁香酚苷 | R=OH |

2. 五味子　五味子系木兰科植物五味子 *Schisandra chinensis*（Turcz.）Baill. 的干燥成熟果实，习称北五味子，性温，味酸、甘，归肺、心、肾经，具有收敛固涩、益气生津、补肾宁心之功效，用于久嗽虚喘、梦遗滑精、遗尿尿频、久泻不止、自汗盗汗、津伤口渴、短气脉虚、内热消渴、心悸失眠等症。

五味子果实及种子中含多种联苯环辛烯型木脂素成分，以及挥发油、三萜类、甾醇及游离脂肪酸类等成分。此外，五味子中木脂素的研究自 20 世纪 60 年代初期开始，从中分离出五味子素（又称五味子醇 A，schisandrin，wuweizichun A，schisandrol A）、去氧五味子素（deoxyschizandrin）、γ-五味子素（γ-schisandrin）、五味子醇（schisandrol）、伪 γ-五味子素（pseudo-γ-schisandrin）等联苯环辛烯型木脂素成分。以后又陆续分得五味子酚（schisanhenol）、五味子脂素 A（又称戈米辛 A，gomisin A）、五味子脂素 B（又称五味子酯乙、华中五味子酯 B、戈米辛 B，schisantherin B，gomisin B）、五味子脂素 C（又称五味子酯甲、华中五味子酯 A、戈米辛 C，schisantherin A，gomisin C）、五味子脂素 D、E、F、G、H、J、K、N、O、P、Q、R（gomisin D、E、F、G、H、J、K、N、O、P、Q、R），当归酰五味子脂素 H（angeloylgomisin H），巴豆酰五味子脂素 H（tigloylgomisin H），苯甲酰五味子脂素 H（benzoylgomisin H）等一系列木脂素化合物。

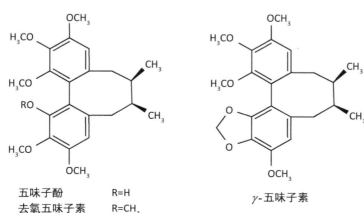

| 五味子酚 | R=H |
| 去氧五味子素 | R=CH₃ |

γ-五味子素

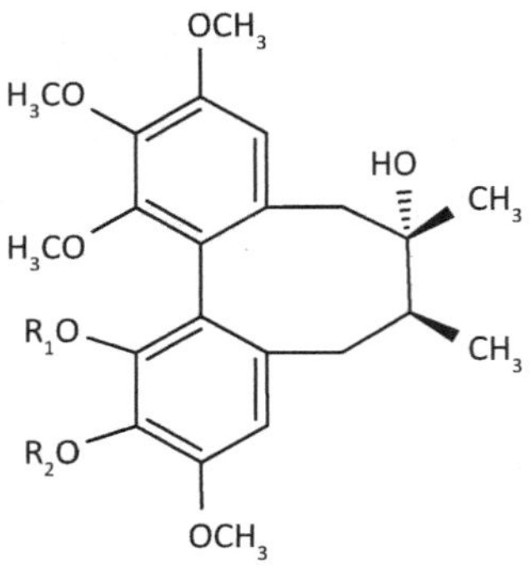

五味子醇甲　　R₁=R₂=CH₃
$$五味子醇甲\quad R_1=R_2=CH_3$$
$$五味子醇乙\quad R_1\text{-}R_2=CH_2$$

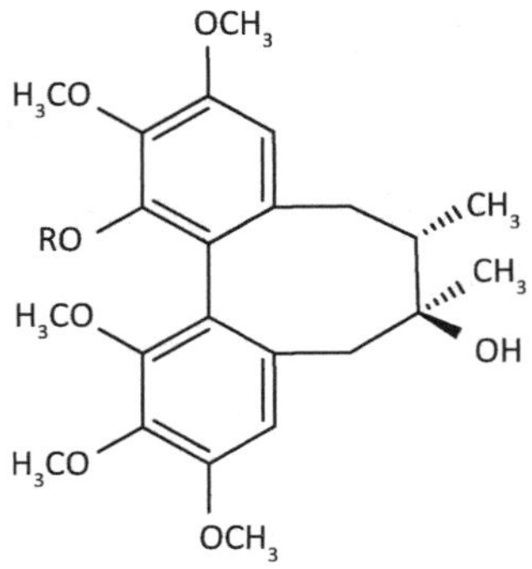

戈米辛H

苯甲酰五味子脂素H　　R=H
R=COPh

当归酰五味子脂素H

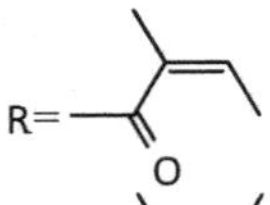

巴豆酰五味子脂素H

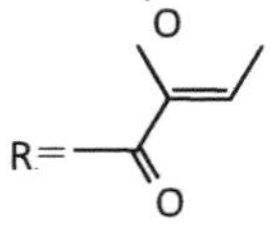

20 世纪 70 年代初，我国医药工作者在临床研究中发现五味子能显著降低肝炎患者血清谷丙转氨酶（SGPT）水平，引发了研究热潮。大量实验表明，其所含的联苯环辛烯类木脂素对肝功能的保护作用是其作为抗氧剂、抗癌剂、滋补强壮剂和抗衰老剂的药理学基础，并由此开发出治疗肝炎药物联苯双酯。五味子在治疗放射伤害、炎症、缺血再灌注损伤、应激损伤和运动医学等方面也有重要作用，而且其所含的木脂素还是很多合成药物的潜在原料。

3. **细辛**　细辛系马兜铃科植物北细辛 *Asarum heterotropoides* Fr. Schmidt var. *mandshuricum*（Maxim.）Kitag. 及汉城细辛 *Asarum sieboldii* Miq. var. *seoulense* Nakai 或华细辛 *Asarum sieboldii* Miq. 的干燥全草，性温、味辛，归心、肺、肾经，具有祛风散寒、通窍止痛、温肺化饮的功效，用于风寒感冒、头痛牙痛、鼻塞鼻渊、风湿痹痛、痰饮喘咳等症。

细辛中的主要成分为挥发油，已分离出 70 多种化合物，其中主要为顺甲基异丁香酚（cis-methylisoeugenol）、甲基丁香酚（methyl eugenol）、细辛醚（asaricin）、黄樟醚（safrole）等。黄樟醚系致癌物质，毒性较大。此外尚含有木脂素类，其中 *l*-细辛脂素和 *l*-芝麻脂素均属于双环氧木脂素类。

第五章　黄酮类化合物

第一节　概　述

黄酮类化合物（flavonoids）是广泛存在于自然界、种类繁多且具有广泛生物活性的一类重要成分。由于此类化合物大都呈黄色或淡黄色，且分子中多含酮基而被称为黄酮。黄酮类化合物主要是指基本母核为 2-苯基色原酮（2-phenylchromone）的一系列化合物，现在则泛指两个苯环（A 环与 B 环）通过三个碳原子相互连接而成的一系列化合物，大多具有 C_6-C_3-C_6 的基本骨架。

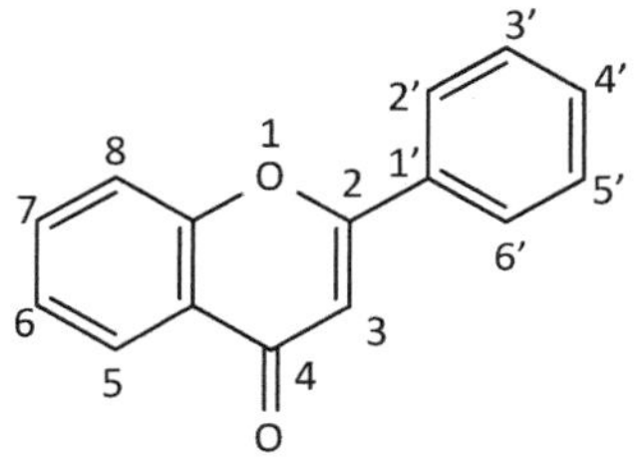

2-苯基色原酮 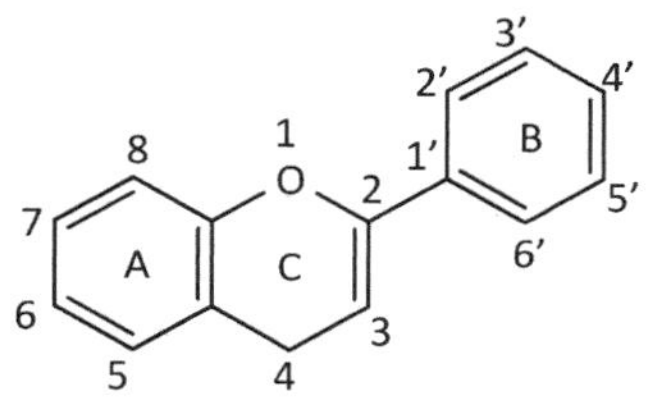　　　　　　　　C_6-C_3-C_6

黄酮类化合物分布广泛，多存在于高等植物中，而在菌类、藻类、地衣类等低等植物中较少存在。黄酮类化合物在植物体内大部分以与糖结合成苷的形式存在，一部分以游离形式存在。在植物的花、叶、果实等组织中，多为苷类，而在木质部坚硬组织中，则多为游离的苷元。

黄酮类化合物是中药中一类重要的有效成分，具有多种生理活性。例如，芦丁（rutin）、橙皮苷（hesperidin）等成分具有降低血管通透性及抗毛细血管脆性的作用；槲皮素（quercetin）、葛根素（puerarin）等具有扩张冠状血管的作用；儿茶素（catechin）和水飞蓟素（silymarin）作为治疗急、慢性肝炎和保肝作用的药物具有较好的疗效。木犀草素（luteolin）、黄芩苷（baicalin）、黄芩素（baicalein）等均有一定程度的抗菌作用，近年来还有桑色素（morin）、二氢槲皮素（dihydroquercetin）及山柰酚（kaempferol）等抗病毒作用的报道。异甘草素（isoliquiritigenin）及大豆素（daidzein）等具有类似罂粟碱解除平滑肌痉挛的作用。牡荆素（vitexin）、桑色素、d-儿茶素（d-catechin）等具有抗肿瘤作用。

黄酮类化合物不仅具有多种生物活性和药用价值，以其作为先导化合物进行结构修饰也引起医药界的高度重视。

第二节 黄酮类化合物的生物合成途径

黄酮类化合物在植物体内的生物合成途径是复合型的，是由莽草酸途径和多酮化途径生物合成的产物，黄酮的基本骨架是由 3 个丙二酰辅酶 A（malonyl CoA）和 1 个香豆酰辅酶 A（coumaroyl CoA）生物合成而产生的。其中，3 个丙二酰辅酶 A 来源于多酮化途径并通过环化作用生成黄酮类化合物骨架 A 环，B 环则来自于香豆酰辅酶 A，而香豆酰辅酶 A 是以苯丙氨酸和酪氨酸（两者均来源于莽草酸途径）为前体合成的。3 个丙二酰辅酶 A 和 1 个香豆酰辅酶 A 在查耳酮合成酶（CHS）的作用下生成查耳酮，再在查耳酮异构酶（CHI）的作用下形成二氢黄酮，其他黄酮类化合物大都是经过二氢黄酮在各种酶的作用下生物合成而成的。黄酮类化合物的生物合成途径如图 5-1 所示。

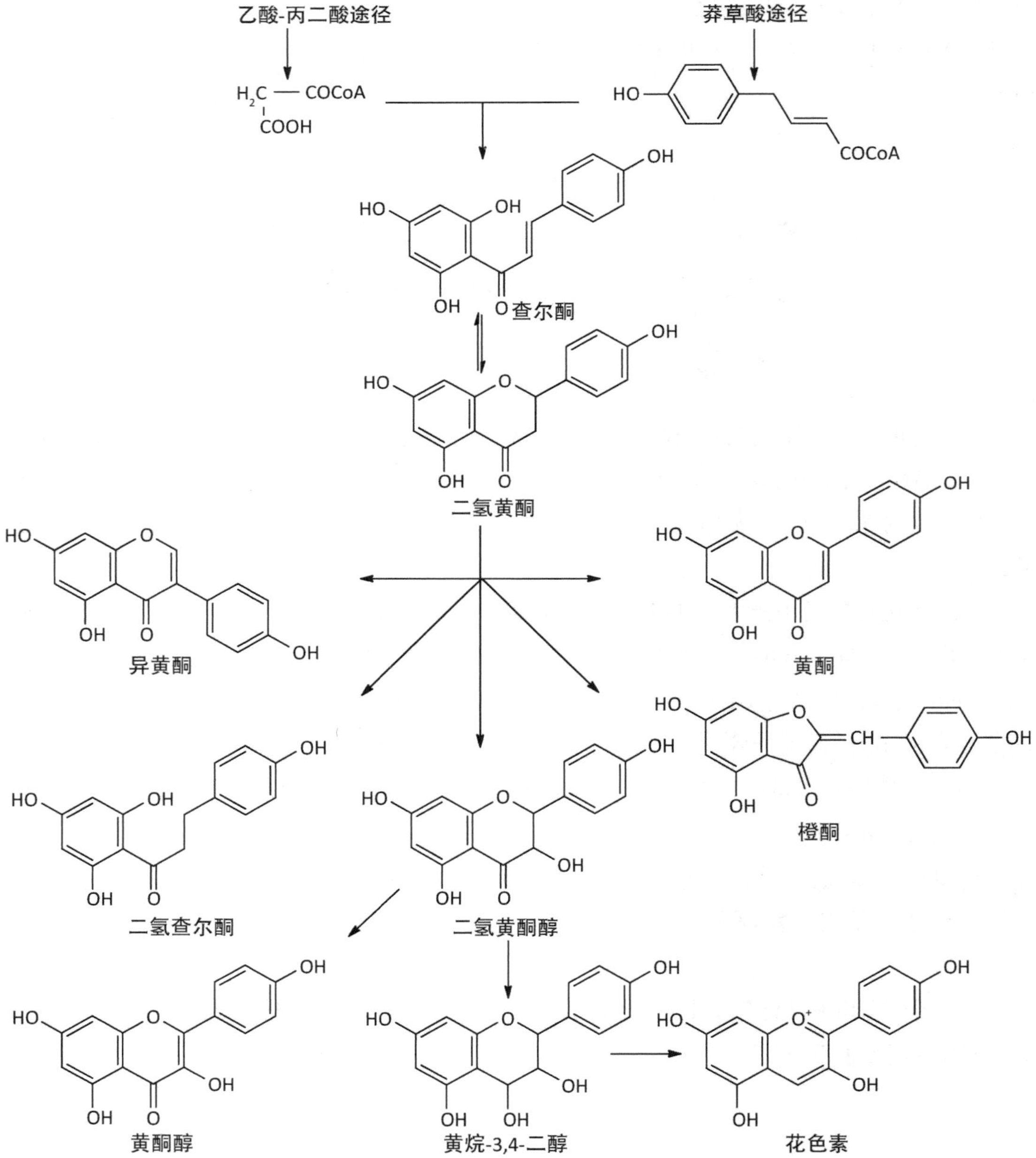

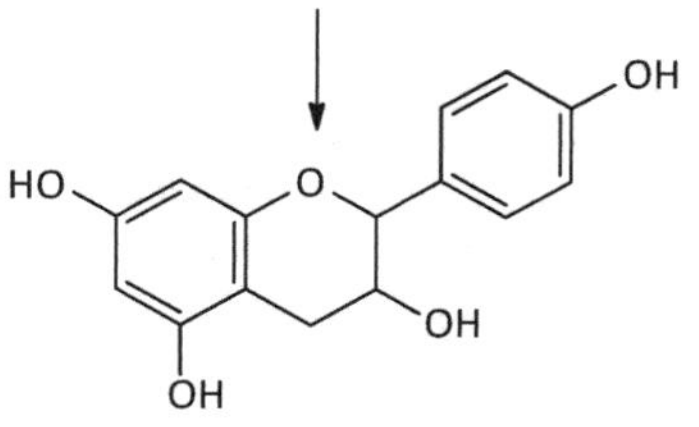

黄烷–3–醇

图 5－1 黄酮类化合物生物合成途径

第三节 黄酮类化合物的结构与分类

根据黄酮类化合物 A 环和 B 环之间的三碳链的氧化程度、三碳链是否构成环状结构、3 位是否有羟基取代以及 B 环连接的位置等差异，将主要的天然黄酮类化合物进行分类，如表 5－1 所示。

表 5－1 黄酮类化合物苷元的主要结构类型

类型	基本结构	类型	基本结构
黄酮 （flavone）	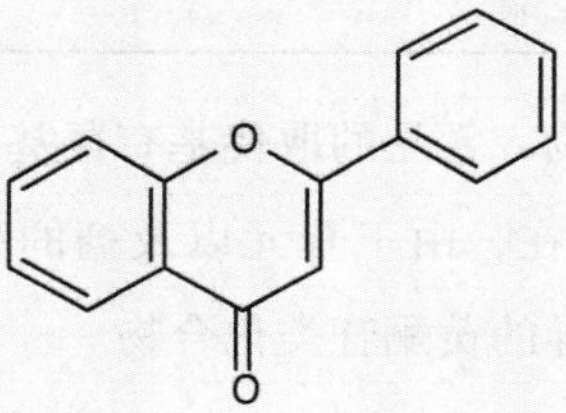	二氢查尔酮 （dihydrochalcone）	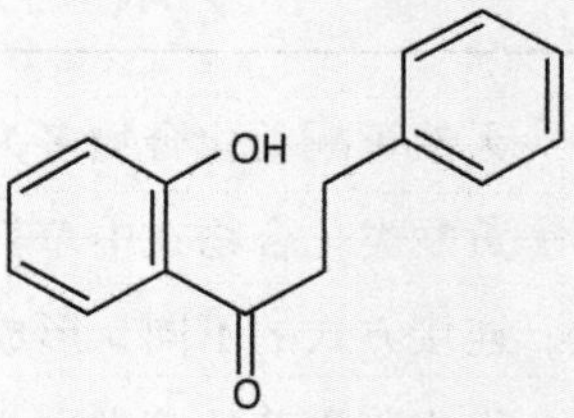
黄酮醇 （flavonol）	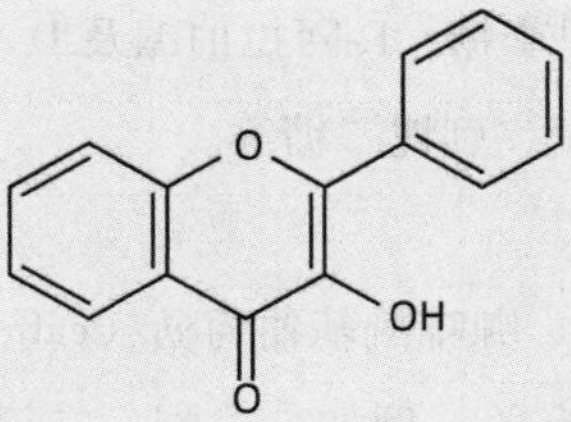	橙酮（噢呤） （aurone）	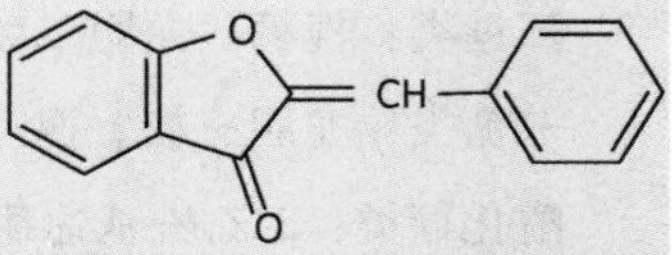
二氢黄酮 （flavanone）	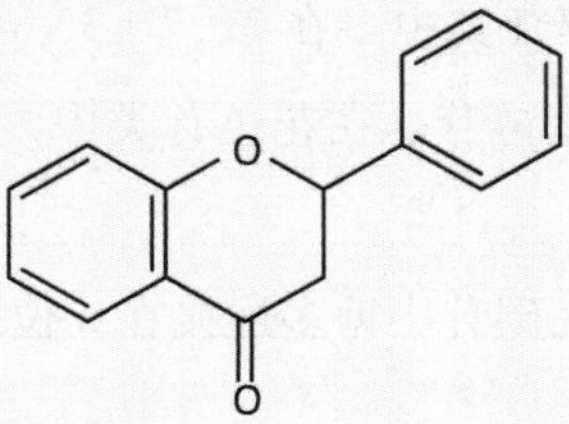	花色素 （anthocyanidin）	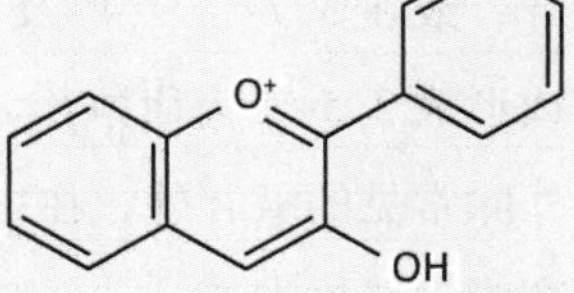
二氢黄酮醇 （flavanonol）	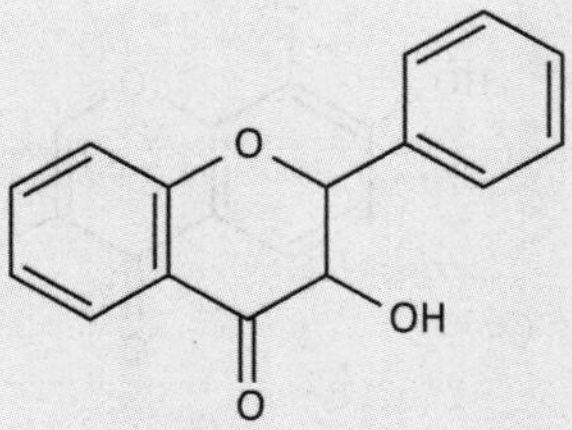	黄烷-3-醇 （flavan-3-ol）	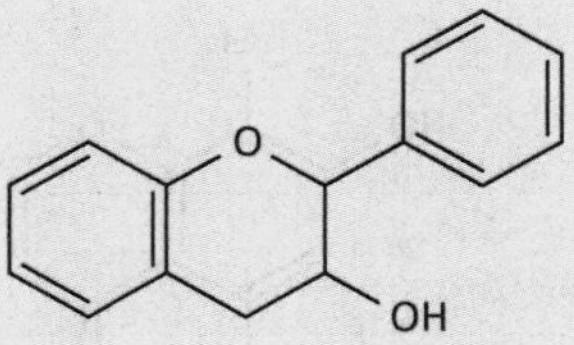

NOTE

续表

类型	基本结构	类型	基本结构
异黄酮（isoflavone）	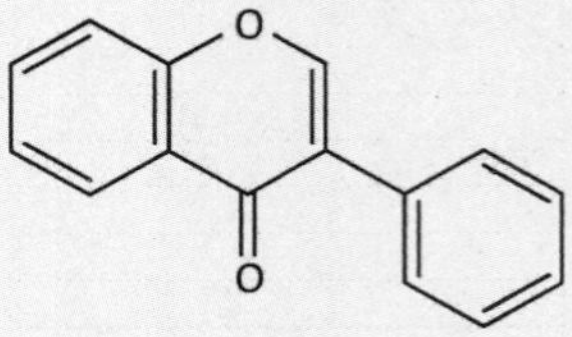	黄烷-3,4-二醇（flavan-3,4-diol）	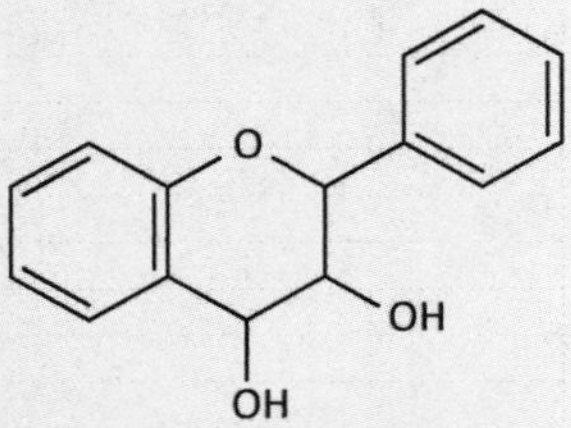
二氢异黄酮（isoflavanone）	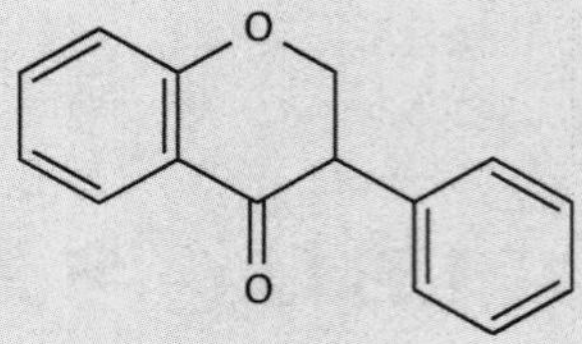	双黄酮（bisflavonoid）	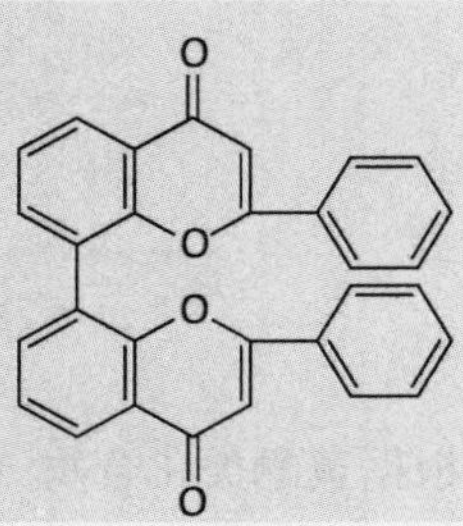
查耳酮（chalcone）	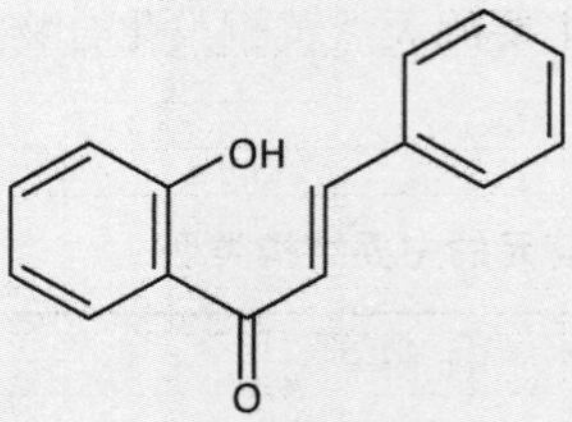	𠮩酮（xanthone）	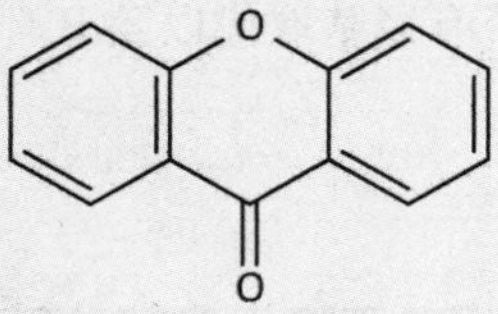

天然黄酮类化合物多为上述基本母核的衍生物，常见的取代基有羟基、甲氧基及异戊烯基等。黄酮类化合物在中草药中大多以苷类形式存在，由于苷元以及糖的种类、数量、连接位置、连接方式的不同，形成了数目众多、结构各异的黄酮苷类化合物。

组成黄酮苷的糖类主要有：

单糖类：D-葡萄糖、D-半乳糖、D-木糖、L-鼠李糖、L-阿拉伯糖及 D-葡萄糖醛酸等。

双糖类：槐糖、龙胆二糖、芸香糖、新橙皮糖、刺槐二糖等。

三糖类：龙胆三糖、槐三糖等。

酰化糖类：2-乙酰基葡萄糖（2-acetylglucose）、咖啡酰基葡萄糖（caffeoylglucose）等。

在黄酮苷中，糖的连接位置与苷元结构类型有关。例如：黄酮、二氢黄酮和异黄酮苷类，多在 7-OH 上形成单糖链苷。黄酮醇和二氢黄酮醇苷类中多在 3、7、3′、4′ 的羟基上形成单糖链苷，或在 3,7-、3′,4′- 及 7,4′- 二羟基上形成双糖链苷。在花色苷类中，多在 3-OH 连接一个糖或形成 3,5-二葡萄糖苷。

除常见的氧苷外，在中草药中还发现碳苷，在碳苷中糖多连接在 6 位或 8 位或 6,8 位，如牡荆素、葛根素等。

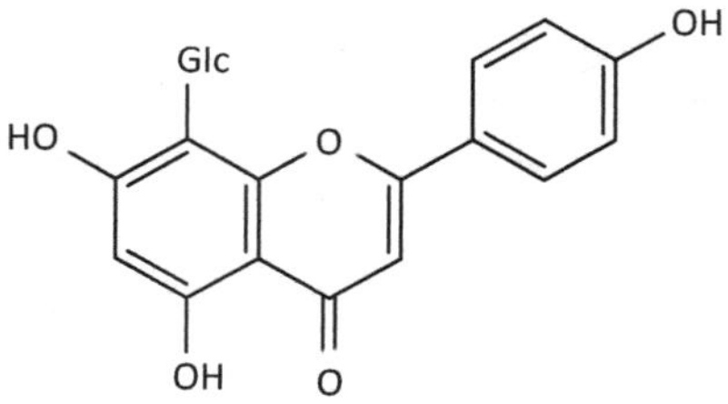

牡荆素

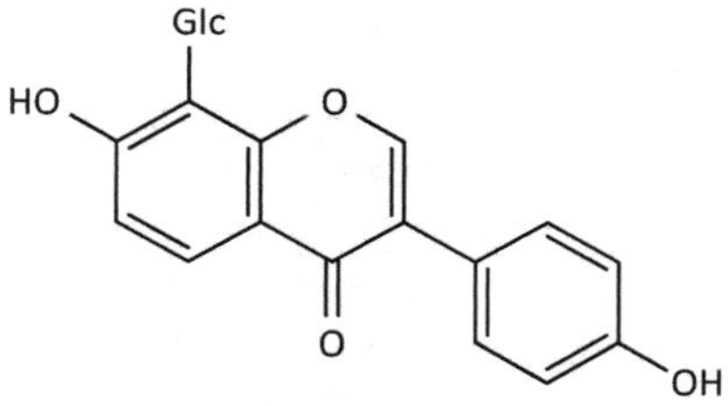

葛根素

一、黄酮类

黄酮类是以 2-苯基色原酮为基本母核，且 3 位上无含氧基团取代的一类化合物，广泛分布于被子植物中，以芸香科、石楠科、唇形科、玄参科、爵麻科、苦苣苔科、菊科等植物中存在较多。天然黄酮 A 环的 5,7 位几乎同时带有羟基，而 B 环常在 4′位有羟基或甲氧基，3′位有时也有羟基或甲氧基。

芹菜素、木犀草素和黄芩苷等是常见的黄酮及其苷类化合物。芹菜中芹菜素（apigenin）具有抗乳腺及生殖系统癌症的作用，金银花中的木犀草素具有抗氧化和抗肿瘤的作用，黄芩中黄芩苷具有抗菌抗炎以及利胆、抗过敏、解热和解毒作用，用于治疗传染性肝炎，对降低急性黄疸型、无黄疸型及慢性肝炎活动期中谷丙转氨酶的效果良好。

芹菜素　　　　　　木犀草素　　　　　　黄芩苷

二、黄酮醇类

黄酮醇类的结构特点是在黄酮基本母核的 3 位上连有羟基或其他含氧基团，较广泛分布于双子叶植物中，尤其在一些木本植物的花和叶中。

常见的黄酮醇及其苷类有山柰酚、槲皮素、杨梅素（myricetin）、芦丁、淫羊藿苷（icariin）等。山柰酚主要来源于姜科植物山柰 *Kaempferia galanga* L. 的根茎，具有抗肿瘤、抗炎、抗氧化、抗菌、抗病毒等多种作用；槲皮素存在于 100 多种中草药中，具有抗氧化及清除自由基的作用；芦丁是槐米中主要有效成分，可用于治疗毛细血管脆性引起的出血症并用作高血压辅助治疗剂；淫羊藿总黄酮为淫羊藿主要有效成分，主要包括淫羊藿苷、淫羊藿次苷（icariside）、淫羊藿新苷 A~E（epimedoside A~E）、去甲淫羊藿苷（noricaritin）、淫羊藿脂素（icariresinol）等。

山柰酚　　　　　槲皮素　R=H　　　　　杨梅素
　　　　　　　　　芦丁　　R=芸香糖基

三、二氢黄酮类

二氢黄酮类结构可视为黄酮基本母核的 2、3 位双键被氢化而成，分布较普遍，在蔷薇科、芸香科、豆科、杜鹃花科、菊科、姜科中较为常见。

中药陈皮中的橙皮苷和新橙皮苷（neohesperidin）均为二氢黄酮类化合物。橙皮苷具有维持血管正常渗透压、降低血管的脆性、缩短流血时间的作用，临床上常作为治疗高血压的辅助药和止血药。新橙皮苷具有和橙皮苷类似的药理作用。甘草 *Glycyrrhiza uralensis* Fisch. 中对消化性溃疡有抑制作用的甘草素（liquiritigenin）和甘草苷（liquiritin）亦为二氢黄酮类化合物。

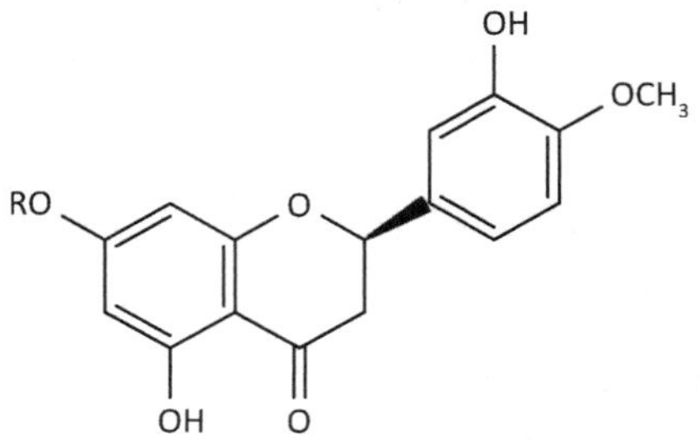

| 橙皮素 | R=H |
| 橙皮苷 | R=芸香糖基 |

| 甘草素 | R=H |
| 甘草苷 | R=Glc |

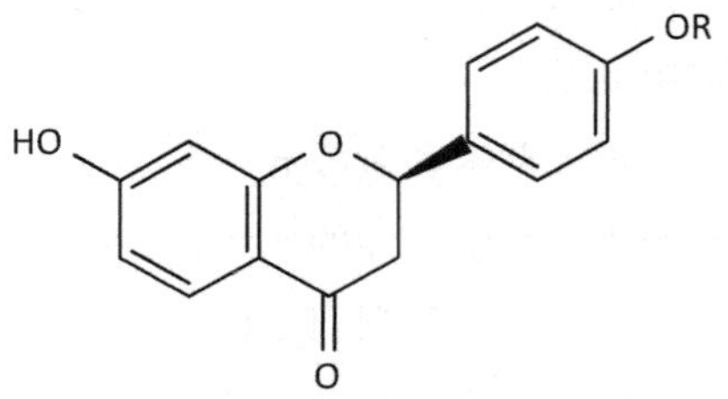

四、二氢黄酮醇类

二氢黄酮醇类具有黄酮醇的 2、3 位被氢化的基本母核结构，在双子叶植物中较普遍存在，尤以豆科植物中较为常见，在裸子植物、单子叶植物姜科等少数植物中也有存在。

黄柏 *Phellodendron chinense* Schneid. 中的黄柏素-7-*O*-葡萄糖苷（phellamurin）具有一定的抗肿瘤活性，胡桃科黄杞 *Engelhardtia roxburghiana* Wall. 根皮中的落新妇苷（astilbin）具有多种显著的生物活性，包括抑制辅酶 A 还原酶、抑制醛糖还原酶、保护肝脏、镇痛、抗水肿等作用。另外落新妇苷还具有显著的选择性免疫抑制作用。

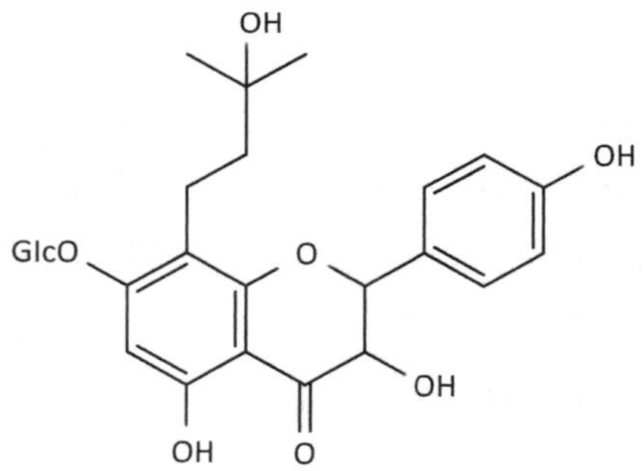

黄柏素-7-*O*-葡萄糖苷

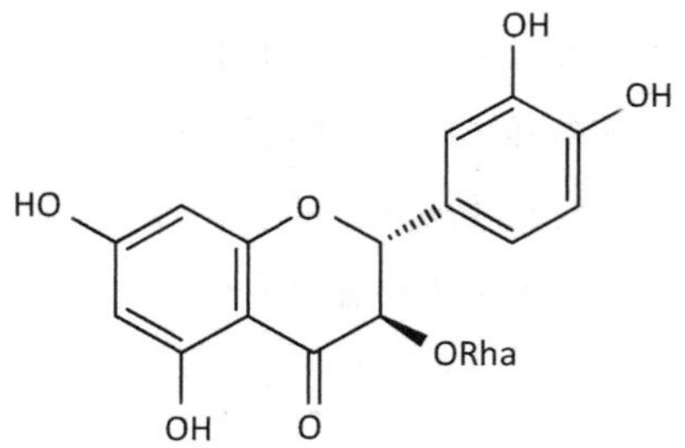

落新妇苷

二氢黄酮与二氢黄酮醇常共存于同一植物体中，如满山红 *Rhododendron dahuricum* 叶中的二氢槲皮素（dihydroquercetin）和槲皮素共存，桑枝中的二氢桑色素（dihydromorin）和桑色素共存。

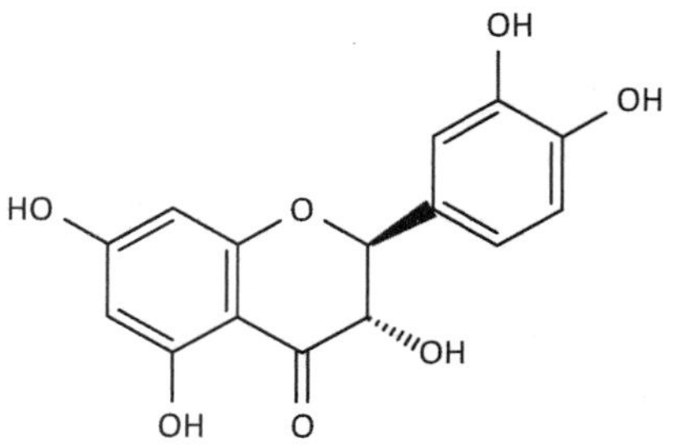

二氢槲皮素

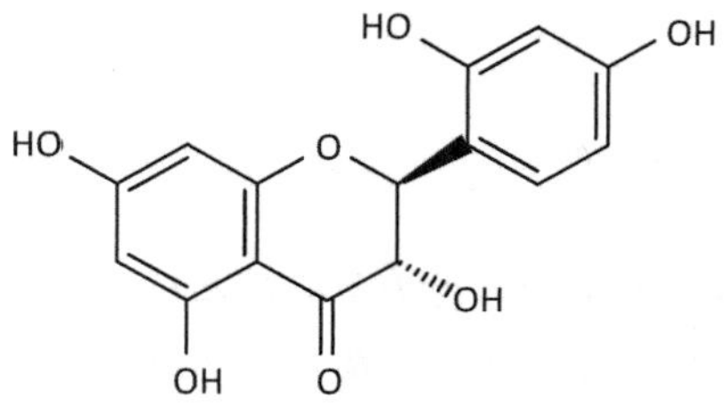

二氢桑色素

五、异黄酮类

异黄酮类基本母核为3-苯基色原酮，即B环连在C环的3位上。该类型主要分布在被子植物中，在豆科蝶形花亚科和鸢尾科植物中存在较多。

中药葛根中所含的大豆素、大豆苷（daidzin）、大豆素-7,4′-二葡萄糖苷（daidzien-7,4′-diglucoside）、葛根素（puerarin）等均属异黄酮类化合物。其中，葛根总黄酮有增加冠状动脉血流量及降低心肌耗氧量的作用，大豆素具有类似罂粟碱的解痉作用，大豆苷、葛根素及大豆素均能缓解高血压患者的头痛等症状。

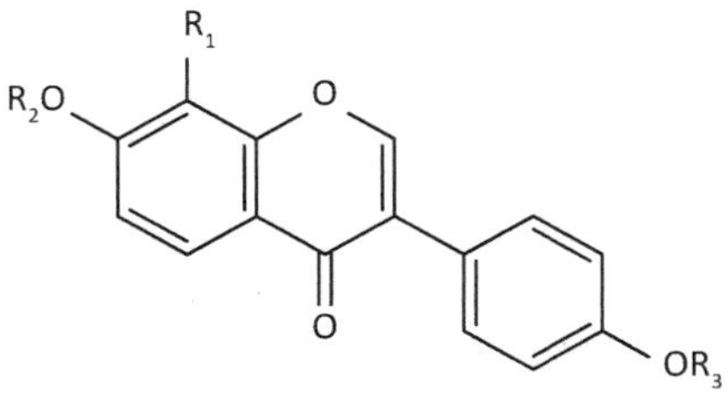

大豆素	$R_1=R_2=R_3=H$
大豆苷	$R_1=R_3=H$　$R_2=Glc$
葛根素	$R_2=R_3=H$　$R_1=Glc$
大豆素-7,4′-二葡萄糖苷	$R_1=H$　$R_2=R_3=Glc$

豆科车轴草属植物红车轴草 *Trifolium pretense* L. 在抗肿瘤、预防骨质疏松、促进伤口愈合、改善妇女围绝经期综合征等方面均有良好的疗效，在欧美等国已被开发制成片剂、胶囊剂、搽剂等多种形式的制剂。其中所含的染料木素（genistein）、刺芒柄花素（formononetin）等均属于异黄酮的衍生物。

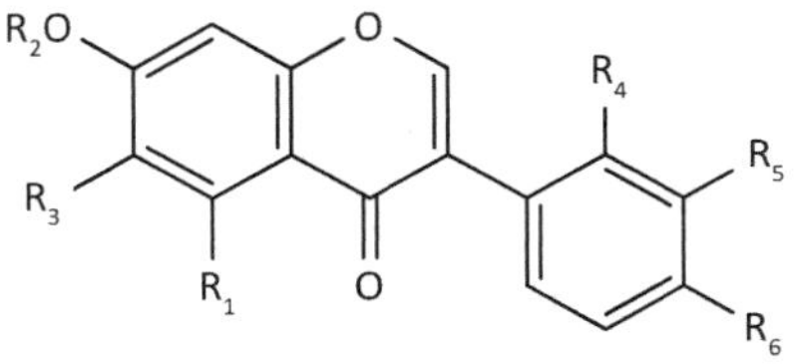

染料木素	$R_2=R_3=R_4=R_5=H$	$R_1=R_6=OH$
刺芒柄花素	$R_1=R_2=R_3=R_4=R_5=H$	$R_6=OCH_3$

六、二氢异黄酮类

二氢异黄酮具有异黄酮的2、3位被氢化的基本母核结构。中药广豆根 *Sophora subprostrata* Chun et Chen 中所含有的紫檀素（pterocarpin）、三叶豆紫檀苷（trifolirhizin）和高丽槐素（maackiain）等均属二氢异黄酮衍生物，皆具有一定的抗肿瘤活性。

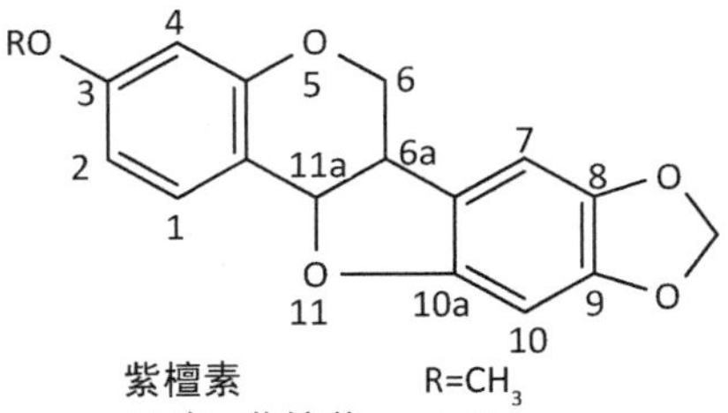

紫檀素	R=CH₃
三叶豆紫檀苷	R=Glc
高丽槐素	R=H

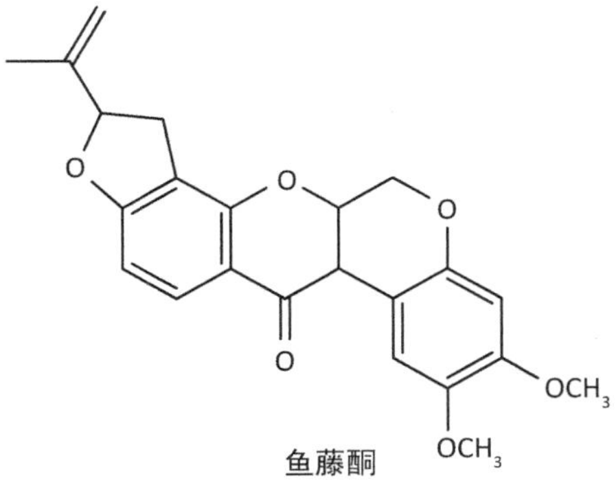

鱼藤酮

毛鱼藤 *Derris elliptica* Benth. 中所含的鱼藤酮（rotenone）也属于二氢异黄酮的衍生物，具有较强的杀虫和毒鱼作用，但对人畜无害，可作为农药杀虫剂。

七、查尔酮类

查耳酮类是二氢黄酮 C 环的 1、2 位键断裂生成的开环衍生物，即三碳链不构成环。其母核碳原子的编号与其他黄酮类化合物不同。查耳酮从化学结构上可视为是由苯甲醛与苯乙酮类缩合而成的一类化合物，较多分布于菊科、豆科、苦苣苔科植物中。其 2′-羟基衍生物为二氢黄酮的异构体，两者可以相互转化。在酸性条件下转化为无色的二氢黄酮，碱化后即可转化为深黄色的 2′-羟基查耳酮。

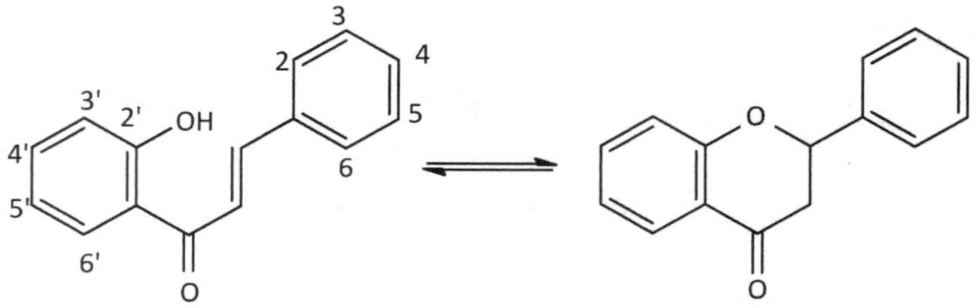

2′-羟基查尔酮　　　　　　　　二氢黄酮

红花主要含有红花苷（carthamin）、新红花苷（neocarthamin）和醌式红花苷（carthamone）。红花在开花初期，花中主要含有无色的新红花苷及微量的红花苷，故花冠呈淡黄色，开花期由于花中主要含有红花苷而呈深黄色，开花后期则因氧化变成红色的醌式红花苷而显红色。

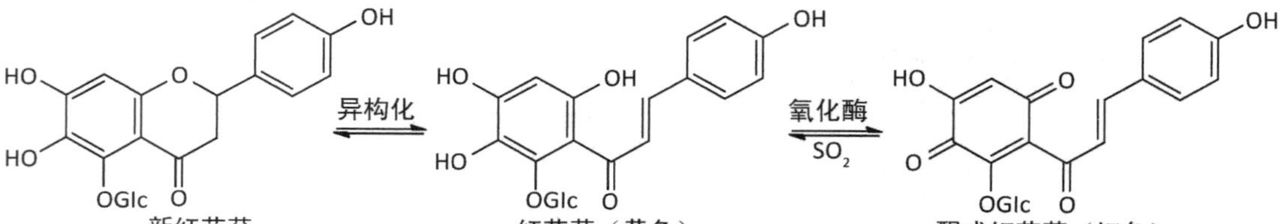

新红花苷　　　　　　红花苷（黄色）　　　　　　醌式红花苷（红色）

八、二氢查尔酮类

二氢查耳酮为查尔酮的 α、β 位双键氢化而成，在植物界分布极少，主要在菊科、蔷薇科、杜鹃花科、山矾科等植物中可见。苹果中含有的抗糖尿病活性成分根皮苷（phlorizin）属于此类化合物。

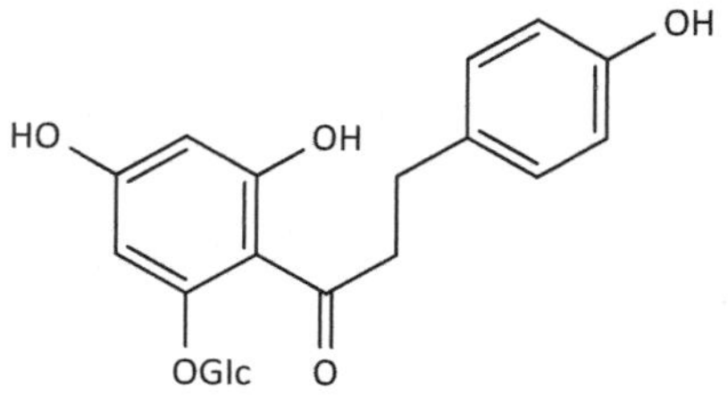

根皮苷

九、橙酮类

橙酮又称噢哢类，其结构特点是 C 环为含氧五元环，在玄参科、菊科、苦苣苔科及单子叶植物莎草科中有分布，但数量很少。例如黄花波斯菊中的硫磺菊素（sulphuretin）即属于此类。

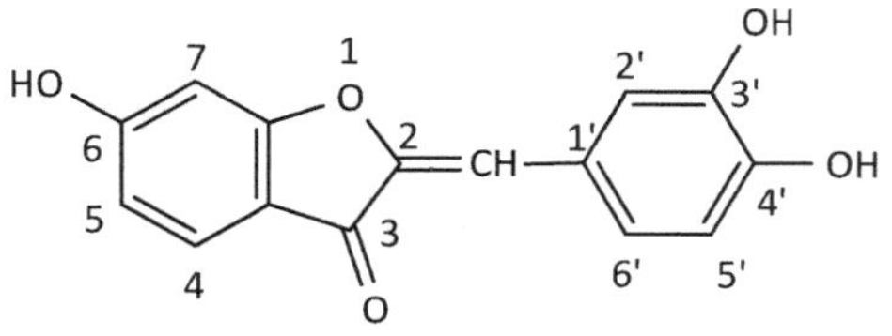

硫磺菊素

十、花色素类

花色素类的基本母核中 C 环无羰基，1 位氧原子以锌盐形式存在，广泛地分布于被子植物中，是使植物的花、果实、叶、茎等呈现蓝、紫、红等颜色的色素，在植物体内多与糖结合成苷的形式存在。

目前常见的花色素类有 6 种，分别为矢车菊素（cyanidin）、飞燕草素（delphinidin）、天竺葵素（pelargonidin）、牵牛花色素（petunidin）、芍药色素（peonidin）和锦葵色素（malvidin）。在不同 pH 条件下，因分子结构不同而呈红色—粉色—无色—蓝色变化。

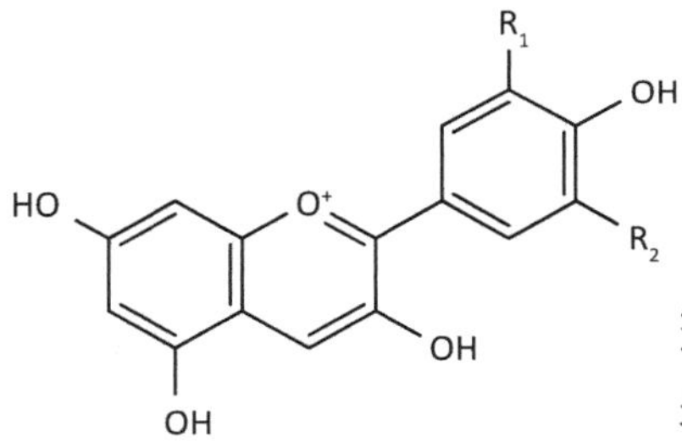

矢车菊素　　R_1=OH　R_2=H
飞燕菊素　　R_1=R_2=OH
天竺葵素　　R_1=R_2=H

十一、黄烷醇类

黄烷醇类化合物在植物体内可作为鞣质的前体，根据其 C 环 3、4 位所连羟基的不同可分为两类：黄烷-3-醇（flavan-3-ol）和黄烷-3,4-二醇（flavan-3,4-diol）。

1. 黄烷-3-醇类　又称为儿茶素类，在植物中分布较广，主要存在于含鞣质的木本植物中。儿茶素为中药儿茶 *Acacia catechu* 的主要成分，具有很强的抗氧化活性和一定的抗肿瘤活性，有 4 个光学异构体，但在植物中主要存在 2 个，即（+）儿茶素和（-）表儿茶素（epicatechin）。

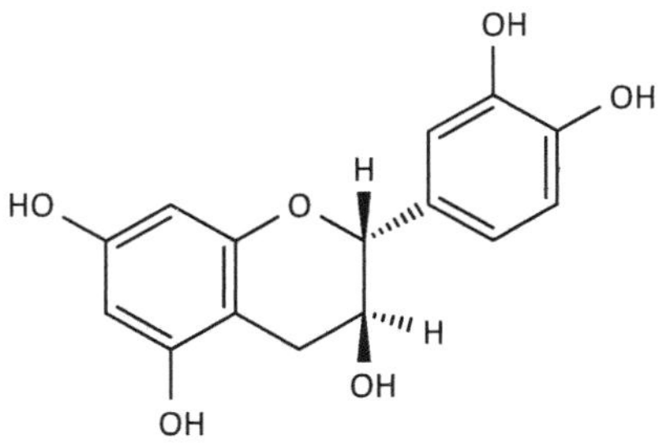

（+）儿茶素 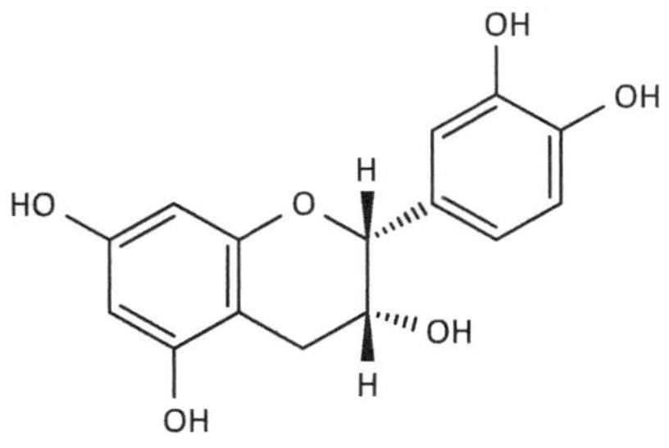　　　　　　　　　　（-）表儿茶素

金荞麦 *Fagopyrum dibotrys* Hara 中的双聚原矢车菊苷元（dimeric proanthocyanidin）是黄酮-3-醇的双聚物。现代研究表明双聚原矢车菊苷元具有抗炎、解热、祛痰、抑制血小板聚集与提高机体免疫的作用，同时具有一定的抗肿瘤活性，临床用于治疗肺脓肿及其他感染性疾病。

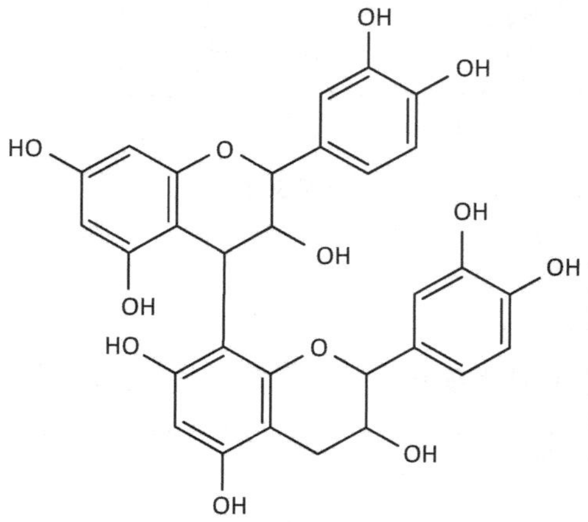

双聚原矢车菊苷元

常用解表中药麻黄根中的麻黄宁 A 和麻黄宁 B 是黄烷-3-醇的双聚物，两者的差别仅是 C_2、C_3、C_4 位构型不同，均具有抗肿瘤活性。

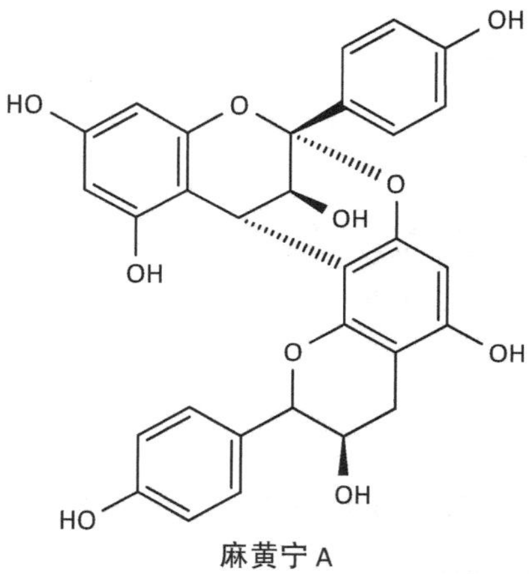

麻黄宁 A

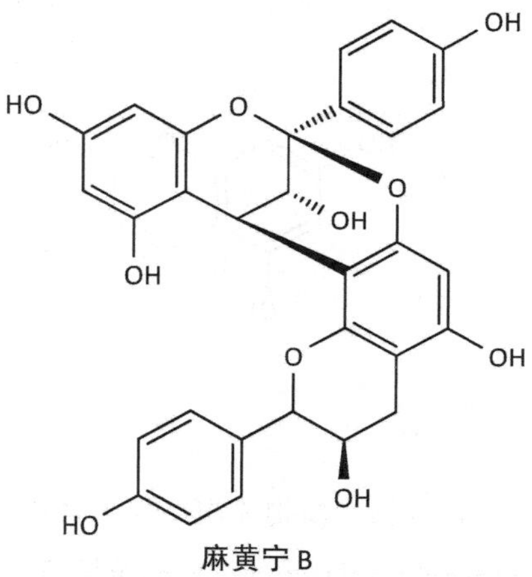

麻黄宁 B

2. 黄烷-3，4-二醇类　又称为无色花色素类，本身无色，在紫外灯下没有荧光或荧光很弱，在氢氧化钠水溶液中显黄色。如无色矢车菊素（leucocyanidin）、无色飞燕草素（leucodelphindin）和无色天竺葵素（leucopelargonidin）等，这类成分在植物界分布很广，尤以含鞣质的木本植物和蕨类植物中较为多见。

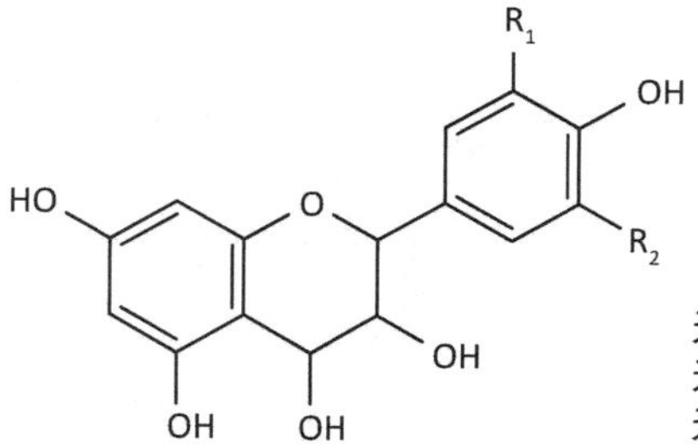

无色矢车菊素　R_1=OH　R_2=H
无色飞燕草素　R_1=R_2=OH
无色天竺葵素　R_1=R_2=H

十二、双黄酮类

双黄酮类较集中地分布于除松科以外的裸子植物中，尤以银杏纲最为普遍，蕨类植物的卷柏属、双子叶植物中亦有分布。

双黄酮（biflavone）是由两分子黄酮衍生物聚合生成的二聚物。常见的天然双黄酮由两分子芹菜素或其甲醚衍生物构成，根据它们的结合方式不同又分为以下 4 类：

1. 3′,8″-双芹菜素型 银杏叶分离出的银杏双黄酮（ginkgetin）、异银杏素（isoginkgetin）和白果素（bilobetin）等即为此种类型的化合物。银杏双黄酮具有解痉、降压和扩张冠状血管的作用，临床上常用于治疗冠心病。

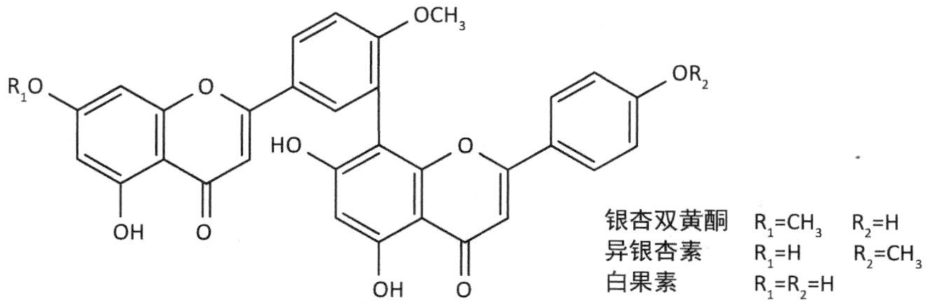

银杏双黄酮　R_1=CH$_3$　R_2=H
异银杏素　R_1=H　R_2=CH$_3$
白果素　R_1=R_2=H

2. 6,8″-双芹菜素型 如野漆 *Rhus succedanea* 核果中的贝壳杉黄酮（agathisflavone）。

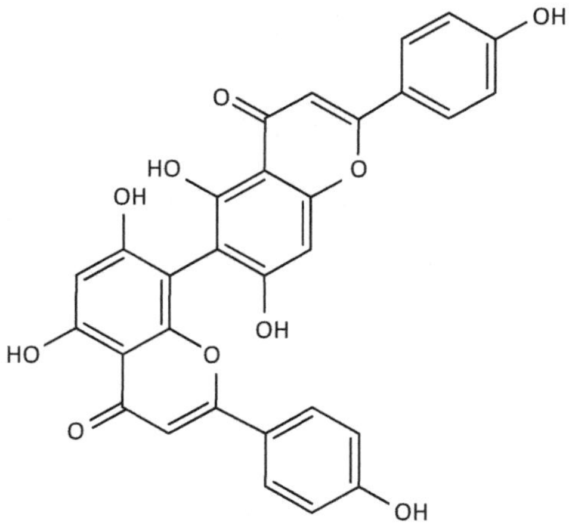

贝壳杉黄酮

3. 8,8″-双芹菜素型 如柏黄酮（cupresuflavone）。

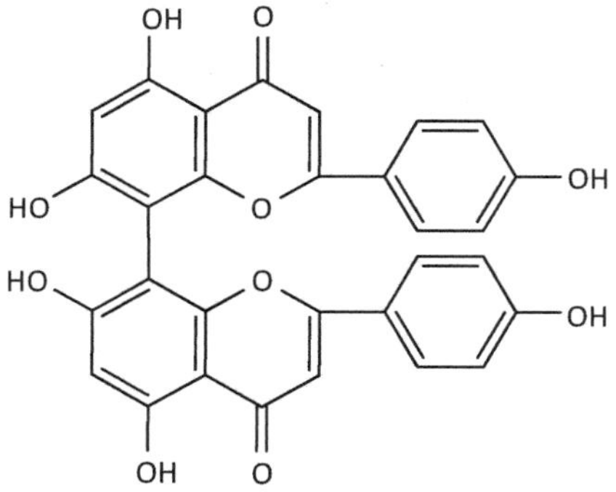

柏黄酮

4. 双苯醚型   如扁柏黄酮（hinokiflavone）由两分子芹菜素通过 $C_{4'}$-O-$C_{6''}$ 醚键连接而成。

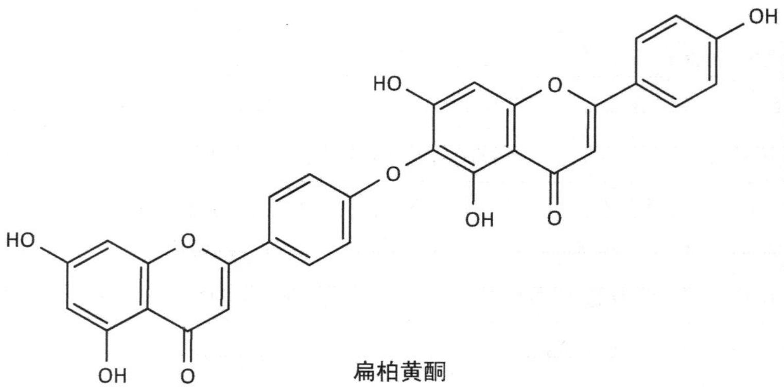

扁柏黄酮

十三、其他黄酮类

1. 山酮类   山酮又称苯骈色原酮或双苯吡酮，其基本母核由苯环与色原酮的 2,3 位骈合而成，是较为特殊的黄酮类化合物，常存在于龙胆科、藤黄科植物中，在百合科植物中也有分布。如异芒果素（isomangiferin）存在于石韦、芒果和知母中，有止咳祛痰作用。

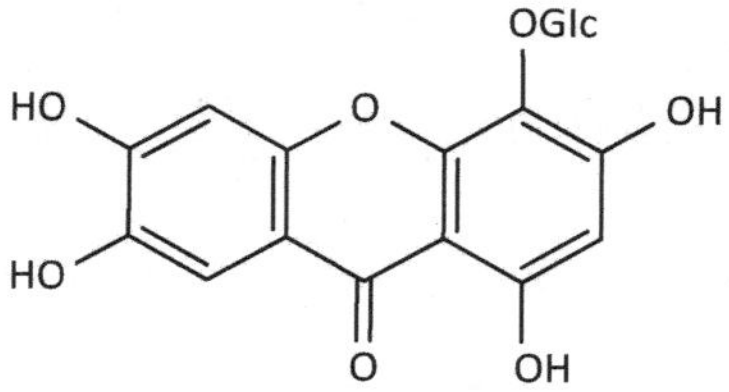

异芒果素

2. 呋喃色原酮类   呋喃色原酮类在植物界分布较少，如凯刺种子和果实中得到的凯林（khellin）即属于呋喃色原酮类化合物。凯林为最早发现的一种有扩张冠状血管作用的黄酮类化合物。

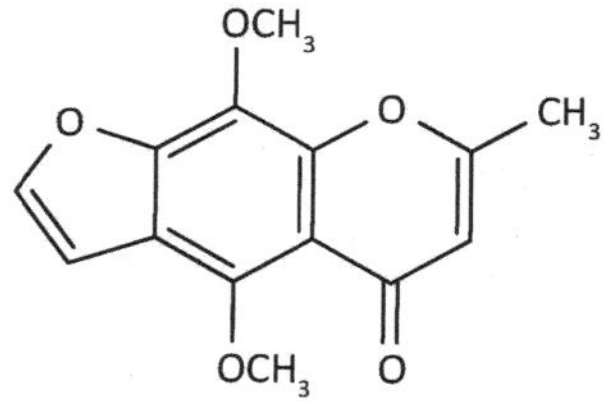

凯林

3. 新黄酮类   新黄酮类主要分布在豆科蝶形花亚科植物中。例如中药降香中存在的黄檀内酯（dalbergin）即属于新黄酮类化合物，虽也具有 C_6-C_3-C_6 的通式，但 B 环连接在 C 环的 C-4 位上，其结构与一般黄酮类化合物有较大的变化，故也有学者将其归为香豆素类。

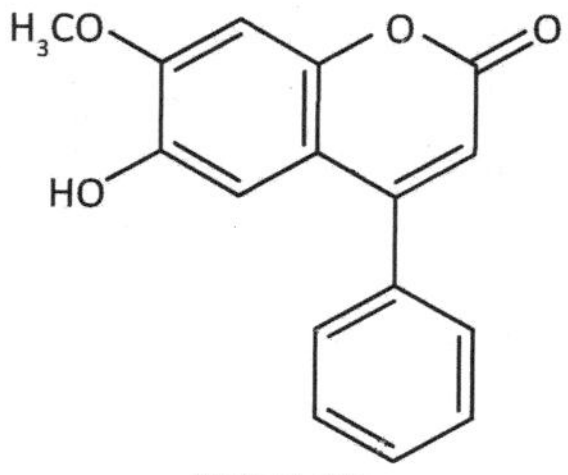

黄檀内酯

另有少数黄酮类化合物结构较为复杂，例如水飞蓟素为黄酮木脂素类化合物，由二氢黄酮醇类与苯丙素衍生物缩合而成。

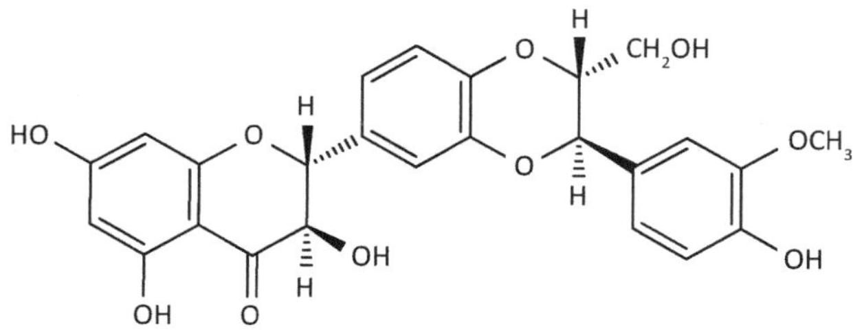

水飞蓟素

第四节　黄酮类化合物的理化性质

一、性状

1. **形态**　黄酮类化合物多为结晶性固体，少数为无定形粉末，如黄酮苷类。

2. **颜色**　黄酮类化合物多数呈黄色，所呈颜色与分子中是否存在交叉共轭体系、含有的助色团（—OH、—OCH₃等）类型、数目以及取代位置有关。以黄酮为例，其色原酮部分原本无色，但在 2 位上引入苯环后，即形成交叉共轭体系，并通过电子转移、重排，使共轭链延长，因而显现出颜色。

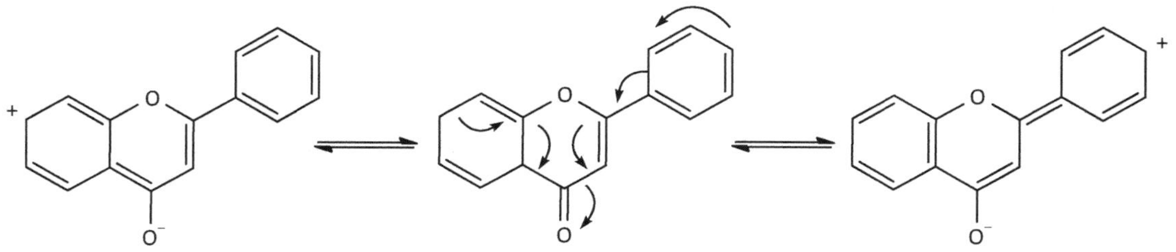

如果黄酮、黄酮醇分子中的 7 位或 4′位引入—OH 或—OCH₃等助色团后，产生 p-π 共轭，促进了电子移位、重排，并使共轭系统延长而致化合物的颜色加深，但其他位置引入—OH 或—OCH₃等助色团则对颜色影响较小。

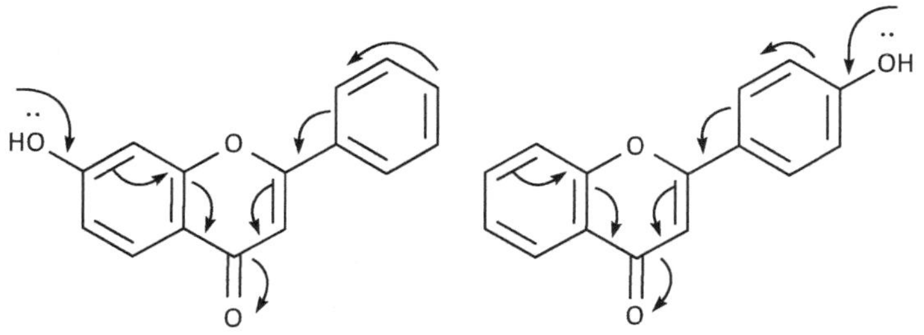

在可见光下，黄酮、黄酮醇及其苷类多显灰黄～黄色，查耳酮为黄～橙黄色，二氢黄酮、二氢黄酮醇因不具有交叉共轭体系故不显色，异黄酮类因共轭链短而无色或显微黄色。花色素

NOTE

及其苷的颜色随 pH 不同而改变，一般 pH<7 时显红色，pH 为 8.5 时显紫色，pH>8.5 时显蓝色。

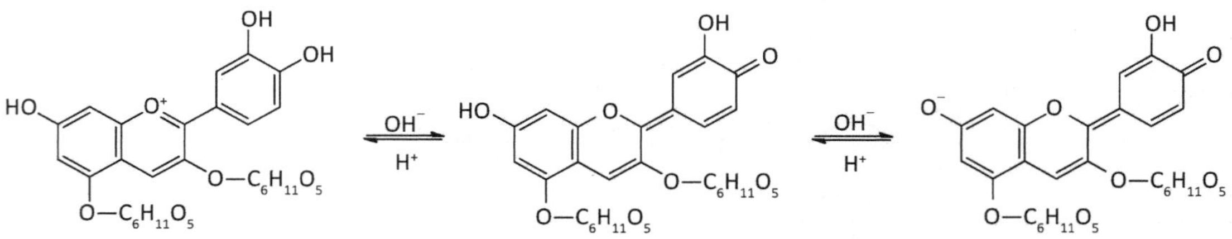

在紫外光下，黄酮醇类大多呈亮黄色或黄绿色荧光，当 3 位羟基被甲基化或糖苷化后，与黄酮类相似仅显暗淡的棕色。查耳酮和橙酮类显深黄棕色或亮黄色的荧光，经氨气熏后转变为橙红色的荧光。异黄酮类呈紫色荧光，花色苷类呈棕色荧光。二氢黄酮类、二氢黄酮醇类和黄烷醇类及其苷类均不显荧光。

二、旋光性

游离的二氢黄酮、二氢黄酮醇、二氢异黄酮及黄烷醇等黄酮类化合物，因分子中含有手性碳原子，故均有旋光性，其余类型的黄酮类化合物则无旋光性。黄酮苷类化合物由于结构中含有糖基，故均有旋光性，且多为左旋。

三、溶解性

黄酮类化合物因结构类型及存在状态（如苷或苷元）不同而表现出不同的溶解性。

1. 游离黄酮类化合物　一般难溶或不溶于水，易溶于甲醇、乙醇、丙酮、乙酸乙酯、乙醚等有机溶剂及稀碱水溶液中。其中，黄酮、黄酮醇、查耳酮等为平面型分子，分子与分子间排列紧密，分子间引力较大，故难溶于水；而二氢黄酮及二氢黄酮醇等因 C 环近似呈半椅式结构，为非平面型分子，分子排列不紧密，分子间引力降低，有利于水分子进入，故在水中溶解度稍大；异黄酮则因 B 环受吡喃环羰基的立体阻碍，也具有一定的非平面性，故在水中溶解度比平面型分子大；花色素虽为平面型结构，但因以离子形式存在，具有盐的性质，故水溶度较大。

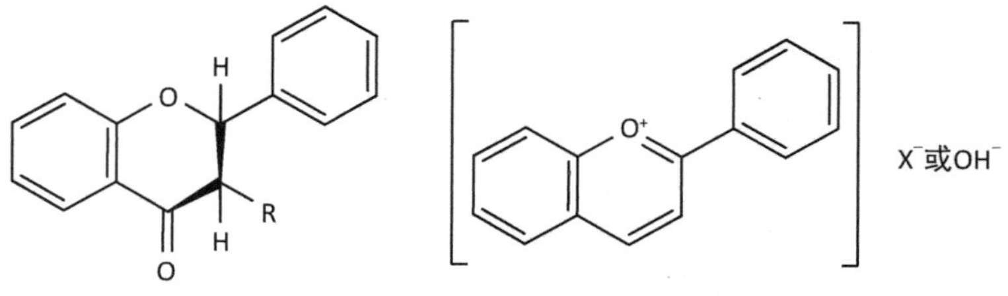

二氢黄酮　　R=H
二氢黄酮醇　R=OH

花青素

黄酮类化合物分子中引入羟基，将增加在水中的溶解度；而羟基被甲基化后，则在有机溶剂中的溶解度增加。如川陈皮素（5,6,7,8,3′,4′-六甲氧基黄酮）可溶于石油醚，而多羟基黄酮类化合物一般不溶于石油醚。

2. 黄酮苷类化合物　黄酮类化合物的羟基苷化后，水溶性增加，脂溶性降低。黄酮苷一般易溶于水、甲醇、乙醇等强极性溶剂中，但难溶或不溶于苯、三氯甲烷、石油醚等有机溶剂中。黄酮苷分子中糖基数目和结合的位置，对溶解度亦有一定的影响。一般多糖苷比单糖苷水溶性大，3 位羟基苷比相应的 7 位羟基苷水溶性大，例如槲皮素-3-*O*-葡萄糖苷的水溶性比槲皮素-7-*O*-葡萄糖苷大，主要原因是由于 3 位糖基与 4 位羰基的立体障碍使分子的平面性减弱而使水溶性增大。

四、酸碱性

1. 酸性 黄酮类化合物因分子中多具有酚羟基，故显酸性，可溶于碱性水溶液以及吡啶、甲酰胺、二甲基甲酰胺等有机溶剂。该类化合物的酸性强弱与酚羟基数目和位置有关。以黄酮为例，其酚羟基酸性由强到弱的顺序依次为：

7,4′-二 OH>7 或 4′-OH>一般酚-OH>5-OH

7 位和 4′位均有酚羟基者，在 p-π 共轭效应的影响下，使酸性增强而可溶于碳酸氢钠水溶液中。7 位或 4′位上有酚羟基者，能溶于碳酸钠水溶液，不溶于碳酸氢钠水溶液。具一般酚羟基者，能溶于氢氧化钠水溶液；仅有 5 位酚羟基者，因 5-OH 可与 4 位羰基形成分子内氢键，故酸性最弱。此性质可用于黄酮类化合物的提取、分离工作。

2. 碱性 黄酮类化合物由于分子中的 γ-吡喃环上的 1 位氧原子具有未共享电子对，因此表现出微弱的碱性，可与强无机酸如浓硫酸、浓盐酸等生成𬭁盐，该𬭁盐极不稳定，加水后即可分解。

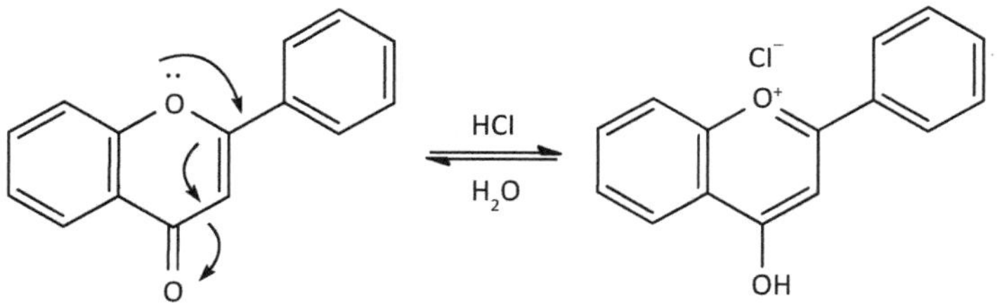

此外，黄酮类化合物溶于浓硫酸时，所生成的𬭁盐常表现出特殊的颜色，可用于鉴别。例如，黄酮、黄酮醇类显黄色至橙色并有荧光，二氢黄酮类显橙色（冷时）至紫红色（加热时），查耳酮类显橙红色至洋红色，异黄酮、二氢异黄酮类显黄色，噢𠯤类显红色至洋红色。

五、显色反应

黄酮类化合物的显色反应主要是利用分子中的酚羟基和 γ-吡喃酮环的性质。

（一）还原反应

1. 盐酸-镁粉反应 此为鉴别黄酮类化合物最常用的颜色反应。方法是将样品溶于甲醇或乙醇中，加入少许镁粉振摇，再滴加几滴浓盐酸即可显出颜色（必要时微热）。其中多数黄酮、黄酮醇、二氢黄酮和二氢黄酮醇显橙红色~紫红色，少数显紫~蓝色，尤其分子中 B 环有—OH 或—OCH₃取代时颜色随之加深。而异黄酮、查耳酮、橙酮、儿茶素类则为阴性反应。由于花色素、部分查耳酮、橙酮等单纯在浓盐酸酸性条件下也能产生颜色变化，故应注意区别。必要时须预先作空白对照实验，即在供试液中不加镁粉，而仅加入浓盐酸进行观察，若产生红色，则表明供试液中含有花色素或某些查耳酮或某些橙酮等。另外，为避免在该反应中提取液本身颜色较深的干扰，可注意观察加入镁粉后升起的泡沫颜色，如泡沫为红色，即为阳性反应。

盐酸-镁粉反应的机制过去解释为由于生成了花色苷元所致，现在一般认为是由于生成阳碳离子的缘故。

2. 四氢硼钠反应　四氢硼钠是对二氢黄酮类化合物专属性较高的一种还原剂，二氢黄酮类化合物可被四氢硼钠还原产生红~紫红色。其他黄酮类化合物均不显色，可与之区别。方法是在试管中加入适量的样品甲醇液，加入等量的 2%NaBH$_4$ 的甲醇液，一分钟后再加浓盐酸或浓硫酸数滴，生成紫色~紫红色。此反应也可在滤纸上进行，将样品的甲醇液点在滤纸上，喷上 2%NaBH$_4$ 的甲醇液，一分钟后熏浓盐酸蒸气，则二氢黄酮类或二氢黄酮醇类的斑点被还原显色。

3. 钠汞齐还原反应　向黄酮类化合物的乙醇溶液中加入钠汞齐，放置数分钟至数小时或加热，滤过，滤液用盐酸酸化，黄酮、二氢黄酮、异黄酮、二氢异黄酮类显红色，黄酮醇类显黄色至淡红色，二氢黄酮醇类显棕黄色。

（二）　与金属盐类试剂的络合反应

黄酮类化合物分子结构中，多具有 3-羟基、4-羰基或 5-羟基、4-羰基或邻二酚羟基，故可以与许多金属盐类试剂如铝盐、锆盐、镁盐、锶盐和铅盐等反应，生成有色的络合物或沉淀。与铅盐的反应因可能造成环境污染，现已不再应用。

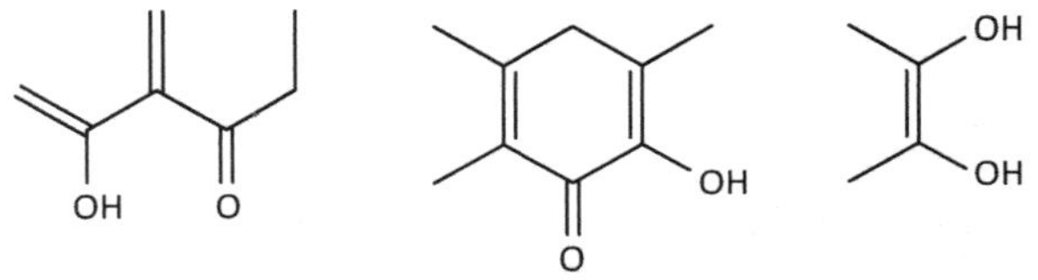

1. 三氯化铝反应　样品的乙醇溶液和 1% 三氯化铝乙醇溶液反应后，多数生成黄色络合物，并在紫外灯下显鲜黄色荧光，但 4′-羟基黄酮醇或 7,4′-二羟基黄酮醇类显天蓝色荧光。此反应可在试管中、滤纸或薄层上进行。

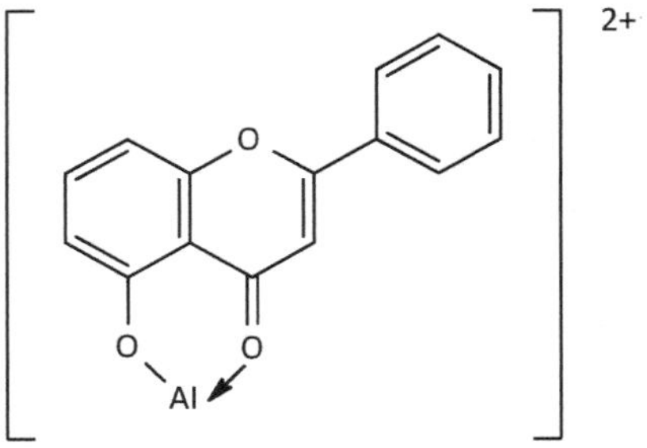

5-羟基黄酮铝盐络合物 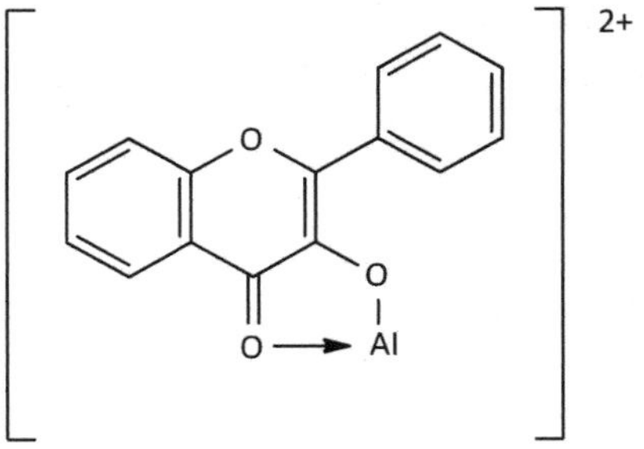　　　　黄酮醇盐络合物

2. 锆盐-枸橼酸反应　黄酮类化合物分子中有游离的 3-羟基或 5-羟基时，均可与 2% 二氯氧锆（ZrOCl$_2$）甲醇溶液反应生成黄色的锆盐络合物。但 3-羟基、4-羰基与锆盐生成的络合物的稳定性比 5-羟基、4-羰基络合物稳定性强，5-羟基、4-羰基络合物容易被弱酸分解，故当反应液中继续加入枸橼酸后，5-羟基黄酮的黄色溶液显著褪色，而 3-羟基黄酮溶液仍呈鲜黄色。因此该反应可以用来鉴别黄酮类化合物分子中 3-羟基或 5-羟基的存在与否。

锆盐显色反应也可在滤纸上进行，得到的锆盐络合物斑点多呈黄绿色并有荧光。

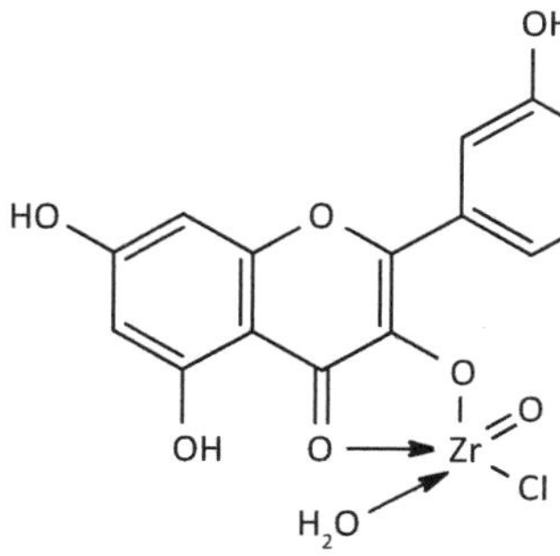

锆盐络合物

3. 氨性氯化锶反应　黄酮类化合物的分子中如果有邻二酚羟基，则可与氨性氯化锶试剂反应。方法是取少许样品置小试管中，加入 1mL 甲醇溶解（必要时可在水浴上加热）后，再加 0.01mol/L 氯化锶（$SrCl_2$）的甲醇溶液 3 滴和被氨气饱和的甲醇溶液 3 滴，如产生绿~棕色乃至黑色沉淀，则表示有邻二酚羟基。

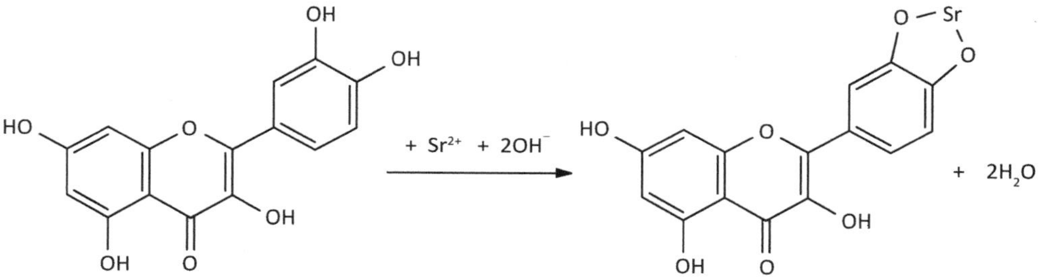

$+ Sr^{2+} + 2OH^-$

$+ 2H_2O$

4. 三氯化铁反应　三氯化铁水溶液或醇溶液可与含有酚羟基的黄酮类化合物产生显色反应，随着分子中所含的酚羟基数目及位置不同，可呈现绿、蓝、紫等不同颜色。

（三）　硼酸显色反应

黄酮类化合物分子中含有下列基本结构时，在无机酸或有机酸存在条件下，可与硼酸反应产生亮黄色，如在草酸条件下一般显黄色并具绿色荧光，在枸橼酸丙酮条件下显黄色而无荧光。5-羟基黄酮和 6′-羟基查耳酮符合此结构要求，呈阳性反应，据此可与其他类型的黄酮类化合物相区别。

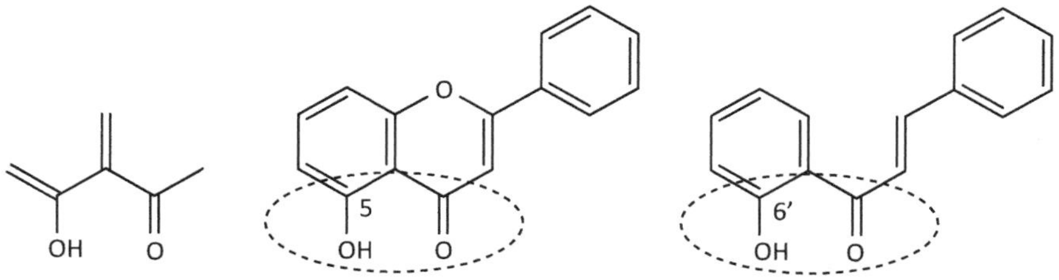

基本结构　　　　5-羟基黄酮　　　　6′-羟基查尔酮

（四）　碱性试剂反应

黄酮类化合物与碱性溶液反应可显示黄色、橙色或红色等，其显色情况与化合物类型有关，因此该反应对于鉴别黄酮类化合物类型有一定意义，此外还可用于鉴别分子中某些结构特征。

（1）黄酮类在冷或热的氢氧化钠水溶液中能产生黄~橙红色。

（2）黄酮醇类在碱液中先呈黄色，当溶液中通入空气后，因3位羟基易氧化，溶液即转变为棕色。

（3）查耳酮类或噢哢类在碱液中能很快产生红或紫红色。

（4）二氢黄酮类在冷碱中呈黄~橙色，放置一段时间或加热则呈深红到紫红色，此系开环后变成查耳酮类之故。

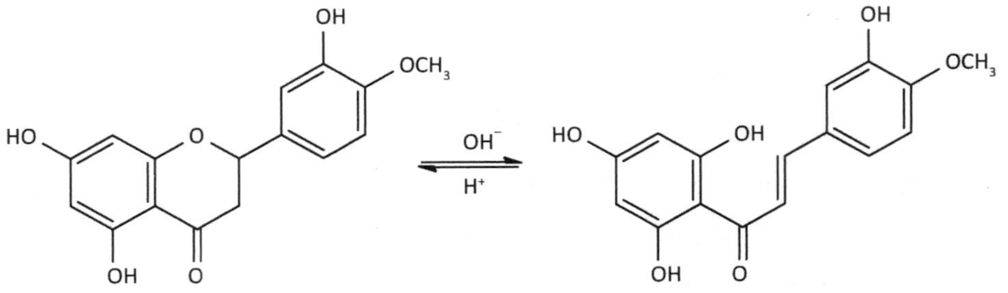

（5）具有邻二酚羟基结构的黄酮在碱液中不稳定，易氧化产生黄色~棕色絮状沉淀；当分子中有3个酚羟基相邻时，在稀氢氧化钠溶液中能产生暗绿色或蓝绿色纤维状沉淀。

黄酮类化合物与碱性试剂的反应也可在滤纸上进行，将黄酮类化合物与碳酸钠水溶液或氨蒸气等碱性试剂通过纸斑反应，在可见光或紫外光下观察颜色变化。其中用氨蒸气处理后呈现的颜色变化置空气中随即褪去，但经碳酸钠水溶液处理而呈现的颜色置空气中却不褪色。

（五）　五氯化锑反应

将样品溶于无水四氯化碳中，加2%五氯化锑的四氯化碳溶液，查耳酮类生成红或紫红色沉淀，而黄酮、二氢黄酮及黄酮醇类显黄色至橙色。此反应可用以区别查耳酮与其他黄酮类化合物。

由于反应产物在湿空气及含水溶液中不稳定，所以反应时所用溶剂必须无水。

（六）　其他显色反应

如Gibb's反应可用于鉴别黄酮类化合物酚羟基对位是否被取代。将样品溶于吡啶中，酚羟基对位未被取代者加入Gibb's试剂后即显蓝或蓝绿色。

第五节　黄酮类化合物的检识

一、理化检识

物理检识主要是依据黄酮类化合物的形态、颜色等，如黄酮、黄酮醇为黄色而二氢黄酮近无色等，但需结合其他方法进一步检识。

化学检识主要利用各种显色反应，用于检识黄酮母核或取代基团，如盐酸-镁粉反应可用于黄酮、黄酮醇、二氢黄酮和二氢黄酮醇的鉴别；四氢硼钠反应可用于二氢黄酮类化合物的鉴别；锆盐-枸橼酸反应可用于3-羟基黄酮与5-羟基黄酮的鉴别；氨性氯化锶反应可用于含邻二酚羟基的黄酮的鉴别。

二、色谱检识

黄酮类化合物的色谱检识可采用硅胶薄层色谱法、聚酰胺薄层色谱法和纸色谱法等。

（一）薄层色谱法

薄层色谱法是分离检识黄酮类化合物的重要方法之一，多数采用吸附薄层，常用的吸附剂有硅胶和聚酰胺，也可用纤维素薄层色谱。

1. 硅胶薄层色谱　主要用于检识极性较小的游离黄酮，也可用于检识极性较大的黄酮苷，是检识黄酮类化合物的常用方法。

分离检识游离黄酮常用甲苯-乙酸乙酯-甲酸（5∶2∶1）、苯-甲醇（95∶5）、三氯甲烷-甲醇（8∶2）、苯-甲醇-乙酸（35∶5∶5）、甲苯-三氯甲烷-丙酮（8∶5∶7）等展开系统，实际工作中常根据待检识成分极性的大小适当调整溶剂的种类及溶剂间的比例。

检识黄酮苷则采用极性较大的溶剂系统展开，如正丁醇-乙酸-水（3∶1∶1）、乙酸乙酯-甲酸-水（8∶1∶1）、三氯甲烷-甲醇-水（65∶45∶12）、三氯甲烷-乙酸乙酯-丙酮（5∶1∶4）和乙酸乙酯-丁酮-甲酸-水（10∶1∶1∶1）等。

2. 聚酰胺薄层色谱　聚酰胺色谱为氢键吸附原理，适合检识各类型含游离酚羟基的黄酮类化合物。

黄酮类化合物的聚酰胺薄层色谱采用的展开剂中大多含有醇、酸或水，或兼有两者。分离检识游离黄酮常用有机溶剂为展开剂，如三氯甲烷-甲醇（94∶6，96∶4）、三氯甲烷-甲醇-丁酮（12∶2∶1）、苯-甲醇-丁酮（90∶6∶4，84∶8∶8，60∶20∶20）等。分离检识黄酮苷常用含水的有机溶剂为展开剂，如甲醇-乙酸-水（90∶5∶5）、甲醇-水（1∶1）、丙酮-水（1∶1）、异丙醇-水（3∶2）和水-正丁醇-丙酮-乙酸（16∶2∶2∶1）等。

3. 纤维素薄层色谱　纤维素薄层色谱属分配色谱，其色谱行为可参考纸色谱。常用的展开剂溶剂系统有苯-乙酸-水（125∶72∶3）、三氯甲烷-乙酸-水（10∶9∶1）、5%～40%乙酸、正丁醇-乙酸-水（4∶1∶5）等。

（二）纸色谱法

纸色谱属于分配色谱，采用不同的溶剂系统，可用于不同类型黄酮类化合物的分离检识。一般黄酮苷元宜用极性较小的醇性展开系统，如 BAW 系统或叔丁醇-乙酸-水（3∶1∶1，TBA）或水饱和的正丁醇等，为正相分配色谱，化合物的极性小则 R_f 值较大。黄酮苷宜用极性较大的水性展开系统，如含盐酸、乙酸或氯化钠的水溶液等，色谱行为类似反相分配色谱，化合物的极性大则 R_f 值较大。花色素及花色苷的检识则可用含盐酸或乙酸的水溶液作展开剂。当分离检识黄酮苷和苷元的混合物时，可采用双向纸色谱法，通常第一向用醇性展开剂，第二向用极性较大的水性展开剂。

黄酮类化合物在纸色谱展开时，R_f 值与结构之间大致有下列关系：

1. 同一类型化合物　当用醇性展开剂（如 BAW 系统）展开时，分子中羟基数目越多、极性越大则 R_f 值越小；相反，羟基数目越少则 R_f 值越大。

2. 不同类型化合物　当用水性展开剂如 3%～5%乙酸展开时，非平面型分子如二氢黄酮、二氢黄酮醇、二氢查耳酮等，因亲水性稍强，故 R_f 值较大；平面型分子如黄酮、黄酮醇、查耳酮等，几乎停留在原点不动。

3. **黄酮苷元和黄酮苷**   当用醇性展开剂展开时，因黄酮苷极性大于苷元，对于苷元相同的化合物其 R_f 值大小为苷元>单糖苷>双糖苷。以在 BAW 中展开为例，多数类型的黄酮苷元（花色苷元例外）R_f 值在 0.70 以上而苷则小于 0.70，但用水性展开剂如水或 2%~8%乙酸、3%氯化钠或 1%盐酸展开时，则上述顺序相反，黄酮苷元几乎停留在原点不动，苷的 R_f 值可在 0.5 以上，且糖链越长则 R_f 值越大。此外，糖的结合位置对 R_f 值也有影响。

黄酮类化合物大多具有颜色，且在紫外光下显示不同颜色的荧光，可直接用于斑点定位，也可以色谱展开后喷 2%三氯化铝甲醇液试剂后，置于紫外灯下观察荧光斑点。

第六节　含黄酮类化合物的中药实例

一、槐米

槐米为豆科植物槐 *Sophora japonica* L. 的花蕾，味苦、微寒，具有凉血止血、清肝泻火的功效，临床用于便血、痔血、血痢、崩漏、吐血、衄血、肝热目赤、头痛眩晕等症。

槐米中主要含有芦丁、槲皮素等黄酮类化合物，还含少量皂苷类及多糖、黏液质等。研究表明，槐米含芦丁可高达 20%以上，槐花开放后降至 10%左右。芦丁可用于治疗毛细血管脆性引起的出血症，并用于高血压辅助治疗。芦丁还可以作为制备槲皮素、羟乙基槲皮素、羟乙基芦丁、二乙胺基乙基芦丁等的原料。

芦丁为浅黄色粉末或极细微淡黄色针状结晶，含 3 分子结晶水（$C_{27}H_{30}O_{16} \cdot 3H_2O$），加热至 185℃以上熔融并开始分解。芦丁的溶解度在冷水中为 1:10 000，沸水中 1:200，沸乙醇中 1:60，沸甲醇中 1:7，可溶于乙醇、冰乙酸、乙酸乙酯等，不溶于乙醚、三氯甲烷等。

芦丁分子中具有较多酚羟基，显弱酸性，易溶于碱液中，酸化后又可析出，因此可以用碱溶酸沉的方法提取芦丁。芦丁分子中因含有邻二酚羟基，性质不太稳定，暴露在空气中能缓慢氧化变为暗褐色，在碱性条件下更容易被氧化分解。硼酸盐能与邻二酚羟基结合，达到保护的目的，故在碱性溶液中加热提取芦丁时往往加入少量硼砂，而在实验室内提取芦丁时，常将槐米直接加入沸水提取。

二、黄芩

黄芩为唇形科植物黄芩 *Scutellaria baicalensis* Georgi 的根，为常用的清热解毒中药，性味苦、寒，归肺、胆、脾、胃、大肠、小肠经，具有清热燥湿、泻火解毒、止血安胎、降血压等功效。临床用于湿温、暑湿、胸闷呕恶、湿热痞满、泻痢、黄疸、肺热咳嗽、高热烦渴、血热吐衄、痈肿疮毒、胎动不安等症。

从黄芩中分离得到黄芩苷、黄芩素、汉黄芩苷、汉黄芩素、木蝴蝶素 A 及二氢木蝴蝶素 A 等 20 余种黄酮类化合物。其中黄芩苷为主要有效成分，具有抗菌、消炎作用，此外还有降转氨酶的作用。黄芩苷元的磷酸酯钠盐可用于治疗过敏、哮喘等疾病。

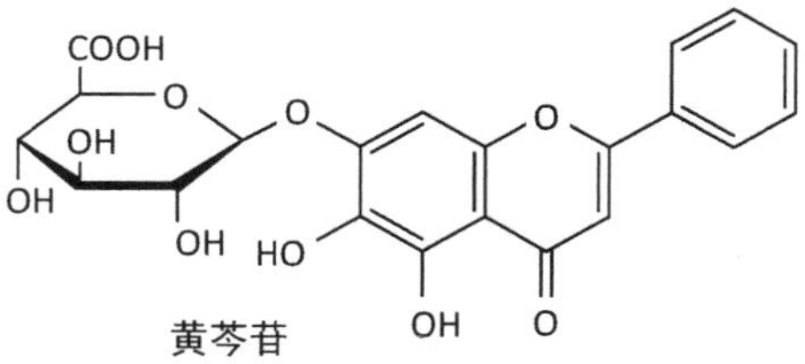

黄芩苷

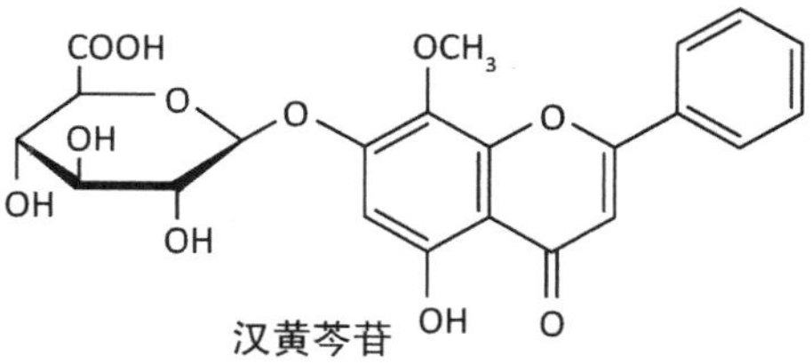

汉黄芩苷

黄芩苷为淡黄色针晶，mp223℃，几乎不溶于水，难溶于甲醇、乙醇、丙酮，可溶于含水醇和热乙酸。溶于碱水及氨水初显黄色，不久则变为黑棕色。经水解后生成的苷元黄芩素分子中具有邻三酚羟基，易被氧化转为醌类衍生物而显绿色，这即是黄芩因保存或炮制不当而变绿色的原因。黄芩变绿后，有效成分受到破坏，质量随之降低。

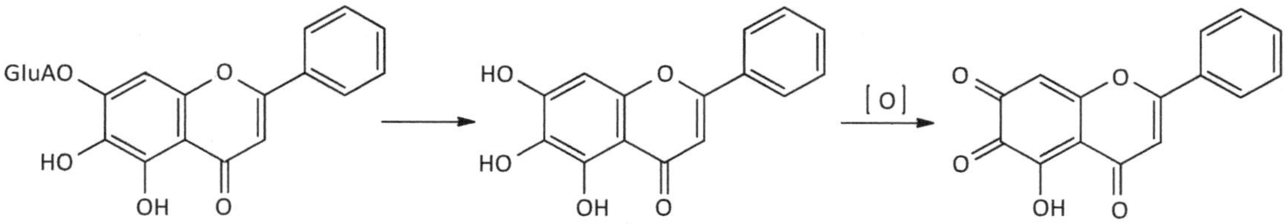

黄芩苷

黄芩素（黄色）

[O]

绿色

三、淫羊藿

淫羊藿是小檗科淫羊藿属 *Epimedium* 植物的干燥地上部分，味甘、辛，性温。据《本草纲目》记载，淫羊藿具有补腰膝、坚筋骨、助阳益精等功效，用于阳痿遗精、盘骨痿软、风湿痹痛、麻木拘挛、更年期高血压等症。现代研究证明淫羊藿尚具有增强免疫、抗衰老、抗肿瘤、抗艾滋病等作用。淫羊藿中总黄酮为主要有效成分，主要包括淫羊藿苷、淫羊藿次苷（icariside）、淫羊藿新苷 A~E（epimedoside A~E）、去甲淫羊藿苷（noricaritin）、淫羊藿脂素（icariresinol）等，其中以淫羊藿苷为代表成分。淫羊藿苷能增加心脑血管血流量、促进造血功能、免疫功能及骨代谢，具有补肾壮阳、抗衰老、抗肿瘤等功效。

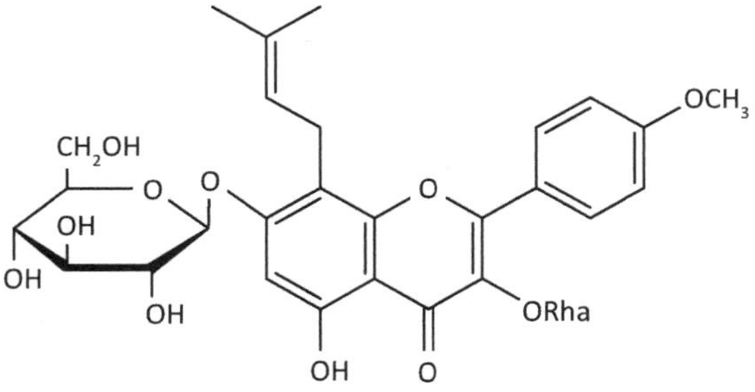

淫羊藿苷

四、陈皮

陈皮为芸香科植物橘 *Citrus reticulate* Blanco 及其栽培变种的干燥成熟果皮。陈皮具有理气健脾、燥湿化痰的功效，用于胸脘胀满、食少吐泻、咳嗽痰多等症。陈皮主要含黄酮类成分，如橙皮苷、川陈皮素、新橙皮苷等。此外，陈皮还含丰富的挥发油。

橙皮苷为无色细树枝状针形结晶（pH6～7 沉淀所得），mp 258～262℃（250℃软化）。橙皮苷难溶于水，微溶于甲醇及热冰乙酸，几乎不溶于丙酮、苯及三氯甲烷，易溶于稀碱及吡啶。

橙皮苷具有维持血管的正常渗透压、减低血管的脆性、缩短流血时间等作用，临床上常作为治疗高血压的辅助药和止血药。

五、葛根

葛根为豆科植物野葛 *Pueraria lobata*（wild.）Ohwi. 的干燥根，味甘、辛，性凉，具有解肌退热、生津止渴、通经活络、解酒毒等功效。葛根所含的大豆素、大豆苷、葛根素等均属异黄酮类化合物。

现代研究表明，葛根总黄酮有增加冠状动脉血流量及降低心肌耗氧量的作用，大豆素具有类似罂粟碱的解痉作用，大豆苷、葛根素及大豆素均能缓解高血压患者的头痛等症状。

六、红花

红花为菊科植物红花 *Carthamus tinctorius* L. 的干燥花，具有活血通经、散瘀止痛之功效，是临床上常用的活血化瘀中药。

红花含大量黄酮类化合物，另含有色素、脂肪酸、酚酸、挥发油等成分。其黄酮类化合物主要由以山奈酚为母体结构和以槲皮素为母体的糖苷组成，色素主要是指红花黄色素和红色素。

红花黄色素是红花的主要有效成分，为多种查耳酮苷类的混合物，具有改善心肌供血、抑制血管平滑肌细胞增殖、抑制血栓形成、抗氧化、降血压、降血脂、抑制免疫等多种作用。其中红花黄色素 A（safflor yellow A）是红花黄色素中的主要成分。

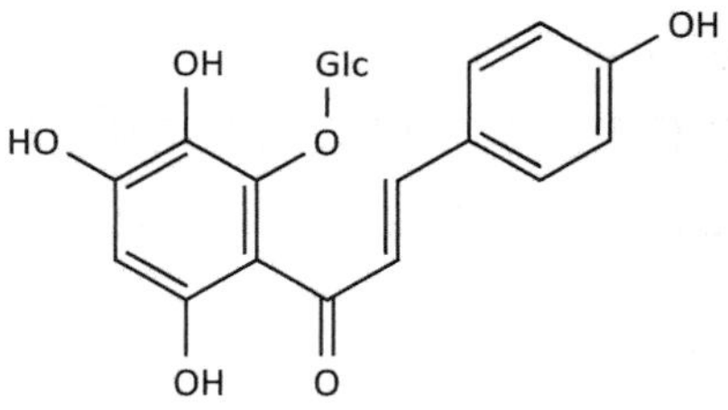

红花黄色素A

七、银杏叶

银杏叶系银杏科植物银杏 *Gink biloba* L. 的干燥叶，甘、苦、涩，平，归心、肺经，具有活血化瘀、通络止痛、敛肺平喘等功效，临床用于肺虚咳喘、冠心病、心绞痛、高血脂等病症。

银杏叶中的主要化学成分为黄酮类和萜内酯类化合物。黄酮类化合物根据其结构可分为 3 类：单黄酮类、双黄酮类和儿茶素等。单黄酮类化合物主要为槲皮素、山奈酚和异鼠李素及它们形成的苷类物质，双黄酮类化合物主要有银杏双黄酮、异银杏双黄酮、去甲银杏双黄酮、穗花杉双黄酮、金松双黄酮及 1,5′-甲氧基去甲银杏双黄酮等，儿茶素类主要有儿茶素、表儿茶素、没食子酸儿茶素和表没食子酸儿茶素等。萜内酯主要有银杏内酯 A、B、C、M、J 和白果内酯等。

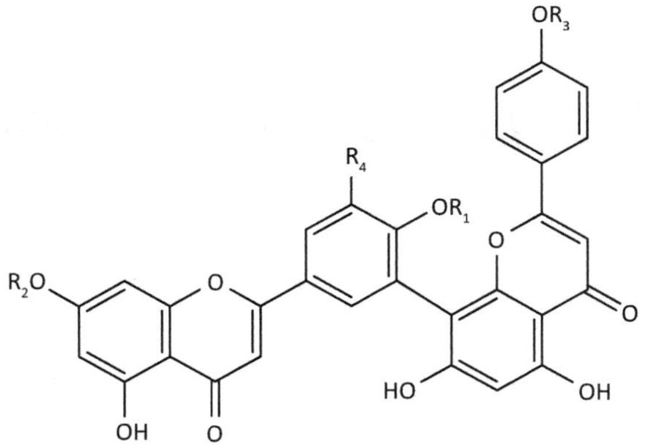

穗花衫双黄酮	$R_1=R_2=R_3=R_4=H$	
去甲银杏双黄酮	$R_1=CH_3$	$R_2=R_3=R_4=H$
异银杏双黄酮	$R_1=R_3=CH_3$	$R_2=R_4=H$
银杏双黄酮	$R_1=R_2=CH_3$	$R_3=R_4=H$
金松双黄酮	$R_1=R_2=R_3=CH_3$	$R_4=H$
1,5'-甲氧基去甲银杏双黄酮	$R_1=CH_3$　$R_2=R_3=H$　$R_4=OCH_3$	

　　银杏黄酮类化合物可以扩张血管，增加冠脉及脑血管流量，降低血黏度，改善脑循环，是临床上治疗心脑血管疾病的有效药物。萜内酯是 PAF 受体特异性拮抗剂。银杏现多用其总提取物，提取物中以黄酮类化合物为主，含少量萜内酯。

第六章 萜类和挥发油

第一节 萜 类

一、概述

萜类化合物（terpenoids，terpenes）是自然界中一类种类众多、数量巨大、结构类型复杂、资源丰富并且生物活性显著的天然产物，也是中药的一类重要的有效成分类群。到目前为止，发现的萜类化合物已接近 30000 个。大量的研究结果表明，甲戊二羟酸（mevalonic acid，MVA）是萜类化合物生物合成途径中的关键前体，因此绝大多数萜类化合物均具有（C_5H_8）$_n$ 的分子通式。

萜类化合物主要分布于被子植物、裸子植物以及藻类、菌类、苔藓类和蕨类植物中。根据分子结构中异戊二烯结构单位的数目可分为单萜、倍半萜、二萜和三萜等（见表6-1），其中三萜类成分将在第七章中详细介绍。

表6-1 萜类化合物的分类及分布

分类	碳原子数	通式（C_5H_8）$_n$	分布
半萜	5	$n=1$	植物叶、花、果实
单萜	10	$n=2$	挥发油（精油）
倍半萜	15	$n=3$	挥发油（精油）
二萜	20	$n=4$	树脂、苦味素、植物醇
二倍半萜	25	$n=5$	海绵、植物病菌、昆虫次生代谢物
三萜	30	$n=6$	皂苷、树脂、植物乳汁
四萜	40	$n=8$	植物胡萝卜素
多聚萜	$7.5\times10^3 \sim 3\times10^5$	$n>8$	橡胶

单萜和倍半萜是构成中药挥发油的主要成分，也是日用化工和医药工业的重要原料。菊科（如苍术、白术）、伞形科（如小茴香、川芎、前胡、防风）、姜科等植物中均含有丰富的挥发油类成分。二萜主要分布于五加科、大戟科、马兜铃科、菊科、豆科、杜鹃花科、唇形科和茜草科中。二倍半萜数量较少，主要分布于菌类、地衣类、海洋生物及昆虫的分泌物中，近年来在海洋生物中发现了一些结构新颖的二倍半萜类成分。三萜及其皂苷广泛存在于自然界，在菌类、蕨类、单（双）子叶植物、动物及海洋生物中均有分布，尤以双子叶植物中分布最多。四萜则主要是一些脂溶性色素，广泛分布于植物中，易氧化而生成树脂化物。

　　萜类化合物具有多方面的生物活性，不少化合物是一些中药的有效成分，其中一些化合物已经被成功地开发成为常用的治疗药物，如青蒿素、穿心莲内酯、紫杉醇等。现将其较为重要的生物活性介绍如下。

　　1. **循环系统作用**　不少萜类具有较好的抗血小板聚集、扩张心脑血管、增加其血流量以及调整心率、降血压、调节血脂等作用。如芍药苷（paeoniflorin）、银杏内酯（ginkgolides）及关附甲素（guanfu base A）等。

　　2. **消化系统作用**　许多萜类具有保肝降酶、利胆健胃、抗胃溃疡等作用。如齐墩果酸（oleanolic acid）、甘草次酸（glycyrrhetinic acid）以及环烯醚萜（iridoids）等。

　　3. **呼吸系统作用**　穿心莲内酯（andrographolide）等有一定抗上呼吸道感染作用，辣薄荷酮（piperitone）等有平喘、祛痰、镇咳活性。

　　4. **抗病原微生物作用**　臭蚁内酯（iridomyrmecin）有抑菌活性，穿心莲内酯对钩端螺旋体病有一定疗效，鸡蛋花苷（plumieride）具有抗结核杆菌活性。

　　5. **神经系统作用**　萜类对神经系统有镇静、镇痛、局部麻醉、兴奋中枢、治疗神经分裂症等作用。如缬草环氧三酯（valepotriate）、高乌头碱（lappaconitine）及龙脑（borneol）等。

　　6. **抗肿瘤作用**　主要为二萜，如紫杉醇（taxol）对乳腺癌、卵巢癌具有良好的疗效。

　　7. **抗生育作用**　如16-羟基雷公藤内酯醇（16-hydroxytriptolide）及棉酚（gossypol）有雄性抗生育活性，芫花酯甲、乙（yuanhuacin、yuanhuadin）具引产作用。

　　8. **杀虫驱虫作用**　如青蒿素（qinghaosu）及鹰爪甲素（yingzhaosu A）分别有很强的抗疟疾活性。川楝素（chuanliansu，toosendanin）具有杀血吸虫作用。

　　9. **甜味剂作用**　如甜菊苷（stevioside）等，其甜味均为蔗糖的数百倍以上。此外，萜类化合物还具有许多其他生物活性，如 juvabione 具昆虫保幼激素作用，二萜醛（sacculatal）、瑞香毒素（daphnetoxin）均具有较强的毒鱼活性。香叶醇（geraninol）、香橙醇（nerol）及柠檬醛（citral）等还是许多香料及化妆品制造业的重要原料。

二、萜类化合物的生源途径

　　多数萜类化合物是由数量不等的五碳骨架构成，表明萜类化合物有着共同的生源途径。历史上萜类化合物的生源途径主要有如下两种学说，即经验异戊二烯法则和生源异戊二烯法则。

（一）经验异戊二烯法则

　　1875 年 Boochardat 等人曾将异戊二烯加热至 280℃，发现每两分子异戊二烯（xisoprene）由 Diels-Alder 反应聚合成二戊烯（dipentene）。二戊烯是柠檬烯的外消旋体，是一个典型的萜类化合物，广泛存在于多种植物的挥发油中。因此，在早期的研究中曾一度认为异戊二烯是萜类化合物在植物体内形成的前体物质。

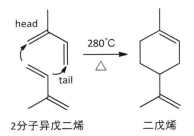

2分子异戊二烯　　　　　二戊烯

基于以上事实，Wallach 于 1887 年提出"经验异戊二烯法则"（empirical isoprene rule），认为自然界存在的萜类化合物均是由异戊二烯衍生而来，并以是否符合异戊二烯法则作为判断是否为萜类化合物的一个重要原则。但后来研究发现，有许多萜类化合物的碳骨架结构无法用异戊二烯的基本单元来划分。

（二）　生源异戊二烯法则

随着人们对于萜类成分的深入研究，Lynen 证明焦磷酸异戊烯酯（Δ^3-isopentenyl pyrophosphate，IPP）的存在。随后 Folkers 于 1956 年又证明 3（R)-甲戊二羟酸是 IPP 的关键前体物质，由此证实了萜类化合物是由甲戊二羟酸途径（mevalonic acid pathway，MVA 途径）衍生而来的一类化合物，这就是著名的"生源异戊二烯法则"（biogenetic isoprene rule），即萜类化合物的生物合成途径为甲戊二羟酸途径。在该途径中，3 分子的乙酰辅酶 A 生成 3-羟基-3-甲基戊二酸单酰辅酶 A，在 NADPH 的作用下生成甲戊二羟酸（MVA）。MVA 经数步反应转化成焦磷酸异戊烯酯，IPP 再经硫氢酶及焦磷酸异戊酯异构酶转化为焦磷酸 γ,γ-二甲基烯丙酯（γ,γ-dimethylallyl pyrophosphate，DMAPP），IPP 和 DMAPP 在异构化酶的作用下可以相互转化，两者共同作为萜类成分的合成中间体。

一直以来，人们都把甲戊二羟酸途径作为萜类化合物的唯一生物合成途径，但随着人们对于萜类成分的认识逐渐加深，1993 年 Rohmer 等人通过大量的实验研究证明，萜类化合物还存在着另外一条生物合成途径，即非甲戊二羟酸介导的生物合成途径。该途径是以丙酮酸和磷酸甘油醛为起始原料，形成 1-脱氧-D-木酮糖-5-磷酸（1-deoxy-D-xylulose-5-P），因此该途径被称为脱氧木酮糖磷酸途径（deoxyxylulose phosphate pathway）。目前主要是发现植物利用该途径合成了单萜、二萜和四萜。该途径的主要生物合成过程如下（见图 6-1）。

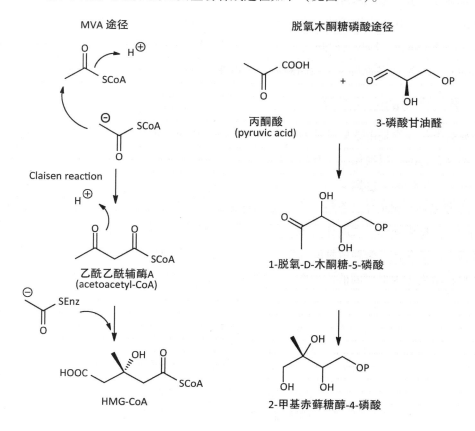

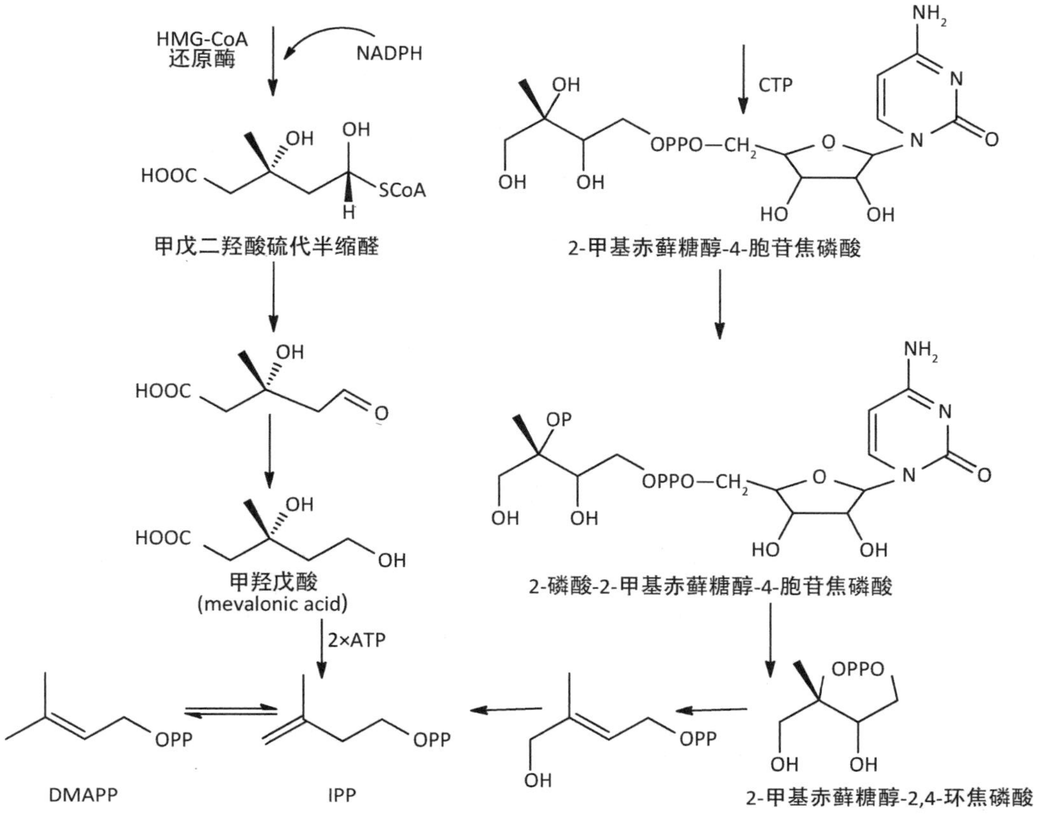

图6-1 萜类化合物前体的生物合成途径

相关研究还表明，由于动物体内缺少脱氧木酮糖磷酸途径，所以主要是利用甲戊二羟酸途径合成萜类成分。而其他一些生物如植物、微生物则会使用上述两种途径来合成萜类化合物。

以上述两种途径形成的 IPP 及 DMAPP 作为生物体内的"活性的异戊二烯"，在酶的作用下，头-尾相接缩合为焦磷酸香叶酯（geranyl pyrophosphate，GPP），这是单萜的重要合成前体。同时，碳链还可以进一步延长，分别形成焦磷酸金合欢酯（倍半萜前体）、焦磷酸香叶基香叶酯（二萜前体）以及反式鲨烯（squalene，三萜和甾体的前体）等（图6-2）。

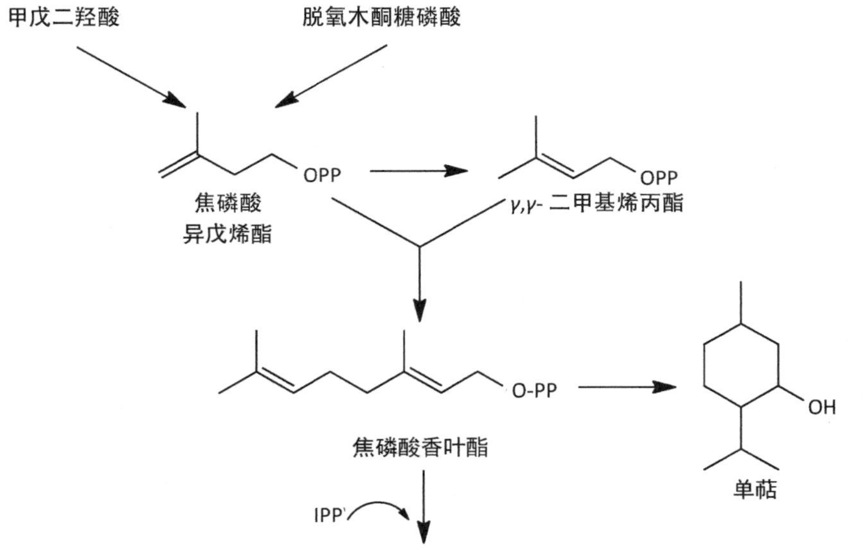

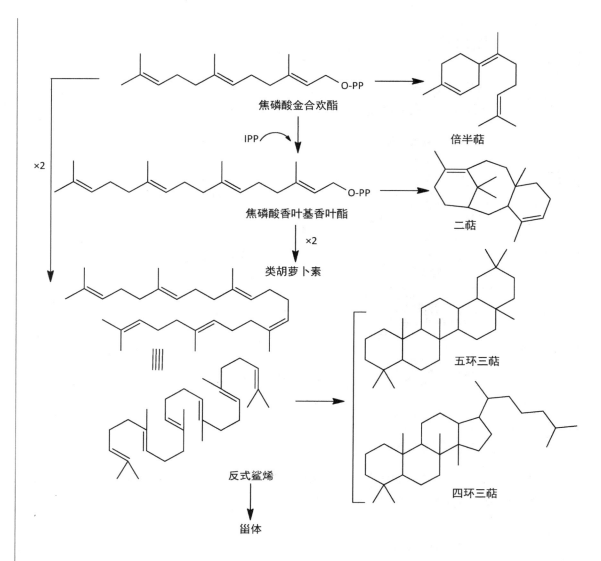

图 6-2 各种萜类化合物的生物合成途径

有些萜类化合物的基本碳架不符合经验异戊二烯法则或其基本碳架的碳原子数不是 5 的倍数，则是因为其在生物合成过程中产生异构化或产生脱羧降解反应所致。在萜类生物合成研究过程中，曾发现一些五碳酸或醛，目前多被认为与聚异戊二烯或氨基酸的合成代谢有关，中药中也存在一些半萜以支链形式连结于非萜类化合物结构母核上而形成一类混杂萜化合物，如香豆素、黄酮及嘌呤类化合物等。

三、单萜

通常将由两个异戊二烯单元构成的萜类化合物称为单萜，其基本骨架中含有 10 个碳原子，多具有挥发性，是植物挥发油的重要组成部分。该类成分分子量较小且极性小，具有强烈的挥发性，是医药、日用化工和食品工业的重要原料。

单萜类可分为无环（开链）、单环、双环及三环等结构种类，大多为六元环，也有三元、四元、五元及七元的碳环。其中以单环和双环型单萜所包含的化合物数量最多。

（一） 链状单萜

链状单萜（acyclic monoterpenoids）的结构骨架主要为月桂烷型（myrceane）和艾蒿烷型（artemisane），常见的如香叶醇（geraniol）、橙花醇（nerol）、蒿酮（artemisia ketone）和柠檬醛（citral）等。

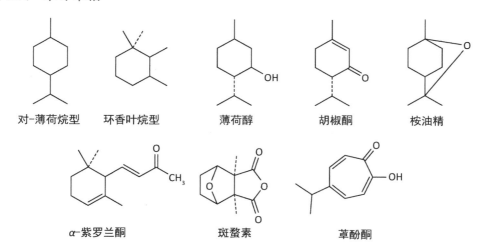

| 月桂烷型 | 艾蒿烷型 | 香叶醇 | 橙花醇 | 青蒿酮 | 柠檬醛 |

香叶醇（geraniol）习称牻牛儿醇，玫瑰油、香叶天竺葵油及另一种香茅 *Cymbopogon marfini* 叶的挥发油中均含有此成分，是玫瑰系香料必含的成分，亦是香料工业不可缺少的原料。玫瑰花中含有香叶醇葡萄糖苷（geranyl-β-D-glucoside），此苷可缓慢水解，使花的芳香保持久长。

橙花醇（nerol）是香叶醇（反式）的几何异构体，在香橙油及香柠檬 *Citrus bergamia* 果皮挥发油中存在，也是香料工业不可缺少的原料。

蒿酮（artemisia ketone）存在于黄花蒿 *Artemisia annua* 挥发油中。蒿酮虽由两个异戊二烯单位组成，但不是头-尾或尾-尾相联缩合而成，而是一种不规则的单萜。

柠檬醛（citral）又称枸橼醛，有顺反异构体，反式为 α-柠檬醛，又称香叶醛（geranial），顺式柠檬醛又称橙花醛（neral）。它们通常混合共存，但以反式柠檬醛为主，具有柠檬香气，为重要的香料。在香茅油中可达 70%~85%，山鸡椒 *Litsea cubeba*、橘子油中均有大量存在。

（二） 单环单萜

| 对-薄荷烷型 | 环香叶烷型 | 薄荷醇 | 胡椒酮 | 桉油精 |

| α-紫罗兰酮 | 斑蝥素 | 草酚酮 |

单环单萜（monocyclic monoterpenoids）的主要结构骨架有对-薄荷烷型（*p*-menthane）、环香叶烷型（cyclogeraniane）和草酚酮类（troponoides）。

薄荷醇（menthol）的左旋体习称薄荷脑，是薄荷 *Mentha arvensis* var. *piperasceus*、欧薄荷 *M. piperita*、金钱草 *Glechoma longituba* 等挥发油中的主要组成成分。薄荷醇有 3 个手性碳原子，存在四对立体异构体，即 ±-薄荷醇（±-menthol）、±-异薄荷醇（±-isomenthol）、±-新薄荷醇

（±-neomenthol）及±-新异薄荷醇（±-neoisomenthol）。薄荷醇具有弱镇痛、止痒和局部麻醉作用，亦有防腐、杀菌和清凉作用。

胡椒酮（piperitone）习称辣薄荷酮、洋薄荷酮。存在于芸香草（含量可达35%以上）等多种中药的挥发油中，有松弛平滑肌作用，是治疗支气管哮喘的有效成分。

桉油精（cineole，eucalyptol）是桉叶挥发油中的主成分（约占70%），桉油低沸点馏分（白油）中可达30%。蛔蒿花蕾挥发油中亦含有桉油精。本品遇盐酸、氢溴酸、磷酸及甲苯酚等可形成结晶性加成物，加碱处理又分解出桉油精。有似樟脑的香气，具有解热、消炎、抗菌、防腐、平喘及镇痛作用，常用作香料和防腐杀菌剂。

紫罗兰酮（ionone）存在于千屈菜科指甲花 Lawsonia inermis 挥发油中，工业上由柠檬醛与丙酮缩合制备。紫罗兰酮是混合物，α-紫罗兰酮（环中双键处于4，5位）具有馥郁的香气，可用于配制香料，β-紫罗兰酮（环中双键处于5，6位）可用作合成维生素A的原料。两者的分离是将其亚硫酸氢钠的加成物溶于水中，加入食盐使成饱和状态，α-紫罗兰酮首先以针状结晶析出，从而与β-紫罗兰酮分离。二氢-α-紫罗兰酮存在于龙涎香中，有较佳的香气。

斑蝥素（cantharidin）存在于斑蝥、芫青干燥虫体中，约含2%，可作为皮肤发赤、发泡或生毛剂。近年来制备成 N-羟斑蝥胺（N-hydroxy-cantharidimide），试用于肝癌，有一定疗效。

某些具有过氧结构的单萜遇高温易爆炸，提取分离时要予以注意，如驱蛔素（ascaridole）在130~150℃时可爆炸分解。

䓬酚酮类化合物（troponoides）是一类变形的单萜，它们的碳架不符合异戊二烯定则，这类化合物结构中都有一个七元芳环。䓬酚酮具有芳香化合物性质，环上的羟基具有酚的通性，显酸性，其酸性介于酚类和羧酸之间。分子中的酚羟基易于甲基化，但不易酰化。分子中的羰基类似羧酸中羰基的性质，但不能和一般羰基试剂反应。其红外光谱显示羰基（1600~1650cm^{-1}）和羟基（3100~3200cm^{-1}）的吸收峰，与一般化合物中羰基略有区别。能与多种金属离子形成络合物结晶体，并显示不同颜色，可用于鉴别。如铜络合物为绿色结晶，铁络合物为红色结晶。

较简单的䓬酚酮类化合物是一些真菌的代谢产物，在柏科植物的心材中也含有䓬酚酮类化合物。如 α-崖柏素（α-thujaplicin）和 γ-崖柏素（γ-thujaplicin）存在于欧洲产崖柏 Thuja plicata、北美崖柏 Thuja occidentalis 以及罗汉柏 Thujosis dolabrata 的心材中。β-崖柏素也称扁柏酚（hinokitol），存在于台湾扁柏 Chamaecyparis taiwanensis 及罗汉柏的心材中。

α-崖柏素　　　　γ-崖柏素　　　　　β-崖柏素

䓬酚酮类成分多具有抗肿瘤活性，但同时多具有毒性。

（三）双环单萜

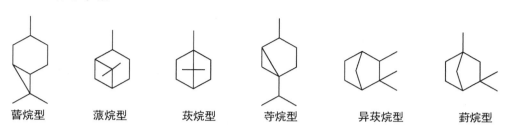

蒈烷型　蒎烷型　莰烷型　苧烷型　异莰烷型　葑烷型

双环单萜（bicyclic monoterpenoid）的主要结构骨架有蒈烷型（carane）、蒎烷型（pinane）、莰烷型（camphane）、苧烷型（thujane）、异莰烷型（iso-camphane）和葑烷型（fenchane）等类型。

龙脑（borneol）是重要的双环单萜类化合物，又称冰片，为白色六方形片状结晶，易升华，熔点为 204~208℃，比重为 1.011~1.020。其右旋体主要得自白龙脑香树 *Dryobalanops aromatica* 的挥发油，左旋体存在于艾纳香 *Blumea balsamifera* 全草中，合成品多为消旋体。龙脑有发汗、兴奋、解痉、驱虫、抗腐蚀和抗缺氧等作用，它和苏合香脂配合制成了苏冰滴丸，可代替冠心苏合丸用于治疗冠心病、心绞痛，临床疗效显著。

樟脑烷型单萜也是一种较为常见的双环单萜，其中樟脑（camphor）习称辣薄荷酮，是最为常见的化合物之一，多为白色结晶性固体，易升华，有特殊钻透性的香味。樟脑在医药工业上主要用于局部刺激和强心剂，其强心作用是由于其在体内氧化成 π-氧化樟脑（π-oxocamphor）和对氧化樟脑（*p*-oxocamphor）所致。我国天然樟脑的产量为世界第一位。

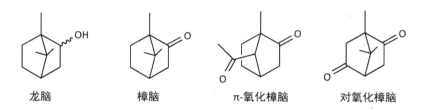

龙脑　樟脑　π-氧化樟脑　对氧化樟脑

蒎烯是我国产松节油（turpentine）的主要成分，又可分为 α-蒎烯（α-pinene）、β-蒎烯（β-pinene）和 γ-蒎烯（γ-pinene）。其中 α-蒎烯在松节油中含量可达 60% 以上，为合成龙脑、樟脑的重要工业原料，并可做涂料溶剂、杀虫剂和增塑剂等。

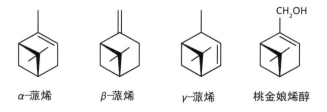

α-蒎烯　β-蒎烯　γ-蒎烯　桃金娘烯醇

白芍、赤芍为我国传统中药材，其中赤芍为毛茛科植物芍药 *Paeonia lactiflora* Pall. 或川赤芍 *Paeonia veitchii* Lynch 的干燥根，白芍为芍药水煮去皮后使用的干燥根，具有活血化瘀、清热凉血、消痈止痛的功效。现代药理学证明，芍药具有显著的免疫调节作用、心血管保护作用及镇静作用等。芍药中含有大量单萜及其萜苷，其中芍药苷（paeoniforin）和芍药内酯苷（albiforin）含量较高。在芍药中还有白芍药苷（albiflorin）、氧芍药苷（oxypaeoniflorin）、苯甲酰芍药苷（benzylpaeoniflorin）等结构类似的苷，多具有镇静、镇痛、抗炎活性。

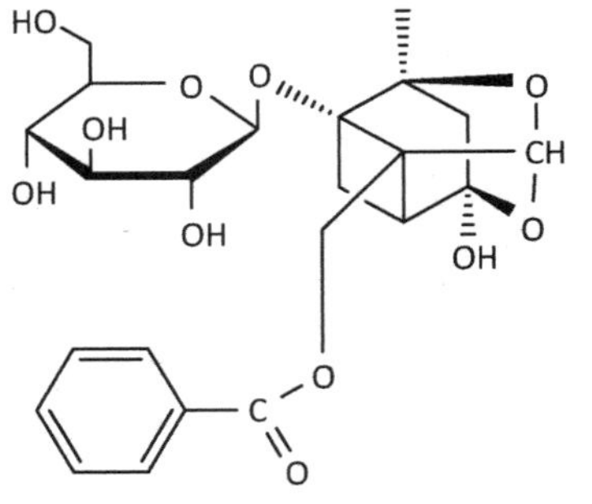

芍药苷 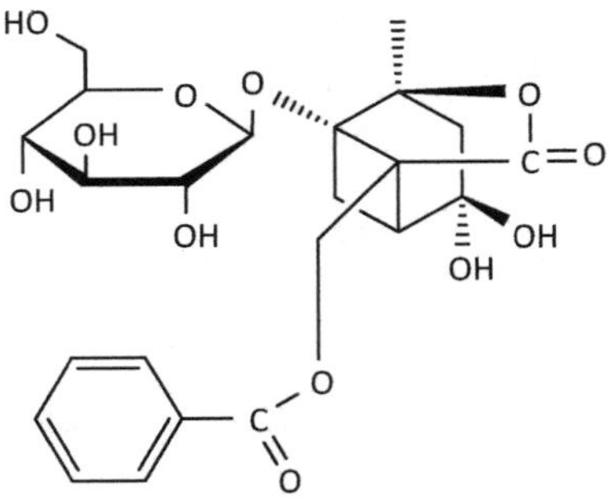　　　　　　　　　　　　　芍药内酯苷

（四）　三环单萜

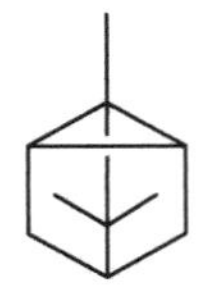

三环烷型　　　　葛缕樟烷　　　　三环白檀醇 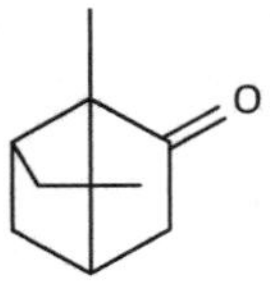　　　　香芹樟脑
(tricyclane)　　(carvone camphane)

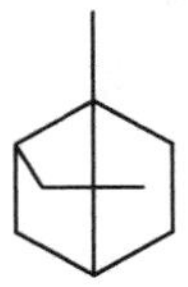

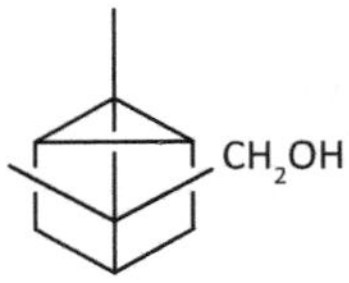

三环白檀醇（teresantalol）存在于檀香 *Santalum album* L. 木部挥发油中。白檀香油曾用为尿道灭菌剂。香芹樟脑（carvone camphor）是藏茴香酮（carvone）经日光长期照射产物。以上均为三环单萜（tricyclic monoterpenoid）。

（五）　环烯醚萜

环烯醚萜（iridoids）为臭蚁二醛（iridodial，也称彩虹二醛）通过分子内羟醛缩合而成的一类衍生物。臭蚁二醛原是从臭蚁 *Iridomyrmex detectus* 的防卫分泌物分离得到的化合物，在植物体内也发现有此类成分存在，且系焦磷酸香叶酯（GPP）衍生而成，故属单萜类化合物。GPP 在植物体内先逐步转化成臭蚁二醛，再衍生成环烯醚萜，环烯醚萜形成后，其 C_4-甲基经氧化脱羧，形成 4-去甲基环烯醚萜（4-demethyliridoids），其 C_7-C_8 处断键开环，则形成裂环环烯醚萜（secoiridoids），并多与糖结合形成苷，其生物合成途径如图 6-3。

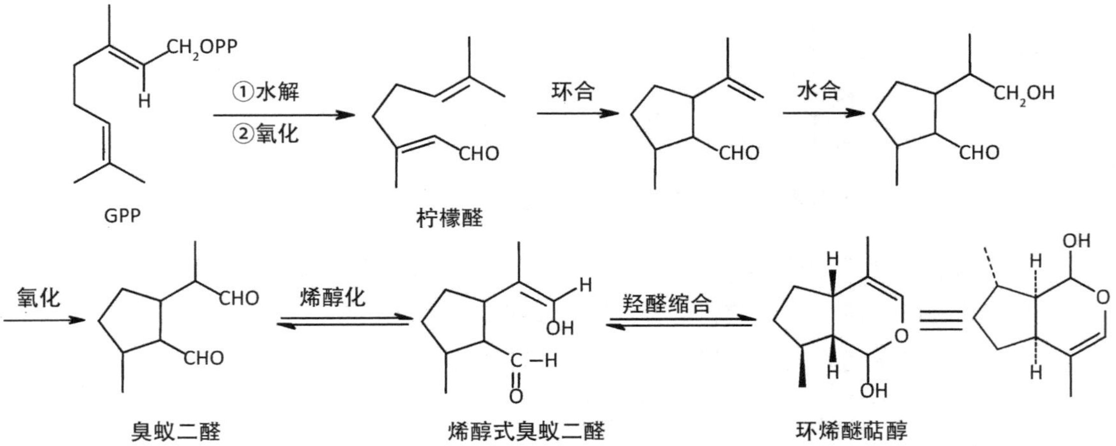

GPP　　　　　　　　柠檬醛

臭蚁二醛　　　　　　烯醇式臭蚁二醛　　　　　环烯醚萜醇

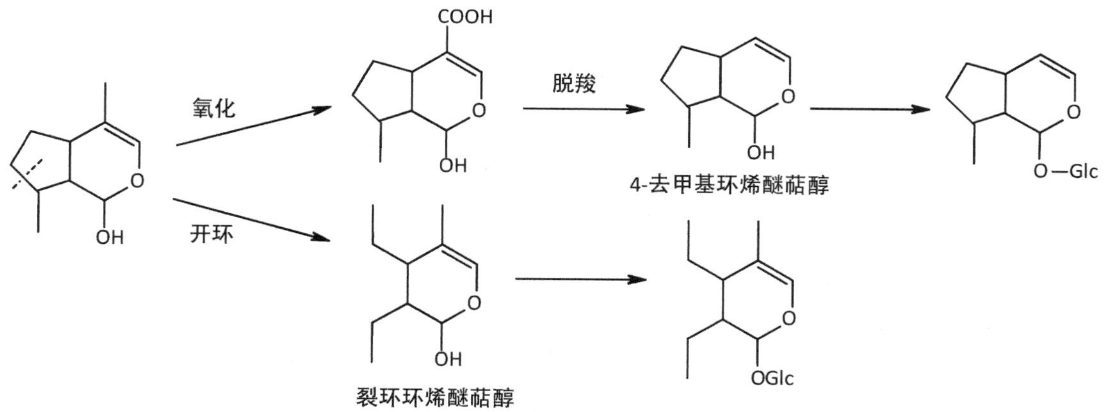

图6-3 环烯醚萜类化合物的生物合成途径

环烯醚萜及其苷在植物界分布较广，尤其是玄参科、唇形科、茜草科、木犀科和龙胆科等植物中较为常见，目前从植物中分离鉴定的环烯醚萜类化合物已达1000余种。

环烯醚萜类多具有半缩醛及环戊烷环结构特点，其半缩醛C_1-OH性质不稳定，故环烯醚萜类化合物主要以C_1-OH与糖成苷的形式存在于植物体内。根据其环戊烷环是否裂环，可将环烯醚萜类化合物分为环烯醚萜苷及裂环环烯醚萜苷两大类。

1. 环烯醚萜苷类 环烯醚萜成分多以苷的形式存在，且多为C_1-羟基与葡萄糖结合成的单糖苷。苷元多具有10个碳原子，C_3或C_4大多含有双键；C_5、C_6、C_7有时连羟基结构，C_8多为甲基或羟甲基或羟基；C_6或C_7可形成环酮，C_7和C_8之间有时具环氧醚结构；C_1、C_5、C_8、C_9多为手性碳原子。

根据C-4位取代基的有无，此类化合物进一步又分为环烯醚萜苷及4-去甲基环烯醚萜苷两种类型。

（1）环烯醚萜苷 此类C-4位多连甲基或羧基、羧酸甲酯、羟甲基，故又称为C-4位有取代基环烯醚萜苷。

栀子苷（gardenoside）、京尼平苷（geniposide）和京尼平苷酸（geniposidic acid）是清热泻火中药山栀子的主要成分，具有缓泻、镇痛、利胆、抗炎、治疗软组织损伤以及抑制胃液分泌和降低胰淀粉酶等作用。京尼平苷有泻下和利胆作用，而京尼平苷的苷元（genipin，京尼平）具有显著的促进胆汁分泌和泻下作用。此外，具有滋阴补肾作用的中药肉苁蓉中的肉苁蓉苷（boschnaloside）、马鞭草苷（verbenalin）和马钱素（loganin）均属于此类化合物。

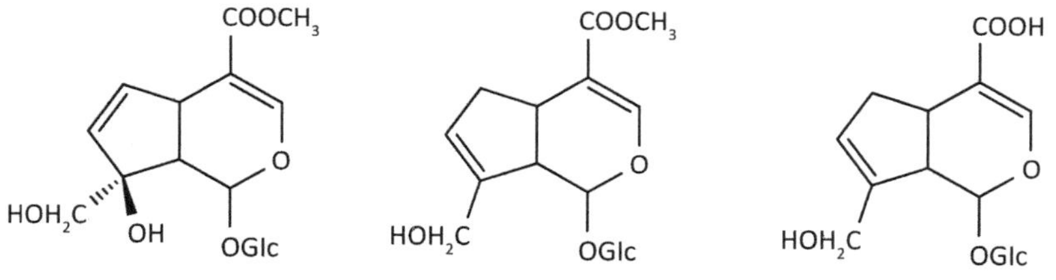

| 栀子苷 | 京尼平苷 | 京尼平苷酸 |

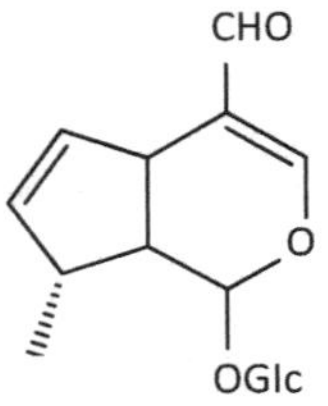

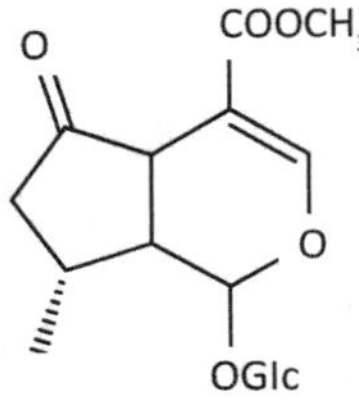

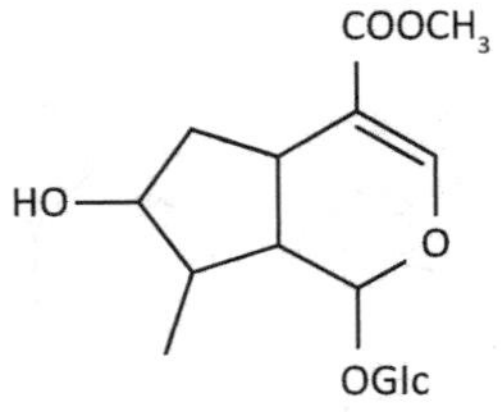

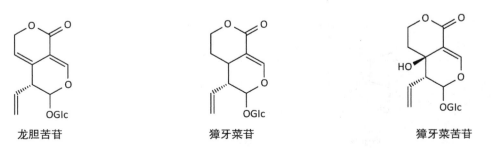

（2）4-去甲环烯醚萜苷　这一类是环烯醚萜苷 C-4 位去甲基的降解苷，苷元由 9 个碳构成，又称作 C-4 位无取代基环烯醚萜苷，环上其他取代情况与环烯醚萜苷类似，主要分布于中药玄参、生地黄和车前草中。如玄参中的玄参苷（harpagoside）、哈帕苷（harpagide）以及地黄 *Rehmannia glutinosa* 中降血糖作用的主要有效成分梓醇苷（catalpol）和车前草中可清湿热、利小便的桃叶珊瑚苷（aucubin）等均属于 4-去甲环烯醚萜苷。

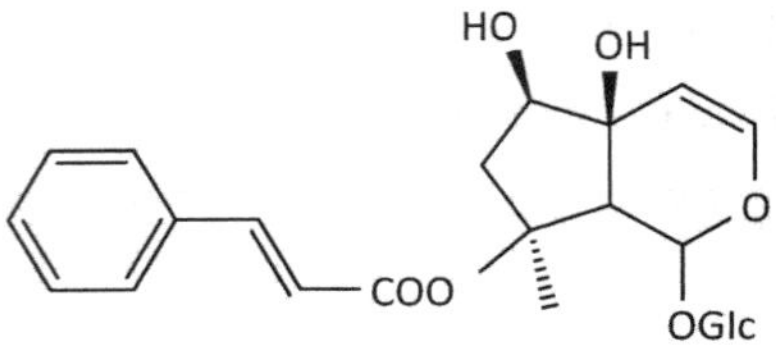

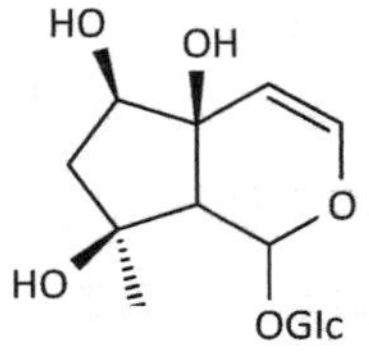

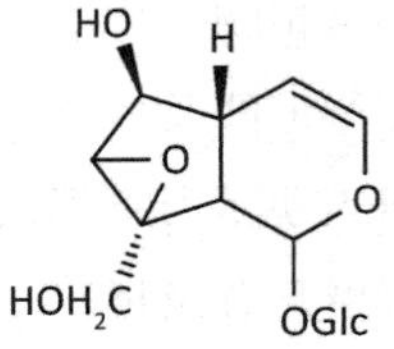

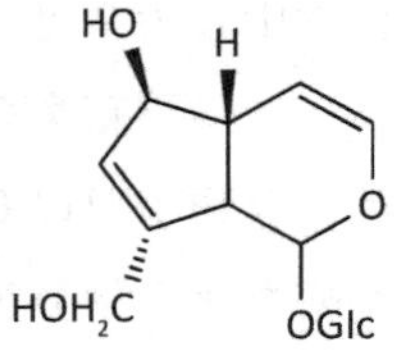

玄参苷　　　　　哈帕苷　　　　　梓醇苷　　　　　桃叶珊瑚苷

2. 裂环环烯醚萜苷　此类成分的结构特点为环烯醚萜母核中环戊烷环的 7,8 位化学键断裂，C_7 断裂后有时还可与 C_{11} 形成六元内酯结构。

此类成分多具有显著苦味，在龙胆科的龙胆属和獐牙菜属植物中分布尤为普遍。例如，龙胆苦苷（gentiopicroside，gentiopicrin）、獐牙菜苷（sweroside）、苦龙胆苷（amarogentin）、苦獐苷（amaroswertin）和獐牙菜苦苷（swertiamarin）等。

龙胆苦苷在龙胆 *Gentiana scabra*、当药 *Swertia pseudochinensis* 及獐牙菜（青叶胆）*Swerte mileensis* 等植物中均有存在，是龙胆的主要有效成分和苦味成分，味极苦，将其稀释至 1：12000 的水溶液，仍有显著苦味。龙胆苦苷在氨的作用下可转化成龙胆碱（gentianine），故有人认为龙胆和当药中的龙胆碱是在提取过程中因加入氨等原因由龙胆苦苷转化而成，但也有人认为龙胆苦苷与龙胆碱在龙胆及当药中原本就共存。

獐牙菜苷（又名当药苷）及獐牙菜苦苷（又名当药苦苷）是治疗肝炎中药獐牙菜（青叶胆）中的苦味成分。

龙胆苦苷　　　　　獐牙菜苷　　　　　獐牙菜苦苷

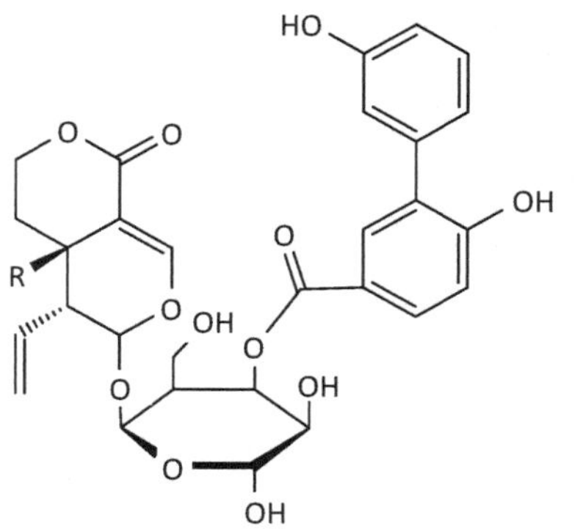

| 苦獐苷 | R=H |
| 苦龙胆苷 | R=OH |

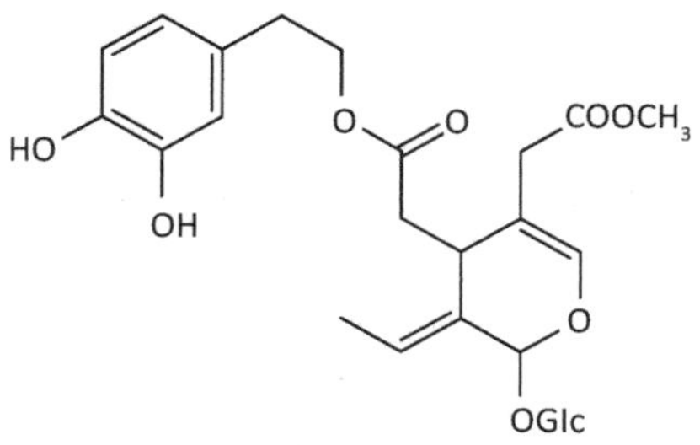

油橄榄苦苷

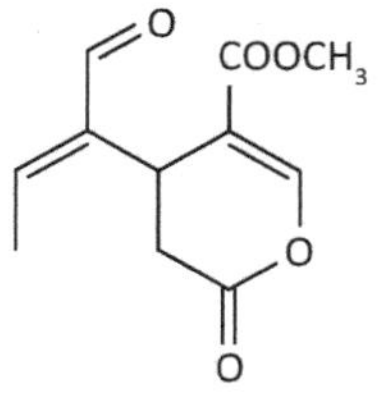

洋橄榄内酯

洋橄榄 *Olea europoea* L. 叶子中也含有此类成分，如油橄榄苦苷（oleuropein）和洋橄榄内酯（elenolide）等。

环烯醚萜类的苷易被水解，生成的苷元为半缩醛结构，其化学性质活泼，容易进一步聚合，难以得到结晶性的苷元。苷元遇酸、碱、羰基化合物和氨基酸等都能变色。如车叶草苷（asperuloside）与稀酸混合加热，能被水解、聚合产生棕黑色树脂状聚合物沉淀；若用酶水解，则显深蓝色，也不易得到结晶型苷元。游离的苷元遇氨基酸并加热，即产生深红色至蓝色，最后生成蓝色沉淀。因此，与皮肤接触，也能使皮肤染成蓝色。苷元溶于冰乙酸溶液中，加少量铜离子，加热显蓝色。这些呈色反应，可用于环烯醚萜苷的检识及鉴别。

四、倍半萜

倍半萜（sesquiterpenoids）是指骨架由 3 个异戊二烯单位构成、含 15 个碳原子的化合物类群。倍半萜与单萜均为植物挥发油的重要组成成分，是挥发油高沸程（250~280℃）的主要组分，但也有低熔点的固体。倍半萜是萜类化合物中最多的一类，结构骨架超过 200 种，目前发现的倍半萜类化合物已有万余种，广泛分布于植物、微生物、昆虫、海洋生物中。倍半萜的含氧衍生物多有较强的香气和生物活性，如抗菌、驱虫、抗肿瘤作用等，也是医药、食品、化妆品工业的重要原料。

焦磷酸金合欢酯（FPP）是倍半萜生物合成的前体，cis、trans-FPP 及 trans、trans-FPP 脱去焦磷酸基后，与其相应的双键环化形成适当的环状正碳离子，再经 Wagner-meerwein 重排或甲基及氢的 1,2-移位（或消去）而衍生成各种碳架类型的倍半萜类化合物。

中药中常见的倍半萜结构骨架包括吉马烷（germacrane）、桉烷（eudesmane）、橄榄烷（maliane）、土青木香烷（aristolane）、愈创木烷（guaiane）、蛇麻烷（humulane）、没药烷（bisabolane）、杜松烷（cadinane）、乌药烷（lindenane）、丁香烷（caryophyllane）、伪愈创木烷（pseudoguaiane）、缬草烷（valeriane）、斧柏烷（thujopsane）、雪松烷（cedrane）、月桂烷（laurane）、异月桂烷（isolaurane）、菖蒲烷（acorane）、石竹烷（caryophyllane）、莽草烷（anisatane）和苦味毒烷（picrotoxane）等。

NOTE

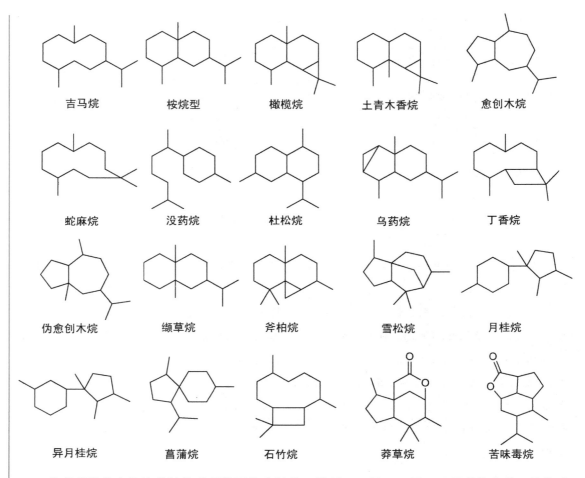

吉马烷　　按烷型　　橄榄烷　　土青木香烷　　愈创木烷

蛇麻烷　　没药烷　　杜松烷　　乌药烷　　丁香烷

伪愈创木烷　　缬草烷　　斧柏烷　　雪松烷　　月桂烷

异月桂烷　　菖蒲烷　　石竹烷　　莽草烷　　苦味毒烷

　　倍半萜类化合物按其结构碳环数可分为链状、单环、双环、三环、四环型倍半萜，按构成环的碳原子数分为五元环、六元环、七元环，直至十二元环等，也有按含氧取代的类型不同分为倍半萜醇、醛、酮、内酯等。

（一）　链状倍半萜

　　金合欢烯（farnesene）和金合欢醇（farnesol）是链状倍半萜类（acyclic sesquiterpenoids）衍生物，金合欢烯又称麝子油烯，存在于枇杷叶、生姜及洋甘菊的挥发油中；金合欢醇则在金合欢花油中含量较多，为重要的高级香料原料。

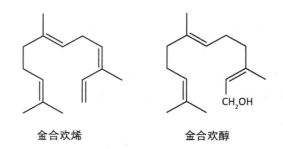

金合欢烯　　　　金合欢醇

（二）　单环倍半萜

　　青蒿为菊科植物黄花蒿 *Artemisia annua.* L. 的干燥地上部分，性寒味苦辛，具有除蒸截疟之功能。青蒿所含萜类化合物有蒿酮、异蒿酮（isoartemisia ketone）、桉油精（cineole）、樟脑等单萜，青蒿素、青蒿甲素（qinghaosu A）、青蒿乙素（qinghaosu B）、青蒿丙素（qinghaosu

C）及青蒿酸等倍半萜类化合物，其中倍半萜内酯化合物研究得最为深入。

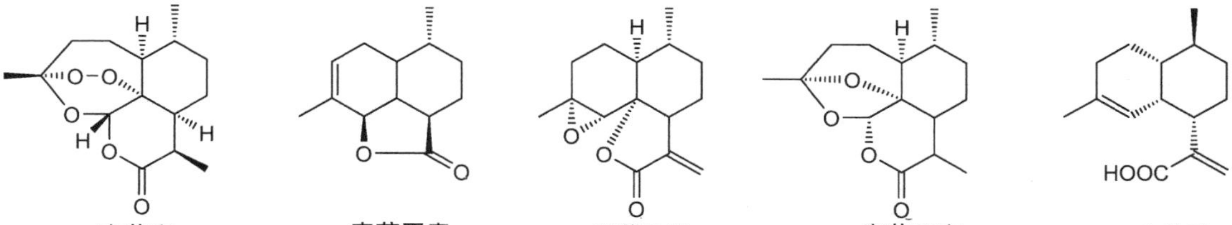

| 青蒿素 | 青蒿甲素 | 青蒿乙素 | 青蒿丙素 | 青蒿酸 |

在青蒿所含化学成分中，青蒿素是主要抗疟有效成分，系我国学者于 20 世纪 70 年代初首次从青蒿中分离得到的具有过氧基的新型倍半萜内酯。临床应用表明青蒿素对间日疟或恶性疟的治疗具有疗效显著、副作用小的优点，是一种高效、速效的抗疟有效单体化合物，被 WHO 誉为"世界上目前唯一有效的疟疾治疗药物"。

构效关系研究表明，过氧基是青蒿素分子抗疟的主要有效基团。若氢化消除此基团，则活性消失；若保留过氧基，将内酯环上的羰基还原成羟基可增强抗疟活性，如继续再转化成烷化还原青蒿素，活性可增强 14 倍；如转化成烷氧酰化还原青蒿素，则活性可提高 28 倍，转化成酰化还原青蒿素，抗疟最强，较之原来提高 31 倍。

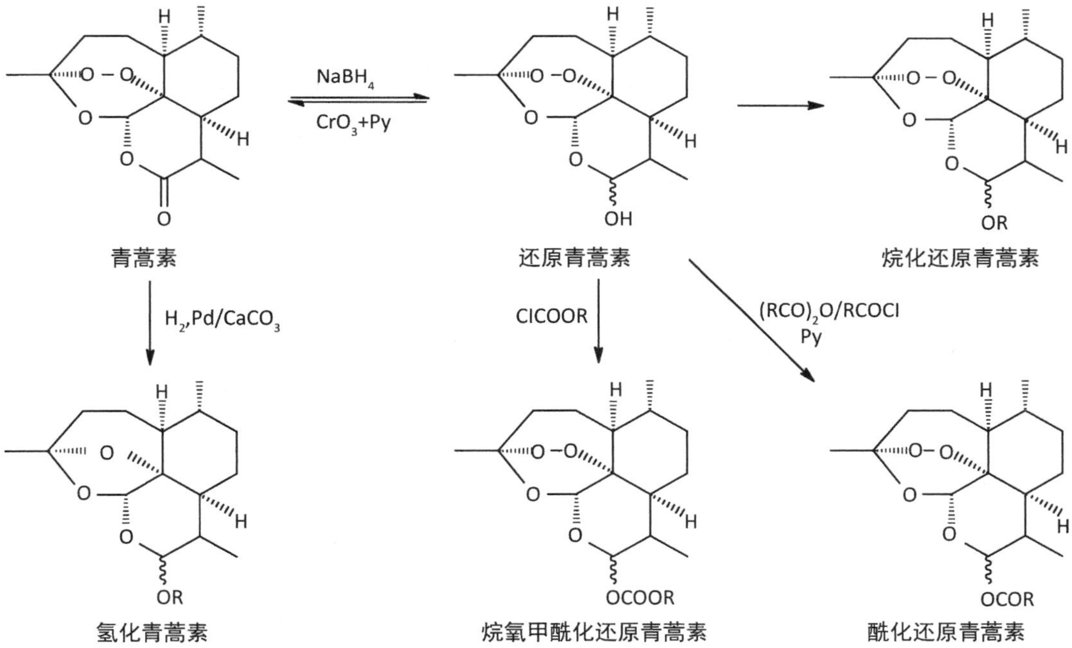

由于青蒿素的水溶性及烷氧甲酰化还原青蒿素油溶性均很差，通过结构修饰，得到了抗疟效价更高的水溶性青蒿琥酯（artesunate）及油溶性好的蒿甲醚（artemether）。青蒿琥酯钠可供静脉注射以抢救血栓型恶性疟疾，蒿甲醚不仅是一种高效的抗疟药，而且对急性上感高热有较好的退热作用，1986~1987 年，我国已先后批准青蒿素、青蒿素栓、蒿甲醚、蒿甲醚注射液、青蒿琥酯、注射用青蒿琥酯钠为一类中药，青蒿琥酯片为 1988 年批准的四类新药。三十年来，由于青蒿素类药物的发现，不仅在我国，特别是在非洲，已经拯救了数百万恶性疟疾患者的生命。作为在青蒿素的发现中做出开创性工作的我国科学家屠呦呦教授也因此获得了 2015 年度诺贝尔生理学或医学奖，成为我国第一位获得诺贝尔科学技术奖的科学家。

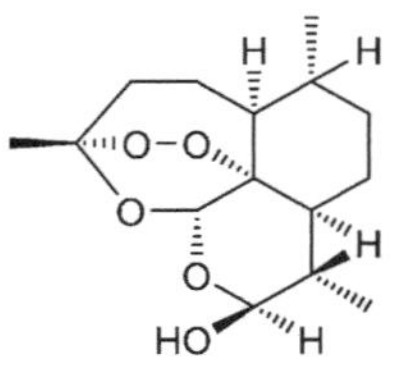

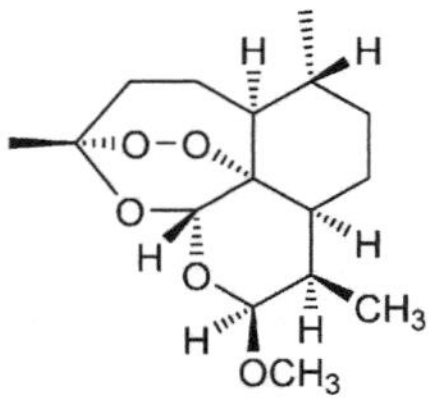

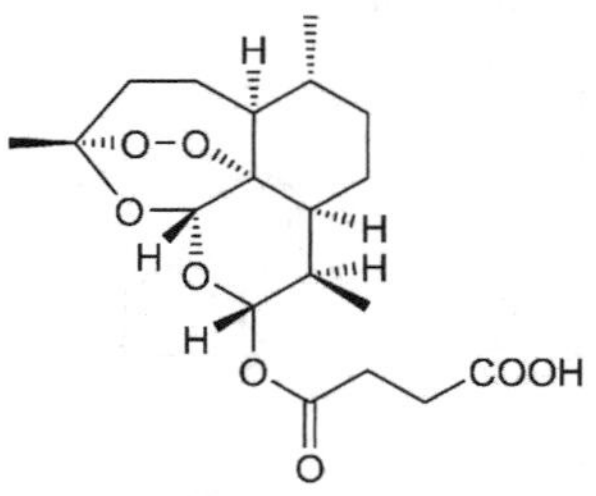

双氢青蒿素　　　　　蒿甲醚　　　　　青蒿琥酯

莪术根茎中挥发油的成分为多种单环倍半萜类（monocyclic sesquiterpenoids），如莪二酮（curdione）、1α,10β-环氧基莪二酮（1α,10β-epoxycurdione）、吉马酮（germacrone）等，具有抗早孕、抗菌、保肝、抗银屑病等作用，目前其抗病毒活性也正成为新的研究热点。

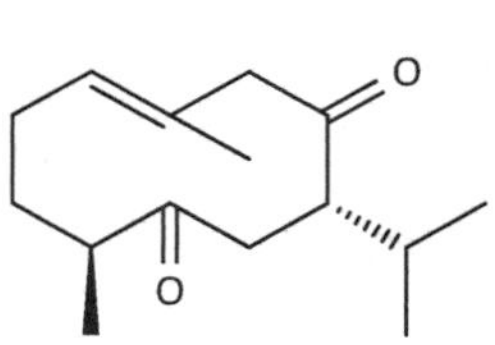

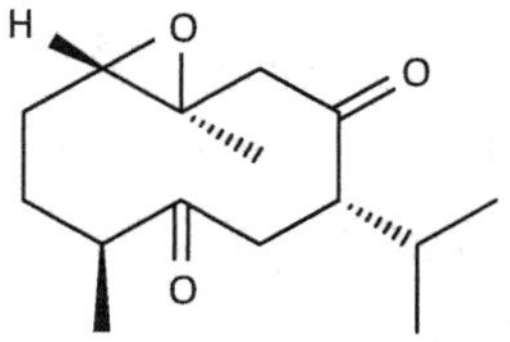

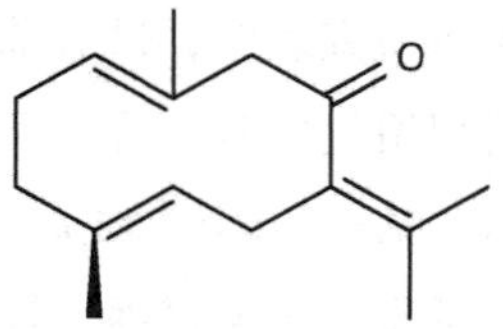

莪二酮　　　　　1α,10β-环氧基莪二酮　　　　　吉马酮

（三）双环倍半萜

山道年（santonin）是植物山道年草和蛔蒿头状花絮和全草中的主要成分，含有 α-山道年和 β-山道年两种异构体，均属于桉烷型倍半萜。该化合物具有显著驱蛔作用，能够兴奋蛔虫神经节，使其神经发生痉挛性收缩，因而不能附着在肠壁上，当给予泻下药时，体内的蛔虫可以被有效地排除，但服药量过大可产生黄视毒性。

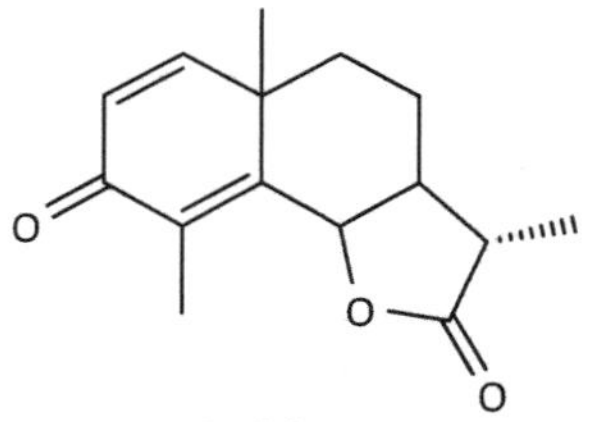

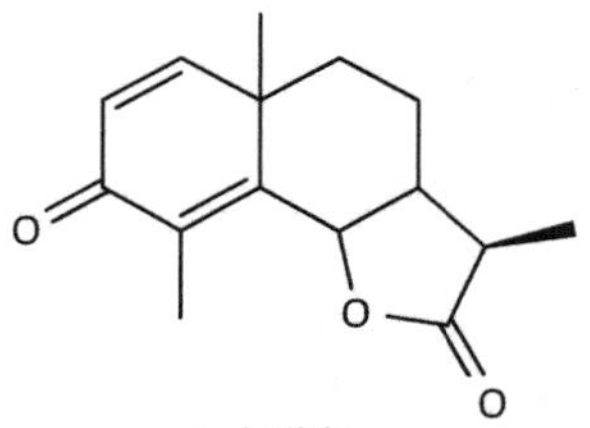

α-山道年　　　　　β-山道年

木香中也含有大量的双环倍半萜类（bicyclic sesquiterpenoids）化合物，如土木香内酯（alatolactone）、异土木香内酯（isoalatolactone）等。

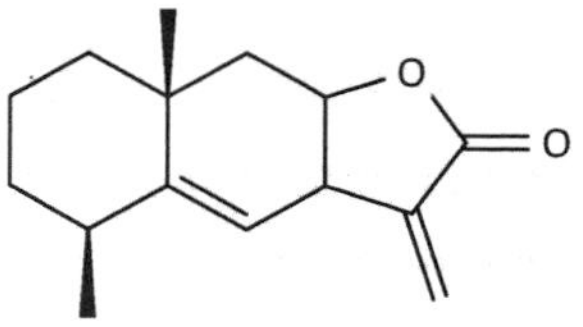

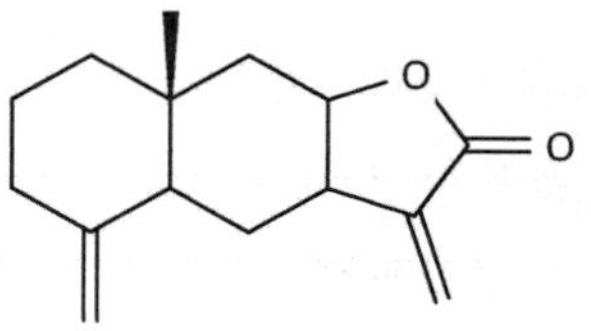

土木香内酯　　　　　异土木香内酯

马桑毒素（coriamyrtin）和羟基马桑毒素（tutin）从日本产毒空木 *Coriaria japonica* 叶中分得。我国药学工作者从国产马桑 *Coriaria sinica* 及马桑寄生中也分离得到，用于治疗精神分裂症。

莽草毒素（anisatin）为莽草（即毒八角）*Illicium anisatum* 果实、叶、树皮中所含双内酯倍半萜化合物。大八角 *I. majus* 中亦含有，对人体有毒。

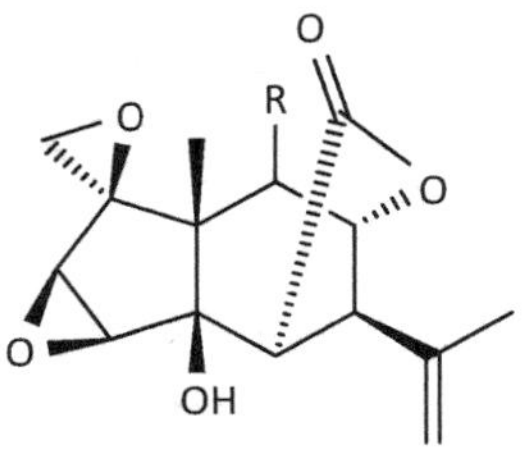

马桑毒素　　　　R=H
羟基马桑毒素　　R=β-OH

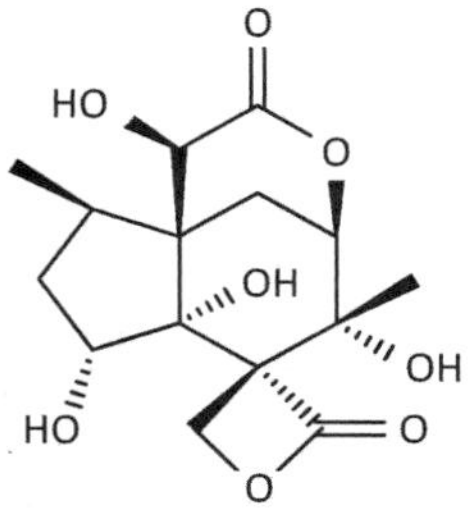

莽草毒素

　　薁类化合物（azulenoids）是一种特殊的倍半萜，可看成是由五元环的环戊二烯负离子和七元环的环庚三烯正离子骈合而成，所以薁是一种非苯型的芳烃类化合物，具有一定的芳香性。这类化合物多具有抑菌、抗肿瘤、杀虫等生物活性。在挥发油分级蒸馏时，高沸点馏分中有时可看见蓝色、紫色或绿色的馏分，这显示可能有薁类成分存在。

　　薁类化合物由于结构中高度共轭体系的存在，因此属于弱极性化合物。薁类沸点较高，一般在 250～300℃，可溶于石油醚、乙醚、乙醇及甲醇等有机溶剂，不溶于水，溶于强酸，加水后又可析出。因此，可用 60%～65% 硫酸或磷酸提取。也能与苦味酸或三硝基苯试剂产生 π 络合物结晶，此结晶具有敏锐的熔点可借以鉴定。

　　薁分子具有高度共轭体系的双键，在可见光（360～700nm）吸收光谱中有强吸收峰。

　　薁类化合物在中药中只有少量存在，多是由存在于挥发油中的氢化薁类脱氢而成，多无芳香性，且多属愈创木烷结构。如愈创木醇（guaiol）是存在于愈创木 *Guajacum officinale* 木材挥发油中的氢化薁类衍生物，当愈创木醇类成分在蒸馏、酸处理时可氧化脱氢而成薁类。

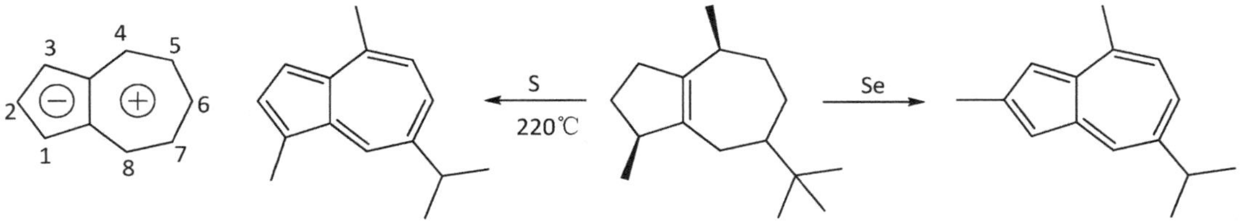

薁　　　　　愈创木薁　　　　　　愈创木醇　　　　　　2,4-二甲基-7-异丙基薁

　　莪术醇（curcumol）是中药莪术中的主要活性成分之一，此外莪术中还含有莪术烯醇（curcumenol）、莪术二醇（curcumadiol）等多种具有抗肿瘤活性的愈创木烷型倍半萜类化合物，临床上主要用于宫颈癌的治疗。

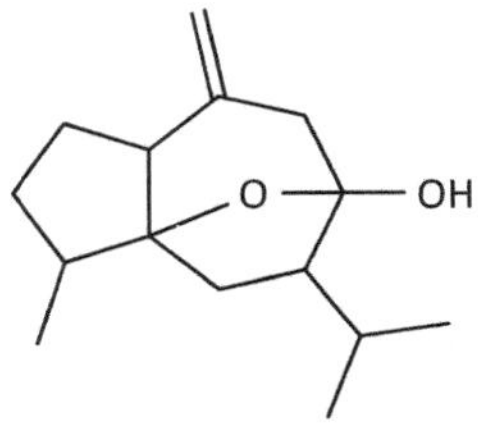

莪术醇 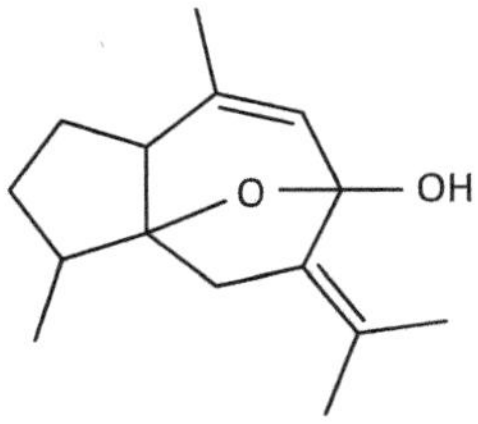　　　　　　　莪术烯醇 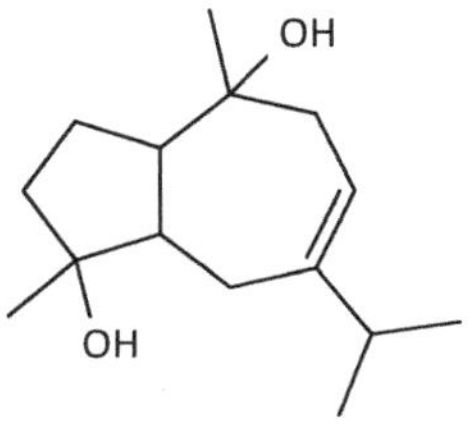　　　　　　莪术二醇

（四）三环倍半萜

　　三环倍半萜（tricyclic sesquiterpenoids）如 α-白檀醇（α-santalol，檀香醇）存在于白檀木

的挥发油中，有很强的抗菌作用，曾用为尿道消毒药。

环桉醇（cycloeudesmol）存在于对枝软骨藻 *Chondria oppsiticlada* 中，具有显著的抗金黄色葡萄球菌和白色念珠菌活性。

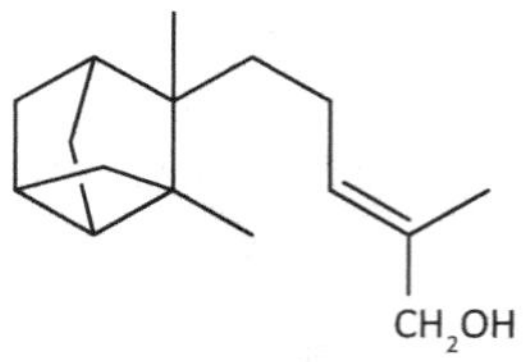

α-白檀醇 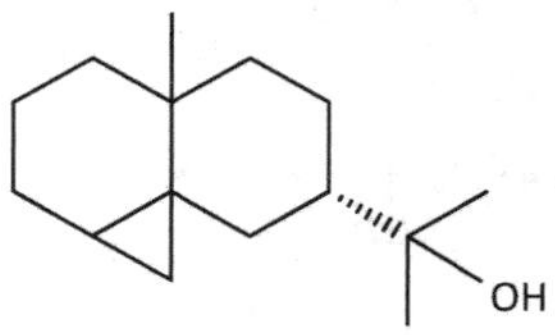　　　　　　　环桉醇

五、二萜

二萜（diterpenoids）是指骨架由 4 个异戊二烯单位构成，含 20 个碳原子的一类化合物。二萜广泛分布于植物界，许多植物分泌的乳汁、树脂等均以二萜类衍生物为主。

二萜类化合物具有多方面的生物活性，如紫杉醇、穿心莲内酯、丹参酮 II$_A$、银杏内酯、雷公藤内酯、甜菊苷、冬凌草甲素等都具有较强的生物活性，有的已是临床上的常用药物。二萜类成分不仅存在于植物中，目前在菌类、海洋生物中也发现了大量的二萜类次生代谢产物。

二萜类化合物是由焦磷酸香叶基香叶酯（geranylgeranyl pyrophosphate，GGPP）作为合成中间体进一步衍生而成，多呈环状结构。目前发现的二萜类化合物的基本骨架已超过 100 余种，常见的结构类型有紫杉烷（taxane）、半日花烷（labdane）、松香烷（abietane）、海松烷（pimarane）、罗汉松烷（podocarpane）、卡山烷（cassane）、贝壳杉烷（kaurane）、贝叶烷（beyerane）和大戟烷（phorbane）等。

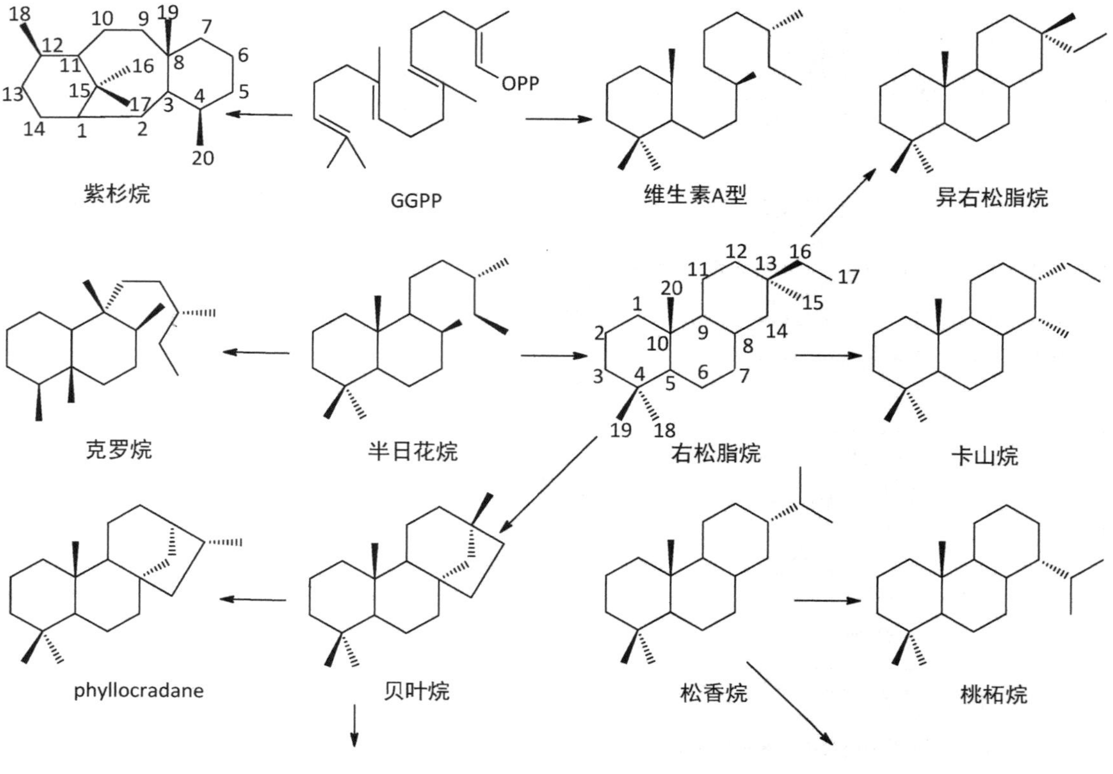

紫杉烷　　　　GGPP　　　　维生素A型　　　　异右松脂烷

克罗烷　　　半日花烷　　　右松脂烷　　　卡山烷

phyllocradane　　　贝叶烷　　　松香烷　　　桃柘烷

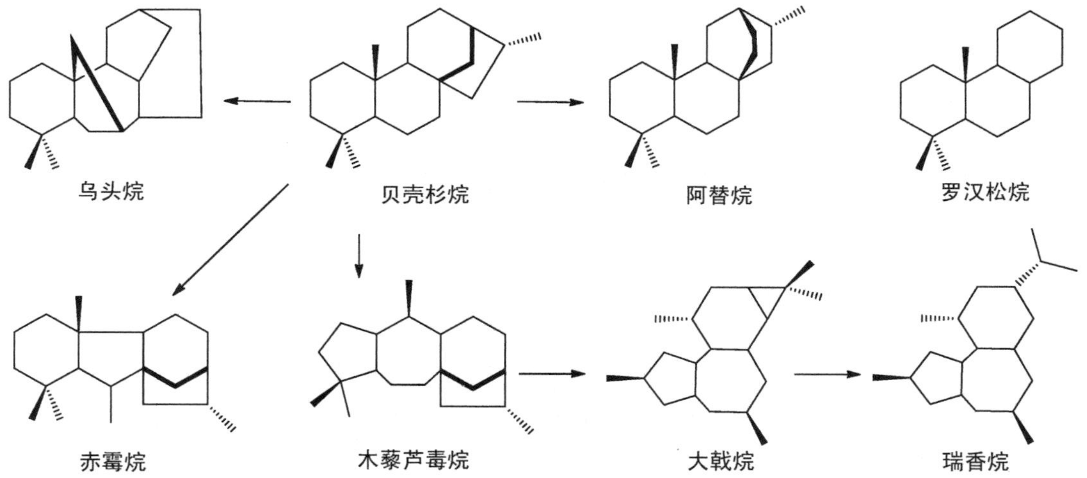

乌头烷　　　　　贝壳杉烷　　　　　阿替烷　　　　　罗汉松烷

赤霉烷　　　　　木藜芦毒烷　　　　大戟烷　　　　　瑞香烷

（一） 链状二萜

链状二萜（acyclic diterpenoids）化合物在自然界存在较少，常见的只有存在于叶绿素中的植物醇（phytol），其与叶绿素分子中的卟啉（porphyrin）结合成酯的形式存在于植物中，曾作为合成维生素 E 和维生素 K_1 的原料。

从海绵 *Hippospongiasp* 中分离得到的 untennospongin-A 属于二十一碳的呋喃二萜，对冠状动脉具有舒张作用。

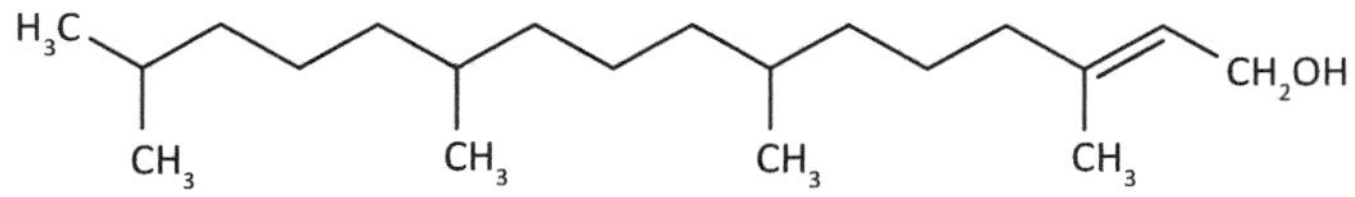

植物醇

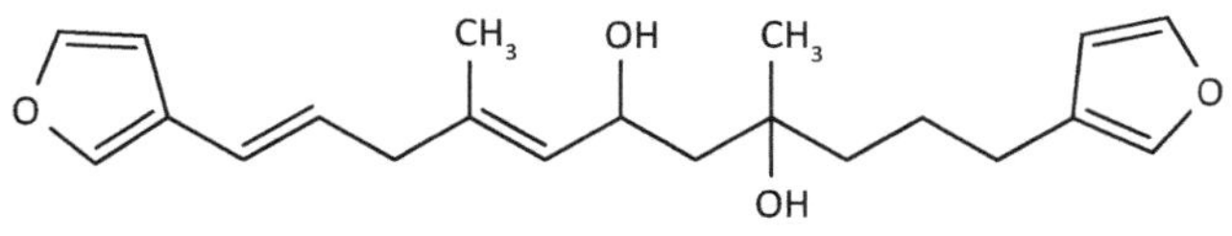

untennospongin-A

（二） 环状二萜

维生素 A（vitamin A）又名视黄醇，是一种重要的脂溶性维生素，其基本结构为环状二萜（cyclic diterpenoids），只存在于动物性食物中，特别是鱼肝中含量较丰富，如鳖鱼和鳍鱼的肝油中富含维生素 A。维生素 A 与眼睛的视网膜内的蛋白质结合，形成光敏感色素，是保持正常夜间视力的必需物质，而且维生素 A 也是哺乳动物生长必不可少的物质。

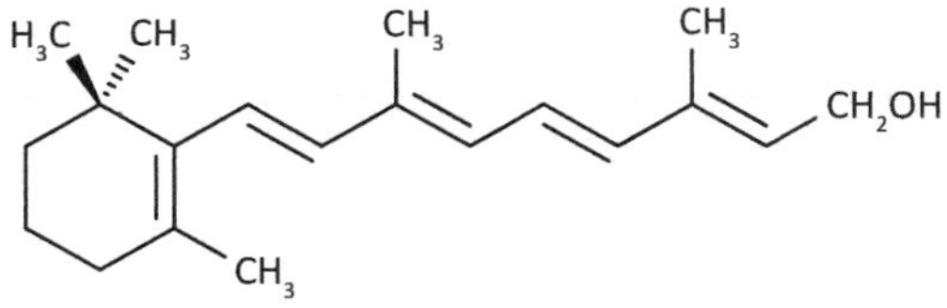

维生素A

穿心莲中的主要化学成分为半日花烷型二萜内酯类成分，其中主要包括穿心莲内酯（andrographolide）、脱水穿心莲内酯（dehrdroandrographolide）等。

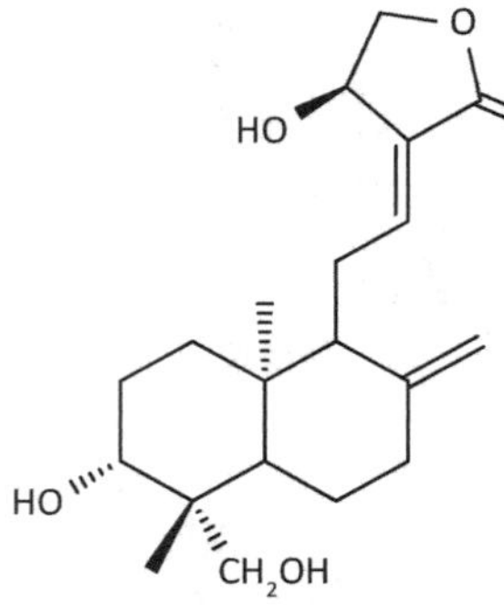

穿心莲内酯 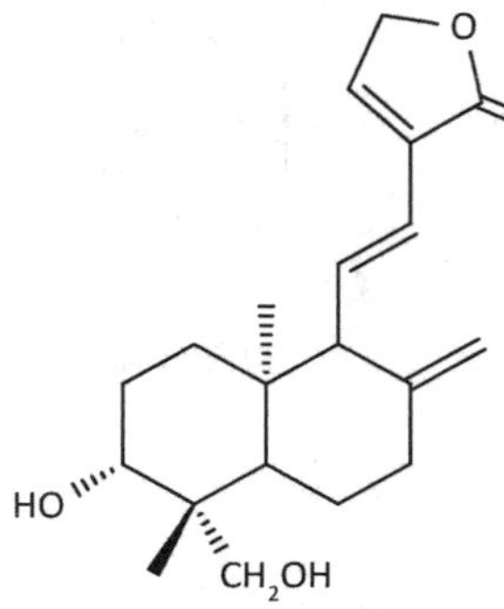　　　　　　　　　脱水穿心莲内酯

银杏内酯（ginkgolides）是银杏 *Ginkgo biloba* 根皮及叶中的苦味成分，具有独特的十二碳骨架结构，嵌有一个叔丁基和六个五元环，结构中包括一个螺壬烷、一个四氢呋喃环和三个内酯环。目前已分离出银杏内酯 A、B、C、M、J（ginkgolides A、B、C、M 和 J）等多种成分。银杏内酯类可用来拮抗血小板活化因子以治疗因血小板活化因子引起的各种休克障碍。银杏内酯与银杏双黄酮均为银杏制剂中的有效成分类型，为治疗心脑血管疾病的有效药物。

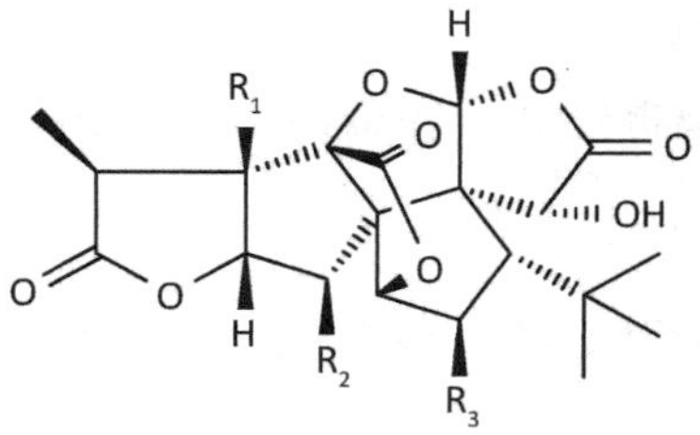

	R_1	R_2	R_3
银杏内酯 A	OH	H	H
银杏内酯 B	OH	OH	H
银杏内酯 C	OH	OH	OH
银杏内酯 M	H	OH	OH
银杏内酯 J	OH	H	OH

土荆皮 *Cortex Pseudolaricis* 又名金钱松、水松皮、荆树皮，来源于松科植物金钱松 *Pseudolarix kaempferi* Gord. 的根皮和近根树皮，性辛、温、有毒，可止痒杀虫，用于治疗手足癣、神经性皮炎、湿疹等。近年来多与其他药物联合外用治疗真菌感染引起的各类皮肤病。土荆皮含有的二萜内酯类成分具有抗真菌、抗肿瘤、抗生育等作用，目前已分离得到多个化合物，如土荆皮酸（pseudolaric acid）、土荆皮乙酸（pseudolaric acid B）、土荆皮丙二酸（pseudolaric acid C_2）、去乙酰基土槿甲酸（deacetylpseudolaric acid A）、11*S*-去乙酰土槿甲酸（11*S*-deacetylpseudolaric acid A）、土荆皮甲酸-*O*-*β*-D-葡萄糖苷（eacetylpseudolaric acid A-*O*-*β*-D glucopyranoside）土荆皮己酸（pseudolaric acid F）、去乙酰基土槿甲酸-2,3-单甘酯（deacetylpseudolaric acid A-2,3-dihydroxypropyl ester）、去乙酰基土槿乙酸-2,3-单甘酯（deacetylpseudolaric acid B-2,3-dihydroxypropyl ester）和原儿茶酸（protocatechuic acid）等。

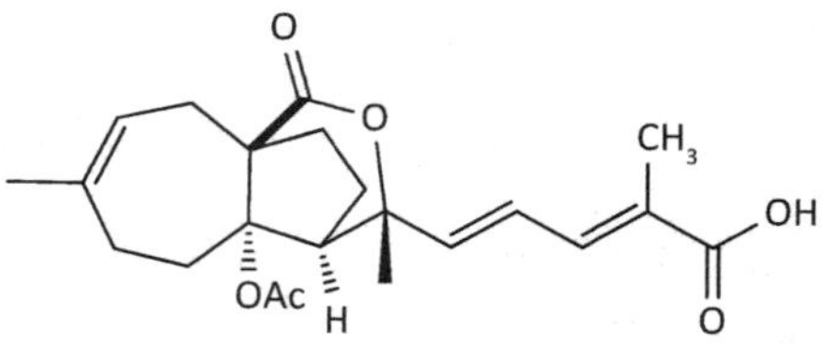

土荆皮酸 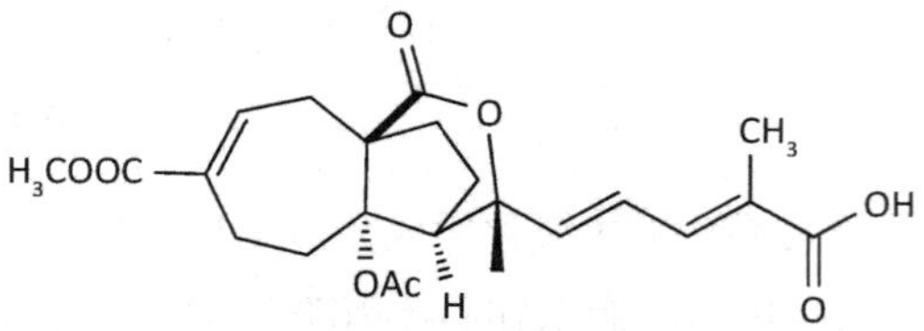　　　　　　　　　　土荆皮乙酸

土荆皮丙二酸

土乙酰基土槿甲酸

11S-去乙酰土槿甲酸

土荆皮甲酸-O-β-D-葡萄糖苷

土荆皮己酸

去乙酰基土槿甲酸-2,3-单甘酯

土乙酰基土槿乙酸-2,3-单甘酯

原儿茶酸

雷公藤甲素（triptolide）、雷公藤乙素（tripdiolide）、雷公藤内酯（triptolidenol）及16-羟基雷公藤内酯醇（16-hydroxytriptolide）是从雷公藤 Tripterygium wilfordii Hook. f. 根中分离得到的一系列具有抗肿瘤活性的二萜类化合物。雷公藤甲素对乳腺癌和胃癌细胞系集落形成有抑制作用，16-羟基雷公藤内酯醇具有较强的抗炎、免疫抑制和雄性抗生育作用，但毒性也较大。雷公藤多苷能明显抑制小鼠脾淋巴细胞转化、降低血清溶血素水平，可用于治疗类风湿性关节炎、原发性肾小球肾病、肾病综合征及慢性肝炎等。

	R_1	R_2	R_3
雷公藤甲素	H	H	CH_3
雷公藤乙素	OH	H	CH_3
雷公藤内酯	H	OH	CH_3
16-羟基雷公藤内酯醇	H	H	CH_2OH

松树分泌的黏稠液体中含有左松脂酸（levopimaric acid）、松脂酸（pimaric acid）和松香酸（abietic acid）等均属于松香烷类二萜。

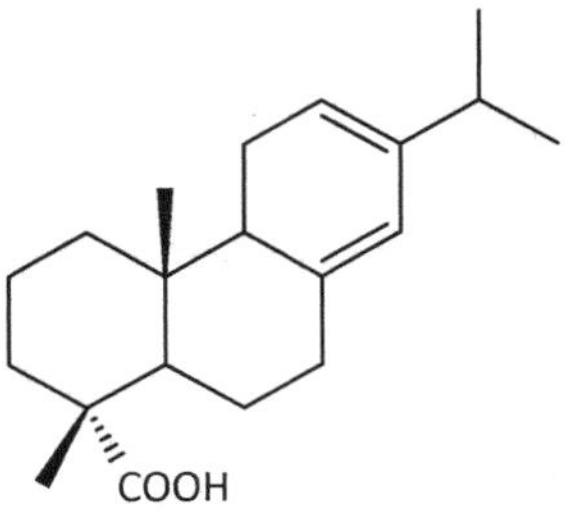

左松脂酸 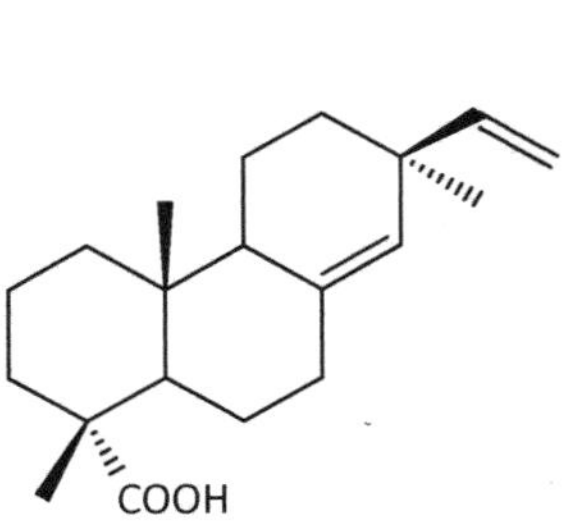　　　　　　松脂酸 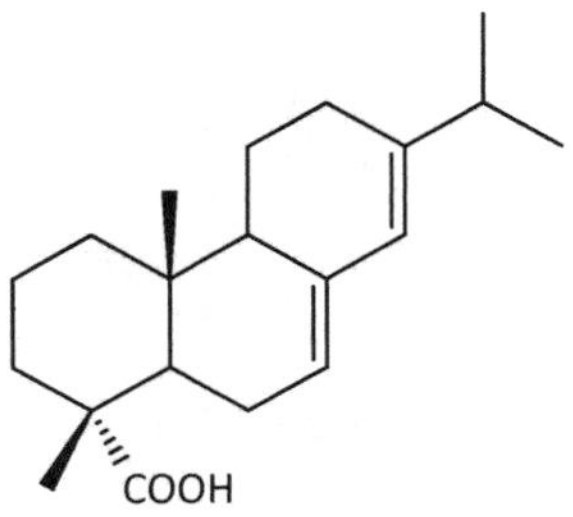　　　　　　松香酸

　　紫杉醇又称红豆杉醇，是从太平洋红豆杉 *Taxus brevifolia* 的树皮中分离得到一种复杂的，也是目前所了解的唯一一种可以促进微管聚合和稳定已聚合微管的药物，1992 年底经美国 FDA 批准在美国上市，临床用于治疗卵巢癌、大肠癌、乳腺癌和肺癌，疗效较好，颇受医药界重视，临床需求量较大。然而植物中紫杉醇的含量仅为百万分之二，为解决紫杉醇的来源问题，学者们采用各种方法和途径，如组织细胞培养、寄生真菌培养、红豆杉栽培、紫杉醇全合成及紫杉醇半合成等方面，开展了大量研究工作。其中以紫杉醇前体物巴卡亭Ⅲ（baccatin Ⅲ）和 10-脱乙酰基巴卡亭Ⅲ（10-deacetyl baccatin Ⅲ）为母核进行半合成制备紫杉醇最为可行，而这两种化合物在红豆杉可再生的针叶和小枝中产率达 0.1%。

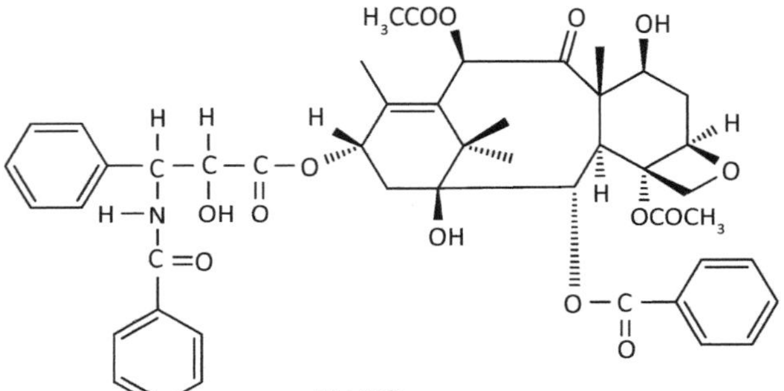

紫杉醇 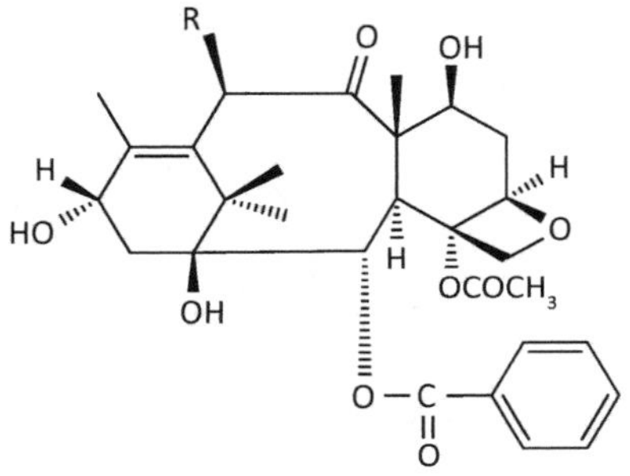　　　　　　　　　　　　　　　巴卡亭Ⅲ　R=Ac
　　　　　　　　　　　　　　　　　　　10-脱乙酰基巴卡亭Ⅲ　R=H

　　甜菊苷（stevioside）是菊科植物甜叶菊 *Stevia rebaudianum* 叶中所含的四环二萜甜味苷，其甜度约为蔗糖的 300 倍，甜叶菊中总甜菊苷含量约 6%，包括甜菊苷 A、D、E（rebaudioside A、D、E）等，其中甜菊苷 A 甜味较强，但含量较少。在医药、食品工业被广泛应用，但近来甜菊苷因有致癌作用的报道，美国及欧盟已禁用。

　　冬凌草素（oridonin）是由冬凌草 *Rabdosia rubescens* 中得到的抗癌有效成分，此成分曾由延命草 *Isodon trichocupus* 中提取分离鉴定。

　　香茶菜甲素（amethystoidin A）是香茶菜 *Rabdosia amethystoides* 叶中的成分，有抗肿瘤及抑制金黄色葡萄球菌活性作用。我国化学工作者分离鉴定的香茶菜二萜有 100 余种。

　　大戟醇（phorbol）属大戟二萜醇型，存在于大戟科和瑞香科许多植物中，属于辅致癌剂。例如巴豆油是巴豆种子的脂肪油，过去曾用作剧烈泻下药，也作发红剂和抗刺激剂用。后来发现巴豆油有辅致癌活性，现临床上已不再药用。其所含的辅致癌活性成分，均得自巴豆油的偏亲水性部分，其母体化合物为大戟醇，本身没有辅致癌活性，但分子中有五个羟基，C_{12} 和 C_{13} 上的两个羟基被酯化生成二元酯时，若其中一个酯键由长链脂肪酸形成，而另一个酯键由短链脂肪酸形成，所得的化合物有辅致癌活性。当大戟二萜醇碳架上的 C_{14}、C_{15} 之间的键断裂开环后，形成瑞香烷型化合物。这类化合物虽有毒性，但无辅致癌活性。

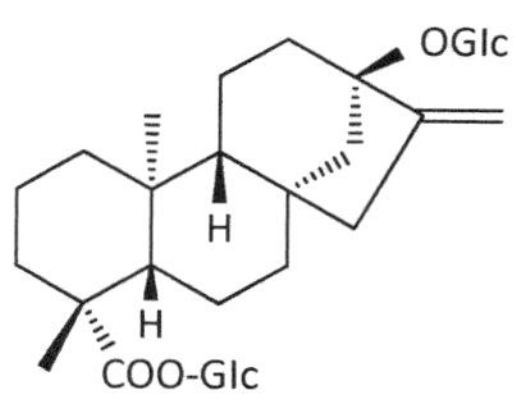

| 甜菊苷 | 冬凌草素 | 香茶菜甲素 | 大戟醇（巴豆醇） |

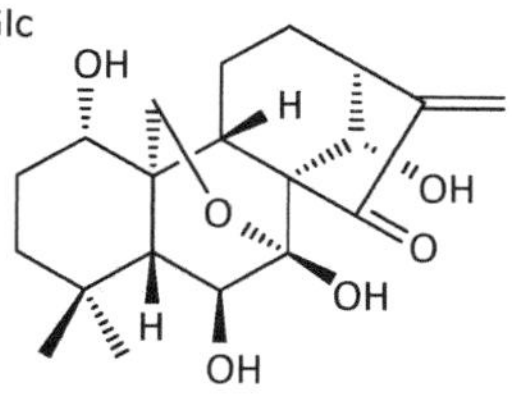

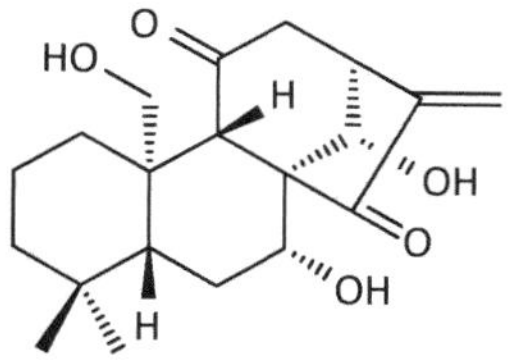

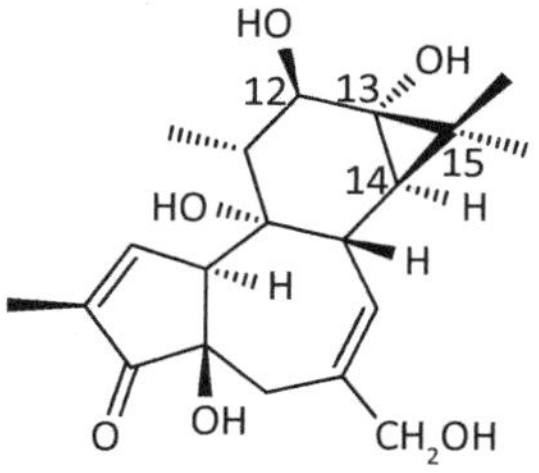

闹羊花毒素Ⅰ～Ⅲ（rhodojaponin Ⅰ～Ⅲ）得自日本闹羊花 *Rhododendron japonicum*，从中药六轴子（即羊踯躅 *R. molle* 的果实）中得到的八厘麻毒素（rhomotoxin）与闹羊花毒素Ⅲ为同一物质。八厘麻毒素对重症高血压有紧急降压作用，对室上性心动过速有减慢心率作用。此外，团花毒素（rhodoanthin）为目前国内外自杜鹃花科植物中提取的毒性最强的成分，LD_{50} 为 0.1μmol/kg。

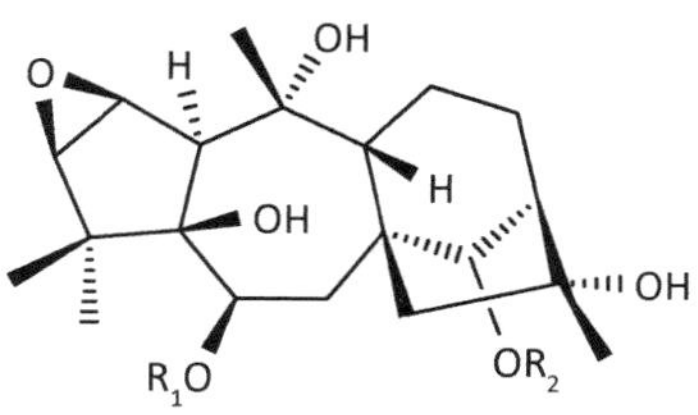

	R_1	R_2
闹羊花毒素 I	COCH$_3$	COCH$_3$
闹羊花毒素 II	COCH$_3$	H
闹羊花毒素 III	H	H
马醉木毒素 III	H	COCH(OH)CH$_3$
团花毒素*	H	COCH(OH)CH$_3$

（*C_{10} 为 α-CH$_3$，β-OH）

六、二倍半萜

二倍半萜（sesterterpenoids）是指骨架由 5 个异戊二烯单位构成的二十五碳化合物。这类化合物在生源上由焦磷酸香叶基金合欢酯（geranylfarnesyl pyrophosphate，GFPP）衍生而成，多为结构复杂的多环化合物。与其他类型萜类化合物相比，数量很少，仅分布在羊齿植物、植物病原菌、海洋生物海绵、地衣及昆虫分泌物中。

呋喃海绵素-3（furanspongin-3）是从海绵中分得的链状二倍半萜化合物。seco-manoalide 是从 *Luffarilla uariabillis* 中分得的具有抗菌作用的单环二倍半萜。蛇孢假壳素 A（ophiobolin A）是真菌稻芝麻枯病菌 *Ophiobulus miyabeanus* 的成分，具有 C_5-C_8-C_5 骈合基本骨架，有阻止白癣菌及毛滴虫生长发育作用。

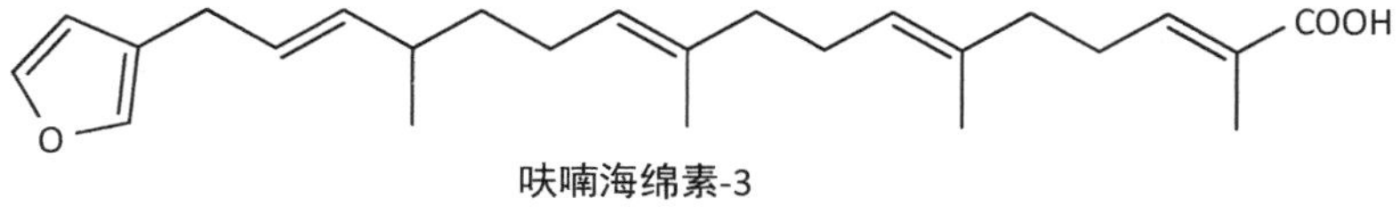

呋喃海绵素-3

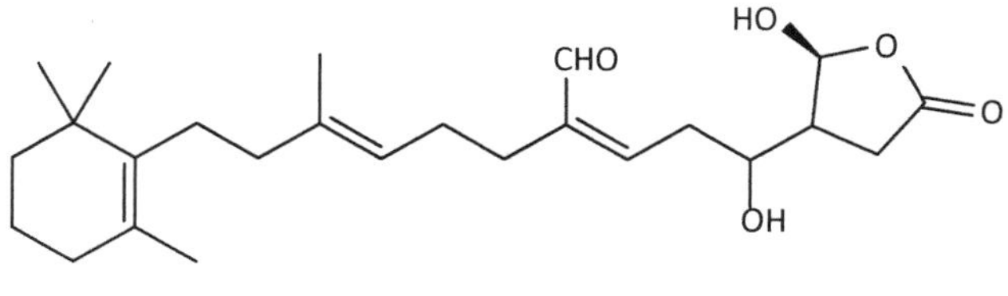

seco-manoalide

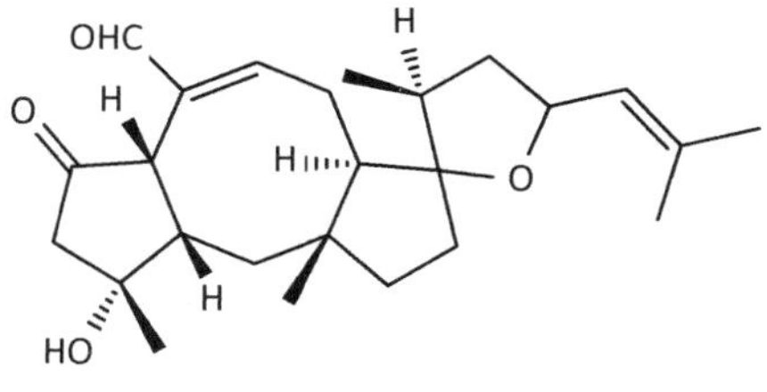

蛇孢假壳素A

NOTE

　　华北粉背蕨 *Aleuritopteris kuhnii* 是中国蕨科粉背蕨属植物，具有润肺止咳、清热凉血功效。从其叶的正己烷提取液中分离得到的粉背蕨二醇（cheilanthenediol）和粉背蕨三醇（cheilan-thenetriol）属于三环二倍半萜类成分。

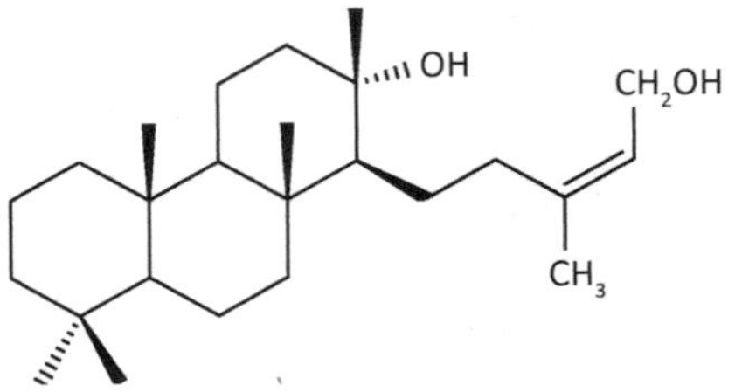

粉背蕨二醇 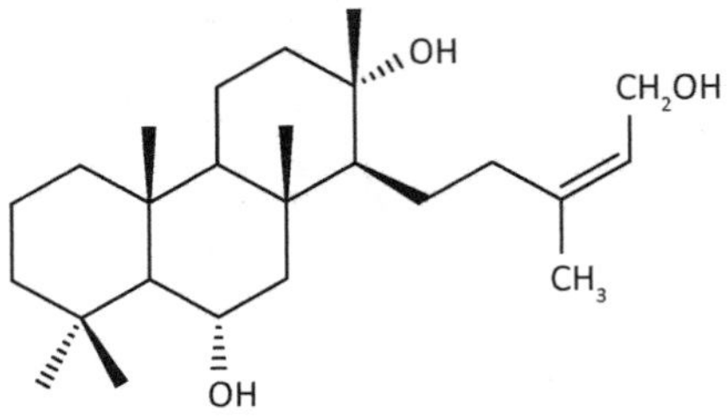　　　　　　　　　粉背蕨三醇

七、萜类化合物的理化性质

　　萜类化合物分子结构中绝大多数具有双键、羟基、羧基等官能团，多数萜类还具有内酯结构，因而具有一些相同的理化性质及化学反应，既可以用于鉴别也可作为提取纯化的方法。

（一）物理性质

　　1. 性状　单萜和倍半萜多为油状液体，在常温下可以挥发，低温下多为蜡状物；二萜、二倍半萜及萜苷多为固体结晶或粉末，不具挥发性；环烯醚萜苷大多数为白色结晶体。

　　单萜和倍半萜多具有特殊香气。环烯醚萜苷、二萜类化合物则多具有苦味，且有些味极苦，故萜类化合物又称苦味素。但有的萜类化合物具有较强的甜味，如甜菊苷的甜度是蔗糖的300倍。

　　单萜及倍半萜（萜苷除外）可随水蒸气蒸馏，其沸点随结构中 C_5 单位数、双键数、含氧基团数的升高而规律性升高。在提取分离单萜及倍半萜时可利用这些性质。

　　2. 旋光性和折光性　大多数萜类具有不对称碳原子，故具有旋光性。小分子萜类具有较高的折光率，与糖链连接后，其光学活性大大增加，折光率也会有所增加。

　　3. 溶解性　萜类化合物亲脂性强，难溶于水，溶于甲醇、乙醇，易溶于乙醚、三氯甲烷、乙酸乙酯、苯等亲脂性有机溶剂。具羧基、酚羟基及内酯结构的萜类还可分别溶于碳酸氢钠或氢氧化钠水溶液，加酸使之游离或环合后，又可自水中析出或转溶于亲脂性有机溶剂，此性质常用于提取分离具有此类结构的萜类化合物。

　　萜苷类化合物含糖的数量均不多，但具有一定的亲水性，能溶于热水，易溶于甲醇、乙醇，不溶或难溶于亲脂性有机溶剂如石油醚、三氯甲烷和乙酸乙酯等。

　　环烯醚萜苷类易溶于水和甲醇，可溶于乙醇、正丁醇和丙酮，难溶于三氯甲烷、乙醚、环己烷和石油醚等亲脂性有机溶剂。

　　此外，萜类化合物对高温、强光和酸、碱较为敏感，易发生氧化、重排，引起结构和理化性质的改变。因此在提取、分离和储存过程中需要格外注意避免这些因素的影响。

（二）化学性质

　　1. 加成反应　含有双键或羰基的萜类化合物可与某些化学试剂发生加成反应，产物多为结晶性物质。这不但可供识别萜类化合物分子中不饱和键的存在及不饱和程度，还可借助加成产物良好的晶型进行萜类化合物的分离与鉴定。

（1）双键加成反应

①与卤化氢加成反应：萜类化合物中的双键能与氢卤酸，如氢碘酸或氯化氢在冰乙酸溶液中反应，置于冰水中会析出结晶性加成产物。例如柠檬烯与氯化氢在冰乙酸中进行加成反应，反应完毕加入冰水即析出柠檬烯二氢氯化物的结晶固体。

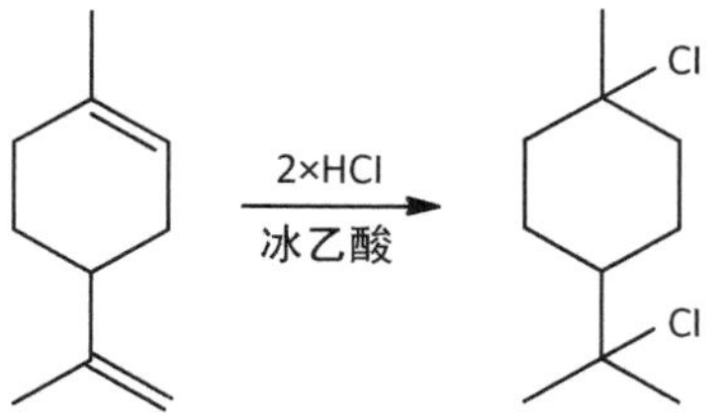

$$2 \times HCl \atop 冰乙酸$$

柠檬烯　　　　　　柠檬烯二氢氯化物

②与亚硝酰氯反应：许多不饱和萜类化合物能与亚硝酰氯（Tilden 试剂）发生加成反应，生成亚硝基氯化物。先将不饱和的萜类化合物加入亚硝酸异戊酯中，冷却下加入浓盐酸，混合振摇，然后加入乙醇即有结晶析出。生成的氯化亚硝基衍生物多呈蓝色，可用于不饱和萜类成分的分离和鉴定。同时，生成的氯化亚硝基衍生物还可进一步与伯胺或仲胺（常用六氢吡啶）缩合生成亚硝基胺类。后者具有一定的晶形和固定的物理常数，在鉴定萜类成分时具有重要的意义。

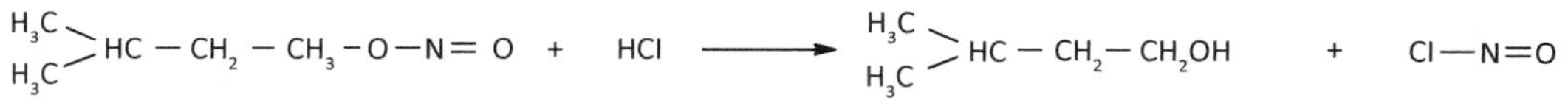

亚硝酸异戊酯　　　　　　　　　　　　　　　　亚硝酰氯（Tilden试剂）

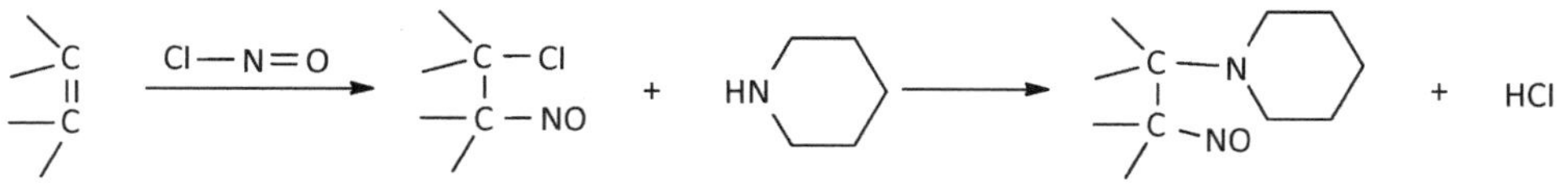

不饱和萜类　　氯化亚硝基衍生物　　　　　　亚硝基胺类

③溴加成反应：在冰水冷却条件下，于不饱和萜的冰乙酸或乙醚-乙醇混合溶液中滴加溴，可生成其溴加成物结晶。

④Diels-Alder 反应：共轭二烯结构的萜类化合物能与顺丁烯二酸酐产生 Diels-Alder 反应，生成物为结晶，可借此初步证明共轭双键的存在。

有些具两个非共轭双键的萜类也可与顺丁烯二酸酐生成加成物（是其双键移位形成共轭双键所致），故用此反应判定共轭双键结构时，应结合紫外光谱等综合分析。

（2）羰基加成反应

①与亚硫酸氢钠加成：含羰基的萜类化合物可与亚硫酸氢钠发生加成反应，生成结晶性加成物，加酸或碱可使其分解，生成原来的反应产物，如从香茅油中提取香叶醛。同时，含双键和羰基的萜类化合物在应用此法时要注意，反应时间过长或温度过高可使双键亦发生加成，并形成不可逆的加成物。例如香叶醛的加成条件不同，加成产物则各异。

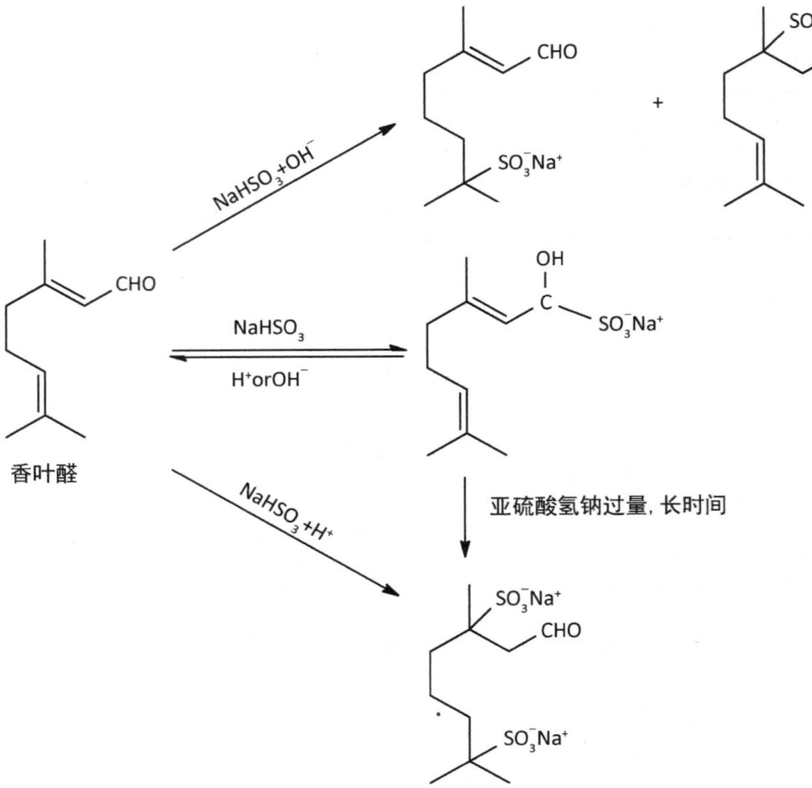

②与吉拉德试剂加成：吉拉德试剂（Girard）是一类连有季铵基团的酰肼，常用的 Girard P 和 Girard T 试剂的结构如下：

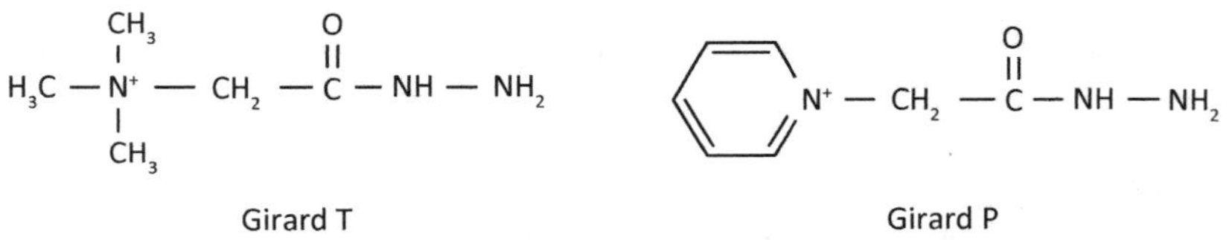

Girard T　　　　　　　　　　　　　Girard P

分离含有羰基的萜类化合物常采用吉拉德试剂，可使亲脂性的羰基转变为亲水性的加成物而得到分离。例如中性挥发油中加入吉拉德试剂的乙醇溶液后，再加入 10% 乙酸促进反应。加热回流，反应完毕后加水稀释，分取水层，加酸酸化，再用乙醚萃取，蒸去乙醚后复得原羰基化合物。

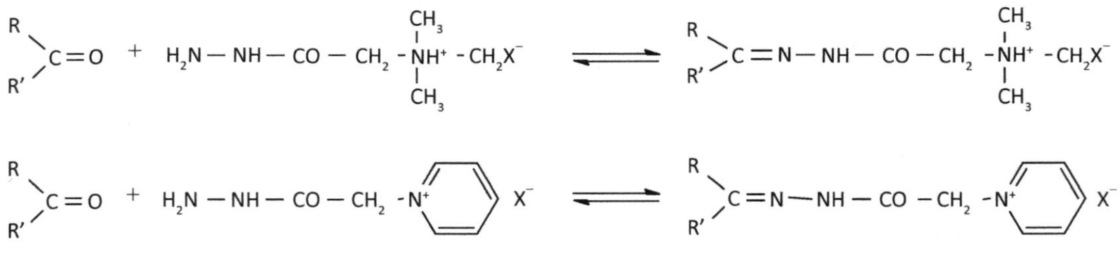

2. 氧化反应　不同氧化剂在不同的条件下，可以将萜类成分中各种基团氧化，生成不同的氧化产物。常用的氧化剂有臭氧、高锰酸钾、铬酐（三氧化铬）和二氧化硒等，其中以臭氧的应用最为广泛。例如臭氧氧化萜类化合物中的烯烃反应，既可用来测定分子中双键的位

置，亦用于萜类化合物的醛酮合成。

铬酐是应用非常广泛的一种氧化剂，几乎与所有可氧化的基团作用，利用强碱型离子交换树脂与三氧化铬制得具有铬酸基的树脂，它与仲醇在适当溶剂中加热回流，则生成酮，产率高、副产物少，产物极易分离、纯化，如薄荷醇氧化成薄荷酮的反应。

薄荷醇　　　　　　　　　　　　薄荷酮

八、萜类化合物的检识

萜类化合物，如具有特殊母核的草酚酮类、环烯醚萜类以及薁类等可利用它们的特征反应进行检识。

（一）理化检识

1. 草酚酮的检识　草酚酮具有一般酚类的性质，能与铁、铜等重金属离子生成具有一定颜色的络盐，可供检识。

（1）三氯化铁反应　1%的三氯化铁溶液可与草酚酮生成赤色络合物。

（2）硫酸铜反应　稀硫酸铜溶液可与草酚酮生成稳定的绿色结晶。此结晶可用三氯甲烷重结晶，并具有高熔点。许多其他酚类也可与三氯化铁及硫酸铜生成相似颜色的沉淀或结晶，因此根据这些检识反应定性时，要结合草酚酮的挥发性及其羰基（1600～1650cm^{-1}）和羟基（3100～3200cm^{-1}）的红外光谱吸收峰等进行综合分析。

2. 环烯醚萜类的检识

（1）Weiggering 法　取新鲜药材 1g，适当切碎，加入 1% 盐酸 5mL，浸渍 3～6 小时，取浸渍液（上清液）0.1mL 转移至装有 Trim-Hill 试剂（乙酸 10mL、0.2% 硫酸铜水溶液 1mL、浓硫酸 0.5mL 混合溶液）试管内，混匀，加热至产生颜色。许多环烯醚萜苷类化合物（环烯醚萜及裂环环烯醚萜苷）可产生不同颜色，如车叶草苷（asperuloside）、桃叶珊瑚苷、水晶兰苷（monotropein）为蓝色，哈帕苷（harpagide）为紫红色；有些环烯醚萜为阴性反应，如番木鳖苷（loganin）、梓苷等。

（2）Shear 反应　Shear 试剂（浓盐酸 1 体积与苯胺 15 体积混合液）多能与吡喃衍生物产生特有的颜色。如车叶草苷与 Shear 试剂反应，能产生黄色，继变为棕色，最后转为深绿色。

（3）其他显色反应　环烯醚萜类化合物对酸碱试剂敏感，多发生分解、聚合、缩合、氧化等反应，形成不同颜色的产物。如京尼平（genipin）与氨基酸（甘氨酸、亮氨酸、谷氨酸）共热，即显红色至蓝色。有的与冰乙酸及少量铜离子共热也能产生蓝色。分子中有环戊酮结构，可与 2,4-二硝基苯肼反应产生黄色。上述检识反应并不是每种环烯醚萜类化合物都呈阳性反应，故检识时应多做几种反应，并佐以苷的一般检识反应进行补充

NOTE

检识。

3. 薁类的检识

（1）Sabety 反应　取挥发油 1 滴溶于 1mL 三氯甲烷中，加入 5% 溴的三氯甲烷溶液数滴，若产生蓝、紫或绿色，表示含有薁类衍生物。

（2）Ehrlich 试剂反应　取挥发油适量与 Ehrlich 试剂（对-二甲胺基苯甲醛-浓硫酸试剂）反应，若产生紫色或红色，表明有薁类衍生物存在。

（3）对-二甲胺基苯甲醛显色反应　此反应是挥发油经薄层色谱展开分离后，再喷以由对-二甲胺基苯甲醛 0.25g、乙酸 50g、85% 磷酸 5g 和水 20mL 混匀后组成的显色剂（避光可保存数月），室温显蓝色，示有薁类衍生物，氢化薁在 80℃ 加热 10 分钟显蓝色。蓝色随后减弱转为绿色，最后转为黄色，将薄层放在水蒸气上则蓝色可再现。

（二）色谱检识

除前述草酚酮、环烯醚萜及薁类等特殊萜类化合物外，对于不具特征母核的大多数萜类化合物而言，检识主要是利用色谱方法。硅胶薄层为常用方法，依据检识成分的极性确定展开剂，展开剂多为石油醚（30~60℃）、环己烷，分别加入不同比例的乙酸乙酯或乙醚，极性大的萜醇或萜酸类可加入三氯甲烷或甲酸、乙酸展开分离。常用的通用显色剂及醛酮显色剂如下。

1. 通用显色剂

（1）硫酸　喷洒试剂后在空气中干燥 15 分钟，随后在 110℃ 加热至出现颜色或荧光。

（2）香兰素-浓硫酸　在室温喷洒后放置，颜色有浅棕、紫蓝或紫红色，在 120℃ 加热后均转为蓝色。

（3）茴香醛-浓硫酸　喷洒后 100~105℃ 加热至颜色深度最大。薄层显色后在水蒸气上熏蒸可消除其桃红色背景。对萜醇类比氯化锑试剂更灵敏，根据化合物的不同可出现紫蓝、紫红、蓝、灰或绿色。酯类的颜色和其母体醇相同。

（4）五氯化锑　喷洒后在 120℃ 加热直到颜色出现。在加热前、后要在日光下检查，萜醇可出现由灰到紫蓝色，加热后转为棕色，而其他醇类则只在加热后才能转为棕色。亦可置紫外灯（365nm）下检查，显出棕色荧光。作为薄层显色剂时，在喷 2,4-二硝基苯肼后仍可使用此试剂。

（5）三氯化锑　喷洒后 100℃ 加热 10 分钟。其现象与五氯化锑相同。

（6）碘蒸气　将已展开的薄层板放入装有碘结晶的密闭玻璃缸中，5 分钟后，很多有机物都会呈棕色。如欲保持斑点则将显色后的薄层板取出，在空气中使多余碘蒸发掉，其后便喷洒 1% 淀粉水溶液，斑点便转为蓝色。要注意，如果碘留在薄层上太多，则薄层的背景也会转为蓝色，故在喷淀粉溶液之前先在薄层的边角上预检。

（7）磷钼酸　喷洒后在 120℃ 加热至颜色出现（蓝灰色）。对醇类的灵敏度可达 0.05~1μg，但并不是醇的专一试剂。在氨蒸气上熏后可消除黄色背景。

2. 专属性试剂

（1）2,4-二硝基苯肼　用于检识醛和酮类化合物。喷洒后，无环的醛和酮呈黄色，环状羰基化合物则呈橙红色。

（2）邻联茴香胺　用于检识醛和酮类化合物。在室温下喷洒后，醛类显黄至棕色，加热后颜色变深而背景颜色亦变深。

用上述显色反应检识萜类化合物时，因其通用范围广，故应尽量使用相应的对照品、同系物或对照药材作对照检识。

九、含萜类化合物的中药实例

（一）木香

木香为菊科云木香属植物木香 *Aucklandia lappa* Decne 的干燥根，其性味辛、苦、温，归脾、胃、大肠经，具有行气止痛、健脾消食之功效，麸炒木香则实肠止泻功效增强。现代药理学研究表明，木香具有解痉、利胆、降压、抗菌和抗肿瘤等药理作用。

木香中含有大量的倍半萜类化合物，包括桉叶烷（eudesmane）型、愈创木烷（guaiane）型、牻牛儿烷（germacrane）型、石竹烷（caryophyllane）型、雪松烷（cedrane）型和榄香烷（elemane）型等。其中桉叶烷型倍半萜总体含量较高，包括土木香内酯（alatolactone）、异土木香内酯（isoalatolactone）、α-木香醇（α-costol）、β-木香醇（β-costol）、γ-木香醇（γ-costol）等。

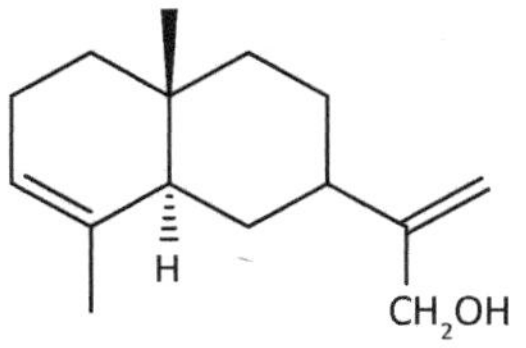

α-木香醇 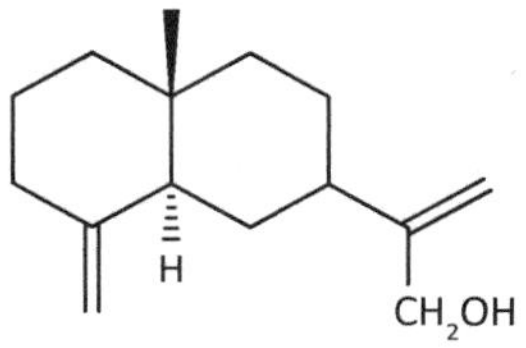　　　　　　　　β-木香醇

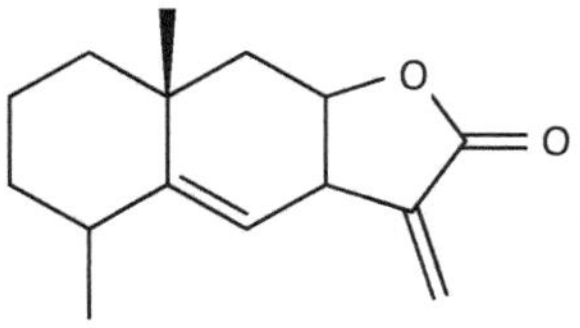

土木香内酯 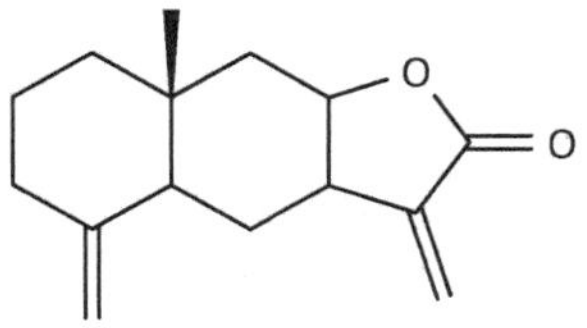　　　　　　　　异土木香内酯

木香中含量最高的倍半萜类成分为愈创木烷型的去氢木香内酯（dehydrocotuslactone）和牻牛儿烷型的木香烃内酯（costunolide）。

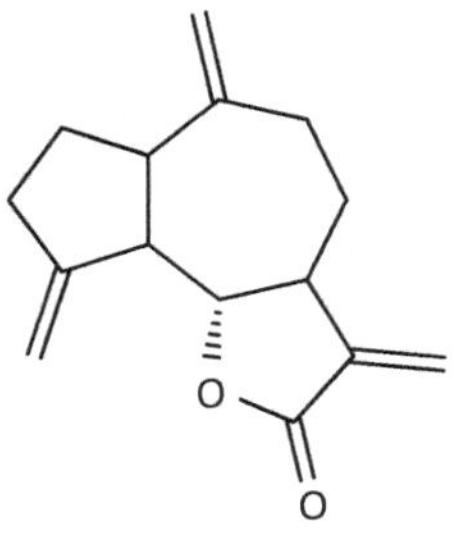

去氢木香内酯 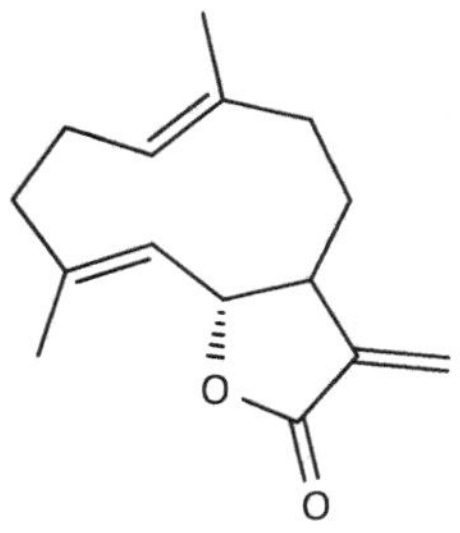　　　　　　　　木香烃内酯

（二）穿心莲

中药穿心莲为爵床科植物穿心莲 *Andrographis paniculata*（Burm. f.） Nees 的干燥地上部分，别名榄核莲、一见喜、四方草等，具有清热解毒、凉血消肿的功效，主要用于感冒发热、咽喉

肿痛、口舌生疮、顿咳劳嗽、泄泻痢疾、热淋涩痛、痈肿疮疡、毒蛇咬伤的临床治疗。

　　穿心莲的化学成分主要包括二萜内酯类化合物、黄酮类化合物、甾体类化合物、糖类、缩合鞣质、酮、醛和无机盐等成分，其中以二萜内酯类化合物含量最为丰富，如穿心莲内酯、脱水穿心莲内酯、去氧穿心莲内酯和新穿心莲内酯（neoandrographolide）等，临床用于治疗急性菌痢、胃肠炎、咽喉炎、感冒发热等，疗效确切。

　　穿心莲内酯类水溶性较差，为增强其水溶性，可将穿心莲内酯在无水吡啶中与丁二酸酐作用制备成丁二酸半酯的钾盐，或与亚硫酸钠在酸性条件下制备成穿心莲内酯磺酸钠，用于制备浓度较高的注射剂。

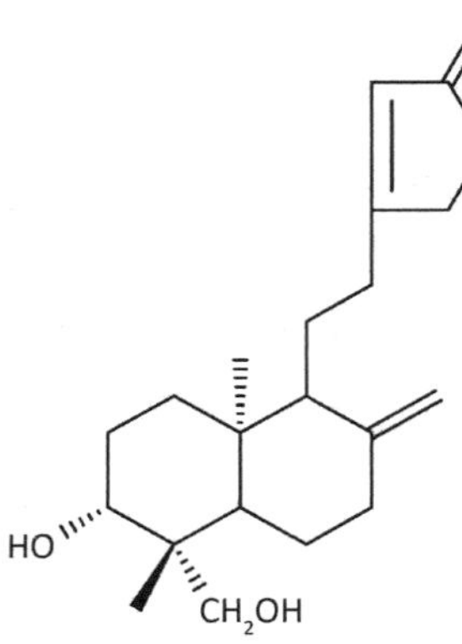

去氧穿心莲内酯 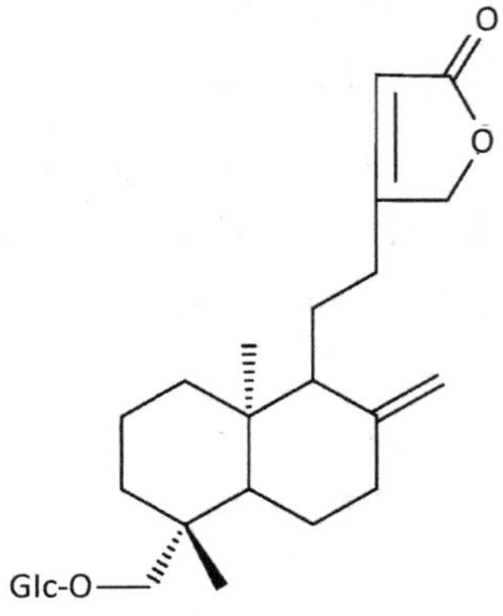　　　　　　　　新穿心莲内酯

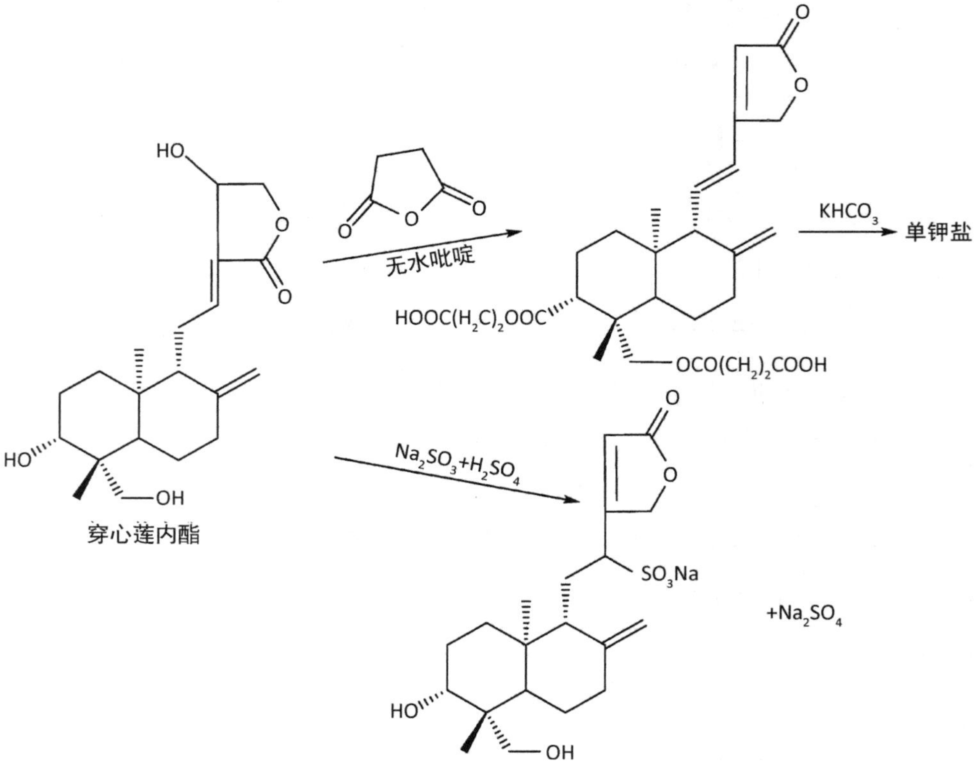

穿心莲内酯

（三）　玄参

　　玄参为玄参科植物玄参 *Scrophularia ningpoensis* Hemsl. 的干燥根，味甘、苦、咸，性微寒，归肺、胃、肾经，主治温邪入营、内陷心包、温毒发斑、热病伤阴、舌绛烦渴、津伤便秘、骨蒸劳嗽、目赤咽痛、瘰疬、白喉、痈肿疮毒等。

玄参中主要的化学成分有环烯醚萜苷、生物碱、苯丙素苷和三萜皂苷。富含环烯醚萜类成分是玄参科植物的共同特点，玄参中主要包括玄参苷（harpagoside）、哈帕苷（harpagide）和桃叶珊瑚苷（aucubine）等环烯醚萜类成分。

玄参苷　　　　　　哈帕苷　　　　　　桃叶珊瑚苷

第二节　挥发油

一、概述

挥发油（volatile oil）又称精油（essential oil），是存在于植物中的一类具有挥发性、可随水蒸气蒸馏且与水不相混溶的油状液体的总称。挥发油大多具有芳香气味，所以又称芳香油。由薄荷制得的薄荷油、薄荷素油（部分脱脑的薄荷油）和薄荷脑（薄荷醇）及由八角茴香制得的八角茴香油和由肉桂制得的肉桂油等 11 个品种已被 2015 年版《中国药典》收载，可以直接药用或作为制备中成药的重要原料。

（一）分布和存在

挥发油在植物来源的中药中分布很广，已知我国含挥发油的药用植物约有 300 余种，如菊科植物（菊、蒿、苍术、白术、泽兰、兰草、木香）、芸香科植物（芸香、降香、吴茱萸、柠檬、佛手、花椒）、伞形科植物（小茴香、川芎、白芷、防风、前胡、柴胡、羌活、独活、蛇床、当归）、唇形科植物（薄荷、藿香、荆芥、紫苏）、樟科植物（乌药、肉桂、樟）、木兰科植物（辛夷、厚朴、五味子、八角茴香）、马兜铃科植物（细辛、马兜铃）、败酱科植物（败酱、缬草、甘松）、马鞭草科植物（马鞭草、蔓荆子）以及姜科植物（莪术）等都富含挥发油。此外，胡椒科、松科、桃金娘科、木犀科、柏科、三白草科、杜鹃花科、檀香科、瑞香科和蔷薇科等的某些植物中也含有丰富的挥发油。

挥发油一般存在于植物的分泌细胞、腺毛、油室、油管或树脂道等各种组织和器官中，如玫瑰油在玫瑰花瓣表皮分泌细胞中，薄荷油存在于薄荷叶的腺鳞中，桉叶油在桉叶的油腔中，茴香油在小茴香果实的油管中，松节油在松树的树脂道中等。也有些挥发油与树脂、黏液质共同存在，还有少数以苷的形式存在（如冬绿苷）。

不同品种的植物挥发油含量差异较大。挥发油在植物体存在的部位也常各不相同，有的全株植物中都含有，有的则集中于某一器官，如荆芥的全草都含有挥发油，薄荷则在叶、檀香在树干、桂树在皮、白豆蔻在种子中含油量较其他部位高。有时同一植物的不同部位所含挥发油的成分也有差异，如樟科桂属植物的树皮中多含桂皮醛，叶则主要含丁香酚，而根和木部则主要含樟脑。同一植物因生长环境或采收季节不同，挥发油的含量和品质也会有很大的差别。全草类药材一般以花蕾期含油量较高，而根及根茎类药材则在秋季含量高。

（二）　生物活性与应用

挥发油具有镇咳、祛痰、消炎、抗菌、解毒、健胃、解热、镇痛、镇静、清头目、透疹、活血、驱虫、利尿、降压、强心、抗肿瘤、抗过敏和抗氧化等多方面的生物活性。例如茴香油、满山红油有止咳、祛痰、消炎等作用，丁香、小茴香、肉桂、八角茴香的挥发油对革兰阳性及阴性菌有一定的抑制作用，柴胡挥发油可以退热，丁香油有局部麻醉止痛作用，薄荷油有清头目、透疹的作用，当归油、川芎油等具有活血作用，桉叶油可以杀灭滴虫，檀香油、松节油有利尿降压作用，樟脑油有强心作用，白术挥发油、薤白挥发油、莪术挥发油具有抗肿瘤活性，陈皮挥发油具有抗过敏活性，紫苏油、肉桂油有抗氧化活性。另外挥发油还可作为香料、化工及食品工业的原料使用。

二、挥发油的组成

挥发油的组成较为复杂，一种挥发油常由数十种甚至数百种化合物组成，如莪术挥发油初步检出 43 种化合物，保加利亚玫瑰油已检出 275 种化合物。复杂的挥发油成分主要由如下四种类型化合物组成。

1. 萜类化合物　是挥发油组成成分中所占比例最大的一类化合物，主要是单萜、倍半萜及其含氧衍生物，含氧衍生物一般是挥发油中具芳香气味或较强生物活性的主要成分。如薄荷油中主要含有单萜类及其含氧衍生物，约 70% 以上为薄荷醇。山苍子油中含有约 80% 的柠檬醛，桉叶油中含有约 70% 的桉油精，樟脑油含有约 50% 的樟脑。

2. 芳香族化合物　在挥发油中所占比例仅次于萜类，多是一些小分子的芳香化合物，有些是苯丙烷类衍生物，具有 C_6-C_3 骨架，且多为含有一个丙基的苯酚化合物或其酯类。例如肉桂油中的桂皮醛（cinnamaldehyde）、八角茴香油及茴香油中的茴香醚（anethole）、丁香油中的丁香酚（eugenol）等。有些是萜源化合物，如百里香草、陈皮中的百里香酚（thymol）。还有些具有 C_6-C_2 或 C_6-C_1 骨架，如花椒油中的花椒油素（xanthoxylin）等。

桂皮醛　　　　　茴香醚　　　　　丁香酚　　　　　花椒油素

3. 脂肪族化合物　有些小分子的脂肪族化合物在挥发油中也广泛存在，但含量和作用一般不及萜类和芳香族化合物。如松节油中的正庚烷（n-heptane）、陈皮中的正壬醇（n-nonyl alcohol）、壬酸（nonanoic acid）以及薄荷中的辛醇-3（octanol-3）、鱼腥草挥发油中的癸酰乙醛（decanoylacetaldehyde，鱼腥草素）和人参挥发油中的人参炔醇（panaxynol）等。

$$CH_3-(CH_2)_8-CO-CH_2-CHO$$
癸酰乙醛

$$CH_2=CH-CH(OH)-(C\equiv C)_2-CH_2-CH=CH-(CH_2)_6-CH_3$$
人参炔醇

4. 其他类化合物　除以上三类化合物外，还有些成分在植物体内以苷的形式存在，其经酶解后的苷元能随水蒸气蒸馏，故也称之为"挥发油"。如黑芥子油是芥子苷经芥子酶水解后产生的异硫氰酸烯丙酯，杏仁油是苦杏仁酶水解后产生的苯甲醛，毛茛苷水解后产生原白头翁素等。大蒜油则是大蒜中大蒜氨酸经酶水解后产生的主要含大蒜辣素（allicin）的挥发油。

$$CH_2=C-CH_2-N=C=S$$
$$|$$
$$H$$

异硫氰酸烯丙酯　　　　苯甲醛　　　　原白头翁素

$$CH_2=CH-CH_2-\overset{\overset{O}{\|}}{S}-S-CH_2-CH=CH_2$$

大蒜辣素

川芎挥发油中的川芎嗪（tetramethlpyrazine）、茄科植物中的烟碱（nicotine）等成分虽也有挥发性，但因分子中含有氮原子，因此将其归于生物碱类化合物。

三、挥发油的理化性质

（一）性状

1. 颜色　挥发油在常温下大多为无色或淡黄色，如薄荷挥发油为无色或淡黄色液体，莪术挥发油为淡棕色，也有少数具有其他颜色。如艾叶油显蓝绿色，佛手油显绿色，麝香草油显红色。

2. 气味　挥发油大多具有香气和辛辣味，如薄荷挥发油有强烈的薄荷香气，莪术挥发油气味特异，味微苦而辛，少数具有其他特异性嗅味，如土荆芥油有臭气，鱼腥草油有腥气。挥发油的气味常常可作为判断其品质优劣的重要标志。

3. 形态　常温下挥发油为透明液体，低温条件下有些挥发油主成分常可析出结晶，这种析出物习称"脑"，如薄荷油中可析出薄荷醇结晶，这种结晶称为薄荷脑。滤去析出物的油称为"脱脑油"或"素油"，如薄荷油析脑以后的油称为"薄荷素油"，薄荷醇不能从油中完全析出，薄荷素油中仍含有约50%的薄荷醇。

4. 挥发性　挥发油常温下可自然挥发，且不留任何痕迹，脂肪油则留下永久性油斑。

（二）溶解性

挥发油不溶于水，易溶于石油醚、乙醚、二硫化碳等亲脂性有机溶剂及油脂中。在高浓度的乙醇中能完全溶解，而在低浓度乙醇中溶解度降低。如薄荷挥发油可溶于三氯甲烷、乙醚、乙醇等有机溶剂，莪术挥发油难溶于水，能与石油醚、甲醇、乙醇、丙酮、乙酸乙酯及三氯甲烷等任意混溶。

（三）物理常数

挥发油的相对密度一般在0.85～1.07之间，多数挥发油的相对密度小于1.0，少数挥发油相对密度大于1.0，如丁香油、桂皮油。挥发油沸点一般在70～300℃之间。挥发油基本都有光学活性，且多具有强的折光性，折光率在1.43～1.61之间。

（四）不稳定性

挥发油长时间与空气接触会逐渐氧化变质，颜色加深，相对密度增加，失去原有香味，形成不能随水蒸气蒸馏的树脂样物质。因此，挥发油制备时应注意选择合适的方法，贮存时要装入棕色容器内密封低温保存。

（五）化学反应

挥发油中的化学成分常具有双键、醇羟基、醛、酮、酸性基团、内酯等结构，因此可相应地能与溴及亚硫酸氢钠发生加成反应、与肼类产生缩合反应，并有银镜反应、异羟肟酸铁反应、皂化反应及与碱成盐反应等。

四、挥发油的检识

（一）理化检识

1. 物理常数　相对密度、比旋度、折光率及沸点等是鉴定挥发油常用的物理常数。

2. 化学常数　酸值、酯值和皂化值是挥发油的重要化学常数，也是重要的质量评价指标。

（1）酸值　是代表挥发油中游离羧酸和酚类成分含量的指标，以中和 1g 挥发油中含游离的羧酸和酚类所消耗氢氧化钾的毫克数表示。

（2）酯值　是代表挥发油中酯类成分含量的指标，用水解 1g 挥发油中所含酯所需要的氢氧化钾毫克数表示。

（3）皂化值　是代表挥发油中所含游离羧酸、酚类成分和结合态酯总量的指标，以中和并皂化 1g 挥发油含有的游离酸性成分与酯类所需氢氧化钾的毫克数表示。皂化值是酸值与酯值之和。

3. 酸碱性和官能团的鉴定

（1）酸碱性　测定挥发油的 pH 值，呈酸性表示挥发油中含有游离酸或酚类化合物，如呈碱性则表示挥发油中含有碱性化合物。

（2）酚类　将挥发油少许溶于乙醇中，加入三氯化铁的乙醇溶液，如有酚类成分应产生蓝、蓝紫或绿色反应。

（3）羰基化合物　用硝酸银的氨溶液检查挥发油，如发生银镜反应，表示有醛类等还原性成分存在；挥发油的乙醇溶液加 2,4-二硝基苯肼、氨基脲、羟胺等试剂，如有醛或酮类化合物应产生结晶形衍生物沉淀。

（4）不饱和化合物和薁类衍生物　于挥发油的三氯甲烷溶液中滴加溴的三氯甲烷溶液，如红色褪去表示含有不饱和化合物。继续滴加溴的三氯甲烷溶液，如产生蓝色、紫色或绿色，则表明油中含有薁类化合物。此外，在挥发油的无水甲醇溶液中加入浓硫酸时，如有薁类衍生物应产生蓝色或紫色反应。

（5）内酯类化合物　于挥发油的吡啶溶液中，加入亚硝酰铁氰化钠试剂及氢氧化钠溶液，如有 α、β-不饱和内酯类化合物应出现红色并逐渐消失。

（二）色谱检识

1. 薄层色谱　薄层色谱在挥发油的检识中应用较为普遍。吸附剂多采用硅胶、中性氧化铝及此两种吸附剂与硝酸银组成的络合吸附剂，硝酸银的加入量为 2%~25%。其吸附力与结构的关系如下：①双键越多，吸附力越强，即三烯＞双烯＞单烯＞饱和烃；②顺式较反式吸附力强；③相同数目的双键，末端的吸附力强；④无双键的化合物，极性大的吸附力强。展开剂的选择原则是含氧烃类常用石油醚-乙酸乙酯（85：15）展开，非含氧烃类常用石油醚或正己烷等展开。常用的显色剂为香草醛-浓硫酸、茴香醛-浓硫酸。

2. 气相色谱　气相色谱法现已广泛用于挥发油的定性定量分析。定性分析主要是对挥发油中已知成分进行鉴定，可利用已知成分的对照品与挥发油在同一色谱条件下测定，比对相对保留值，以初步确定挥发油中的相应成分。

3. 气-质联用（GC-MS）　挥发油中许多未知成分没有对照品作对照，则应选用 GC-MS 技术进行分析鉴定。现多采用气相色谱-质谱-数据系统联用（GC/MS/DS）技术，大大加快了挥发油鉴定的速度也提高了研究水平。分析时，首先将样品注入气相色谱仪，经分离后得到的各个组分依次进入分离器，浓缩后的各组分又依次进入质谱仪。质谱仪对每个组分进行检测，通过计算机与数据库的标准谱对照，给出该化合物的可能结构最终还要参考有关文献数据加以确认。

五、含挥发油的中药实例

（一）薄荷

薄荷为唇形科植物薄荷 *Mentha haplocalyx* Briq. 的干燥地上部分，是重要的解表中药，味辛，性凉，归肺、肝经，具有宣散风热，清头目、透疹等功效，用于风热感冒、风温初起、头痛目赤、喉痹口疮、风疹麻疹、胸胁胀闷等。薄荷全草含挥发油 1% 以上，其脑（薄荷醇）和部分脱脑的油（薄荷素油）为芳香药、调味药及驱风药，可用于皮肤和黏膜，产生清凉感，减轻不适与疼痛，并广泛用于日用化工及食品工业中。

我国是薄荷的种植大国，在江苏、河南、安徽、江西有大面积栽培。薄荷制品薄荷脑及素油还出口美国、英国、日本、新加坡等国，在国际上享有盛誉，被誉为"亚洲之香"。

1. 化学成分　薄荷挥发油的化学成分复杂，油中主要含有单萜类及其含氧衍生物，还含有非萜类芳香族、脂肪族化合物等，共计几十种。如薄荷醇（menthol）、薄荷酮（menthone）、乙酸薄荷酯（menthyl acetate）以及胡椒酮（piperitone）、芳樟醇（linalool）、桉油精、香芹酮（carvone）、柠檬烯（limonene）等。薄荷油的质量优劣主要依据其中薄荷醇含量的高低而定。

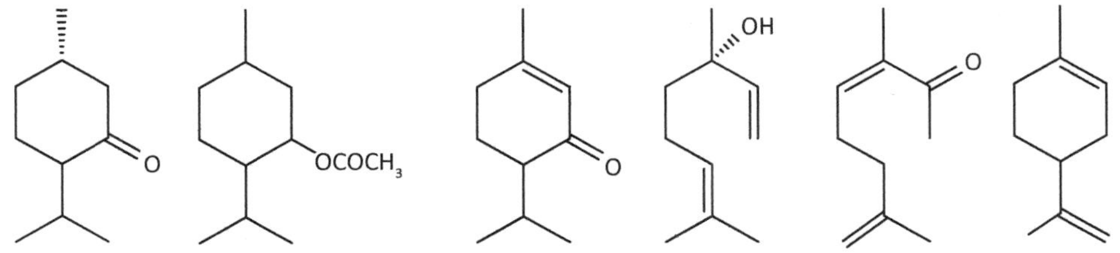

薄荷酮　　乙酸薄荷酯　　　　胡椒酮　　　芳樟醇　　　香芹酮　　　柠檬烯

薄荷醇有 3 个手性碳原子，应有 8 种立体异构体，但其中只有(−)薄荷醇和(＋)新薄荷醇存在于薄荷油中，其他都是合成品。

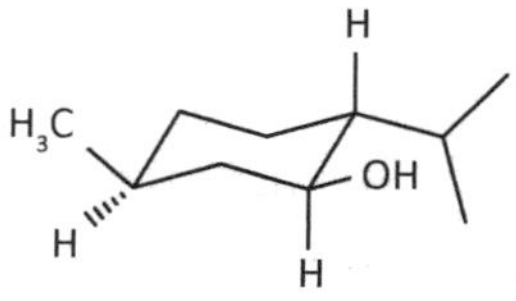

（+）薄荷醇
（−）薄荷醇

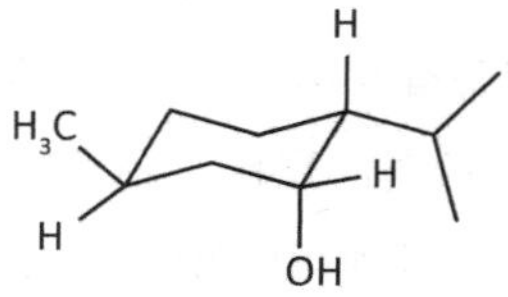

（+）新薄荷醇
（−）新薄荷醇

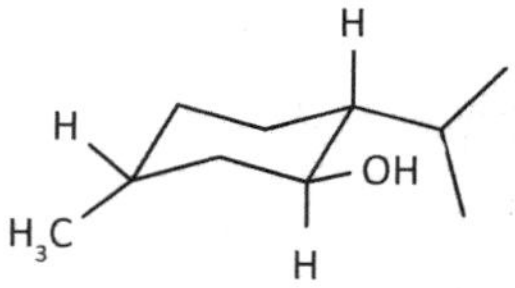

（+）异薄荷醇
（−）异薄荷醇

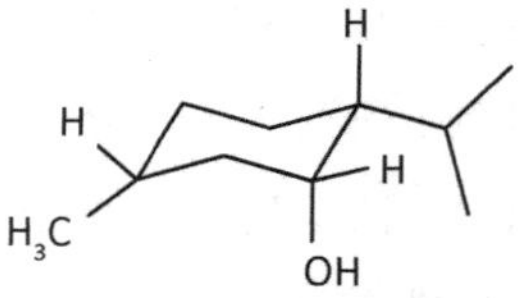

（+）新异薄荷醇
（−）新异薄荷醇

2. 理化性质

（1）性状　薄荷挥发油为无色或淡黄色液体，有强烈的薄荷香气，比重为 0.89～0.91，bp 204～211℃。薄荷醇是薄荷油经冷却析脑得到的无色针状或棱柱状结晶或白色结晶性粉末，mp 42～44℃。

（2）溶解性　薄荷挥发油可溶于三氯甲烷、乙醚、乙醇等有机溶剂。薄荷醇在液体石蜡、石油醚、乙醚、三氯甲烷和乙醇等溶液中极易溶解，在水中极微溶解。

（3）鉴别　取薄荷叶粉末少许，经微量升华得油状物，迅速加硫酸 2 滴及香草醛结晶少量，初显黄色至橙黄色，再加水 1 滴，即变紫红色（示薄荷醇）。

（二）莪术

中药莪术是姜科植物蓬莪术 *Curcuma phaeocaulis* Val.、西莪术 *Curcuma kwangsiensis* S. G. Lee et C. F. Liang 和温郁金 *Curcuma wenyujin* Y. H Chen et C. Ling 的根茎，后者习称"温莪术"，是常用传统中药，味辛、苦，性温，归肝、脾经，有行气破瘀、消积止痛的功效，临床用于癥瘕痞块、瘀血经闭、食积胀痛及早期宫颈癌等。近年来，还发现莪术有抗早孕、抗凝血、抗氧化和保肝等活性。

1. 化学成分　温莪术根茎所含挥发油中主要为倍半萜类化合物，主要含有莪术醇（crucumol）、莪术二酮、吉马酮、β-榄香烯（β-elemene）、莪术烯（curzerene）、桉油精、樟脑等。研究表明，莪术醇及莪术二酮为温莪术挥发油中治疗宫颈癌的主要有效成分。

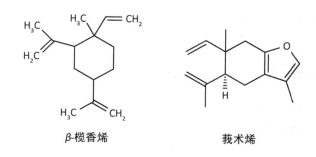

β-榄香烯　　　　　莪术烯

2. 理化性质

（1）性状　莪术挥发油为淡棕色，味微苦而辛，气味特异。莪术醇亦称姜黄环奥醇、姜黄醇，为无色针状结晶，mp 143~144℃，在加热条件下可变为棒状并发生升华现象。莪术二酮为无色棱状结晶，mp 61~62℃。

（2）溶解性 莪术挥发油难溶于水，能与石油醚、甲醇、乙醇、丙酮、乙酸乙酯及三氯甲烷等任意混溶。莪术醇易溶于乙醚、三氯甲烷，可溶于乙醇，微溶于石油醚，难溶于水。莪术二酮易溶于乙醚、三氯甲烷，微溶于石油醚。

第七章　三萜类化合物

第一节　概　述

三萜类（triterpenoids）化合物多数是一类基本母核由 30 个碳原子组成的萜类化合物，以游离态和结合态（成苷或成酯）在生物中分布，尤其是双子叶植物中分布最多。游离三萜主要存在于菊科、豆科、大戟科、楝科、卫矛科、茜草科、橄榄科、唇形科等植物中，三萜苷类主要分布于豆科、五加科、桔梗科、葫芦科、毛茛科、石竹科、伞形科、鼠李科、报春花科等植物中。一些常用中药如人参、黄芪、甘草、三七、桔梗、远志、柴胡、茯苓、川楝皮、地榆、甘遂和泽泻等都含有大量三萜类化合物。少数三萜类化合物存在于动物体中，如鲨鱼肝脏中含有鲨烯，海洋生物如海参、软珊瑚也含有三萜类化合物。

由于多数三萜苷类化合物可溶于水，而且其水溶液经振摇后可产生持久性肥皂样泡沫，故称其为三萜皂苷。这类皂苷多具有羧基，具有羧基的三萜皂苷又被称为酸性皂苷。

三萜皂苷的苷元又称皂苷元（sapogenins），常见的皂苷元为四环三萜和五环三萜类化合物。组成三萜皂苷的糖，常见的有 D-葡萄糖、D-半乳糖、D-木糖、L-阿拉伯糖、L-鼠李糖、D-葡萄糖醛酸和 D-半乳糖醛酸，另外也可有 D-夫糖、D-鸡纳糖、D-芹糖、乙酰基和乙酰氨基糖等，这些糖多以低聚糖的形式与苷元成苷，且多数为吡喃型糖苷，但也有呋喃型糖苷。三萜皂苷多为醇苷，但也有酯苷，后者又称酯皂苷（ester saponins），有的皂苷分子中既有醇苷键，又有酯苷键。另外根据皂苷分子中糖链的多少，可分为单糖链皂苷（monodesmosidic saponins）、双糖链皂苷（bisdesmosidic saponins）、叁糖链皂苷（tridesmosidic saponins），有的糖链甚至形成环状结构。当原生苷由于水解或酶解，部分糖基被降解时，所生成的苷称次皂苷或原皂苷元（prosapogenins）。

三萜类化合物具有广泛的生物活性，如抗肿瘤、抗炎、抗过敏、抗病毒、抗生育、降血糖、降低胆固醇、防治心脑血管疾病以及机体免疫调节等作用。例如，齐墩果酸（oleanolic acid）在临床上用于治疗肝炎等，熊果酸（ursolic acid）为夏枯草等中药的抗肿瘤活性成分，雷公藤三萜提取物临床用于治疗类风湿性关节炎、系统性红斑狼疮和肾炎等，并具有免疫调节、抗肿瘤、抗炎和男性抗生育作用，甘草次酸（glycyrrhetinic acid）可抑制疱疹性口腔炎病毒，人参皂苷和黄芪皂苷可增强机体的免疫功能，西洋参总皂苷能降低血糖、总胆固醇、甘油三酯、低密度脂蛋白，对冠心病和血脂异常疾病有治疗作用。但由于具有溶血性等毒性，三萜类化合物在具有治疗作用的同时，也会产生一定的副作用，所以发现和研究低毒高效的三萜衍生物已成为目前研究的热点。

近年来，随着现代分离手段、结构测定以及生物活性测定等技术的迅速发展，许多新骨架或具有一定生物活性的三萜类化合物不断地被发现，尤其是对海洋生物中三萜类化合物的研究取得了较大的进展，显示出广泛的应用前景。

第二节　三萜类化合物的生物合成途径

如第六章所述，萜类、甾类化合物均由甲戊二羟酸途径（mevalonic acid pathway，MVA 途径）生成。乙酰辅酶 A 歧式聚合生成的甲戊二羟酸单酰辅酶 A 是中药体内生物合成各种萜类、甾类化合物的基本单位。

三萜类化合物的生物合成是由（角）鲨烯（squalene）、氧化鲨烯（oxidosqualene）或双氧化鲨烯（bisoxidosqualene）形成的，而鲨烯是由焦磷酸金合欢酯（farnesyl pyrophosphate，FPP）又称焦磷酸麝子油酯尾尾缩合生成。

焦磷酸金合欢酯　　　　　　　　　焦磷酸金合欢酯

鲨烯

三萜及甾醇类化合物的生物合成始于鲨烯的环合反应，两分子焦磷酸金合欢酯在鲨烯合成酶（SS）的作用下合成鲨烯，经鲨烯环氧酶（SE）催化，在 C══C 之间插入 1 个氧原子转变为 2,3-氧化鲨烯，其后在氧化鲨烯环化酶（OSCs）作用下，形成三萜和甾醇类化合物的结构骨架。

五环三萜的形成是环氧鲨烯通过椅-椅-椅-船式构象变化，首先形成四环达玛烷正碳离子中间体，在环氧鲨烯达玛二烯醇合成酶的催化下生成达玛烷型四环三萜，同时四环达玛烷正碳离子进一步转化形成羽扇豆烷阳离子或齐墩果烷阳离子，再经重排形成羽扇豆烷型、齐墩果烷或熊果烷型等五环三萜类化合物。从三萜苷元生物合成皂苷是由糖基转移酶（GT）和 β-糖苷酶对某些位置的羟基进行糖基化而形成，如对原人参二醇型骨架在 C-3 和 C-20 位的羟基进行糖基化，可形成原人参二醇型人参皂苷，对原人参三醇型骨架在 C-6 和 C-20 位的羟基进行糖基化，则形成原人参三醇型人参皂苷。

甾醇生物合成的前体羊毛脂醇和环阿屯醇的形成始于环氧鲨烯椅-船-椅-船构象的排列，产生中间体 C_{20}-原甾醇阳离子，中间体经骨架重组形成羊毛脂醇或环阿屯醇骨架，这一步环化反应分别由羊毛脂醇合成酶（LS）和环阿屯醇合成酶（CS）催化完成。

少数三萜类化合物分子中碳原子数多于或少于 30，例如茯苓酸（pachymic acid）结构中含有 31 个碳原子，而四环三萜中的楝烷型三萜苷元是由 26 个碳组成，过去认为它们不属于三萜类化合物，但通过植物生源关系的进一步研究，最终还是将它们划入三萜类。

第三节　三萜类化合物的结构与分类

目前，一般根据三萜类化合物结构中碳环的有无和多少进行分类，已发现的三萜类化合物多数为四环三萜和五环三萜，少数为链状、单环、双环和三环三萜。近年来，还发现许多由于氧化、环裂解、甲基转位、重排及降解等而产生的结构复杂的新骨架类型的三萜类化合物。

一、链状三萜

链状三萜多为鲨烯类化合物，如鲨烯主要存在于鲨鱼肝油及其他鱼类肝油中的非皂化部分，也存在于某些植物油（如茶籽油、橄榄油等）的非皂化部分。2,3-环氧鲨烯（squalene-2,3-epoxide）是鲨烯转变为三环、四环和五环三萜的重要生源中间体。如动物和真菌中的羊毛脂醇（lanosterol）正是通过环氧鲨烯环化形成的。在动物体内，它是由鲨烯在肝脏通过环氧酶的作用而生成的。2,3-环氧鲨烯在环化酶（从鼠肝中提得）或弱酸性介质中很容易被环化。

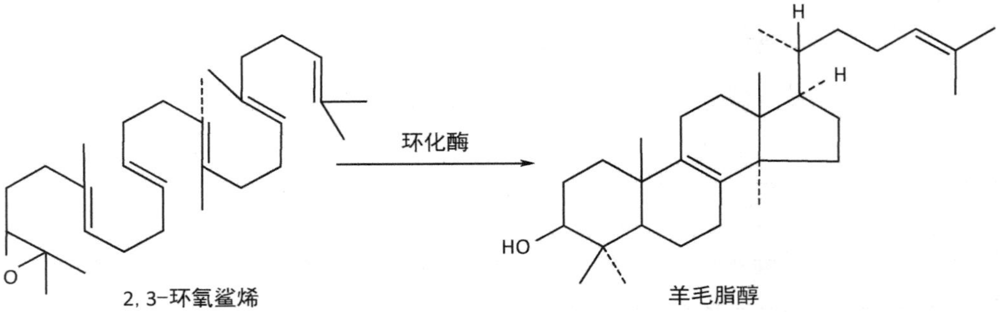

2,3-环氧鲨烯　　环化酶　　羊毛脂醇

从苦木科植物 *Eurycoma longifolia* 中分离得到的化合物 logilene peroxide 属于鲨烯类链状三萜化合物，结构中含有 3 个呋喃环。

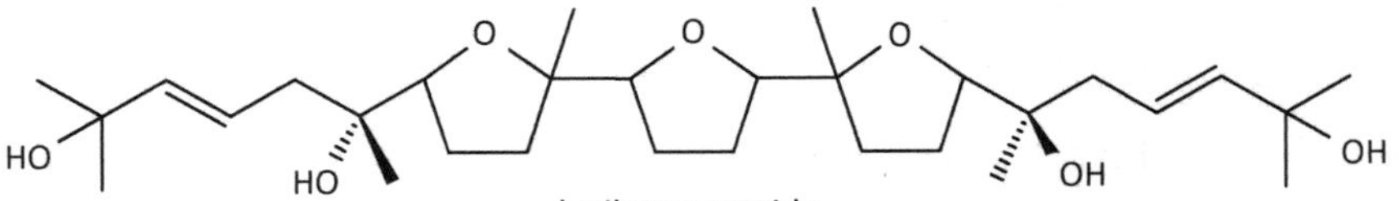

logilene peroxide

二、单环三萜

单环三萜中的单环多为六元环，从菊科蓍属植物 *Achillea odorta* 中分离得到的蓍醇 A（achilleol A）是 2,3-环氧鲨烯在生物合成时环化反应停留在第一步的首例。

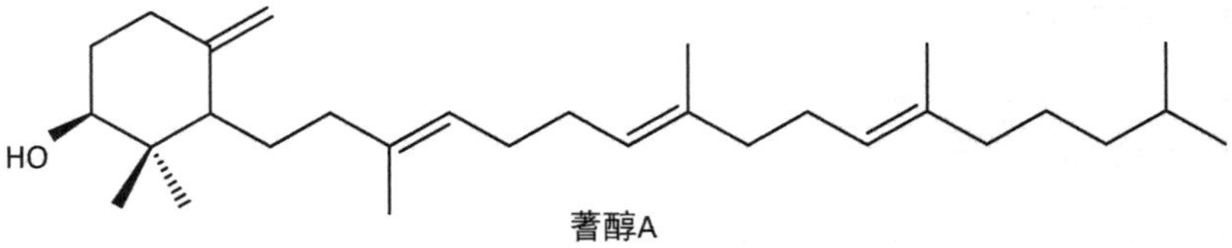

蓍醇A

三、双环三萜

从一种生长于太平洋的海绵中得到的 2 个双环三萜醇（naurol A 和 B）是一对对映异构体，

在结构中心具有一个线型共轭四烯。

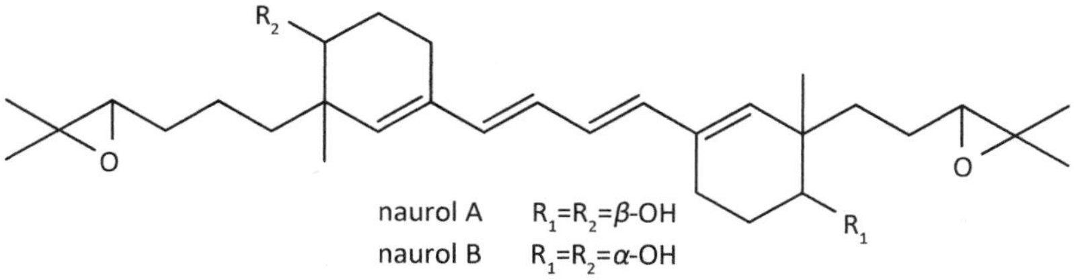

naurol A　　R₁=R₂=β-OH
naurol B　　R₁=R₂=α-OH

siphonellinol 是从一种红色海绵 *Siphonochalina siphonella* 中分离得到的具有七元含氧环的新双环骨架的三萜类化合物。

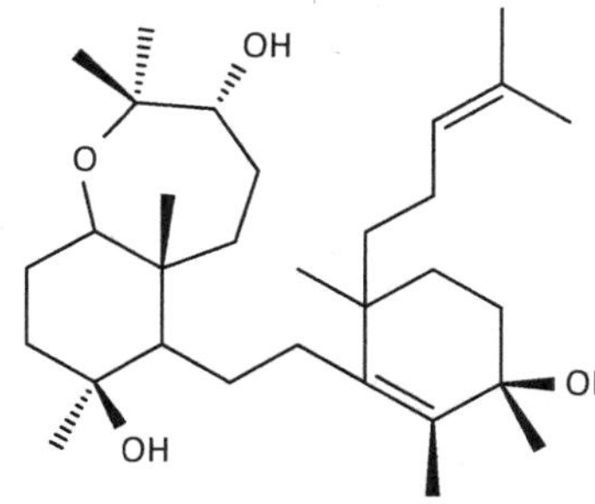

siphonellinol

龙涎香醇（ambrein）是从龙涎香中分离得到的成分，龙涎香是抹香鲸肠道排泄的灰色块状物，作为贵重香料应用。但龙涎香醇本身无香味，在空气中发生变化后才产生香味。

从蕨类植物 *Polypodium fauriei* 和 *Polystichum ovatopaleaceum* 的新鲜叶子中分离得到的 α-和 γ-polypodatetraenes 是两个具有新的双环碳骨架的三萜类化合物。

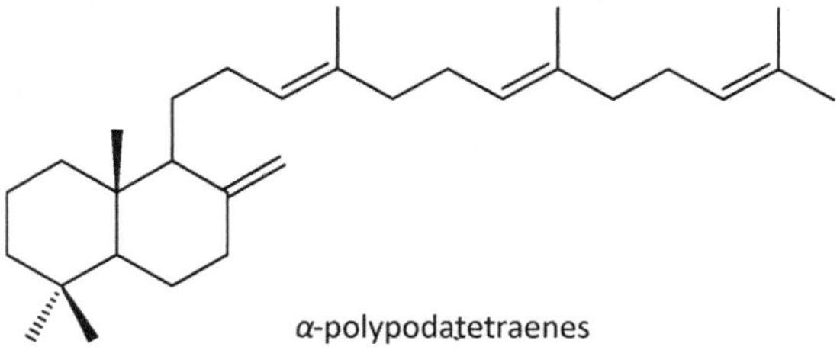

α-polypodatetraenes

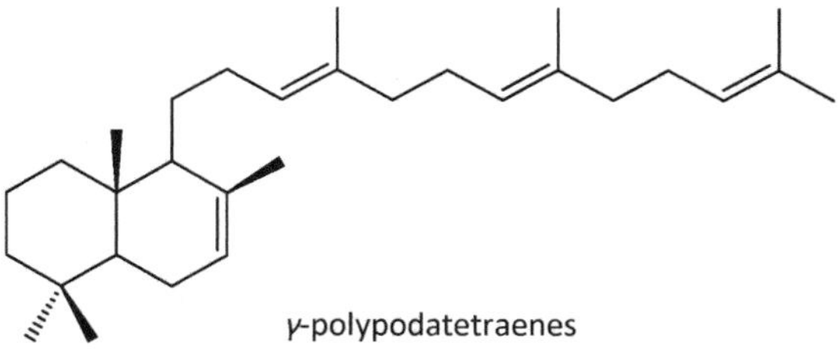

γ-polypodatetraenes

四、三环三萜

从蕨类植物伏石蕨 *Lemmaphyllum microphyllum* var. *obovatum* 的新鲜全草中分离得到的两个三环三萜类化合物，C₁₃-βH-岭南臭椿三烯（C₁₃-βH-malabaricatriene）和 C₁₃-αH-岭南臭椿三烯（C₁₃-αH-malabaricatriene），从生源上可看作是由 α-polypodatetraenes 和 γ-polypodatetraenes 环合而成。

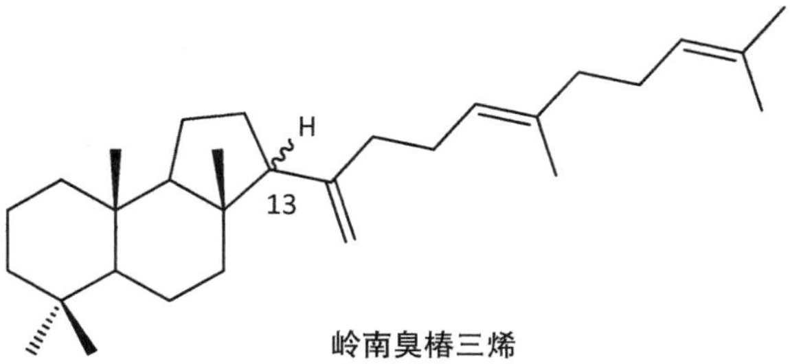

岭南臭椿三烯

lansioside A、B、C 是从楝科 *Lansium domesticum* 果皮中分离得到的具有新三环骨架的三萜苷类化合物，其中 lansioside A 是从植物中得到的一种极罕见的乙酰氨基葡萄糖苷，在 2.4ppm 浓度时能有效地抑制白三烯 D_4 诱导的豚鼠回肠收缩。

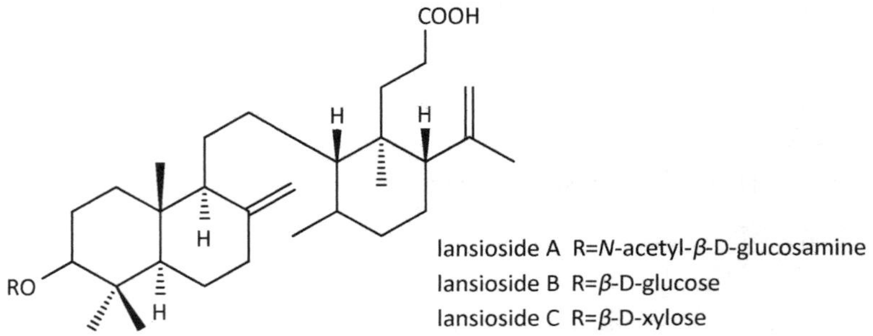

lansioside A　R=*N*-acetyl-*β*-D-glucosamine
lansioside B　R=*β*-D-glucose
lansioside C　R=*β*-D-xylose

五、四环三萜

四环三萜类在中药中分布很广，许多植物包括高等植物和低等菌藻类植物以及某些动物都可能含有此类成分。自然界存在较多的四环三萜皂苷或其苷元主要有羊毛脂烷型、大戟烷型、达玛烷型、葫芦素烷型、原萜烷型、楝烷型和环菠萝蜜烷型。

四环三萜的结构和甾醇类很相似，大部分具有环戊烷骈多氢菲的基本母核，17 位上有由 8 个碳原子组成的侧链。母核上一般有 5 个甲基，即 4 位有偕二甲基，10 位和 14 位各有一个甲基，另一个甲基常连接在 8 位或 13 位。

（一）羊毛脂烷型

羊毛脂烷（lanostane）也叫羊毛脂甾烷，由环氧鲨烯经椅-船-椅-船构象式环合而成，其结构特点是 A/B、B/C、C/D 环均为反式稠合，C_{20} 为 R 构型，其 C_{10}、C_{13}、C_{14} 分别连有 *β*、*β*、*α*-CH_3，17 位侧链为 *β* 构型。

羊毛脂醇是羊毛脂的主要成分，也存在于大戟属植物 *Euphorbia balsamifera* 的乳液中。

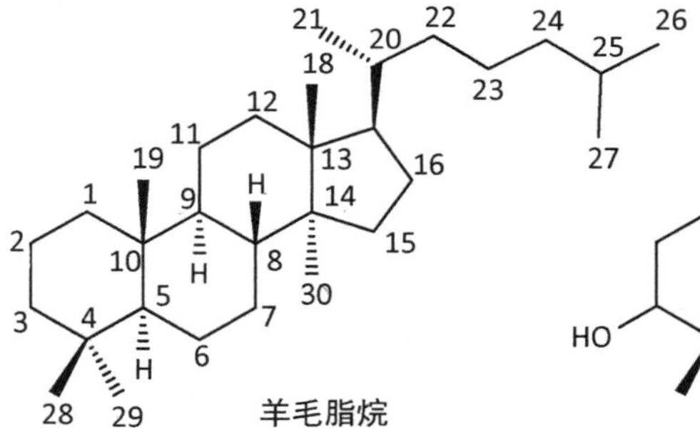

羊毛脂烷 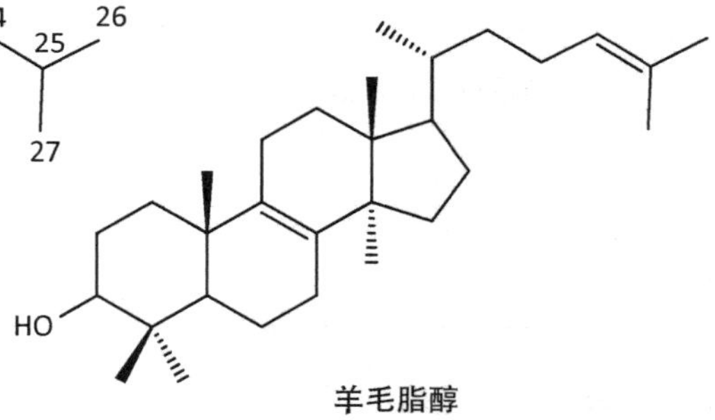　　　　　　　　　　　　　羊毛脂醇

茯苓 *Poris cocos* 中的三萜类成分具有抗肿瘤、抗炎、免疫调节、渗湿利尿及安神等作用，其中茯苓酸和块苓酸（tumulosic acid）是主要成分，其特征是在羊毛脂烷碳架基础上 C-20 位连有羧基，而且多数在 C-24 位上有一个额外的碳原子，所以属于含 31 个碳原子的三萜酸。通过对茯苓三萜及其衍生物对小鼠肝癌 H22 细胞的抑制率研究表明，它们的抑制作用可能与 A、D 环上 3 位、16 位是否连有酮基和羟基有关，此外对羧基进行酯化也会影响其抑制效果。

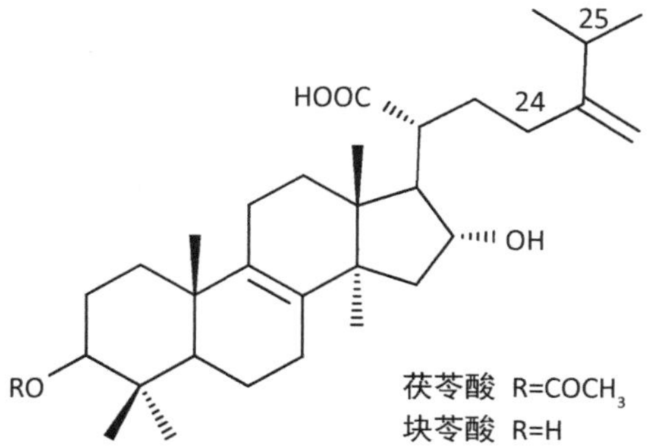

茯苓酸 R=COCH₃
块苓酸 R=H

中药灵芝具有调节免疫、保肝、抗肿瘤、抗衰老、提高机体耐缺氧能力等活性。灵芝中多糖和三萜类化合物被认为是其两大主要有效成分类型。灵芝中三萜类成分的种类繁多，根据分子中所含的碳原子数目不同，可分为三十碳、二十七碳和二十四碳三种基本骨架，如灵芝酸 C（ganoderic acid C）、赤芝酸 A（lucidenic acid A）和赤芝酮 A（lucidone A）分别含有 30、27 和 24 个碳原子，后两个化合物是灵芝酸 C 的降解产物。

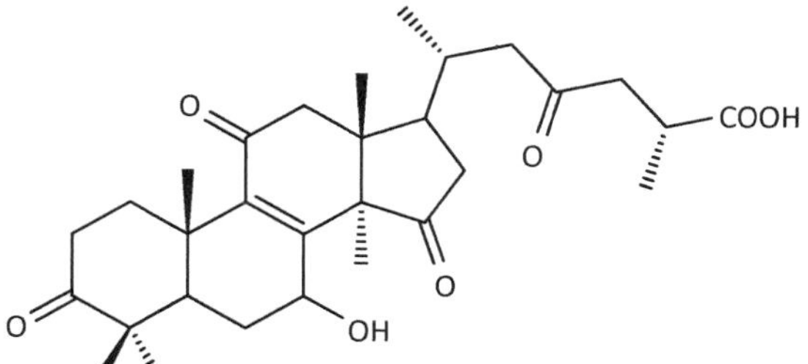

灵芝酸 C

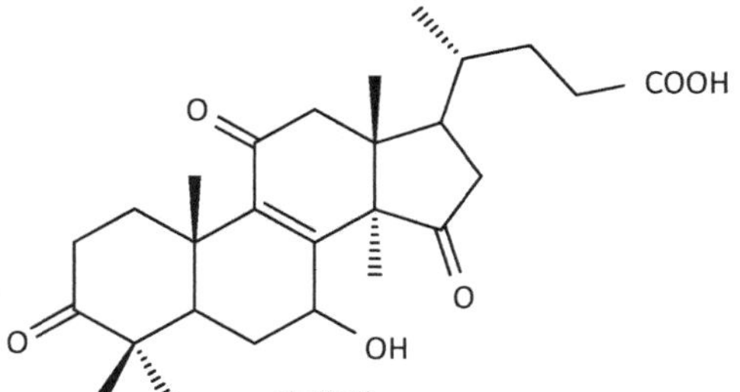

赤芝酸 A

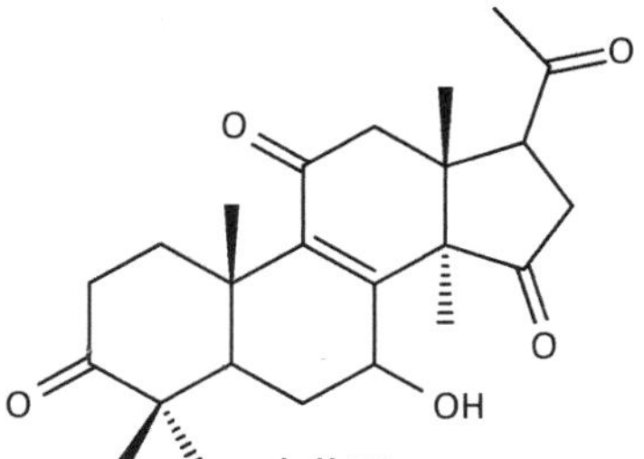

赤芝酮 A

（二）　大戟烷型

大戟烷（euphane）是羊毛脂烷的立体异构体，基本碳架相同，只是 C-13、C-14 和 C-17 位上的取代基构型不同，分别为 13α、14β、17α-羊毛脂烷。

大戟醇（euphol）存在于许多大戟属植物的乳液中，在甘遂、狼毒和千金子中都大量存在。

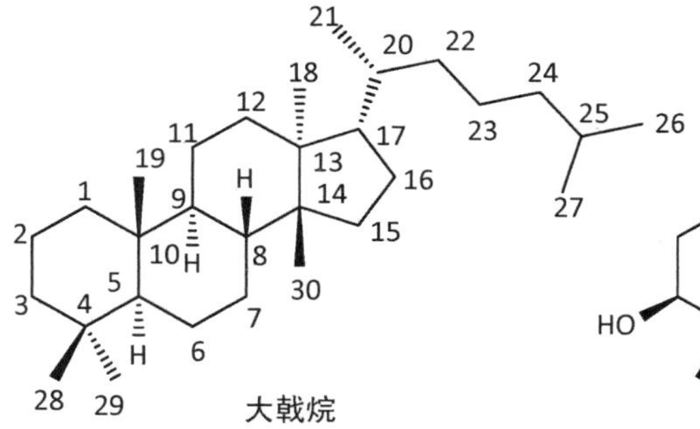

大戟烷

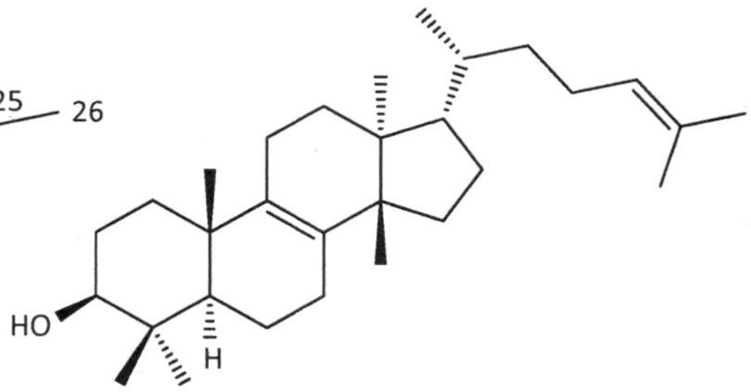

大戟醇

从无患子科无患子 *Sapindus mukorossi* 根中分离得到的 sapimukoside B 为大戟烷型三萜皂苷。

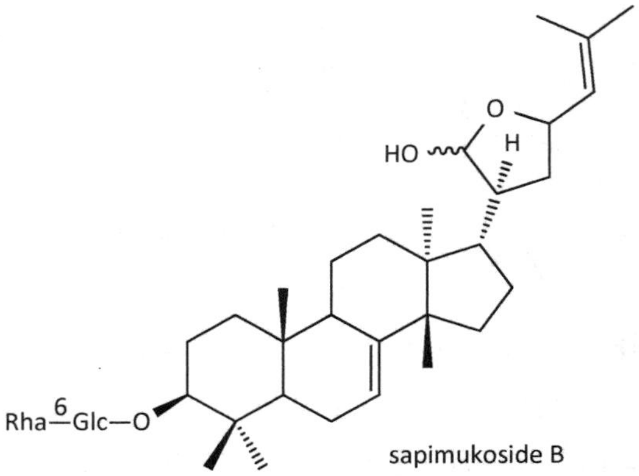

sapimukoside B

（三）达玛烷型

达玛烷（dammarane）型是由环氧鲨烯经椅-椅-椅-船式构象形成，其结构特点是 A/B、B/C、C/D 环均为反式稠合，C_{20} 为 R 或 S 构型，C_8、C_{10} 分别连有 β 构型角甲基，C_{13} 连有 β-H，17 位侧链为 β 构型。

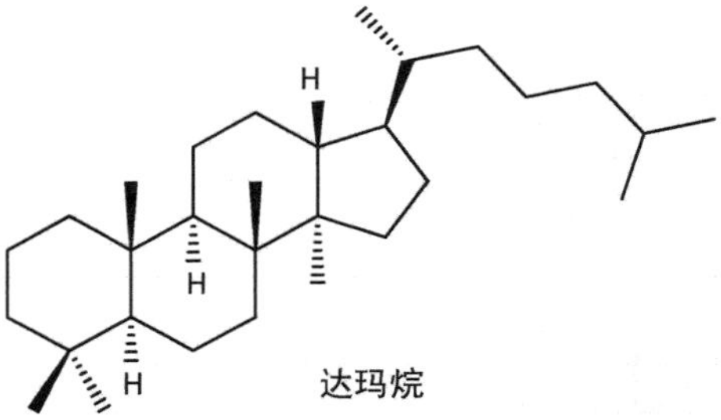

达玛烷

五加科植物人参、三七和西洋参的根、茎、叶中均含有多种人参皂苷，其苷元绝大多数属于达玛烷型四环三萜（结构见实例）。

酸枣仁为鼠李科植物酸枣 *Ziziphus jujuba* Mill. var. *spinosa*（Bunge.）Hu ex H. F. Chow 的干燥成熟种子，具有养肝、宁心、安神功效，主要用于治疗虚烦不眠、体虚多汗和津伤口渴等症。从酸枣仁中分离出多种皂苷，例如酸枣仁皂苷 A、B（jujuboside A、B）和酸枣仁皂苷 G（jujuboside G）都属于达玛烷型四环三萜苷，其中酸枣仁皂苷 A 经酶解后失去一分子葡萄糖后即转变为酸枣仁皂苷 B。

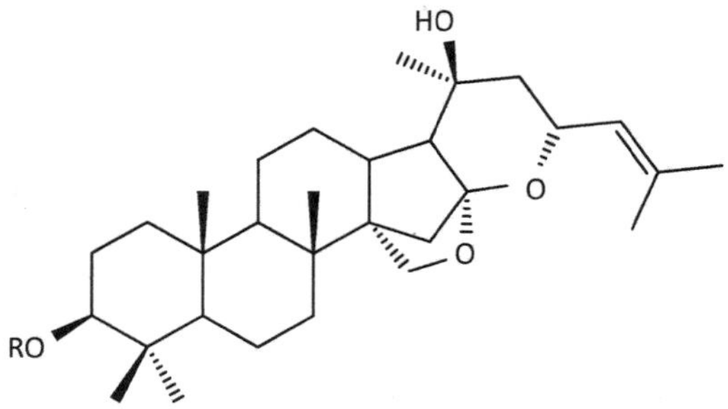

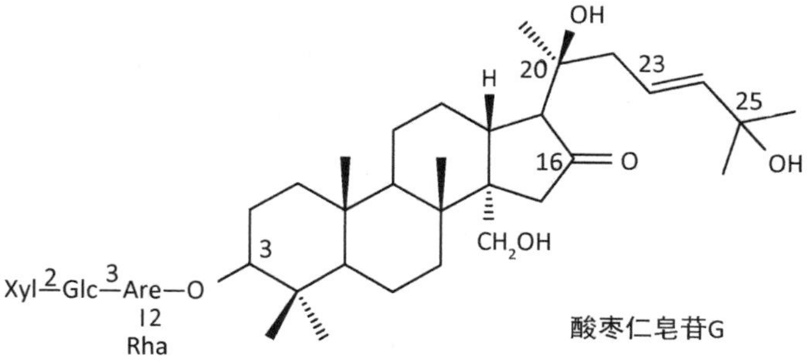

酸枣仁皂苷G

（四） 葫芦素烷型

葫芦素烷（cucurbitane）型基本骨架同羊毛脂烷型，结构特点是 A/B、B/C、C/D 环分别为反式、顺式、反式稠合，还有 A/B 环上的取代和羊毛脂烷型化合物不同，有 5β-H、8β-H、10α-H，C_{10} 上的甲基转到 C_9 上后呈 β 型。

葫芦素烷型化合物主要分布于葫芦科植物中，在十字花科、玄参科、秋海棠科等高等植物及一些大型真菌中也有发现。许多来源于葫芦科植物的食物及中药如甜瓜蒂、丝瓜子、苦瓜、罗汉果等都含有这类成分，总称为葫芦素类。葫芦素类除有抑制肿瘤的作用外，还有抗菌、消炎、催吐、致泻等广泛的生物活性。

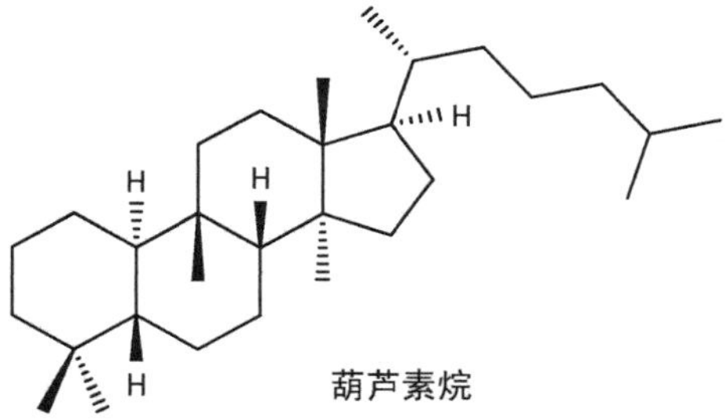

葫芦素烷

罗汉果为葫芦科植物罗汉果 *Momordica grosvenori* 的干燥成熟果实，具有清热润肺、凉血、滑肠通便之功效，主要用于治疗百日咳、慢性气管炎、咽喉炎、便秘、胃肠小疾等。罗汉果中含有多种葫芦素烷型三萜皂苷，其中罗汉果甜素 V 味甜，其 0.02% 水溶液比蔗糖约甜 250 倍，并具有清热镇咳之功效。

苦瓜果实中也含有 charantoside Ⅰ 等多种葫芦素烷型三萜皂苷。

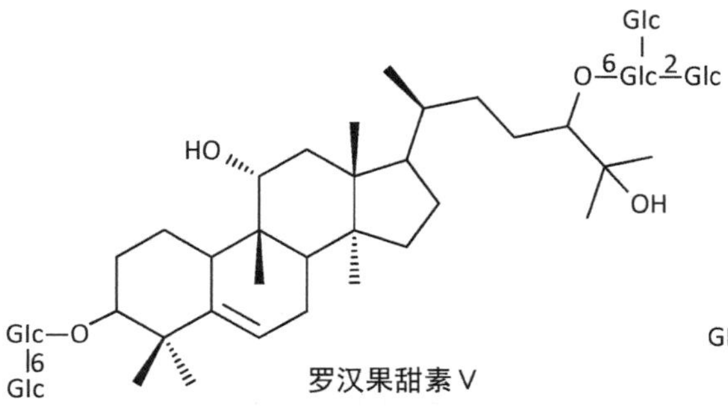

罗汉果甜素 V

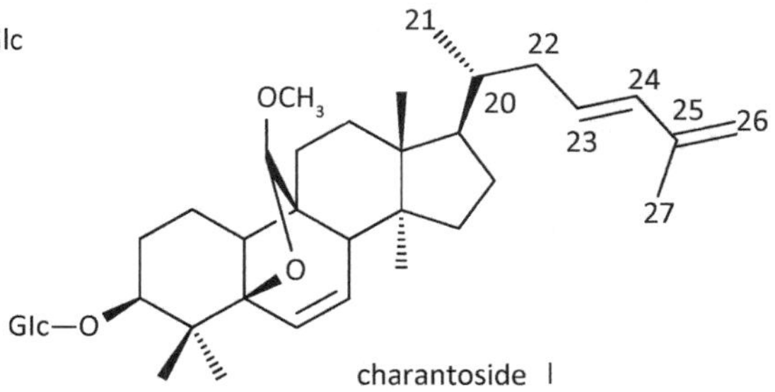

charantoside Ⅰ

（五） 原萜烷型

原萜烷（protostane）型与达玛烷型相似，其结构特点是 10 和 14 位上有 β-CH$_3$，8 位上有

α-CH$_3$，C$_{20}$为 S 构型。

利尿渗湿中药泽泻 *Alisma orientalis* 为泽泻科植物，具利尿、降血脂、降血糖、抗脂肝及保肝作用。近年来从不同产地、不同加工方法的泽泻药材中分离得到了 30 多个三萜类化合物，其结构多为原萜烷型四环三萜。其中泽泻萜醇 A（alisol A）和泽泻萜醇 B（alisol B）可降低血清总胆固醇，用于治疗高脂血症。

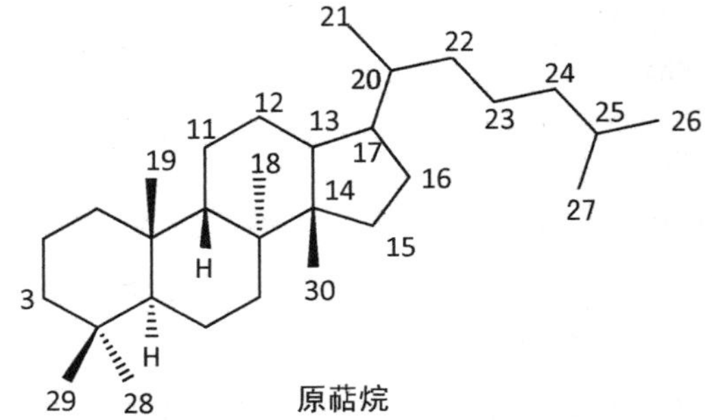

原萜烷

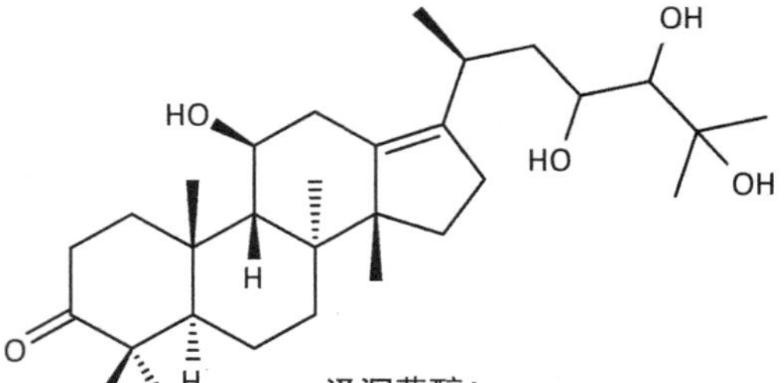

泽泻萜醇A 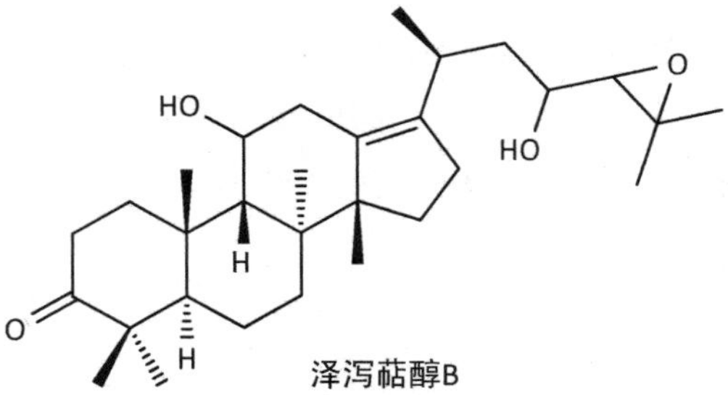   泽泻萜醇B

（六）楝烷型

楝烷（meliacane）型三萜母核由 26 个碳构成，存在于楝科楝属植物果实及树皮中，具苦味，总称为楝苦素类成分。

川楝子为楝科植物川楝 *Melia toosendan* Sieb. et Zucc. 的干燥成熟果实，具有疏肝泄热、行气止痛、杀虫之功效，主要有效成分为川楝素（chuanliansu）和异川楝素（isochuanliansu），均有驱蛔作用。

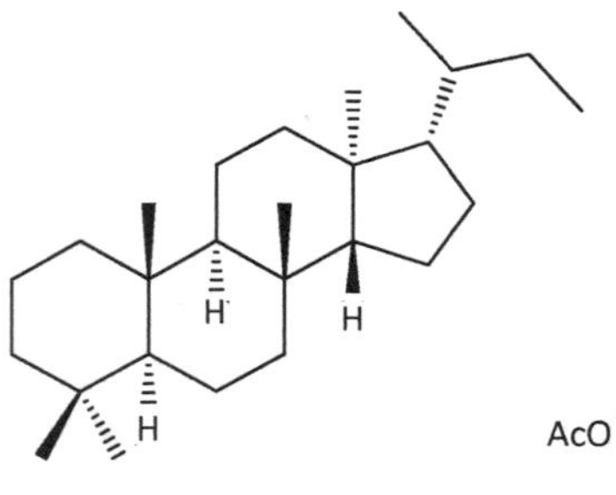

楝烷   川楝素 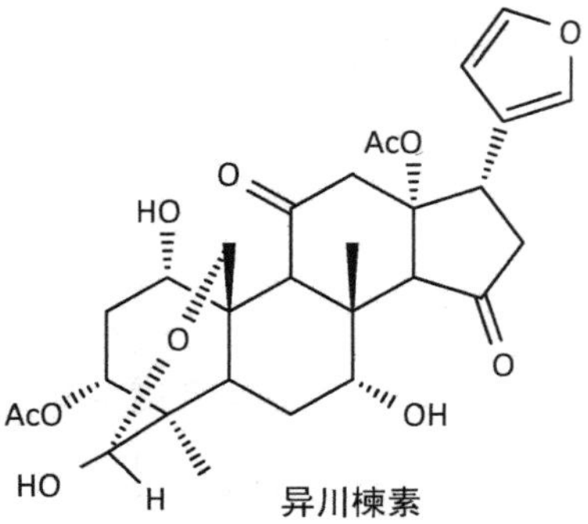   异川楝素

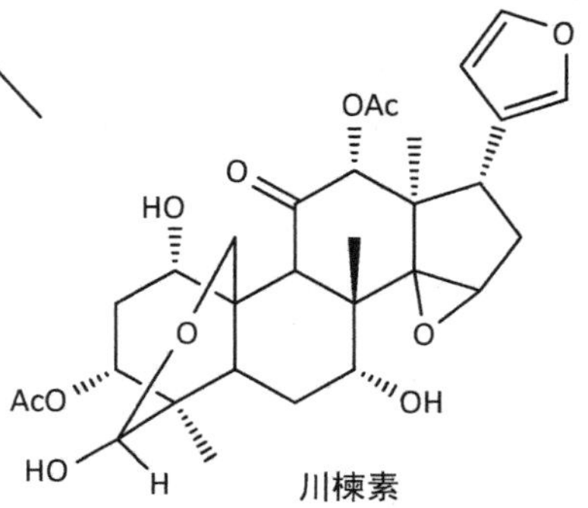

（七）环菠萝蜜烷型

环菠萝蜜烷（cycloartane）型又称环阿屯烷型，与羊毛脂烷型的差别仅在于 10 位上的甲基与 9 位脱氢形成三元环，而且 A/B、B/C、C/D 环分别为反、顺、反式稠合，所以这类化合物结构中含有五个碳环，但由于其基本碳架与羊毛脂烷型很相似，化学转变的关系也很密切，因此仍将环菠萝蜜烷型列入四环三萜中介绍。

环菠萝蜜烷

膜荚黄芪 *Astragalus membranaceus* 具有补气、强壮之功效。从中分离鉴定的皂苷有近 20 个，绝大多数为环菠萝蜜烷型三萜皂苷，其苷元多为环黄芪醇（cycloastragenol），化学名称为（20*R*,24*S*）-3β,6α,16β,25-四羟基-20,24-环氧-9,19-环羊毛脂烷，它在黄芪中与糖结合成单糖链皂苷、双糖链皂苷或三糖链皂苷存在。黄芪苷 Ⅰ（astragaloside Ⅰ）具有降压、抗炎、镇静和调节代谢作用，是植物体中原存的双糖链皂苷，其苷元的 3 和 6 位羟基分别与一分子糖相连，糖分子上还有乙酰基取代。黄芪苷 Ⅴ，其皂苷元的 3 和 25 位羟基分别与糖相连。黄芪苷 Ⅶ 则是自然界发现的第一个三糖链三萜苷。当这些皂苷在酸性条件下进行水解时，除获得共同皂苷元环黄芪醇，同时亦获得黄芪醇（astragenol），这是由于环黄芪醇结构中环丙烷环极易在酸水解时开裂，生成具 $\Delta^{9(11)}$,19-CH$_3$ 次生结构的黄芪醇。因此后者不是真正的皂苷元，故一般采用两相酸水解或酶水解，避免环的开裂。

黄芪醇

	R$_1$	R$_2$	R$_3$
环黄芪醇	H	H	H
黄芪苷 Ⅰ	Xyl(2,3-diAc)	Glc	H
黄芪苷 Ⅳ	Xyl	H	H
黄芪苷 Ⅴ	Glc(1→2)Xyl	H	Glc
黄芪苷 Ⅶ	Xyl	Glc	Glc

六、五环三萜

五环三萜类成分主要结构类型有齐墩果烷型、熊果烷型、羽扇豆烷型及木栓烷型等。

（一）齐墩果烷型

齐墩果烷（oleanane）型又称 β-香树脂烷（β-amyrane）型，在植物界分布极为广泛，主要分布于豆科、五加科、桔梗科、远志科、桑寄生科、木通科等植物中，有的呈游离状态，有的以酯或苷形式存在。齐墩果烷型三萜的基本碳架是多氢蒎，A/B、B/C、C/D 环均为反式，D/E 环为顺式。母核上有 8 个甲基，其中 C-8、C-10、C-17 位上的甲基均为 β 型，而 C-14 位上的甲基为 α 型，C-4 位和 C-20 位上各有一对偕甲基。分子中还可能有羟基、羧基、羰基和双键等，一般在 C-3 位有羟基且多为 β 型，也有 α 型；若有双键，则多在 C-11、C-12 位；若有羰基，则多在 C-11 位；若有羧基，则多在 C-24、C-28、C-30 位。

NOTE

齐墩果酸最早是从木犀科植物油橄榄 *Olea europaea*（习称齐墩果）的叶子中分离得到，在植物界广泛存在，有时在植物中以游离形式存在（如青叶胆、女贞子、白花蛇舌草、柿蒂、连翘等），但多数以苷的形式存在（如人参、三七、紫菀、柴胡、八月札、木通、牛膝、楤木等）。其中，刺五加 *Acanthopanax senticosus*、龙牙楤木 *Aralia mandshurica*、女贞 *Ligustrum lucidum* Ait. 是齐墩果酸主要的资源植物。现代药理研究表明，齐墩果酸具有降低转氨酶作用，对四氯化碳引起的大鼠急性肝损伤有明显保护作用，能促进肝细胞再生，防止肝硬化，已成为治疗急性黄疸型肝炎和迁延型慢性肝炎的有效药物。

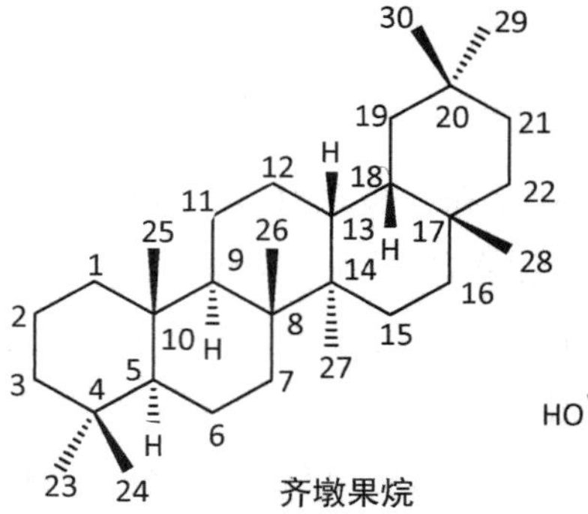

齐墩果烷 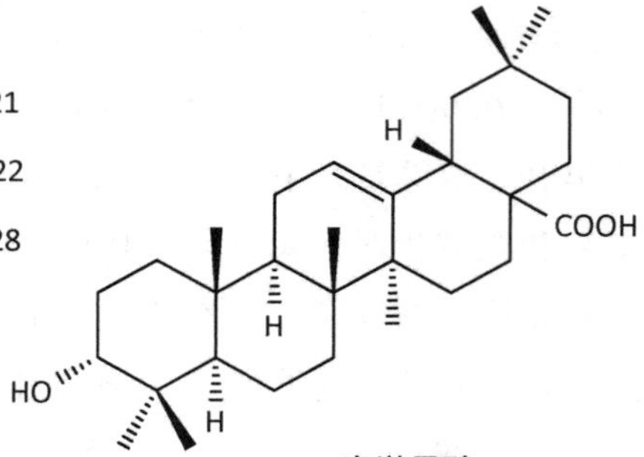　　　　　　齐墩果酸

中药商陆 *Phytolacca acinosa* 根中含有大量皂苷，如商陆皂苷甲、乙、丙、丁（esculentoside A、B、C、D），其苷元是商陆酸（esculentic acid）。商陆皂苷能显著促进小鼠白细胞的吞噬功能，能对抗由抗肿瘤药羟基脲引起的 DNA 转化率的下降，并能诱导生成 γ-干扰素。

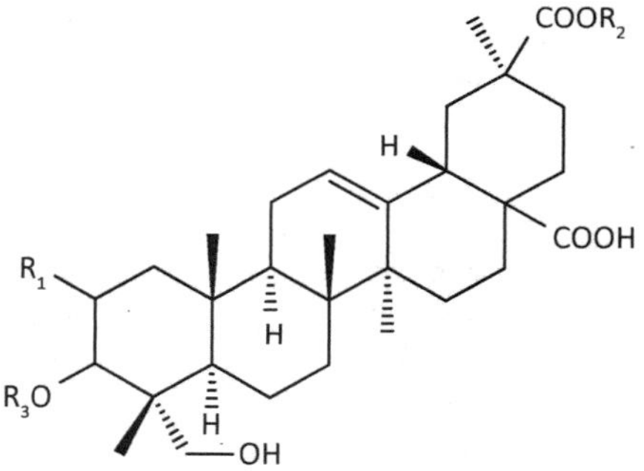

	R_1	R_2	R_3
商陆酸	H	H	H
商陆皂苷甲	OH	Me	Xly(4 → 1)-Glc
商陆皂苷乙	OH	Me	Xly
商陆皂苷丙	H	Me	Xly(4 → 1)-Glc
商陆皂苷丁	OH	Me	Glc

（二）熊果烷型

熊果烷（ursane）型又称 α-香树脂烷（α-amyrane）型或乌苏烷型。其分子结构与齐墩果烷型不同之处是 E 环上两个甲基位置的不同，分别位于 C-19 位和 C-20 位。

熊果烷型化合物多为熊果酸的衍生物。熊果酸又称乌苏酸，是熊果烷型的代表性化合物，它在植物界分布较广，如在熊果叶、栀子果实、女贞叶、车前草、白花蛇舌草、石榴的叶和果实等中均有存在。熊果酸在体外对革兰阳性菌、阴性菌及酵母菌有抑制活性，能明显降低大鼠的正常体温，并有安定作用。据报道，熊果酸及其衍生物对 P388 白血病细胞、淋巴细胞白血病细胞 L1210、人肺癌细胞有显著的抗肿瘤活性。

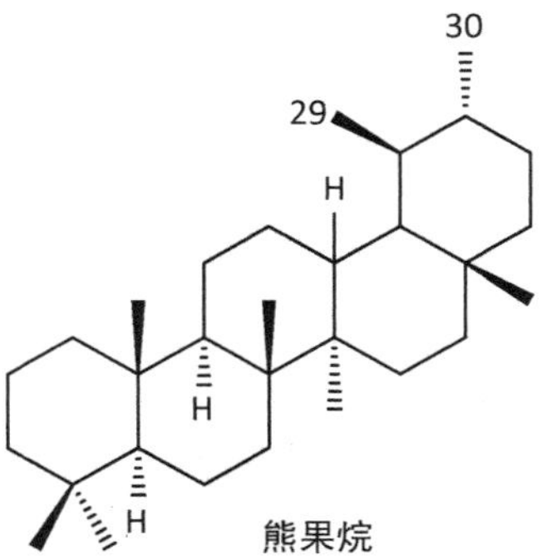

熊果烷 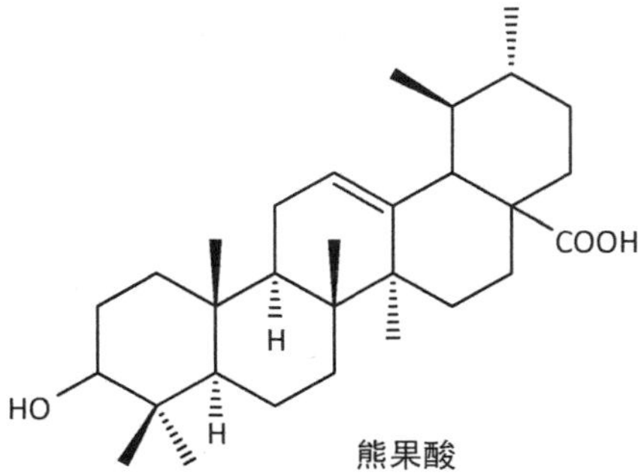　　　　　　熊果酸

　　伞形科植物积雪草 *Centella asiatica* 中含多种熊果烷型三萜成分，对小鼠、大鼠有镇静、安定作用。从积雪草中提取分离得到的熊果烷型成分积雪草酸（asiatic acid）对四氯化碳诱发的小鼠肝损伤有显著的保护作用。

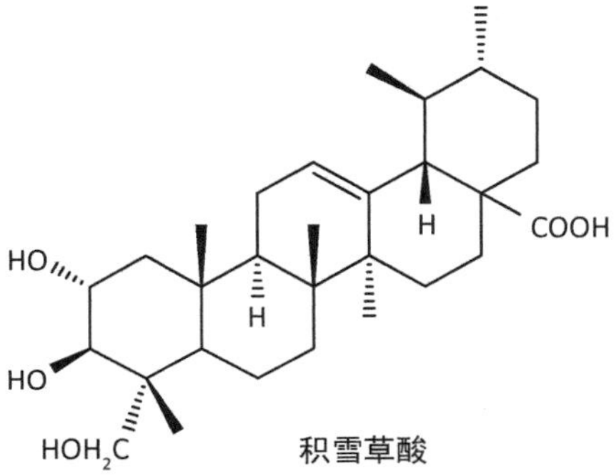

积雪草酸

　　菊科植物蒲公英 *Taraxacum mongolicum* 中的蒲公英醇（taraxasterol）是属于熊果烷型的异构体蒲公英烷型三萜成分。

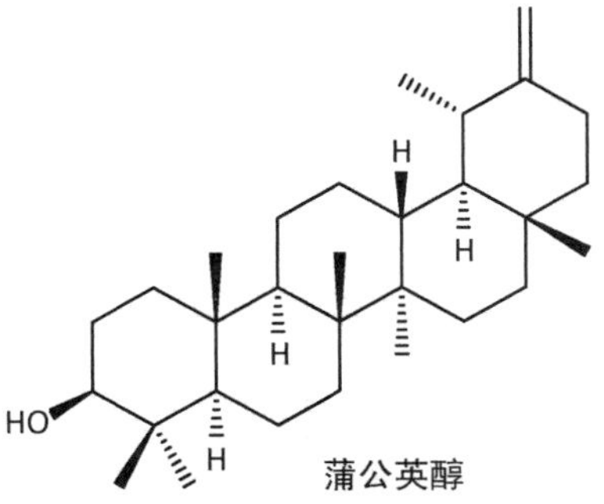

蒲公英醇

　　地榆为蔷薇科植物地榆 *Sanguisorba officinalis* L. 或长叶地榆 *Sanguisorba officinalis* L. var. *longifolia*（Bert.）Yu et Li 的干燥根，味苦、酸、涩，微寒，具有凉血止血、解毒敛疮功效。地榆除了含有大量鞣质外，还含有多种皂苷，如地榆皂苷（sanguisorbin）B、E 和地榆皂苷Ⅰ、Ⅱ，其中地榆皂苷 B、E 的苷元为熊果酸，地榆皂苷Ⅰ、Ⅱ的苷元为坡模醇酸（pomolic acid），即 19α-羟基熊果酸。

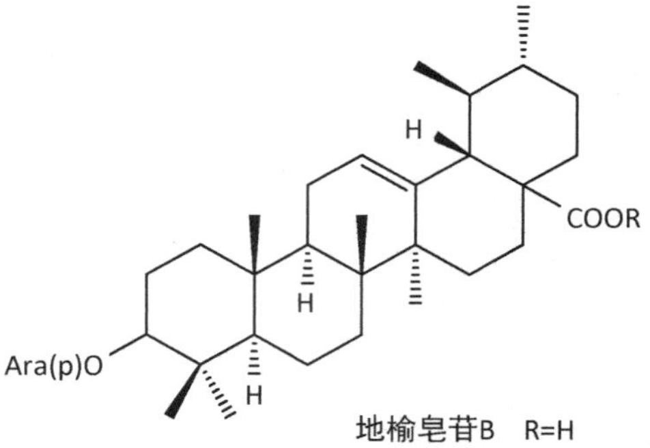

地榆皂苷B　　R=H
地榆皂苷E　　R=3-Ac-Glc

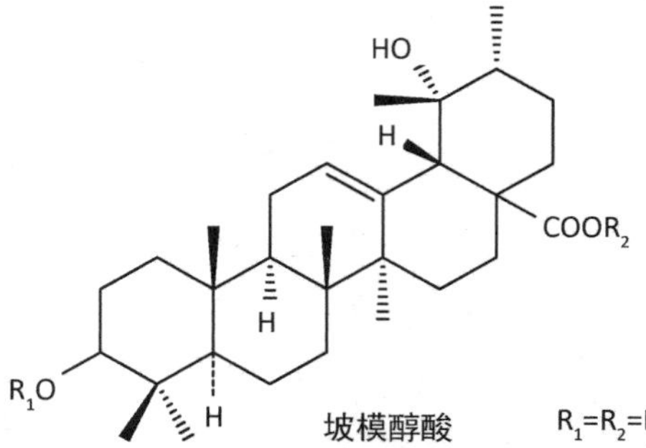

坡模醇酸　　　R₁=R₂=H
地榆皂苷 I　　R₁=Ara(p)　R₂=H
地榆皂苷 II　　R₁=Ara(p)　R₂=Glc

（三）　羽扇豆烷型

羽扇豆烷（lupane）型与齐墩果烷型的不同点是 E 环是由 C_{19} 和 C_{21} 连成的五元环，且在 E 环 C-19 位有 α 构型的异丙基取代，A/B、B/C、C/D、D/E 环均为反式，并有 $\Delta^{20(29)}$ 双键。重要化合物有羽扇豆种皮中的羽扇豆醇（lupeol），酸枣仁、桦树皮、槐花中的白桦脂醇（betulin），酸枣仁、桦树皮、石榴树皮及叶、天门冬等中的白桦脂酸（betulinic acid），还有柿属植物 *Diospyros* 中的白桦脂醛（betulinaldehyde）等。

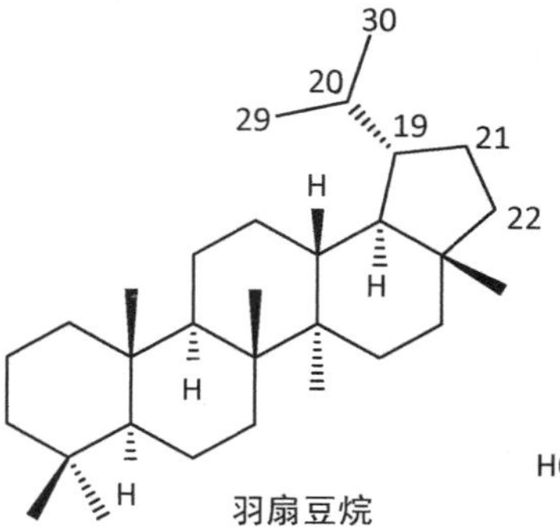

羽扇豆烷

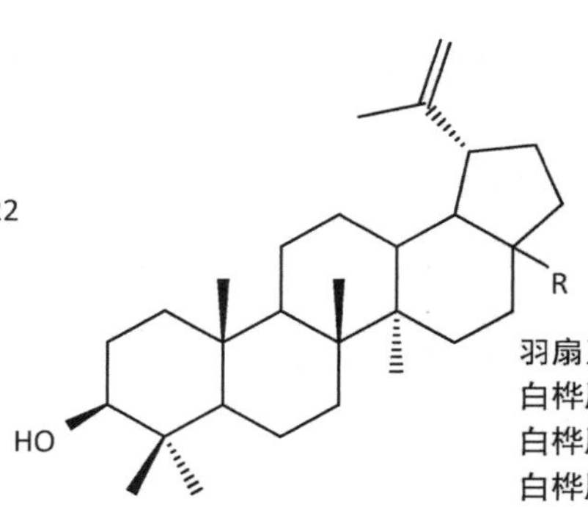

羽扇豆醇　　R=CH₃
白桦脂醇　　R=CH₂OH
白桦脂酸　　R=COOH
白桦脂醛　　R=CHO

从忍冬科植物西南忍冬 *Lonicera bournei* 藤中得到两个羽扇豆烷型皂苷忍冬皂苷 A 和忍冬皂苷 B。

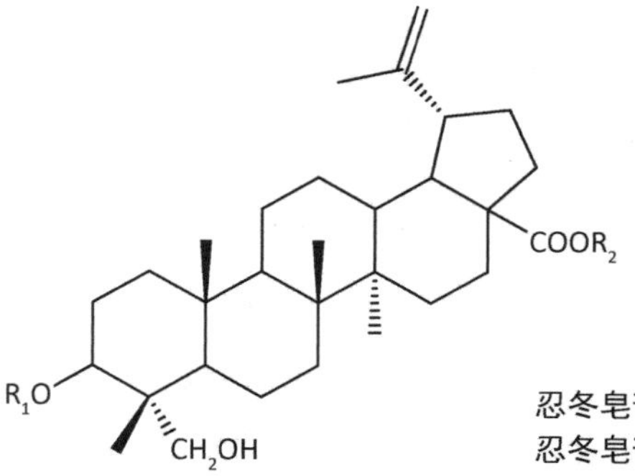

忍冬皂苷A　　R₁ Glc　　R₂ Glc
忍冬皂苷B　　R₁ Glc　　R₂ Glc⁶⁻Glc

（四）　木栓烷型

木栓烷（friedelane）型在生源上是由齐墩果烯甲基移位衍生而来，其结构特点是 A/B、B/C、C/D 环均为反式，D/E 环为顺式；C-4、C-5、C-9、C-14 位上各有一个 β-CH₃，C-13 位上有 α-CH₃，C-17 位多为 β-CH₃（有时是—CHO、—COOH、—CH₂OH），C-2、C-3 位常有羰基取代。

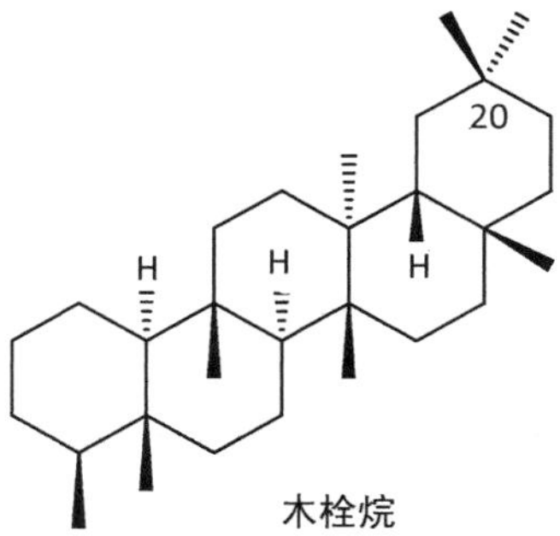

木栓烷

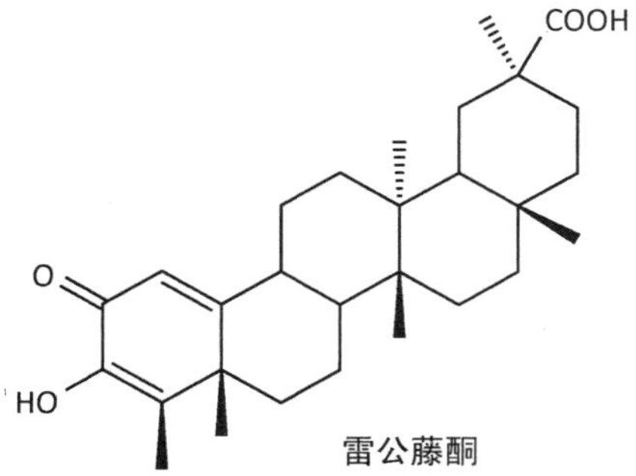

雷公藤酮

卫矛科植物雷公藤 *Tripterygium wilfordii* 民间用于治疗关节炎、跌打损伤、皮肤病等，也作为农药用以杀虫、灭螺、毒鼠等。近年来国内用于治疗类风湿性关节炎、系统性红斑狼疮等症，疗效良好。目前，从雷公藤中已分离得到多种三萜类化合物，其中一类为木栓烷型三萜，如雷公藤酮（triptergone）是由雷公藤去皮根中分离出的三萜化合物，是失去 25 位甲基的木栓烷型衍生物。

（五） 羊齿烷型和异羊齿烷型

羊齿烷（fernane）型和异羊齿烷（isofernane）型的三萜成分，可认为是羽扇豆烷型的异构体，E 环上的异丙基在 C-22 位上，而 C-8 位上的角甲基转到 C-13 位上。

白茅根 *Imperata cylindria* 具有清热凉血、止血和利尿作用。从日本产的白茅根中分得多种羊齿烷型和异羊齿烷型三萜成分，包括白茅素（cylindrin）、芦竹素（arundoin）和羊齿烯醇（fernenol）等。前者为异羊齿烷型，C-13 位甲基为 β 构型，C-14 位甲基为 α 构型，C-22 位上的异丙基为 β 构型；后二者为羊齿烷型，C-13 位甲基为 α 构型，C-14 位甲基为 β 构型，C-22 位上的异丙基为 α 构型。

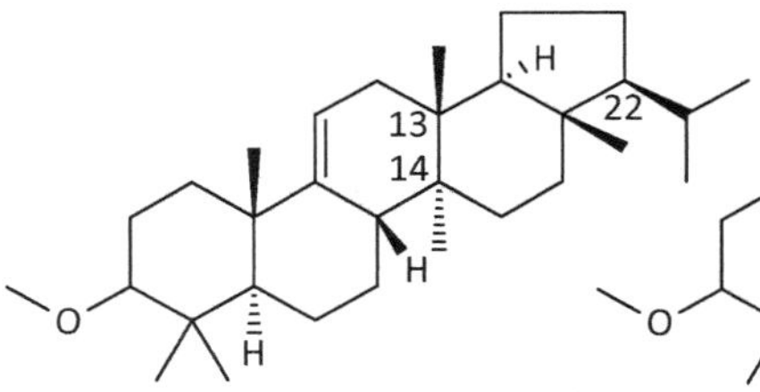

白茅素

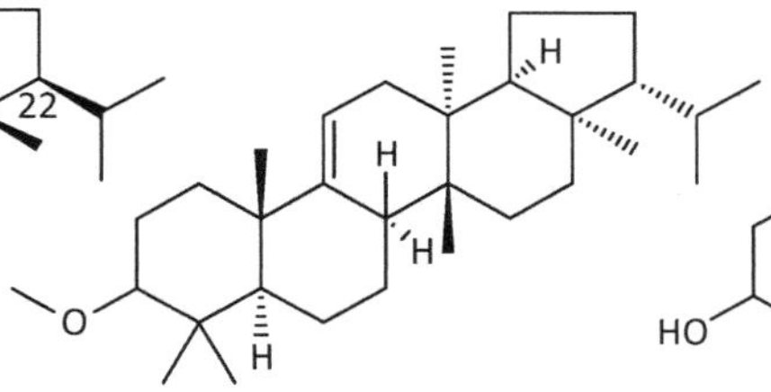

芦竹素

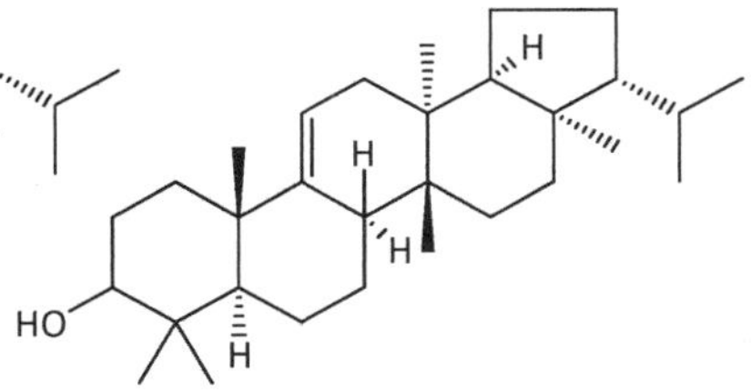

羊齿烯醇

（六） 何帕烷型和异何帕烷型

互为异构体的何帕烷（hopane）和异何帕烷（isohopane）均为羊齿烷的异构体，C-14 和 C-18 位均有角甲基是其结构特点。

绵马鳞毛蕨 *Dryopteris crassirhizoma.*（又称东北贯众）和石韦 *Pyrrosia lingua* 全草中含有的里白烯（diploptene）、达玛树脂中的羟基何帕酮（hydroxyhopanone）均属何帕烷型三萜类化合物。

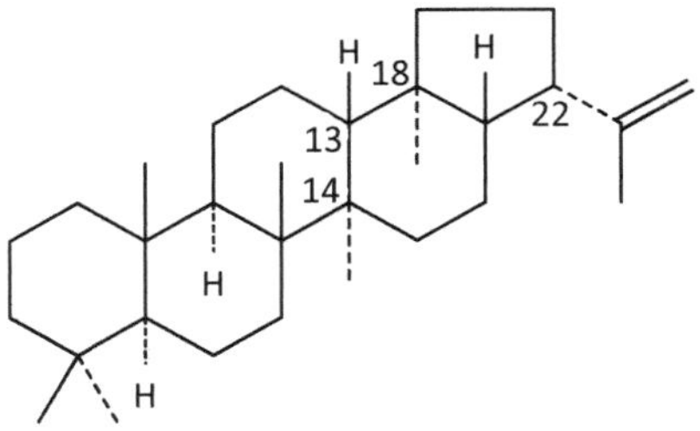

里白烯

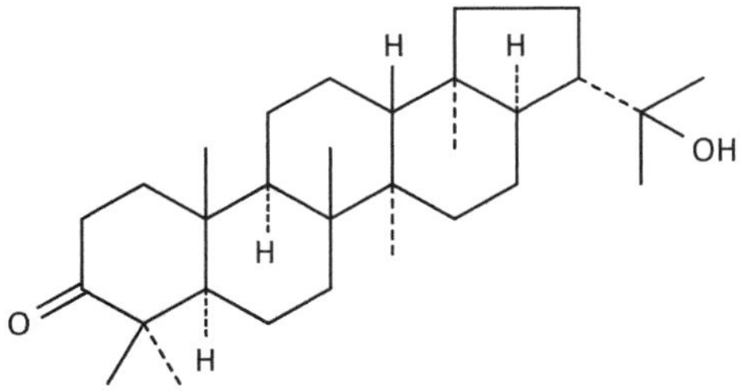

羟基何帕酮

（七）其他类型

如石松 *Lycopodium clavatum* 中的石松素（lycoclavanin）和石松醇（lycoclavanol）是 C 环为七元环的三萜类化合物。

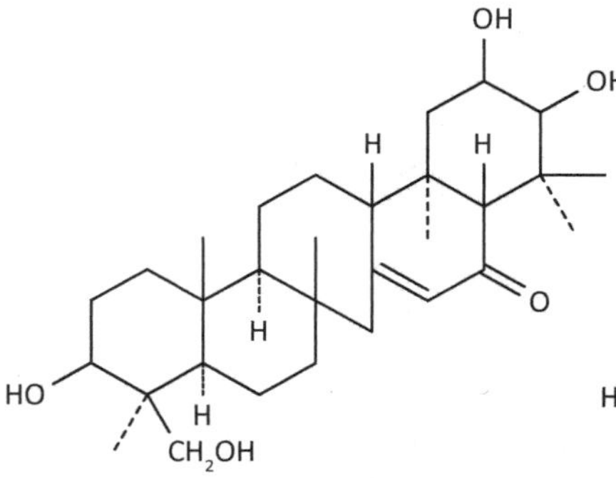

石松素 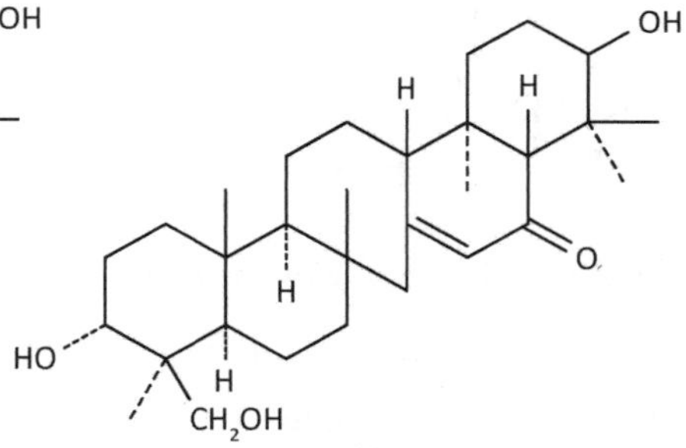　　　　　　　　　　　石松醇

第四节　三萜类化合物的理化性质和溶血作用

一、物理性质

（一）性状

游离三萜类化合物多有完好结晶，常无色，而三萜皂苷不易结晶，多为无色或白色无定形粉末，仅少数为晶体（如常春藤皂苷为针状结晶）。三萜皂苷大多具有吸湿性。

三萜皂苷多数具有苦味和辛辣味，对人体黏膜有强烈刺激性，尤其鼻内黏膜最为灵敏，吸入鼻内能引起喷嚏。某些皂苷内服，可刺激消化道黏膜，产生反射性黏膜腺分泌，从而起到祛痰止咳的作用。但也有例外，如甘草皂苷有甜味，对黏膜刺激性较弱。

（二）熔点与旋光性

多数游离三萜类化合物具有明显的熔点，有羧基者熔点较高，如齐墩果酸的熔点是 308～310℃，熊果酸的熔点是 285～291℃。三萜皂苷的熔点也较高，多在 200～350℃，但部分三萜皂苷常在熔融前就已分解，无明显熔点，一般测得的大多是分解点。

三萜类化合物均有旋光性。

（三）溶解性

游离三萜类不溶于水，能溶于石油醚、苯、三氯甲烷、乙醚等极性小的有机溶剂及甲醇、乙醇等亲水性有机溶剂。三萜皂苷极性增大，难溶或几乎不溶于石油醚、苯、乙醚等极性小的有机溶剂，也难溶于丙酮，可溶于水，易溶于热水、稀醇、热甲醇和热乙醇中，三萜皂苷在含水丁醇或戊醇中溶解度较好，因此常用正丁醇作为提取分离精制皂苷的溶剂。

皂苷还具有助溶作用，可促进其他成分在水中的溶解。

（四）发泡性

由于大多数三萜皂苷可降低水溶液的表面张力，因此其水溶液经强烈振摇后能产生持久性的泡沫，而且产生的泡沫不因加热而消失，这点可与其他物质（如蛋白质等）产生的泡沫进行区别。所以，发泡性可用于皂苷的鉴别，有些皂苷可作为清洁剂和乳化剂应用。

皂苷的表面活性与其分子内部亲水性和亲脂性结构的比例有关，只有当二者比例适当，才能较好发挥出这种表面活性，因此有些三萜皂苷没有或只有微弱的发泡性（如甘草皂苷），游离三萜类化合物也没有发泡性。

二、化学性质

（一）颜色反应

三萜类化合物在无水条件下，与强酸（硫酸、磷酸、高氯酸）、中等强酸（三氯乙酸）或 Lewis 酸（氯化锌、三氯化铝、三氯化锑）作用，产生颜色变化或荧光。其原理可能是分子中的羟基脱水、双键移位、缩合等反应而生成共轭双烯系统，并在酸的作用下形成碳正离子而显色。因此，全饱和的、C-3 位无羟基或羰基的化合物多显阴性反应，如果化合物有共轭双键则显色快，只有孤立双键的显色较慢。

1. **Liebermann-Burchard 反应**　将样品溶于乙酸酐（或冰乙酸）中，加浓硫酸-乙酸酐（1:20）数滴，呈黄→红→紫→蓝等颜色变化，最后褪色。

2. **Kahlenberg 反应**　将样品的三氯甲烷或醇溶液滴在滤纸上，喷 20% 五氯化锑（或三氯化锑）的三氯甲烷溶液，干燥后 60~70℃ 加热，显蓝色、灰紫色等多种颜色斑点。

3. **Rosen-Heimer 反应**　将样品溶液滴在滤纸上，喷 25% 三氯乙酸乙醇溶液，加热至 100℃，显红色渐变为紫色。

4. **Tschugaeff 反应**　将样品溶于冰乙酸中，加乙酰氯数滴及氯化锌结晶数粒，稍加热后显淡红色或紫红色。

5. **Salkowski 反应**　将样品溶于三氯甲烷，加入浓硫酸后，在硫酸层呈现红色或蓝色，三氯甲烷层有绿色荧光出现。

（二）沉淀反应

三萜皂苷的水溶液可以和一些金属盐类（如铅盐、钡盐、铜盐等）产生沉淀。以前曾利用这一性质进行皂苷的提取和初步分离，但此法现已不用。

（三）水解反应

三萜皂苷可采用酸水解、酶水解、乙酰解、Smith 降解等方法进行水解。选择合适的水解方法或通过控制水解条件，可使皂苷完全水解，也可使皂苷部分水解。对于难水解的糖醛酸苷，除常规方法外，需要采用一些特殊方法，如光解法、四乙酸铅-乙酸酐法、微生物转化法等。

1. **酸水解**　皂苷酸水解的速度与苷元和糖的结构有关，因此对于含有两条以上糖链的皂苷，由于各个苷键对酸的稳定性不同，故可以通过改变水解条件得到不同的次级皂苷。有些三萜皂苷在酸水解时，易引起皂苷元发生脱水、环合、双键转位、结构变异等而生成次生结构，得不到原始皂苷元，如欲获得原始皂苷元，则应采用两相酸水解、酶水解或 Smith 降解等其他方法。

2. **乙酰解**　将化合物的全乙酰化物在 BF_3 的催化下用乙酐使苷键裂解，得到全乙酰化寡糖和全乙酰化苷元。

3. **Smith 降解**　Smith 降解的条件比较温和，许多在酸水解中不稳定的皂苷元可以用此法获得真正的皂苷元，如人参皂苷的水解。

4. 酶水解　某些皂苷对酸碱均不稳定，用 $NaIO_4$ 降解也易被破坏，可采用酶水解，如黄芪皂苷的水解。近年，酶水解法已经成为水解皂苷的最常用方法。

5. 糖醛酸苷键的裂解　对难水解的糖醛酸苷除常规方法外，需采用一些特殊的方法，如光解法、四乙酸铅-乙酸酐法、乙酸酐-吡啶法、微生物转化法等。

光分解法是用 500W 的高压汞灯为光源，照射皂苷数小时，皂苷分子中的糖醛酸与苷元间的苷键裂解，从而释放出皂苷元。光分解法是有选择性的，例如竹节人参皂苷Ⅳ（chikusetusaponin Ⅳ）是一个双糖链皂苷，其中含有一个酯苷键，用光分解法可得到保留酯苷键的次级皂苷。

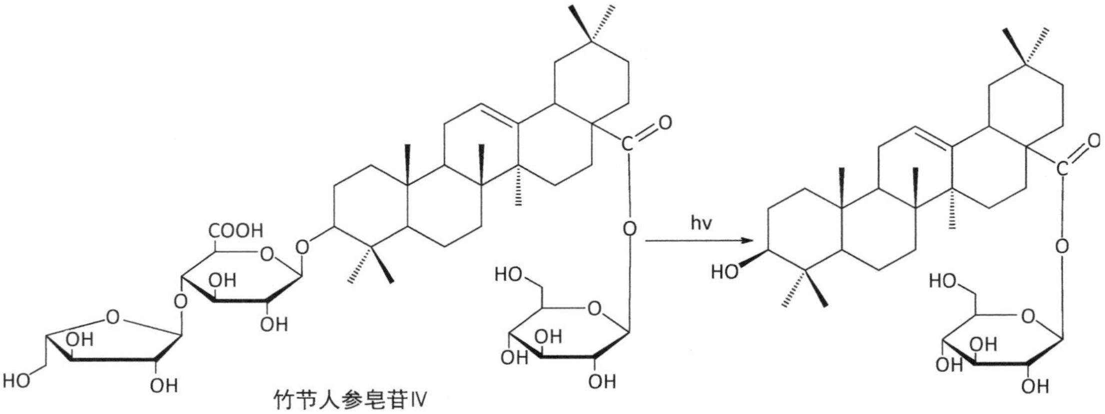

竹节人参皂苷Ⅳ

四乙酸铅-乙酸酐法可用于葡萄糖醛酸皂苷的水解，先甲基化将皂苷中所有的羟基保护起来，然后再在苯中与四乙酸铅作用，脱去羧基，再依次用甲醇钠-乙酸酐-吡啶处理，得到原皂苷元的乙酰化物。

微生物转化法也称土壤细菌法，在土壤中存在某些微生物，具有水解皂苷的能力，所以将细菌接种在含有皂苷的培养基上，可使苷元分解出来。

三、溶血作用

皂苷的水溶液大多能破坏红细胞，从而具有溶血作用，如果将其水溶液自静脉注射进入机体，低浓度水溶液就能产生溶血作用，因此皂苷又称为皂毒类（sapotoxins）。若皂苷的水溶液肌肉注射可引起组织坏死，而口服无溶血作用，这可能与其在肠胃不被吸收有关。

各类皂苷的溶血作用强弱不同，可用溶血指数表示。溶血指数是指在一定条件（等渗、缓冲及恒温）下使同一动物来源的血液中红细胞完全溶解的最低浓度，例如甘草皂苷的溶血指数为 1∶4000，薯蓣皂苷的溶血指数为 1∶400 000。

皂苷的溶血作用是由于大多数皂苷能与红细胞上的胆甾醇（cholesterol）结合生成不溶于水的分子复合物，破坏了红细胞的正常渗透压，从而导致溶血现象。但并不是所有的皂苷都具有溶血作用，例如人参总皂苷没有溶血现象，而经分离后，B 型和 C 型人参皂苷具有显著的溶血作用，A 型人参皂苷却有抗溶血作用。

另外，中药提取液中有一些成分也有溶血作用，如某些植物的树脂、脂肪酸、挥发油等，鞣质则能凝集红细胞而抑制溶血。要判断溶血是否由皂苷引起，除了进一步提纯后试验外，还可以结合胆甾醇沉淀法，如沉淀后的滤液无溶血现象，而沉淀分解后有产生溶血作用，可以确定是由皂苷引起的溶血现象。

第五节　三萜类化合物的检识

一、理化检识

（一）泡沫实验

这是利用皂苷的发泡性，具体方法是取中药粉末 1g，加水 10mL，煮沸 10 分钟后，滤出水液，水液振摇后产生持久性泡沫（15 分钟以上），则为阳性。利用此法鉴别皂苷时应该注意可能会出现假阳性或假阴性现象。

由于有的皂苷没有产生泡沫的性质，而有些化合物如蛋白质的水溶液等亦有发泡性，但其泡沫加热后即可消失或明显减少，因此，利用此法鉴别皂苷时应该注意可能出现的假阳性或假阴性反应。

（二）溶血实验

这是利用皂苷的溶血性，具体方法是取供试液 1mL，置水浴上蒸干，用 0.9% 的生理盐水溶解，加入几滴 2% 的红细胞悬浮液，如有溶血性的皂苷类成分存在，则发生溶血现象，溶液由浑浊变为澄明。

溶血实验不仅可以用于皂苷的检识，还可以粗略推算样品中所含皂苷的含量。例如某药材浸出液测得的溶血指数为 1∶1M，所用对照标准皂苷的溶血指数为 1∶100M，则药材中皂苷的含量约为 1%。

（三）显色反应

利用 Liebermann-Burchard 等颜色反应和 Molish 反应可初步推测化合物是游离三萜还是三萜皂苷类化合物，这些检识反应虽然比较灵敏，但专属性较差。

二、色谱检识

（一）薄层色谱

三萜类化合物常用硅胶为吸附剂。分离游离三萜类化合物时，常以环己烷-乙酸乙酯（1∶1）、三氯甲烷-乙酸乙酯（1∶1）、苯-丙酮（1∶1）、三氯甲烷-丙酮（95∶5）等亲脂性溶剂为展开剂。分离三萜皂苷时，常用的展开剂有 BAW 系统、三氯甲烷-甲醇-水（65∶35∶10，下层）、乙酸乙酯-吡啶-水（3∶1∶3）、乙酸乙酯-乙酸-水（8∶2∶1）等。也可采用反相薄层色谱，将样品点于 Rp18、Rp8 等反相高效薄层板上，以甲醇-水或乙腈-水为展开剂。分离酸性皂苷时，可在展开剂中加入少量甲酸或乙酸，以克服拖尾或分离效果不好等现象。

常用的显色剂有 10% 硫酸溶液、三氯乙酸溶剂、五氯化锑试剂、香草醛-硫酸等。

（二）纸色谱

对于亲水性强的三萜皂苷，纸色谱可用水为固定相，流动相的亲水性也需相应增大，例如乙酸乙酯-吡啶-水（3∶1∶3）、正丁醇-乙酸-25% 氨水（10∶2∶5）、正丁醇-乙醇-15% 氨水

（9：2：9）等。这种以水为固定相的纸色谱法，缺点是不易得到集中的色谱斑点。

对于游离三萜和亲脂性较强的三萜皂苷，一般多用甲酰胺为固定相，用甲酰胺饱和的三氯甲烷溶液为移动相。如果皂苷的亲脂性较弱，则移动相的亲脂性也要相应减小，如可用三氯甲烷-四氢呋喃-吡啶（10：10：2，下层）等。

常用的显色剂有三氯乙酸、五氯化锑等。

第六节　含三萜类化合物的中药实例

一、人参

人参为五加科植物人参 *Panax ginseng* C. A. Mey. 的干燥根及根茎，性甘、微苦，微温，具有大补元气、复脉固脱、补脾益肺、生津安神的功能。人参含有皂苷、多糖、聚炔醇、挥发油、蛋白质、多肽、氨基酸、有机酸类等多种类型的化学成分。药理研究表明，人参皂苷（ginsenosides）为人参的主要有效成分，具有人参的主要生理活性。人参的根、茎、叶、花及果实中均含有多种人参皂苷。人参根中总皂苷的含量约 5%，根须中人参皂苷的含量比主根高。目前，已分离并鉴定结构的人参皂苷约 60 种。不同人参皂苷的药理作用不尽相同。例如，人参皂苷 Rb_1 和 Rb_2 具有中枢抑制作用和抗氧化作用；人参皂苷 Rg_1 具有中枢兴奋作用，并能促进蛋白质、脂质、DNA 和 RNA 的生物合成；人参皂苷 Ro 具有抗炎、解毒和抗血栓作用；人参皂苷 Rd、人参皂苷 Re、人参皂苷 Rf、人参皂苷 Rg_1 具有抗疲劳作用；人参皂苷 Rh_2 对肿瘤细胞增殖有抑制作用，但在人参中含量极低，如在红参中仅含十万分之一，因此寻找高含量资源或将含量较高的人参皂苷 Rb 组分转化为人参皂苷 Rh_2 是非常有意义的课题。

（一）人参皂苷的结构与分类

人参皂苷根据其苷元结构不同可分为人参二醇型（A 型）、人参三醇型（B 型）和齐墩果酸型（C 型）3 种。A 型和 B 型人参皂苷元属于达玛烷型四环三萜，在达玛烷骨架的 3 位和 12 位有羟基取代，C_{20} 为 S 构型。A 型与 B 型皂苷元的区别在于 6 位碳上是否有羟基取代，6 位无羟基者为 A 型皂苷元 20（S）-原人参二醇（protopanaxadiol），6 位有羟基取代者为 B 型皂苷元 20（S）-原人参三醇（protopanaxatriol），C 型皂苷元齐墩果酸为齐墩果烷型五环三萜。

1. 人参二醇型

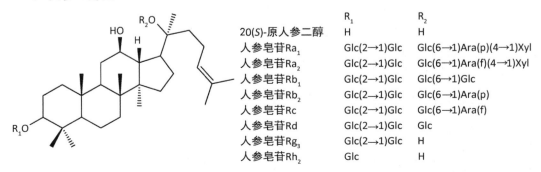

	R_1	R_2
20(S)-原人参二醇	H	H
人参皂苷 Ra_1	Glc(2→1)Glc	Glc(6→1)Ara(p)(4→1)Xyl
人参皂苷 Ra_2	Glc(2→1)Glc	Glc(6→1)Ara(f)(4→1)Xyl
人参皂苷 Rb_1	Glc(2→1)Glc	Glc(6→1)Glc
人参皂苷 Rb_2	Glc(2→1)Glc	Glc(6→1)Ara(p)
人参皂苷 Rc	Glc(2→1)Glc	Glc(6→1)Ara(f)
人参皂苷 Rd	Glc(2→1)Glc	Glc
人参皂苷 Rg_3	Glc(2→1)Glc	H
人参皂苷 Rh_2	Glc	H

2. 人参三醇型

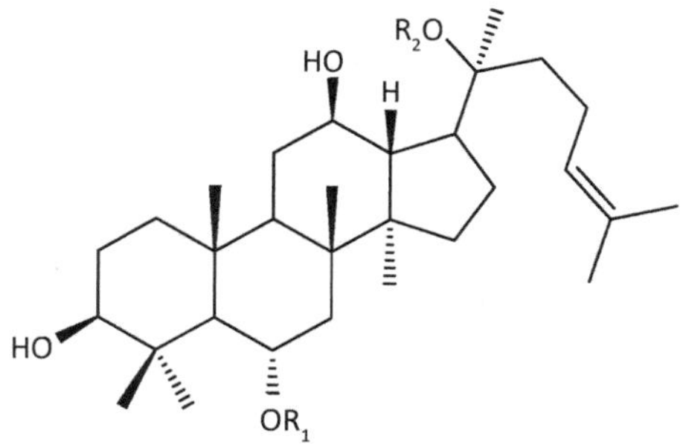

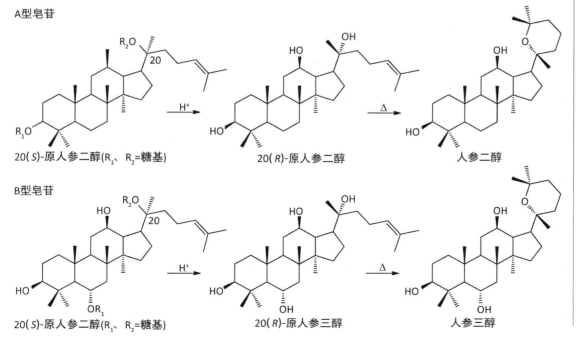

	R₁	R₂
20(S)-原人参三醇	H	H
人参皂苷Re	Glc(2→1)Rha	Glc
人参皂苷Rf	Glc(2→1)Glc	H
人参皂苷Rg₁	Glc	Glc
人参皂苷Rg₁	Glc(2→1)Rha	H

3. 齐墩果酸型

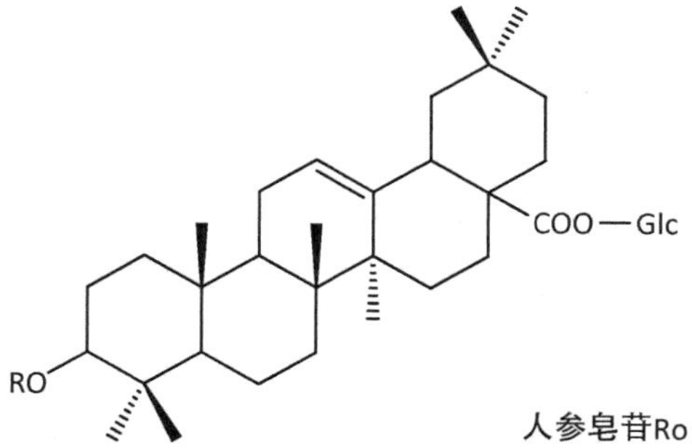

人参皂苷Ro   R=GlcA(2→1)Glc

（二）人参皂苷的水解

A 型和 B 型人参皂苷当用酸加热水解时，从水解产物中得不到真正的原皂苷元。其原因是这些皂苷元的性质不太稳定，当人参皂苷酸水解时，真正的皂苷元 20（S）-原人参二醇或 20（S）-原人参三醇侧链 20 位上的甲基和羟基发生差向异构化，转变为 20（R）-原人参二醇或 20（R）-原人参三醇，即苷元易从 S 构型转变为 R 构型，然后发生侧链环合，C_{20}-OH 上 H 加到侧链双键含氢较多的碳上，而 C_{20}-OH 上的 O 加到侧链双键含氢较少的碳上，从而生成了异构化产物人参二醇（panaxadiol）和人参三醇（panaxatriol）。反应过程如下。所以要得到真正的人参皂苷元，须采用酶水解或 Smith 降解法等温和的方法进行。

A型皂苷

20(S)-原人参二醇(R_1、R_2=糖基)   20(R)-原人参二醇   人参二醇

B型皂苷

20(S)-原人参二醇(R_1、R_2=糖基)   20(R)-原人参三醇   人参三醇

二、甘草

甘草为豆科植物甘草 *Glycyrrhiza uralensis* Fisch.、胀果甘草 *Glycyrrhiza inflata* Bat. 或光果甘草 *Glycyrrhiza glabra* L. 的干燥根及根茎，味甘，性平，具有补脾益气、清热解毒、祛痰止咳、缓急止痛、调和诸药等功效。甘草的主要成分是甘草皂苷（glycyrrhizin），也称甘草酸（glycyrrhizic acid），由于有甜味，又称为甘草甜素，其苷元是甘草次酸。甘草中除了甘草皂苷和甘草次酸以外，还含有其他类型的三萜皂苷、黄酮、生物碱和多糖类化合物。

甘草皂苷具有促肾上腺皮质激素（ACTH）样生物活性，还具有抗炎、抗变态反应、增强非特异性免疫的作用，临床作为抗炎药用于胃溃疡病的治疗，临床上使用的还有甘草酸铵盐等。甘草皂苷不仅有很高的药用价值，而且也是很好的甜味添加剂。甘草次酸也具有促肾上腺皮质激素样的生物活性，其中 18β-H 型甘草次酸有 ACTH 样生物活性，而 18α-H 型甘草次酸没有这种作用。

甘草皂苷　　　　　甘草次酸

三、柴胡

柴胡为伞形科植物北柴胡 *Bupleurum chinense* DC. 或狭叶柴胡 *Bupleurum scorzonerifolium* Willd. 的干燥根，味辛、苦，性微寒，具有疏散退热、疏肝解郁、升举阳气之功效。按形状不同，分别习称"北柴胡"和"南柴胡"。柴胡含有皂苷、木脂素、黄酮、挥发油及多糖类化合物，其中柴胡总皂苷是主要有效成分，具有镇静、止痛、解热、镇咳和抗炎等作用。至今从柴胡属植物中分离出 100 多种皂苷，都为齐墩果烷型。其中柴胡皂苷 a 和 d（saikosaponin a、d）是柴胡的主要成分。柴胡皂苷 a、d 和柴胡皂苷 c 最早是由日本京都栽培柴胡 *Bupleurum falcatum* 的根中分离出来的，后又从中分离得到柴胡皂苷 e 及柴胡皂苷 a、d 的单乙酰衍生物等。柴胡皂苷 a、d 和 c 的苷元分别为柴胡皂苷元 F、G 和 E，柴胡皂苷 e 的苷元和柴胡皂苷 c 苷元相同。

	R_1	R_2	R_3
柴胡皂苷元F	OH	β-OH	H
柴胡皂苷a	OH	β-OH	Fuc(3 → 1)Glc
柴胡皂苷元G	OH	α-OH	H
柴胡皂苷d	OH	α-OH	Fuc(3 → 1)Glc
柴胡皂苷元E	H	β-OH	H
柴胡皂苷e	H	β-OH	Fuc(3 → 1)Glc
柴胡皂苷c	H	β-OH	Glc(6 → 1)Glc(4 → 1)Rha

　　以上具有 13,28-环氧的化合物中，氧环不稳定，在酸的作用下醚键可能断裂生成人工次生物，如柴胡皂苷元 F、G 在酸的作用下产生柴胡皂苷元 A、D，柴胡皂苷元 E 产生柴胡皂苷元 C 和 B。

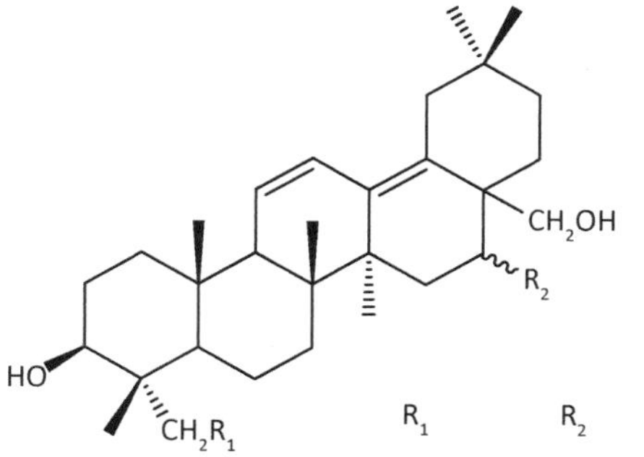

	R_1	R_2
柴胡皂苷元A	OH	β-OH
柴胡皂苷元D	OH	α-OH
柴胡皂苷元C	H	β-OH

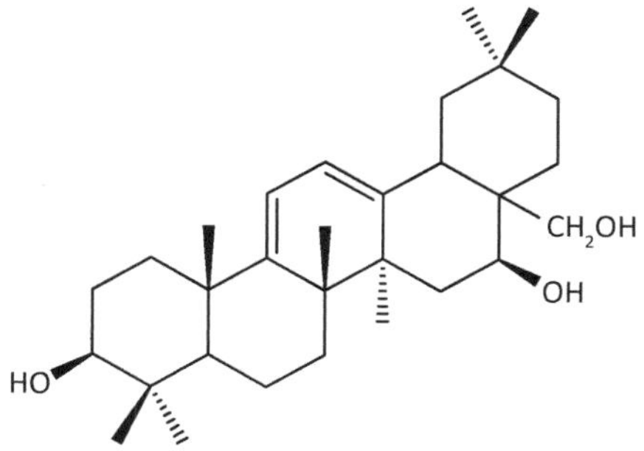

柴胡皂苷元B

　　近年来，又从柴胡和狭叶柴胡中分离出双糖链皂苷，例如，柴胡皂苷 u 和 v 结构中除 3 位羟基与糖成苷以外，30 位羧基还形成酯苷，而且糖链部分有直链多元醇。

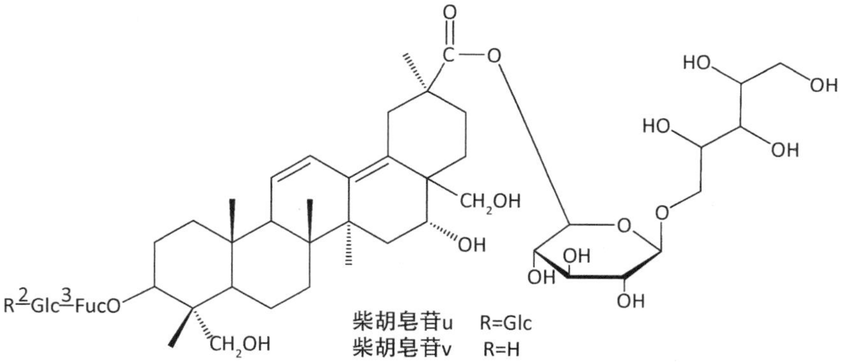

柴胡皂苷u　　R=Glc
柴胡皂苷v　　R=H

　　还要注意的是，柴胡皂苷 a、d 在提取分离过程中也易受酸的影响，会生成柴胡皂苷 b_1、b_2、b_3 和 b_4，所以提取分离条件非常重要。

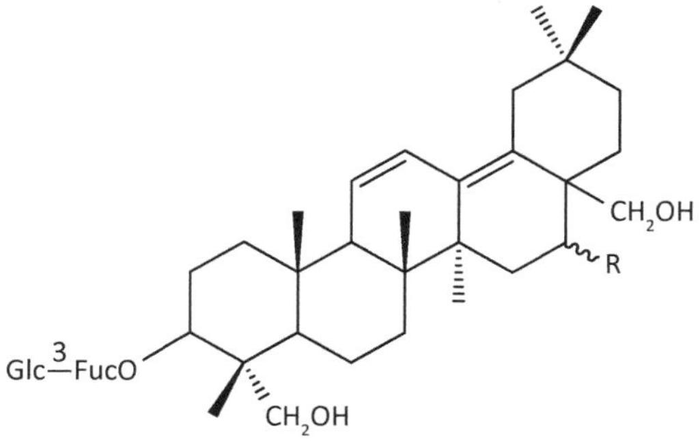

柴胡皂苷b₁　　R=β-OH
柴胡皂苷b₂　　R=α-OH

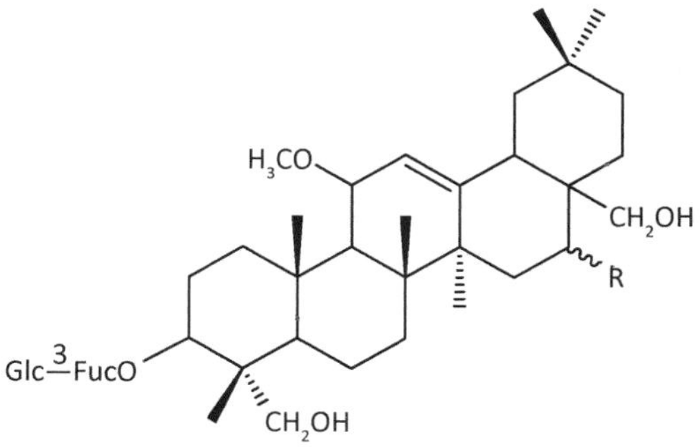

柴胡皂苷b₃　　R=β-OH
柴胡皂苷b₄　　R=α-OH

　　柴胡皂苷 a 和 d 具有显著的抗炎作用和降低血清胆固醇、甘油三酯的作用，而柴胡皂苷 c 无此作用；柴胡皂苷 a 和柴胡皂苷元 A 对实验动物有镇静、解热等作用，这与柴胡临床疗效一致。

第八章 甾体类化合物

第一节 概 述

甾体类化合物（steroids）是一类分子结构中具有环戊烷骈多氢菲甾体母核的天然化合物，包括强心苷、甾体皂苷、C_{21}甾类、植物甾醇、胆汁酸、昆虫变态激素、醉茄内酯类等，广泛存在于自然界，已发现紫金牛科、石松科、荨麻科、百合科、萝藦科、葫芦科、夹竹桃科、卫矛科、茄科等植物中都存在甾体类成分，多具有抗肿瘤、抗凝血、抗炎镇痛、抗癫痫等多种活性。

一、甾体化合物的结构与分类

根据各类甾体成分 C-17 位侧链结构的不同可将其分为以下类型，如表 8-1 所示。

表 8-1 天然甾体化合物的种类及结构特点

名称	A/B	B/C	C/D	C_{17}取代基
植物甾醇	顺、反	反	反	8～10 个碳的脂肪烃
胆汁酸	顺	反	反	戊酸
C_{21}甾醇	反	反	顺	C_2H_5
昆虫变态激素	顺	反	反	8～10 个碳的脂肪烃
强心苷	顺、反	反	顺	五元不饱和内酯环
蟾毒配基	顺、反	反	反	六元不饱和内酯环
甾体皂苷	顺、反	反	反	含氧螺杂环
醉茄内酯	顺、反	反	反	9 个碳侧链并有六元内酯环

天然甾体化合物的 B/C 环都是反式，C/D 环多为反式，A/B 环有顺、反两种稠合方式。由此，甾体化合物可分为两种类型：A/B 环顺式稠合的称正系，即 C_5 上的氢原子和 C_{10} 上的角甲基都伸向环平面的前方，处于同一边，为 β 构型，以实线表示；A/B 环反式稠合的称别系（allo），即 C_5 上的氢原子伸向环平面的后方，与 C_{10} 上的角甲基不在同一边，为 α 构型，以虚线表示。甾体化合物母核的 C_{10}、C_{13}、C_{17}侧链大都是 β 构型，C_3上有羟基，且多为 β 构型。甾体母核的其他位置上也可以有羟基、羰基、双键等功能团。

二、甾体化合物的生物合成途径

甾体化合物都是由甲戊二羟酸途径生物合成转化而来，从乙酰辅酶 A→鲨烯（squalene）→2,3-

氧化鲨烯（2,3-oxidosqualene）→羊毛甾醇，再衍生成强心苷元类、甾体皂苷元类、C_{21}甾类、甾醇类等（图8-1）。

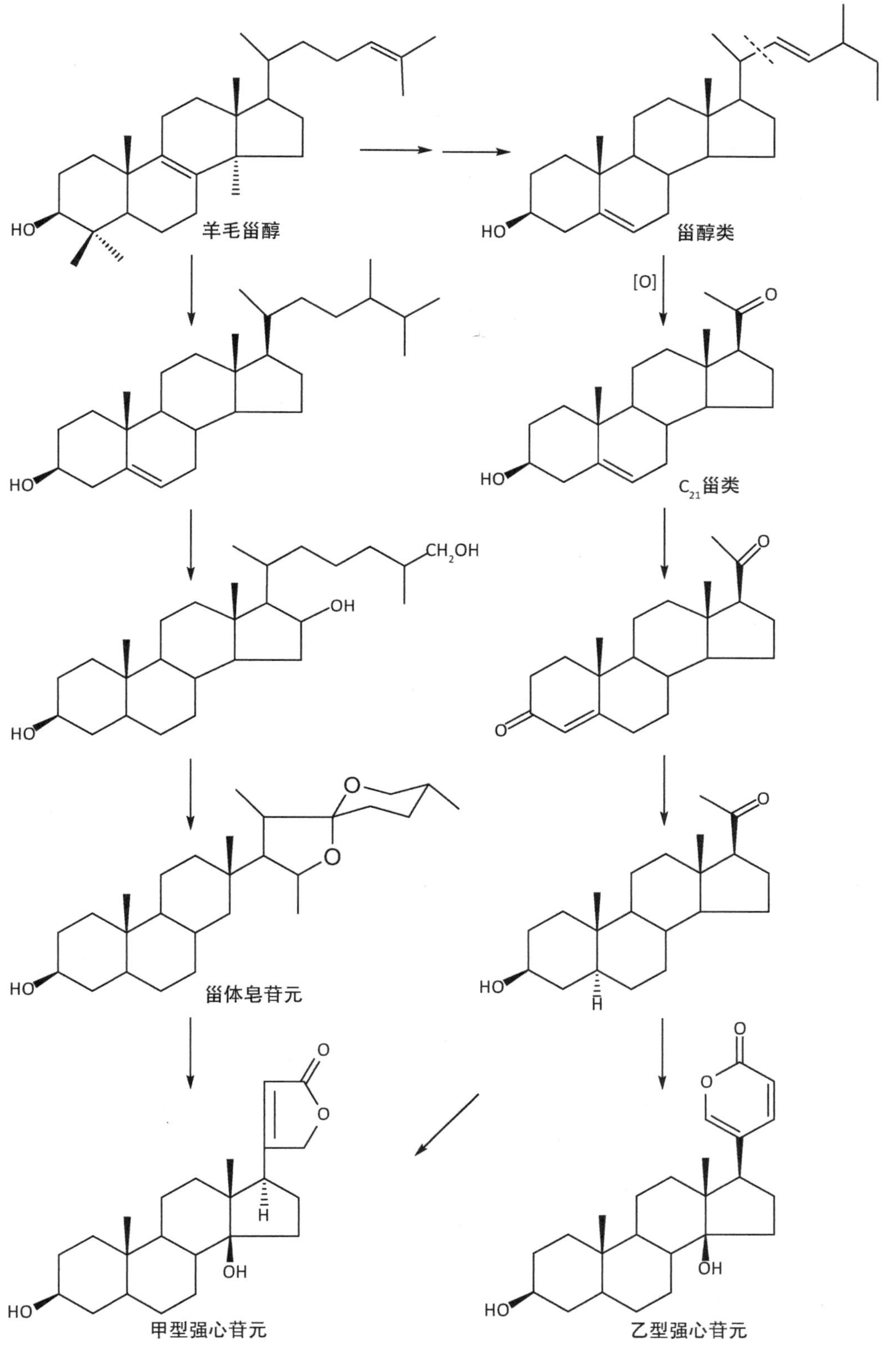

图8-1　甾体化合物的生物合成途径

三、甾体化合物的显色反应

甾体类化合物在无水条件下用酸处理，经脱水、缩合、氧化等过程生成有色物质，从而呈现各种颜色反应。

1. Liebermann-Burchard 反应　将样品溶于乙酐，加硫酸-乙酐（1 : 20），产生红→紫→蓝→绿→污绿等颜色变化，最后褪色。也可将样品溶于三氯甲烷，加试剂产生同样的反应。

2. Tschugaev 反应　将样品溶于冰乙酸，加几粒氯化锌和乙酰氯共热；或取样品溶于三氯甲烷或二氯甲烷，加冰乙酸、乙酰氯、氯化锌煮沸，反应液呈现紫红→蓝→绿的变化。

3. Rosen-Heimer 反应　将样品溶液滴在滤纸上，喷 25% 三氯乙酸乙醇溶液，加热至 60℃，呈红色至紫色。

4. Kahlenberg 反应　将样品溶液点于滤纸上，喷 20% 五氯化锑或三氯化锑的三氯甲烷溶液，于 60~70℃加热 3~5 分钟，呈现灰蓝、蓝、灰紫等颜色。

第二节　强心苷类化合物

一、概述

强心苷（cardiac glycosides）是生物界中存在的一类对心脏有显著生理活性的甾体苷类成分。

强心苷主要存在于夹竹桃科、玄参科、毛茛科、萝藦科、十字花科、百合科、卫矛科、桑科等科的 100 余种药用植物中，常见的植物有毛花洋地黄 *Digitalis lanata*、紫花洋地黄 *Digitalis purpurea*、黄花夹竹桃 *Peruviana peruviana*、毒毛旋花子 *Strophanthus kombe*、铃兰 *Convallaria keiskei*、海葱 *Scilla maritime*、羊角拗 *Stropanthus divaricatus* 等。强心苷可以存在于植物体的叶、花、种子、鳞茎、树皮和木质部等不同部位，但以果、叶或根中较普遍。强心苷结构复杂，在同一植物体中往往含有几个或几十个结构类似、理化性质相近的苷，同时还有相应的水解酶存在，易被水解生成次生苷。

强心苷是一类选择性作用于心脏的化合物，能加强心肌收缩性，减慢窦性频率，影响心肌电生理特性。临床上主要用于治疗慢性心功能不全及节律障碍等心脏疾患。强心苷类化合物有一定的毒性，可出现恶心、呕吐等胃肠道反应，能影响中枢神经系统产生眩晕、头痛等症。

动物中至今尚未发现强心苷类成分，中药蟾酥也含有具有强心作用的甾体化合物，但不属于苷类，是蟾毒配基的脂肪酸酯类。

二、强心苷的结构与分类

强心苷的结构由强心苷元与糖两部分构成。天然存在的强心苷元是 C_{17} 侧链为不饱和内酯环的甾体化合物，它们的结构特点如下。

（一）苷元部分的结构

1. 甾体母核 A、B、C、D 四个环的稠合方式为 A/B 环有顺、反两种形式（多为顺式），B/C 环均为反式，C/D 环多为顺式。

2. C-10、C-13、C-17 位的取代基均为 β 型，C-10 位为甲基或醛基、羟甲基、羧基等含氧基团，C-13 位为甲基取代，C-17 位为不饱和内酯环取代。C-3、C-14 位有羟基取代，C-3 位羟基多数是 β 构型，少数是 α 构型，C-14 位羟基为 β 构型，强心苷中的糖均是与 C-3 位羟基缩合形成苷。母核其他位置也可能有羟基取代或含有双键，双键常在 C-4、C-5 位或 C-5、C-6 位。

3. 根据 C-17 位不饱和内酯环的不同，强心苷元可分为两类。

（1）C-17 位侧链为五元不饱和内酯环（$\Delta^{\alpha\beta}$-γ-内酯），称为强心甾烯类（cardenolides），即甲型强心苷元，已知的强心苷元大多数属于此类。

（2）C-17 位侧链为六元不饱和内酯环（$\Delta^{\alpha\beta,\gamma\delta}$-$\delta$-内酯），称为海葱甾二烯类（scillanolides）或蟾蜍甾二烯类（bufanolide），即乙型强心苷元。自然界中仅少数苷元属此类，如中药蟾酥中的强心成分蟾毒配基类。

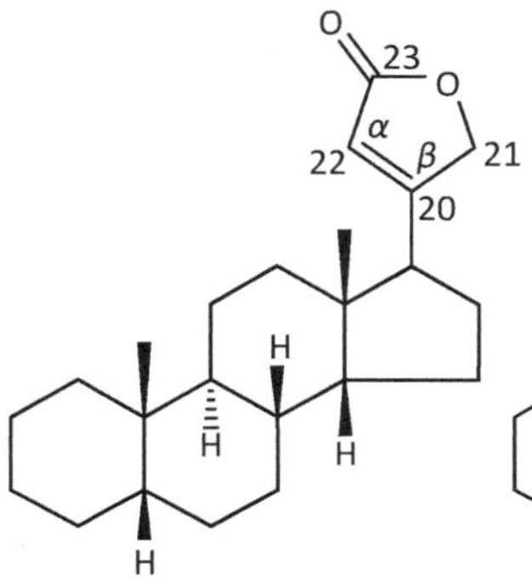

强心甾烯 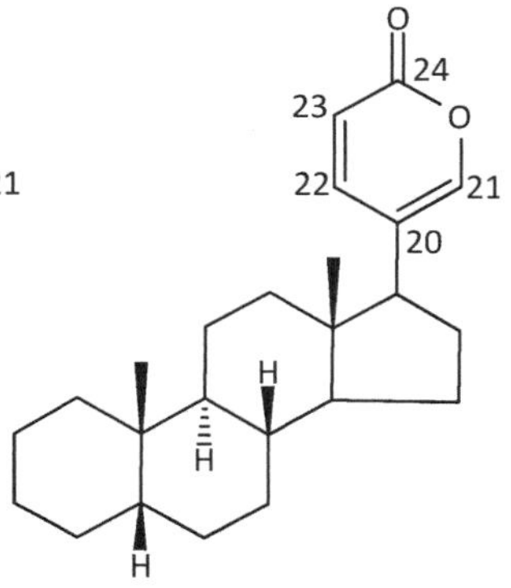　　　　　海葱甾二烯(蟾蜍甾二烯)

天然存在的一些强心苷元，如洋地黄毒苷元（digitoxigenin，化学名为 $3\beta,14\beta$-二羟基强心甾-20（22）-烯、绿海葱苷元（scilliglaucosidin，化学名为 $3\beta,14\beta$-二羟基-19-醛基海葱甾-4,20,22-三烯）等。

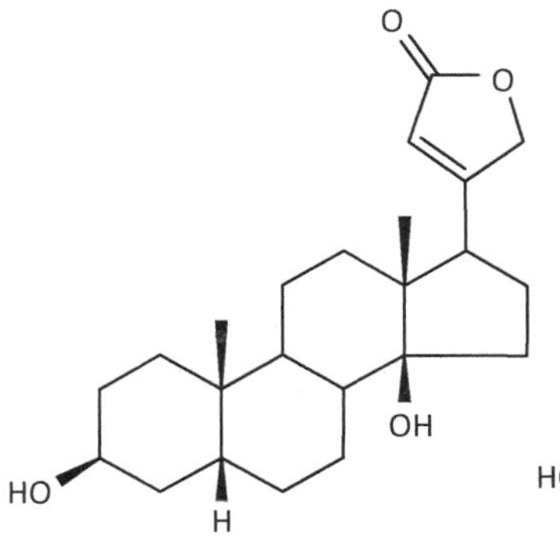

洋地黄毒苷元 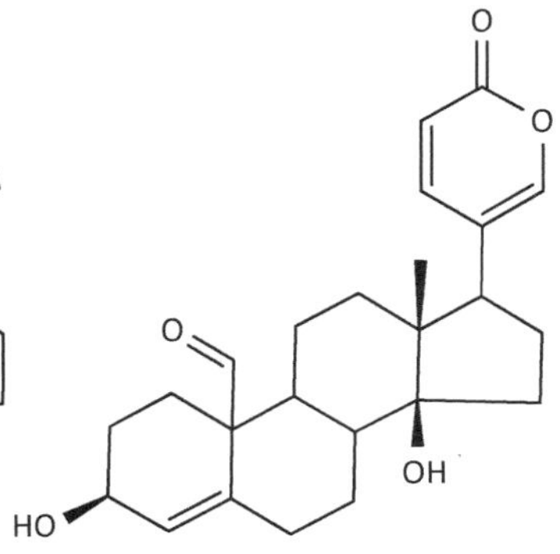　　　　　绿海葱苷元

（二）糖部分的结构

构成强心苷的糖有 20 多种，根据它们 C-2 位上有无羟基可以分成 α-羟基糖（2-羟基糖）和 α-去氧糖（2-去氧糖）两类。α-去氧糖常见于强心苷类，是区别于其他苷类成分的一个重要特征。

1. α-羟基糖　除 D-葡萄糖、L-鼠李糖外，还有 6-去氧糖，如 L-夫糖（L-fucose）、D-鸡纳糖（D-quinovose）、D-弩箭子糖（D-antiarose）、D-6-去氧阿洛糖（D-6-deoxyallose）等以及 6-去

氧糖甲醚如 L-黄花夹竹桃糖（L-thevetose）、D-洋地黄糖（D-digitalose）等。

2. **α-去氧糖**   包括 2,6-二去氧糖和 2,6-二去氧糖甲醚类。常见的有 D-洋地黄毒糖（D-digitoxose）、L-夹竹桃糖（L-oleandrose）、D-加拿大麻糖（D-cymarose）、D-迪吉糖（D-diginose）和 D-沙门糖（D-sarmentose）等。

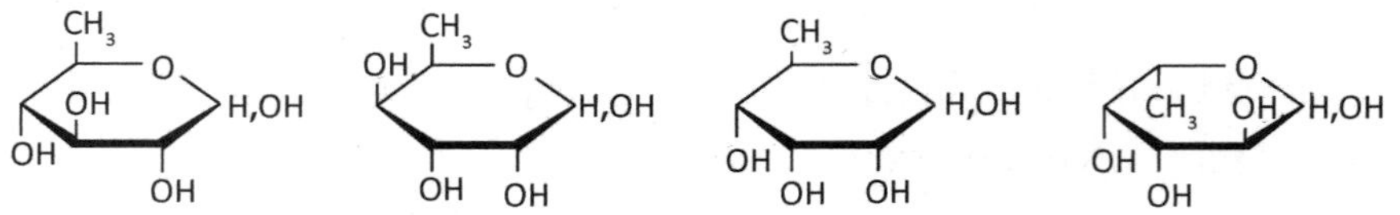

D-鸡纳糖   D-弩箭子糖   D-6-去氧阿洛糖   L-夫糖

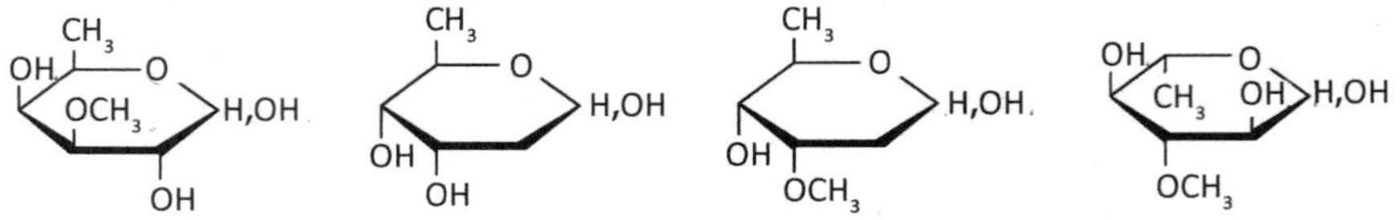

D-洋地黄糖   D-洋地黄毒糖   D-加拿大麻糖   L-黄花夹竹桃糖

3. **苷元和糖的连接方式**   强心苷大多是低聚糖苷，少数是单糖苷或双糖苷。通常按糖的种类以及糖与苷元的连接方式分为以下三种类型：

Ⅰ型：苷元-(2,6-二去氧糖)$_x$-(D-葡萄糖)$_y$，如西地兰（cedilanid），又称去乙酰毛花洋地黄苷丙。

Ⅱ型：苷元-(6-去氧糖)$_x$-(D-葡萄糖)$_y$，如黄夹苷甲（thevetin A）。

Ⅲ型：苷元-(D-葡萄糖)$_y$，如绿海葱苷（scilliglucoside）。

植物界存在的强心苷以Ⅰ、Ⅱ型较多，Ⅲ型较少。

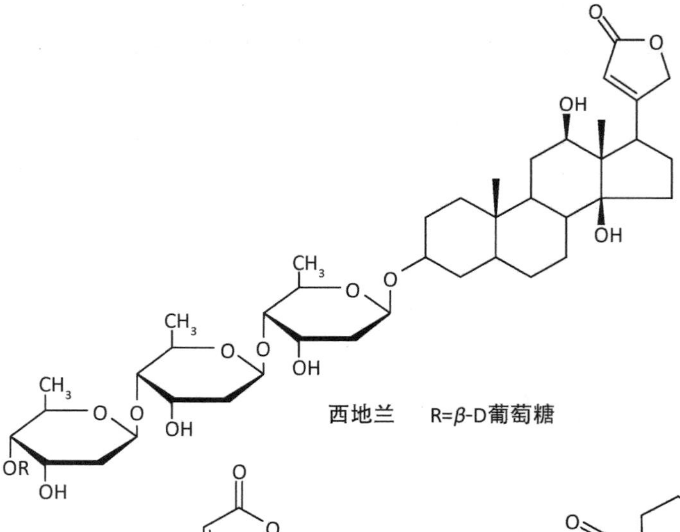

西地兰   R=β-D葡萄糖

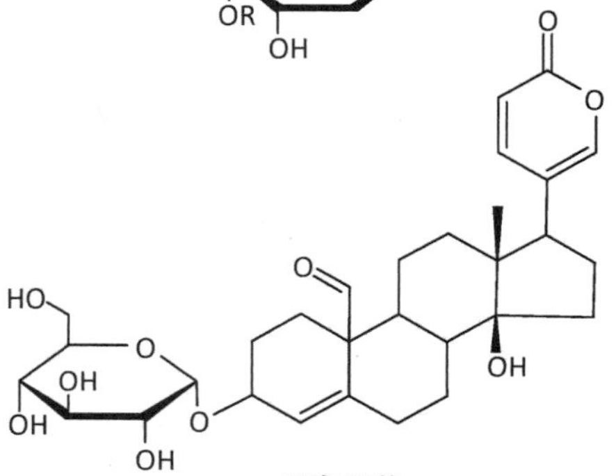

绿海葱苷 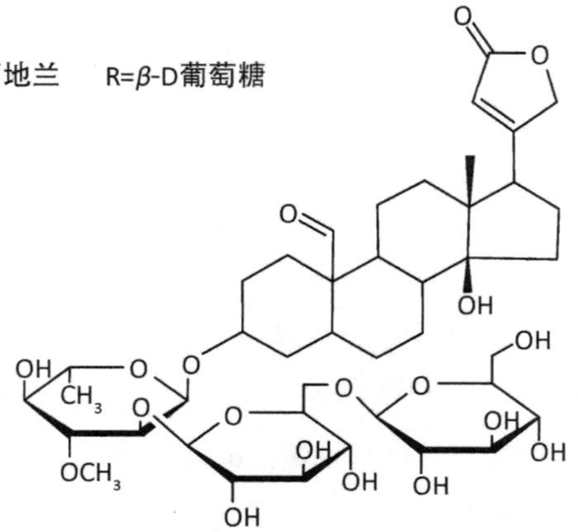   黄夹苷甲

三、强心苷的结构与活性的关系

强心苷的化学结构对其生理活性有较大影响。强心苷的强心作用取决于苷元部分，主要包括甾体母核的立体结构、不饱和内酯环的种类及一些取代基的种类及其构型。糖部分本身不具有强心作用，但可影响强心苷的强心作用强度。强心苷的强心作用强弱常以对动物的毒性（致死量）来表示。

1. 甾体母核　甾体母核的立体结构与强心作用关系密切的是 C/D 环须顺式稠合，一旦这种稠合被破坏将失去强心作用。若 C_{14}-羟基为 β 构型时即表明 C/D 环顺式稠合，若为 α 构型或脱水形成脱水苷元，则强心作用消失。A/B 环为顺式稠合的甲型强心苷元，必须具备 C_3 β-羟基取代，否则无活性。A/B 环为反式稠合的甲型强心苷元，无论 C-3 位是 β-羟基还是 α-羟基取代均有活性。

2. 不饱和内酯环　C-17 位侧链上 α、β-不饱和内酯环为 β 构型时有活性，为 α 构型时活性减弱；若 α、β 不饱和键转化为饱和键，活性减弱，毒性也减弱；若内酯环开裂，活性降低或消失。

3. 取代基　强心苷元甾核中一些基团的改变亦将对生理活性产生影响。如 C-10 位的角甲基转化为醛基或羟甲基时，其生理活性增强；C-10 位的角甲基转为羧基或无角甲基，则生理活性明显减弱。此外，母核上引入 5β、11α、12β-羟基，可增强活性，引入 1β、6β、16β-羟基，可降低活性；引入双键 $\Delta^{4(5)}$，活性增强，引入双键 $\Delta^{16(17)}$ 则活性消失或显著降低。

4. 糖部分　强心苷中的糖本身不具有强心作用，但它们的种类、数目对强心苷的毒性会产生一定的影响。一般来说，苷元连接糖形成单糖苷后，毒性增加。随着糖数的增多，分子量增大，毒性减弱。如毒毛旋花子苷元组成的 3 种苷的毒性比较，结果见表 8-2。

表 8-2　毒毛旋花子苷元组成的 3 种苷的毒性比较

化合物名称	LD_{50}（猫，mg/kg）
毒毛旋花子苷元	0.325
加拿大麻苷（毒毛旋花子苷元-D-加拿大麻糖）	0.110
k-毒毛旋花子次苷-β（毒毛旋花子苷元-D-加拿大麻糖-D-葡萄糖）	0.128
k-毒毛旋花子苷［毒毛旋花子苷元-D-加拿大麻糖-D-(葡萄糖)$_2$］	0.186

从上表可知，甲型强心苷及苷元的毒性规律一般为：三糖苷＜二糖苷＜单糖苷＜苷元。

在甲型强心苷中，同一苷元的单糖苷，其毒性的强弱取决于糖的种类。如洋地黄毒苷元与不同单糖结合的苷的毒性比较，结果见表 8-3。

表 8-3　洋地黄毒苷元与不同单糖结合的苷的毒性比较

化合物名称	LD_{50}（猫，mg/kg）
洋地黄毒苷元	0.459
洋地黄毒苷元-D-葡萄糖	0.125
洋地黄毒苷元-D-洋地黄糖	0.200
洋地黄毒苷元-L-鼠李糖	0.278
洋地黄毒苷元-加拿大麻糖	0.288

由上表可知，单糖苷的毒性次序为：葡萄糖苷>甲氧基糖苷>6-去氧糖苷>2，6-去氧糖苷。

在乙型强心苷及苷元中，苷元的作用大于苷，其毒性规律为：苷元>单糖苷>二糖苷。

比较甲、乙两型强心苷元时发现，通常乙型强心苷元的毒性大于甲型强心苷元。

四、强心苷的理化性质

（一）性状

强心苷为中性化合物，多呈无定形粉末或无色结晶，具有旋光性。C-17 位侧链为 β 构型者味苦，为 α 构型者味不苦。对黏膜具有刺激性。

（二）溶解性

强心苷一般可溶于水、醇、丙酮等极性溶剂，微溶于乙酸乙酯、含醇三氯甲烷，几乎不溶于乙醚、苯和石油醚等极性小的溶剂。

强心苷的溶解性与分子所含糖的数目、种类、苷元所含的羟基数及位置有关。原生苷由于分子中含糖基数目多，而比其次生苷和苷元的亲水性强，可溶于水等极性大的溶剂，难溶于极性小的溶剂。在溶解性的比较中还需注意糖的类型、糖和苷元上羟基的数目，如果羟基数越多，亲水性越强，例如乌本苷（ouabain）虽是单糖苷，但整个分子却有 8 个羟基，水溶性大（1∶75），难溶于三氯甲烷；洋地黄毒苷虽为三糖苷，但整个分子只有 5 个羟基，故在水中溶解度小（1∶100 000），易溶于三氯甲烷（1∶40）。此外，分子中羟基是否形成分子内氢键，也可影响强心苷溶解性。可形成分子内氢键者亲水性弱，反之，亲水性强。

（三）脱水反应

强心苷用混合强酸（例如 3%～5% HCl）进行酸水解时，苷元往往发生脱水反应。C-14、C-5 位上的 β-羟基最易发生脱水。

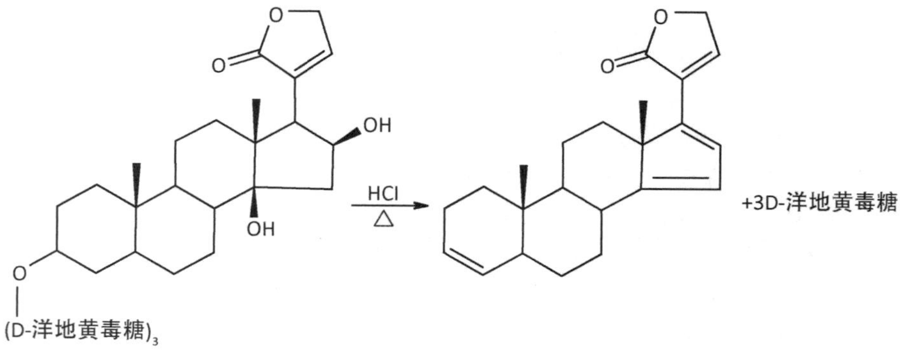

羟基洋地黄毒苷　　　　　　　脱水羟基洋地黄毒苷元

（四）水解反应

强心苷的苷键可被酸或酶催化水解，分子中的内酯环和其他酯键能被碱水解。水解反应是研究强心苷组成、改造强心苷结构的重要方法，可分为化学方法和生物方法。化学方法主要有酸水解、碱水解；生物方法有酶水解。强心苷的苷键水解难易和水解产物因组成糖的不同而有所差异。

1. 酸水解

（1）温和酸水解　该法用于水解 I 型强心苷。即用稀盐酸或稀硫酸（0.02～0.05mol/L）

在含水醇中短时间加热回流，使Ⅰ型强心苷水解为苷元和糖。因为苷元和α-去氧糖之间、α-去氧糖与α-去氧糖之间的糖苷键极易被酸水解，在此条件下可断裂。而α-去氧糖与α-羟基糖、α-羟基糖与α-羟基糖之间的苷键在此条件下不易断裂，常得到二糖或三糖。由于此水解条件温和，对苷元的影响较小，不致引起脱水反应，对不稳定的α-去氧糖亦不致分解。如：

$$紫花洋地黄苷A \xrightarrow{稀酸水解} 洋地黄毒苷元+2分子D\text{-}洋地黄毒糖+D\text{-}洋地黄双糖$$

$$D\text{-}洋地黄双糖=D\text{-}洋地黄毒糖\text{-}D\text{-}葡萄糖$$

此法不适用于16位有甲酰基的洋地黄强心苷类的水解，因16位甲酰基即使在这种温和的条件下也能被水解。

（2）强烈酸水解　用于水解Ⅱ型和Ⅲ型强心苷。Ⅱ型和Ⅲ型强心苷与苷元直接相连的均为α-羟基糖，由于糖的2-羟基阻碍了苷键原子的质子化，使水解较为困难，用温和酸水解不能使其水解，必须增高酸的浓度（3%~5%），延长作用时间或同时加压，才能使α-羟基糖定量地水解下来，但常引起苷元结构的改变，失去一分子或数分子水形成脱水苷元。

（3）氯化氢-丙酮法（Mannich和Siewert法）　多数Ⅱ型强心苷用此法水解，可得原生苷元。将强心苷置于含1%氯化氢的丙酮溶液中，20℃放置2周。因糖分子中C_2-羟基和C_3-羟基与丙酮反应，生成丙酮化物，进而水解可得到原生苷元和糖衍生物。例如以此法水解铃兰毒苷（convallatoxin），其反应如下：

铃兰毒苷　$\xrightarrow[CH_3COCH_3]{HCl}$

毒毛旋花子苷元　+　氯代L-鼠李糖丙酮化合物

本法适合于多数Ⅱ型强心苷的水解。但多糖苷极性太大，难溶于丙酮，则水解反应不易或不能进行。此外，个别强心苷用此法酸水解可能得到缩水苷元，例如黄夹次苷乙。

2. 碱水解　在碱性条件下，强心苷的苷键虽不被碱水解。但分子中的酰基、内酯环会发生水解或裂解、双键移位、苷元异构化等反应。

（1）酰基的水解　强心苷的苷元或糖上的酰基遇碱可水解脱去酰基。α-去氧糖上的酰基最易脱去，用弱碱如碳酸氢钠、碳酸氢钾处理即可，而羟基糖或苷元上的酰基须用中强碱氢氧化钙、氢氧化钡处理才可。甲酰基较乙酰基易水解，提取分离时，用氢氧化钙处理即可。上述4种碱只水解酰基，不影响内酯环。氢氧化钠、氢氧化钾碱性太强，不仅使所有酰基水解，而且还会使内酯环开裂。

（2）内酯环的水解　氢氧化钠、氢氧化钾的水溶液能使内酯环开裂，加酸后可再环合；氢氧化钠、氢氧化钾的醇溶液使内酯环开环后生成异构化苷，酸化不能再环合成原来的内酯环，为不可逆反应。

甲型强心苷在氢氧化钾的醇溶液中，通过内酯环的质子转移、双键转位以及C-14位羟基质子对C-20位的亲电加成作用而生成内酯型异构化苷，再经碱作用开环形成开链型异构化苷。且内酯环上的双键由20（22）转移到20（21），生成C_{22}-活性亚甲基，可与很多试剂产生颜色反应，可以与乙型强心苷区分。

甲型强心苷　　内酯型异构化苷　　开链型异构化苷

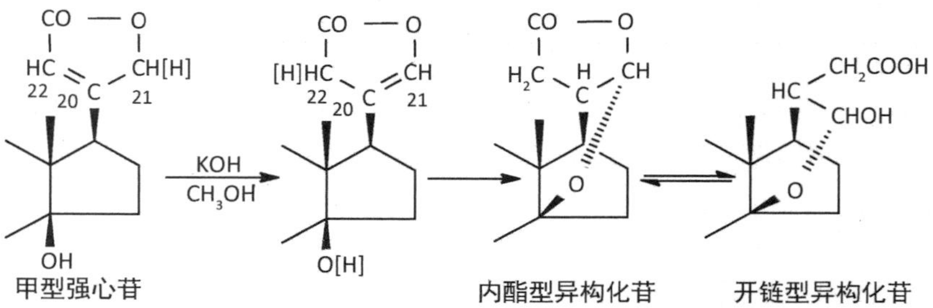

乙型强心苷在氢氧化钾醇溶液中，不发生双键转移，但内酯环开裂生成甲酯异构化苷。

乙型强心苷　　异构化苷

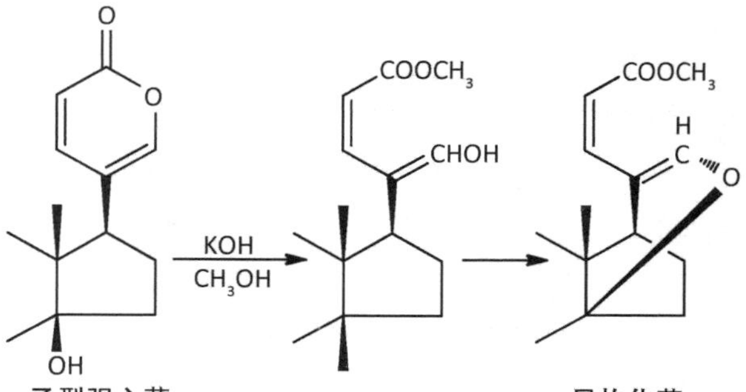

3. 酶水解　酶水解有一定的专属性。在含强心苷的植物中，有水解葡萄糖苷的酶，但无水解α-去氧糖的酶。所以植物中的酶只能水解强心苷分子中的葡萄糖，保留α-去氧糖而生成次级苷。例如：

紫花洋地黄苷A $\xrightarrow{\text{紫花苷酶}}$ 洋地黄毒苷+D-葡萄糖（紫花苷酶为β-葡萄糖苷酶）

含强心苷的植物中均有相应的水解酶共存，故提取分离强心苷时，常可得到一系列同一苷元的苷类，其区别仅在于D-葡萄糖个数的不同。

此外，其他生物中的水解酶亦能使某些强心苷水解。如来源于动物脏器（家畜的心肌、肝

NOTE

等）、蜗牛的消化液、紫茴蓿和一些霉菌中的水解酶，尤其是蜗牛消化酶，它是一种混合酶，几乎能水解所有苷键，可将强心苷分子中糖链逐步水解，直至获得苷元。

苷元类型不同，被酶解难易程度也不同。毛花洋地黄苷和紫花洋地黄毒苷用紫花苷酶酶解，前者糖基上有乙酰基，对酶作用阻力大，故水解慢，而后者水解快。一般来说，乙型强心苷较甲型强心苷易被酶水解。

（五）强心苷的颜色反应

强心苷的颜色反应可由甾体母核、C-17 位不饱和内酯环和 α-去氧糖产生。因甾体母核的颜色反应在本章第一节已经述及，故以下仅介绍其他颜色反应。

1. C-17 位上不饱和内酯环的颜色反应　甲型强心苷在碱性醇溶液中，由于五元不饱和内酯环上的双键移位产生 C_{22}-活性亚甲基，能与活性亚甲基试剂作用而显色。这些有色化合物在可见光区常有最大吸收，故亦可用于定量。乙型强心苷在碱性醇溶液中，不能产生活性亚甲基，无此类反应。所以此类反应，也可用于区别甲、乙型强心苷。

（1）Legal 反应　又称亚硝酰铁氰化钠反应。取样品 1~2mg，滴入吡啶 2~3 滴中，再加3%亚硝酰铁氰化钠溶液和 2mol/L 氢氧化钠溶液各 1 滴，反应液呈深红色并渐渐退去。此反应机制可能是由于活性亚甲基与活性亚硝基缩合生成异亚硝酰衍生物的盐而呈色，凡分子中有活性亚甲基者均有此呈色反应。

$$[Fe(CN)_5NO]^{2-} + H_2C{<} + 2OH^- \longrightarrow [Fe(CN)_5N{=}C\overset{O}{\underset{}{\uparrow}}]^{4-} + 2H_2O$$

（2）Raymond 反应　又称间二硝基苯反应。取样品约 1mg，以少量 50%乙醇溶解后加入间二硝基苯乙醇溶液 0.1mL，摇匀后再加入 20%氢氧化钠 0.2mL，呈紫红色。

本法反应机制是通过间二硝基苯与活性亚甲基缩合，再经过量的间二硝基苯的氧化生成醌式结构而呈色，部分间二硝基苯自身还原为间硝基苯胺。

其他间二硝基化合物如 3,5-二硝基甲酸（Kedde 反应）、苦味酸（Baljet 反应）等也具有相同的反应机制。

（3）Kedde 反应　又称 3,5-二硝基苯甲酸试剂反应。取样品的甲醇或乙醇溶液于试管中，加入 3,5-二硝基苯甲酸试剂（A 液：2% 3,5-二硝基苯甲酸甲醇或乙醇溶液；B 液：2mol/L 氢氧化钾溶液，用前等量混合）3~4 滴，产生红色或紫红色。

本试剂可用于强心苷纸色谱和薄层色谱显色剂，喷雾后显紫红色，几分钟后褪色。

（4）Baljet 反应　又称碱性苦味酸试剂反应。取样品的醇溶液适量于试管中，加入碱性苦味酸试剂（A 液：1%苦味酸乙醇溶液；B 液：5%氢氧化钠水溶液，用前等量混合）数滴，呈橙色或橙红色。此反应有时发生较慢，放置 15 分钟以后才能显色。

2. α-去氧糖颜色反应

（1）Keller-Kiliani（K-K）反应　取样品少许用冰乙酸 5mL 溶解，加 20%的三氯化铁水溶液 1 滴，混匀后倾斜试管，沿管壁缓慢加入浓硫酸，观察界面和乙酸层的颜色变化。如有 α-去氧糖，乙酸层显蓝色。界面的显色随苷元羟基、双键的位置和数目不同而异，可显红色、绿色、黄色等，但久置后因炭化作用，均转为暗色。

此反应只对游离 α-去氧糖或苷元与 α-去氧糖连接的苷显色，对 α-去氧糖和葡萄糖或其他羟基糖连接的二糖、三糖及乙酰化的 α-去氧糖不显色。因它们在此条件下不能水解出 α-去氧糖。故此反应阳性可肯定 α-去氧糖的存在，但此反应阴性也不能完全否定 α-去氧糖的存在。

（2）咕吨氢醇反应（Xanthydrol 反应）　取样品少许，加适量咕吨氢醇试剂（咕吨氢醇 10mg 溶于冰乙酸 100mL 中，加入浓硫酸 1mL）1mL，置水浴上加热 3 分钟，只要分子中有 α-去氧糖即显红色。此反应极为灵敏，分子中的 α-去氧糖可定量地发生反应，故还可用于定量分析。

（3）过碘酸-对硝基苯胺反应　将样品的醇溶液点于滤纸或薄层板上，先喷过碘酸钠水溶液（过碘酸钠的饱和水溶液 5mL，加蒸馏水 10mL 稀释），于室温放置 10 分钟，再喷对硝基苯胺试液（1%对硝基苯胺的乙醇溶液 4mL，加浓盐酸 1mL 混匀），则迅速在灰黄色背底上出现深黄色斑点，置紫外灯下观察则为棕色背底上出现黄色荧光斑点。再喷以 5%氢氧化钠甲醇溶液，则斑点转为绿色。

（4）对-二甲氨基苯甲醛反应　将样品的醇溶液点于滤纸上，喷对-二甲氨基苯甲醛试剂（1%对二甲氨基苯甲醛的乙醇溶液 4mL，加浓盐酸 1mL），于 90℃加热 30 秒钟，分子中若有 α-去氧糖可显灰红色斑点。此反应可能由于 α-去氧糖经盐酸的催化影响，产生分子重排，再与对-二甲氨基苯甲醛缩合所致。

五、强心苷的检识

1. 理化检识　强心苷的理化检识主要是利用强心苷的颜色反应进行。强心苷的颜色反应很多，需根据分子结构中甾体母核、不饱和内酯环、α-去氧糖来选择不同颜色反应。常用的反应有乙酸酐-浓硫酸反应、K-K 反应、亚硝酰铁氰化钠反应和 3,5-二硝基苯甲酸反应等。

如果样品的颜色反应表明有甾体母核和 α-去氧糖，则基本可判定样品含强心苷类成分。若进一步试验，Legal 反应或 Kedde 反应等亦呈阳性，则表明样品所含成分可能属于甲型强心苷类，反之则可能是乙型强心苷类。

2. 色谱检识

（1）纸色谱　一般色谱滤纸不预先用固定相处理，也适用于强心苷类的分离。常用的溶剂系统为三氯甲烷、乙酸乙酯、苯、甲苯等有机溶剂与水组成的混合溶剂，因水在这些溶剂中的溶解度较小，可加入适量的乙醇以增加溶剂系统的含水量，便于适应亲脂性较弱的强心苷类的分离。

对亲脂性较强的强心苷及苷元，需将滤纸预先以甲酰胺或丙二醇浸渍数分钟作为固定相，以苯或甲苯（用甲酰胺饱和）为流动相，便可达到满意的分离效果。如果强心苷的亲脂性较弱，可改为极性较大的溶剂，如二甲苯和丁酮的混合液或三氯甲烷、苯和乙醇的混合液、三氯甲烷-四氢呋喃-甲酰胺（50∶50∶6.5）、丁酮-二甲苯-甲酰胺（50∶50∶4）等溶剂系统作为展开剂。对亲水性较强的强心苷，宜用水浸透滤纸作固定相，以水饱和的丁酮或乙醇-甲苯-水（4∶6∶1）等作展开剂，展开效果较好。

（2）薄层色谱　强心苷的薄层色谱有吸附薄层色谱和分配薄层色谱。吸附薄层色谱可用氧化铝和硅胶作吸附剂。由于强心苷分子中含有较多的极性基团，尤其是多糖苷，对氧化铝产生较强的吸附作用，分离效果较差，所以常用硅胶作吸附剂。以乙酸乙酯-甲醇-水（80∶5∶5）、三氯甲烷-甲醇-冰乙酸（85∶13∶2）等溶剂系统作展开剂。也可用反相硅胶薄层色谱分离强心苷类化合物，常用的溶剂展开系统还有三氯甲烷-甲醇-水等。分配薄层对分离强心苷的效果较吸附薄层更好，所得斑点集中，承载分离的样品量较大。分配薄层色谱常用硅藻土、纤维素作支持剂，以甲酰胺、二甲基甲酰胺、乙二醇等作固定相，三氯甲烷-正丁醇（19∶1）、三氯甲烷-丙酮（4∶1）等溶剂系统作展开剂，分离极性较强的强心苷类化合物。

常用显色剂：①2% 3,5-二硝基苯甲酸乙醇溶液与2mol/L氢氧化钾溶液等体积混合，喷后强心苷显红色，几分钟后褪色。② 1%苦味酸水溶液与10%氢氧化钠水溶液（95∶5），喷后于90~100℃烘4~5分钟，强心苷呈橙红色。③2%三氯化锑的三氯甲烷溶液，喷后于100℃烘5分钟，各种强心苷及苷元显不同的颜色。

六、含强心苷类化合物的中药实例

（一）毛花洋地黄

毛花洋地黄 *Digitalis lanata* Ehrh. 是玄参科植物，在临床应用已有百年历史，至今仍是治疗心力衰竭的有效药物。其叶富含强心苷类化合物，多为次生苷。属于原生苷的有毛花洋地黄苷甲、乙、丙、丁和戊（lanatoside A、B、C、D、E），以苷甲和苷丙的含量较高。此外，还含叶绿素、树脂、皂苷、蛋白质、水溶性色素、糖类等杂质和可水解原生苷的酶。

目前临床上用于治疗高血压、急慢性心功能不全、心力衰竭等病的地高辛（digoxin，又称异羟基洋地黄毒苷）片、西地兰（cedilanid，又称去乙酰毛花洋地黄苷丙）注射剂均可用毛花洋地黄作主要原料。

	R_1	R_2
毛花洋地黄苷甲	H	H
毛花洋地黄苷乙	H	OH
毛花洋地黄苷丙	OH	H

（二）黄花夹竹桃

黄花夹竹桃 *Thevetia peruviana*（Pers.）K. Schum. 为夹竹桃科黄花夹竹桃属植物，性寒、味苦，有毒，具强心利尿、祛痰定喘、祛瘀镇痛功效，临床用于治疗心力衰竭、喘息咳嗽、癫痫、跌打损伤、经闭等，其果仁中含有多种强心成分，含量近10%，已分离得到黄夹苷甲与黄夹苷乙（thevetin A、B），用发酵酶解方法从次生苷中又得到5个单糖苷。从黄花夹竹桃中得到的次生苷混合物（商品名为强心灵），其强心效价比原生苷高5倍左右。

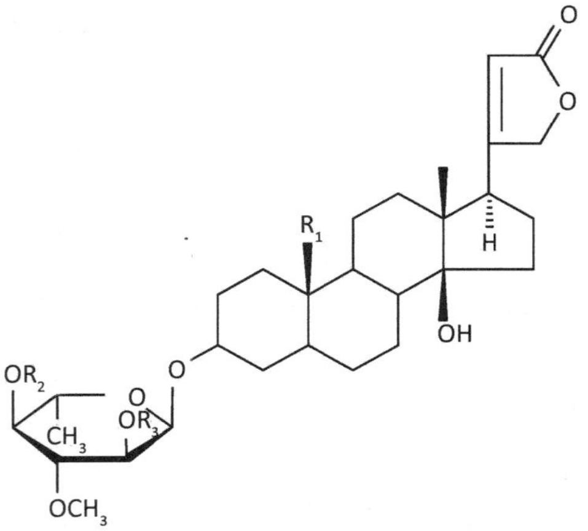

	R₁	R₂	R₃
黄夹苷甲	CHO	H	Glc-O-Glc
黄夹苷乙	CH₃	H	Glc-O-Glc
黄夹次苷甲	CHO	H	H
黄夹次苷乙	CH₃	H	H
黄夹次苷丙	CH₂OH	H	H
黄夹次苷丁	COOH	H	H
单乙酰黄夹次苷乙	CH₃	OCCH₃	H

（三）羊角拗

羊角拗 Strophanthus divaricatus（Lour.）Hook. et. Arn. 为夹竹桃科羊角拗属植物，其种子、根、茎、叶及种子的丝状绒毛均可供药用。羊角拗味苦、性寒、有毒，具祛风湿、通经络、解疮毒、杀虫之功效，临床用于治疗风湿肿痛、小儿麻痹后遗症、跌打损伤、痈疮、疥癣等。

羊角拗植物各部分均含强心苷，以种子中含量较高，是多种强心苷的混合物。根据溶解性可分为亲脂性苷与弱亲脂性苷两类。种子尚含脂肪油 30%~40%。

亲脂性苷有羊角拗苷（divaricoside），mp 221~226℃，[α]$_D^{22}$−32.6°（甲醇），含量约 1%；辛诺苷（sinoside），双熔点，197~202℃，233~242℃（分解），[α]$_D^{26}$+11.9±2（甲醇），含量约为 0.5%；异羊角拗苷（divarstroside），mp 225~231℃，[α]$_D^{22}$−54.5°（甲醇），含量约 0.4%；考多苷（caudoside），mp 249~252℃，[α]$_D^{18}$99.8°（甲醇）等。弱亲脂性强心苷有 D-羊角拗毒毛旋花子苷Ⅰ、Ⅱ、Ⅲ（D-strophanthinⅠ、Ⅱ、Ⅲ）。

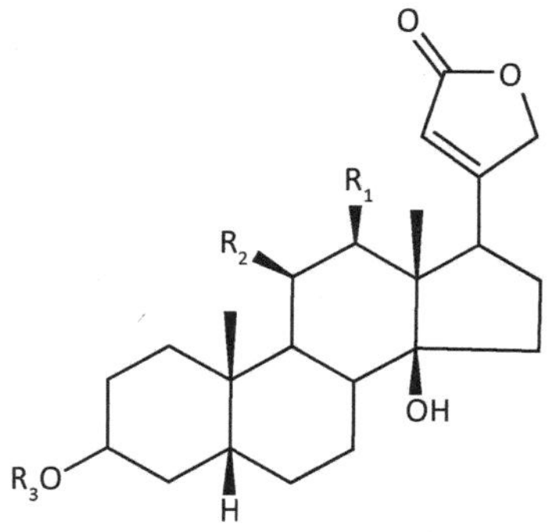

	R₁	R₂	R₃
羊角拗苷	OH	H	L-竹桃糖
辛诺苷	OH	=O	L-夹竹桃糖
考多苷	=O	OH	L-夹竹桃糖
异羊角拗苷	OH	H	L-迪吉糖

（四）蟾酥

蟾酥是蟾蜍科动物中华大蟾蜍 Bufo bufo gargarizans 或黑眶蟾蜍 Bufo bufo melanostictus 等的耳下腺及皮肤腺分泌的白色浆液经加工干燥而成，味辛，性温，具解毒止痛、开窍醒神之功效，临床用于痈疽疔疮、咽喉肿痛、中暑神昏等，是中成药六神丸、喉症丸、救心丸、蟾立苏等常用中药制剂的组成之一。

蟾酥主要化学成分及结构如下：

1. 蟾蜍甾二烯类 蟾蜍甾二烯类有游离型和结合型之分。游离蟾蜍甾二烯为乙型强心苷元结构，具有强心和止痛作用，主要成分为蟾毒灵（bufalin）、华蟾毒精（cinobufagin）、蟾毒它灵（bufotalin）、脂蟾毒配基（resibufogenin）、日蟾毒它灵（gamabufotalin）、蟾毒它里定（bufotalidin）等。结合型又分蟾毒灵-3-辛二酸精氨酸酯、蟾毒配基脂肪酸酯（如蟾毒灵-3-半辛二酸酯）和蟾毒配基硫酸酯（如蟾毒灵-3-硫酸酯）3 种类型。

2. 强心甾烯类 这类化合物在蟾蜍中数量较少，亦以酯的形式存在。从新鲜蟾蜍浆中分离出的沙门苷元-3-辛二酸精氨酸酯（sarmentogenin-3-suberoyl-larginine ester）、沙门苷元-3-硫酸酯（sarmentogene-3-sulfate）以及从蟾酥中分离出的沙门苷元-3-半辛二酸酯（sarmentogenin-3-hydrogen suberate）等均属此类化合物。

3. 蟾毒色胺类（bufotenines） 该类化合物均含吲哚环，属蟾蜍加工炮制过程中分解产物的水溶性部分，是具有一定生物活性的吲哚类生物碱，已分离出 5-羟色胺、蟾蜍色胺、蟾蜍季胺等近 10 种吲哚类衍生物。

4. 其他化合物 从蟾蜍中分离的成分还有吗啡、肾上腺素、胆甾醇、β-谷甾醇类、蝶啶类和多糖类等化合物。

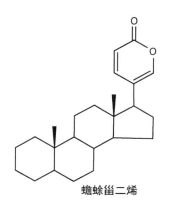

蟾毒灵	$3\beta,14\beta$-OH
蟾毒它灵	$3\beta,14\beta$-(OH)$_2$；16β-OAc
华蟾毒精	3β-OH；14β和15β epoxy；16β-OAc
日蟾毒它灵	$3\beta,11\alpha,14\beta$-三OH
脂蟾毒配基	3β-OH；14β和15β epoxy
蟾毒它里定	$3\beta,5\beta,14\beta$-三OH；19-CHO

蟾蜍甾二烯

第三节 甾体皂苷

一、概述

甾体皂苷（steroidal saponins）是一类由螺甾烷（spirostane）类化合物与糖结合而成的甾体苷类，其水溶液经振摇后多能产生大量肥皂水溶液样泡沫，故称为甾体皂苷。

甾体皂苷在植物中分布广泛，但在双子叶植物中较少，主要分布在单子叶植物中，大多存在于百合科、薯蓣科、石蒜科和龙舌兰科，菠萝科、棕榈科、茄科、玄参科、豆科、姜科、延龄草科等植物中也有存在。常见的含有甾体皂苷的中药材有麦门冬、薤白、重楼、百合、玉竹、土茯苓、知母、洋金花、白毛藤、山草藓、穿山龙、黄独、菝葜等。此外，从多种海洋生物和动物体内亦分离到一系列结构特殊的甾体皂苷，如棘皮动物海星是诸多海洋生物的一种，含多种甾体皂苷类化合物，具有溶血、催吐等作用，对组织培养的癌细胞有细胞毒性作用。Maia 等从软珊瑚中分离得到两个新的甾体皂苷软珊瑚 carijoariisei Ⅶ 和Ⅷ，体外实验发现它们对 HCT 2116 细胞具有细胞毒性。

由于甾体皂苷元是合成甾体避孕药和激素类药物的原料，国内外学者于 20 世纪 60 年代在

	R_1	R_2
carijoariisei VII	OAc	OH
carijoariisei VIII	OAc	OAc

寻找该类药物资源和改进工艺等方面做了大量工作。进入 20 世纪 90 年代，一些新的皂苷药物开始进入临床使用并取得满意结果。如从薯蓣科植物黄山药 *Dioscorea panthaica* Prain et Burkill 中提取的甾体皂苷制成的地奥心血康胶囊，对心脏病心绞痛发作疗效很好。心脑疏通为蒺藜 *Tribulus terrestris* L. 果实中提取的总皂苷制剂，对缓解心绞痛、改善心肌缺血有较好疗效。甾体皂苷还具有降血糖、降胆固醇、抗炎、抗菌、杀灭钉螺及细胞毒性等活性，如欧铃兰次皂苷有显著的抗霉菌作用，蜘蛛抱蛋皂苷具有较强的杀螺活性。还有研究表明，大蒜中的甾体皂苷具有降血脂和抗血栓作用，洋金花中的醉茄内酯类化合物是治疗银屑病的有效成分。

二、甾体皂苷的结构与分类

（一）甾体皂苷的结构特征

甾体皂苷由甾体皂苷元与糖缩合而成。甾体皂苷元由 27 个碳原子组成，其基本碳架是螺甾烷的衍生物。

1. **甾体母核结构**　甾体皂苷元结构中含有六个环，除甾体母核 A、B、C 和 D 四个环外，E 环和 F 环以螺缩酮（spiroketal）形式相连接（C-22 位为螺原子），构成螺甾烷结构。

2. **甾体母核稠合方式**　A/B 环有顺、反两种稠合方式，B/C 和 C/D 环均为反式稠合。

3. **甾体母核构型**　E 环和 F 环中有 C_{20}、C_{22} 和 C_{25} 三个手性碳原子。其中，20 位上的甲基均处于 E 环的平面后，属于 α 型（20αE 或 20βF），故 C_{20} 的绝对构型为 *S* 型。22 位上的含氧侧链处于 F 环的后面，亦属 α 型（22αF），所以 C_{22} 的绝对构型为 *R* 型。C_{25} 的绝对构型依其上的甲基取向不同可能有两种构型，当 25 位上的甲基位于 F 环平面上处于直立键时，为 β 取向（25βF），其 C_{25} 的绝对构型为 *S* 型，又称 L 型或 neo 型，为螺甾烷；当 25 位上的甲基位于 F 环平面下处于平伏键时，为 α 取向（25αF），所以其 C_{25} 的绝对构型为 *R* 型，又称 D 型或 iso 型，为异螺甾烷。

螺甾烷和异螺甾烷互为异构体，它们的衍生物常共存于植物体中，由于 25*R* 型较 25*S* 型稳定，因此 25*S* 型易转化成为 25*R* 型。

4. **取代基**　皂苷元分子中常多含有羟基，大多在 C_3 位上，且多为 β 取向。除 C_9 和季碳外，其他位置上也可能有羟基取代,有 β 取向,也有 α 取向。一些甾体皂苷分子中还含有羰基和双键,羰基大多在 C-12 位,是合成肾上腺皮质激素所需的结构条件;双键多在 Δ^5 和 $\Delta^{9(11)}$ 位,少数在 $\Delta^{25(27)}$ 位。如薯蓣皂苷元和海可皂苷元。

5. 组成甾体皂苷的糖 以 D-葡萄糖、D-半乳糖、D-木糖、L-鼠李糖和 L-阿拉伯糖较为常见,此外,也可见到夫糖和加拿大麻糖。在海星皂苷中还可见到 6-去氧葡萄糖和 6-去氧半乳糖。糖基多与苷元的 C_3-OH 成苷,也有在其他位如 C-1、C-26 位置上成苷。寡糖链可能为直链或分支链。皂苷元与糖可能形成单糖链皂苷或双糖链皂苷。

甾体皂苷分子结构中不含羧基,呈中性,又称中性皂苷。

(二) 甾体皂苷的结构类型

按螺甾烷结构中 C_{25} 的构型和 F 环的环合状态,将其分为四种类型。

1. 螺甾烷醇(spirostanol)型 由螺甾烷衍生的皂苷为螺甾烷醇型皂苷,如知母皂苷 A-Ⅲ。

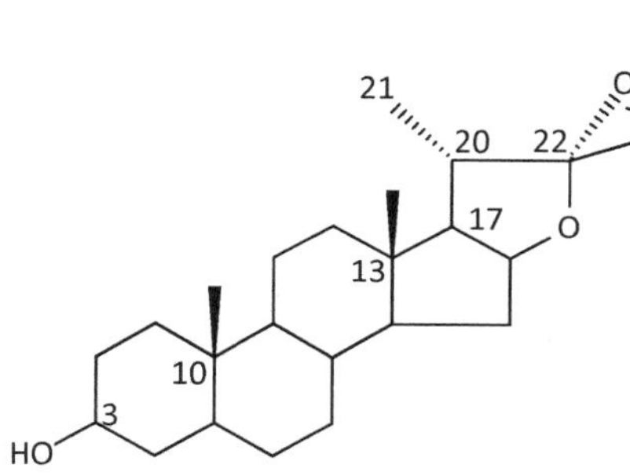

螺甾烷醇 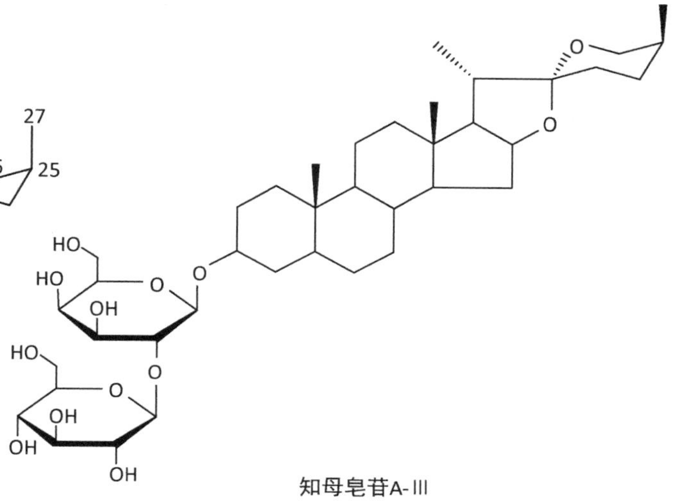   知母皂苷A-Ⅲ

2. 异螺甾烷醇(isosprirostanol)型 由异螺甾烷衍生的皂苷为异螺甾烷醇型皂苷。如从薯蓣科薯蓣属植物穿山龙、山药、盾叶薯蓣根茎中分离得的薯蓣皂苷(dioscin),具有祛痰、脱敏、抗炎、降脂、抗肿瘤等作用,其水解产物为薯蓣皂苷元(diosgenin),是合成甾体激素类药物和甾体避孕药的重要原料。

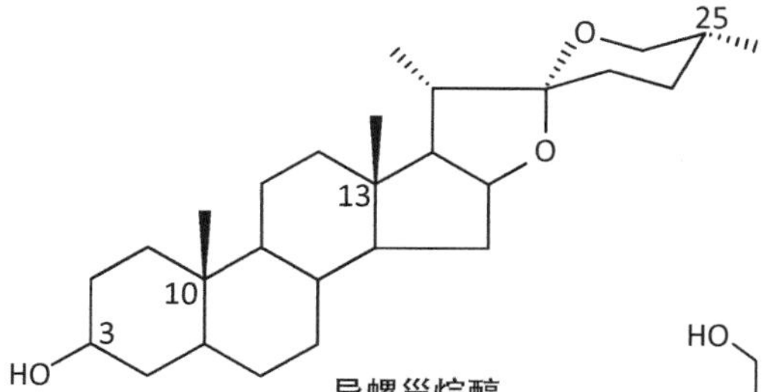

异螺甾烷醇 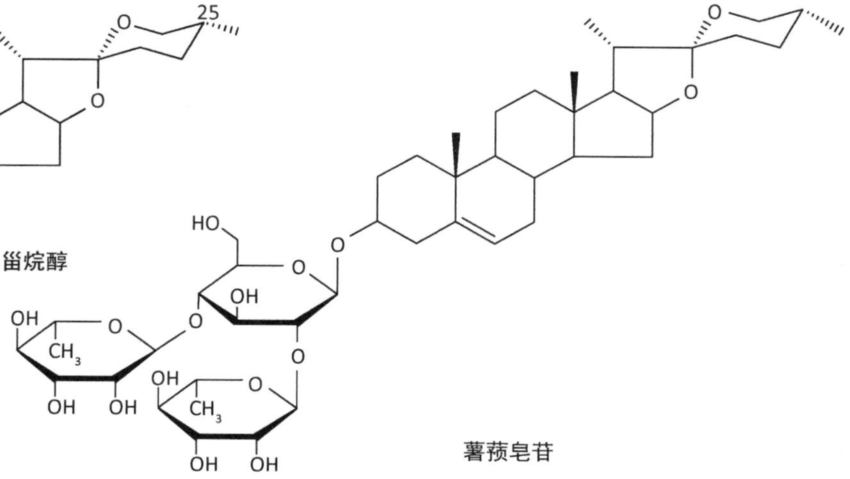   薯蓣皂苷

3. 呋甾烷醇（furostanol）型　由 F 环裂环而衍生的皂苷称为呋甾烷醇型皂苷。呋甾烷醇型皂苷中除 C-3 位或其他位可以成苷外，C_{26}-OH 多与葡萄糖成苷，但其苷键易被酶解。在 C-26 位上的糖链被水解下来的同时 F 环也随之环合，成为具有相应螺甾烷或异螺甾烷侧链的单糖链皂苷。例如百合科植物菝葜 Smilax china Linn. 中所含菝葜皂苷（parillin）即属于螺甾烷醇型单糖链皂苷，与菝葜皂苷伴存的原菝葜皂苷（sarsaparilloside）是 F 环开裂的呋甾烷醇型双糖链皂苷，易被 β-葡萄糖苷酶酶解失去 C-26 位上的葡萄糖，同时 F 环重新环合转为具有螺甾烷侧链的菝葜皂苷。

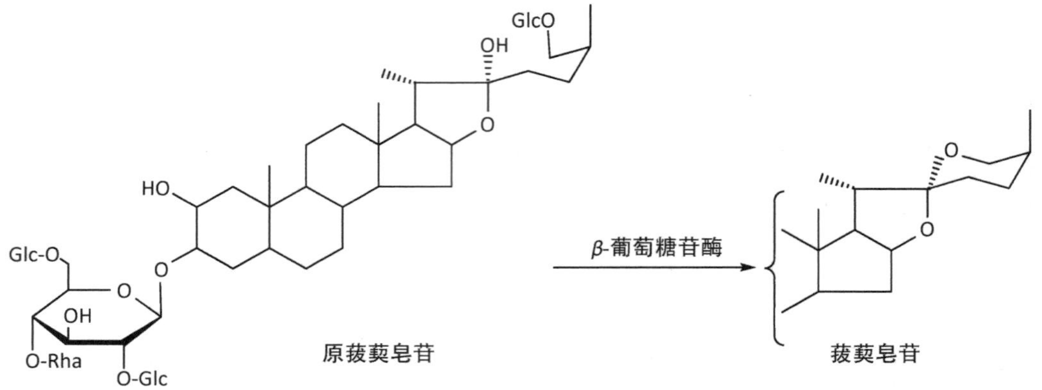

原菝葜皂苷　β-葡萄糖苷酶　菝葜皂苷

4. 变形螺甾烷醇（pseudospirostanol）型　由 F 环为呋喃环的螺甾烷衍生的皂苷为变形螺甾烷醇型皂苷。天然产物中这类皂苷较少。其 C_{26}-OH 为伯醇基，均与葡萄糖成苷。在酸水解除去此葡萄糖的同时，F 环迅速重排为六元吡喃环，转为具有相应螺甾烷或异螺甾烷侧链的化合物。如从新鲜茄属植物 Solanum aculeatissimum 中分得的 aculeatiside A，是纽替皂苷元（nuatigenin）的双糖链皂苷，酸水解时可得到纽替皂苷元和异纽替皂苷元。

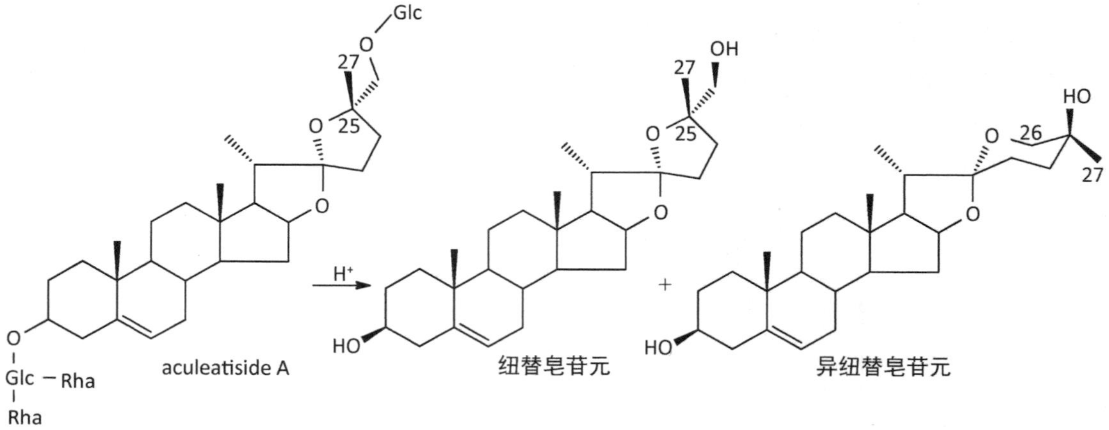

aculeatiside A　纽替皂苷元　异纽替皂苷元

　　不同的中药所含甾体皂苷的结构类型不同。有的中药仅含有一种类型的甾体皂苷，但有些中药则含有两种甚至三种以上类型的甾体皂苷。例如从不同来源的麦冬分离鉴定了 40 多种甾体皂苷，其中麦冬皂苷 B、C（glycoside B、C）的皂苷元鲁斯可皂苷元（ruscogenin）和麦冬皂苷 E 的皂苷元薯蓣皂苷元属异螺甾烷醇型，而麦冬皂苷 D、F 和 G 的皂苷元则属于呋甾烷醇型。同样，中药薤白中的薤白皂苷 A、D（macrostemonside A、D）的皂苷元为替告皂苷元（tigogernin），属于异螺甾烷醇型，薤白皂苷 F 和 L 的苷元为异菝葜皂苷元（smilagenin），薤白皂苷 J 和 K 的苷元为沙漠皂苷元（samogcnin），它们均属呋甾烷醇型。

近年来，随着甾体类化合物研究的不断发展，又发现了一批结构新颖的甾体皂苷，其苷元的结构骨架也已超出了传统的概念，例如化合物 l-dehydrotrillenogenin 为 18-去甲异螺甾烷醇的衍生物。

l-dehydrotrillenogenin

三、甾体皂苷的理化性质

（一）性状

甾体皂苷分子量较大，不易结晶，大多为无色、白色或乳白色无定形粉末，仅少数为晶体，而甾体皂苷元大多有完好的晶体。它们的熔点都较高，甾体苷元的熔点常随羟基数目增加而升高。甾体皂苷和甾体苷元均具有旋光性，且多为左旋。

（二）溶解性

甾体皂苷一般可溶于水，易溶于热水、稀醇，难溶于丙酮，几乎不溶或难溶于石油醚、苯、乙醚等亲脂性溶剂。甾体皂苷在含水丁醇或戊醇中溶解度较好，可利用此性质从含甾体皂苷的水溶液中用正丁醇或戊醇进行萃取，从而与糖类、蛋白质等亲水性大的杂质分离。甾体皂苷的水溶性随分子中连接糖的数目的多少而有差别，甾体皂苷糖链部分水解生成次皂苷后水溶性随之降低，易溶醇、丙酮、乙酸乙酯中。甾体皂苷元不溶于水，可溶于苯、乙醚、乙酸乙酯、三氯甲烷、甲醇、乙醇有机溶剂。

甾体皂苷与三萜皂苷一样具有表面活性作用，有一定的助溶性能，可促进其他成分在水中的溶解。

（三）溶血性

多数甾体皂苷与三萜皂苷一样具有溶血作用。单糖链皂苷溶血作用一般较显著，部分呋甾烷型皂苷不呈现溶血活性。

（四）沉淀反应

1. 甾体皂苷的乙醇溶液可与甾醇（常用胆甾醇）形成难溶的分子复合物而沉淀。生成的分子复合物用乙醚回流提取时，胆甾醇可溶于醚，而皂苷不溶。可利用此性质进行分离精制和定性检查。除胆甾醇外，皂苷可与其他含有 C-3 位 β-OH 的甾醇结合生出难溶性复合物。而 C_3-OH 为 α 构型、C_3-OH 被酰化或者形成苷键时，皂苷则不能与其生出难溶性的分子复合物。而且，当甾醇 A/B 环为反式或具有 Δ^5 结构时，形成的分子复合物溶度积最小。因此，此沉淀反应还可用于判断、分离甾醇类化合物中的 C_3 差向异构体和 A/B 环顺反异构体。

2. 甾体皂苷可与碱式醋酸铅或氢氧化钡等碱性盐类生成沉淀。向醇提取液中加入醋酸铅可使酸性皂苷沉淀，滤取沉淀后再向溶液中加入碱式醋酸铅可使甾体皂苷沉淀。以前曾利用此沉淀反应分离甾体皂苷和三萜皂苷，但现在已经不再应用。

3. 含有羰基的甾体皂苷元可在一定条件下与吉拉德试剂加成，从而与不含羰基的皂苷元分离。

（五） 显色反应

甾体皂苷在无水条件下，遇某些酸类亦可产生与三萜皂苷相似的显色反应。只是甾体皂苷在进行 Liebermann-Burchard 反应时，其颜色变化最后出现绿色，三萜皂苷最后出现红色；在进行 Rosen-Heimer 反应时，三萜皂苷加热到 100℃ 才能显色，而甾体皂苷加热至 60℃ 即发生颜色变化，由此可区别三萜皂苷和甾体皂苷。

在甾体皂苷中，F 环裂解的双糖链皂苷与盐酸-对二甲氨基苯甲醛试剂（Ehrlich 试剂，简称 E 试剂）显红色，对茴香醛（anisaldehyde）试剂（简称 A 试剂）则显黄色，而 F 环闭环的单糖链皂苷只对 A 试剂显黄色，对 E 试剂不显色，以此可区别两类甾体皂苷。

四、甾体皂苷的检识

（一） 理化检识

甾体皂苷的理化检识方法与三萜皂苷相似，主要是利用皂苷的理化性质，如显色反应、泡沫试验、溶血试验等。

Liebermann-Burchard 反应、Rosen-Heimer 反应、五氯化锑反应、冰乙酸-乙酰氯反应、茴香醛-硫酸和盐酸-对二甲氨基苯甲醛反应等可用于检识甾体皂苷。其中 Liebermann-burchard 反应和 Rosen-heimer 反应可用于区别三萜皂苷和甾体皂苷；茴香醛-硫酸和盐酸-对二甲氨基苯甲醛反应可用于区别螺甾烷类和 F 环开环的呋甾烷类甾体皂苷。

泡沫实验与溶血实验也可用于甾体皂苷的初步检识。

（二） 色谱检识

甾体皂苷的色谱检识可采用吸附薄层色谱和分配薄层色谱。常用硅胶作吸附剂或支持剂，用中性溶剂系统展开。亲水性强的皂苷，用分配色谱效果较好。吸附薄层色谱常用的展开剂有三氯甲烷-甲醇-水（65∶35∶10，下层）以及 BAW 系统等，亲脂性皂苷和皂苷元常用苯-甲醇、三氯甲烷-甲醇、三氯甲烷-苯等展开。

薄层色谱常用的显色剂有三氯乙酸、10% 浓硫酸乙醇溶液、磷钼酸和五氯化锑等，喷雾后加热，不同皂苷和皂苷元显不同的颜色。

五、含甾体皂苷类化合物的中药实例

（一） 麦冬

中药麦冬为百合科植物麦冬 *Ophiopogon japonicus*（Thunb.）Ker-Gawl. 的干燥块根。味甘、微苦，性微寒。具有养阴生津、润肺清心之功，用于肺燥干咳、虚痨咳嗽、津伤口渴、心烦失眠、内热消渴、肠燥便秘、白喉等。近代临床及药理研究表明，麦冬能提高动物的耐缺氧能力，改善冠脉微循环。

麦冬的主要有效成分为皂苷、多糖和黄酮类化合物。从不同来源的麦冬中已分得 40 多种甾体皂苷，如麦冬皂苷 B、C、D、E、F、G（ophiopogonin B、C、D、E、F、G）。其皂苷元有鲁斯可皂苷元（ruscogenin）、薯蓣皂苷元等，皂苷 D、F 和 G 为呋甾烷醇型甾体皂苷。皂苷中的糖主要有夫糖、鼠李糖、木糖、阿拉伯糖及葡萄糖等，这些糖中有的具有磺酸基取代。成苷位置有 C-1、C-3 及 C-26 位。

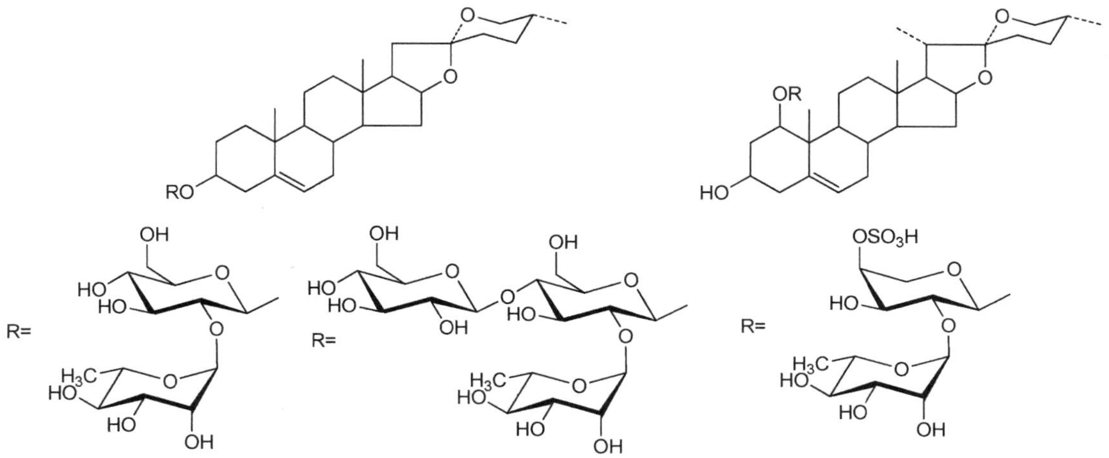

麦冬皂苷 B　　　　麦冬皂苷 C　　　　　　麦冬皂苷 E

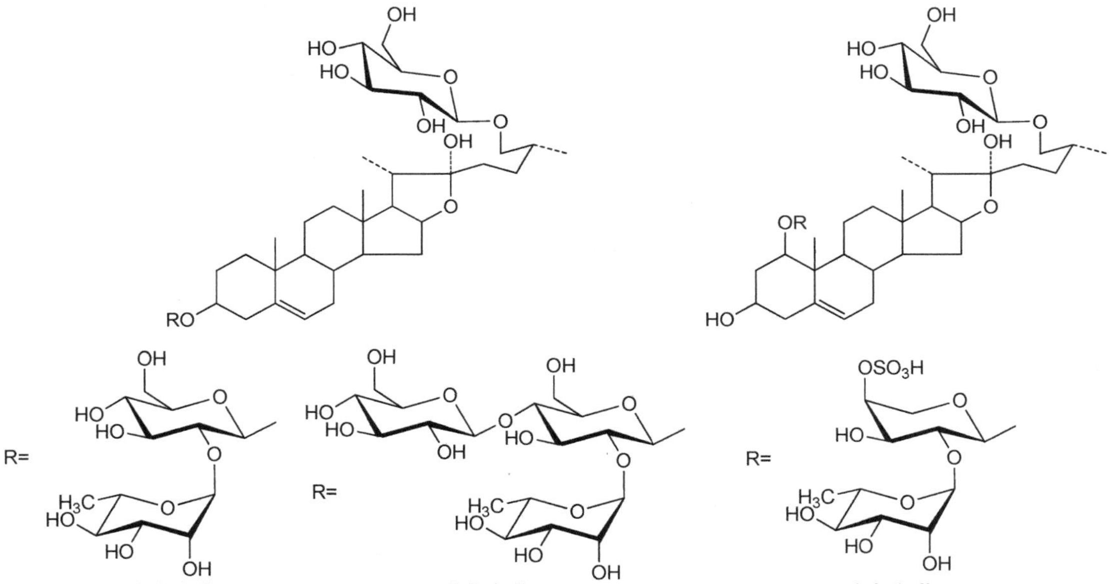

麦冬皂苷 D　　　　麦冬皂苷 F　　　　　　麦冬皂苷 G

（二）薤白

薤白为百合科植物小根蒜 *Allium macrostemon* Bge. 的干燥鳞茎，味辛、苦，性温，具有通阳散结、行气导滞之功效，临床用于胸痹疼痛、痰饮咳喘、泄痢后重等症。

薤白的主要化学成分为甾体皂苷，如薤白苷（macrostemonoside）A、D、E、F、J、K、L 等，体外实验显示有较强的抑制 ADP 诱导的人血小板聚集作用。其皂苷元有替告皂苷元（tigogenin）、异拨葜皂苷元（smilagenin）、沙漠皂苷元（samogenin）等，皂苷中的糖主要有葡萄糖和半乳糖，成苷位置主要在 C-3 和 C-26 位。

薤白苷A Gal$\frac{4}{2}$Glc$\frac{3}{}$Glc
　　　　　Glc
　　　　　Ac
薤白苷D Gal$\frac{4}{}$Glc$\frac{3}{}$Glc
　　　　$\frac{6}{}$
　　　　Glc

	R_1	R_2
薤白苷E	Gal$\frac{4}{2}$Glc$\frac{3}{}$Glc$\downarrow$Glc	H
薤白苷F	Gal$\frac{2}{}$Glc	H
薤白苷L	Gal—Glc	OH

	R_1	R_2
薤白苷J	Gal$\frac{2}{}$Glc	H
薤白苷K	Gal$\frac{2}{}$Glc	CH3

（三） 黄山药

黄山药为薯蓣科植物黄山药 *Dioscorea panthaica* Prain et Burk. 的干燥根茎，味苦、微辛，性平，归胃、心经，具有理气止痛、解毒消肿的功效，用于吐泻腹痛、跌打损伤、疮痈肿毒、瘰疬痰核等症。现代药理研究表明，黄山药可调节心脏功能，增加冠脉血流量，改善心肌供血，降低心肌耗氧量，对缺血性心脏病疗效显著。同时可降低血脂、血黏度、增强红细胞变形能力，目前在临床上主要用于预防和治疗冠心病、心绞痛以及瘀血内阻之胸痹、眩晕、气短、心悸、胸闷和胸痛等症。

黄山药中含有多种甾体皂苷，如 26-O-β-D-吡喃葡萄糖基-3β,26-二醇-23（S)-甲氧基-25（R)-$\Delta^{5,20(22)}$-二烯-呋甾-3-O-[α-L-吡喃鼠李糖基-(1→2)-O-α-L-吡喃鼠李糖基-(1→4)]-β-D-吡喃葡萄糖苷 （Ⅰ）、伪原薯蓣皂苷 （pseudoprotodioscin，Ⅱ） 以及 26-O-β-D-葡吡喃糖基 25（R)-呋甾-$\Delta^{5,20(22)}$-二烯-3β,26-二羟基-3-O-[α-L-鼠李吡喃糖基 （1→2）]-β-D-葡吡喃糖苷 （Ⅲ） 等。

	R_1	R_2	R_3
Ⅰ	α-L-Rha$\frac{4}{2}$$\beta$-D-Glc	OCH$_3$	β-D-Glc
Ⅱ	α-L-Rha$\frac{4}{2}$$\beta$-D-Glc	H	β-D-Glc
Ⅲ	α-L-Rha$\frac{2}{}$$\beta$-D-Glc	H	β-D-Glc

第四节　C$_{21}$甾体化合物

一、概述

C$_{21}$甾体（C$_{21}$-steroides）是一类含有 21 个碳原子的甾体衍生物，多具有抗炎、抗肿瘤、调节免疫功能和抗生育等生物活性，是应用于临床的一类重要药物，如黄体酮（progesterone）等。

C_{21}甾体类成分主要存在于玄参科、毛茛科、夹竹桃科、薯蓣科、龙胆科、茄科和萝藦科等植物中，尤其是在萝藦科植物中发现了多种C_{21}甾体苷，按其苷元的骨架可分为4种类型（Ⅰ～Ⅳ型），其中以Ⅰ型为基本结构的苷元占绝大多数，是典型的孕甾烷衍生物，如从具抗癫痫药理作用的萝藦科南山藤属植物苦绳 *Dregea sinensis* Hemsl. var. *sinensis* 中分离得到的苦绳苷Ⅰ（dresioside Ⅰ）。

Ⅰ型　　Ⅱ型　　Ⅲ型　　Ⅳ型

苦绳苷Ⅰ

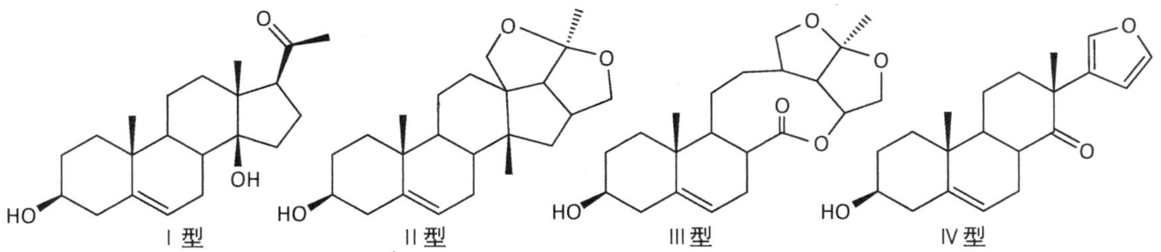

在植物体中，C_{21}甾体类成分多数以苷的形式存在，且大多与强心苷共存于同种植物中。洋地黄叶和种子中既含有强心苷也含有C_{21}甾苷，一般称为洋地黄醇苷类，它们没有强心作用，如与强心苷共存于紫花洋地黄叶中的地芰普苷、地芰帕尔普苷等。

地芰普苷

地芰帕尔普苷

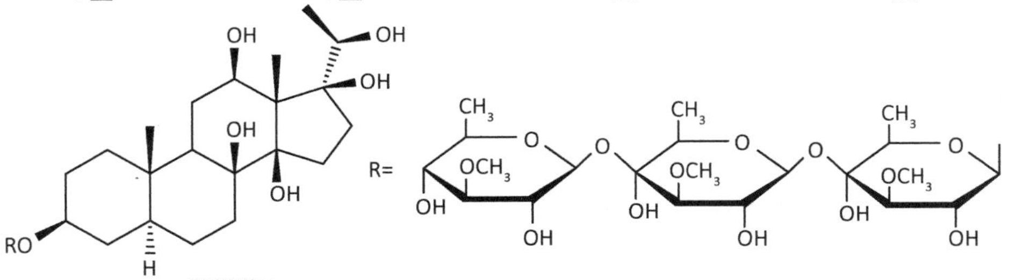

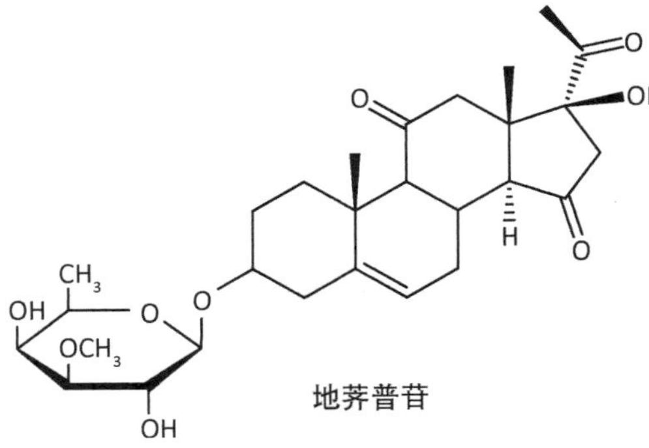

近年来还发现一些变形C_{21}甾体化合物，例如由华北白前 *Cynanchum hancockianum* 根中分离得到的脱水何拉得苷元（anhydrohirundigenin）系14,15-开裂孕甾烷（secopregnane）的衍生物，由蔓生白薇 *Cynanchum versicolor* 的根中得到的白薇新苷（neocynaversicoside）系13,14-双开裂孕甾烷（disecopregnane）、14,15-双开裂孕甾烷的衍生物。此外，还发现一些含氮的C_{21}甾体化合物，如百部科金刚大 *Croomia japonica* 中发现的金刚大啶（croomionidine）是一种新的C_{21}甾体生物碱。

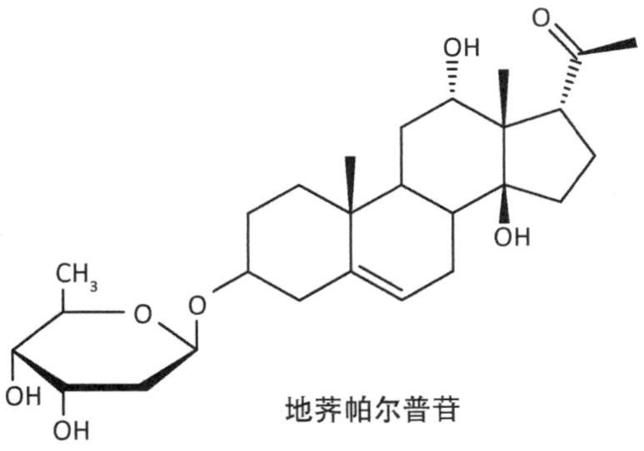

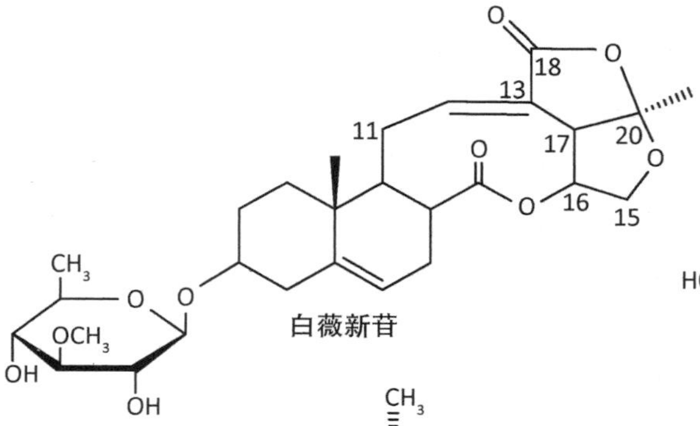

白薇新苷

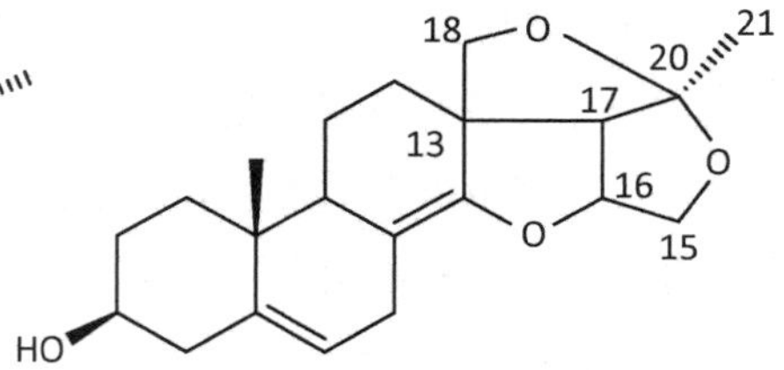

脱水何拉得苷元

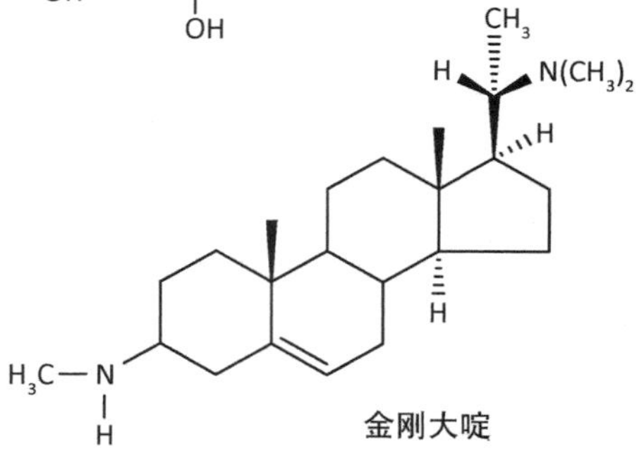

金刚大啶

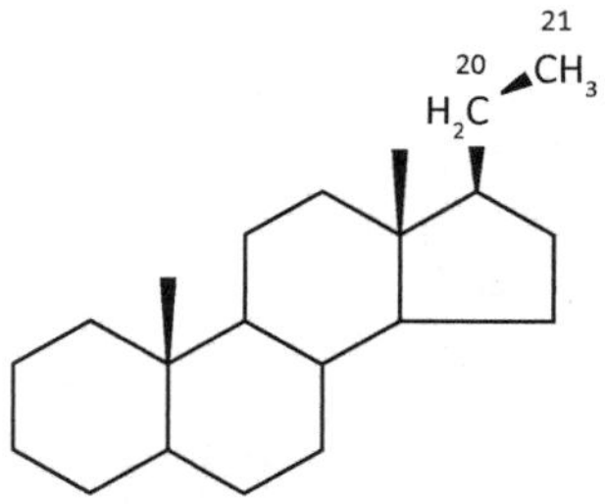

孕甾烷

二、C$_{21}$甾体的结构特点和主要性质

C$_{21}$甾类成分都是以孕甾烷（pergnane）或其异构体为基本骨架的羟基衍生物。一般 A/B 环为反式稠合，B/C 环多为反式，少数为顺式，C/D 环为顺式稠合。甾体母核上多有羟基、羰基（多在 C-20 位）、酯基及双键（多在 C-5、C-6 位），C-17 位侧链多为 β-构型，少为 β-构型。C$_{21}$甾苷中除含有一般的羟基糖外，尚有 2-去氧糖。糖链多与苷元的 C$_3$-OH 相连，少数与 C$_{20}$-OH 相连，一般为单糖苷和低聚糖苷。C-20 位苷键易被酸水解成次生苷。

由于分子中具有 α-去氧糖，C$_{21}$甾体类化合物除具甾核的显色反应外，还能发生 Keller-Kiliani 等反应。

第五节　植物甾醇

一、概述

植物甾醇是甾体母核 C$_{17}$ 位侧链为 8~10 个碳原子的链状脂肪烃结构的甾体衍生物，是植物细胞的重要组分，几乎所有植物中均含此类成分。在植物体中多以游离状态或以与高级脂肪酸成酯的形式存在，且多和油脂类共存于植物种子或花粉中。此外，也可以与糖形成苷的形式而存在。

中药中常见的植物甾醇有 β-谷甾醇（β-sitosterol）及其葡萄糖苷（又称胡萝卜苷，dau-costerol）、豆甾烯醇（stigmasterol）、α-菠甾醇（α-spinasterol）等。此外，还有存于低等植物中的维生素 D 的前体化合物麦角甾醇（ergosterol）。

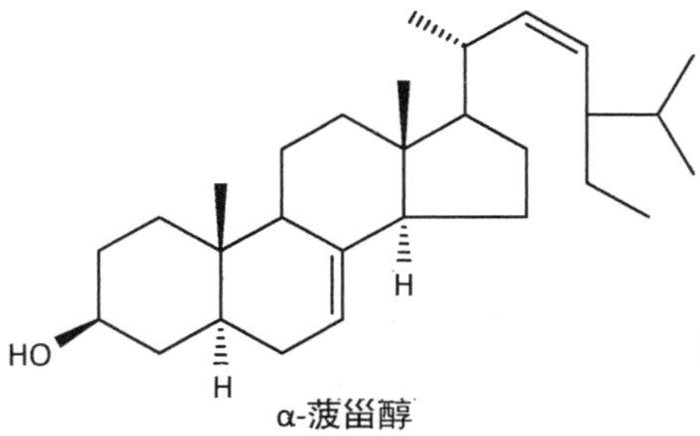

α-菠甾醇

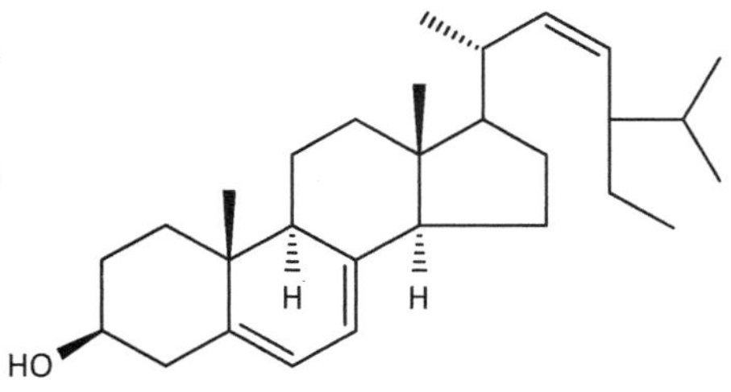

麦角甾醇

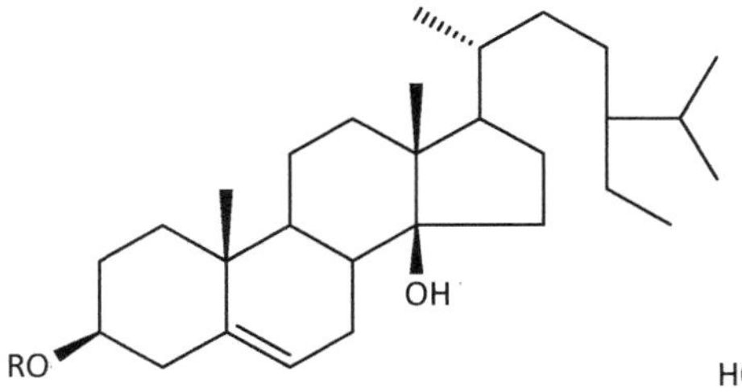

β-谷甾醇 　 R=H
胡萝卜苷 　 R=Glc

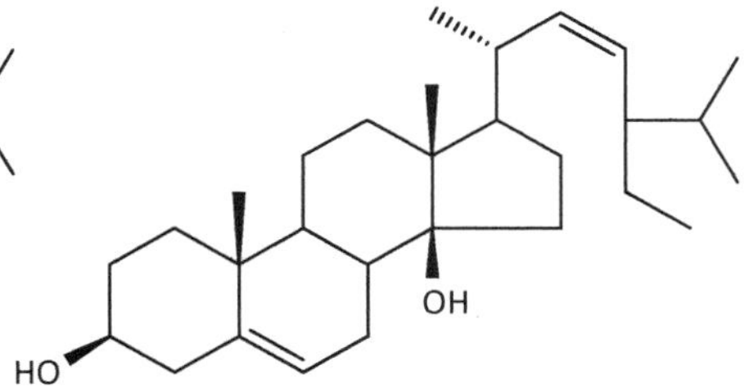

豆甾醇

二、植物甾醇的结构特点和主要性质

甾体母核 A/B 环有顺式和反式两种稠合方式，B/C 环和 C/D 环均为反式稠合。甾体母核或侧链上多有双键，C_3-OH 可与糖成苷或与酸形成脂肪酸酯。

游离的植物甾醇都有较好的结晶形状和固定熔点，易溶于三氯甲烷、乙醚等有机溶剂，难溶于水，其苷能溶于醇中。同时，均能发生甾体母核相关的颜色反应。

由于植物甾醇常与油脂共存，在提取分离时可用皂化法使油脂皂化为可溶于水的钠肥皂或钾肥皂，而与不溶于水的不皂化物分离，不皂化物中即可能含有游离甾醇。

第六节　胆汁酸类化合物

一、概述

胆汁酸（bile acid）是胆烷酸（cholanic acid）的衍生物，存在于动物胆汁中。动物药如牛黄、熊胆等均含有胆汁酸，并为其主要有效成分。胆汁酸在动物胆汁中通常以侧链的羧基与甘氨酸或牛磺酸结合成甘氨胆汁酸或牛磺胆汁酸，并以钠盐的形式存在。

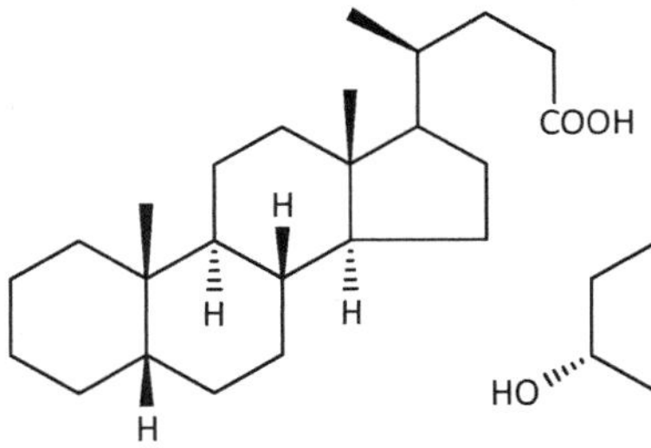

胆烷酸

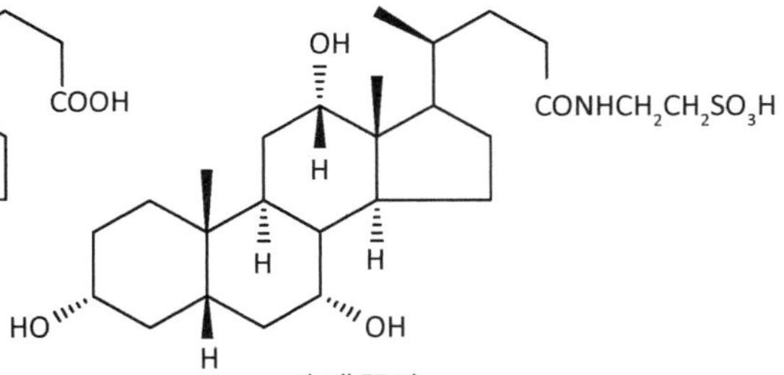

牛磺胆酸

NOTE

含胆汁酸的代表性中药为牛黄。中药牛黄为牛科动物牛的干燥胆结石，味苦、甘，性凉，具有镇痉、清心、豁痰、开窍、凉肝、息风、解毒之功效，对中枢神经系统、循环及呼吸系统、平滑肌等均有药理作用，此外还有保肝利胆作用。临床用于治疗热病神昏、中风痰迷、惊痫抽搐、癫痫发狂、咽喉肿痛、口舌生疮和痈肿疔疮。许多经典中成药如安宫牛黄丸、牛黄解毒丸、牛黄清心丸、珠黄散等均含有牛黄。

牛黄含有胆红素、胆汁酸（主要有胆酸、去氧胆酸、石胆酸等）、胆固醇、SMC（肽类物）及多种氨基酸和无机盐。其中去氧胆酸具有松弛平滑肌的作用，它是牛黄镇痉的有效成分。

由于天然牛黄的药源有限，我国从 20 世纪 50 年代开始，参考天然牛黄的化学组成开展了人工牛黄的研制及相关药理学研究及临床验证工作，于 70 年代初制定了统一配方及主要原料的质量标准。现人工牛黄为《中国药典》品种，主要由牛胆粉、胆酸、猪去氧胆酸、牛磺酸、胆红素、胆固醇和微量元素等加工制成。

熊胆也是一种含胆汁酸的贵重中药。中药熊胆为熊科动物黑熊 *Selenarctos thibetanus* 或棕熊 *Ursus arctos* 的干燥胆汁，现临床应用的主要为养殖黑熊引流胆汁的干燥品。熊胆性味苦、寒，无毒，具清热、镇痉、平肝、明目等功效，临床用于治疗热病惊痫、小儿惊风、目赤、咽喉肿痛、痈肿疔疮、痔疮肿痛及黄疸、胆囊炎等。

熊胆的主要化学成分为胆汁酸，包括牛磺熊去氧胆酸（tauroursodeoxycholic acid）、牛磺鹅去氧胆酸、牛磺胆酸及游离的熊去氧胆酸、鹅去氧胆酸等。其中牛磺熊去氧胆酸是熊胆的特征性成分和镇痉的主要有效成分，也是熊胆鉴别及其质量评价的主要指标成分。

二、胆汁酸的结构特点和主要化学性质

（一）胆汁酸的结构特征

胆汁酸甾体母核四个环的稠合方式与植物甾醇相同，在 3、6、7、12 等位都可以有羟基或羧基取代。各种动物胆汁中胆汁酸的区别主要在于羟基数目、位置及构型。主要胆汁酸类成分及其在动物胆汁中的分布见表 8-3。

表 8-3   主要胆汁酸及在动物胆汁中的分布

名称	取代基位置	分布
石胆酸（1ithocholic acid）	3α-OH	牛、家兔、猪
胆酸（cholic acid）	$3\alpha,7\alpha,12\alpha$-OH	牛、羊、狗、蛇、熊
去氧胆酸（deoxycholic acid）	$3\alpha,12\alpha$-OH	牛、兔、羊、猪
α-猪胆酸（α-hyocholic acid）	$3\alpha,6\alpha,7\alpha$-OH	猪
α-猪去氧胆酸（α-hydroxycholic acid）	$3\alpha,6\alpha$-OH	猪
β-猪去氧胆酸（β-hydroxycholic acid）	$3\beta,6\alpha$-OH	猪
鹅去氧胆酸（chenodeoxycholic acid）	$3\alpha,7\alpha$-OH	鹅、牛、熊、鸡、猪
熊去氧胆酸（ursodeoxycholic acid）	$3\alpha,7\beta$-OH	熊

（二）胆汁酸的化学性质

1. **酸性**　游离或结合型胆汁酸均呈酸性，难溶于水，易溶于有机溶剂，与碱成盐后可溶于水。利用此性质可以精制各种胆汁酸。

2. **酯化反应**　将胆汁酸的末端羧基酯化后，易得到胆汁酸酯结晶，胆汁酸酯类在酸水中回流数小时，即可得到游离的胆汁酸。此性质也可用于精制各种胆汁酸。

3. 羟基与羰基的反应 甾核上的羟基可按常法乙酰化，其乙酰化后不仅能保护羟基免受氧化或还原，且容易结晶，有利于胆汁酸的纯化和精制。

甾核上的羟基还可氧化成酮基，再用还原法除去酮基。以来源丰富的胆汁酸为原料，利用此反应，选择适宜的氧化剂和还原剂，可制备某些去氧胆酸。

4. 显色反应 胆汁酸类除具有甾体母核的颜色反应外，尚具有以下颜色反应：

（1）Pettenkofer 反应 取未稀释胆汁1滴加蒸馏水4滴及10%蔗糖溶液1滴，摇匀，倾斜试管，沿管壁加入浓硫酸5滴置冷水中冷却，则在两液分界处出现紫色环。其原理是蔗糖经硫酸作用生成羟甲基糠醛，后者可与胆汁酸结合成紫色物质。

（2）Gregory Pascoe 反应 取胆汁1mL加45%硫酸6mL及0.3%糠醛1mL，塞紧振摇后置65℃水浴中放置30分钟，胆酸存在的溶液显蓝色。本反应可用于胆酸的定量分析。

（3）Hammarsten 反应 取少量样品用20%铬酸溶液溶解，温热，胆酸为紫色，鹅去氧胆酸不显色。

三、胆汁酸的检识

除上述颜色反应可用于胆汁酸的检识外，尚可用色谱法检识。

（一）纸色谱

纸色谱的溶剂系统有酸性和碱性两大类。在酸性溶剂系统中，大多以70%醋酸作固定相，以不同比例的异丙醚-庚烷、氯乙烯-庚烷及醋酸异戊酯-庚烷等为展开剂。碱性溶剂系统有正丙醇-氨水-水、正丙醇-氨水-乙酸胺-水等。

纸色谱的显色剂有10%磷钼酸乙醇液、间二硝基苯乙醇液、三氯化锑的三氯甲烷溶液等。

（二）薄层色谱

硅胶薄层色谱广泛用于动物胆汁中胆汁酸的分离和鉴定。分离游离胆汁酸的展开剂有异辛烷-异戊醚-正丁醇-水（10:5:5:3:1）、异辛烷-醋酸乙酯-冰醋酸（17:7:5）等。分离结合型胆汁酸的展开剂有三氯甲烷-异丙醇-冰醋酸-水（15:30:4:1）、异戊醇-冰醋酸-水（18:5:3）、正丁醇-醋酸-水（17:2:1）等。

常用的薄层色谱显色剂有磷钼酸、30%硫酸、碘等。

利用酶试剂可选择性地检出胆汁酸中3α-羟基。将展开后的薄层挥去展开剂后，喷3α-羟基甾体氧化酶液，于37℃保温30分钟后即可检出。该酶液对酚羟基、3β-羟基、3-酮基甾体均无反应。本法曾用于某些肝病患者尿液中胆汁酸的测定，亦可用于血清中胆汁酸的测定。

（三）气相色谱

气相色谱不能直接分离鉴定结合型胆汁酸，必须将结合型胆汁酸预先用碱液（2.5mol/L NaOH）水解成游离胆汁酸，然后将游离胆汁酸的羧基和羟基分别经甲酯化和三甲基硅醚化后再进行气相色谱分离。例如用3%OV-17柱，氮气为流动相，氢火焰鉴定器检出，可满意地分离熊去氧胆酸与鹅去氧胆酸，检出灵敏度高。

（四）高效液相色谱

胆汁酸类的检识常采用反相高效液相色谱法测定。由于胆汁酸结构中缺乏共轭体系，无近紫外吸收特征，因此，用HPLC分析这类药物时，必须将胆汁酸化学衍生，带上紫外吸收基团或荧光生色团，才能使用高灵敏度的紫外检测器或荧光检测器。胆汁酸可制成苯甲酰甲基酯、对氯苯甲酰甲基酯和对溴苯甲酰甲基酯等，在254nm进行紫外检测。近年来有研究报道，采用蒸发光散射检测器，可测定非衍生化的胆汁酸类。

此外，采用酶学方法来检测胆汁酸的高效液相色谱法是分析动物胆汁药材的一个灵敏而又简便的方法。例如用下述分离条件曾成功地分离了15种胆汁酸：

分离柱：Bilepak

流动相：A液：乙腈-10mmol/L磷酸二氢钾（pH7.8±0.02）=4:6

B液：乙腈-30mmol/L硫酸二氢钾（pH7.8±0.02）=1:4

梯度洗脱：A/B的比值从0/100→55/45

流速：1mL/min

被分离出的胆汁酸在3α-羟基甾体氧化酶的作用下与NAD［烟酰胺腺嘌呤二核苷酸（micotinamide adenine dinucleotide）］反应，胆汁酸的3α-羟基被氧化成酮基，而NAD被还原为NADH，NADH有荧光，可通过荧光光度计检出，检出灵敏度为纳克级。各胆汁酸峰的归属可通过已知标准品的加入确证。

3α-羟基甾体氧化酶虽然仅选择性氧化3α-羟基甾体，但也可测定某些动物如鱼胆汁中的主要成分胆汁醇，因此，本法不能用以区别胆汁酸和胆汁醇。鉴别胆汁酸与胆汁醇可用红外光谱观察有无羰基吸收，也可用 ^{13} C-NMR，胆汁酸在178ppm附近有羰基信号，胆汁醇无此信号，而在63ppm附近有伯醇碳信号可供鉴别。

第七节　昆虫变态激素

一、概述

昆虫变态激素（moulting hormones）可认为是甾醇的衍生物或甾醇类的代谢产物，是一类具有促蜕皮活性的物质。该类化合物最初在昆虫体内发现，是昆虫蜕皮时必要的激素，如蚕蛹中含的蜕皮甾酮（ecdysterone），有促进细胞生长的作用，能刺激真皮细胞分裂，产生新的表皮从而使昆虫蜕皮。20世纪60年代后从植物界也逐渐分离得到蜕皮类化合物，如从桑树叶中分得的α-蜕皮素（α-ecdysone）和川牛膝甾酮（cyasterone）等，因此又将这类成分称为植物蜕皮素（phytoecdysones）。这类成分对人体除具有促进蛋白质合成外，还能降低血脂及降血糖。

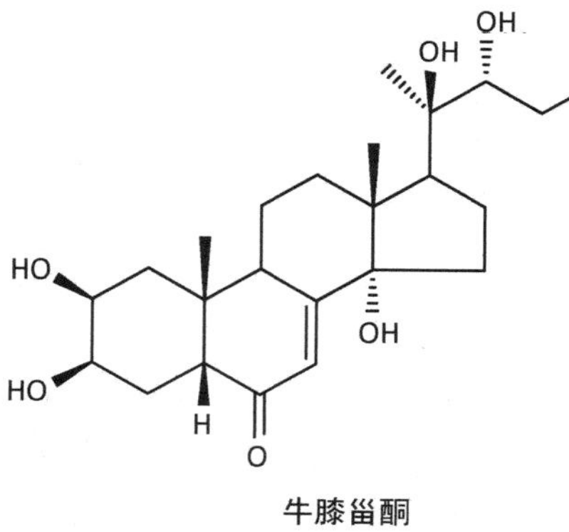

牛膝甾酮 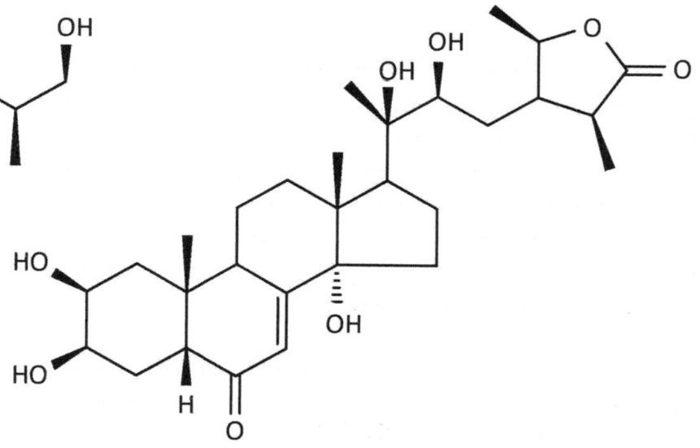　　　　　　　川牛膝甾酮

中药牛膝为苋科植物牛膝 *Achyranthes bidentata* Bl. 的干燥根，味甘、苦、酸，性平，具逐瘀通经、补肝肾、强筋骨、利尿通淋、引血下行等功效，临床用于治疗淋病、尿血、经闭、难产、痈肿、跌打损伤、腰膝酸软、四肢拘挛等症。牛膝根中含有蜕皮甾酮、牛膝甾酮（inokosterone）等多种昆虫变态激素及 *β*-谷甾醇、豆甾烯醇、红苋甾醇（rubrosterone）、*β*-香树脂醇、琥珀酸、皂苷、肽多糖和活性寡糖等化学成分。

二、昆虫变态激素的结构特点和主要性质

昆虫变态激素的甾体母核 A/B 环多为顺式稠合，个别为反式，而反式者无蜕皮活性或活性减弱。甾核上有多个羟基取代，C-6 位上有羰基，C-7 位有双键，C-17 位侧链为 8～10 个碳原子的多元醇。

昆虫变态激素类化合物由于分子中含多个羟基，在水中的溶解度较大，易溶于甲醇、乙醇和丙酮，难溶于正己烷、石油醚等，具甾体母核的颜色反应。

第八节　醉茄内酯

一、概述

醉茄内酯（withanolides）是一类含有 28 个碳原子的甾体化合物，其主要结构为侧链 C-20 位上连有 δ-内酯的甾体衍生物（具有麦角甾烷骨架的 26-羧酸内酯）。1962 年从茄科植物醉茄 *Withania somnifera* 的叶中首次分离出一个结晶状化合物，后经鉴定为含有 28 个碳的甾体化合物，命名为醉茄素 A。该类化合物被称为"醉茄内酯"。醉茄内酯类化合物具有较明显的抗菌、抗炎、细胞毒、细胞免疫和抗肿瘤等生物活性。

醉茄内酯

醉茄内酯类化合物广泛存在于茄科 *Solanaceae* 植物中，主要分布在醉茄属 *Withania*，酸浆属 *Physalis*，曼陀罗属 *Datura*，在其他的 *Acnistus*、*Ajuga*、*Discopodium*、*Lycium*、*Jaborosa*、*Salpichroa*、*Vassobia*、*Tacca*、*Hyoscyamus*、*Nicandra*、*Solanum*、*Danalia* 属中亦有发现。

近十几年来，随着各种分离技术和波谱分析技术（尤其是 NMR 技术）的快速发展和运

用，大大加快了醉茄内酯类化合物的研究速度，其结构研究取得了巨大进展，目前发现的醉茄内酯类化合物已达 400 余种。

其中，从 *Withania somnifera* 的叶中分离得到了醉茄素 A、二氢醉茄素 A 和 27-脱氧-14 羟基-醉茄素 A；从 *Physalis minim* 的地上部位中分离得到了 withaminimin，从 *P. peruviana* 的根中分离得到了 withaperuvin。

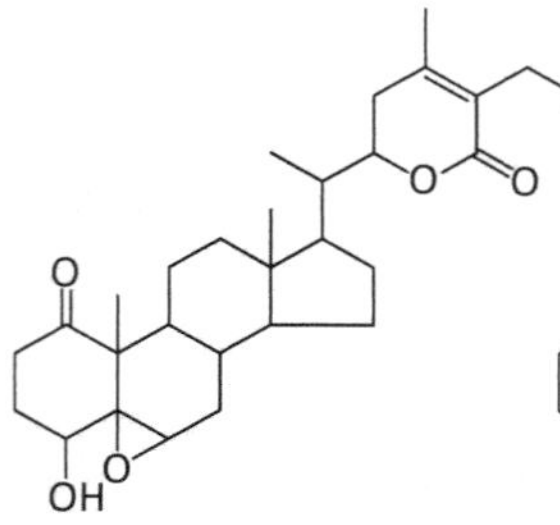

二氢醉茄素 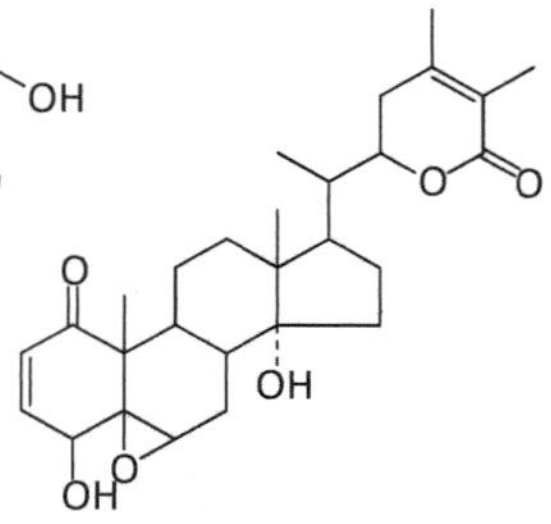　　　　27-脱氧-14-羟基-醉茄素A 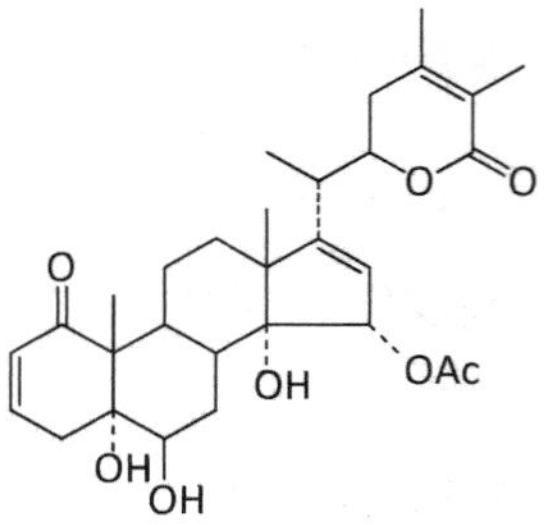　　　　witaminimin 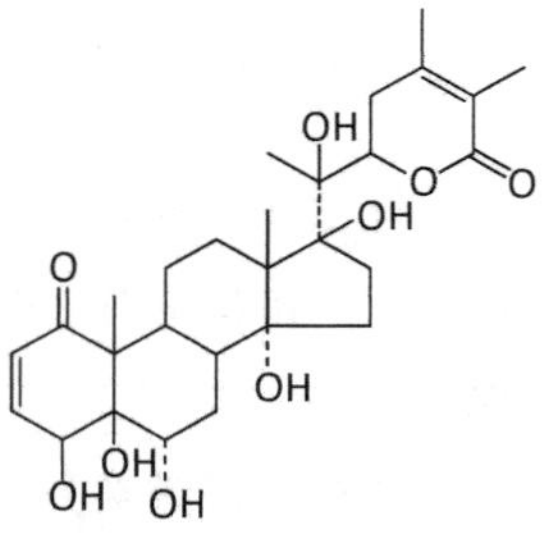　　　　withaperuvin

近年，从中药洋金花 *Datura metel* L. 中分离鉴定了近 30 种醉茄内酯类化合物，其中有 12-deoxywithastramonolide、魏察白曼陀罗素 E（withametelin E）、withafastuosin E、魏察白曼陀罗素 C（withametelin C）、withafastuosin F、魏察白曼陀罗素 G（withametelin G）和 withanoside Ⅲ 等，并通过药理学和分子生物学实验，证明醉茄内酯类化合物是洋金花治疗银屑病的有效成分。

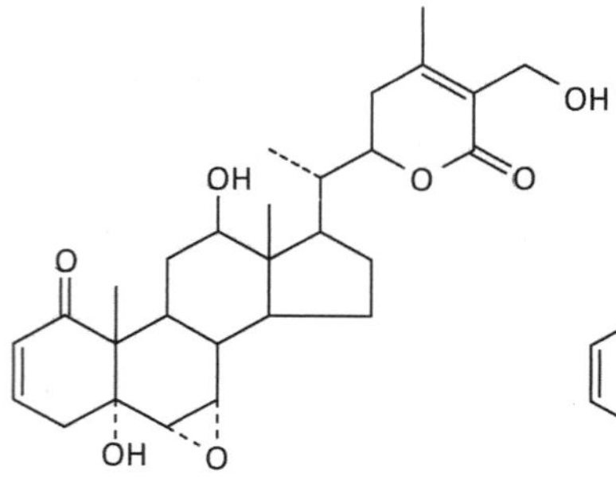

魏察白曼陀罗素E 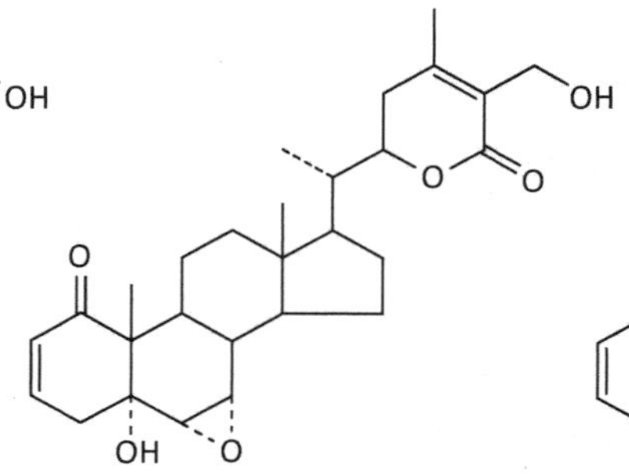　　　　12-deoxywithastramonolide 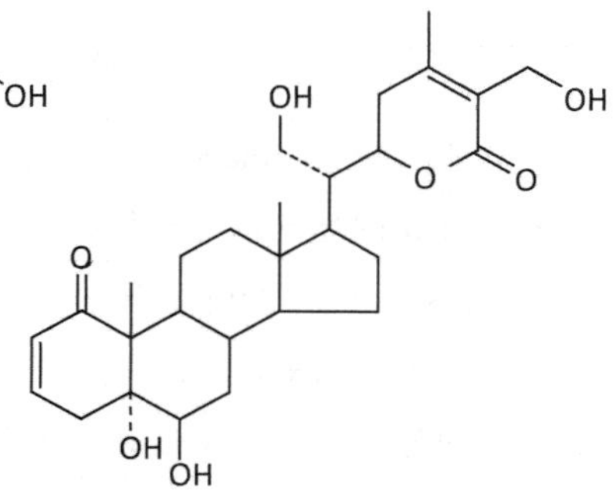　　　　withafastuosin E

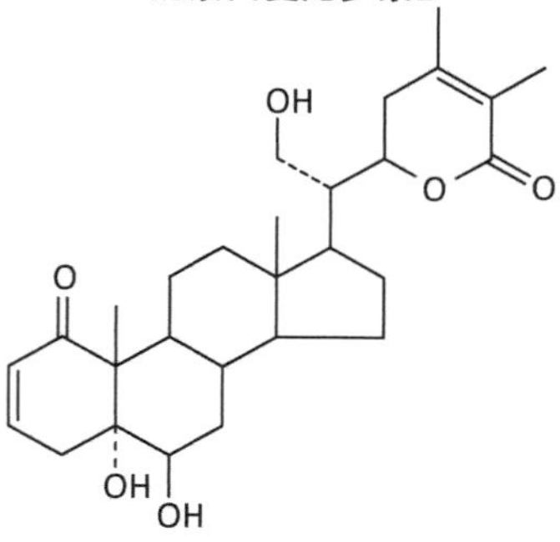

魏察白曼陀罗素C 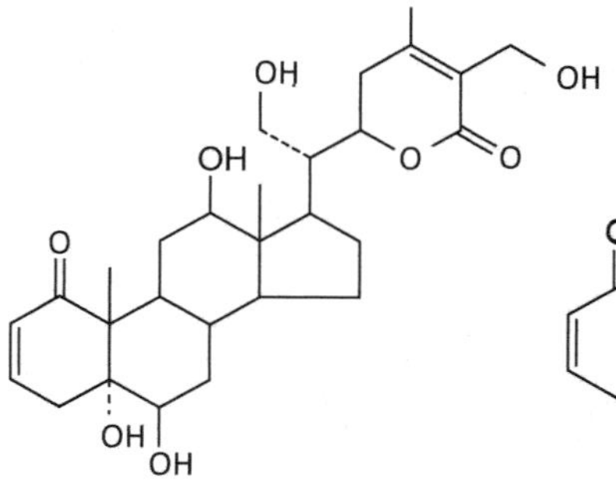　　　　withafastuosin F 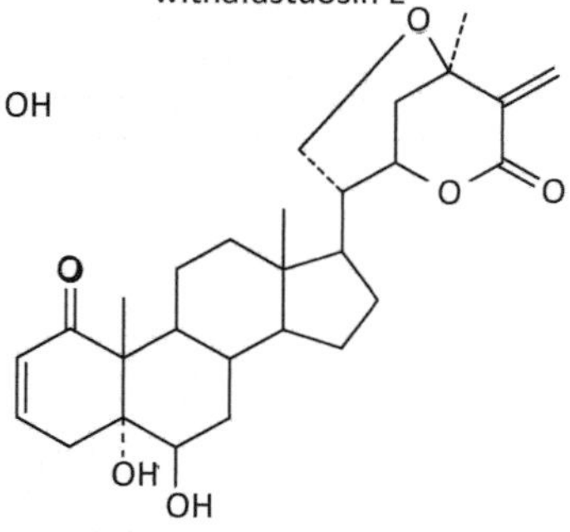　　　　魏察白曼陀罗素G

二、醉茄内酯的结构特点和主要性质

1. 醉茄内酯类化合物由 28 个碳原子组成，分子中含 A、B、C 和 D 四个环及 1 个 α、β-不饱和内酯环侧链（E 环）。醉茄内酯类化合物主要是由环 A/B、D 和侧链的不同而衍生出一系列化合物。

2. 分子中最多具有 5 个甲基（18、19、21、27、28 位），其中 21 和 27 位甲基常变化为羟甲基；亦见有 C_{21} 和 C_{24} 形成醚状结构。羰基多位于 1 和 26 位；羟基多位于 1、3，5，6，7，12、21、27 等位，少见于 14、15、16、17、20、28 等位；在 2、5、6、24、25 位上多有双键存在。

3. 醉茄内酯类化合物甾体母核 A/B 环有顺式和反式两种稠合方式，B/C 和 C/D 环均为反式稠合。A/B 环环上的官能团或取代基的主要变化类型如下。

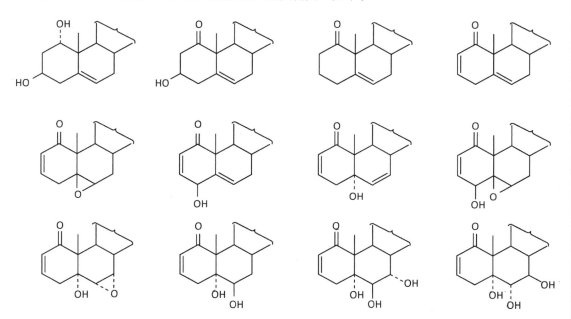

4. 醉茄内酯类化合物的 D 环，在 14、15、16 位少有不同构型的羟基取代，环中亦可见双键，D 环的主要变化类型如下。

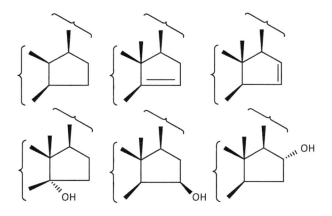

5. 大多数醉茄内酯化合物在 C-20 位上连接 δ-内酯，如洋金花所含的醉茄内酯类化合物；而 γ-内酯取代较为少见，如从 *Physalis philadelphica* 的茎叶中分离得到的 ixocarpalactone A 等。具有 δ-内酯环的侧链的主要变化类型如下。

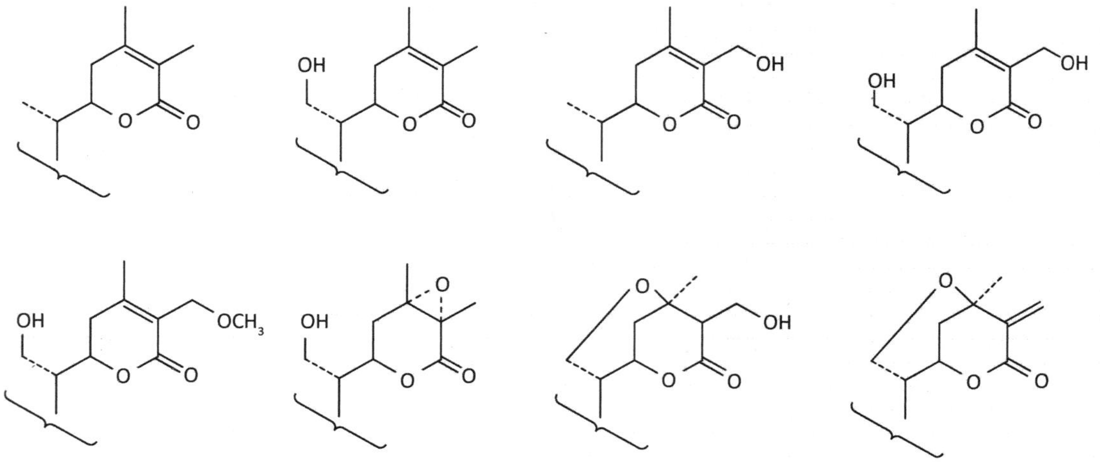

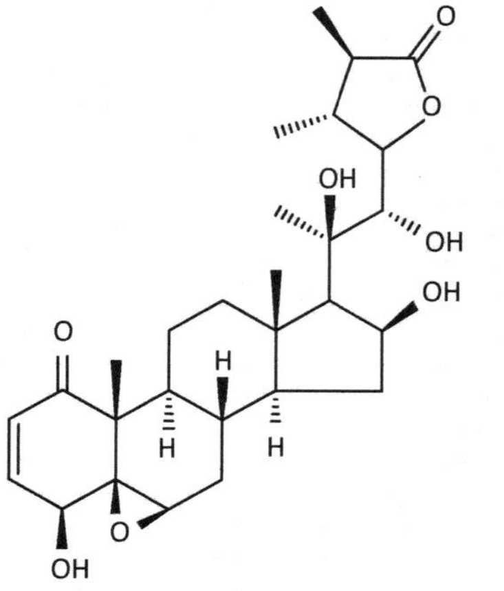

ixocarpalactone A

6. 醉茄内酯类化合物多以苷元的形式存在，少数通过 C_3-OH 或 C_{27}-OH 与葡萄糖形成单糖苷。

游离的醉茄内酯多具有较好的结晶形状和熔点，易溶于三氯甲烷、乙醚和甲醇等有机溶剂；醉茄内酯苷类化合物多为白色无定形粉末，难溶于三氯甲烷，可溶于甲醇等有机溶剂。具有甾体母核的颜色反应。

第九章 生物碱

第一节 概 述

一、生物碱的含义、分布、存在形式及生物活性

生物碱（alkaloids）是指含负氧化态氮原子，存在于生物有机体中的非初级代谢产物。大多有较复杂的环状结构，氮原子结合在环内。一般来说，生物界除生物体必须的含氮有机化合物（如氨基酸、氨基糖、肽类、蛋白质、核酸、核苷酸、含氮维生素）以及甲胺、乙胺等小分子胺类外，其他含氮有机化合物均可视为生物碱。

生物碱多呈碱性，可与酸成盐，多具有显著的生理活性。自 1806 年德国学者 F. W. Sertuner 从鸦片中分离出吗啡以来，迄今从自然界提取分离得到的生物碱类化合物已经超过 10 000 种，应用于临床的生物碱类药物已达百种，如黄连中的小檗碱（berberine）、麻黄中的麻黄碱（ephedrine）、萝芙木中的利血平（reserpine）、喜树中的喜树碱（camptothecine）、罂粟中的可待因（codeine）、红豆杉中的紫杉醇（taxol）等。

生物碱在动物中极少发现，主要分布于植物界，且绝大多数存在于双子叶植物中，如豆科植物苦参、苦豆子，茄科植物洋金花、颠茄、莨菪，防己科植物汉防己、北豆根，罂粟科植物罂粟、延胡索，毛茛科植物黄连、乌头、附子等。单子叶植物也有少数科属含生物碱，如百合科（川贝母、浙贝母等）、石蒜科、兰科等。裸子植物中除麻黄科、三尖杉科、红豆杉科、粗榧科等少数几科外，大多不含生物碱。低等植物除已知某些菌类（麦角菌）外，含生物碱者极少。

生物碱在植物体内多数集中在某一器官，对某种植物来说可能分布于全株。如金鸡纳生物碱主要分布在金鸡纳树皮中，麻黄生物碱在麻黄髓部含量高。生物碱在不同植物中含量差别也很大，如黄藤中含掌叶防己碱（palmatin）高达 4%，黄连根茎中含生物碱 7% 以上，而抗肿瘤成分美登素（maytansine）在卵叶美登木 *Maytanus ovatus* 中得率仅为千万分之二。

由于同一植物中的生物碱生物合成途径往往相似，因此同科同属的植物大多有同一母核或结构相同的化合物，如茄科茄属植物果实中所含有的生物碱都是甾体生物碱。但同一生物碱可分布在同科不同属植物中，如茄科的颠茄属、曼陀罗属、莨菪属植物均含有莨菪碱（hyoscyamine）。同一生物碱也可分布在不同科的植物中，如小檗碱在毛茛科的黄连中存在，在小檗科的小檗、芸香科的黄柏、防己科的古山龙中也均存在。

在植物体内，绝大多数生物碱以与有机酸（如柠檬酸、草酸、酒石酸等）结合成生物碱盐的形式存在，少数生物碱与无机酸（如盐酸、硫酸等）结合成盐，部分碱性极弱的生物碱

呈游离状态，极少数生物碱以酯、苷或 *N*-氧化物的形式存在。

生物碱多具有显著而特殊的生物活性。如具有抗肿瘤活性的 10-羟基喜树碱（10-hydroxy camptothecine）、长春碱（vinblastine）、秋水仙碱（colchicine）、三尖杉碱（cephalotaxin）、紫杉醇（taxol），作用于神经系统的樟柳碱（anisodine）、东莨菪碱（scopolamine）、野百合碱（猪屎豆碱，crotaline）、胡椒碱（piperine）、延胡索乙素（tetrahydropalmatine）、蝙蝠葛苏林碱（daurisoline），作用于心血管系统的野罂粟总生物碱、钩藤碱（rhynchophylline）和异钩藤碱（isorhynchophylline），具有抗菌活性的苦参碱（matrine）、北豆根总生物碱，具有抗病毒活性的槐果碱（sophocarpine），具有抗艾滋病活性的 triptonine A 和 hypoglaunine B。另外，苦参碱、烟碱（nicotine）、小檗碱、莨菪碱、博落回碱（bocconine）、马钱子碱（brucine）、雷公藤碱（tripterygine）、百部碱（stemonine）、甾醇生物碱等多种生物碱对不同种类害虫表现出较强的麻醉、忌避、拒食、触杀、抑制生长发育等活性。在保健方面应用较多的肉碱（carnitine）是产生能量和脂肪代谢必需的生理物质，可加速脂肪的消耗，从而达到减肥、降脂的目的。

二、生物碱的生物合成途径

一般认为一次代谢产物氨基酸是生物碱的生物合成初始物，主要包括鸟氨酸、赖氨酸、苯丙氨酸、酪氨酸、色氨酸、邻氨基苯甲酸、组氨酸等，这些氨基酸的骨架大部分保留在所合成的生物碱中。另外，甲戊二羟酸和乙酸酯也是生成一些生物碱的重要前体。由氨基酸生成的生物碱被称为真生物碱（true alkaloids），由甲戊二羟酸和乙酸酯生成的生物碱被称为伪生物碱（pseudoalkaloids）。

（一）生物碱生物合成的主要化学反应

1. 环合反应

（1）希夫碱（Schiff）形成反应　氨基和羰基加成、脱水形成希夫碱。

许多生物碱如吡咯类、莨菪烷类、哌啶类、喹诺里西啶类的生物合成中都涉及希夫碱的形成反应。

（2）曼尼希（Mannich）氨甲基化反应　醛、胺和负碳离子（含活泼氢的化合物）发生缩合的反应为曼尼希氨甲基化反应，结果是活泼氢被氨甲基取代，得到曼尼希碱。

曼尼希碱

在生物碱中尤其是苄基异喹啉和吲哚生物碱的生物合成中，许多一级环合都是通过曼尼希反应生成的。

（3）酚的氧化偶联反应　　反应过程为含酚羟基的化合物在植物体内经酶作用形成自由基，两个自由基经偶联形成新键，即酚的氧化偶联反应。根据自由基偶联方式又分为邻-邻偶联、邻-对偶联和对-对偶联。如苄基四氢异喹啉是经酚的氧化偶联反应生成的各类异喹啉生物碱。

2. 碳-氮键的裂解　　较重要的碳-氮键裂解可分为 Hofmann 降解和 von Braun 降解（详见本章第六节）。

（二）生物碱的生物合成实例

苄基四氢异喹啉型和阿朴菲型生物碱的生物合成：以酪氨酸为底物，按下述路线合成苄基异喹啉全去甲劳丹碱（norlaudanosoline）。

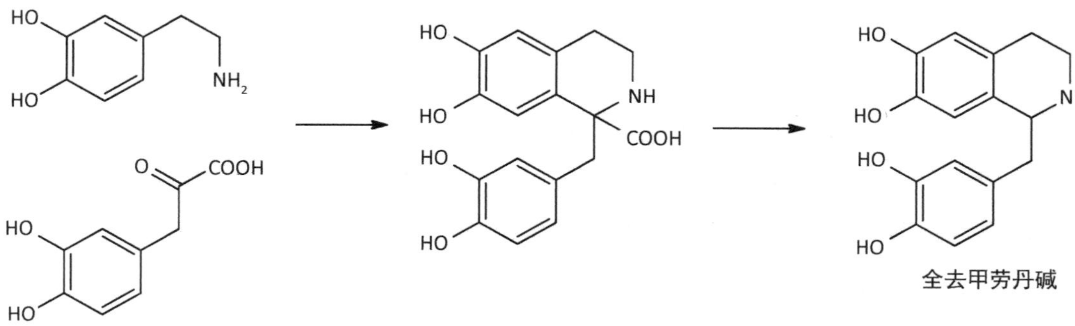

由全去甲劳丹碱可以衍生出各种苄基异喹啉生物碱。在生物合成中作为苄基异喹啉生物碱的网状蕃荔枝碱（reticuline）是一个很重要的生物碱，其经过酚性氧化偶联反应可生成阿朴菲型生物碱。

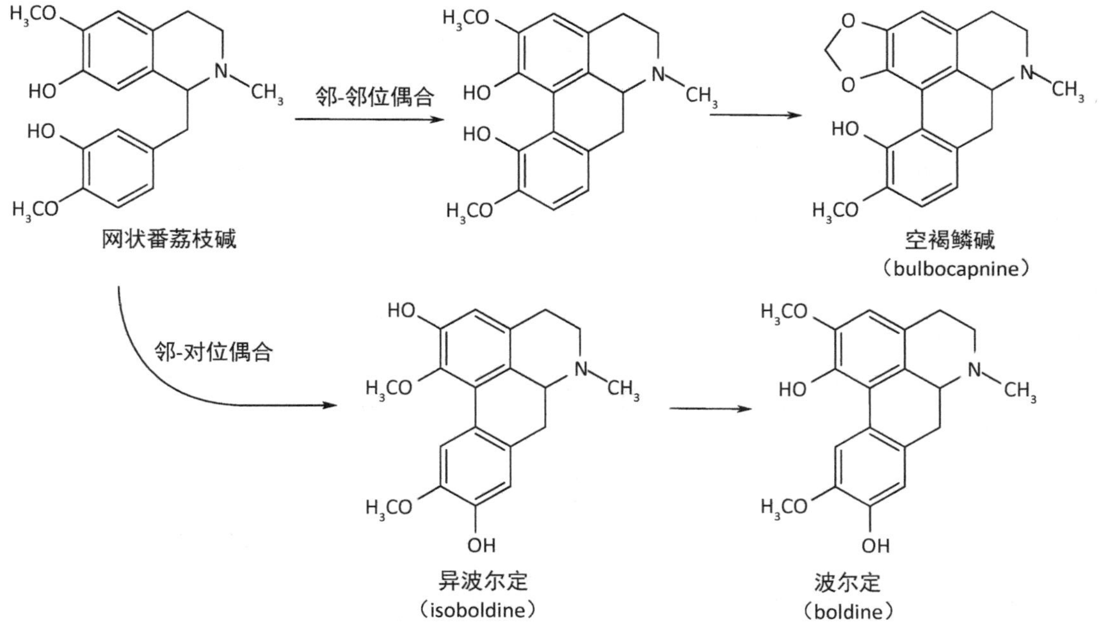

第二节   生物碱的结构与分类

生物碱的分类方法有多种。有按植物来源分类，如苦参生物碱、乌头碱等；有按生理活性分类，如降压生物碱利血平、镇痛生物碱吗啡；有按化学结构分类，如吡啶类生物碱、异喹啉类生物碱；也有按生源途径进行分类，如由鸟氨酸、赖氨酸衍生的生物碱，由色氨酸衍生的生物碱等。本书采用生源途径结合化学结构类型分类的方法对生物碱结构进行分类。

一、鸟氨酸系生物碱

鸟氨酸系生物碱主要包括吡咯烷类、莨菪烷类和吡咯里西啶类生物碱。

（一）吡咯烷类生物碱

此类生物碱结构较简单，数量较少，母核为吡咯及四氢吡咯。常见的如益母草 *Leonurus artemisia*（Laur.）S. Y. Hu F 中的水苏碱（stachydrine）、山莨菪 *Anisodus tanguticus*（*Maxim.*）*Pascher* 中的红古豆碱（cuscohygrine）等。红古豆碱无显著生理活性，可作为原料经过结构改造应用于临床，有舒张平滑肌、抑制腺体分泌等类似阿托品样作用。

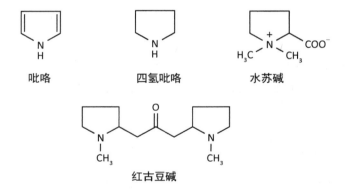

吡咯　　　　四氢吡咯　　　　水苏碱

红古豆碱

（二）莨菪烷类生物碱

此类生物碱母核由吡咯与哌啶骈合，多为莨菪烷的 C_3-醇羟基和有机酸缩合成酯，主要存在于茄科的颠茄属 *Atropa*、曼陀罗属 *Datura* 和天仙子属 *Hyoscyamus* 中，如莨菪碱（hyoscyamine）、东莨菪碱（scopolamine）等。

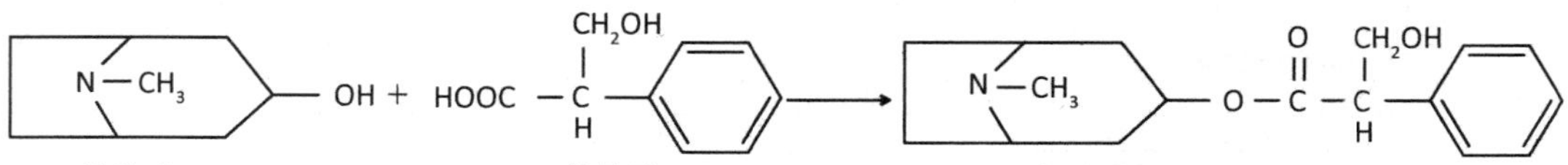

莨菪醇 + 莨菪酸 → 莨菪碱（酯）

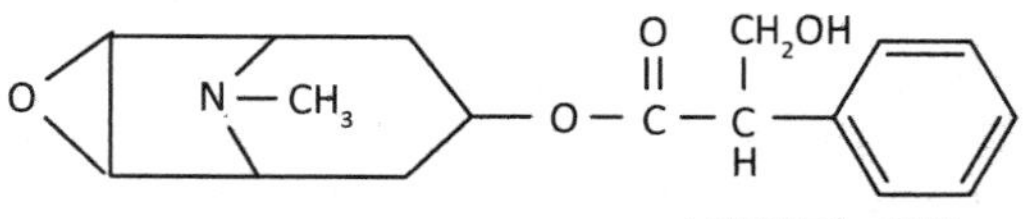

东莨菪碱（酯） 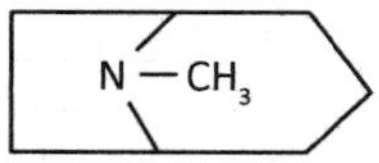　　　　莨菪烷

（三）吡咯里西啶类生物碱

由两个吡咯烷共用一个氮原子稠合而成，主要分布于菊科千里光属 *Senecio* 植物中，如大

叶千里光碱（macrophylline）、野百合碱（monocrotaline）等。

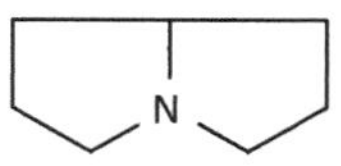

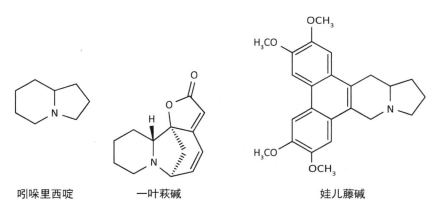

吡咯里西啶 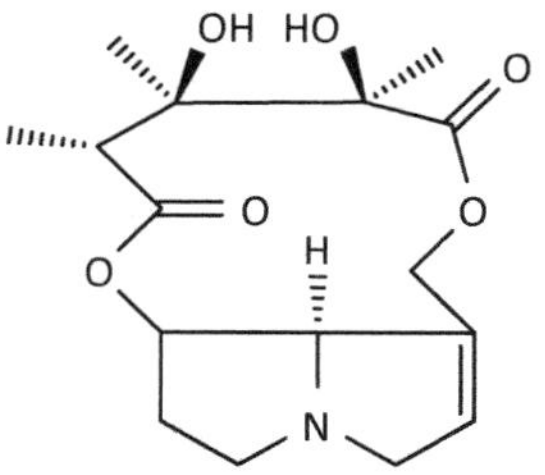　　　　野百合碱 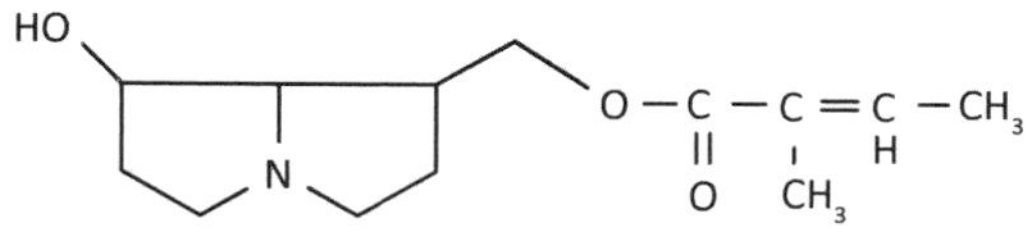　　　　　　大叶千里光碱

二、赖氨酸系生物碱

赖氨酸系生物碱有哌啶类、吲哚里西啶类和喹诺里西啶类生物碱。

（一）哌啶类生物碱

哌啶类生物碱结构母核为吡啶或四氢吡啶（哌啶），自然界存在的以哌啶类为多。代表性生物碱有胡椒 *Piper nigrum* L. 中的胡椒碱（piperine）、槟榔 *Areca catechu* L. 中的槟榔碱（arecoline）、槟榔次碱（arecaidine）等。

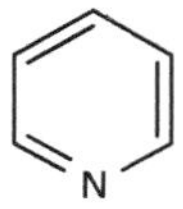

吡啶 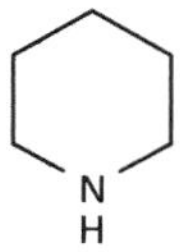　　　　哌啶 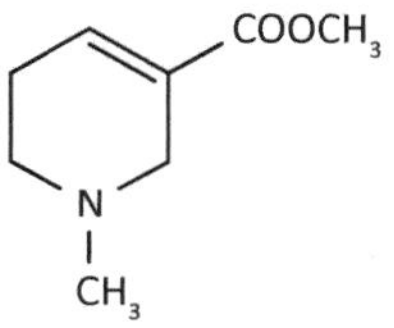　　　　槟榔碱 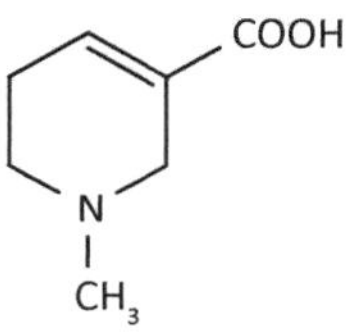　　　　槟榔次碱

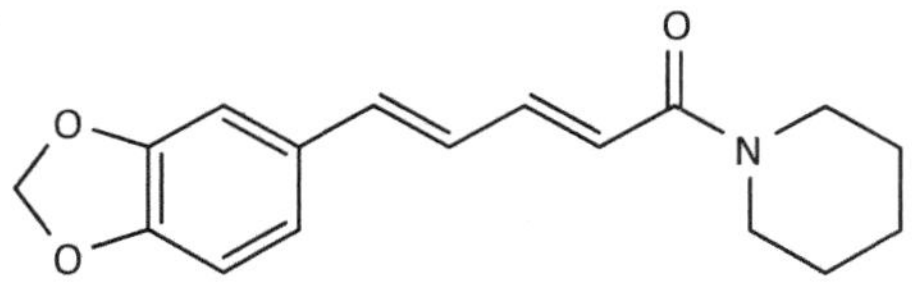

胡椒碱

（二）吲哚里西啶类生物碱

吲哚里西啶类生物碱为哌啶和吡咯共用一个氮原子稠合而成，数目较少，主要分布于大戟科一叶萩属 *Securinega* 植物中，如一叶萩 *Flueggea suffruticosa* （Pall.） Baill. 中的一叶萩碱（securinine）等、娃儿藤 *Tylophora ovata* （Lindl.） Hook. ex Steud. 中的娃儿藤碱（tylophorine）等。

吲哚里西啶　　　　一叶萩碱　　　　　娃儿藤碱

（三） 喹诺里西啶类生物碱

喹诺里西啶类生物碱为两个哌啶共用一个氮原子稠合而成，主要分布于豆科、石松科等，如野决明 *Thermopsis lupinoides*（Linn.）Link 中的金雀儿碱（cytosine）和苦参 *Sophora flavescens* Ait. 中的苦参碱（matrine）等。

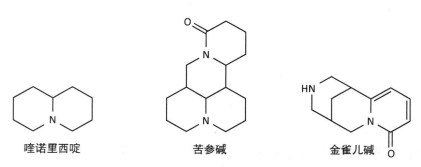

喹诺里西啶   苦参碱   金雀儿碱

三、苯丙氨酸和酪氨酸系生物碱

以苯丙氨酸和酪氨酸为前体衍生的生物碱约 1000 多种，分布范围广，结构类型复杂，药用价值较大。

（一） 苯丙胺类生物碱

该类生物碱数目较少，是一类 N 原子不在环内的生物碱。如麻黄 *Ephedra sinica* Stapf 中的麻黄碱（ephedrine）、伪麻黄碱（pseudoephedrine）和仙人掌 *Cactaceae* 中的仙人掌碱（mescaline）以及大麦 *Barley* 中的大麦芽碱（hordenine）等。

苯丙胺   仙人掌碱   大麦芽碱

（二） 苄基苯乙胺类生物碱

该类生物碱几乎全分布于石蒜科的石蒜属 *Lycoris*、水仙属 *Narcissus* 以及网球花属 *Haemanthus* 植物中，如石蒜碱（lycorine）、加兰他敏（galanthamine）等。

苄基苯乙胺   石蒜碱   加兰他敏

（三） 异喹啉类生物碱

该类型生物碱是目前在药用植物中发现最多的一类生物碱，结构类型较多，其主要类型如下。

1. 小檗碱类和原小檗碱类　此类生物碱可以看作是两个异喹啉环稠合而成，依据母核结构中 C 环氧化程度的不同，分为小檗碱类和原小檗碱类。前者多为季铵碱，如黄连中的小檗碱（berberine）；后者多为叔胺碱，如延胡索 *Corydalis yanhusuo* 中的延胡索乙素（*dl*-tetrahydropalmatine）。

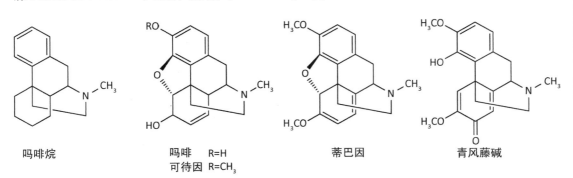

小檗碱类　　　　　原小檗碱类　　　　　　小檗碱　　　　　　　　　延胡索乙素

2. 苄基异喹啉类　为异喹啉 1 位连有苄基的一类生物碱，如罂粟 *Papaver somniferum* L. 中的罂粟碱（papaverine）、厚朴 *Magnolia officinalis* Rehd. et Wils. 中的厚朴碱（magnocurarine）、乌头 *Aconitum carmichaeli* 中的去甲乌药碱（higenamine）等。

苄基异喹啉　　　　　　厚朴碱　　　　　　　　　罂粟碱　　　　　　　去甲乌药碱

3. 双苄基异喹啉类　这类生物碱是由两个苄基异喹啉通过若干个醚键相连的一类生物碱，如北豆根 *Menispermum dauricum* 中的主要酚性碱蝙蝠葛碱（dauricine）、防己科汉防己 *Stephania tetrandra* 中的汉防己甲素（tetrandrine）、汉防己乙素（fangchinoline）等。

蝙蝠葛碱　　　　　　　　　　　　　　汉防己甲素 R=CH₃
　　　　　　　　　　　　　　　　　　汉防己乙素 R=H

4. 吗啡烷类　这类生物碱既属于苄基异喹啉类衍生物，又可看成是菲的部分饱和衍生物。代表性生物碱如罂粟中的吗啡（morphine）、可待因（codeine）、蒂巴因（thebaine），以及青风藤 *Sinomenium acutum* 中的青风藤碱（sinomenine）等。

吗啡烷　　　　吗啡　　R=H　　　　　　蒂巴因　　　　　　　青风藤碱
　　　　　　　可待因　R=CH₃

四、色氨酸系生物碱

此类生物碱因均具有苯骈吡咯母核，故也称吲哚类生物碱。主要结构类型如下。

（一）简单吲哚类生物碱

该类生物碱结构中只有吲哚母核而无其他杂环，如存在于蓼蓝 *Polygonum tinctorium* 中的靛青苷（indican）等。

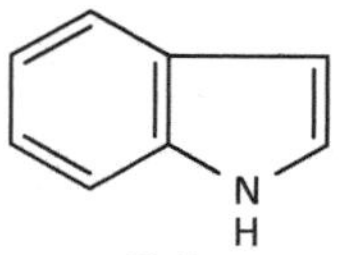

吲哚 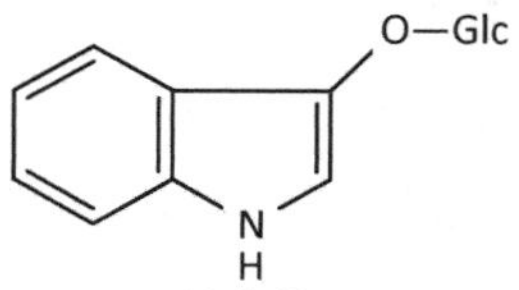   靛青苷

（二）色胺吲哚类生物碱

此类生物碱结构中含有色胺部分，如吴茱萸 *Evodia rutaecarpa* 中的吴茱萸碱（evodiamine）等。

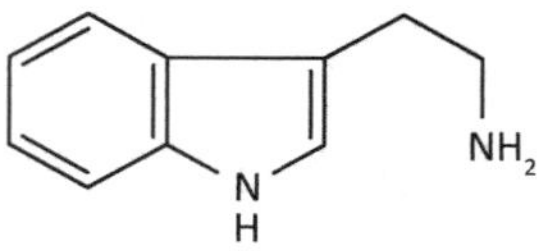

色胺 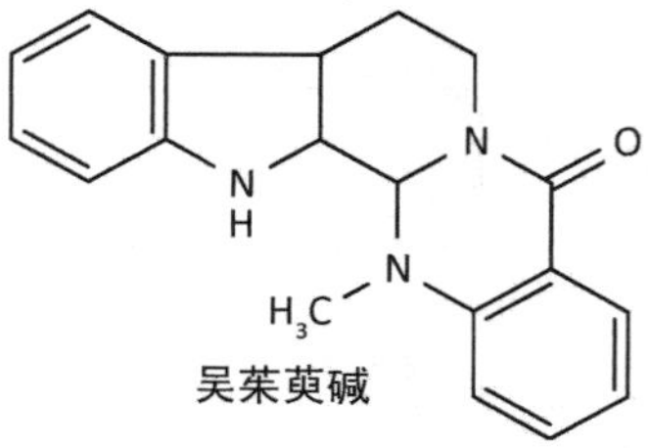   吴茱萸碱

（三）半萜吲哚类生物碱

此类生物碱又称麦角碱类生物碱，分子中含有一个四环的麦角碱母核体系，即由色胺构成的吲哚衍生物上连有一个异戊二烯单位。主要分布于麦角菌类中，如麦角新碱（ergometrine）等。

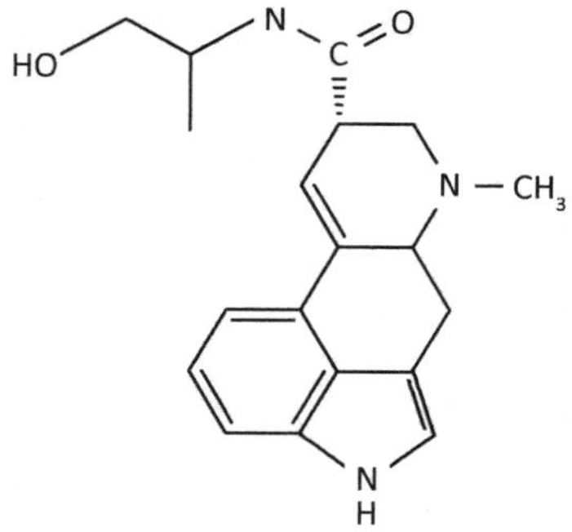

麦角新碱

（四）单萜吲哚类生物碱

此类生物碱分子中具有吲哚母核和一个 C_9 或 C_{10} 的裂环番木鳖萜及其衍生物结构单元。根据生源途径和化学结构可分成三小类，即单萜吲哚类生物碱、双吲哚类生物碱、与单萜吲哚类生物碱生源相关的生物碱。

1. 单萜吲哚类生物碱　此类生物碱分子中单萜部分来源于裂环番木鳖萜类及其重排衍生物，如萝芙木 *Rauvolfia veticillata* 中的利血平（reserpine）、马钱子 *Strychnos nux-vomica* 中的士的宁（strychnine）等。

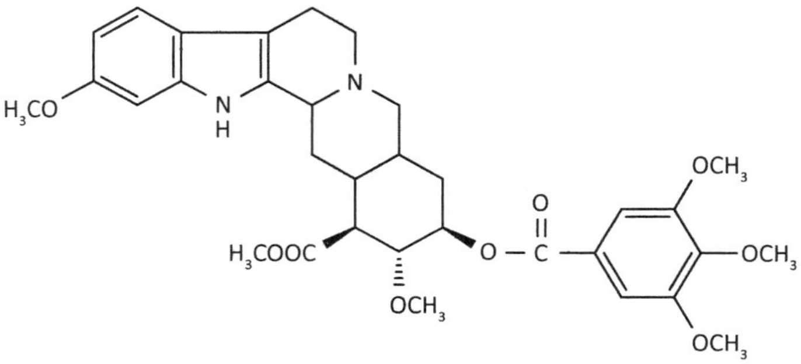

利血平

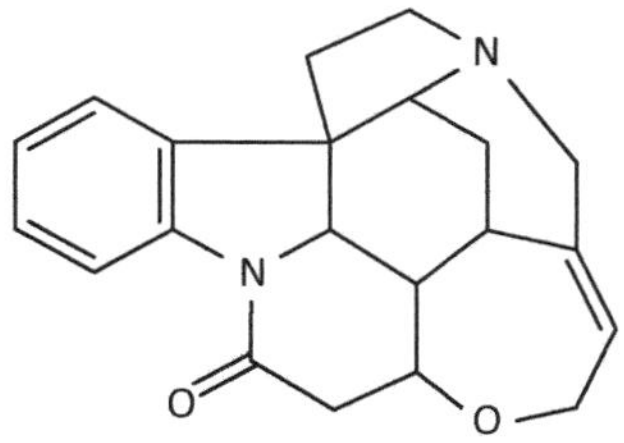

士的宁

2. 双吲哚类生物碱 此类生物碱由不同单萜吲哚类生物碱经分子间缩合而成，典型化合物如长春花 *Catharanthus roseus* 中的长春碱（vinblastine）、长春新碱（vincristine）等，均具有很强的抗肿瘤活性。

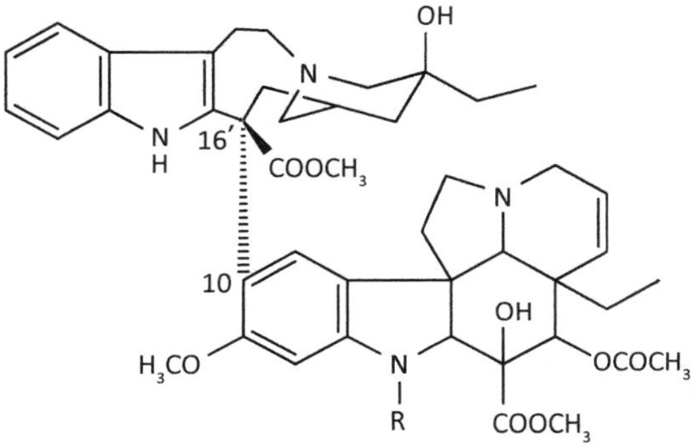

长春碱　　R=CH₃
长春新碱　R=CHO

3. 与单萜吲哚类生物碱有关的生物碱 此类生物碱按化学结构分类属于喹啉类生物碱，但从生源上与单萜吲哚类生物碱有关，如喜树 *Camptotheca acuminata* 中的喜树碱（camptothecine）、10-羟基喜树碱（10-hydroxy camptothecine）和金鸡纳属 *Cinchona* 植物中的金鸡宁（cinchonine）、奎宁（quinine）等。

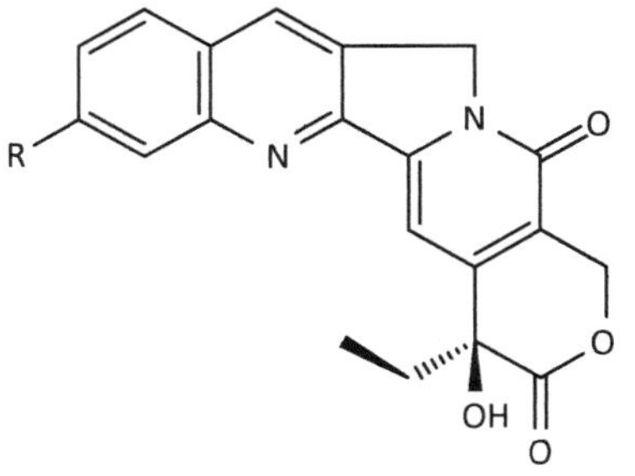

喜树碱　　　　R=H
10-羟基喜树碱　R=OH

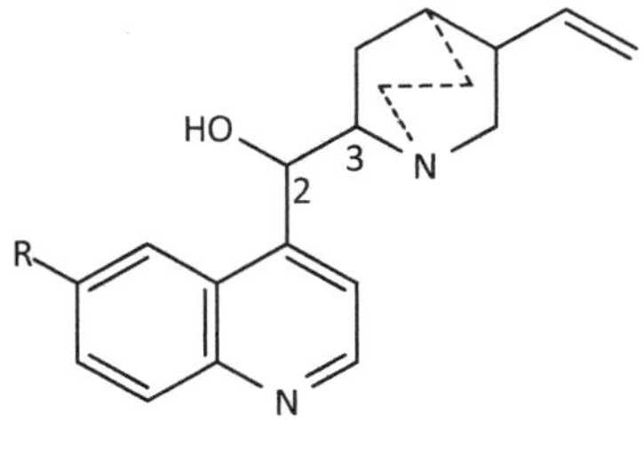

金鸡宁　R=H　　（3*R*, 2*S*）
奎宁　　R=OCH₃　（3*S*, 2*R*）

五、邻氨基苯甲酸系生物碱

该类包括喹啉类和吖啶酮类生物碱，主要分布于芸香科植物中。如白鲜 *Dictamnus dasycarpus* Turcz. 根皮中的白鲜碱（dictamnine）、鲍氏山油柑 *Acronychia bauert* Schott 树皮中具有显著抗肿瘤活性的山油柑碱（acronycine）等。

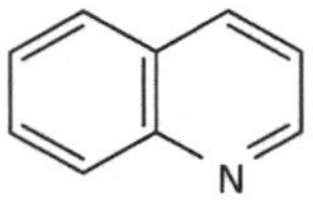

喹啉 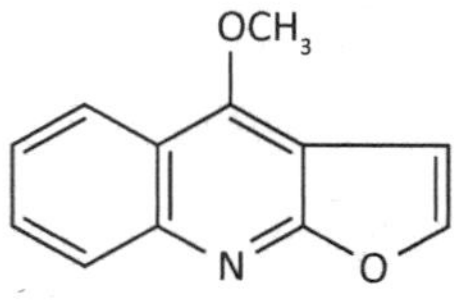　　　　　白鲜碱 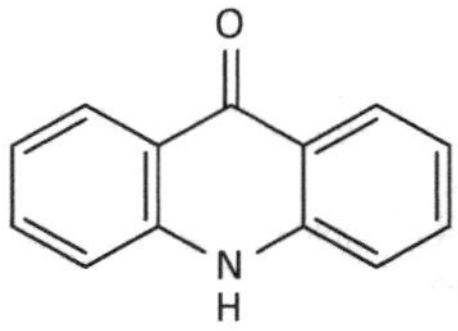　　　　　吖啶酮 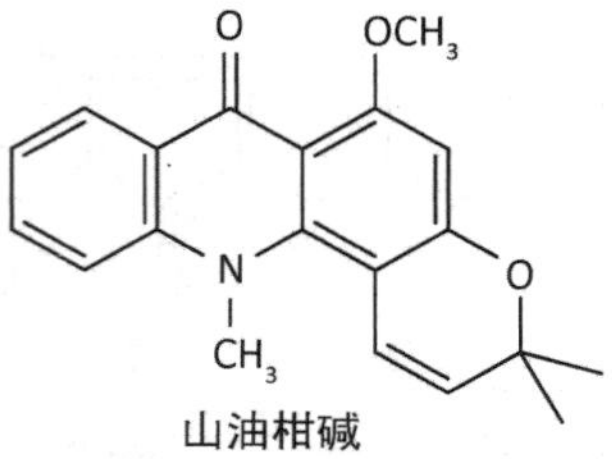　　　　　山油柑碱

六、组氨酸系生物碱

此类生物碱的结构母核为咪唑类，自然界存在的数目较少。代表性生物碱如毛果芸香 *Pilo-carpus* jaborandi 中的毛果芸香碱（pilocarpine）。

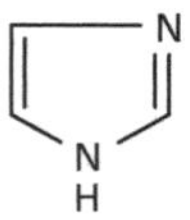

咪唑 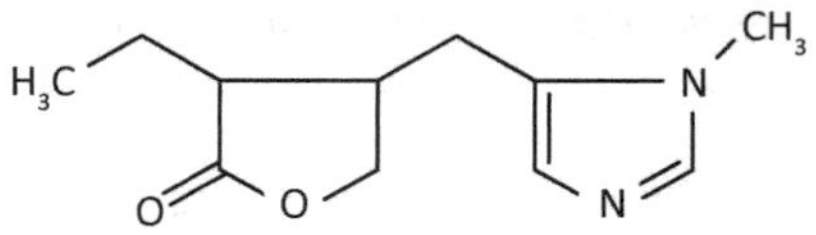　　　　　　　毛果芸香碱

七、萜类生物碱

此类生物碱的主要生物合成途径为甲戊二羟酸途径，包括单萜类、倍半萜类、二萜类和三萜类生物碱。

（一）单萜类生物碱

主要为环烯醚萜衍生的生物碱，多分布于龙胆科植物中，且常与单萜吲哚类生物碱共存，如猕猴桃碱（actinidine）、龙胆碱（gentianine）等。

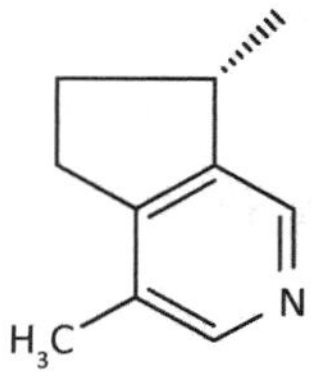

猕猴桃碱 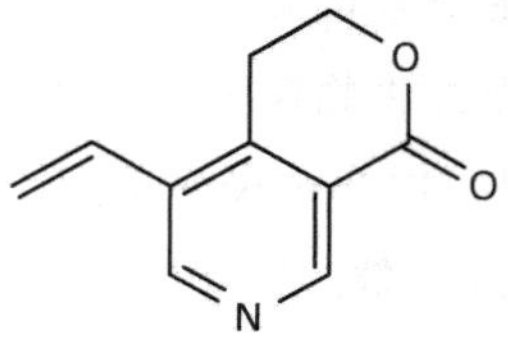　　　　　　　龙胆碱

（二）倍半萜类生物碱

主要分布于兰科石斛属和睡莲科萍蓬草属植物中，如石斛碱（dendrobine）、萍蓬定（nupharidine）等。

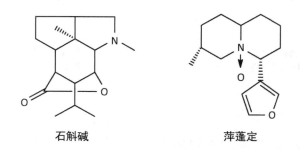

石斛碱　　　　　　　萍蓬定

（三）二萜类生物碱

该类生物碱基本母核为四环二萜或五环二萜，主要存在于毛茛科乌头属、翠雀属和飞燕草

属植物中，如乌头碱（aconitine）、3-乙酰乌头碱（3-acetylaconitine）、高乌碱甲（lappaconitine A）、牛扁碱（lycoctonine）以及红豆杉属植物中的紫杉醇（taxol）等。

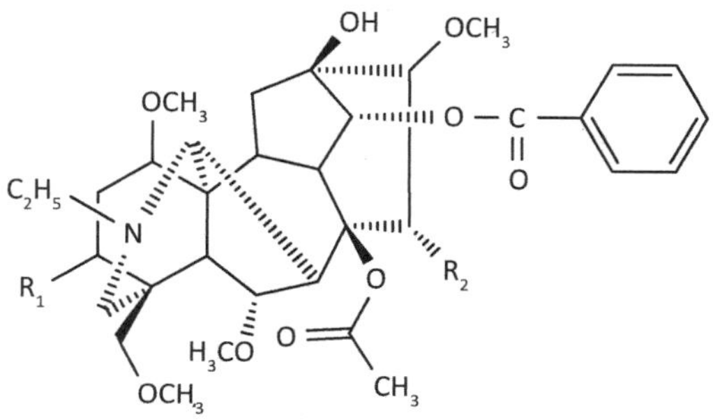

乌头碱　　R₁=R₂=OH
3-乙酰乌头碱　R₁=OAc R₂=OH

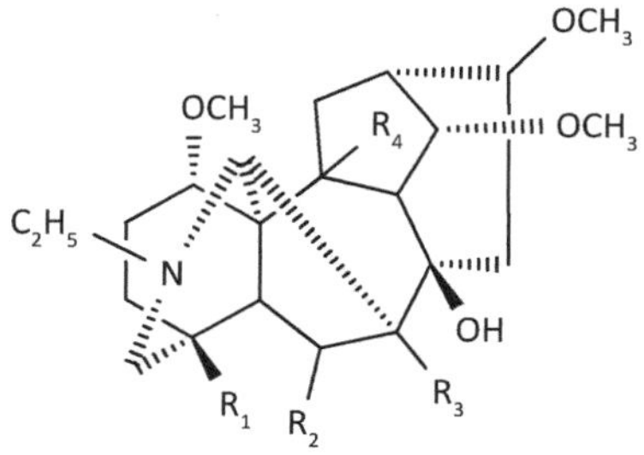

高乌碱　R₁=OOCC₆H₄NHCOCH₃
　　　　R₂=R₃=H　R₄=OH

牛扁碱　R₁=CH₂OH
　　　　R₂=OCH₃
　　　　R₃=OH　R₄=H

（四）　三萜类生物碱

这类生物碱较少，主要分布于交让木科 *Daphniphyllaceae* 交让木属植物，如交让木碱（daphniphylline）等。

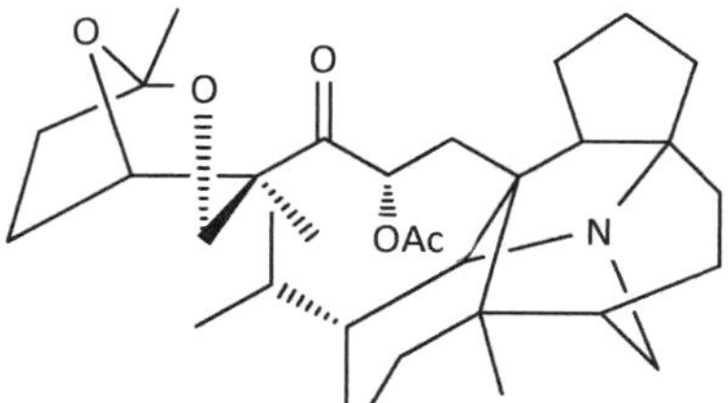

交让木碱

八、甾体类生物碱

此类生物碱结构中都有甾体母核，但氮原子不在甾体母核内，根据甾核的骨架可分为孕甾烷（C₂₁）生物碱、环孕甾烷（C₂₄）生物碱和胆甾烷（C₂₇）生物碱，胆甾烷生物碱又可再分为胆甾烷碱类及异胆甾烷碱类。

（一）　孕甾烷生物碱

此类生物碱均具有二十一碳甾体母核，主要分布于夹竹桃科植物中，少数在黄杨木科植物中，如康斯生（conessine）等。

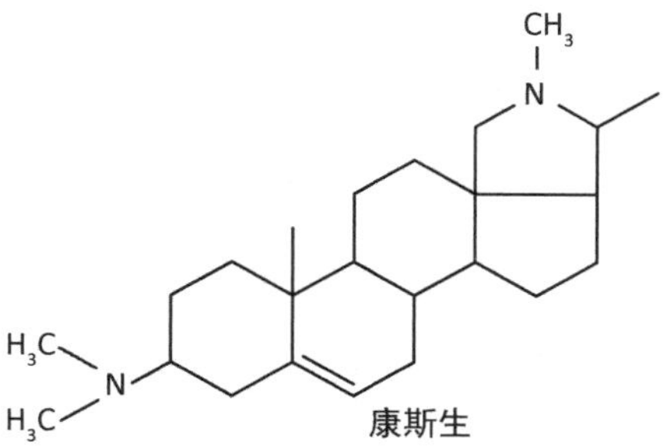

康斯生

NOTE

（二） 环孕甾烷生物碱

此类生物碱仅分布于黄杨木科植物中，如黄杨科黄杨属植物中的环常绿黄杨碱 D（cyclovirobuxine-D）。

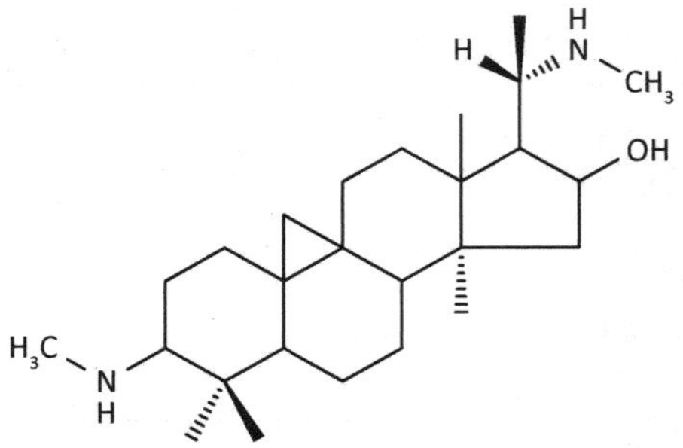

环常绿黄杨碱D

（三） 胆甾烷生物碱

该类生物碱均具有胆甾烷或异胆甾烷的基本母核，如属于胆甾烷碱类的维藜芦胺（veralkamine）、辣茄碱（solanocapsine）等和属于异胆甾烷碱类的浙贝甲素（verticine）、藜芦胺（veratramine）等。

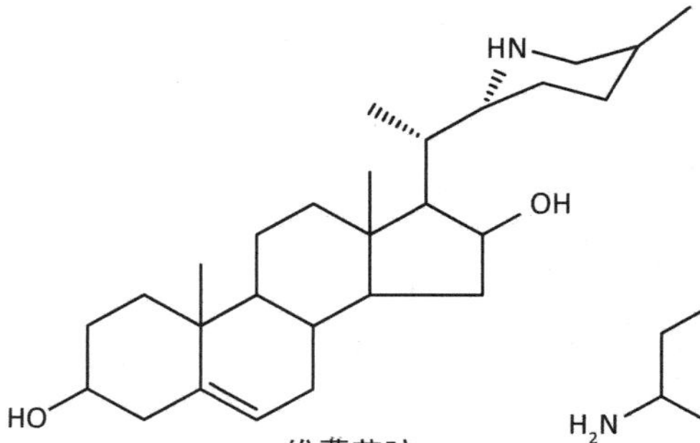

维藜芦胺

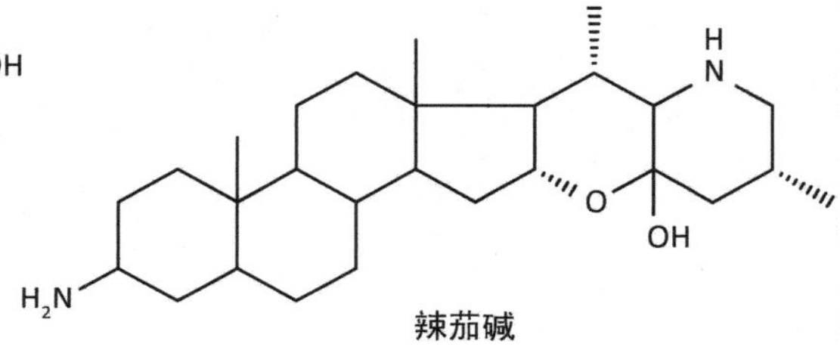

辣茄碱

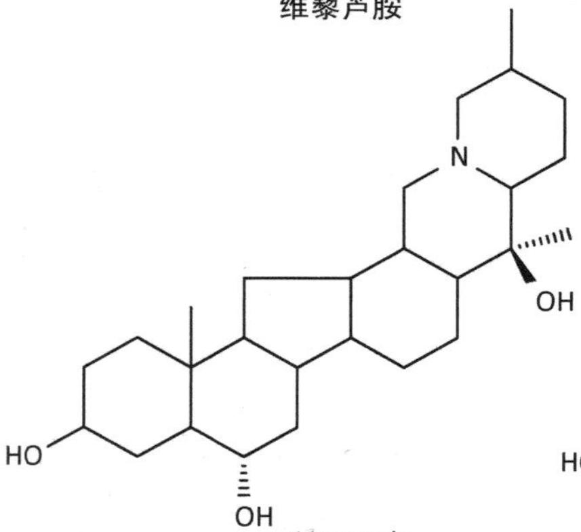

浙贝甲素

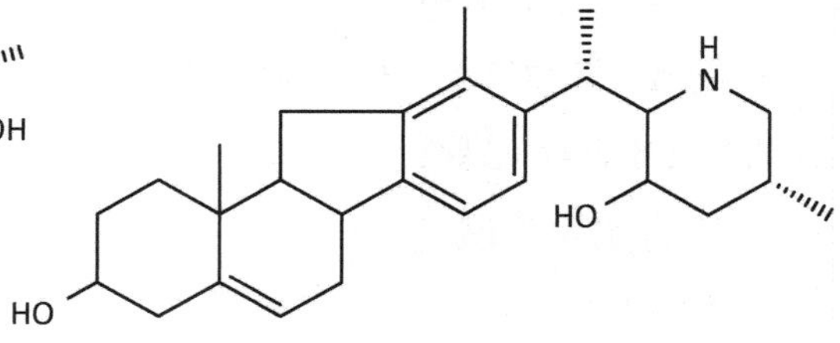

藜芦胺

除了常见的生物碱类型外，一些较少关注的生物碱逐渐被发现，并显示出多方面的生理活性，如环肽类生物碱、糖苷类生物碱、多羟基生物碱、胍盐类生物碱等。

第三节　生物碱的理化性质

一、物理性质

（一）性状

生物碱多数为结晶形固体，少数为无定形粉末。个别分子较小、结构中无氧原子或氧原子结合成酯键的生物碱呈液体状态，如烟碱、毒芹碱（coniine）、槟榔碱等。

生物碱一般呈无色或白色，少数具有高度共轭体系及助色团的生物碱显颜色，如喜树碱结构中喹啉环与不饱和内酰胺环形成连续的共轭体系而呈淡黄色。小檗碱为黄色，但若被还原成四氢小檗碱，则因共轭体系减小而变为无色。一叶萩碱由于氮上的孤对电子与共轭系统形成跨环共轭而显淡黄色，当它与酸生成盐时，由于孤对电子与酸质子的结合，不再形成跨环共轭系统则变成无色。

少数液体生物碱及小分子固体生物碱如麻黄碱、烟碱等具挥发性。极少数生物碱还具有升华性，如咖啡因（caffeine）、川芎嗪（ligustrazine）等。

生物碱多具苦味，少数具有特殊味，如甜菜碱（betaine）具有甜味等。

（二）旋光性

大多数生物碱的分子结构中含有手性碳原子且结构不对称，表现出旋光性。影响生物碱旋光性的因素主要有手性碳的构型、测定溶剂及 pH、浓度等。如麻黄碱在水中呈右旋光性而在三氯甲烷中呈左旋性；北美黄连碱（hydrastine）在 95% 以上乙醇中呈左旋光性而在稀乙醇中则呈右旋光性，同样该碱在中性条件下呈左旋光性，在酸性条件下呈右旋光性；长春碱为右旋光性，但其硫酸盐为左旋光性。

生物碱的生理活性与其旋光性密切相关。通常左旋体的生理活性比右旋体强，如乌头中具有强心作用的是左旋去甲乌药碱（higenaenine），而存在于其他植物中的右旋体则无强心作用。又如 *l*-莨菪碱的扩瞳作用比 *d*-莨菪碱强 100 倍。也有少数生物碱右旋体的生理活性强于左旋体，如 *d*-古柯碱（*d*-ocaine）局部麻醉作用强于 *l*-古柯碱。

（三）溶解性

生物碱的溶解性与结构中氮原子的存在状态、分子的大小、结构中官能团的种类和数目及溶剂的种类等因素有关。

1. 游离生物碱

（1）亲脂性生物碱　大多数叔胺碱和仲胺碱为亲脂性，一般能溶于有机溶剂，易溶于亲脂性有机溶剂，如苯、乙醚、卤代烷类（二氯甲烷、三氯甲烷、四氯化碳），尤其易溶于三氯甲烷。亲脂性生物碱可溶于酸水，不溶或难溶于水和碱水。

（2）亲水性生物碱　主要指季铵碱和某些含氮氧化物的生物碱。这些生物碱可溶于水、甲醇、乙醇，难溶于亲脂性有机溶剂。某些生物碱既有一定程度的亲水性，可溶于水、醇类，也可溶于亲脂性有机溶剂，如麻黄碱、苦参碱、氧化苦参碱、东莨菪碱、烟碱等。这些生物碱的结构特点往往是分子较小，或具有醚键、配位键，或为液体等。

（3）具特殊官能团的生物碱　具酚羟基或羧基的生物碱称为两性生物碱（具酚羟基者常称为酚性生物碱），如吗啡、小檗胺（berbamine）、槟榔次碱等，这些生物碱既可溶于酸水，也可溶于碱水，但在 pH8~9 时溶解度最小，易产生沉淀。还有一些具内酯或内酰胺结构的生物碱，其溶解性类似一般叔胺碱，但在热苛性碱溶液中可开环形成羧酸盐而溶于水，继之加酸又可环合析出。

2. 生物碱盐　一般易溶于水，可溶于醇类有机溶剂，难溶于亲脂性有机溶剂。生物碱在酸水中成盐溶解，调碱性后又游离析出沉淀。但碱性极弱的生物碱与酸不易生成盐，仍以游离碱的形式存在，或生成的盐不稳定，其酸水液无需碱化，可用三氯甲烷萃取出游离碱。生物碱盐类在水中溶解度大小与成盐所用酸的种类有关。通常生物碱的无机酸盐水溶性大于有机酸盐，无机酸盐中含氧酸盐的水溶性大于卤代酸盐，卤代酸盐中生物碱盐酸盐水溶性最大，而氢碘酸盐的水溶度最小，有机酸盐中小分子有机酸盐水溶性大于大分子有机酸盐，多元酸盐的水溶性大于一元酸盐的水溶性。

有些生物碱或生物碱盐的溶解性不符合上述规律，如石蒜碱难溶于有机溶剂而溶于水，喜树碱不溶于一般有机溶剂而易溶于酸性三氯甲烷，小檗碱盐酸盐、麻黄碱草酸盐、普托品硝酸盐和盐酸盐等难溶于水，奎宁、奎尼定（quinidine）、辛可宁（cinchonine）、吐根酚碱（cephaeline）、罂粟碱等的盐酸盐溶于三氯甲烷。

二、化学性质

（一）碱性

生物碱分子结构中都含有氮原子，通常具有碱性，其碱性的强弱与多种因素有关。

1. 碱性表示方法　根据 Lewis 酸碱电子理论，凡是能给出电子的电子授体为碱，能接受电子的电子受体为酸。生物碱分子中氮原子上的孤电子对能给出电子，因而显碱性。常以水作溶剂测定生物碱的碱性强弱，此时水为酸，生物碱从水中接受质子生成其共轭酸。

$$B \ + \ H_2O \ \rightleftharpoons \ BH^+ \ + \ OH^-$$

碱　　　酸　　　　　　共轭酸　　共轭碱

生物碱碱性越强，接受质子的能力越强，生成生物碱的共轭酸浓度越高。或者说生物碱的共轭酸越稳定，化学反应向右移动，生物碱碱性越强，反之生物碱碱性越弱。

目前，生物碱的碱性强弱统一用生物碱共轭酸的酸式离解指数 pK_a 表示。

$$pK_a = pK_w - pK_b = 14 - pK_b$$

其中 pK_w 为水的电离指数，pK_b 为碱式电离指数。pK_a 值与生物碱的碱性大小成正比，即 pK_a 值越大，生物碱的碱性越强；反之，pK_a 值越小，生物碱的碱性越弱。

通常情况下，根据生物碱的 pK_a 值大小，可将生物碱按碱性强弱分为：强碱（$pK_a > 11$），如季铵碱、胍类生物碱；中强碱（pK_a 7~11），如脂胺、脂杂环类生物碱；弱碱（pK_a 2~7），如芳香胺、六元芳氮杂环类生物碱；极弱碱（$pK_a < 2$），如酰胺、五元芳氮杂环类生物碱。

2. 影响碱性强弱的因素　生物碱的碱性强弱与氮原子的杂化方式、电子云密度、空间效应及分子内氢键的形成等因素有关。

（1）氮原子的杂化方式　生物碱分子中氮原子的孤对电子都处于不等性杂化轨道上，其

NOTE

碱性随杂化轨道中 p 电子的比例增加而增强，即 $sp^3 > sp^2 > sp$。在杂化轨道中，p 电子因活动性大而易供给电子，故 p 成分比例大，碱性强。脂肪胺、脂氮杂环类生物碱的氮原子为 sp^3 杂化，为中强碱；芳香胺、六元芳氮杂环类生物碱的氮原子为 sp^2 杂化，为弱碱；而氰基中的氮原子为 sp 杂化，碱性极弱，几近中性。例如异喹啉（sp^2 杂化氮，$pK_a 5.4$）的碱性弱于四氢异喹啉（sp^3 杂化氮，$pK_a 9.5$）；烟碱分子中的两个氮原子因杂化不同导致碱性不同，吡啶环上的氮（N_1，sp^2 杂化，$pK_a 3.3$）碱性弱于四氢吡咯环上的氮（N_2，sp^3 杂化，$pK_a 8.0$）。

　　生物碱分子中氮原子若以它的孤对电子成键时，则生成一价阳离子的季铵型生物碱，此时氮阳离子和羟基以离子键形式结合，呈强碱性，如小檗碱的 $pK_a 11.5$。

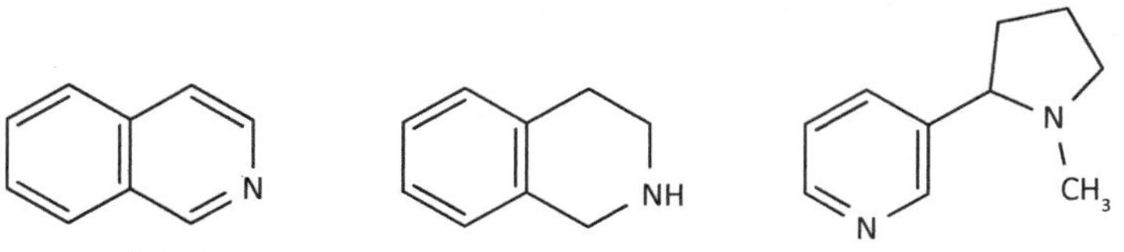

异喹啉　　　　　四氢异喹啉　　　　　烟碱

　　（2）诱导效应　　生物碱分子中氮原子上的电子云密度受到氮原子附近供电基（如烷基）和吸电基（如含氧基团、芳环、双键）诱导效应的影响，导致碱性发生改变。供电诱导使氮原子核外电子云密度增加，接受质子的能力增强，因而碱性增强；吸电诱导使氮原子核外电子云密度减小，接受质子的能力减弱，而碱性降低。如麻黄碱的碱性（$pK_a 9.58$）强于去甲基麻黄碱（$pK_a 9.00$）是由于麻黄碱氮原子上的甲基供电诱导的结果，而二者的碱性弱于苯异丙胺（$pK_a 9.80$）则是由于前二者氨基碳原子的邻位羟基吸电诱导所致。

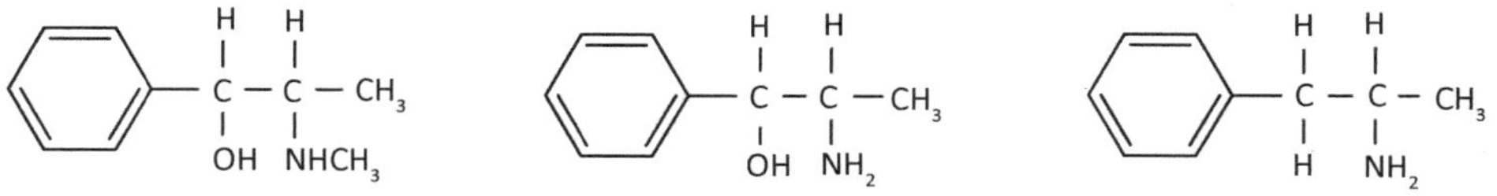

麻黄碱　　　　　去甲基麻黄碱　　　　　苯异丙胺

　　一般来说，双键和羟基的吸电子诱导效应使生物碱的碱性减弱。但具有氮杂缩醛结构的生物碱常易于质子化而呈强碱性，氮原子邻位碳原子上具 α、β 双键或 α-羟基者可异构化形成季铵碱，使碱性增强。如醇胺型小檗碱即具有氮杂缩醛结构，其氮原子上的孤对电子与 α-羟基 C—O 单键的 σ 电子发生转位，形成稳定的季铵型小檗碱而呈强碱性。

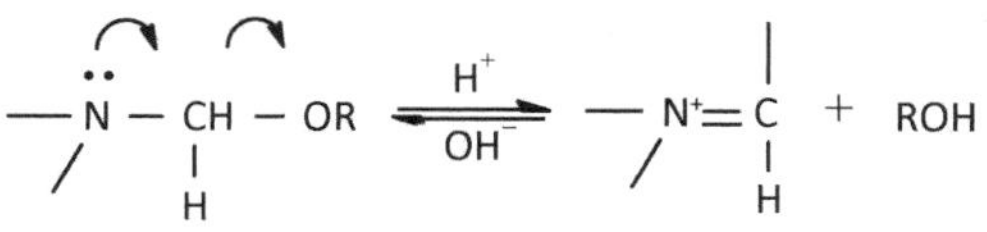

氮杂缩醛

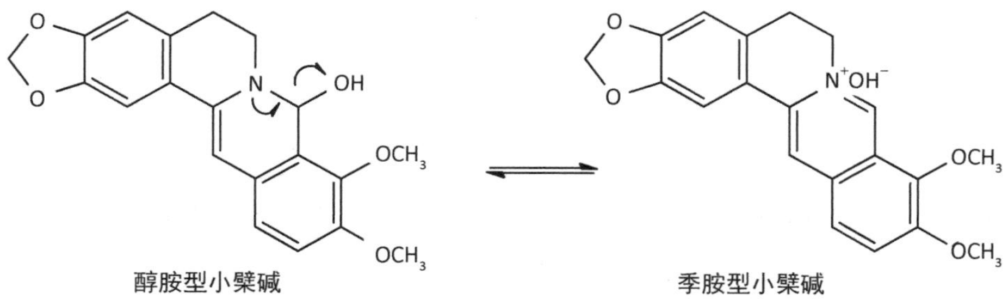

醇胺型小檗碱　　　　　　　　　季胺型小檗碱

但是，在稠环中，若氮杂缩醛体系中氮原子处于桥头，则因其本身所具有的刚性结构而不能发生转位使叔胺型变为季铵型，其双键或羟基只能起吸电子效应而致碱性减弱。如阿马林（amaline）的 N_4 虽然有 α-羟基，但其为桥头氮，氮原子上的孤电子对不能转位，故碱性中等（pK_a8.15）。伪士的宁（pseudostrychnine）的碱性（pK_a5.60）小于士的宁（pK_a8.29）的原因亦是如此。

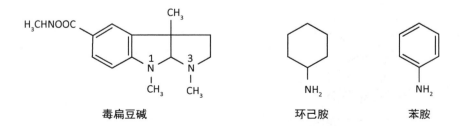

阿马林　　　　　　士的宁　　　　　　伪士的宁

（3）诱导-场效应　生物碱分子中如有一个以上氮原子时，即便各氮原子的杂化形式和化学环境完全相同，各氮原子的碱性也是有差异的。当其中一个氮原子质子化后，就产生一个强的吸电基团——N^+HR_2，它对另外的氮原子产生两种碱性降低的效应，即诱导效应和静电场效应。诱导效应如前所述，而静电场效应是通过空间直接传递的，故又称直接效应。如无叶豆碱（sparteine）中两个氮原子的碱性相差很大，ΔpK_a为8.1，主要原因为两个氮原子空间上接近，存在显著的诱导-场效应。

无叶豆碱

（4）共轭效应　生物碱分子中氮原子的孤电子对与 π 电子基团共轭时一般使生物碱的碱性减弱。在生物碱分子结构中常见的 p-π 共轭体系有苯胺和酰胺两种类型。

①苯胺型：此类生物碱氮原子上的孤电子对与苯环 π 电子形成 p-π 共轭体系后使碱性减弱。如毒扁豆碱（physostigmine）结构中存在 3 个氮原子，其中两个杂环氮原子 N_1 的 pK_a 为1.76，N_3 的 pK_a 为7.88，两个氮原子碱性的差别系由共轭效应引起。环己胺的 pK_a 为10.64，而苯胺 pK_a 为4.58，后者显然为共轭效应所致。

毒扁豆碱　　　　　　　环己胺　　　　苯胺

②酰胺型：由于酰胺中的氮原子与羰基的 p-π 共轭效应，此类生物碱碱性极弱。如胡椒碱的 pK_a 为 1.42，秋水仙碱（colchiamine）的 pK_a 为 1.84。

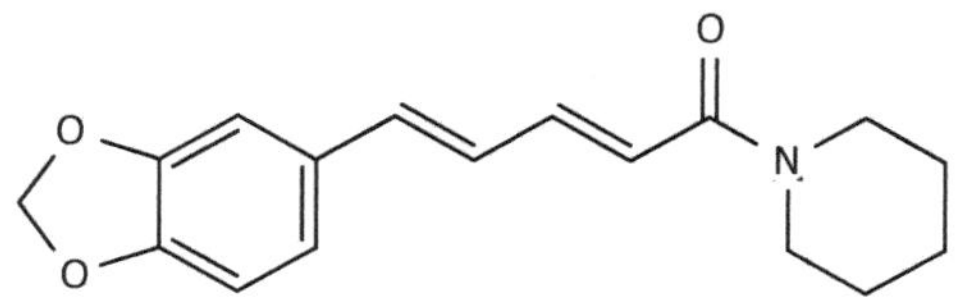

胡椒碱 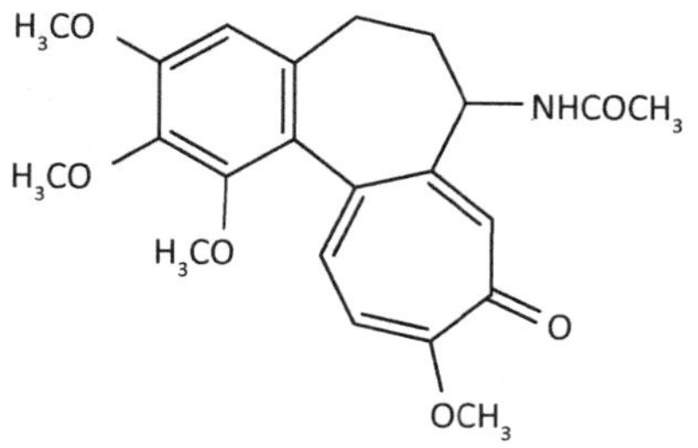　　　　　　　　　　　　　　　秋水仙碱

但并非所有 p-π 共轭效应均使碱性减弱。如胍接受质子后形成季铵离子，由于 p-π 共轭效应使体系具有高度共振稳定性，因而显强碱性，pK_a 为 13.6。

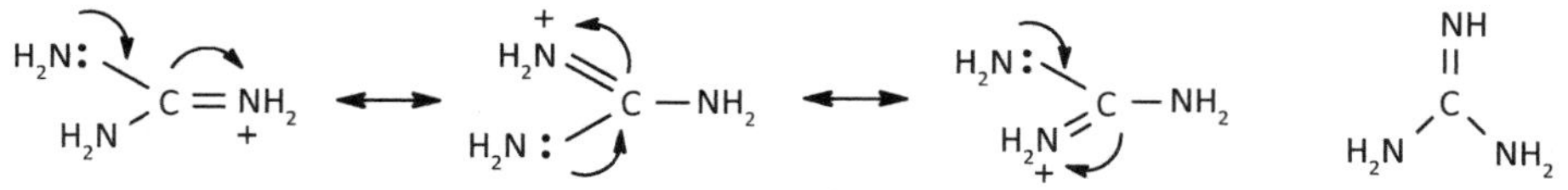

值得注意的是，氮原子的孤电子对 p 电子的轴与共轭体系的 π 电子轴共平面是产生 p-π 共轭效应的必要条件。如邻甲基 N,N-二甲苯胺（pK_a 5.15）中邻甲基所产生的空间位阻，使 p-π 共轭效应减弱，碱性强于 N,N-二甲基苯胺（pK_a 4.39）。

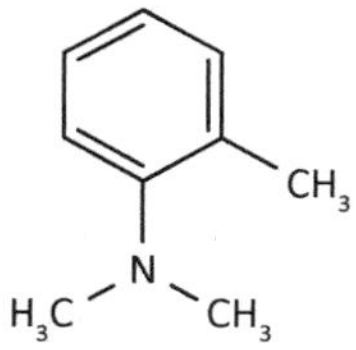

邻甲基 N,N-二甲基苯胺 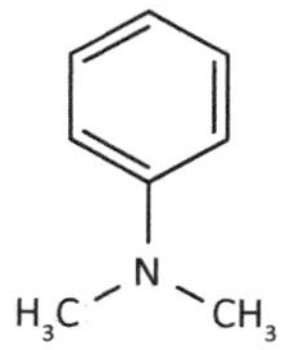　　　　　　　　　N,N-二甲基苯胺

（5）空间效应　氮原子由于附近取代基的空间立体障碍或分子构象因素，使质子难于靠近氮原子，碱性减弱。如东莨菪碱（pK_a 7.50）、莨菪碱（pK_a 9.65）等。甲基麻黄碱（pK_a 9.30）的碱性弱于麻黄碱（pK_a 9.58）的原因也是前者甲基的空间障碍。

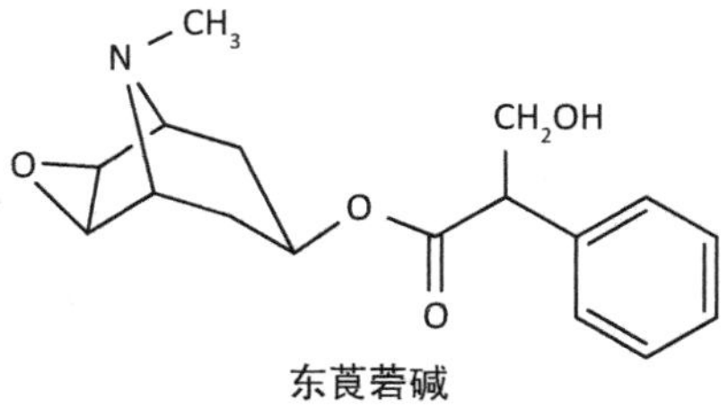

东莨菪碱 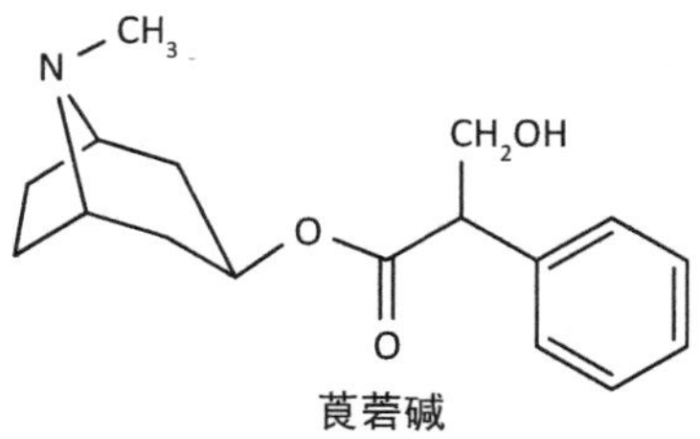　　　　　　　　　　　　　　　莨菪碱

（6）氢键效应的影响　当生物碱成盐后，氮原子附近若有羟基、羰基，并处于有利于形成稳定的分子内氢键时，氮原子上的质子不易解离，则碱性增强。如麻黄碱的碱性（pK_a 9.58）小于伪麻黄碱（pK_a 9.74），是由于麻黄碱共轭酸在形成分子内氢键时，分子中的甲基和苯基处于重叠位置，成为不稳定构象，而伪麻黄碱分子中的甲基和苯基为不重叠的稳定构象。

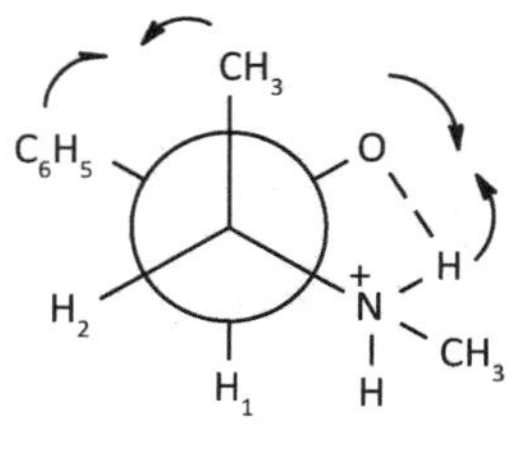

麻黄碱共轭酸 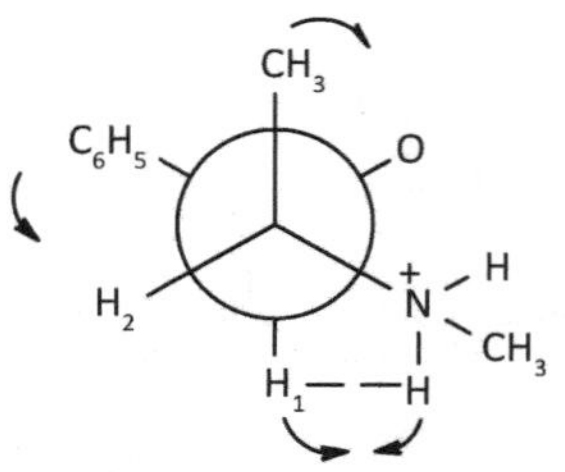　　　　　　　　　伪麻黄碱共轭酸

再如钩藤碱（rhyachophylline）成盐后产生分子内氢键使其更稳定，碱性强于无氢键的异钩藤碱（isorhyachophylline）。

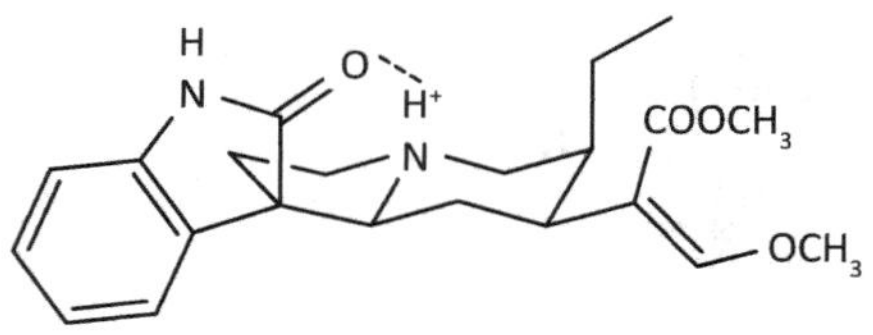

钩藤碱（pK_a6.32）　　　　　　　　　异钩藤碱（pK_a5.20）

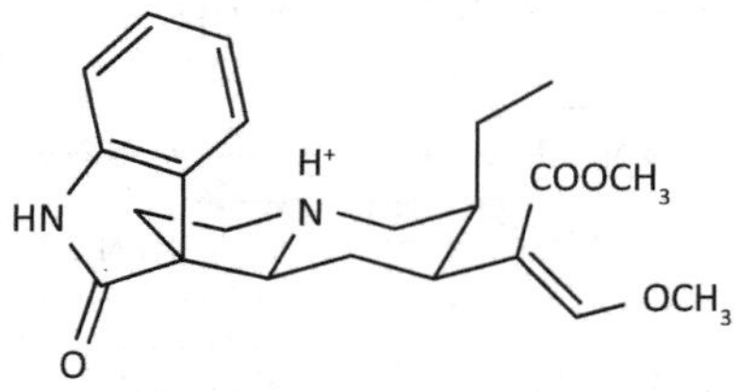

对于具体生物碱来讲，若影响碱性的因素不止一个，则应该综合考虑。一般来说，空间效应与诱导效应并存时空间效应居主导地位，共轭效应与诱导效应并存时共轭效应居主导地位。

（二）沉淀反应

多数生物碱在酸性水溶液中与某些试剂生成难溶于水的络合物或复盐，这一反应称为生物碱沉淀反应，这些试剂称为生物碱沉淀试剂。

1. 常用的沉淀试剂　生物碱沉淀试剂的种类很多，常见有碘化物复盐、重金属盐和大分子酸类，常用的生物碱沉淀试剂的名称、组成及反应特征见表9-1。

表9-1　生物碱沉淀试剂主要类型

试剂名称	组成	沉淀颜色
碘化铋钾（Dragendorff）试剂	$KBiI_4$	橘红色至黄色
碘化汞钾（Mayer）试剂	K_2HgI_4	类白色
硅钨酸（Bertrad）试剂	$SiO_2 \cdot 12WO_3 \cdot nH_2O$	类白色或淡黄色
碘-碘化钾（Wagner）试剂	$KI\text{-}I_2$	红棕色
苦味酸（Hager）试剂	2,4,6-三硝基苯酚	黄色
雷氏铵盐（Ammonium reineckate）试剂	$NH_4[Cr(NH_3)_2(SCN)_4]$	红色

2. 反应条件　生物碱沉淀反应一般在稀酸水溶液或稀酸醇溶液中进行，因为生物碱和生物碱沉淀试剂均可溶于其中，而生物碱与沉淀试剂的反应产物难溶于水，因而不仅利于反应进行且易于判断反应结果。但苦味酸试剂可在中性条件下进行。

3. 反应结果的判断　利用生物碱沉淀反应需注意假阴性和假阳性结果。仲胺一般不易与生物碱沉淀试剂发生反应（如麻黄碱），因此对生物碱进行定性鉴别时应用三种以上沉淀试剂分别进行反应，如果均能发生沉淀反应，可判断为阳性结果。

但有些非生物碱类物质也能与生物碱沉淀试剂产生沉淀反应，如蛋白质、酶、多肽、氨基酸、鞣质等。同时，大多中药的提取液颜色较深，影响颜色的观察。为了排除假阳性的干扰，可将中药的酸水提取液碱化，进而以三氯甲烷萃取游离生物碱，与水溶性干扰成分分离，再将三氯甲烷层酸化，以此酸水溶液进行生物碱沉淀反应。

4. 沉淀反应的应用　生物碱沉淀反应主要用于检查中药或中药制剂中生物碱的有无，在生物碱的定性鉴别中，这些试剂可用于试管的定性反应或作为薄层色谱和纸色谱的显色剂。另外，在生物碱的提取分离中还可作为追踪、指示终点。个别沉淀试剂可用于分离、纯化生物碱，如雷氏铵盐可用于沉淀、分离季铵碱。硅钨酸试剂能与生物碱生成稳定的沉淀，可用于生物碱的含量测定。

（三）　显色反应

某些试剂能与个别生物碱反应生成不同颜色溶液，这些试剂称为生物碱显色剂。生物碱的显色剂较多，常用的显色剂见表9-2。

表9-2　常用生物碱显色剂

试剂组成	颜色特征
1%钒酸铵的浓硫酸溶液	莨菪碱及阿托品显红色，奎宁显淡橙色，吗啡显蓝紫色，可待因显蓝色，士的宁显蓝紫色
30%甲醛溶液0.2mL与10mL硫酸混合溶液	吗啡显橙色至紫色，可待因显洋红色至黄棕色
1%钼酸钠的浓硫酸溶液	乌头碱显黄棕色，吗啡显紫色转棕色，小檗碱显棕绿色，利血平显黄色转蓝色

显色反应可用于检识生物碱和区别某些生物碱。此外，一些显色剂如溴麝香草酚蓝、溴麝香草酚绿等在一定条件下能与一些生物碱生成有色复合物，这种有色复合物能被三氯甲烷定量提取出来，可用于生物碱的含量测定。

第四节　生物碱的检识

一、理化检识

物理方法检识主要根据生物碱的形态、颜色、嗅味、酸碱性等，化学方法主要用如前所述的生物碱沉淀试剂、显色试剂以及生物碱实例中各个生物碱特殊的鉴别反应等进行检识。

二、色谱检识

生物碱的色谱检识常用薄层色谱法、纸色谱法、高效液相色谱法和气相色谱法等。

（一）　薄层色谱法

1. 吸附薄层色谱　吸附剂常用硅胶和氧化铝。硅胶本身显弱酸性，直接用于分离和检识生物碱时，与碱性强的生物碱可形成盐而使斑点的R_f值很小，或出现拖尾，或形成复斑，从而影响检识效果。为了避免出现这种情况，在涂铺硅胶薄层时可加稀碱溶液制成碱性硅胶薄层，或者使色谱过程在碱性条件下展开，即在展开剂中加入少量碱性试剂，如二乙胺、氨水等，或在展开缸中放入氨水杯，或在点样后放入氨缸中碱化。氧化铝的吸附性能较硅胶强，其本身显弱碱性，不经处理便可用于分离和检识生物碱，一般较常用。但氧化铝不能用作分子中含醛基、羰基、酯基、内酯的生物碱的分离，因易产生异构化、氧化或消除反应。

生物碱薄层色谱所用展开系统多以亲脂性溶剂为主，一般以三氯甲烷为基本溶剂，根据色谱结果调整展开剂的极性。若 R_f 值太小，可在三氯甲烷中加入适量甲醇、丙酮等极性大的溶剂；若 R_f 值太大，则在三氯甲烷中加入适量苯、石油醚等极性小的溶剂。往往在展开剂中加入适量的碱性溶剂，如二乙胺、氨水等，以达到较好的分离效果。

薄层展开后，有色生物碱可直接观察斑点，如小檗碱、棕榈碱等显黄色。有的生物碱在紫外光下显示荧光斑点，如麦角生物碱、萝芙木生物碱、金鸡纳生物碱，也可以直接观察。绝大多数生物碱的薄层色谱可用改良碘化铋钾试剂显色，显橘红色斑点。应注意有些生物碱与改良碘化铋钾试剂不显色，可选择特殊显色剂，如罂粟类生物碱用盐酸蒸气熏蒸时产生红色斑点，麻黄碱可用茚三酮试剂显色。

2. 分配薄层色谱　检识极性较大的生物碱时，可考虑采用分配薄层色谱法，支持剂通常选用硅胶或纤维素粉。对于脂溶性生物碱的分离，固定相多选甲酰胺，流动相选择亲脂性有机溶剂，如三氯甲烷-苯（1∶1）等。分离水溶性生物碱，则一般以亲水性溶剂作展开系统（如 BAW 系统）。在配制展开系统时，固定相与展开剂需相互饱和。显色方法同吸附薄层色谱法。

（二）纸色谱法

纸色谱属于分配色谱，生物碱的纸色谱多为正相分配色谱，其色谱条件类似于薄层正相分配色谱，常用于水溶性生物碱、生物碱盐和亲脂性生物碱的分离检识。

纸色谱的固定相常用水、甲酰胺或酸性缓冲液。其中水可利用滤纸本身含有 6%~7% 的水分，也可以将滤纸悬空于充满水蒸气的密闭缸中使其饱和；甲酰胺为固定相时，可将甲酰胺溶于丙酮，再将滤纸置于其中浸湿片刻，取出，挥去丙酮即可。

选择酸性缓冲液作为固定相进行纸色谱时，常采用多缓冲纸色谱的方式。可将不同 pH 值的酸性缓冲液自起始线由高到低间隔 2cm 左右的距离涂布若干个缓冲液带，晾干即可使用。在这种纸色谱中，混合物在展层过程中由于碱性不同，碱性强的先成盐，极性变大，斑点不动，后面的同理依碱性由强至弱依次分开。结果见图 9-1。

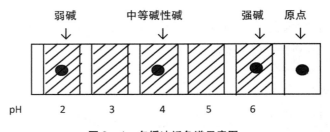

图 9-1　多缓冲纸色谱示意图

以水作固定相的纸色谱，宜用亲水性溶剂系统作展开剂（如 BAW 系统）。以甲酰胺和酸性缓冲液作固定相的纸色谱，多以苯、三氯甲烷、乙酸乙酯等亲脂性有机溶剂为主作展开剂。同样，展开剂在使用前也需用固定相溶液饱和。纸色谱所用的显色剂与与薄层色谱基本相同，但含硫酸等具腐蚀性的显色剂不宜使用。

（三） 高效液相色谱法

高效液相色谱法广泛应用于生物碱的分离检识。有些无法用薄层色谱或纸色谱分离检识的生物碱，能够通过高效液相色谱法获得满意的分离效果。

生物碱的高效液相分离可采用分配色谱法、吸附色谱法、离子交换色谱法等，其中以分配色谱法中的反相色谱法应用较多。可根据生物碱的性质和不同色谱方法选择相应的固定相。由于生物碱具碱性，故通常使用的流动相偏碱性为好。

另外，具有挥发性的生物碱可用气相色谱法检识，如麻黄生物碱、烟碱等。

第五节　含生物碱类化合物的中药实例

一、麻黄

麻黄为麻黄科植物草麻黄 *Ephedra sinica* Stapf.、中麻黄 *E. intermedia* Schrenk et C. A. Mey. 或木贼麻黄 *E. equisetina* Bge. 的干燥草质茎，味辛、微苦，性温，归肺、膀胱经，具有发汗散寒、宣肺平喘、利水消肿等功效，可用于风寒感冒、胸闷喘咳、风水浮肿，蜜麻黄润肺止咳，多用于表证已解、气喘咳嗽。

（一） 化学成分

麻黄中主要有效成分为生物碱类化合物，总生物碱中主要含麻黄碱（*l*-ephedrine），其次为伪麻黄碱（*d*-pseudoephedrine）及微量的 *l*-*N*-甲基麻黄碱（*l*-*N*-methylephedrine）、*d*-*N*-甲基伪麻黄碱（*d*-*N*-pseudomethylephedrine）、*l*-去甲基麻黄碱（*l*-norephedrine）、*d*-去甲基伪麻黄碱（*d*-demethyl-pseudoephedrine）、麻黄次碱（ephedine）等。另外，还含有少量儿茶鞣质和挥发油，亦含有黄酮类、有机酸类等化学成分。

上述三种麻黄中所含化学成分相似，但生物碱含量以木贼麻黄及草麻黄较高，中麻黄中含量较低。

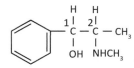

l-麻黄碱(1R,2S)
d-伪麻黄碱(1S,2S)

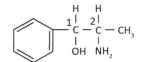

l-去甲基麻黄碱(1R,2S)
d-去甲基伪麻黄碱(1S,2S)

l-甲基麻黄碱(1R,2S)
d-甲基伪麻黄碱(1S,2S)

（二） 麻黄生物碱的理化性质

1. **性状**　麻黄碱和伪麻黄碱均为无色结晶，游离麻黄碱含水物 mp 40℃，两者皆有挥发性。

2. **碱性**　麻黄碱和伪麻黄碱的氮原子在侧链上，为有机胺类生物碱，碱性较强。由于伪麻黄碱的共轭酸与 C_1-OH 形成分子内氢键，稳定性大于麻黄碱，所以伪麻黄碱的碱性稍强于麻黄碱。

3. **溶解性**　游离的麻黄生物碱可溶于水，但伪麻黄碱在水中的溶解度较麻黄碱小。这是由于伪麻黄碱形成较稳定的分子内氢键的缘故。麻黄碱和伪麻黄碱也能溶于三氯甲烷、乙醚、苯及醇类溶剂中。麻黄碱盐与伪麻黄碱盐的溶解性能也有差别，如草酸麻黄碱较难溶于水，而草酸伪麻黄碱则易溶于水。

4. 检识   麻黄碱和伪麻黄碱为仲胺类，不能与大多数生物碱沉淀试剂发生沉淀反应，下列两种反应可用于麻黄碱和伪麻黄碱的鉴别。

（1）二硫化碳-硫酸铜反应   在麻黄碱或伪麻黄碱的醇溶液中加入二硫化碳、硫酸铜试剂和氢氧化钠各 2 滴，即产生棕色沉淀。反应机理如下：

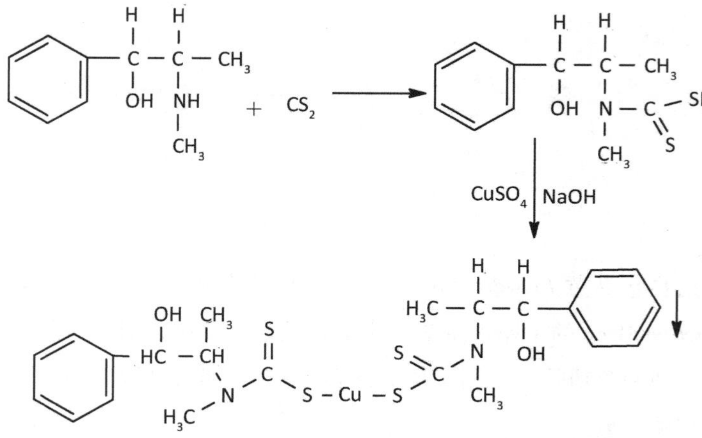

（2）铜络盐反应   在麻黄碱和伪麻黄碱的水溶液中加硫酸铜试剂，再加氢氧化钠试剂使呈碱性，则溶液显蓝紫色，再加乙醚振摇分层，乙醚层为紫红色，水层为蓝色。

二、延胡索

延胡索为罂粟科植物延胡索 *Corydalis yanhusuo* 的干燥块茎。延胡索辛、苦，温，归肝、脾经，具有活血行气、止痛等功效。

（一）化学成分

延胡索的主要化学成分为异喹啉型生物碱，按照其在水中的溶解性可分为两种，不溶或难溶于水者属于叔胺碱，约占总生物碱的 0.65%；较易溶于水者属于季铵碱，约占 0.3%。目前从延胡索中分离出的生物碱已有 40 余种，其类型分别属于原小檗碱类、阿朴菲类、原阿片碱类、异喹啉苄咪唑类、异喹啉苯骈菲啶类、双苄基异喹啉类等，其中以原小檗碱类为主，主要为延胡索甲素（亦名延胡索碱、紫堇碱，*d*-corydaline）、延胡索乙素（消旋四氢巴马汀，*dl*-四氢掌叶防己碱，*dl*-tetrahydropalmatine）、延胡索丙素（原阿片碱，protopine）、延胡索丁素（*l*-四氢黄连碱，*l*-tetrahydrocoptisine）、延胡索戊素（*dl*-四氢黄连碱，*dl*-tetrahydrocoptisine）、延胡索己素（L-四氢非洲防己胺，tetrahydrocolumbanine）、延胡索辛素（corydalis H）、延胡索壬素（corydalis I）、延胡索癸素（corydalis J）、延胡索子素（corydalis K）、延胡索丑素（corydalis L）、延胡索寅素（α-别隐品碱，α-allocryptopine；或名 β-高白屈菜碱，β-homo-chehdonine）、黄连碱（coptisine）、去氢延胡索甲素（去氢延胡索碱、去氢紫堇碱，dehydrocorydaline）、延胡索胺碱（*d*-corybulbine，亦名紫堇达明碱，*d*-corydalmine；或紫堇球碱）、去氢延胡索胺碱（dehydrocorydalmine，亦名去氢紫堇达明碱）、紫堇单酚碱（corydalmine）、非洲防己胺（columban-ine）等。此外，尚含有大量淀粉和少量黏液质、挥发油及树脂等。

原小檗碱型（主要为叔胺碱）异喹啉类生物碱及小檗碱型（主要为季铵碱）异喹啉类生物碱主要化合物如下：

	R_1	R_2	R_3	R_4	R_5
延胡索乙素	CH_3	CH_3	CH_3	CH_3	H
紫堇碱	CH_3	CH_3	CH_3	CH_3	CH_3
l- 四氢黄连碱	—CH_2—		—CH_2—		H
l- 四氢非洲防己碱	CH_3	H	CH_3	CH_3	H
d-紫堇球碱	H	CH_3	CH_3	CH_3	CH_3
紫堇单酚碱	CH_3	CH_3	CH_3	H	H

	R_1	R_2	R_3	R_4	R_5
l- 黄连碱	—CH_2—		—CH_2—		H
去氢紫堇碱	CH_3	CH_3	CH_3	CH_3	CH_3
非洲防己胺	CH_3	H	CH_3	CH_3	H

	R_1	R_2
普托品	—CH_2—	
α-别隐品碱	CH_3	CH_3

延胡索中的主要有效成分延胡索乙素在该药材中含量仅为十万分之三，属微量成分。但在防己科植物华千金藤 *Stephania sinica* Diels 的根中 *l*-四氢巴马丁含量较高，可作为提取该成分（俗称颅通定）的原料。另外，中药黄藤 *Fibraurea tinctoria* Lour. 的根及根茎中含有的巴马丁（palmatine）也可从中提取作为制备延胡索乙素的前体物。

（二）延胡索生物碱的理化性质

在叔胺碱中，延胡索乙素的游离碱为淡黄色结晶，mp 148～149℃，难溶于水，易溶于三氯甲烷、苯、乙醚及热乙醇。其酸性硫酸盐为无色针状结晶，mp 245～246℃，其盐酸盐mp 210℃，难溶于水。紫堇碱为棱柱状结晶，mp 135℃，易溶于三氯甲烷、乙醚，微溶于甲醇及乙醇，难溶于水。其他几种生物碱的性质大体相同。酚性叔胺碱极性较非酚性叔胺碱大，既可溶于酸水也可溶于碱水。季铵碱碱性强，可溶于水，难溶于亲脂性有机溶剂。

三、黄连

黄连为毛茛科植物黄连 *Coptis chinensis* Franch.、三角叶黄连 *C. deltoidea* C. Y. Cheng et Hsiao 或云连 *C. teeta* Wall. 的干燥根茎，以上三种分别习称"味连""雅连""云连"。黄连苦、寒，归心、脾、胃、肝、胆、大肠经，具有清热燥湿、泻火解毒的功效，用于湿热痞满、呕吐吞酸、泻痢、黄疸、高热神昏、心火亢盛、心烦不寐、心悸不宁、血热吐衄、目赤、牙痛、消渴、痈肿疔疮等症，外治湿疹湿疮、耳道流脓。酒黄连善清上焦火热，用于目赤、口疮。姜黄连清胃和胃止呕，用于寒热互结、湿热中阻、痞满呕吐。萸黄连疏肝和胃止呕，用于肝胃不和，呕吐吞酸。

（一） 化学成分

黄连的主要化学成分有生物碱和木脂素两类，此外还含有酚酸、挥发油、黄酮类、香豆素、萜类、甾体、多糖等成分。黄连有效成分主要是小檗碱型生物碱，已经分离出来的生物碱有小檗碱、巴马丁（palmatine）、黄连碱（coptisine）、甲基黄连碱（methyl coptisine）、药根碱（jatrorrhizine）、木兰碱（magnoflorine）等，其中小檗碱是各种黄连的主要化学成分。这些生物碱除木兰碱为阿朴菲型外都属于小檗碱型，皆为季铵型生物碱。酸性成分有阿魏酸、绿原酸等。

	R₁	R₂	R₃	R₄	R₅
小檗碱	—CH₂—		CH₃	CH₃	H
巴马丁	CH₃	CH₃	CH₃	CH₃	H
黄连碱	—CH₂—		—CH₂—		H
甲基黄连碱	—CH₂—		—CH₂—		CH₃
药根碱	H	CH₃	CH₃	CH₃	H
表小檗碱	CH₃	CH₃	—CH₂—		H

（二） 小檗碱的理化性质

1. **性状**　水或稀乙醇中析出的小檗碱为黄色针状结晶，含 5.5 分子结晶水，100℃干燥后仍能保留 2.5 分子结晶水，加热至 110℃变为黄棕色，于 160℃分解。

2. **碱性**　小檗碱属季铵型生物碱，可离子化而呈强碱性，pK_a 值为 11.5。

3. **溶解性**　游离小檗碱能缓缓溶解于水，易溶于热水或热乙醇，在冷乙醇中溶解度不大，难溶于苯、三氯甲烷、丙酮等有机溶剂。小檗碱盐酸盐在水中溶解度较小，为 1：500，较易溶于沸水，难溶于乙醇。硫酸盐和磷酸盐在水中的溶解度较大，分别为 1：30 和 1：15。

小檗碱与大分子有机酸生成的盐在水中的溶解度都很小。因此当黄连与甘草、黄芩、大黄等中药配伍时，在煮提过程中由于小檗碱能与甘草酸、黄芩苷、大黄鞣质等酸性物质形成难溶于水的盐或复合物而析出。这是中药制剂工艺研究中应注意的问题。

4. **互变异构现象**　小檗碱有季铵式、醛式、醇式三种互变异构体，以季铵式最稳定。小檗碱的季铵型状态，离子化呈强碱性，能溶于水，溶液为红棕色。但在其水溶液中加入过量碱，抑制了季铵离子的解离，季铵型小檗碱则部分转变为醛式或醇式，其溶液也转变成棕色或黄色。醇式或醛式小檗碱为亲脂性成分，可溶于乙醚等亲脂性有机溶剂。

小檗碱三种互变体的反应式如下：

季铵式（红棕色）　　　　　　　醇式（黄色）　　　　　　　醛式（黄色）

5. **检识**　小檗碱可与生物碱沉淀试剂产生沉淀反应，还具有以下特征性鉴别反应。

（1）**小檗红碱反应**　盐酸小檗碱加热至 220℃左右分解，生成红棕色小檗红碱，继续加热至 285℃左右完全熔融。

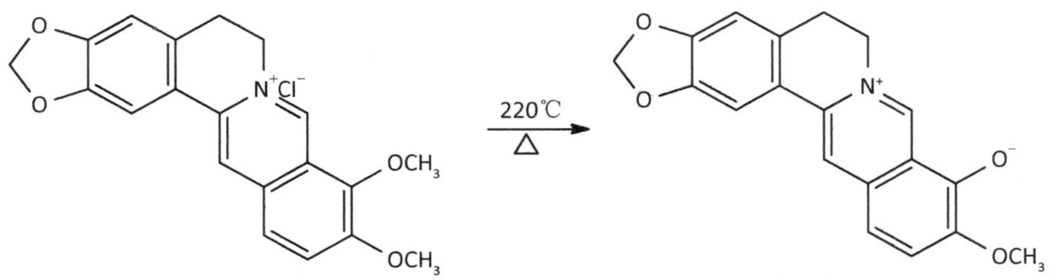

小檗红碱

（2）丙酮加成反应　在盐酸小檗碱水溶液中，加入氢氧化钠使呈强碱性，然后滴加丙酮数滴，即生成黄色结晶性小檗碱丙酮加成物，有一定熔点，可供鉴别。

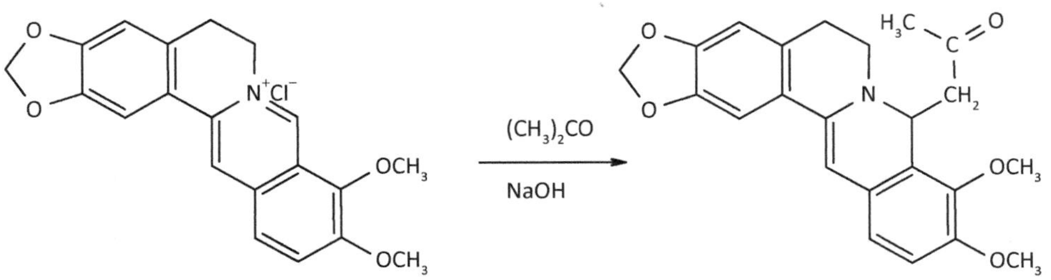

丙酮小檗碱

（3）漂白粉显色反应　在小檗碱的酸性水溶液中加入适量的漂白粉（或通入氯气），小檗碱水溶液即由黄色转变为樱红色。

（4）变色酸反应　为亚甲二氧基的显色反应。试剂为变色酸和浓硫酸，反应液呈红色。

四、洋金花

洋金花为茄科植物白花曼陀罗 *Datura metel* L. 的干燥花，味辛、性温，有毒，归肺、肝经，其传统功效为平喘止咳、解痉镇痛，可用于哮喘咳嗽、脘腹冷痛、风湿痹痛、小儿慢惊以及外科麻醉等。20 世纪 70 年代，临床上发现洋金花对银屑病具有独特的疗效。现代药理学研究表明洋金花具有抗炎、抗过敏、抗瘙痒、抗氧化、抗菌以及抗肿瘤等作用，并且对中枢神经系统、心血管系统、呼吸系统等具有多方面的影响。洋金花有剧毒，国家限制销售，特需时必经医生处方定点控制使用。

（一）化学成分

洋金花中的主要化学成分包括生物碱类、醉茄内酯类、黄酮类、倍半萜类、酚酸类等。其中生物碱主要为莨菪烷类生物碱，包括东莨菪碱、莨菪碱、山莨菪碱（anisodamine）、樟柳碱（anisodine）和 *N*-去甲莨菪碱（*N*-demethylhyoscyamine）等，其次还有阿托品、阿朴阿托品（apoatropine）、降阿托品（noratropine）、曼陀罗素（daturine）、巴豆酰莨菪碱（tigloidine）、曼陀罗碱（meteloidine）、茵芋碱（skimmianine）、2,6-二羟基莨菪碱（2,6-dihydroxy hyoscyamine）、红古豆碱（cuscohygrine）和 7-羟基-3,6-二巴豆酰莨菪碱（7-hydroxy-3,6-dicrotonoylhyoscyamine）等。总生物碱含量开花末期最高，到种子成熟时迅速下降。洋金花也含有数目众多的醉茄内酯类成分，现已从中分离鉴定了 80 余种醉茄内酯类化合物。洋金花中的黄酮类含量也较高，从中已分离鉴定了近 20 种黄酮苷类化合物，其苷元主要为山奈酚和槲皮素。醉茄内酯类和黄酮类成分是洋金花治疗银屑病的药效物质基础。

NOTE

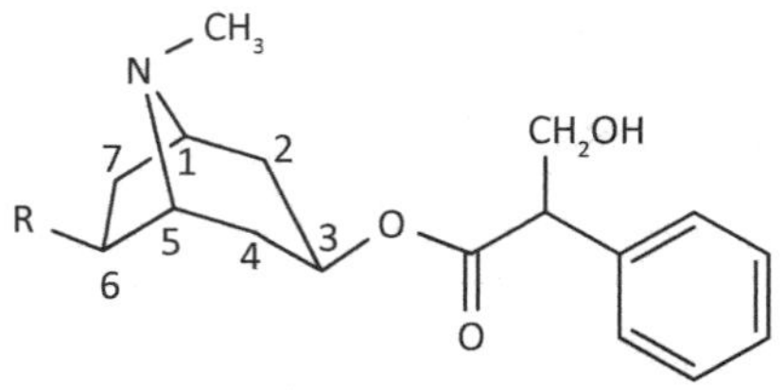

R=H   莨菪碱（阿托品，atropine）
R=OH   山莨菪碱

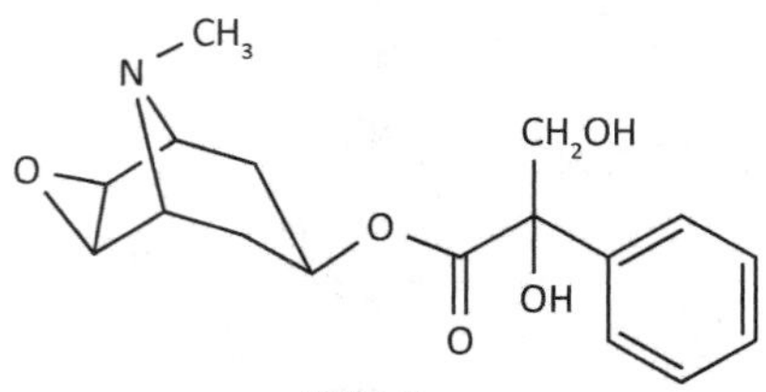

樟柳碱

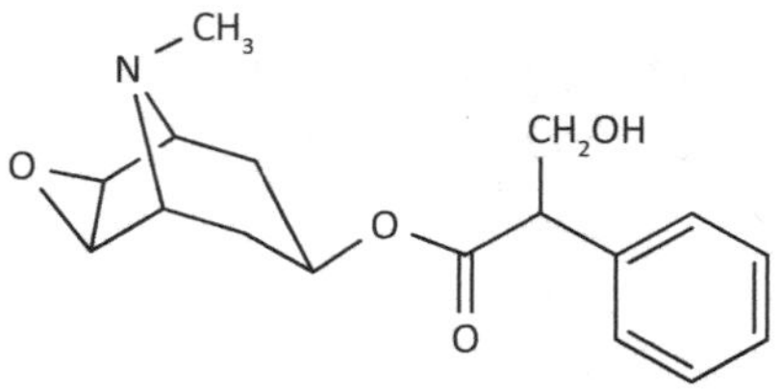

东莨菪碱

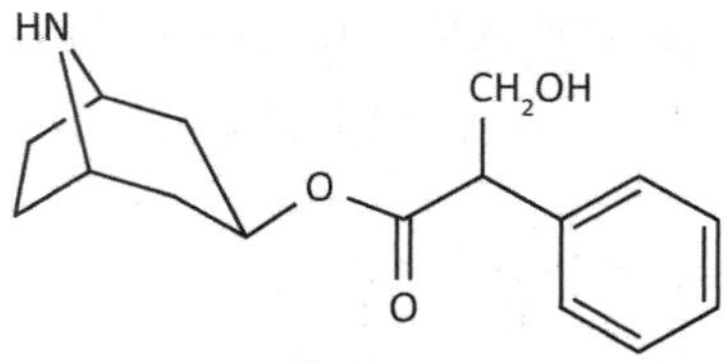

N-去甲莨菪碱

　　莨菪碱及其外消旋体阿托品有解痉镇痛、解有机磷中毒和散瞳作用，东莨菪碱除具有莨菪碱的生理活性外，还有镇静、麻醉作用。洋金花中东莨菪碱含量较高，故是麻醉剂的重要组成。山莨菪碱和樟柳碱有明显的抗胆碱作用，并有扩张小动脉、改善微循环作用。

（二）莨菪烷类生物碱的理化性质

　　1. **性状**　莨菪碱又名天仙子碱，细针状结晶（乙醇），mp 111℃，其硫酸盐（$B_2 \cdot H_2SO_4 \cdot 2H_2O$）mp 206℃。莨菪碱的外消旋体阿托品是长柱状结晶，mp 118℃，加热易升华。医用阿托品为其硫酸盐（$B_2 \cdot H_2SO_4 \cdot H_2O$），mp 195～196℃。东莨菪碱又名莨菪胺，为黏稠状液体，形成一水化物为结晶体，mp 59℃。山莨菪碱为无色针状结晶，自苯中结晶含一分子苯，mp 62～64℃。樟柳碱的物理性状与东莨菪碱相似，但其氢溴酸盐为白色针状结晶，mp 162～165℃。

　　2. **旋光性**　这些生物碱除阿托品无旋光性外，其他均具有左旋光性。除山莨菪碱所表现的左旋性是几个手性碳原子的总和外，其他三个生物碱的旋光贡献均来自莨菪酸部分。

　　阿托品是莨菪碱的外消旋体，这是由于莨菪碱的莨菪酸部分的手性碳原子上的氢位于羰基的 α 位，容易烯醇化产生互变异构。在酸碱接触下或加热，可通过烯醇化起外消旋作用而成为阿托品。

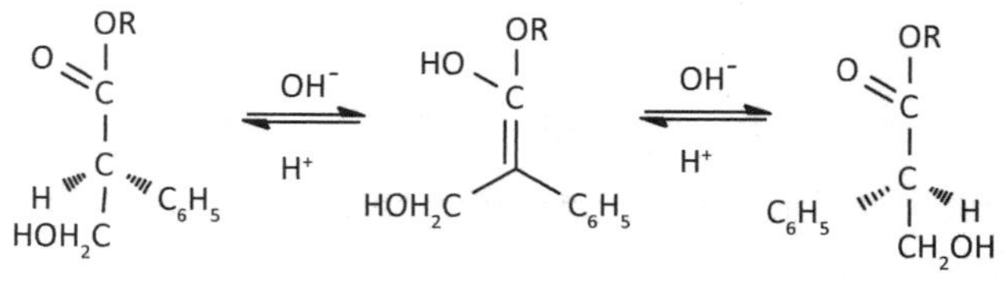

（-）莨菪碱　　　　　　烯醇型　　　　　　（+）莨菪碱

　　3. **溶解性**　莨菪碱（或阿托品）亲脂性较强，易溶于乙醇、三氯甲烷，可溶于四氯化碳、苯，难溶于水。东莨菪碱有较强的亲水性，可溶于水，易溶于乙醇、丙酮、乙醚、三氯甲烷等溶剂，难溶于苯、四氯化碳等强亲脂性溶剂。樟柳碱的溶解性与东莨菪碱相似，也具较强的亲水性。山莨菪碱由于多一个羟基，亲脂性较莨菪碱弱，能溶于水和乙醇。

　　4. **碱性**　这几种生物碱由于氮原子周围化学环境、立体效应等的不同，使它们的碱性强弱有较大差异。东莨菪碱和樟柳碱由于 6,7 位氧环立体效应和诱导效应的影响，碱性较弱

（pK_a7.5）；莨菪碱无立体效应障碍，碱性较强（pK_a9.65）；山莨菪碱分子中 6 位羟基的立体效应影响较东莨菪碱小，故其碱性介于莨菪碱和东莨菪碱之间。

5. 水解反应　莨菪烷类生物碱都是氨基醇的酯类，易水解，尤其在碱性水溶液中更易进行。如莨菪碱（阿托品）水解生成莨菪醇和莨菪酸，反应式如下。

莨菪醇　莨菪酸

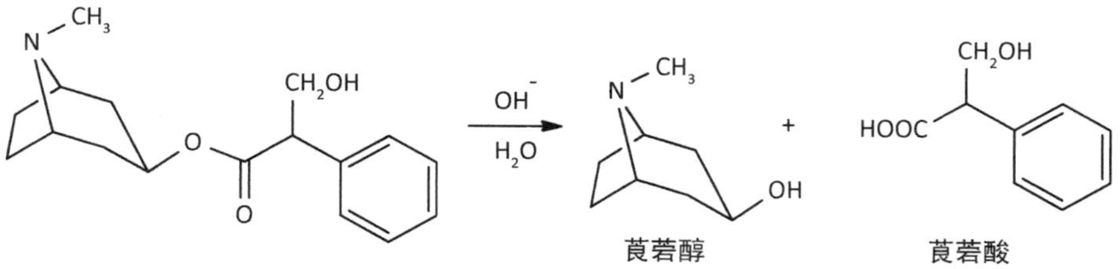

东莨菪碱和樟柳碱被碱液水解生成的东莨菪醇（scopine）不稳定，立即异构化成异东莨菪醇（scopoline）。以东莨菪碱水解为例：

东莨菪碱　莨菪酸　东莨菪醇　异东莨菪醇

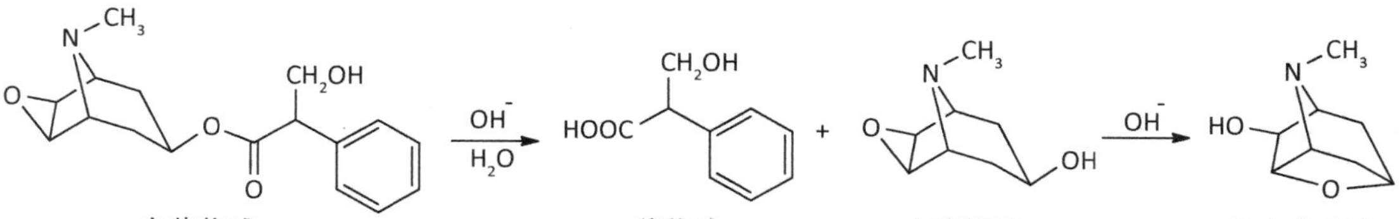

6. 检识　这类生物碱能与多种生物碱沉淀试剂产生沉淀反应，还可用以下方法进行检识。

（1）氯化汞沉淀反应　莨菪碱（或阿托品）在氯化汞的乙醇溶液中发生反应生成黄色沉淀，加热后沉淀变为红色。在同样条件下，东莨菪碱则生成白色沉淀。这是因为莨菪碱的碱性较强，加热时能使氯化汞转变成氧化汞（砖红色），而东莨菪碱的碱性较弱，与氯化汞反应只能生成白色的分子复盐沉淀。

（2）Vitali 反应　莨菪烷类生物碱分子结构中具有莨菪酸部分者（莨菪碱、东莨菪碱、山莨菪碱等），当用发烟硝酸处理时，产生硝基化反应，生成三硝基衍生物，此物再与苛性碱醇溶液反应，分子内双键重排，生成醌样结构的衍生物而呈深紫色，渐转暗红色，最后颜色消失。

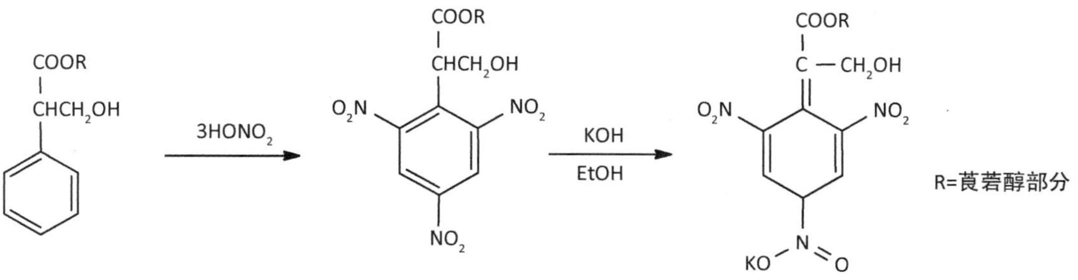

（3）过碘酸氧化乙酰丙酮缩合反应（DDL 反应）　樟柳碱分子的羟基莨菪酸具有邻二羟基结构，可被过碘酸氧化生成甲醛，然后甲醛与乙酰丙酮在乙酰胺溶液中加热，缩合成二乙酰基二甲基二氢吡啶（DDL）而显黄色。

$$C_6H_5 - \underset{\underset{OH}{|}}{\overset{\overset{CH_2OH}{|}}{C}} - COOR \xrightarrow{HIO_4} C_6H_5 - \overset{\overset{O}{\|}}{C} - COOR + HCHO + H_2O$$

$$HCHO + 2H_3C - \overset{\overset{H}{|}}{\underset{\underset{O}{\|}}{C}} - \overset{\overset{H}{|}}{\underset{\underset{OH}{|}}{C}} - \overset{\overset{H}{|}}{\underset{\underset{O}{\|}}{C}} - CH_3 + CH_3COONH_4 \xrightarrow{\triangle} \text{（DDL）} + 3H_2O + CH_3COOH$$

DDL

五、苦参

苦参为豆科植物苦参 *Sophora flavescens* Ait. 的干燥根，苦、寒，归心、肝、胃、大肠、膀胱经，具有清热燥湿、杀虫、利尿的功效，用于热痢、便血、黄疸尿闭、赤白带下、阴肿阴痒、湿疹、湿疮、皮肤瘙痒、疥癣麻风，外治滴虫性阴道炎。

（一）化学成分

苦参所含生物碱主要是苦参碱和氧化苦参碱，此外还含有羟基苦参碱（hydroxymatrine）、*N*-甲基金雀花碱（*N*-methylcytisine）、安那吉碱（anagyrine）、巴普叶碱（baptifoline）和去氢苦参碱（苦参烯碱，sophocarpine）等。除 *N*-甲基金雀花碱外，均由两个喹喏里西啶环骈合而成，属于赖氨酸系生物碱中的喹喏里西啶类。

苦参碱　　　氧化苦参碱　　　羟基苦参碱　　　去氢苦参碱　　　*N*-甲基金雀花碱

苦参根中还含有多种黄酮类化合物，其中大部分化合物的 A 环上存在异戊烯基侧链。此外，还含有三萜皂苷如苦参皂苷（sophoraflavoside）、大豆皂苷（soyasaponin）I 以及醌类化合物苦参醌（kushequinone）A 等。

（二）苦参生物碱的理化性质

1. 性状　苦参碱有 α-、β-、δ-、γ-四种形态，其中 α-、β-、δ-苦参碱为结晶体，γ-苦参碱为液态。常见的是 α-苦参碱，为针状或棱柱状结晶，熔点 76℃。氧化苦参碱为无色正方体状结晶（丙酮），熔点 207~208℃（分解）。含一分子结晶水的氧化苦参碱的熔点为 77~78℃。

2. 碱性　苦参所含生物碱均有两个氮原子。一个为叔胺氮（N_1），呈碱性，另一个为酰胺氮（N_{16}），几乎不显碱性，所以苦参生物碱类化合物碱性只相当于一元碱的碱性。这类生物碱由两个哌啶环骈合而成，呈叔胺状态的氮原子处于骈合环之间，立体效应影响较小，所以苦参碱和氧化苦参碱的碱性比较强。

3. 溶解性　苦参碱既可溶于水，又能溶于三氯甲烷、乙醚、苯、二硫化碳等亲脂性溶剂。

氧化苦参碱是苦参碱的氮氧化物，具半极性配位键，其亲水性比苦参碱更强，易溶于水，可溶于三氯甲烷，但难溶于乙醚。可利用两者溶解性的差异将其分离。

苦参生物碱的极性大小顺序是：氧化苦参碱>羟基苦参碱>苦参碱。

4. 水解性及氧化还原反应 苦参碱、氧化苦参碱和羟基苦参碱具内酰胺结构，加碱可被水解生成羧酸衍生物，酸化后又脱水环合为原来结构。如苦参碱在5%KOH中加热，水解成苦参酸钾，酸化后又环合为苦参碱。具有相似结构的去氢苦参碱，因有α、β不饱和内酰胺结构，增加了酰胺键的稳定性，在同样水解条件下不易生成钾盐。苦参碱可经过氧化氢处理，生成氧化苦参碱。氧化苦参碱也可在室温下与弱还原剂KI或SO_2反应，还原生成苦参碱。以苦参碱为例，水解及氧化还原反应式如下。

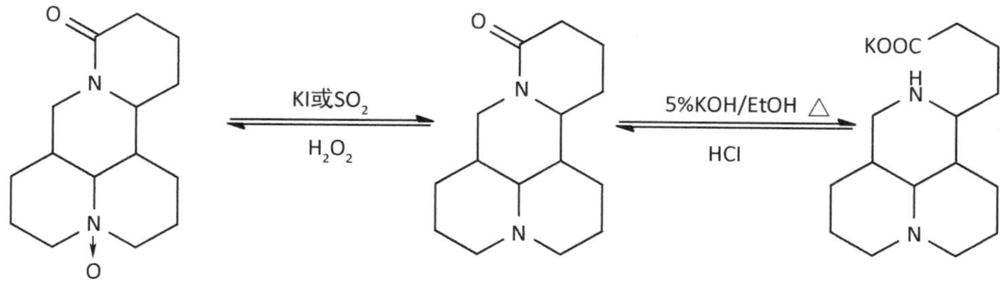

六、防己

防己为防己科植物粉防己 *Stephania tetrandra* S. Moore 的干燥根，习称汉防己，味苦，性寒，归膀胱、肺经，具祛风止痛、利水消肿的功效，用于风湿痹痛、水肿脚气、小便不利、湿疹疮毒。

（一）化学成分

防己中含多种生物碱，其中主要为汉防己甲素（粉防己碱，tetrandrine）、汉防己乙素（去甲基粉防己碱、防己诺林碱，fangchineline、demethyltetrandrine）、汉防己丙素（hanfangchin C）和轮环藤酚碱（cyclanoline）等。

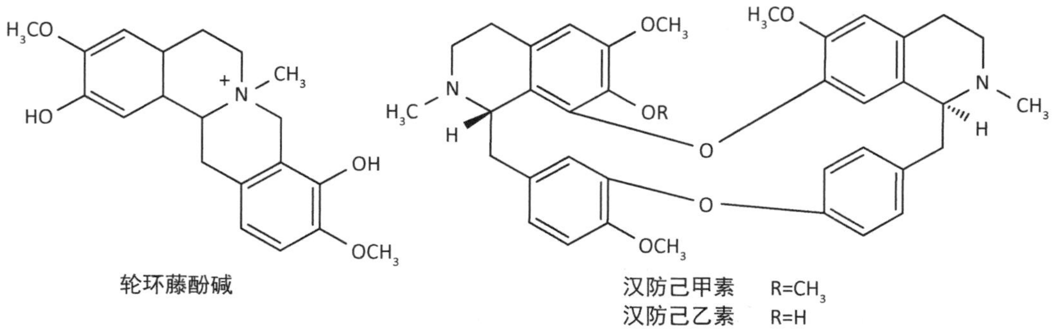

轮环藤酚碱

汉防己甲素　R=CH₃
汉防己乙素　R=H

（二）防己生物碱的理化性质

1. 性状 汉防己甲素和汉防己乙素均为白色结晶。汉防己甲素 mp 217~218℃ ［(Me)₂CO］，$[\alpha]_D^{28}$+286.7°（CHCl₃）。汉防己乙素在丙酮中的结晶具有双熔点，176~177℃熔融，200℃固化，继续加热至237~238℃再熔融，$[\alpha]_D^{28}$+275°（CHCl₃）。轮环藤酚碱的氯化物为无色结晶，熔点214℃，$[\alpha]_D^{30}$-116°（CH₃OH）。

2. 碱性 汉防己甲素和汉防己乙素分子结构中均有两个叔胺态氮原子，碱性较强。轮环藤酚碱属原小檗碱型季铵碱，具强碱性。

3. 溶解性 汉防己甲素和汉防己乙素化学结构相似，均为双苄基异喹啉衍生物，亲脂性较强，具有脂溶性生物碱的一般溶解性。但由于两者分子结构中 7 位取代基的差异，前者为甲氧基，后者为酚羟基，故汉防己甲素的极性较小，能溶于冷苯；汉防己乙素极性较大，难溶于冷苯。利用这一性质差异可将两者分离。汉防己乙素虽然有酚羟基，但因处于两个含氧基团之间，由于空间位阻、形成分子内氢键等原因，无酚羟基的通性，难溶于氢氧化钠溶液，因而称为隐性酚羟基。轮环藤酚碱为水溶性生物碱，可溶于水、甲醇、乙醇，难溶于亲脂性有机溶剂。

七、马钱子

马钱子为马钱科植物马钱 *Strychnos nux-vomica* L. 的干燥成熟种子，为剧毒性中药。马钱子性温，味苦，有大毒，归肝、脾经，具有通络止痛、散结消肿的功效，用于跌打损伤、骨折肿痛、风湿顽痹、麻木瘫痪、痈疽疮毒、咽喉肿痛。

（一） 化学成分

马钱子含有生物碱、番木鳖苷、豆幽醇苷、绿原酸、棕榈酸及脂肪油、蛋白质、多糖等成分，其中生物碱类化合物主要为士的宁（strychnine，即番木鳖碱）、马钱子碱（brucine，即布鲁生）、伪番木鳖碱（pseudostrychnine）、伪马钱子碱（pseudobrucine）、番木鳖次碱（vomicine）、奴伐新碱（马钱子新碱，novacine）、α-可鲁勃林（α-colubrine）、β-可鲁勃林（β-colubrine）、土屈新碱（struxine）等。此外，还含有异番木鳖碱（isostrychnine）、番木鳖碱氮氧化物（strychnine n-oxide）、异马钱子碱（isobrucine）、原番木鳖碱（protostrychnine）等。

士的宁、马钱子碱在高温下容易氧化分解，且随炮制温度的增高及时间的延长而含量降低，因此在炮制品中士的宁和马钱子碱的含量均较生品为低。且在相同的条件下，马钱子碱较士的宁更易分解破坏。加热后，士的宁、马钱子碱及其氮氧化物转变为相应的异构体。

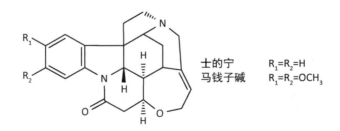

士的宁 $R_1=R_2=H$
马钱子碱 $R_1=R_2=OCH_3$

（二） 马钱子生物碱的理化性质

1. 性状 士的宁为单斜柱状结晶（EtOH），mp 286～289℃，$[\alpha]_D^{20} -104°$（EtOH），味极苦，毒性极强。药用硝酸士的宁是无色无臭的针状结晶或白色结晶性粉末。马钱子碱为针状结晶（丙酮-水），mp 178℃，$[\alpha]_D^{20} -127°$（CHCl₃），味极苦，有强毒性。

2. 碱性 士的宁和马钱子碱的分子结构中均有两个氮原子，吲哚环上的氮原子呈内酰胺结构，几乎无碱性。另一个氮原子为叔胺状态。故它们只相当于一元碱，呈中等强度碱性（pK_a 8.20）。

3. 溶解性 士的宁和马钱子碱均为脂溶性生物碱，具一般叔胺碱的溶解性，难溶于水，可溶于乙醇、甲醇，易溶于三氯甲烷。但马钱子碱硫酸盐较士的宁硫酸盐在水中的溶解度小，易从水中析出结晶；而士的宁盐酸盐则较马钱子碱盐酸盐在水中的溶解度小，也易从水中析出。溶解性的差异是分离士的宁和马钱子碱的依据。

4. 显色反应

（1）与硝酸作用 士的宁与硝酸作用显淡黄色，再于100℃加热蒸干，残渣遇氨气转变为紫红色。马钱子碱与浓硝酸接触即显深红色，再加氯化亚锡溶液，则由红色转变为紫色。

（2）与浓硫酸/重铬酸钾作用 士的宁加浓硫酸 1mL，加少许重铬酸钾晶体，最初显蓝紫色，渐变为紫堇色、紫红色，最后为橙黄色。马钱子碱在此条件下不能产生相似的颜色反应。

八、川乌（附子）、草乌

川乌为毛茛科乌头属植物乌头 *Aconitum carmichaeli* Debx. 的干燥母根，味辛、苦，性热，有大毒，归心、肝、脾、肾经，具有祛风除湿、温经止痛的功效，用于风寒湿痹、关节疼痛、心腹冷痛、寒疝作痛及麻醉止痛。附子则为乌头子根的加工品，味辛、甘，性大热，有毒，归心、肾、脾经，具有回阳救逆、补火助阳、散寒止痛的功效，用于亡阳虚脱、肢冷脉微、心阳不足、胸痹心痛、虚寒吐泻、脘腹冷痛、肾阳虚衰、阳痿宫冷、阴寒水肿、阳虚外感、寒湿痹痛。

草乌为毛茛科乌头属植物北乌头 *A. Kusnezoffii* Reicbb. 的干燥块根，味辛、苦，性热，有毒，归心、肝、脾、肾经，具有与川乌相同的功能主治。

现代药理学研究表明，乌头和附子的提取物具有镇痛、消炎、麻醉、降压及对心脏产生刺激等作用，其有效成分为生物碱。这类生物碱有很强的毒性，人口服 4mg 即可导致死亡。但乌头经加热炮制后乌头碱分解成乌头原碱则毒性大大降低，而镇痛、消炎疗效不降。

附子具有升压、扩张冠状动脉等作用，中医用于回阳救逆。

（一）化学成分

川乌、草乌和附子中主要含二萜类生物碱，属于四环或五环二萜类衍生物。据报道，从各种乌头中分离出的生物碱已达 400 多种。乌头生物碱的结构复杂、结构类型多。较重要的为二萜生物碱，主要为十九碳二萜型的乌头碱型和牛扁碱型。其结构特点为取代基较多，C_1、C_8、C_{14}、C_{16}、C_{18} 常有含氧取代，以羟基、甲氧基为多，也有羰基、亚甲二氧基、环氧醚基等。在较重要的乌头碱型生物碱中，C_{14} 和 C_8 的羟基常和乙酸、苯甲酸结合成酯，故称它们为二萜双酯型生物碱。在乌头中较重要和含量较高的此类生物碱有乌头碱（aconitine）、次乌头碱（海帕乌头碱，hypoaconitine）和美沙乌头碱（mesaconitine）。

	R	R′
乌头碱	C_2H_5	OH
次乌头碱	CH_3	H
美沙乌头碱	CH_3	OH

（二） 川乌头碱类生物碱的理化性质

1. **性状**   乌头生物碱均有完好的结晶形态。其中乌头碱为六方片状结晶，mp 204℃，$[\alpha]_D^{20}+16°$（CHCl$_3$）。次乌头碱为白色柱状结晶，mp 185℃，$[\alpha]_D^{20}+22.2°$。美沙乌头碱为白色结晶，mp 205~208℃。

2. **碱性**   乌头碱、次乌头碱、美沙乌头碱等分子中含一个叔胺氮。因此，它们具一般叔胺碱的碱性，能与酸成盐。

3. **水解性**   乌头碱、次乌头碱、美沙乌头碱等为双酯型生物碱，具麻辣味，毒性极强，是乌头的主要毒性成分。若将双酯型生物碱在碱水中加热，或将乌头直接浸泡于水中加热，或不加热在水中长时间浸泡，都可水解酯基，生成单酯型生物碱或无酯键的醇胺型生物碱，则无毒性。如乌头碱水解后生成的单酯型生物碱为乌头次碱（benzoylaconitine）、无酯键的醇胺型生物碱为乌头原碱（aconine）。单酯型生物碱的毒性小于双酯型生物碱，而醇胺型生物碱几乎无毒性，但它们均不减低原双酯型生物碱的疗效。这就是乌头、附子及川乌经水浸、加热等炮制后毒性变小的化学原理。乌头碱的水解反应如下：

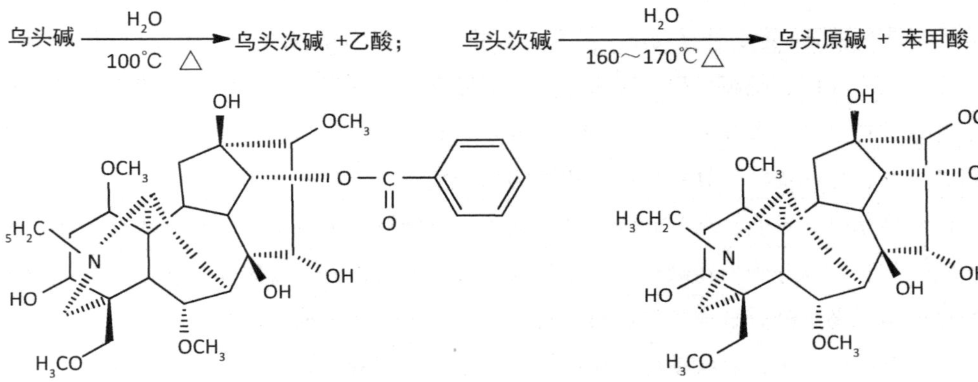

乌头碱 $\xrightarrow[100℃ \triangle]{H_2O}$ 乌头次碱 +乙酸；   乌头次碱 $\xrightarrow[160\sim170℃ \triangle]{H_2O}$ 乌头原碱 + 苯甲酸

乌头次碱   乌头原碱

4. **溶解性**   乌头碱、次乌头碱和美沙乌头碱等双酯型生物碱亲脂性较强，具有一般生物碱的溶解性能，易溶于无水乙醇、三氯甲烷、乙醚、苯等有机溶剂，难溶于水，微溶于石油醚。这三种生物碱的盐酸盐均可溶于三氯甲烷，乌头次碱和乌头原碱由于酯键被水解，亲脂性较原生物碱弱。

九、紫杉

20 世纪 70 年代 Wani 等从短叶红豆杉 *Taxus brevifolia* 中提取分离得到紫杉醇并揭示了其化学结构，随后他人陆续从其他同属植物中分离得到。1984 年以来我国对东北红豆杉 *T. cuspidata*、西藏红豆杉 *T. wallichiana*、云南红豆杉 *T. yunnanensis* 和中国红豆杉 *T. chinensis* 等红豆杉属植物进行了大量研究，从树皮等各部位中分离出抗肿瘤有效成分紫杉醇后，引起国内外学者极大关注，成为研究的热点。

紫杉醇对人体肿瘤 MX-1 乳腺癌、CX-1 结肠癌、LX-1 肺癌异种移植均有明显的抑制作用，临床上主要用于卵巢癌的治疗，也用于肺癌、恶性淋巴瘤、乳腺癌等的治疗。

（一） 化学成分

迄今为止，已从红豆杉属植物中分离出 300 余种紫杉烷二萜类似物。但药理研究表明，具生物活性的仅为分子结构中含有 C-4、C-5、C-20 位的环氧丙烷结构的 10 余种成分，其中以紫杉醇活性最强，因此对紫杉醇的研究和报道最多。

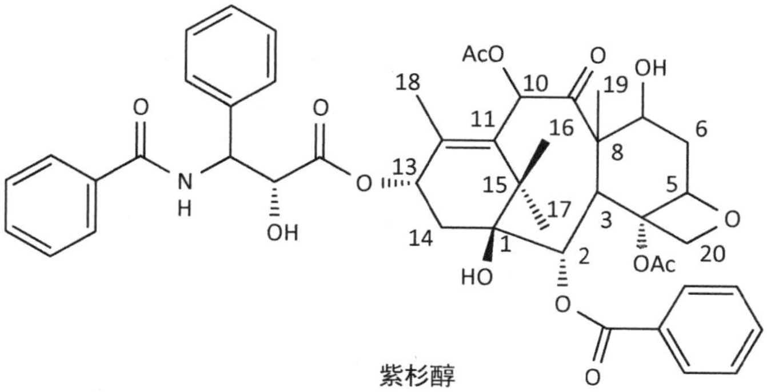

紫杉醇

紫杉醇在植物体内可以游离状态存在，也可与糖结合成苷，如 7-木糖基紫杉醇和 7-木糖基-10-去乙酰基紫杉醇。紫杉醇含量在不同植物、不同部位及不同采集期差别很大。

（二）紫杉醇的理化性质

紫杉醇为针状结晶（甲醇-水），熔点 213～216℃（分解），可溶于甲醇、乙醇、丙酮、乙酸乙酯、二氯甲烷、三氯甲烷等有机溶剂，难溶于水，不溶于石油醚。与糖结合成苷后水溶性大大提高，但在亲脂性溶剂中的溶解性则降低。

紫杉醇分子结构中虽有含氮取代基，但氮原子处于酰胺状态，且邻近连有苯基、羟基、酯基等吸电子基，不显碱性，故紫杉醇为中性化合物，在 pH4～8 范围内比较稳定，碱性条件很快分解，对酸相对稳定。

第十章   鞣   质

第一节   概   述

鞣质又称单宁（Tannins），是广泛存在于植物中的一类结构较为复杂的多元酚类化合物。因具有鞣制皮革的作用，所以称其为鞣质。目前认为，鞣质是由没食子酸（或其聚合物）的葡萄糖（及其他多元醇）酯、黄烷醇及其衍生物的聚合物以及两者的复合物共同组成的植物多元酚类，迄今已分离出 1000 多种。

鞣质类化合物广泛分布于植物界，在种子植物中分布尤其广泛，其中蔷薇科、大戟科、蓼科、茜草科、桃金娘科、石榴科植物中最为多见。我国含有鞣质的中草药资源十分丰富，例如五倍子、地榆、大黄、虎杖、诃子、仙鹤草、老鹳草、四季青、儿茶、麻黄等均含有大量的鞣质。鞣质存在于植物的皮、叶、根、果实等部位，树皮中尤为常见。某些虫瘿中含量特别多，如五倍子所含鞣质的量高达 70%。

鞣质具有多方面生物活性，如抗肿瘤、抗过氧化、抗病毒、抗过敏作用以及止血止泻、治疗烧伤、保护黏膜等。近年我国在鞣质的化学成分及其应用研究方面取得了显著进展，如以鞣质类化合物为有效成分研制成功的抗肿瘤二类新药威麦宁胶囊，以四季青鞣质为原料制成的治疗烫伤、烧伤有良效的制剂，以茶叶中的鞣质为主制成的用于抗衰老的茶多酚产品等都取得了可喜的成绩。此外，鞣质也用于皮革工业的鞣皮剂、酿造工业的澄清剂以及木材黏胶剂、墨水原料、染色剂、防垢除垢剂等。

第二节   鞣质的生物合成途径

目前，一般认为可水解鞣质由桂皮酸途径产生。桂皮酸侧链经氧化酶催化发生双键断裂，生成苯甲酸，再经羟基转移酶的作用生成没食子酸，进一步与葡萄糖等缩合生成没食子鞣质、逆没食子鞣质等可水解鞣质，其中五没食子酰葡萄糖为其关键中间产物，而缩合鞣质是通过乙酸-柠檬酸及莽草酸复合途径合成的黄烷-3-醇及黄烷-3,4-二醇的聚合体。鞣质的生物合成途径如图 10-1 所示。

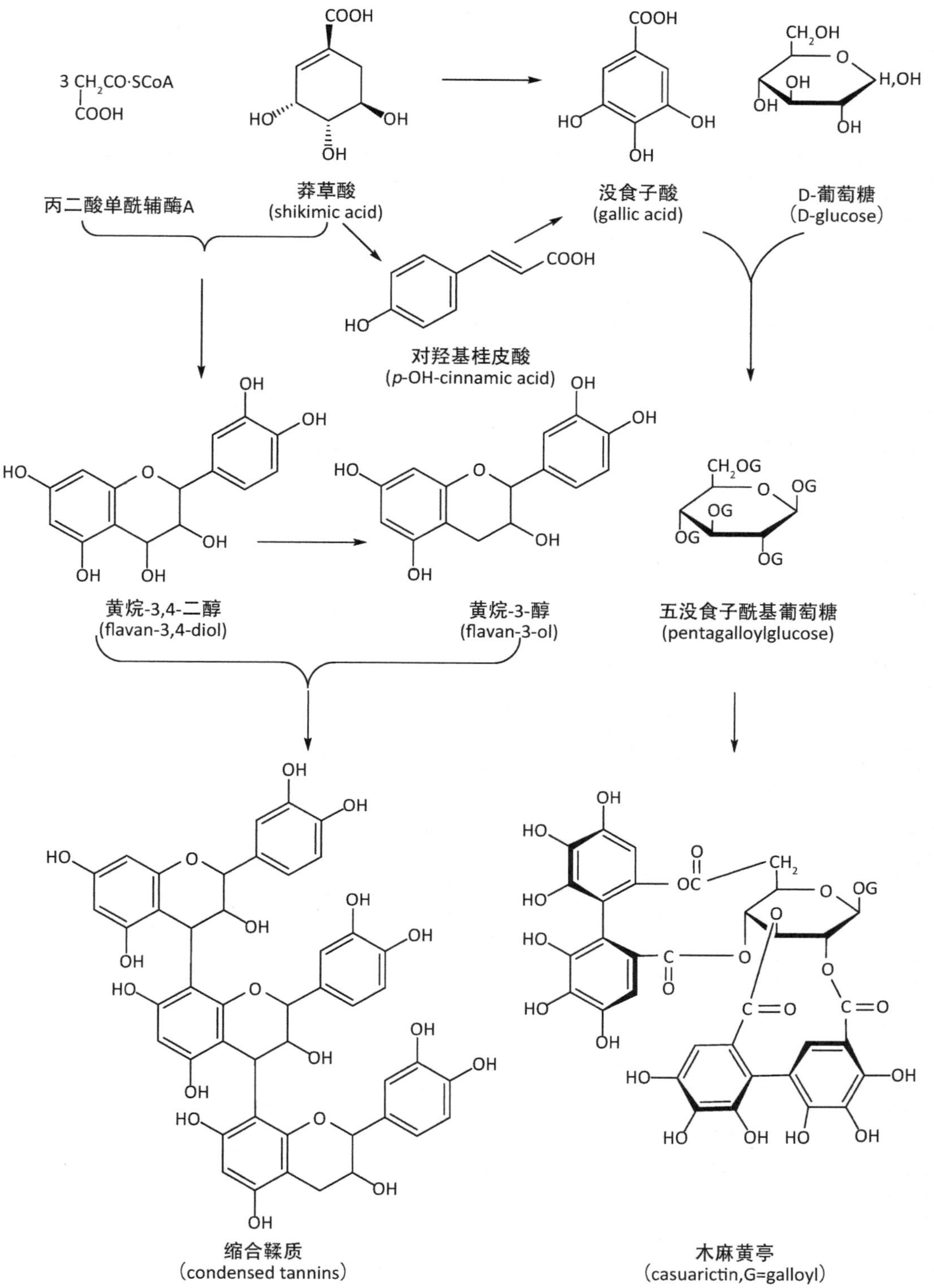

图 10-1　鞣质类化合物生物合成途径

第三节　鞣质的结构与分类

根据鞣质的化学结构特征，可将鞣质分为可水解鞣质（hydrolysable tannins）、缩合鞣质

（condensed tannins）和复合鞣质（complex tannins）三大类。

一、可水解鞣质类

可水解鞣质分子中具有酯键和苷键，易被酸、碱、酶（特别是鞣质酶或苦杏仁酶）水解而失去鞣质的特性，水解产物为小分子酚酸类和糖（或多元醇）。

根据水解的主要产物不同，可水解鞣质又可进一步分为没食子鞣质、逆没食子鞣质（鞣花鞣质）、碳苷鞣质和咖啡鞣质等。

1. 没食子鞣质（gallotannins）　水解后生成没食子酸和糖（或多元醇）。此类鞣质的糖（或多元醇）的羟基全部或部分被酚酸或缩酚酸酯化，结构中具有酯键或酯式苷键。

没食子酰基葡萄糖类（galloyl glucose）是植物中较常见的一类没食子鞣质，以吡喃葡萄糖为核心，没食子酰基以 1~12 个不等的数目分布在葡萄糖的 1、2、3、4、6 位上。

五倍子盛产于我国，富含鞣质，产于盐肤木 *Rhus chinensis* 上的虫瘿（棓子）内，国际上又将五倍子鞣质称为中国鞣质（Chinese gallotannin），《中国药典》称之为鞣酸或单宁酸。它是由 5~12 个没食子酰基葡萄糖组成的聚没食子酰基葡萄糖混合物（见表 10-1），平均分子量为 1434，酰基度即葡萄糖与没食子酰基之比为 8∶3。其基本骨架为 1,2,3,4,6-O-β-D-葡萄糖，聚没食子酰基以缩酚酸的形式不规则地分布在 C-2、C-3、C-4 位。

表 10-1　五倍子鞣质的组成

组分	相对含量（%）	组分的组成化合物
五-O-没食子酰葡萄糖（G5）	4	
六-O-没食子酰葡萄糖（G6）	12	
七-O-没食子酰葡萄糖（G7）	19	
八-O-没食子酰葡萄糖（G8）	25	含异构体 8 个以上
九-O-没食子酰葡萄糖（G9）	20	含异构体 9 个以上
十-O-没食子酰葡萄糖（G10）	13	含异构体 7 个以上
十一-O-没食子酰葡萄糖（G11）	6	
十二-O-没食子酰葡萄糖（G12）	2	

五倍子鞣质制成软膏外用具有收敛止血作用，与蛋白质结合制成的鞣酸蛋白（tannalbin）内服可用于治疗腹泻、慢性胃肠炎及溃疡等。五倍子鞣质经酸或酶水解可以得到大量的没食子酸，它是制药工业上合成磺胺增效剂 TMP 的重要原料。

构成没食子鞣质的糖或多元醇还有 D-金缕梅糖（D-hamamelose）、原栎醇（protoquercitol）、奎宁酸（quinic acid）等。

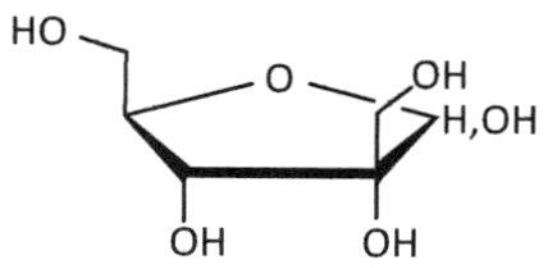

D-金缕梅糖 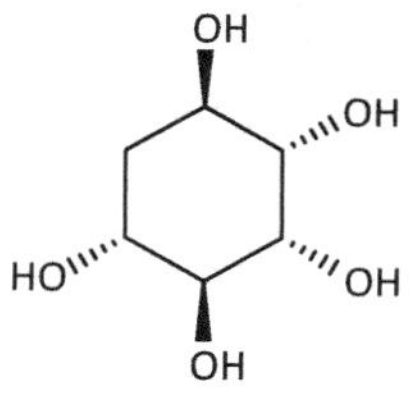　　　　　　　　原栎醇 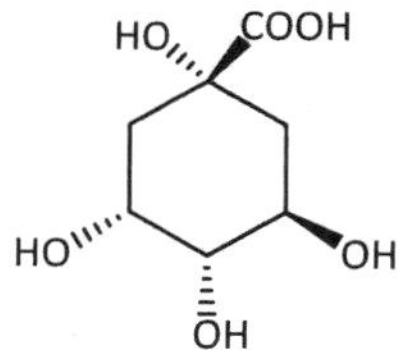　　　　　　　　奎宁酸

金缕梅鞣质（hamamelitannin）是最早从美洲金缕梅 *Hamamelis virginiana* 树皮中分得的结晶性成分，它是由两个没食子酰基和金缕梅糖组成的，具有抑制肺癌细胞生长的作用。

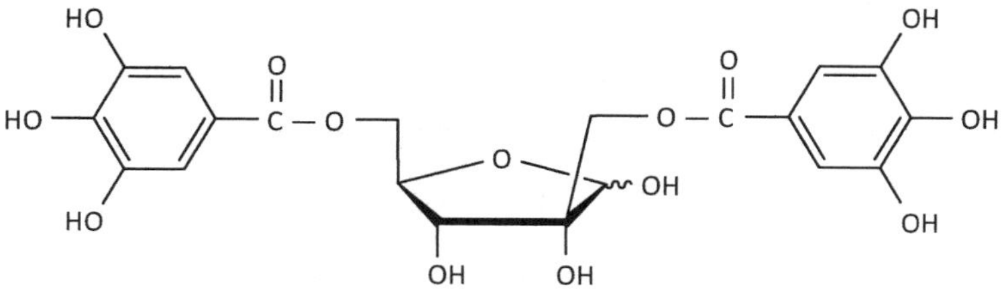

金缕梅鞣质

塔拉鞣质（taratannin）产于苏木科云实属塔拉 *Caesalpinia spinosa* 的豆荚，又名刺云实鞣质，其结构是没食子酸与 D-奎宁酸的酯化产物结合物，是典型的不含葡萄糖基的没食子鞣质，被广泛用于制革工业。塔拉鞣质酸性主要来源于奎宁酸中游离的羧基，完全水解产生 1 分子奎宁酸和 4~5 分子没食子酸。

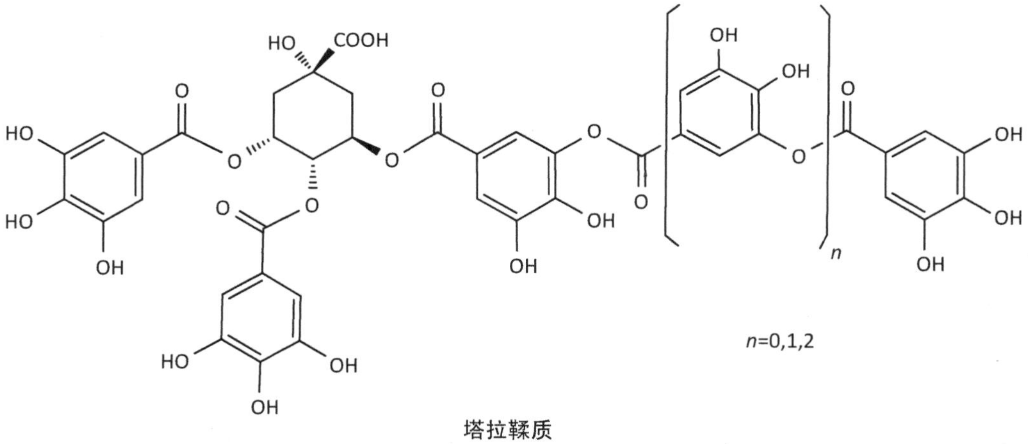

$n=0,1,2$

塔拉鞣质

eucaglobulin 是从桃金娘科植物蓝桉 *Eucalyptus globulus* Labill 中分离得到的一种没食子鞣质和单萜的复合物。此外，近年来还发现一些没食子鞣质和苯丙素或黄酮的复合物。

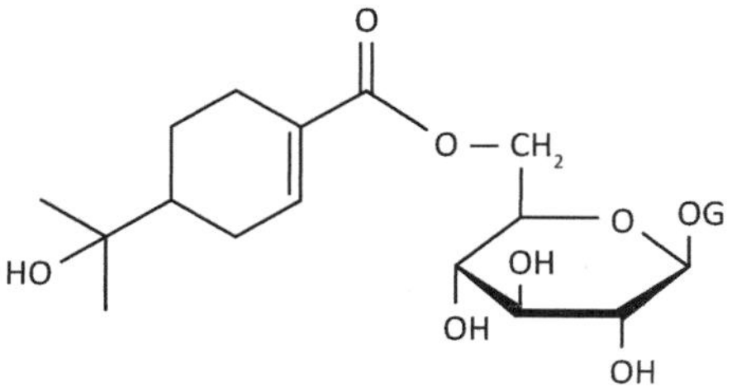

eucaglobulin

2. 逆没食子鞣质（ellagitannins） 又称鞣花鞣质，是六羟基联苯二酸或与其有生源关系的酚羧酸与多元醇（多数是葡萄糖）形成的酯，水解后可产生逆没食子酸（又称鞣花酸，ellagic acid）。

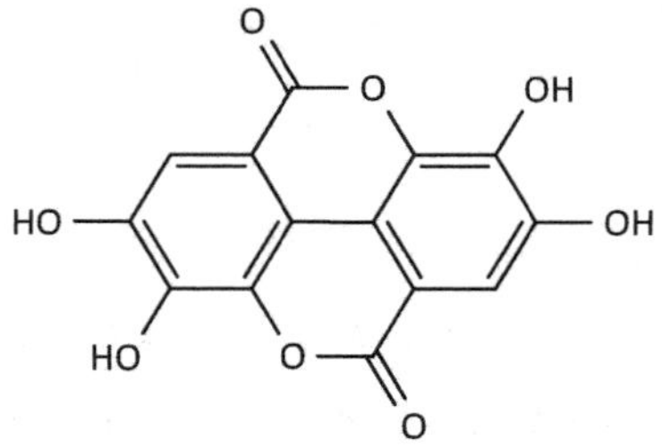

鞣花酸

与六羟基联苯二甲酰基（hexahydroxydiphenoyl，HHDP）有生源关系的酚羧酸酰基主要有脱氢二没食子酰基（dehydrodigalloyl，DHDG）、脱氢六羟基联苯二酰基（dehydrohexahydroxydiphenoyl，DH-HDP）、诃子酰基（chebuloyl，Che）、橡腕酰基（valoneoyl，Val）、地榆酰基（sanguisorboyl，Sang）等。这些酰基态的酚羧酸在植物体内均来源于没食子酰基，是相邻的 2 个、3 个或 4 个没食子酰基之间发生脱氢、偶合、重排、环裂等变化形成的，它们之间的衍生关系见图 10-2。

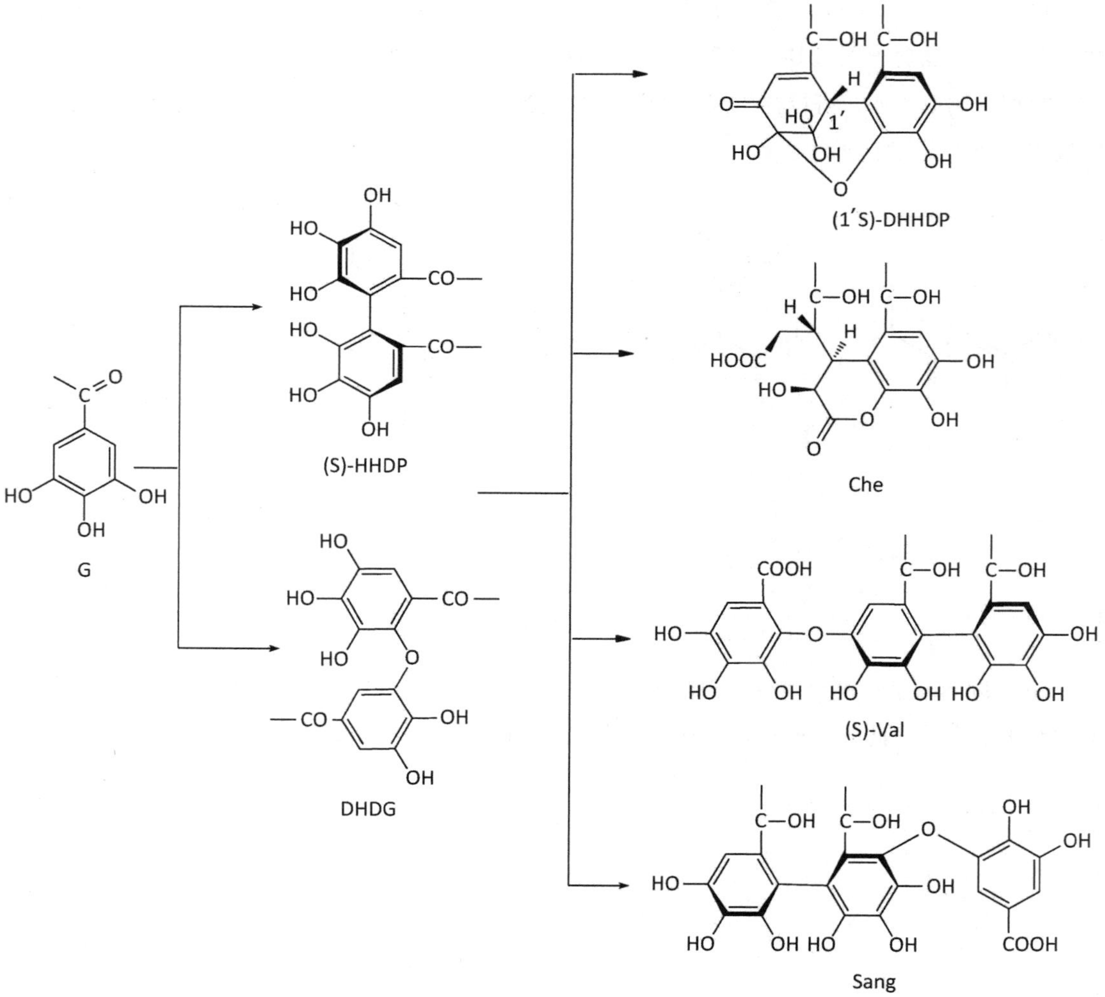

图 10－2　HHDP 的衍生关系

　　逆没食子鞣质是植物中分布最广泛、种类最多的一类可水解鞣质。例如特里马素Ⅰ、Ⅱ（tellimagrandin Ⅰ、Ⅱ），木麻黄亭（casuarictin），英国栎鞣花素（pedunculagin）等是最初分得的具 HHDP 基的逆没食子鞣质，这类鞣质因 HHDP 基及没食子酰基的数目、结合位置等不同，可组合成各种复杂结构。

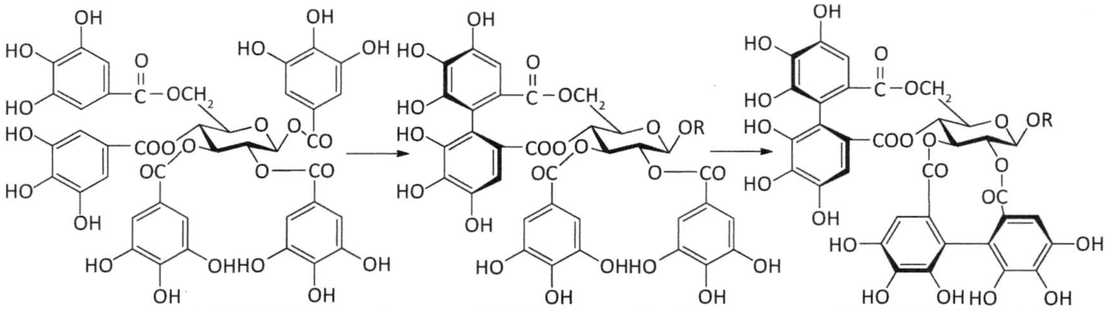

五没食子酰基葡萄糖　　　特里马素Ⅰ　R=H(α, β)　　　英国栎鞣花素　R=H(α, β)
　　　　　　　　　　　　　　特里马素Ⅱ　R=G　　　　　木麻黄亭　　　R=G

　　具有 DHDG 基的逆没食子鞣质如仙鹤草 *Agrimonia eupatoria* 中的仙鹤草因（agrimoniin），具有 DHHDP 基的如老鹳草 *Geranium wilfordii* 中的老鹳草素（geraniin），具有 Val 基的如月见草 *Oenothera erythrosepala* 中的月见草素 B（oenothein B）。

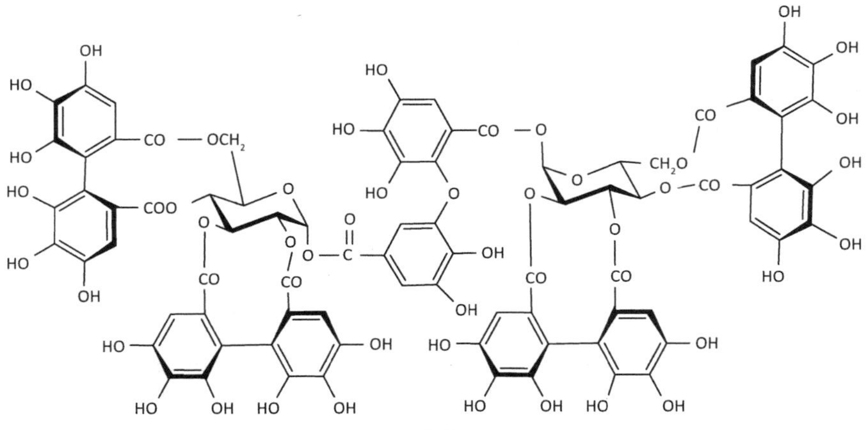

仙鹤草因

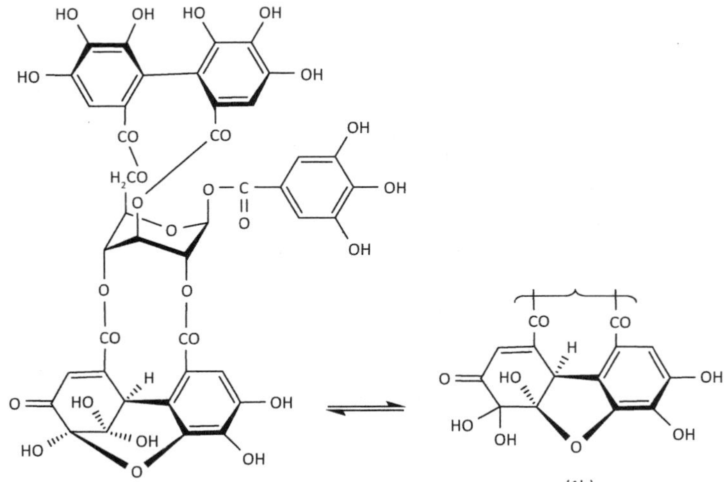

老鹳草素

NOTE

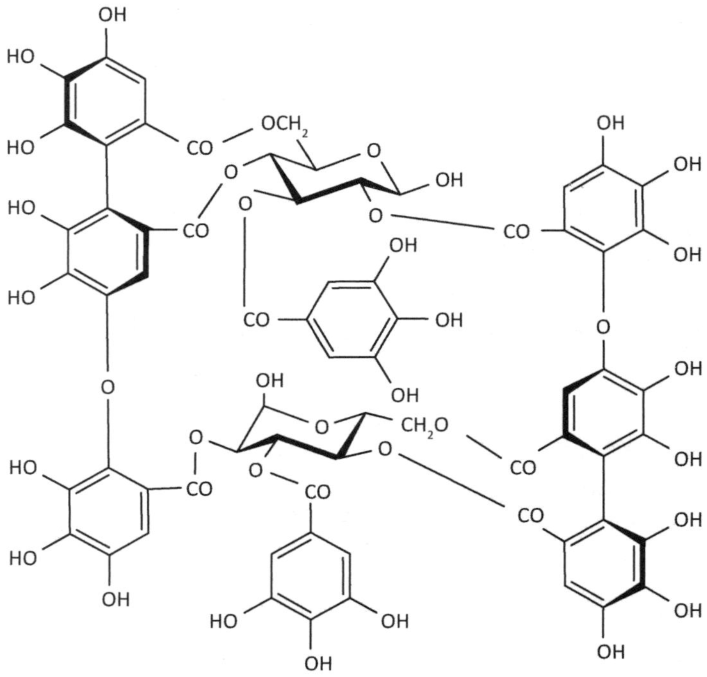

月见草素B

具有 Sang 基的如地榆 *Sanguisorba officinalis* 中的地榆素 H-2（sanguiin H-2），具有 Che 基的如诃子酸（chebulinic acid）。

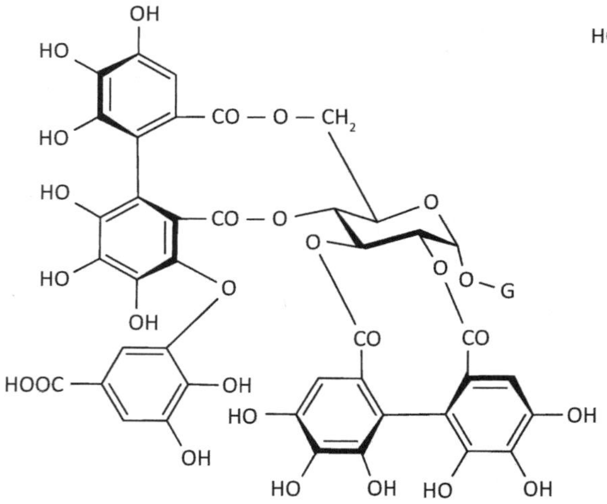

地榆素H-2

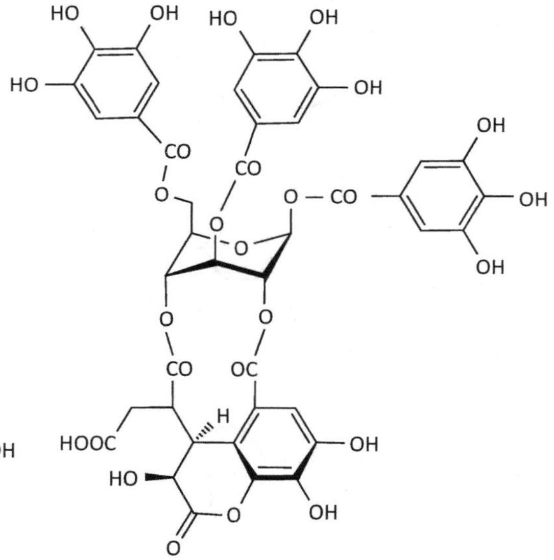

诃子酸

根据葡萄糖的数目可将逆没食子鞣质分为二聚体、三聚体以及四聚体，通常称为可水解鞣质低聚体（hydrolysable tannin oligomers），它们都是由于单分子之间偶合而形成的，其中以单聚体和二聚体最多。例如从山茱萸 *Cornus officinalis* 中分得的山茱萸素（cornusiin）A、D、E 为二聚体，而山茱萸素（cornusiin）C、F 为三聚体，从地榆中分得的地榆素 H-11（sanguiin H-11）为四聚体。

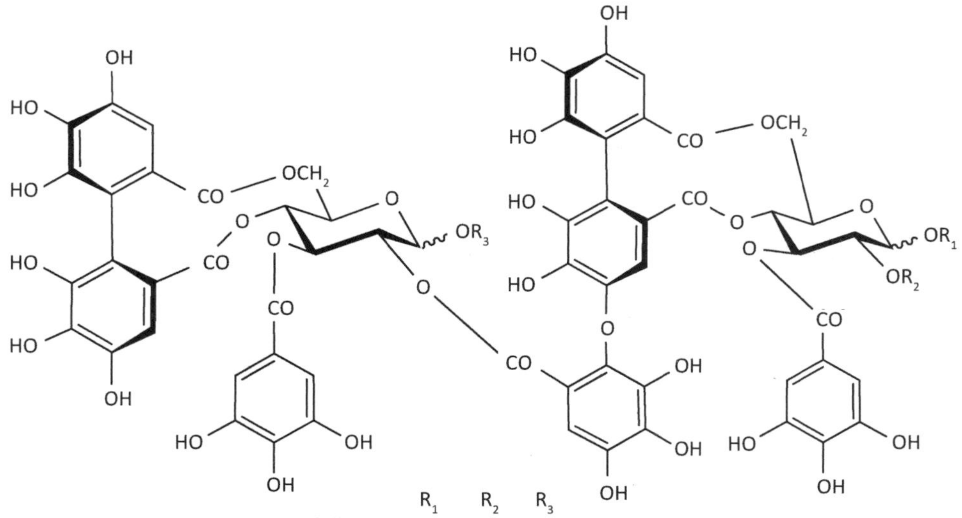

	R_1	R_2	R_3
山茱萸素A	H	G	H
山茱萸素D	H	G	G(β)
山茱萸素E	G(β)	G	G(β)

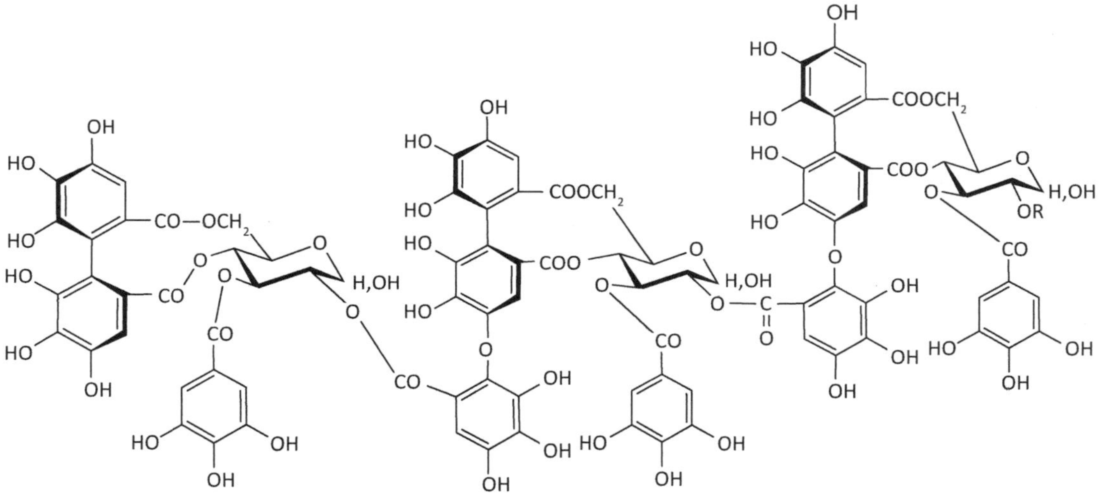

山茱萸素C R=G
山茱萸素F R=H

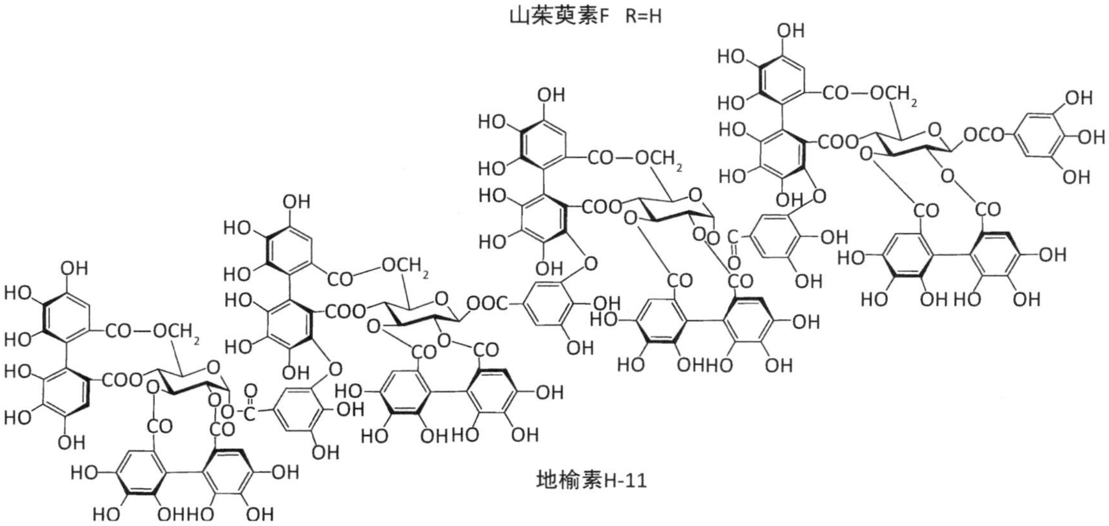

地榆素H-11

3. 碳苷鞣质（C-glycosidic tannins）   木麻黄宁（casuarinin）是最初从麻黄科植物中分得的碳苷鞣质，后来又分得很多碳苷鞣质，如旌节花素（stachyurin）和榛叶素 B（heterophylliin B）等。这类鞣质分子中葡萄糖开环后端基以 C—C 键相连，这种化学结构使得其稳定性增加，不易水解，完全水解产物收率也很低。

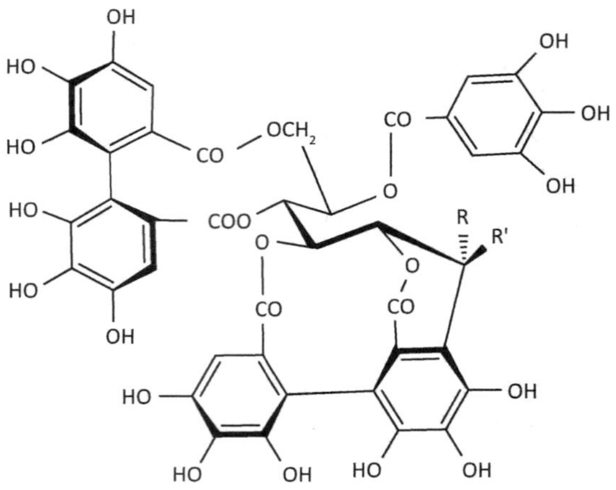

木麻黄宁   R=OH   R'=H
旌节花素   R=H   R'=OH

4. 咖啡鞣质（caffeetannins）   咖啡豆所含的多元酚类成分主要是绿原酸（chlorogenic acid），即 3-O-咖啡酰奎宁酸，并无鞣质活性。此外，还含有少量的 3,4-二咖啡酰奎宁酸、3,5-二咖啡酰奎宁酸、4,5-二咖啡酰奎宁酸的化合物，具有鞣质活性，这些化合物称为咖啡鞣质。此类二咖啡酰奎宁酸（dicaffeoylquinic acid）类化合物也多见于菊科植物（表 10-2）。

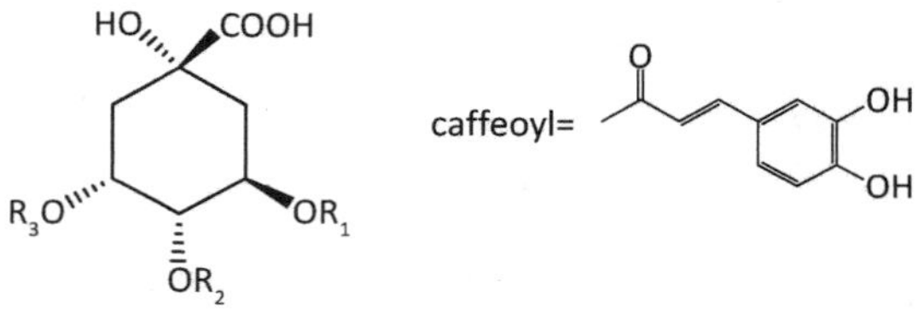

表 10 - 2   常见的咖啡奎宁酸类化合物

化合物	R_1	R_2	R_3
绿原酸	caffeoyl	H	H
3,4-二-O-咖啡酰奎宁酸	caffeoyl	caffeoyl	H
3,5-二-O-咖啡酰奎宁酸	caffeoyl	H	caffeoyl
4,5-二-O-咖啡酰奎宁酸	H	caffeoyl	caffeoyl

二、缩合鞣质类

缩合鞣质通常指缩合原花色素类，用酸、碱、酶处理或久置均不易水解，但与空气接触，特别是在酶的影响下，很易氧化、脱水，可缩合为不溶于水的高分子产物鞣红（tannin reds），亦称鞣酐（phlobaphenies），故又称为鞣红鞣质类（phlobatannins）。

缩合鞣质的基本结构是由（+）儿茶素、（-）表儿茶素等黄烷-3-醇或黄烷-3,4-二醇类通过 4,8-或 4,6 位以 C—C 缩合而成的，因此又称为黄烷类鞣质（flavonoid tannin）。天然鞣质大多属于缩合鞣质，主要存在于植物的果实、种子及树皮等中。此类鞣质分布广泛，如柿子、槟榔、钩藤、山茶、麻黄、翻白草、茶叶、大黄、肉桂等都含有缩合鞣质。

1. 黄烷-3-醇类 在黄烷-3-醇中，儿茶素是最重要的化合物。儿茶素因最初由印度儿茶中得到而名之。儿茶素不属于鞣质，但可作为鞣质的前体物。在强酸的催化下，（+）儿茶素 C-6 或 C-8 位发生聚合反应，生成二儿茶素。这种类型的二聚体仍具有亲电和亲核中心，可以继续聚合下去，生成的多聚体就是人工合成的鞣质。

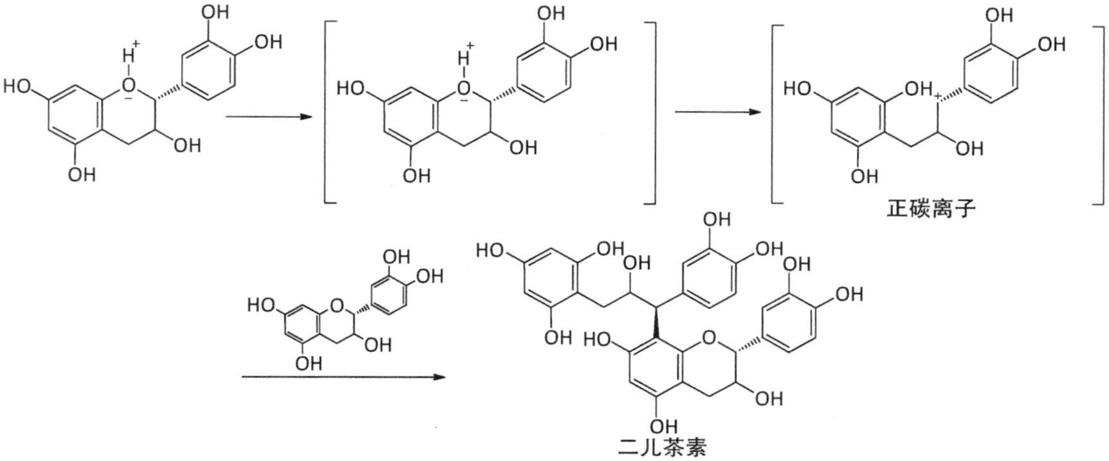

正碳离子

二儿茶素

2. 黄烷-3,4-二醇类 本类是儿茶素类 C_4-羟基衍生物，又称为无色花色素或白花素类（leucoanthocyanidins）。它与黄烷-3-醇都是缩合鞣质的前体。黄烷-3,4-二醇的化学性质比黄烷-3-醇活泼，其环上的 C-4 位为亲电中心，容易发生聚缩反应，在植物体内含量很少。

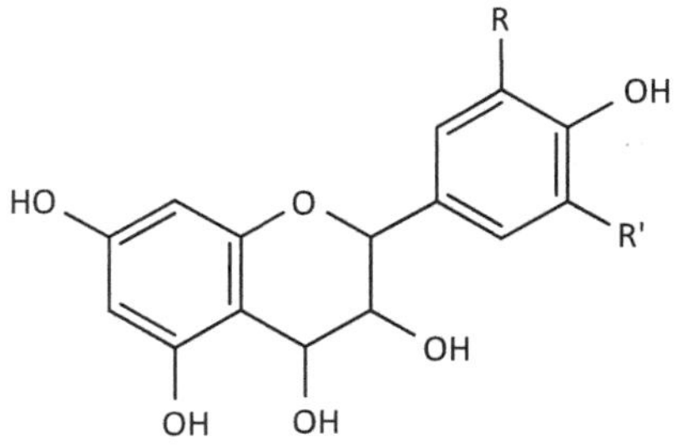

无色矢车菊苷元（leucocyanidin）　　R=OH,R'=H
无色天竺葵苷元（leucopelargonidin）R=R'=H
无色飞燕草苷元（leucodelphinidin）　R=R'=OH

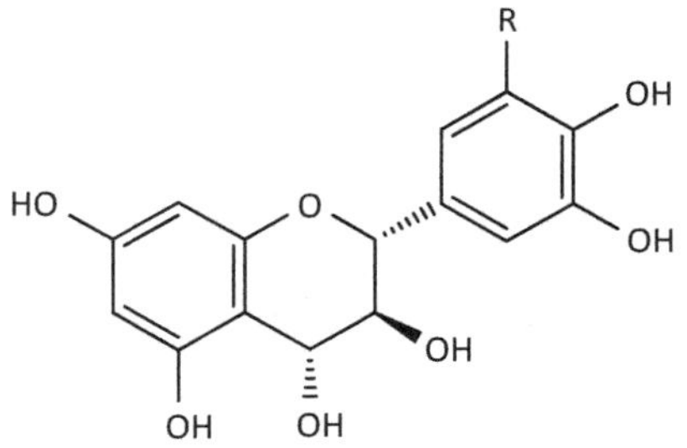

(+)白刺槐定(leucorobinetinidin) R=OH
(+)柔金合欢素(mollisacacidin)　　R=H

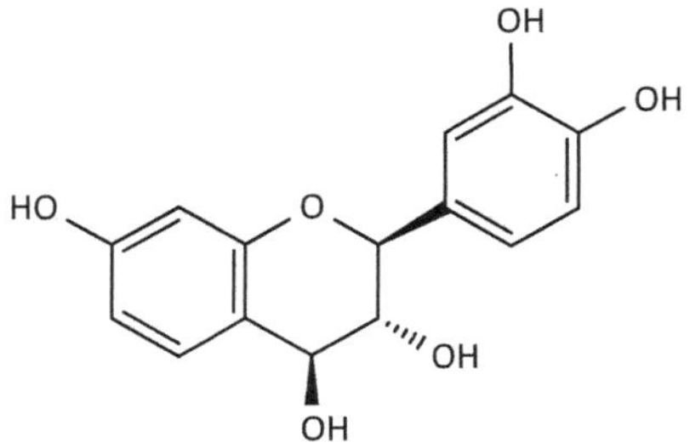

(-)白漆苷元(leucofisetinidin)

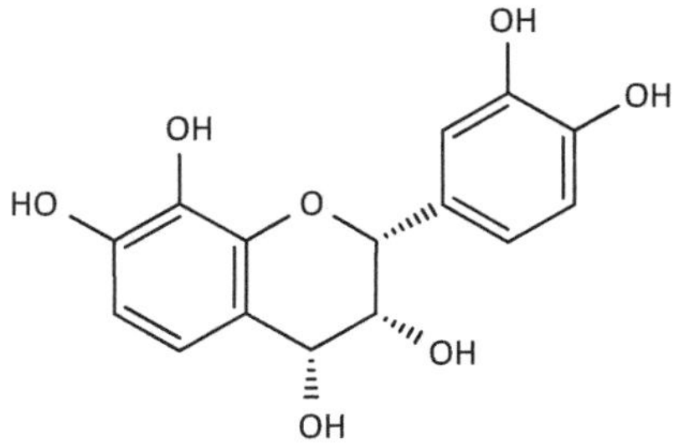

(-)黑金合欢素(melacacidin)

3. 原花色素类（proanthocyanidin）　原花色素是植物体内形成的、在热酸-醇处理下能生成花色素（anthocyanidins）的物质。绝大部分天然的缩合鞣质都是聚合的原花色素。原花色素本身不具鞣性，二聚原花色素能使蛋白质沉淀，具有不完全的鞣性，自三聚体起才有明显的鞣性，随分子量的增加而鞣性增加。

原花色素依照酚羟基类型不同，可以如表10-3所示进行分类。

表 10－3　原花色素按酚羟基类型分类

原花色素名称	对应组成单元的黄烷-3-醇	—OH 取代位置
原天竺葵定（propelargonidin）	阿福豆素（afzelechin）（1）	3，5，7，4′-
原花青定（procyanidin）	儿茶素（catechin）（2）	3，5，7，3′，4′-
原翠雀定（prodelphinidin）	没食子酰儿茶素（gallocatechin）（3）	3，5，7，3′，4′，5′-
原桂金合欢（proguibourtinidin）	桂金合欢亭醇（guiboourtinidlol）（4）	3，7，4′-
原菲瑟定（profisetinidin）	菲瑟亭醇（fisetinidol）（5）	3，5，3′，4′-
原刺槐定（prorobinetinidin）	刺槐亭醇（robinetinidol）（6）	3，7，3′，4′，5′-
原特金合欢定（proteracacidin）	奥利素（oritin）（7）	3，7，8，4′-
原黑木金合欢（promelavacidin）	牧豆素（prosopin）（8）	3，7，8，3′，4′-
原芹菜定（proapigenidin）	芹菜黄烷（apigeiflavan）（9）	5，7，4′-
原木犀草定（proluteolinidin）	木犀草黄烷（luteoliflavan）（10）	5，7，3′，4′-
原特利色定（protricetinidin）	特利色黄烷（tricetiflavan）（11）	5，7，3′，4′，5′-

	R_1	R_2
(1)	H	H
(2)	OH	H
(3)	OH	OH

	R_1	R_2
(4)	H	H
(5)	OH	H
(6)	OH	OH

	R
(7)	H
(8)	OH

	R_1	R_2
(9)	H	H
(10)	OH	H
(11)	OH	OH

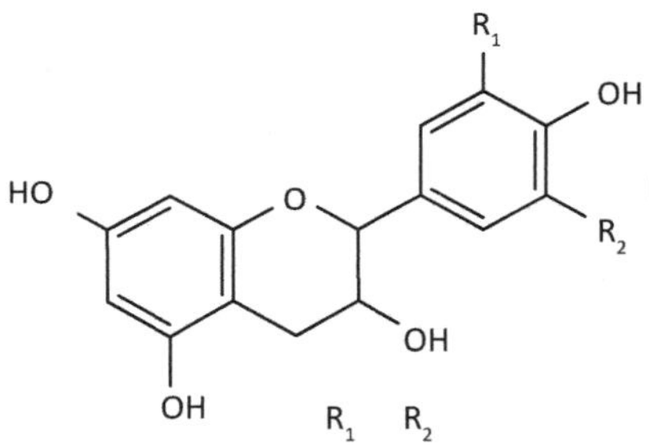

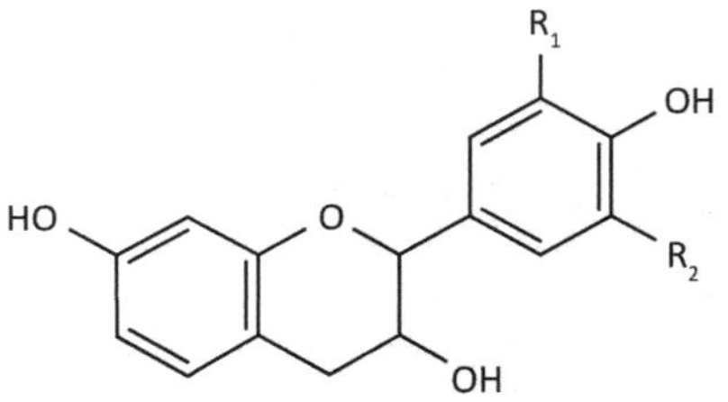

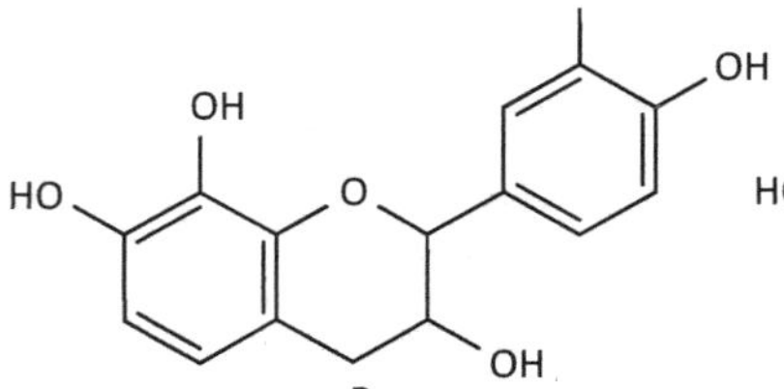

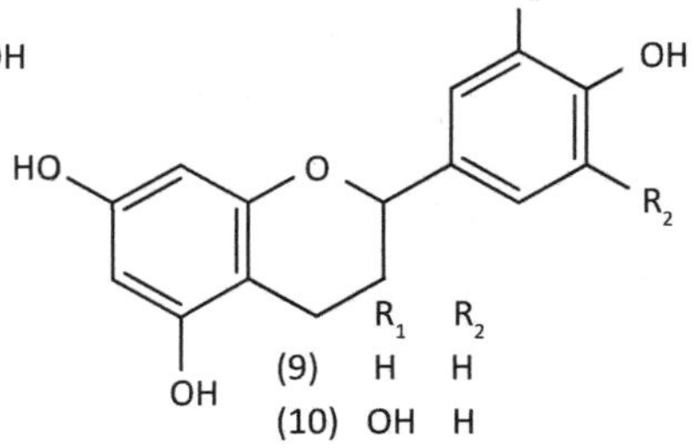

目前从中药中分得的缩合鞣质主要有二聚体、三聚体及四聚体，也有五聚体及六聚体等。黄烷醇相互之间绝大多数以 C—C 键相连结在 4,8 位或 4,6 位，少数以 C—O 醚键或双醚键连结（如原花青定 A-2），个别具有开裂的吡喃环（如二儿茶素）。

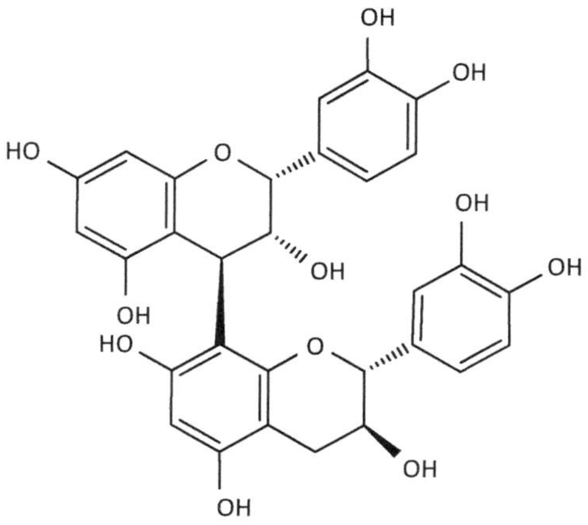

原花青定B-1

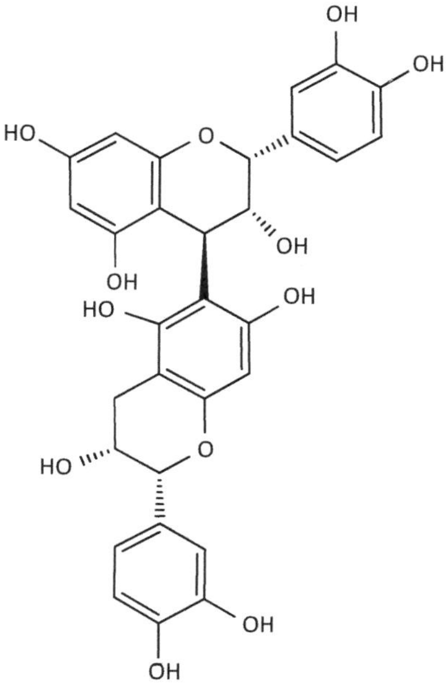

原花青定B-5

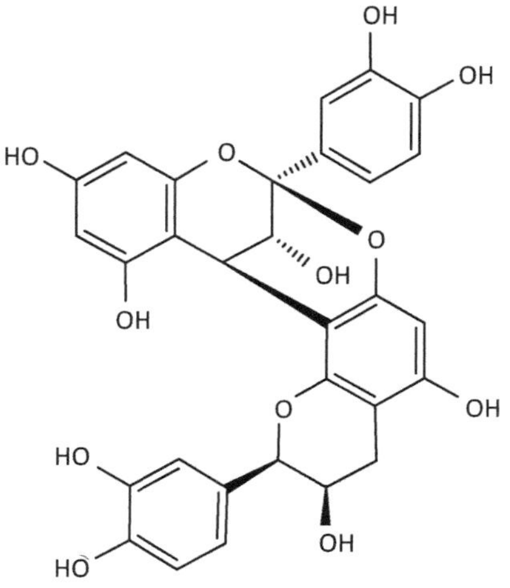

原花青定A-2

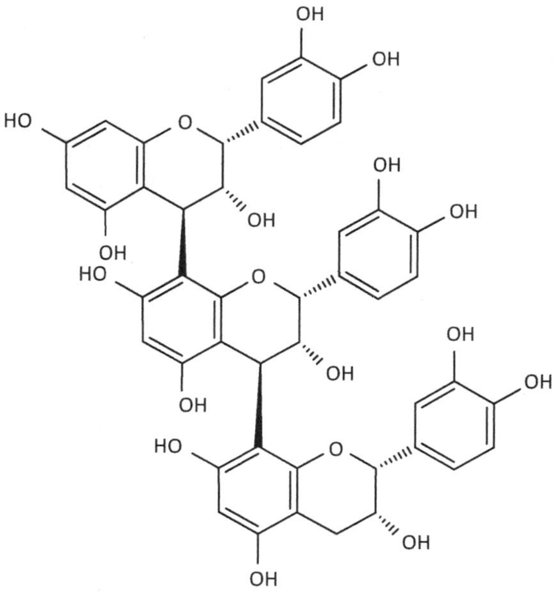

原花青定C-1

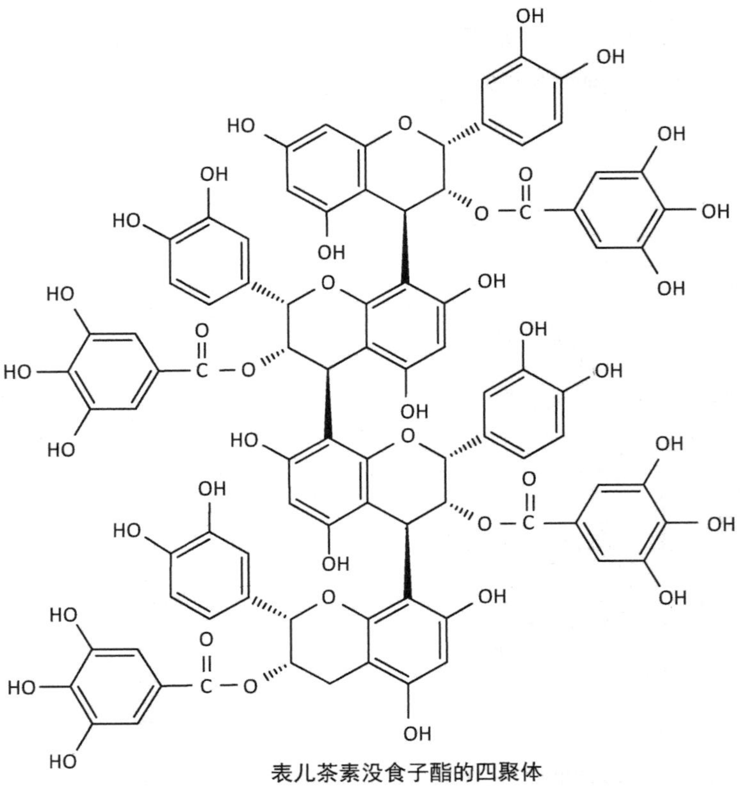

表儿茶素没食子酯的四聚体

三、复合鞣质类

近年来陆续从山茶 *Camellia japonica* 以及番石榴属 *Psidium* spp. 中分离出含有黄烷醇的逆没食子鞣质。例如山茶素 B（camelliatannin B）、山茶素 D（camelliatannin D）及番石榴素 A、C（guavin A、C）等。它们的分子结构包括逆没食子鞣质部分与原花色素部分，具有可水解鞣质与缩合鞣质的一切特征。这类由可水解鞣质部分与黄烷醇通过 C—C 键缩合而成的一类鞣质被称为复合鞣质（complex tannins）。

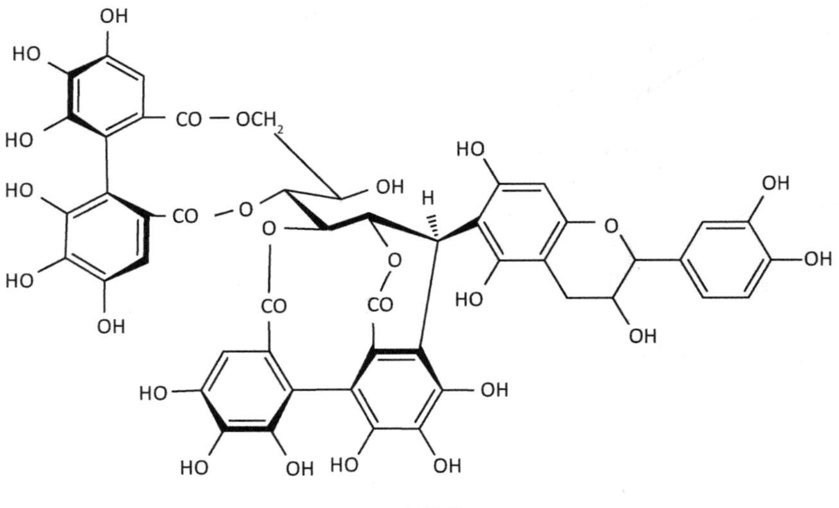

山茶素B

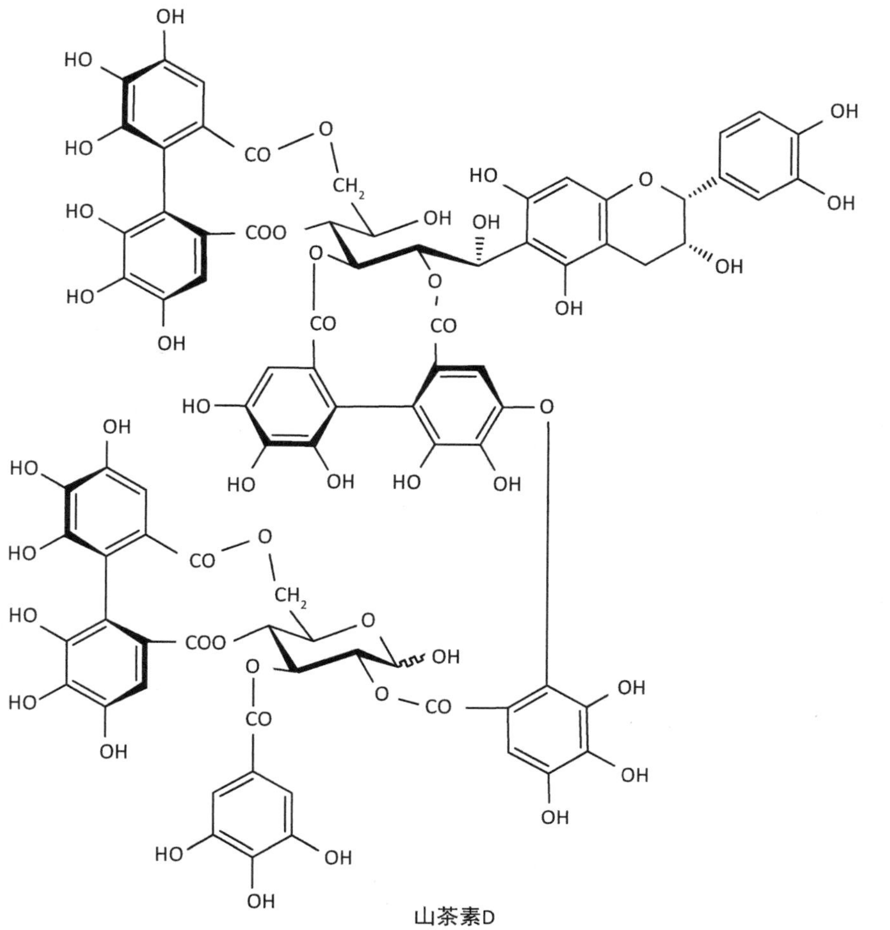

山茶素D

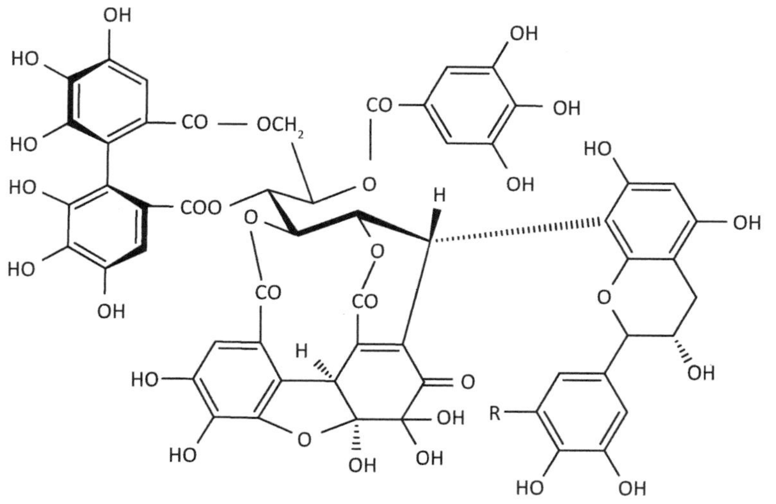

番石榴素A　R=H
番石榴素C　R=OH

第四节　鞣质的理化性质

一、物理性质

除少数为结晶状（如老鹳草素）外，鞣质大多为灰白色无定形粉末，并多具有吸湿性。

鞣质极性较强，易溶于水、甲醇、乙醇、丙酮，可溶于乙酸乙酯、丙酮和乙醇的混合液，难溶或不溶于乙醚、苯、三氯甲烷、石油醚及二硫化碳等。少量水的存在能够增加鞣质在有机溶剂中的溶解度。

二、化学性质

1. **还原性**　鞣质含有很多酚羟基，为强还原剂，很易被氧化，能还原斐林试剂。

2. **与蛋白质沉淀**　鞣质能与蛋白质结合产生不溶于水的沉淀，能使明胶从水溶液中沉淀，使生皮成革，这种性质可作为提纯、鉴别鞣质的一种方法。

3. **与重金属盐沉淀**　鞣质的水溶液能与重金属盐，如醋酸铅、醋酸铜、氯化亚锡等作用生成沉淀。在提取分离及除去鞣质时均可利用这一性质。

4. **与生物碱沉淀**　鞣质的水溶液可与生物碱生成难溶或不溶的沉淀，故可用作生物碱沉淀试剂。在提取分离及除去鞣质时亦常利用这一性质。

5. **与三氯化铁的作用**　鞣质的水溶液与 $FeCl_3$ 作用产生蓝黑色或绿黑色反应或产生沉淀。制造蓝黑墨水就以鞣质为原料。

6. **与铁氰化钾氨溶液的作用**　鞣质与铁氰化钾氨溶液反应呈深红色，并很快变成棕色。

第五节　鞣质的检识

鞣质最基本的检识反应是使明胶溶液变浑浊或生成沉淀。此外，鞣质的简易定性检识法如下所示。

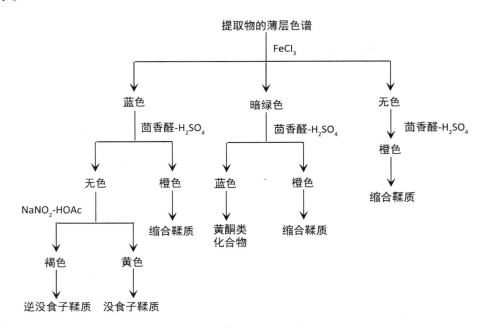

鞣质由于分子量大，含酚羟基多，故硅胶薄层鉴定时一般需在展开剂中加入微量的酸，以增加酚羟基的游离度。检识时常用的展开系统为苯-甲酸乙酯-甲酸（2∶7∶1）。

此外，利用化学反应也可对可水解鞣质与缩合鞣质进行初步的区别，鉴别反应见表10-4。

表 10 - 4　两类鞣质的鉴别反应

试剂	可水解鞣质	缩合鞣质
稀酸（共沸）	无沉淀	暗红色鞣红沉淀
溴水	无沉淀	黄色或橙红色沉淀
三氯化铁	蓝色或蓝黑色（或沉淀）	绿或绿黑色（或沉淀）
石灰水	青灰色沉淀	棕或棕红色沉淀
乙酸铅	沉淀	沉淀（可溶于稀乙酸）
甲醛或盐酸	无沉淀	沉淀

第六节　含鞣质类化合物的中药实例

一、地榆

地榆来源于蔷薇科植物地榆 *Sanguisorba officinalis* L. 和长叶地榆 *Sanguisorba officinalis* L. var. *longifolia*（Bert）Y. et Li 的干燥根，后者习称"绵地榆"。地榆味苦、酸、涩，性微寒，具有凉血止血、泻火解毒、解毒敛疮等功效，临床上用于治疗便血痔血、崩漏、水火烫伤、痈肿疮毒等病症。现代药理研究表明，地榆除具有止血作用外，还具有抗氧化、抗肿瘤、抗菌、抗炎、止泻、增强免疫功能等作用。

地榆中含有多种化学成分，茎叶中含槲皮素和山柰酚的苷、维生素 C 以及熊果酸等三萜类成分，花中含矢车菊苷（chrysanthemin）、矢车菊双苷（cyanin），根部含三萜皂苷、鞣质和黄酮类成分，其中鞣质类化合物占 10% 以上。目前已从地榆中分离出近 40 个鞣质类成分，主要为可水解鞣质和缩合鞣质。可水解鞣质类既有逆没食子鞣质，如地榆素 H-1（sanguiin H-1）、地榆素 H-2、地榆素 H-3、地榆素 H-6 等，也含有没食子鞣质，如 7-*O*-没食子酰基-右旋-儿茶素 [7-*O*-galloyl-(+)-catechin]、4,6-二-*O*-没食子酰基-*β*-D-葡萄糖甲苷（methyl 4,6-di-*O*-galloyl-*β*-D-glucopyranoside）、1,2,6-三-*O*-没食子酰基葡萄糖（1,2,6-tri-*O*-galloylglucose）等。缩合鞣质类主要有原花青定 B-3（procyanidin B-3）、3-*O*-没食子酰基花青定 B-3（3-*O*-galloylprocyanidin B-3）、原花青定 C-2（procyanidin C-2）、棕儿茶素 A-1（gambiriin A-1）、棕儿茶素 B-3（gambiriin B-3）等。

二、诃子

诃子为使君子科植物诃子 *Terminalia chebula* Retz. 或绒毛诃子 *Terminalia chebula*

Retz. var. *tomentella* kurt 的干燥成熟果实。诃子原产印度、缅甸等地，我国云南、西藏、广东、广西等地均有分布。干燥诃子具有收敛、止泻、抗菌、强心、抗氧化以及抗肿瘤等药理作用，在我国民间有极其广泛的应用，在蒙药和藏药中占有非常重要的地位。

诃子主要含有三萜酸类、鞣质和酚酸类成分，其中鞣质含量高达20%以上，主要为没食子酰基葡萄糖类，主要成分为诃子酸、诃子次酸（chebulic acid）、1,3,6-三没食子酰葡萄糖（1,3,6-trigallyl glucose）、1,2,3,4,6-五没食子酰基葡萄糖（1,2,3,4,6-pentagallyl glucose）、原诃子酸（terchubin）、葡萄糖没食子鞣苷（glucogallin）、诃子素（chebulin）、诃子次酸三乙酯（triethyl chebulate）、榄仁黄素（terflavin）、榄仁酸（terninalic acid）、诃子鞣质（terchebulin）等。

第十一章　其他成分

第一节　脂肪酸类化合物

一、概述

脂肪酸是脂肪族化合物中含有羧基的一类衍生物，广泛分布于动植物中。脂肪酸在生物体内是以乙酰辅酶 A 和丙二酸单酰辅酶 A 为原料合成的，在生物体内几乎均以酯的形式存在。脂肪酸类成分是中药中一类重要的有效成分，很多生物活性物质是由各种脂肪酸通过生物合成而得到的，例如由花生四烯酸转化而成的前列腺素类成分具有多方面的生物活性，使其与其他花生四烯酸类代谢产物一起成为新药开发的重要目标。

二、脂肪酸的结构分类

1. 饱和脂肪酸　其结构特点为分子中没有双键，如分子中含 16 个碳的棕榈酸和含 18 个碳的硬脂酸广泛分布于动植物中。饱和脂肪酸能促进人体对胆固醇的吸收，使血中胆固醇含量升高，二者易结合并沉积于血管壁，是血管硬化的主要原因。

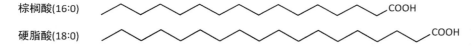

2. 不饱和脂肪酸　根据分子中双键数目的不同，不饱和脂肪酸可分为单不饱和脂肪酸和多不饱和脂肪酸。

（1）单不饱和脂肪酸　分子中有一个双键，如分子中含 16 个碳的棕榈油酸和含 18 个碳原子的油酸。陆地动物细胞不能合成更多的脂肪酸双键，故脂肪中只含有单不饱和脂肪酸。单不饱和脂肪酸对人体胆固醇代谢影响不大。

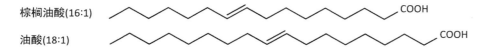

（2）多不饱和脂肪酸　分子中有两个以上的双键，多为 2~7 个。含 2 个或 3 个双键的多不饱和脂肪酸多分布于植物油脂中，含 4 个以上双键的多不饱和脂肪酸主要存在于海洋动物的脂肪中。多不饱和脂肪酸主要包括亚油酸、α-亚麻酸、γ-亚麻酸、花生四烯酸、二十二碳六烯酸（DHA）和二十碳五烯酸（EPA）等。多不饱和脂肪酸在人体中易于乳化、输送和代谢，不易在动脉壁上沉淀，有良好的降血脂作用。人脑细胞脂质中有10% 是 DHA，DHA 很容易通过大脑屏障进入脑细胞，因此 DHA 对脑细胞的形成和生长起

NOTE

着重要的作用，对提高记忆力、延缓大脑衰老有积极的作用。DHA 和 EPA 主要存在于鱼油中，尤其是深海冷水鱼油中含量较高。人体能利用糖和蛋白质合成饱和脂肪酸及单不饱和脂肪酸，但是人体不能合成亚油酸和 α-亚麻酸，因此这两种脂肪酸必须从食物或药物中摄取。亚油酸在人体内可转化为花生四烯酸和 γ-亚麻酸，花生四烯酸是前列腺素的前体物质，前列腺素具有较广泛的调节机体代谢的重要作用。α-亚麻酸通过脱氢酶和碳链延长酶的催化作用，最后合成 EPA 和 DHA，所以亚油酸和 α-亚麻酸被称为人体必需脂肪酸。

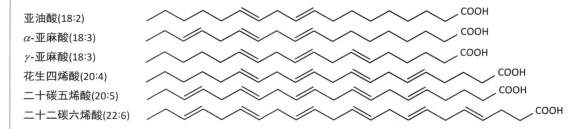

亚油酸(18:2)
α-亚麻酸(18:3)
γ-亚麻酸(18:3)
花生四烯酸(20:4)
二十碳五烯酸(20:5)
二十二碳六烯酸(22:6)

三、脂肪酸的理化性质

1. **溶解性** 脂肪酸不溶于水，溶于乙醚、己烷、苯、三氯甲烷、热乙醇等有机溶剂，可溶于冷氢氧化钠溶液。

2. **酸性** 脂肪酸含有羧基，可与碱结合成盐。

3. **羟基的置换反应** 羧基中的羟基可被卤素、烃氧基、酰氧基、氨基等置换，分别生成酰卤、酯、酸酐和酰胺。

4. **酸败** 脂肪酸在空气中久置，会产生难闻的气味，这种变化称为酸败，酸败是由空气中氧、水分或霉菌引起的。

5. **显色反应** 脂肪酸特别是一些不饱和脂肪酸，可与某些试剂产生颜色反应。常见的显色反应主要有：

（1）碘酸钾-碘化钾反应 取 5mg 样品（或样品的饱和乙醇溶液 2 滴）加 2%碘化钾溶液及 4%碘酸钾溶液各 2 滴，加塞，沸水浴加热 1 分钟。冷却，加 0.1%淀粉溶液 1~4 滴，呈蓝色。

（2）溴的四氯化碳反应 样品的四氯化碳溶液加 2%溴的四氯化碳溶液 2 滴，振摇，溶液褪色。

（3）高锰酸钾反应 样品的丙酮溶液加 1%的高锰酸钾溶液 2 滴，振摇，溶液褪色。

（4）溴-麝香草酚蓝反应 样品乙醇溶液加溴-麝香草酚蓝试液呈蓝色。

四、含脂肪酸的中药实例

紫苏子为唇形科植物紫苏 *Perilla frutescens*（L.）Britt. 的干燥成熟果实，具有降气消痰、平喘、润肠的功效。现代药理学研究表明，紫苏子油能增强智力，提高记忆力和视力。紫苏子脂肪酸类成分的 GC-MS 分析表明其中主要有效成分 α-亚麻酸的含量达 70%以上，结果见表 11-1。

表 11-1 SFE-CO$_2$法萃取的紫苏子脂肪油中的脂肪酸类成分

峰号	化合物	含量（%）	峰号	化合物	含量（%）
1	棕榈油酸	0.07	7	十九碳烯酸	1.70
2	棕榈酸	10.52	8	十九烷酸	0.16
3	十七烷酸	0.30	9	二十碳三烯酸	0.92
4	α-亚麻酸	73.46	10	二十碳烯酸	0.25
5	油酸	7.62	11	花生酸	0.80
6	硬脂酸	4.05	12	二十一烷酸	0.06

第二节 含硫有机化合物

一、概述

硫是所有生物的必需元素，从维生素、辅酶 A 到含硫氨基酸组成的多肽及蛋白质等一次代谢产物中，硫都扮演着重要的角色。本节主要介绍一些存在于中药中的含硫二次代谢产物。这些产物在中药中分布虽不甚多，但却有一定的生物活性。

二、含硫化合物的中药实例

1. **芥子苷类** 芥子苷是一类主要分布于十字花科植物中的以硫原子为苷键原子的葡萄糖苷类化合物，也称硫代葡萄糖苷，或简称硫苷（glucosinolates，GS），分子中含有一个 R 侧链和一个与硫原子相连的 β-D-吡喃葡萄糖，具有较强的抗菌、抗霉菌及杀虫等作用。芥子苷主要来源于七种氨基酸（丙氨酸、亮氨酸、异亮氨酸、缬氨酸、苯丙氨酸、酪氨酸和色氨酸）和一系列侧链延长的同源物。根据其来源氨基酸前体的不同（即 R 侧链的不同），将芥子苷分为脂肪族、芳香族和吲哚族三大类。已发现的芥子苷类化合物达 70 余种，在植物体内通常以钾盐的形式存在，但有时也以钠盐、铵盐的形式存在。黑芥子 *Brassica nigra* 中的黑芥子苷（sinigrin）是钾盐，白芥子 *Brassica alba* 中的白芥子苷（sinalbin）除钾盐外，还曾得到由芥子碱组成的季铵盐。

一般来说，芥子苷的性质比较稳定，没有生物活性，只有当组织受到损伤（如咀嚼、挤压等）时，它才被释放出来与黑芥子酶相遇发生水解反应，生成一系列水解程度不等的降解产物，而发挥抗肿瘤、抗病毒作用。

以芥子苷酶进行水解，芥子苷类化合物先生成葡萄糖和硫代羟肟酸，后者经转化最后产生异硫氰酸酯。白芥子或黑芥子的粉末加温水闷润一定时间后，会散发出强烈的辛辣味，此系白芥子或黑芥子中的芥子苷因受与其共存的芥子苷酶的作用而生成异硫氰酸酯之故。

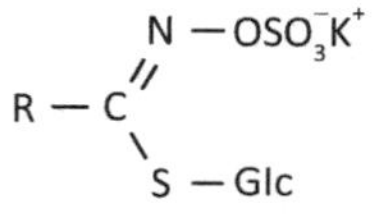

芥子苷通式

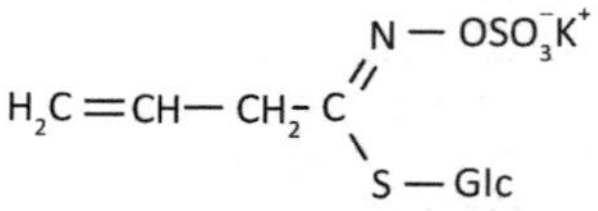

黑芥子苷

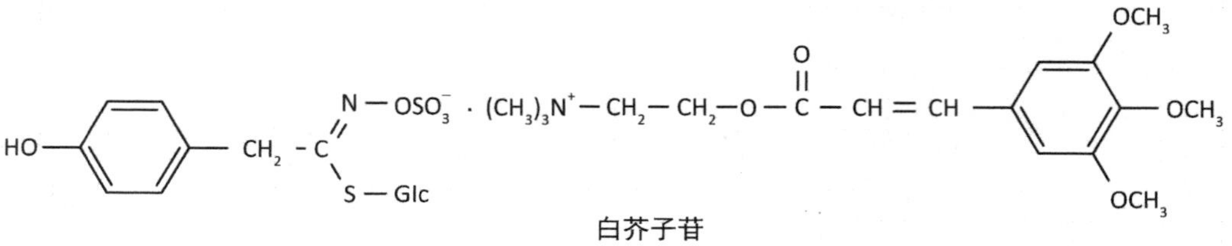

白芥子苷

2. **板蓝根** 板蓝根为十字花科菘蓝属植物菘蓝 *Isatis indigotica* Fort. 的干燥根，具有清热解毒、凉血利咽之功效，广泛用于治疗各种病毒性疾病及细菌性感染疾病，如流感、腮腺炎、温病发热、风热感冒、咽喉肿烂、流行性乙型脑炎、肝炎等。已有学者从板蓝根中分离得到原告依春（progoitrin）、表原告依春（eprogoitrin）、葡萄糖芫菁芥素（gluconapin）等芥子苷类化合物。

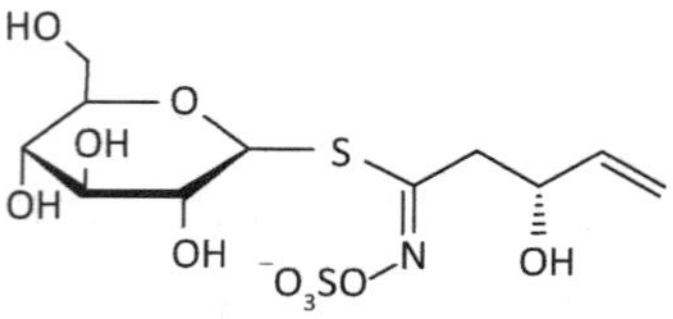

原告依春

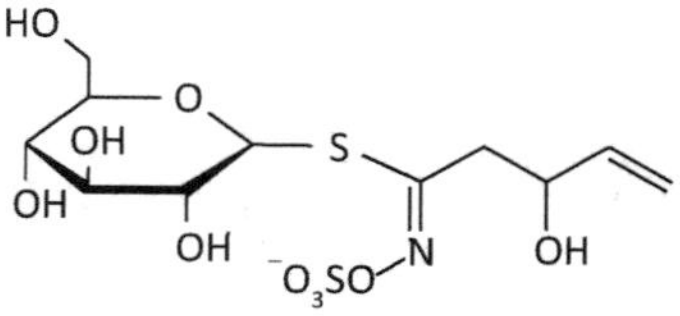

表原告依春

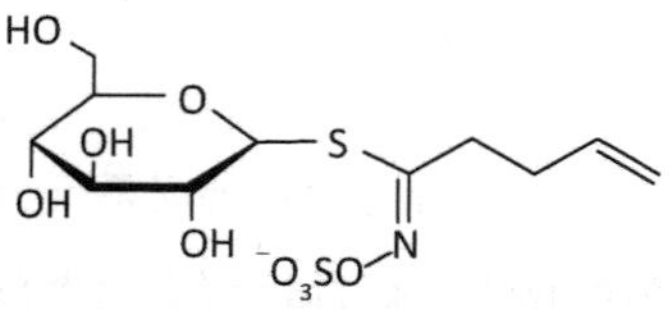

葡萄糖芫菁芥素

3. **大蒜** 大蒜为百合科植物蒜 *Allium sativum* 的地下鳞茎，具有行滞气、暖脾胃、消癥积、解毒、杀虫的功效，从中分得的大蒜辣素（allicin）为二烯丙基硫代亚磺酸酯，系由大蒜中蒜氨酸在蒜氨酸酶的作用下生成的，虽稀释至 1∶85 000～125 000 仍可抑制葡萄球菌、链球菌、伤寒杆菌、副伤寒杆菌、痢疾杆菌、霍乱弧菌、大肠杆菌、白喉杆菌、肺炎球菌、炭疽杆菌等革兰阳性及阴性细菌，但其性质不稳定，易分解失去活性。

近年，从大蒜挥发油中得到一种性质稳定的新抗菌成分大蒜新素（allitrid），为淡黄色油状液体，相对密度 1.085，折光率 1.580（20℃），具有抗病原微生物、抗肿瘤、降血脂、清除自由基及保护肝、胃等作用。

$$H_2C{=}CH{-}CH_2{-}S{-}S{-}S{-}CH_2{-}CH{=}CH_2$$

大蒜新素

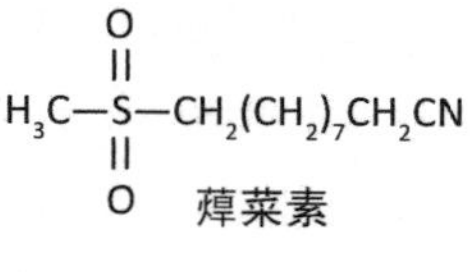

蔊菜素

第三节 脑苷类化合物

一、概述

脑苷类化合物又称酰基鞘氨醇己糖苷，为神经鞘脂类的一种，属于中性鞘糖脂，是生物细胞膜中广泛存在的一类含量很低的内源性活性物质，由神经酰胺和己糖两部分组成。神经酰胺

NOTE

是由长链脂肪酸中的羧基与神经鞘氨醇的氨基经脱水以酰胺键相连形成的一类酰胺类化合物，神经酰胺通过 C-1 位上羟基与己糖通过 β-糖苷键连接而成脑苷，该类化合物多存在不饱和双键，且多存在于鞘胺醇部分中。

脑苷多为无定形粉末或无色针状结晶，在常用有机溶剂中的溶解度较差，能溶于丙酮、热乙醇、苯和三氯甲烷，几乎不溶于乙醚，多具有旋光性，在酸性条件下煮沸则分解。

脑苷类化合物为细胞膜的结构成分，主要存在于哺乳动物的脑组织、表皮，以及心脏、肝脏、红细胞的膜组织中，在某些高度分化的组织膜表面中含量也较高，如髓鞘、叶绿体及某些流感病毒等，在一些大型真菌和高等植物以及一些海洋生物（如海盘车、海星等）中也有分布。脑苷类化合物的生物活性主要表现为神经保护作用及抗肿瘤、免疫调节作用等。

随着研究的深入和综合分析，人们发现，在不同进化程度的生物类群中，脑苷化学结构也由简单向复杂在不断衍化着，不同的结构特点又表现出各自不同的生物活性。

二、含脑苷类化合物的中药实例

山龙眼科山龙眼属植物深绿山龙眼 *Helicia nilagirica* 广泛分布于我国西南至东南各省区的热带、亚热带地区，云南景颇族用其种子治疗头痛、失眠等症。有学者从其叶子中分离得到一个新的脑苷类化合物龙眼脑苷 A（helicia cerebroside A）。

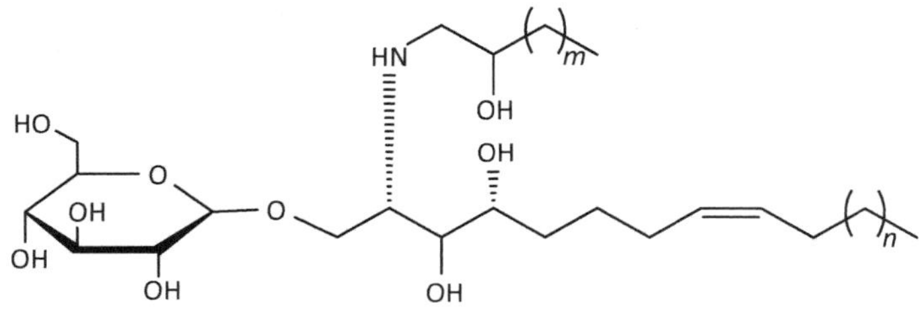

龙眼脑苷 A（$m=21, n=7$）

第四节 芪类化合物

一、概述

芪类化合物是以 1,2-二苯乙烯为骨架的化合物及其聚合物的总称，包括二苯乙烯（stilbene）、二苯乙烷（bibenzyl）、菲类（phenanthrene）单体及其聚合物，目前这类化合物已达 500 余种。

芪类化合物大多为无色或浅红色固体，个别为油状物，分子量一般在 200~400 之间，熔点在 150~300℃之间。芪类化合物易溶于甲醇、丙酮、三氯甲烷、苯、乙酸，其苷易溶于水。芪类化合物在紫外灯下有很强的蓝色荧光，氨熏后荧光加强。

芪类化合物具有多种生物活性，除抗菌作用外，近年来又发现其具有降脂、保肝、扩张毛细血管保护微循环、扩张冠状血管、降压、抗变态反应、抑制血小板聚集、抗肿瘤等作用。

二、含芪类化合物的中药实例

虎杖为蓼科植物虎杖 *Polygonum cuspidatum* 的干燥根及根茎，具有清热解毒、利胆退黄、祛风除湿、散瘀定痛、止咳化痰之功效。虎杖中虎杖苷（polydatin）含量较高，具有多种药理作用。

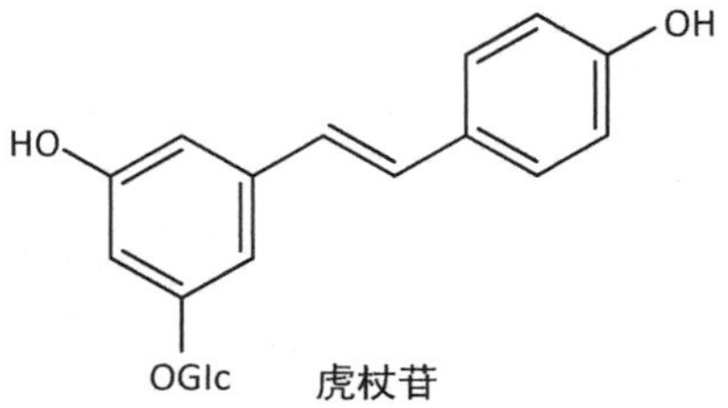

虎杖苷

第五节　多炔类化合物

一、概述

多炔类化合物除具有不饱和三键结构外还含有烯的结构，化学性质活泼。多炔类化合物分布很广，但主要集中于五加科、菊科、伞形科和檀香科等植物中。检验样品中的多炔类化合物可在硅胶薄层板上点样展开，用靛红-浓硫酸喷雾后加热，如有多炔类成分将出现棕色或绿色斑点。

天然多炔类化合物具有抗肿瘤、抗炎、抗氧化等生物活性。

二、含多炔类化合物的中药实例

20 世纪 60 年代日本学者首先从人参的脂溶性部位分离得到多炔类化合物，如人参炔醇（panaxynol）、人参环氧炔醇（panaxydol），迄今已从人参根中获得 10 余种炔醇类化合物。药理作用研究表明，人参中的炔醇类化合物具有抗炎和抑制肿瘤生长的作用。

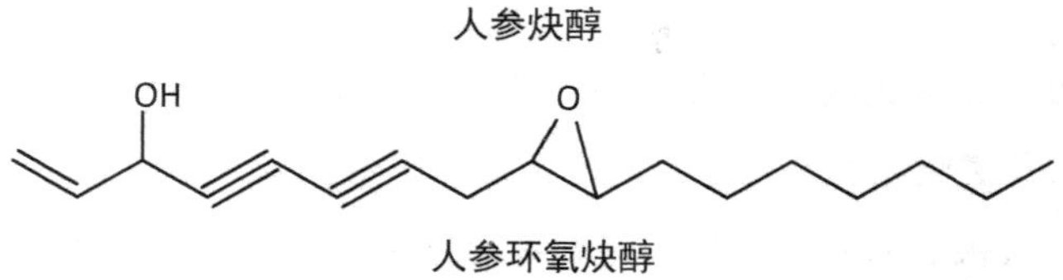

人参炔醇

人参环氧炔醇

第六节 海洋中药化学成分

一、概述

中华民族运用海洋药物防病治病具有悠久的历史。我国最早的医学文献《黄帝内经》中就有"乌贼骨作丸，饮以鲍鱼汁治血枯"的记载，《山海经》《神农本草经》《伤寒杂病论》《海药本草》《唐本草》等也均有关于海洋药物的记载，至《本草纲目》《本草纲目拾遗》等医药典籍收载的海洋药物已达百余种。新中国成立以来，历版《中国药典》均收载了海洋药物及有关方剂，2010 年版《中国药典》一部收载海洋中药材及饮片 12 种，涉及海洋中药材的成方制剂 50 余个。《中药大辞典》（1977）收载海洋中药 144 种，《中华本草》收载海洋药物 802 种，《中华海洋本草》（2009）收载海洋中药 613 味。随着现代药用海洋生物的研究深入，海洋中药正在展示更加广阔的应用前景。

海洋药物生活环境的特殊性决定了其体内含有独特结构和特殊药理活性的天然产物，这也使得海洋中药在中医药宝库中的地位不可替代。海洋天然产物结构类型丰富，包括糖、多糖和糖苷、氨基酸、环肽、多肽及蛋白质、无机盐、皂苷、甾醇、生物碱、萜、大环内酯、核苷、聚醚、不饱和脂肪酸、类胡萝卜素及前列腺素类似物。其中结构特殊、生物活性明显的化合物类型有大环内酯、聚醚、肽类、前列腺素类似物等。

二、海洋中药化学成分研究实例

海参为棘皮动物门海参纲生物，是海洋中重要的食物和药物资源，可食用的海参我国有 20 余种。明代《食物本草》指出，海参有补元气、滋益五脏六腑虚损的功效，清代《本草纲目拾遗》将海参列为补益药物。海参营养丰富并含有多种生物活性物质，具有较高的药用价值和经济价值。海参的生物活性物质主要为海参多糖和海参皂苷。

海参多糖主要分为两类：一类是糖胺聚糖（即黏多糖），是由氨基半乳糖、葡萄糖醛酸、岩藻糖组成的分支杂多糖，酸性黏多糖还含有硫酸酯基；另一类是由 L-岩藻糖构成的岩藻多糖（直链多糖）。

海参中的皂苷种类很多，且有不同的药理活性。海参的皂苷元均为羊毛甾烷的衍生物，通常含有 5 个角甲基，20 位上连接有侧链，绝大部分属于海参烷型，即含有 18（20）内酯结构，偶有 18（16）内酯环或无内酯环结构者，称为非海参烷型。

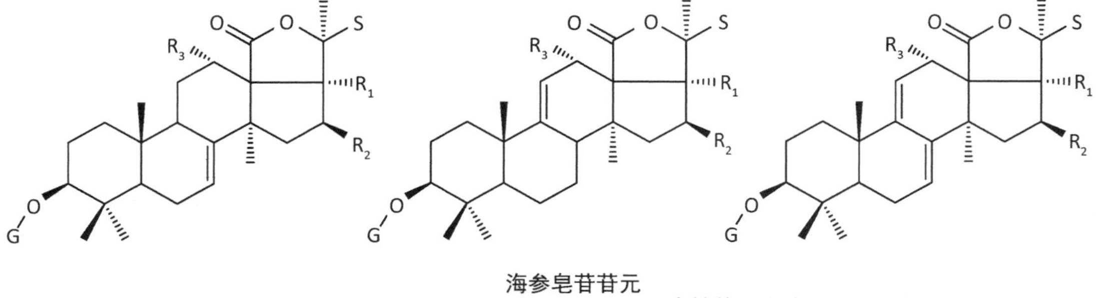

海参皂苷苷元
R_1,R_3=H,OH R_2=H,OAc,O S=异庚烯侧链 G=寡糖基（连接苷元的均为木糖）

NOTE

第七节　氨基酸、环肽、蛋白质和酶

一、氨基酸

（一）　概述

氨基酸（amino acid）是一类既含氨基又含羧基的化合物，是组成蛋白质分子的基本单位。其中人体不能合成或合成速度不能满足人体需要，必须从食物中摄取的氨基酸被称为必需氨基酸。必需氨基酸有 8 种，均为 α-氨基酸，存在于蛋白质水解物中。其余为非必需氨基酸，此类氨基酸大部分已被应用于医药等方面，如精氨酸、谷氨酸作为肝昏迷抢救药之一，组氨酸用于治疗胃及十二指肠溃疡和肝炎等。

中药中含有的氨基酸，有些虽不是必需氨基酸，却有一些特殊的生物活性，这些非蛋白氨基酸称为天然游离氨基酸。如中药使君子 *Quisqualis indica* 中的使君子氨酸（quisqualic acid）和鹧鸪茶 *Caloglossa leprieuii* 中的海人草氨酸（kainic acid），都是驱蛔虫的有效成分，南瓜子 *Semen cucurbita* 中的南瓜子氨酸（cucurbitine）具有抑制血吸虫幼虫生长发育的作用，天冬 *Asparagus cochinchinensis*、玄参 *Scrophularia ningpoensis* 和棉根 *Cossypium herbaceum* 中均含有具止咳和平喘作用的天门冬素（asparagine），三七 *Panax notoginseng* 中的三七素（dencichine）具有止血作用，半夏 *Pinellia ternata*、天南星 *Arisaema erubescens* 和蔓荆 *Vitex trifolia* 中的 γ-氨基丁酸则有暂时降压作用。氨基酸的研究是中药有效成分研究不可忽视的内容。

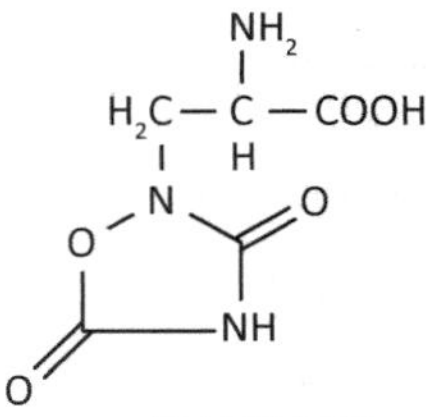

使君子氨酸 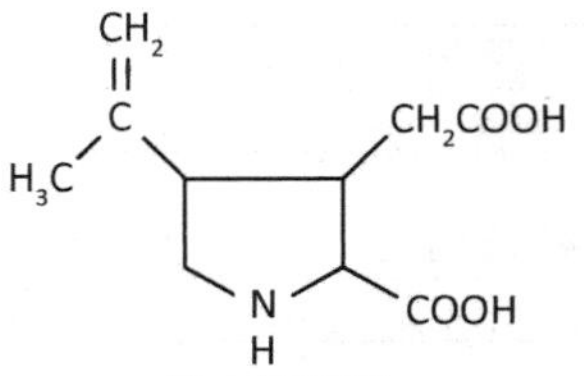　　海人草氨酸 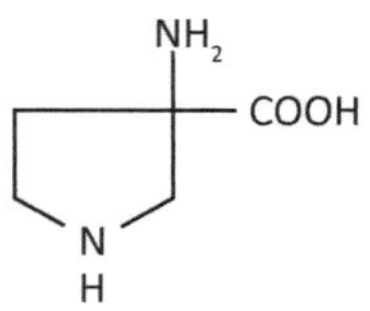　　南瓜子氨酸 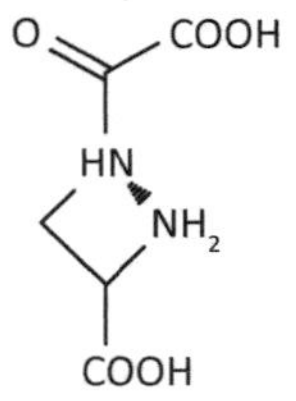　　三七素 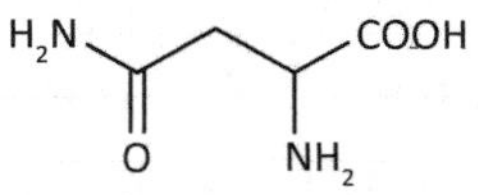　　天门冬素

（二）　氨基酸的结构与分类

从结构上看，氨基酸是羧酸分子中烃基上的氢被氨基取代的衍生物。根据氨基和羧基相对位置，将氨基酸分为 α-氨基酸、β-氨基酸、γ-氨基酸等，其中以 α-氨基酸占多数。此外，还可根据氨基酸分子中所含氨基和羧基的相对数目，分为中性氨基酸、酸性氨基酸和碱性氨基酸三类。中性氨基酸分子中羧基和氨基数目相等，酸性氨基酸分子中羧基多于氨基，碱性氨基酸则氨基多于羧基。

（三） 氨基酸的理化性质

1. **性状** 氨基酸为无色结晶，具较高熔点。

2. **溶解性** 多数氨基酸易溶于水，难溶于有机溶剂，如丙酮、乙醚、三氯甲烷等。

3. **成盐** 氨基酸为两性化合物，与强酸、强碱均能成盐。同时，分子内氨基和羧基可相互作用生成内盐。

4. **等电点** 在氨基酸水溶液中，分子中的羧基和氨基可以分别像酸、碱一样离子化，当向溶液中加酸时，抑制了羧基的电离，在强酸溶液中，氨基酸主要以阳离子状态存在；反之，如果加碱则抑制氨基电离，在强碱溶液中，氨基酸主要以阴离子状态存在。当将氨基酸溶液调至某一特定 pH 值时，氨基酸分子中羧基电离和氨基电离的趋势恰好相等，这时溶液的 pH 值称为该氨基酸的等电点，不同的氨基酸具有不同的等电点。在氨基酸的等电点时，分子以内盐的形式存在，因其溶解度最小，可以沉淀析出。

5. **茚三酮反应** α-氨基酸与水合茚三酮加热反应产生紫色物质，可用于鉴别氨基酸，或作为氨基酸的薄层色谱显色剂。

6. **亚硝酸反应** 除亚氨基酸（脯氨酸、羟脯氨酸）外，α-氨基酸中的氨基能与亚硝酸作用，释放氮气，生成 α-羟基酸。

（四） 氨基酸的检识

1. **理化检识**

（1）**茚三酮反应** 取氨基酸水溶液 1mL，加 0.2%茚三酮溶液 2~3 滴，摇匀，在沸水浴中加热 5 分钟，冷却后，如显蓝色或蓝紫色，表明含有氨基酸、多肽或蛋白质。此反应亦可作色谱检识，但有的氨基酸产生黄色斑点，并受氨气、麻黄碱、伯胺、仲胺等杂质的干扰而产生假阳性。

（2）**Isatin 反应** 取氨基酸水溶液滴于滤纸上，晾干，喷吲哚醌试液，加热 5 分钟，不同的氨基酸类显示不同的颜色。

（3）**Folin 反应** 取 1,2-萘醌-4-磺酸钠 0.02g 溶于 5%碳酸钠溶液 100mL 中，临用时现配。不同氨基酸显不同颜色。

2. **色谱检识** 薄层色谱展开剂常用正丁醇-冰乙酸-水（4∶1∶5，上层）、三氯甲烷-甲醇-17%氨水（2∶2∶1）等。也可用双向色谱法，常用的双向展开系统是正丁醇-冰乙酸-水（3∶1∶1）与酚-水（3∶1）溶剂。纸色谱常用展开剂为正丁醇-冰乙酸-乙醇-水（4∶1∶1∶2）、甲醇-水-吡啶（20∶20∶4）、水饱和的酚类。

显色剂常用茚三酮试剂，喷后于 110℃加热，显紫色。

（五） 含氨基酸的中药实例

南瓜子为葫芦科植物南瓜 *Cucurbita moschata* 的种子，主治绦虫病、蛔虫病、产后手足浮肿等。南瓜子榨油后，饼渣用水温浸提取，提取液经过强酸型阳离子交换树脂，用氨水洗脱，洗脱液减压浓缩，加乙醇，高氯酸调节 pH 至 5，放置，过滤除去杂质，用乙醇重结晶，分离得到有效成分南瓜子氨酸，因其与高氯酸形成结晶盐而从稀乙醇中析出。

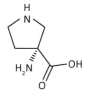

南瓜子氨酸

二、环肽

（一）概述

环肽化合物（cyclopeptides）是指由酰胺键或肽键形成的一类环状肽类化合物，主要来源于植物、海洋生物和微生物等，已发现鼠李科、梧桐科、露兜树科、茜草科、荨麻科、卫矛科、菊科、唇形科、马鞭草科、紫金牛科、茄科、石竹科、蕃荔枝科等植物中含有环肽类成分。

环肽化合物具有多方面生物活性，如从海洋被囊动物 *Trididemnum solidum* 中得到的didem B 具有抗肿瘤、抗病毒和免疫调节作用，从酸枣仁 *Semen ziziphi* spinosae 中分离得到的枣碱（zizyphine）具有安眠作用，从茜草中得到一系列十四元环的茜草环肽，具有抗肿瘤作用。

植物环肽的研究起步较晚，但其显著的生物活性以及结构的新颖性和多样化已成为中药化学新的研究热点。

（二）环肽的结构分类

目前得到的环肽类化合物根据其骨架可分为两大类六个类型：

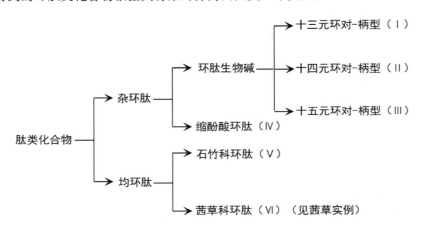

（三）环肽的理化性质

1. 性状　环肽化合物一般易结晶，熔点多高于 260℃，有旋光性。

2. 溶解性　环肽类化合物易溶于水，可溶于甲醇、三氯甲烷等有机溶剂。

（四）环肽的检识

可采用薄层色谱检识，吸附剂常用硅胶，展开剂为三氯甲烷-甲醇，显色剂常用 0.2% 茚三酮溶液。

（五）含环肽的中药实例

从茜草中分离得到的环己肽类由 6 个氨基酸组成，具有抗肿瘤活性。

	R_1	R_2	R_3	R_4
RA-Ⅰ	H	CH₃	OH	H
RA-Ⅱ	CH₃	H	H	H
RA-Ⅲ	CH₃	CH₃	OH	H
RA-Ⅳ	CH₃	CH₃	H	OH
RA-Ⅴ	H	CH₃	H	H
RA-Ⅵ	CH₃	CH₃	H	H

三、蛋白质和酶

（一）概述

蛋白质（protein）和酶（enzyme）是生物体最基本的生命物质，蛋白质分子中的氨基酸残基由肽键连接，形成含多达几百个氨基酸残基的多肽链。酶是活性蛋白中最重要的一类。

近年陆续开发了与人体健康密切相关的不同活性的蛋白质，特别是酶类已在临床发挥了很大的作用，并蕴藏着巨大的潜力。例如天花粉蛋白（trichosanthin）具有引产作用和抗病毒作用，对艾滋病病毒也具有抑制作用；得自番木瓜 *Carica papaya* 的木瓜蛋白酶（papain）可驱除肠内寄生虫；超氧化物歧化酶（superoxide dismutase，SOD）可阻止脂质过氧化物生成，降低自由基对人体损害，延缓机体衰老；地龙 *Pheretima aspergillum* 中分得的蚯蚓纤溶酶不仅对血栓和纤维蛋白有显著溶解作用，而且可激活纤溶酶原为纤溶酶（plasmin）；麦芽 *Hordeum vulgare* 中含有的淀粉酶（amylase）常用于食积不消；苦杏仁 *Prunus armeniaca* 中的苦杏仁酶（emulsin）具有止咳平喘作用。

（二）蛋白质和酶的理化性质

1. **溶解性**　多数蛋白质和酶溶于水，难溶于有机溶剂，其溶解度受 pH 影响。

2. **分子量**　蛋白质和酶溶液具有亲水胶体特性，分子量多在一万以上，高的可达一千万左右，为高分子物质，不能透过半透膜，此性质可用于提纯蛋白质。

3. **两性和等电点**　蛋白质分子两端有氨基和羧基，同氨基酸一样具有两性和等电点。

4. **盐析和变性**　蛋白质和酶在水溶液中可被高浓度的硫酸铵或氯化钠溶液盐析而沉淀，此反应是可逆的。当蛋白质和酶被加热或与酸、碱等作用时，则变性而失去活性，此反应不可逆。

5. **水解反应**　蛋白质在酸、碱、酶等作用下可逐步水解，最终产物为各种 α-氨基酸。

6. **沉淀反应**

（1）与酸作用　蛋白质与鞣质、三氯乙酸、苦味酸、硅钨酸等反应产生不溶性物质。

（2）与金属盐作用　蛋白质可与多种金属盐如氯化高汞、硫酸铜等反应产生沉淀。

7. 颜色反应

（1）Biuret 反应　蛋白质在碱性溶液中与稀硫酸铜溶液作用，呈红色或紫红色。

（2）Dansyl 反应　分子中末端氨基在碳酸氢钠溶液中与 1-二甲氨基萘-5-磺酰氯反应生成相应的磺酰胺衍生物，显黄色荧光。

（三）蛋白质和酶的检识

1. 理化检识

（1）沉淀反应　取供试液 1mL 加热煮沸，如产生浑浊或沉淀，可能含有蛋白质。或直接加入 5%硫酸铵溶液 1mL，若产生沉淀亦表明可能含有蛋白质。

（2）Biuret 反应　取供试液 1mL 加 40%氢氧化钠溶液 2 滴，摇匀，滴加 1%硫酸铜溶液 1~2 滴，摇匀，如显紫色示含多肽或蛋白质。

（3）Solway purple 反应　将供试液点在纸片上，滴加酸性蒽醌紫试剂，如呈紫色示含蛋白质，氨基酸、多肽皆不显色。

2. 色谱检识　吸附剂常用硅胶，展开剂常用三氯甲烷-甲醇（9:1）系统，显色剂采用 2%茚三酮溶液。

（五）含蛋白质和酶的中药实例

1. 天花粉　天花粉是葫芦科植物栝楼 *Trichosanthes kirilowii* Maxim. 或双边栝楼 *Trichosanthes resthornii* Harms 的根，具有清热生津、消肿排脓的功效，从中分离得到的天花粉蛋白可用于中期妊娠引产和治疗恶性葡萄胎、绒癌。

2. 苦杏仁　苦杏仁为蔷薇科植物山杏 *Prunus armeniaca* L. var. *ansu* Maxim. 、西伯利亚杏 *Prunus sibirica* L. 、东北杏 *Prunus mandshurica*（Maxim.）Koehne 或杏 *Prunus armeniaca* L. 的干燥成熟种子，主要含有苦杏仁苷、苦杏仁酶。苦杏仁酶可溶于水，不溶于有机溶剂。

第八节　矿物质

一、概述

矿物质是以无机成分为主的一类天然化合物。长期以来，对中药有效成分的研究偏重于有机物，忽视了无机物，而无机物的研究包括矿物药及植物药中的微量元素。

二、矿物药

（一）矿物药主含成分

利用矿物、岩石治疗疾病，在我国有悠久历史。《本草纲目》中收载矿物药已达 355 种，如朱砂、铅丹、代赭石、铜青、砒石、石膏、滑石、卤碱等，分别以汞、铅、铁、铜、砷、钙、硅、镁等为主要成分。在中药单味药或方剂中，无机元素是与含有配对等位基因的有机分子（如生物碱、苷类、有机酸、蛋白质、氨基酸等）结合，协同表现出生理活性。不同金属元素与不同配位体结合形成了有效成分的多样性，这也是中药功效千差万别的原因。常用矿物药的主要成分和功效见表 11-2。

表 11 - 2 矿物药的主含成分及功效

矿物药	主要成分	功效
石膏	$CaSO_4 \cdot 2H_2O$	清热泻火，除烦止渴
白矾	$KAl(SO_4)_2 \cdot 12H_2O$	解毒杀虫，燥湿止痒，祛除风痰，止血止泻
雄黄	As_2S_2	解毒杀虫，燥混祛淡，截疟
赭石	$Fe_2O_3 \cdot 3H_2O$	平肝潜阳，降逆止血
朱砂	HgS	清心镇惊，安神解毒
紫石英	CaF_2	镇心安神，温肺，暖宫
磁石	Fe_3O_4	平肝潜阳，聪耳明目，镇惊安神，纳气平喘
炉甘石	$ZnCO_3$	解毒明目退翳，收湿止痒敛疮
滑石	$Mg_3(Si_4O_{10})(OH)_2$	利尿通淋，清热解暑，祛湿敛疮
自然铜	FeS_2	散瘀，接骨，止痛
芒硝	$Na_2SO_4 \cdot 10H_2O$	泻热通便，润燥软坚，清火消肿
玄明粉	Na_2SO_4	泻热通便，润燥软坚，清火消肿
硫黄	硫族矿物自然硫	外用解毒杀虫疗疮，内服补火助阳通便
赤石脂	$Al_4(Si_4O_{10})(OH)_8 \cdot 4H_2O$	涩肠，止血，生肌敛疮
钟乳石	$CaCO_3$	温肺，助阳，平喘，制酸，通乳
花蕊石	Ca 和 Mg 的碳酸盐	涩肠止泻，收敛止血
禹余粮	$FeO(OH)$	涩肠止泻，收敛止血
金礞石	K、Mg、Al 和硅酸	坠痰下气，平肝镇惊
青礞石	Mg、Al、Fe 和硅酸	坠痰下气，平肝镇惊

（二） 矿物药的检测

某些常用的矿物药按国际惯例严禁入药，如朱砂、雄黄分别含汞、含砷，密陀僧为含铅化合物，砒石为剧毒的三氧化二砷。因此，《中国药典》规定了相应的定性鉴定和含量测定方法，如铁盐检查法、重金属盐检查法、砷盐检查法等。此外，对矿物药中所含微量元素可用原子吸收光谱法等进行检测。

（三） 矿物药实例

1. 石膏 石膏系硫酸盐矿物硬石膏族石膏，主成分为含水硫酸钙（$CaSO_4 \cdot 2H_2O$），生用清热泻火、除烦止渴，用于外感热病、高热烦渴等；煅石膏收湿生肌、敛疮、止血，外治溃疡不敛、湿疹瘙痒。药理作用研究表明，单味石膏即可退热，但有研究认为这与硫酸钙无关，而与所含微量元素有关。

2. 麦饭石 麦饭石是中酸性花岗岩质炭石，主要矿物组分有钾长石、斜长石、石黄、黑云母或角闪石及少量磷灰石等，其化学成分主要是硅铝酸盐，系由二氧化硅（SiO_2）、三氧化二铝（Al_2O_3）、氧化铁（Fe_2O_3）、氧化亚铁（FeO）、氧化镁（MgO）、氧化钙（CaO）、氧化钠（Na_2O）、氧化钾（K_2O）、二氧化钛（TiO_2）、五氧化二磷（P_2O_5）、氧化锰（MnO）、二氧化碳（CO_2）、氟（F）、硫（S）等组成，并且含镍（Ni）、锆（Zr）、锶（Sr）、钡（Ba）、钴（Co）、铬（Cr）等 13 种微量元素。

麦饭石在增强皮肤弹性和毛细血管伸缩功能、解除疲劳和增强体质等方面具有明显的作用，对镉（Cd）、汞（Hg）、砷（As）、铅（Pb）等有害元素具有较强吸附能力，同时对大肠

NOTE

杆菌、痢疾杆菌、金黄色葡萄球菌、白色念珠菌等也具有较强吸附能力，还具有促进幼鼠生长发育、刺激小鼠肝 RNA 及 DNA 生物合成，增强耐缺氧和抗疲劳等生物活性。

三、微量元素

体内元素按存在量分为常量元素和微量元素。微量元素是人体中含量小于万分之一的化学元素，目前认为生命活动所必需的微量元素有 15 种，包括铁、铜、锌、锰、钼、钴、铬、硒、钒、镍、锶、锡、硅、碘和氟等。微量元素对生命体比维生素更为重要，因为生命体不能制造必需微量元素，只能从外界摄取。因此，缺乏微量元素，会导致机体平衡破坏，甚至引起疾病。如人体失去铁，血液就会丧失输氧功能，生命就不能维持；恶性贫血症与钴缺乏有关；钼、锰、铬、硒元素的不足是导致癌瘤或心血管病的因素之一。氟和锶的缺乏是造成龋齿和骨质疏松症的重要原因。随着研究的不断深入，微量元素将会越来越显示出其重要性。

1. **主要无机元素及其功能**　见表 11-3。

表 11-3　主要无机元素及其功能

元素	符号	功能
钠	Na	细胞外的阳离子 Na^+
镁	Mg	酶的激活，叶绿素构成，骨骼的成分
硅*	Si	在骨骼、软骨形成的初期阶段所必需
磷	P	在 ATP 中，为生物合成与能量代谢所必需
硫	S	蛋白质的组分，组成 Fe-S 蛋白质
氯	Cl	细胞外的阴离子 Cl^-
钾	K	细胞外的阳离子 K^+
钙	Ca	骨骼、牙齿的主要组分，神经传递和肌肉收缩所必需
钒*	V	促进牙齿的矿化
铬*	Cr	促进葡萄糖的利用，与胰岛素的作用机制有关
锰*	Mn	酶的激活、光合作用中，光解所必需
铁*	Fe	最主要的过渡金属，组成血红蛋白、细胞色素、Fe-S 蛋白等
钴*	Co	红细胞形成所必需的维生素 B_{12} 的组分
镍*	Ni	酶的激活及蛋白组分，构造膜
铜*	Cu	铜蛋白的组分，促进铁的吸收和利用
锌*	Zn	许多酶的活性中心，胰岛素组分
硒*	Se	与肝功能、肌肉代谢有关
钼*	Mo	黄素氧化酶、醛氧化酶、固氮酶等所必需
碘*	I	甲状腺素的成分

注：有 * 的为微量元素。

2. **微量元素在中医药研究中的地位**　关于中医理论与微量元素关系的研究，有报道称虚证者血清铜值升高、锌/铜比降低，脾肾阳虚病人血液中铁、锰、锌低下而锶过剩，可以采用中药仙茅、太子参治疗。仙茅、太子参富含锰、铁、锌，而锶含量低，说明与微量元素的补给与削弱有关。

对于植物性中药，微量元素既可作为营养素，又可作为某种有机成分生物合成过程中的催化剂。某种元素的短缺可能影响一些有机成分的生成量，这也许是道地药材受环境影响而使其疗效佳的原因之一。

3. 中药微量元素研究进展 中药微量元素的研究经历了单味药的定性定量、道地药材栽培与炮制等与微量元素关系、中药药性和归经等与微量元素关系的研究历程，初步归纳了一些规律，如热性药中锰含量高、寒性药中铁含量高等。临床用药多为复方及水煎剂，因此现在着重水煎液与原药材微量元素关系、单味水煎与配伍水煎微量元素变化的研究。如研究证明生附片单味水煎，其微量元素锌、铜、锰的溶出率较生附片复方低两个数量级；大承气汤中锌的溶出率低于配伍中任一单味药水煎液的含锌量；苓桂术甘汤四药合煎的煎液中，锰含量明显高于各单味药单煎的总量，而锌、铜、铁的含量则低于单煎总量。

多数中药分子中含有羧基、羰基、羟基、氨基、氧杂环、氮杂环等基团，可与金属离子形成配合物，这些配合物或原存于中药中或是中药、中药复方煎煮过程中形成的，有些甚至构成了有效成分的一部分。研究结果表明，某些中药有机成分与金属离子络合后发生改性或生物活性提高。例如，黄芩苷锌配合物比黄芩苷有更强的抗过敏作用，黄芩苷铜配合物的抗炎活性高于黄芩苷。中药复方麻杏石甘汤为清热解毒药，其抗病原微生物作用是由甘草酸、麻黄碱与锌的配合物借助脂溶性成分进入细胞内与核酸结合，阻碍了核酸的正常生化功能而发挥作用。因此，深入系统地研究中药微量元素有助于进一步阐明中药作用机理，促进中药新药的开发与应用。

中　篇

第十二章　中药有效成分的提取分离方法

中药是典型的复杂物质体系，其所含化学成分非常复杂。这种复杂性不仅体现在不同的中药含有不同类型的化学成分，这些化学成分又以极性和非极性成分、酸性碱性和中性成分、小分子和大分子成分共存；还体现在即使是同一种中药，化学成分也存在含量上的差异，不仅有常量成分，还有微量成分。同时，中药临床应用多以复方的形式，一个组方中的多味药所含的成分更是复杂多样，组分间还可能存在相互作用。面对如此复杂的体系，如何对其物质组成进行系统的阐释一直是现代中药研究的难点，也成为中药现代化研究进程中的重点研究领域。

第一节　中药有效成分的提取方法

依据不同的工作原理，以适宜的方法将中药中的化学成分（有效成分）从原药材中制备得到的过程称为中药化学成分的提取。中药化学成分的提取是研究中药有效成分的基础，也是进行中药有效成分化学研究的第一步。在进行中药化学成分提取之前，应对中药材的基原、产地、药用部位、采集时间与方法等进行考察，并系统查阅文献，根据拟提取的目标成分的主要理化性质和各种提取技术的原理及特点选择提取方法，设计提取工艺，使所需要的成分能最大限度地被提取。

近年来，随着现代科技的发展，越来越多的现代提取技术应用于中药化学成分提取研究领域，为中药化学成分诸多研究成果的取得提供了良好的技术保障。

一、中药有效成分的常用提取方法

（一）溶剂提取法

溶剂提取法是实际工作中最常用的方法，它是根据被提取成分的溶解性能，选用合适的溶剂和方法来提取。其作用原理是溶剂穿透药材的细胞膜，溶解可溶性物质，形成细胞内外溶质浓度差，将溶质渗出细胞膜。

1. 溶剂的选择　溶剂的选择一般是根据"相似相溶"原则。所选择的溶剂应能最大限度地提取目标成分，而对共存杂质的溶解度尽可能小，也不应与中药成分发生化学反应或即使反

应也应属于可逆反应。另外，所选择的溶剂应沸点适中、易回收、价廉易得，还应符合安全、绿色环保等要求。

常用提取溶剂可分为三类，即亲脂性有机溶剂、亲水性有机溶剂和水。常用于中药成分提取的溶剂按极性由弱到强的顺序如下：

石油醚<四氯化碳<苯<二氯甲烷<三氯甲烷<乙醚<乙酸乙酯<正丁醇<丙酮<甲醇（乙醇）<水

水是典型的极性溶剂，也是价廉易得、安全无毒的常用溶剂。中药中的亲水性成分如生物碱盐、苷类、有机酸盐、鞣质、蛋白质、糖类及无机盐等都能被提取出来。有时为了增加某类成分的溶解度，也常采用酸水或碱水作为提取溶剂。以水为溶剂时，也存在提取液浓缩较困难、提取物中杂质较多等问题。

亲水性有机溶剂主要是甲醇、乙醇、丙酮等。其中，乙醇、甲醇是最常用的溶剂，因为它们能与水按任意比例混合，又能和大多数亲脂性有机溶剂相溶，穿透药材细胞能力比较强，能溶解大多数中药成分。一般来说，甲醇比乙醇有更好的提取效果，但因其毒性较乙醇大，故多数情况下仅在实验室研究中应用，而乙醇更适用于工业化生产。

亲脂性有机溶剂（石油醚、苯、乙醚、三氯甲烷等）可用于提取亲脂性成分，如挥发油、内酯、某些生物碱及某些苷元和植物醇、油脂、叶绿素、树脂等。此类溶剂的优点是沸点低、浓缩回收方便、提取选择性强、提取物纯度较高。但这类溶剂也有明显的缺点，如易挥发、易燃、有毒、价格相对较高等，而且穿透能力弱，提取时间需相应延长。

2. 提取方法　基于提取的操作方式或辅助提取条件的不同，常用的提取方法主要有以下几种。

（1）煎煮法　此法以水为提取溶剂，将中药粗粉加水加热煮沸提取，是最传统、经典的提取方法。此法简便易行，适用于大部分有效成分的提取，但是对含挥发性成分及加热易破坏的成分不宜使用。采用水煎煮法时，应注意易出现糊化现象，提取液中水溶性杂质较多，水煎液放置时间过长容易发生霉变等问题。此外，多糖类成分含量较高的中药水煎煮后黏度较大，过滤困难。

（2）浸渍法　将中药粗粉装在适当容器中，加入溶剂浸渍药材一定时间，反复数次，合并浸渍液，减压浓缩即可。选择合适的溶剂，可对不同类型及不同极性的成分进行提取。此法不用加热，也适用于遇热易破坏或挥发性成分的提取以及淀粉或黏液质含量较多的中药成分的提取。但本法提取时间长，效率不高。以水为提取溶剂时，应注意防止提取液发霉变质。

（3）渗漉法　渗漉法是将中药粉末先装入渗漉器中用提取溶剂浸渍数小时，然后不断添加新溶剂，使其自上而下通过药物，从渗漉器下部流出，收集流出液（渗漉液）。由于在进行过程中一直保持浓度差，因此除了具有浸渍法不用加热的优点外，还具有提取效率高的特点。但此法溶剂消耗量大，耗时长。

（4）回流提取法　此法以有机溶剂为提取溶剂，在回流装置中加热进行。一般多采用反复回流法，即第一次回流一定时间后，滤出提取液，加入新鲜溶剂重新回流，如此反复数次，合并提取液，减压回收溶剂。此法提取效率高于渗漉法，但受热易破坏的成分不宜用。

（5）连续回流提取法　此法是回流提取法的发展，具有溶剂消耗量小、操作较简便、提取效率高的特点。在实验室连续回流提取常采用索氏提取器或连续回流装置。

（6）超声波提取法　超声波是指频率在 20kHz 以上、人的听觉阈以外的声波，具有频率高、波长短、功率大、穿透力强等特点。超声波提取（ultrasonic extraction，UE）法是指将中药置于超声提取器换能系统的超声场中，加入一定溶剂，超声作用一定时间，使中药所含成分在超声波作用下很快地溶解于溶剂之中，再经过滤过、分离，得到所需有效成分，即利用超声波具有的机械效应、空化效应及热效应，通过增加递质分子的运动速度、增强递质的穿透力、促进药物成分加速溶于溶剂的一种提取方法。由于超声波提取法可在室温下进行，故对热不稳定成分的破坏较小。

目前，采用超声波提取法提取中药化学成分已得到广泛应用。如从曼陀罗叶中提取曼陀罗碱，用超声波提取 30 分钟比用常规煎煮法提取 3 小时的样品含碱量高 9%；从罗芙木属植物的根中将其生物碱全部提出，常规法浸渍需 8 小时，而用超声波提取法只需 15 分钟；从吐根中提取生物碱，用超声波提取 30 分钟比用连续回流法提取 5 小时的量多；天麻中提取天麻素和天麻苷元用超声提取 2 小时与连续回流提取 6 小时的含量相同，用超声波提取 8 分钟比冷浸法提取 48 小时的天麻素量还高。

与常规的煎煮法、回流法、浸渍法等相比，超声波提取具有提取效率高、提取温度低、提取时间短、适应性广、能耗低、药液杂质少、操作简单等特点，但在实际应用中也要注意超声强度和频率、超声作用时间以及溶剂的种类、浓度、用量等因素对提取效率的影响。

目前超声波提取法的应用主要为实验室规模，且主要针对某些具体提取对象进行简单的工艺条件筛选，推广应用受到一定的限制。

（7）微波提取法　微波通常是指波长介于 1mm～1m（频率在 300MHz～300GHz）的一种特殊电磁波。微波提取（microwave assisted extraction，MAE）技术是利用微波促进中药化学成分提取的一种新技术。

在微波场中，不同物质的介电常数、比热、性状及含水量不同，会导致各种物质吸收微波的能力不同，其产生的热能及传递给周围环境的热能也不同，这种差异使得提取体系中的某些组分或基体物质的某些区域被选择性加热，使被提取物质从基体或体系中出来，进入到介电常数小、微波吸收能力差的溶剂中。

微波辅助提取的影响因素较多，如浸提溶剂、浸提温度、浸提时间、微波剂量、溶液 pH等，选择不同的参数条件可得到不同的提取效果。微波提取法可缩短提取时间、降低能耗、减少溶剂用量以及废物的产生，同时还可提高收率和提取物纯度。

在中药的浸提过程中，经典的溶剂提取法如浸渍法、渗漉法、回流提取法等均可以用微波进行辅助提取，目前该技术已广泛用于生物碱、皂苷、多糖、挥发油、萜类等多种中药有效成分的提取中。

（8）生物提取法　生物提取法（biological extraction，BE）亦称为酶辅助提取法，是在传统提取方法的基础上，根据植物药材细胞壁构成，利用酶反应所具有的极高催化活性和高度专一性等特点，选择相应的酶将细胞壁的组成成分充分暴露，分解、混悬或胶溶于溶剂中，从而使植物细胞内有效成分更容易溶解、扩散进入溶剂中的一种提取方法。如目前提取多糖大多采用水提取-醇沉淀的方法，近年来通过增加酶解步骤，可以大大提高多糖的浸出率。利用酶解辅助提取技术提取中药中的生物碱，与传统方法比较，提取率明显增加，而且由于大多数生物碱结构中无苷键存在，因而不存在被酶水解的问题。

常用于植物细胞壁的酶包括纤维素酶、半纤维素酶、果胶酶以及多酶复合体，如果胶酶复合体、各类半纤维素酶、葡聚糖内切酶等，各种酶所作用的对象与条件各不相同，需要根据提取成分的性质、药材的部位、质地等有针对性地选择相应的酶及酶解条件。

生物提取法反应条件温和、选择性高、成分的提取率高、提取时间短、工艺简单易行。因此，酶技术虽然在中药制药行业中的应用起步较晚，但已显露出特有的优势和广阔的应用前景。

（9）加速溶剂萃取法   加速溶剂萃取（accelerated solvent extraction，ASE）法是在较高的温度和压力下用溶剂萃取固体或半固体样品的一种方法。在高温高压条件下，目标成分从基体上的解吸和溶解动力学过程加快，可大大缩短提取时间，减少溶剂的用量，同时提高目标成分的提取率。

与常规的煎煮法、回流法、浸渍法等方法相比，加速溶剂萃取法具有溶剂用量少、操作快速便捷、自动化程度高、安全性好、萃取效率高、选择性好等特点（表 12-1），一般工作流程见图 12-1。

表 12-1   ASE 法与其他提取方法的对比

技术名称	平均萃取时间	平均使用溶剂量（10g 样品）
索氏提取法	4~48 小时	200~500mL
自动索氏提取法	1~4 小时	50~100mL
超声波提取法	0.5~1 小时	150~200mL
微波提取法	0.5~1 小时	25~50mL
加速溶剂萃取法	12~20 分钟	15~45mL

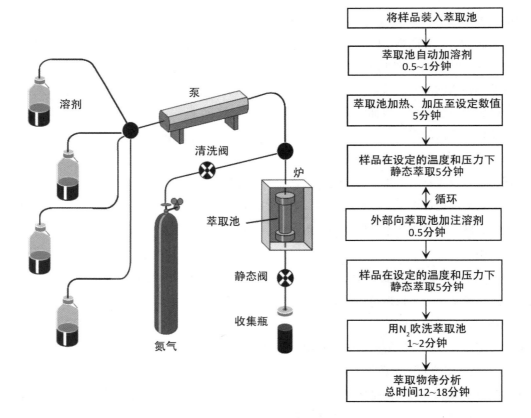

图 12-1   ASE 工作流程

影响溶剂提取效率的因素较多，最主要是选择合适的提取溶剂与方法，其次，药材的粉碎度、提取温度及时间等也要予以注意。特别是工业化生产时，需对这些因素进行优化选择。

（二）超临界流体萃取法

超临界流体（supercritical fluid，SF）是处于临界温度（T_c）和临界压力（P_c）以上，介于气体和液体之间的流体。这种流体具有液体和气体的双重特性，它的密度与液体相近，黏度与气体相近，扩散系数为液体的 10~100 倍。物质的溶解与溶剂的密度、扩散系数成正比，与黏度成反比，因此超临界流体对许多物质有较好的溶解能力。超临界流体萃取（supercritical fluids extraction，SFE）技术是指在不改变化学组成的条件下，利用压力和温度的改变对超临界流体溶解能力的影响而进行高效提取的方法。在临界压力以上将溶质溶解于超临界流体中，然后降低压力或升高温度使溶解于超临界流体中的溶质因其密度下降、溶解度降低而析出，从而达到制备的目的。

可以作为超临界流体的物质很多，如二氧化碳、一氧化亚氮、六氟化硫、乙烷、庚烷、氨、二氯二氟甲烷等。CO_2 的临界温度（$T_c = 31.4℃$）接近室温，临界压力（$P_c = 7.37MPa$）也不太高，易于操作，且本身呈惰性，不易与中药成分发生化学反应，是中药超临界流体萃取中最常用的溶剂。挥发油类成分分子量较小，具有亲脂性和低沸点的性质，在超临界 CO_2 流体中有良好的溶解性能，可用纯 CO_2 直接萃取得到，所需的操作温度一般较低，避免了水蒸气蒸馏法对其有效成分的破坏和分解，而且收率也较高。

CO_2 超临界流体对物质溶解作用有一定选择性，主要与物质的极性、沸点、分子量关系密切。极性较小的化合物如酯、醚、内酯和含氧化合物等易于萃取，化合物极性大则萃取较难。对此，近年来常在超临界流体萃取中加入夹带剂予以解决。

夹带剂是在被萃取溶质和超临界流体组成的二元系统中加入的第三组分，它可以改善原来溶质的溶解度。夹带剂的研究与应用，很大程度上扩大了超临界流体萃取法对中药化学成分的萃取分离。一般情况下，对溶质具有很好溶解性的溶剂往往也是很好的夹带剂，常用甲醇、乙醇、丙酮等。夹带剂的用量一般不超过 15%。例如在 $2×10^4$ kPa 和 70℃ 条件下，棕榈酸在 SF-CO_2 中溶解度是 0.25%（W/W）。在同样条件下，于体系中加入 10% 乙醇，棕榈酸的溶解度可提高到 5.0% 以上。

超临界流体萃取中药成分，具有提取效率高、操作周期短、传质速率快、渗透能力强、蒸发潜热低、选择性易于调节等优点。同时该方法可以在接近室温下工作，防止某些对热不稳定的成分被破坏或逸散；萃取过程几乎不用有机溶剂，萃取物无有机溶剂残留，对环境无污染；提取效率高，节约能耗等。

超临界流体萃取技术在生物碱类、蒽醌类、黄酮类、萜类及香豆素类等化合物的提取中日益受到重视。

（三）水蒸气蒸馏法

水蒸气蒸馏法用于提取能随水蒸气蒸馏而不被破坏的难溶于水的成分。这类成分有挥发性，可随水蒸气逸出，冷凝后可用油水分离器或有机溶剂萃取法将该类成分自馏出液中分离。中药挥发油及某些具挥发性的小分子生物碱、小分子酚性物质等均可应用本法提取。

水蒸气蒸馏法设备简单、易于操作且提油率高，但不适宜提取某些对热不稳定或对嗅味有特别要求的挥发油成分。

（四）升华法

有些固体物质受热后会直接汽化，遇冷后又凝固为原来的固体化合物，此现象被称为升华。中药中有一些成分具有升华的性质，可采用升华法直接提取。例如从樟木中提取樟脑，是世界上最早应用升华法从植物中提取有效成分的实例,在《本草纲目》中有详细的记载。另外,有些生物碱类、香豆素类、有机酸类成分也具有升华的性质,例如苦马豆素、七叶内酯及苯甲酸等,也可采用该法提取。

升华法虽然简单易行,但是在实际提取时较少采用,因为升华温度较高,中药容易炭化,炭化后产生的挥发性焦化物,容易黏附在升华物上,不易精制除去。其次,升华不完全,产率比较低,有时还伴随分解现象。

(五) 压榨法

当某些中药中的有效成分含量比较高且存在于植物的汁液中时,可以将新鲜原料直接压榨,压出汁液再进行提取。从香料植物中提取精油时可采用本法,常见的橙皮油、柠檬油等多采用压榨而得。油脂的提取也常用压榨法,如豆油的提取。

(六) 其他提取方法

除上述提取方法外,组织破碎提取法、双水相萃取法、液泛法、空气爆破法等方法在中药提取领域也有一定的应用,并取得了一定进展。随着新技术、新方法的不断涌现,中药有效成分的提取研究工作必将进入一个快速发展的新阶段,取得更多的研究成果。

二、中药化学成分的分类提取

实际工作中,中药化学成分的提取一般是以提取其中某一种化学成分或某一类化学成分或有效部位、有效部位群为目的,根据提取目的和化学成分理化性质,特别是化学成分的极性与溶解性、酸性与碱性的不同或某些特殊性质,可以选择不同的提取方法。如对于挥发性成分,除可以采用亲脂性有机溶剂提取法,也可以采用水蒸气蒸馏法、CO_2超临界流体萃取法和压榨法等,而对于具有升华性物质可选用升华法直接进行提取制备。

(一) 中药化学成分的分类提取

1. 水溶性成分的提取　水是最常用的提取溶剂,广泛用于中药提取。中药中的水溶性成分及极性较大的化学成分均可以采用水提取法。水适合提取的化学成分有各类型苷类、生物碱盐、鞣质、有机酸盐、多糖、蛋白质、氨基酸等。由于中药成分复杂,成分间有助溶和增溶作用,水提取法也可以提取出中药中极性较弱的化学成分,如游离的香豆素、黄酮和醌类等成分。

为了增加某些成分的溶解度,对于酸或碱性物质可使其转化成盐而分别采用碱水或酸水提取。一些苷类成分在冷水中溶解度较小,在热水中溶解度较大,加热提取有利于成分的溶出。

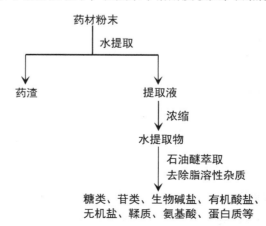

用水提取苷类成分时，需注意被提取药材中所含酶的影响，避免苷类成分发生水解。

2. 脂溶性成分的提取　中药中亲脂性成分一般可选取石油醚、三氯甲烷、乙醚和乙酸乙酯等溶剂，采用冷浸、回流、超声等方法直接进行提取，如游离醌类化合物、游离的生物碱、香豆素、有机酸、黄酮等成分的提取。亦常先采用高浓度亲水性有机溶剂提取，然后再用亲脂性有机溶剂萃取所得提取物以获得亲脂性成分。

在提取生物碱时一般先将药材用少量碱水浸润，使得生物碱游离的同时增加溶剂对植物细胞的穿透力，提高提取效率。

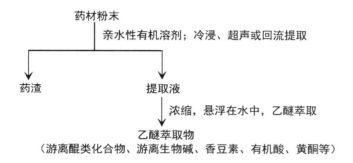

3. 不同极性成分的提取　常用于中药化学成分提取的亲水性有机溶剂主要有甲醇、乙醇和丙酮。它们的溶解范围较广，对植物细胞的穿透力强，既可提取出脂溶性成分（特别是高浓度的甲醇和乙醇），同时也可通过加入适当比例的水提高其对极性较大成分的提取能力，因此在中药有效成分的提取中得到广泛应用。

实际工作中，根据目标化合物极性的大小，通过应用不同浓度的亲水性有机溶剂，可以达到相应的提取目的，即亲脂性强的成分为提取目标时，可使用高浓度甚至纯亲水性有机溶剂，当亲水性成分或极性较大的成分为提取目标时，一般选用70%浓度以下的亲水性有机溶剂。

乙醇和甲醇的性质接近，在工业化生产中乙醇更为常用。不同浓度的乙醇用于提取不同极性的中药化学成分，如浓度90%以上乙醇可提取苷元、挥发油、有机酸、树脂、叶绿素等，50%~70%的乙醇适于苷类、生物碱等，乙醇含量大于40%时能延缓多种成分如酯类、苷类等的水解，乙醇含量20%以上时具有防腐作用。

丙酮的极性和沸点较甲醇、乙醇小，可与水完全混溶，50%~70%的含水丙酮是鞣质类成分的常用提取溶剂。

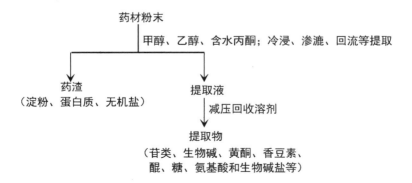

4. 挥发性成分的提取　中药中含有的挥发油或小分子的苯醌、萘醌、香豆素、生物碱等挥发性成分可采用水蒸气蒸馏法、二氧化碳超临界流体萃取法、亲脂性溶剂提取法等进行提

取。对于挥发油含量较高的新鲜原料可采用压榨法进行提取，提取得到的挥发油可保持原有的新鲜香味，但相对杂质含量亦较高。

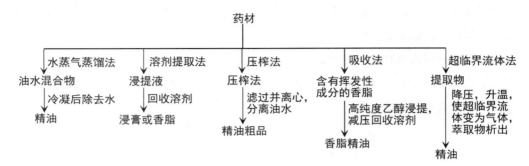

5. 酸性成分的提取　中药中酸性成分的提取，除可按照目标化合物的极性大小采取上述相应的提取方法提取外，常用的提取方法还有碱提酸沉法。

碱提酸沉法主要用于酚酸类成分，如醌类化合物、黄酮类化合物和蒽酚酮类等的提取或纯化。某些皂苷含有羧基，可溶于碱水，因此也可用碱提酸沉法提取。这类成分能溶于稀碱液而与其他类型成分分离，碱提液酸化后这类成分呈游离态析出，可用有机溶剂萃取得到。

碱提酸沉提取法也可用于提取具有内酯或内酰胺结构的成分，如香豆素类化合物和部分木脂素等。这些成分能溶于热稀碱液而和其他成分分离，碱液酸化后该类成分即可游离析出，可用乙醚等有机溶剂萃取得到。但在提取香豆素时，若在碱液中长时间加热，香豆素类化合物的母核会开环生成反式邻羟基桂皮酸衍生物，加酸后不能重新环合成内酯结构，因此必须严格控制条件。另外，提取木脂素时也应注意避免木脂素异构化而使其失去生物活性。

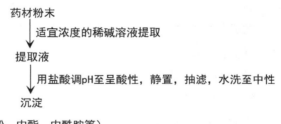

6. 碱性成分的提取　碱性成分的提取，当然可以同其他类型成分一样按照目标化合物的极性大小采取上述相应提取方法提取，此外，常用的提取方法还有酸提碱沉法。

具有一定碱性的中药化学成分，如生物碱在植物体内一般以盐的形式存在，常用无机酸水溶液进行提取。提取的酸水液碱化后生物碱游离析出，滤过即可，也可用有机溶剂萃取得到。常用 $0.1\% \sim 1\%$ 的硫酸、盐酸、乙酸等浸渍、渗漉提取。基本流程如下：

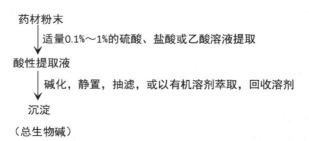

该法操作简便，同时大分子生物碱的有机酸盐转变为小分子的无机酸盐，增大了在水中的溶解度，提取率明显提高。但该法提取液体积较大，浓缩困难，且水溶性杂质多，可配合使用阳离子交换树脂进行吸附、酸水液碱化沉淀或亲脂性有机溶剂萃取等方法进行除杂。

此外，碱性成分也可以采用酸性醇溶液提取，详见本章生物碱的提取方法部分。

7. 水溶性大分子成分的提取　中药中的水溶性大分子主要包括多糖、多肽及蛋白质等。

多糖类成分可采用水提醇沉法进行提取。由于水提取的成分范围较广，乙醇可以沉淀其中的大分子物质，这样可将大分子物质和小分子物质分离，得到纯度相对较高的多糖类物质。以水提取多糖类成分，可采用冷浸法、煎煮法、酸水提取法、碱水提取法等。

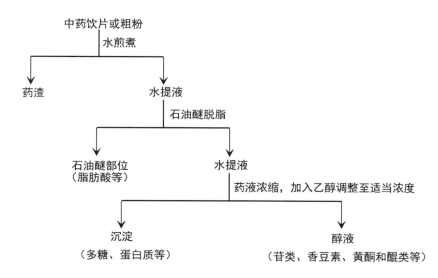

需要提及的是，当小分子物质为提取的目标成分时，这种方法也就成为除去大分子物质（如多糖、蛋白质）的常用方法。与此法相对应的是醇提水沉法，是利用醇提取后浓缩去除醇后加水或保持一定的醇浓度，使极性较小的物质沉淀或形成胶体析出，从而与极性较大的物质分离。

在上述提取过程中，由于乙醇会使蛋白质发生变性，因此在进行蛋白质（或酶）提取时一般不宜采用水提醇沉法。

蛋白质（或酶）的提取，一般采用中性的水或氯化钠水溶液，然后采用盐析法、等电点法、色谱法（离子交换色谱法、葡聚糖凝胶色谱法等）等方法从水提取液中获得蛋白质或酶。

第二节　中药有效成分的分离方法

中药有效成分的分离是采用物理、化学等方法，将中药提取物或有效部位中的成分逐一分离开，并经精制纯化得到单体化合物的过程。中药有效成分的系统分离涉及不同的分离方法与技术。经典的分离方法包括溶剂萃取法、沉淀法、结晶法、分馏法、盐析法、透析法等，目前仍为实际工作所常用；另一方面，色谱法、高效液相色谱法、超滤法、高速液滴逆流色谱法等现代新型分离技术，在中药有效成分的分离工作中也开始扮演重要角色。本节对这些常用分离方法，以及在中药成分分离中的具体应用进行阐述。

一、中药有效成分的常用分离方法

（一）溶剂法

溶剂法是从中药总提取物中初步分离化学成分最常用的方法，是基于各类成分的极性、酸碱性等的差异导致在不同极性或不同酸碱性溶剂中的溶解度不同，分别选用多种不同的溶剂，分步进行选择性溶解。依据具体原理与应用溶剂种类的不同，溶剂分离法主要分为以下几种。

1. 溶剂分配法　该法是利用中药提取物中各组成成分极性的不同，在两相溶剂中分配系数的不同而达到分离的方法，称为两相溶剂分配法，简称为萃取法。

溶剂分配法的两相往往是互相饱和的水相和有机相。提取物中各成分在两相溶剂中分配系数相差越大，分离效率越高。我们可以用分离因子 β 值来表示分离的难易。分离因子可定义为 A、B 两种溶质在同一溶剂系统中分配系数的比值。就一般情况而言，$\beta \geqslant 100$，仅作一次简单萃取就可以实现基本分离；$100 > \beta \geqslant 10$，则须萃取 10 至 12 次；$\beta \leqslant 2$ 时，要想实现基本分离，须作 100 次以上萃取才能完成；$\beta \cong 1$ 时，意味着两者性质极其相近，即使作任意次萃取也无法实现分离。

一般根据中药提取物中成分极性的大小选择不同的两相溶剂系统，如分离极性较大的成分，可以选用正丁醇-水，中等极性成分的分离选用乙酸乙酯-水，极性小的成分选用三氯甲烷（或乙醚）-水。

在操作时首先将中药提取物浸膏加少量水分散后，利用各组分极性差，在分液漏斗中依次用与水不相混溶的有机溶剂进行萃取，一般需要反复萃取数次，才能使化学成分得到较好的分离。例如中药提取物中的有效成分是亲脂性的，一般多用亲脂性有机溶剂如石油醚、甲苯、二氯甲烷、三氯甲烷或乙醚等进行两相萃取；如果有效成分是偏于亲水性的，在亲脂性溶剂中难溶解，则需要用乙酸乙酯、正丁醇等有机溶剂进行萃取。如分离亲水性强的皂苷类成分时，需将乙醇提取液浓缩后的浸膏，加水制成混悬液后依次用弱极性的溶剂如三氯甲烷、乙酸乙酯进行萃取，除去亲脂性杂质，然后选用正丁醇等进行萃取，可使皂苷类成分富集于正丁醇部位，达到初步分离的目的。一般有机溶剂亲水性越大，萃取的效果就越不理想，因为能使较多的亲水性杂质也一并被萃取出，对有效成分进一步的精制纯化影响较大。

下述流程对各类型化合物的初步分离均较适用，为目前常用的溶剂分配法。

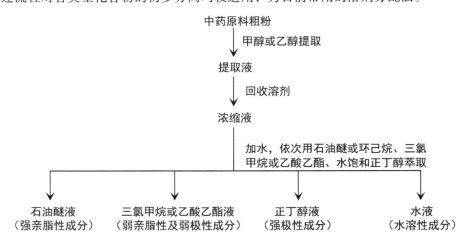

溶剂分配法得到的一般依然是混合物，还需要结晶法或色谱法进一步分离。但也有回收溶剂即可得到结晶或溶液放置后得到结晶。

2. 酸碱溶剂法　利用混合物中各组分酸碱性的不同进行分离。对于难溶于水的有机碱性成分，如生物碱类可与无机酸成盐溶于水，借此可与非碱性难溶于水的成分分离；对于具有羧基或酚羟基的酸性成分难溶于酸水，可与碱成盐而溶于水；对于具有内酯或内酰胺结构的成分可被皂化溶于水，借此与其他难溶于水的成分分离。具体操作时，可将总提取物溶于亲脂性有机溶剂（常用乙酸乙酯），用酸水、碱水分别萃取，将总提取物分成碱性、酸性、中性三个部分。也可将总提取物溶于水，调节 pH 后用有机溶剂萃取。如此所得碱性或酸性部位中，存在着碱度或酸度不同的成分，还可结合 pH 梯度法萃取进一步分离不同碱性或酸性成分。

溶剂萃取法在操作中要注意以下几点：①中药中含有的一些成分如蛋白质、皂苷、树脂等，都是天然乳化剂，因此在大量萃取前，先将两相溶剂用小试管猛烈振摇约 1 分钟，观察萃取后液层分层现象。如果易发生乳化，大量萃取时要避免猛烈振摇，可延长萃取时间。如乳化现象已经出现，可将乳化层分出，再用新溶剂萃取，或将乳化层抽滤，或将乳化层稍加热，或较长时间放置并不时旋转，令其自然分层。②中药提取物浸膏溶于水后的药液的比重最好在 1.1~1.2 之间，过稀则溶剂用量太大，影响操作。③有机溶剂与水溶液应保持一定量的比例，第一次萃取时有机相要多一些，一般为水溶液的 1/3，以后的用量可以减少，一般是水溶液的 1/4~1/6。④使用酸碱溶剂法时要注意酸性或碱性的强度、与被分离成分接触的时间、加热温度和时间等，避免在剧烈条件下某些化合物结构发生变化或不能恢复到原存于中药中的状态。

萃取法所用设备根据萃取量的不同，可以选择不同的容器。小量萃取可在分液漏斗中进行；中量萃取可在较大的下口瓶中进行。在工业生产中的大量萃取，多在密闭萃取罐内进行，用搅拌机搅拌一定时间，使两相溶剂充分混合，再放置令其分层。

在实际工作中为了避免用分液漏斗间歇式萃取所带来的麻烦以及经常会发生的乳化现象，可采用连续萃取操作（图 12-2）。这是一种连续的两相溶剂萃取，具有一根或数根或萃取管，管内用小瓷圈或小不锈钢丝圈填充，以增加两相溶剂萃取时的接触面。

3. 沉淀法　沉淀法是基于有些中药化学成分能与某些试剂生成沉淀或加入某些试剂后可降低某些成分在溶剂中的溶解度而自溶液中析出的一种方法，用于初步分离。如果将需要分离获得的成分生成沉淀，这种沉淀反应必须是可逆的；如果生成沉淀的成分是不需要的，则将沉淀除去，此时应用的沉淀反应可以是不可逆的。依据加入试剂或溶剂的不同，沉淀法又分为下述几种具体方法。

（1）**专属试剂沉淀法**　利用某些试剂选择性地与某类化学成分反应生成可逆的沉淀而与其他成分分离的操作即为专属试剂沉淀法，如雷氏铵盐等生物碱沉淀试剂能与水溶性生物碱类生成沉淀，可用于生物碱与非生物碱类的分离以及水溶性生物碱与其他生物碱的分离；胆甾醇能与甾体皂苷生成沉淀，可使其与其他苷类分离；明胶能沉淀鞣

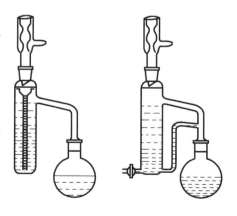

图 12-2　两种连续萃取装置

质，用于分离或除去鞣质等。实际应用时，可根据中药有效成分和杂质的性质，选用适当的沉淀试剂。

（2）分级沉淀法　在混合组分溶液中加入与该溶液能互溶的溶剂，改变混合物组分溶液中某些成分的溶解度，可以使其从溶液中析出。改变加入溶剂的极性或数量而使沉淀逐步析出称为分级沉淀。如水提醇沉法即用水作为提取溶剂对药材进行提取，在水提浓缩液中加入乙醇使其含醇量达 80% 以上，高浓度的醇可使多糖、蛋白质、淀粉、树胶、黏液质等沉淀下来，经滤过除去沉淀，即可达到分离的目的。在提取中药多糖成分时常采用此法进行粗多糖的分离。对于在醇中溶解性较好的中药成分，可用醇提水沉法分离，即先用一定浓度的乙醇提取，在醇提取浓缩液中加入 10 倍量以上水，可沉淀亲脂性成分。

（3）酸碱沉淀法　对酸性、碱性或两性有机化合物来说，常可通过加入酸或碱以调节溶液的 pH 值来改变分子的存在状态（游离型或解离型），从而改变其溶解度而实现与其他物质的分离。例如，一些生物碱类在用酸性水从药材中提出后，加碱调至碱性即可从水中沉淀析出（酸提碱沉法）。至于提取黄酮、蒽醌等酚酸性成分时采用碱提酸沉法以及调节 pH 至等电点使蛋白质沉淀的方法等也属于这一类型。这种方法因为简便易行，在工业生产中应用广泛。但在应用时也要注意控制反应条件，防止某些化合物结构发生不可逆变化。

影响沉淀法分离效果的主要因素有沉淀剂或溶剂的选择及其添加量、原溶液中待分离物质的浓度、温度、pH 值等，在沉淀分离时需要注意以下几点：①沉淀的方法和技术应具有一定的选择性，以使目标成分得到较好的分离。②一些活性物质（如酶、蛋白质等）的沉淀分离必须考虑沉淀方法对目标成分的活性和化学结构是否有破坏。③目标成分的沉淀分离必须充分估量残留物对人体的危害。

（二）结晶法

化合物由非晶形经过结晶操作形成晶形的过程称为结晶。初析出的结晶往往不纯，需要进行多次结晶，此过程称为重结晶。中药中多数化合物在常温下是固体状态，可以通过结晶达到分离纯化的目的。结晶是中药化学工作者从事化合物制备分离的关键技术之一。

当某一中药成分在药材中含量很高时，以合适的溶剂提取后将提取液放冷或稍微浓缩，便可得到结晶。如中药荜茇中胡椒碱含量较高，荜茇乙醇提取液浓缩后放置一段时间，就有大量的胡椒碱结晶形成，但滤过得到的胡椒碱结晶纯度不高，还要进行反复重结晶。

结晶法的关键是选择适宜的结晶溶剂。对溶剂的要求一般包括对被溶解成分的溶解度随温度不同应有显著差别、与被结晶成分不应产生化学反应、沸点适中等。常用于结晶的溶剂有甲醇、乙醇、丙酮、乙酸乙酯、乙酸、吡啶等。当用单一溶剂不能达到结晶目的时，可用两种或两种以上溶剂组成的混合溶剂进行结晶操作。有些化合物只在特定溶剂中易于形成结晶，实际应用时需要合理选择。例如大黄素在吡啶中易于结晶，葛根素、逆没食子酸在冰乙酸中易形成结晶，而穿心莲内酯亚硫酸氢钠加成物在丙酮中容易结晶。

（三）经典色谱法

色谱分离法是中药化学成分分离中最常用的技术方法，其最大的优点在于分离效能高、快速简便。通过选用不同分离原理、不同操作方式、不同色谱材料或将各种色谱组合应用，可达到对各类型中药成分的精制和分离，亦可用于化合物的鉴定。

1. 吸附色谱　吸附色谱（absorption chromatography，AC）是利用吸附剂对被分离化合物分子吸附能力的差异而实现分离的一类色谱。吸附剂的吸附作用主要通过氢键、络合作用、静电引力、范德华力等产生，常用的吸附剂包括硅胶、氧化铝、活性炭、聚酰胺等。色谱分离时吸附作用的强弱与吸附剂的吸附能力、被吸附成分的性质和流动相的性质有关。色谱的操作过程中，当流动相流经固定相时，化合物连续不断地发生吸附和解吸附，将各成分之间的差异不断累积放大，最终使混合物中各成分相互分离，具体分离过程见图12-3。

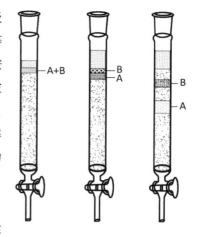

图 12-3　柱色谱分离过程示意图

（1）吸附剂

①硅胶：硅胶可用通式 $SiO_2 \cdot xH_2O$ 表示，具有多孔性的硅氧环（—Si—O—Si—）交链结构，其骨架表面的硅醇基能通过氢键与极性或不饱和分子相互作用。硅胶的吸附性能取决于硅胶中硅醇基的数目及含水量。随着水分的增加，吸附能力降低。若吸水量超过17%，只可用于分配色谱的载体。当硅胶加热到100~110℃时，其表面所吸附的水分能被可逆地除去，因此通过加热的方法可以活化硅胶。但活化温度不宜过高，以防止硅胶表面的硅醇基脱水缩合转变为硅氧烷结构而失去吸附能力，一般以105℃活化30分钟为宜。

硅胶吸附色谱是使用最为广泛的一种色谱，中药各类化学成分大多可用其进行分离，尤其适用于中性或酸性成分如挥发油、萜类、甾体、生物碱、蒽醌类、酚性、苷类等化合物的分离。

②氧化铝：氧化铝也是一种常用的极性吸附剂，由氢氧化铝在高温下（约600℃）脱水制得。色谱用氧化铝有碱性、中性和酸性三种。碱性氧化铝由于颗粒表面常含有少量碳酸钠等成分而带弱碱性，适于分离中药中的碱性成分如生物碱，但不宜用于醛、酮、酯和内酯等类型化合物的分离，因为有时碱性氧化铝可与上述成分发生诸如异构化、氧化和消除等反应。用水洗除氧化铝中的碱性杂质，再活化即得中性氧化铝，中性氧化铝可用于碱性或中性成分的分离，但不适于分离酸性成分。用稀硝酸或稀盐酸处理氧化铝，可中和氧化铝中的碱性杂质，制成酸性氧化铝，此时氧化铝颗粒表面带有 Cl^- 等离子，从而具有离子交换剂的性质，可用于分离酸性成分如有机酸、氨基酸等。

氧化铝吸附色谱的应用范围有一定限制，主要用于分离碱性或中性亲脂性成分，如生物碱、甾体、萜类等成分。但氧化铝对树脂、叶绿素及其他杂质的吸附能力较强，常用于提取物的预处理，去除部分杂质，以便后续的纯化与分离。

③活性炭：活性炭是一种非极性吸附剂，对非极性成分具有较强的亲和力，主要用于分离水溶性成分。对中药中的某些苷类、糖类及氨基酸等成分具有一定的分离效果。由于它来源容易，价格便宜，适用于大量制备分离。活性炭的吸附作用在水溶液中最强，在有机溶剂中较弱。

④聚酰胺：聚酰胺是通过酰胺键聚合而成的一类高分子化合物，分子中含有丰富的酰胺基，其分离作用是由于其酰胺键（—CO—NH—）与酚类、酸类、醌类、硝基化合物等形成氢键的数目不同、强度不同，从而对这些化合物产生了不同强度的吸附作用，与不能形成氢键的化合物分离。化合物分子中酚羟基数目越多，则吸附作用越强。芳香核、共轭双键

多的化合物吸附力也大，而化合物易形成分子内氢键时，使吸附力减小。聚酰胺主要用于分离中药中的黄酮、蒽醌、酚类、有机酸、鞣质等成分。从聚酰胺柱上洗脱被吸附的化合物是通过一种溶剂分子取代酚性化合物来完成的，即以一种新的氢键代替原有的氢键（图12-4）。通常这种解吸是在水中递增甲醇或乙醇的含量实现。如黄酮苷元与其苷的分离，当用稀乙醇作洗脱剂时，黄酮苷比其苷元先洗脱下来，而有机溶剂（如三氯甲烷-甲醇）洗脱其结果恰恰相反，即黄酮苷元比苷先被洗脱下来，这表明聚酰胺具有"双重色谱"的性能，因为聚酰胺分子中既有非极性的脂肪键，又有极性的酰胺基团。当用含水极性溶剂为流动相时，聚酰胺作为非极性固定相，其色谱行为类似反相色谱，所以黄酮苷比苷元容易洗脱。当用三氯甲烷-甲醇为流动相时，聚酰胺则作为极性固定相，其色谱行为类似正相色谱，所以苷元比其苷容易洗脱。除了上述化合物外，聚酰胺也可用于分离萜类、甾体、生物碱及糖类。

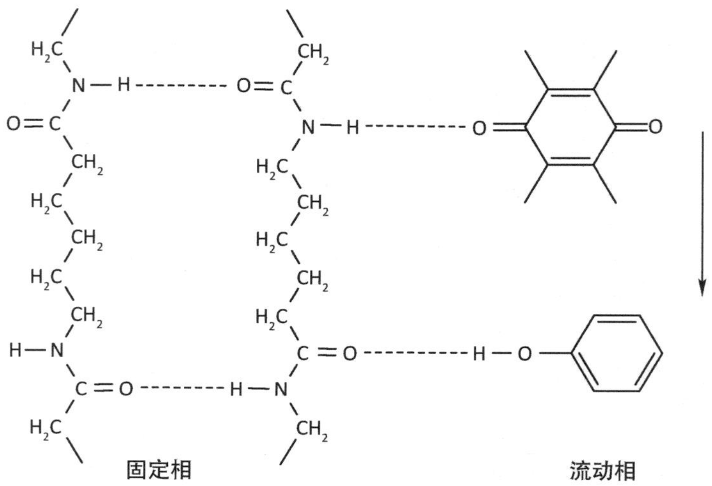

图 12 - 4 聚酰胺分离原理示意图

（2）洗脱剂和展开剂　在吸附色谱中，除气相色谱外，流动相均为液体。在柱色谱中，流动相习惯上称为洗脱剂，而在薄层色谱中，流动相通常被称为展开剂。洗脱剂和展开剂可由单一溶剂或混合溶剂组成。洗脱剂的选择需根据被分离成分的性质与所选用的吸附剂性质综合考虑。对于极性吸附剂的色谱而言，通常是被分离的成分极性越大，吸附作用越强；而对洗脱剂而言，极性越大洗脱能力越强。

聚酰胺色谱作为一种以氢键吸附为主的吸附色谱，其常用的洗脱剂的洗脱能力由小到大的顺序为：水<甲醇或乙醇<丙酮<稀氢氧化铵水溶液或稀氢氧化钠水溶液<甲酰胺<二甲基甲酰胺<尿素水溶液。

在柱色谱分离过程中，以单一溶剂为洗脱剂时，组成简单、分离重现性好，但往往分离效果不佳。因此在实际工作中常采用二元、三元或多元溶剂系统作洗脱剂。在多元流动相中不同的溶剂起到不同的作用。一般比例大的溶剂往往起到溶解样品和分离作用，所占比例小的溶剂则起到改善 R_f 值的作用，有时在分离酸性或碱性成分时还需加入少量的酸或碱以改善被分离的某些极性物质的拖尾现象，提高分离程度。也可以在整个洗脱过程中，由小极性溶剂开始，逐渐增大洗脱剂的极性，使吸附在色谱柱上的各组分逐个被洗脱，这种洗脱方式称为梯度洗脱。

洗脱溶剂极性的梯度增大应是一个较缓慢的过程，如果极性梯度变化过快，就很难获得满意的分离效果。

2. 凝胶滤过色谱（排阻色谱，分子筛色谱）　凝胶滤过色谱（Gel Filtration Chromatography，GFC）是一种以凝胶为固定相的液相色谱方法，在中药化学成分研究中，主要用于分离蛋白质、酶、多肽、氨基酸、多糖、苷类、甾体以及某些黄酮、生物碱等。

凝胶是具有许多孔隙的立体网状结构的高分子多聚体，有分子筛的性质，并且其孔隙大小有一定的范围。凝胶呈理化惰性，大多具有极性基团，能吸收大量水分或其他极性溶剂。利用凝胶滤过色谱分离化合物时，先将凝胶颗粒在适宜的溶剂中浸泡，使其充分溶胀，然后装入色谱柱中，将样品溶液上样后，再用洗脱剂洗脱。由于凝胶颗粒膨胀后形成的骨架中有许多一定大小的孔隙，当样品溶液通过凝胶柱时，比孔隙小的分子可以自由进入凝胶内部，比孔隙大的分子则不能进入，只能通过凝胶颗粒的间隙而被洗脱下来。因此，分子大小不同的物质在凝胶过滤色谱中的移动速率出现差异，分子大的物质保留时间较短；分子小的物质由于向凝胶颗粒内部扩散，移动阻滞，保留时间较长，这样经过一段时间洗脱后，混合物中的各成分就能按分子大小顺序先后流出并得到分离（图12-5）。

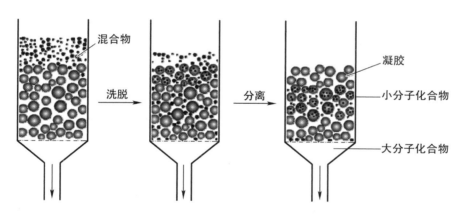

图12-5　凝胶过滤色谱分离原理示意图

商品凝胶的种类较多，可分为亲水性凝胶和疏水性凝胶。不同种类凝胶的性质和应用范围有所不同，常用的有葡聚糖凝胶（Sephadex G）和羟丙基葡聚糖凝胶（Sephadex LH）。

（1）葡聚糖凝胶　葡聚糖凝胶是由葡聚糖和甘油基通过醚键（—O—CH$_2$—CHOH—CH$_2$—O—）相交联而成的多孔性网状结构物质。由于其分子内含大量羟基而具亲水性，在水中溶胀。凝胶颗粒网孔大小取决于制备时所用交联剂的数量及反应条件。交联结构直接影响凝胶网状结构中孔隙的大小，加入交联剂越多，交联度越高，网状结构越紧密，孔径越小，吸水膨胀也越小；交联度越低，则网状结构越稀疏，孔径越大，吸水膨胀也越大。葡聚糖凝胶的商品型号按交联度大小分类，并以吸水量（每克干凝胶吸水量×10）来表示，如Sephadex G-25表示该凝胶吸水量为2.5mL/g，Sephadex G-75的吸水量为7.5mL/g。Sephadex G系列的凝胶只适合在水中应用，可用于蛋白质、多糖等大分子物质的分离。不同规格的凝胶可用于分离不同分子量的物质（表12-2）。此外，聚丙烯酰胺凝胶（Sephacrylose，商品名Bio-Gel P）、琼脂糖凝胶（Sepharose，商品名Bio-Gel A）等都适用于分离水溶性大分子化合物。

表 12 - 2　Sephadex G 的性质

型号	吸水量（mL/g）	床体积（mL/g）	分离范围（分子量）		最少溶胀时间（h）	
			蛋白质	多糖	室温	沸水浴
G-10	1.0±0.1	2~3	<700	<700	3	1
G-15	1.5±0.2	2.5~3.5	<1500	<1500	3	1
G-25	2.5±0.2	4~6	1000~1500	100~5000	6	2
G-50	5.0±0.3	9~11	1500~30 000	500~10 000	6	2
G-75	7.5±0.5	12~15	3000~70 000	1000~50 000	24	3
G-100	10.0±0.1	15~20	4000~150 000	1000~100 000	48	5
G-150	15.0±1.5	20~30	5000~400 000	1000~150 000	72	5
G-200	20.0±2.0	30~40	5000~800 000	1000~200 000	72	5

（2）羟丙基葡聚糖凝胶　羟丙基葡聚糖凝胶是在 Sephadex G 分子中的羟基上引入羟丙基而成醚键（—$OCH_2CH_2CH_2OH$），故既具亲水性又具亲脂性。与 Sephadex G 相比，Sephadex LH-20 分子中羟基总数不变，但碳原子所占比例相对增加，故这种凝胶不仅可在水中应用，也可在极性有机溶剂或它们与水组成的混合溶剂中膨胀后使用。其相应的洗脱剂范围也较广，可以是含水的醇类（甲醇、乙醇），也可使用单一有机溶剂（甲醇、二甲基甲酰胺、三氯甲烷等），还可以使用混合溶剂（三氯甲烷与甲醇的混合液等）。同时 Sephadex LH-20 在极性与非极性溶剂组成的混合溶剂中常起到反相分配色谱的效果，适于分离不同类型化合物。另外，还可在洗脱过程中改变溶剂极性组成，类似梯度洗脱，以达到较好的分离效果。

Sephadex LH-20 可用于分离多种化学成分，如黄酮类、生物碱、有机酸、香豆素等。既可以作为一种有效的初步分离手段，也可用于最后的纯化与精制，以除去最后微量的固体杂质、盐类或其他外来的物质。当化合物的量很少时，可使用 Sephadex LH-20 凝胶过滤法进行最后阶段的分离纯化，以减少样品损失。从产业化角度来说，它具有重复性好、纯度高、易于放大、易于自动化等优点。使用过的 Sephadex LH-20 可以反复再生使用，而且柱子的洗脱过程往往就是凝胶的再生过程。短期不用时，可以将 Sephadex LH-20 先用水洗，然后用不同梯度的醇洗（醇的浓度逐步增加），最后醇洗，放入装有醇的磨口瓶中密闭保存。如长期不用，可以在上述处理的基础上，减压抽干，再用少量乙醚洗净抽干，室温下挥干乙醚，60~80℃ 干燥后保存。

除上述两种凝胶外，在葡聚糖凝胶分子上还可引入各种离子交换基团，使凝胶具有离子交换剂的性能，同时仍保持凝胶本身的一些特点。如羧甲基交联葡聚糖凝胶（CM-Sephadex）、二乙氨基乙基交联葡聚糖凝胶（DEAE-Sephadex）、磺丙基交联葡聚糖凝胶（SP-Sephadex）、苯胺乙基交联葡聚糖凝胶（QAE-Sephadex）等。

3. 离子交换色谱　离子交换色谱（ion exchange chromatography，IEC）是利用混合物中各成分解离度差异进行分离的方法。该方法以离子交换树脂为固定相，用水或与水混合的溶剂为流动相，在流动相中存在的离子性成分与树脂进行离子交换反应而被吸附。离子交换树脂色谱法主要适合离子性化合物的分离，如生物碱、有机酸和黄酮类成分。化合物与离子交换树脂进行离子交换反应能力的强弱，主要取决于化合物解离度的大小和带电荷的多少等因素，解离度大（酸性或碱性强）的化合物易交换在树脂上，相对来说也难被洗脱下来。因此，当两种具有不同解离度的化合物被交换在树脂上，解离度小的化合物先于解离度大的化合物被洗脱，从而达到分离的目的。

（1）离子交换树脂的类型 离子交换树脂为球形颗粒，不溶于水但可在水中膨胀，由母核和可交换离子组成。母核部分是苯乙烯通过二乙烯苯交联而成的大分子网状结构，网孔大小用交联度表示（即加入交联剂的百分数）。交联度越大则网孔越小，越紧密，在水中膨胀越小，反之亦然。不同交联度适于不同大小分子的分离。

根据交换离子的不同可将其分为阳离子交换树脂和阴离子交换树脂。阳离子交换树脂包括强酸型（—SO_3H）和弱酸型（—COOH），阴离子交换树脂包括强碱型［—$N(CH_3)_3X$、—$N(CH_3)_2(C_2H_4OH)X$］和弱碱型（NR_2、—NHR 和—NH_2）。根据上述原理，可以用不同型号的离子交换树脂将中药中具有一定水溶性的酸、碱与两性成分分开。

（2）离子交换树脂的选择 在离子交换树脂中，强酸型和强碱型的应用范围最广。

①被分离的物质为生物碱阳离子时选用阳离子交换树脂，为有机酸阴离子时选用阴离子交换树脂。

②被分离的离子吸附性强（交换能力强）时选用弱酸或弱碱型离子交换树脂，否则会由于吸附力过强而较难洗脱。被分离的离子吸附性弱时应选用强酸或强碱型离子交换树脂，否则不能很好地交换或交换不完全。

③被分离物质分子量大选用低交联度的树脂，分子量小选用高交联度的树脂。如分离生物碱、大分子有机酸、多肽类时采用2%~4%交联度的树脂为宜，分离氨基酸或小分子肽时则以8%交联度的树脂为宜，制备无离子水或分离无机成分需用16%交联度的树脂。

④作分离用的离子交换树脂要求颗粒较细，一般用200目左右。作提取离子性成分用的树脂粒度可较粗，可用100目左右。但无论作什么用途，都应选用交换容量大的树脂。

（3）洗脱剂的选择 水是优良的溶剂并具有电离性，大多数离子交换树脂色谱都选用水为洗脱剂，有时也可采用水-甲醇混合溶剂。也常采用各种不同离子浓度的含水缓冲溶液为洗脱剂，如在阳离子交换树脂中常用乙酸、枸橼酸、磷酸缓冲液，在阴离子交换树脂中则使用氨水、吡啶等缓冲液。对复杂的多组分则可采用梯度洗脱方法，即规律地随时间而改变溶剂的某些性质，如 pH、离子强度等。如分离生物碱时可用强酸型树脂，以氨水或氨性乙醇溶液洗脱。

常用的离子交换剂除了离子交换树脂外，还有离子交换纤维素和离子交换凝胶。离子交换纤维和离子交换凝胶是在纤维素或葡聚糖等大分子羟基上，通过化学反应引入能释放或吸收离子的基团制得的，如二乙氨乙基纤维素（DEAE-Cellu-lose）、羧甲基纤维素（CM-Sellulose）、二乙氨乙基葡聚糖凝胶（DEAE-Sephadex）、羧甲基葡聚糖凝胶（CM-Sephadex）等。这些类型的离子交换剂既具离子交换性质，又具分子筛作用，适于分离水溶性成分，主要用于分离纯化蛋白质、多糖等。

4. 大孔树脂色谱 大孔树脂色谱（macroreticular resin chromatography，MRC）是吸附和分子筛原理相结合的色谱方法，色谱行为具有反相性质。大孔树脂是一类没有可解离基团、具有多孔结构、不溶于水的固体高分子物质，是继离子交换树脂之后发展起来的一类新型分离材料，一般为白色球形颗粒状，粒度多为20~60目。

大孔吸附树脂在20世纪70年代末开始应用于中药化学成分的提取与分离。近年来，该技术已广泛应用于中药新药研究开发和中药制剂生产中，在富集和分离纯化中药有效成分或有效

NOTE

部位等方面显示了良好的性能，具有选择性好、机械强度高、再生处理方便、吸附速度快等特点。

大孔吸附树脂按照其极性大小和所选用的单体分子结构不同，可分为非极性、中等极性与极性三类。大孔树脂根据孔径、比表面积和树脂结构可分为许多型号，如南开大学化工厂生产的 D-101 型、DA-201 型、MD-05271 型、GDX-105 型、CAD-4 型、SIP 系列、AB-8、NKA-9、NKA-12、X-5 等。以聚苯乙烯为核心的大孔树脂属于非极性大孔树脂，能吸附非极性化合物，以极性物质为核心的大孔树脂属于极性大孔树脂，能吸附极性化合物，应用时可根据实际要求和化合物性质选择合适的树脂型号和分离条件。

在操作大孔树脂色谱时须注意以下几方面因素的影响，以取得满意的分离效果。

（1）化合物极性的大小　极性较大的化合物一般适于在极性大的大孔树脂上分离，而极性小的化合物则适于在极性小的大孔树脂上分离。

（2）化合物体积的大小　在一定条件下，化合物体积越大，吸附力越强。通常分子体积较大的化合物选择较大孔径的树脂，在合适的孔径情况下，比表面积越大，分离效果越好。

（3）溶液的 pH 值　一般情况下，酸性化合物在适当的酸性溶液中充分被吸附，碱性化合物在适当的碱性溶液中较好地被吸附，中性化合物可在近中性溶液中被较充分地吸附。根据化合物结构特点改变溶液 pH 值，可使分离工作达到理想效果。

大孔吸附树脂适用于从水溶液中分离低极性或非极性化合物，组分间极性差别越大，分离效果越好。大孔树脂用于中药化学成分的分离时，通常将中药提取物的水溶液吸附于大孔树脂后，一般依次用水、含水甲醇、乙醇或丙酮 10%、20%、30%（体积分数）洗脱，最后用浓醇或丙酮洗脱，获得若干组分。对非极性大孔树脂来说，洗脱剂极性越小，洗脱能力越强；而对于极性大孔树脂来说，则洗脱剂极性越大，洗脱能力越强。根据实际情况，可采用不同极性梯度的洗脱液分别洗下不同组分。典型的系统分离单体化合物的过程可先采用大孔树脂色谱，然后再进行硅胶色谱、反相色谱及凝胶过滤等。

大孔树脂的再生处理比较方便，用甲醇或乙醇浸泡洗涤即可，必要时可用 1mol/L 盐酸和 1mol/L 氢氧化钠液依次浸泡，然后用蒸馏水洗至中性，浸泡在甲醇或乙醇中备用，使用前以蒸馏水洗涤、除尽醇后应用。

5. 分配色谱　分配色谱（partition chromatography，PC）是利用被分离成分在固定相和流动相两种不相混溶的液体之间的分配系数的不同而达到分离的目的。固定相（stationary phase）与流动相（mobile phase）应互不相混，二者之间存在明显的分界面。当样品溶于流动相后，在色谱柱内经过分界面进入固定液中，由于样品组分（X）在固定相和流动相之间的相对溶解度存在差异，因而在两相间进行分配（图 12-6）。

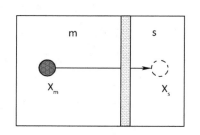

图 12-6　分配色谱原理示意图

注：m—流动相，s—固定相，X_m—流动相中分配样品，X_s—固定相中分配样品

分配色谱法有正相与反相色谱之分。在正相分配色谱法中，流动相的极性小于固定相的极性。常用的化学键合固定相有氰基与氨基的键合相，主要用于分离极性及中等极性的分子型化合物。正相分配色谱中常用的载体有硅胶、硅藻土、纤维素粉等。这些物质能吸收其本身重量 50%～100% 的水而

仍呈粉末状，涂膜或装柱时操作简便，作为分配色谱载体效果较好。含水量在17%以上的硅胶因失去了吸附作用可作为分配色谱的载体，是使用最多的一种分配色谱载体。

在反相分配色谱法中，流动相的极性大于固定相的极性。常用的键合固定相有十八烷基硅烷（octadecane silicane，ODS）或 C_8 键合相。流动相常用甲醇-水或乙腈-水，主要用于非极性及中等极性的各类分子型化合物的分离。反相色谱是应用最广的分配色谱法，因为键合相表面的官能团不会流失，流动相的极性可以在很大范围内调整，再加之由它派生的反相离子对色谱和离子抑制色谱，可用于分离有机酸、碱、盐等离子型化合物。分配色谱法通常可使用柱色谱、薄层色谱、纸色谱等操作方式。

在分配色谱中，由于固定相和流动相均为液体，选用的溶剂应该符合互不相溶且两者极性应有较大的差异且被分离物质在固定相中的溶解度应适当大于其在流动相中的溶解度。

（四）　高效液相色谱法

高效液相色谱（high performance lquid chromatography，HPLC）是在常规柱色谱基础上发展起来的一种新型快速分离分析技术，其分离原理与常规柱色谱相同，包括吸附色谱、分配色谱、凝胶色谱、离子交换色谱等多种方法。高效液相色谱采用粒度范围较窄的微粒型填充剂（颗粒直径5~20μm）和高压匀浆装柱技术，洗脱剂由高压输液泵压入柱内，并配有高灵敏度的检测器和自动描记及收集装置，从而使它在分离速度和分离效能等方面远远超过常规柱色谱，具有高效化、高速化和自动化的特点。

制备型高压液相色谱（图12-7）的应用对中药化学成分的分离纯化起到了推进作用。在许多中药化学成分的分离中，需要从大量的粗提物中分离出微量成分，通常是在制备分离的最后阶段采用高压液相色谱分离制备纯度较高的样品。制备型高压液相色谱分离大多采用恒定的洗脱剂条件，这样可减少操作中可能出现的问题。然而对于那些难分离的样品，有时也需在分离过程中采用梯度洗脱方式。

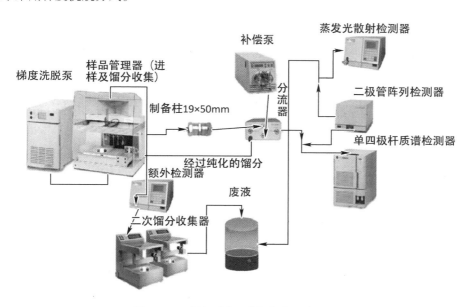

图12-7　制备型高压液相色谱系统组成

制备型高压液相色谱常使用反相色谱柱，主要适用于分离极性大和（或）水溶性化合物，且分离效果往往优于正相色谱。Zorbax 系列高效液相填充柱的型号及分离方式见表12-3。

表 12-3　HPLC 用 Zorbax 系列柱

柱子名称	键合固定相组成	适用分离方式
Zorbax ODS	十八烷基组，—$C_{18}H_{37}$	反相
Zorbax C_8	辛基组，—C_8H_{17}	反相
Zorbax NH_2	氨基组，—NH_2	正相、反相、离子交换
Zorbax CN	氰基丙基组，—C_3H_7CN	正相、反相
Zorbax TMS	三甲基硅组，—Si（CH_3）$_3$	反相
Zorbax SAX	季铵组，—N^+R_3	阴离子交换
Zorbax SiL	氧化硅，—SiOH	吸附
Zorbax SCX-300	磺酸基组，—SO_3H	阳离子交换

　　高效液相色谱常用的检测器主要有紫外检测器、示差检测器等，但都有一定的局限性。示差检测器对温度变化很敏感，对少量物质的检测不理想，且不能采用梯度洗脱。紫外检测器则对无紫外吸收的样品无法检测。近年来蒸发光散射检测器（ELSD）作为质量型的检测器，不仅能检测无紫外吸收的样品，也可采用梯度洗脱，适于检测大多数非挥发性成分。

　　大部分检测器存在容易饱和的问题，适用于分析性检测，不适合大量的制备型分离。现有专门的用于制备型分离的带有样品槽的检测器出售，允许洗脱液的流速可达 500mL/min。

（五）逆流色谱法

　　1. 液滴逆流色谱法　液滴逆流色谱法（droplet counter current chromatography，DCCC）是一种在逆流分配法基础上改进的液-液分配技术。它要求流动相通过固定相柱时能形成液滴，液滴在细的分配萃取管中与固定相有效地接触、摩擦不断形成新的表面，促进溶质在两相溶剂中的分配，使混合物中的各化学成分在互不相溶的两相液滴中因分配系数不同而达到分离。该法适用于各种极性较强的中药化学成分的分离，其分离效果往往比逆流分配法好，且不会产生乳化现象，分离过程中用氮气驱动流动相，使被分离物质不会被氧化。但本法必须选用能生成液滴的溶剂系统，处理样品量较小，并需要有专门的设备。一台典型的 DCCC 仪包含 200 至 600 根直立的、小孔径的硅烷化玻璃管柱（其长度为 20~60cm），这些管柱之间用聚四氟乙烯毛细管连接起来，流动相液滴不断地穿过充满固定相的管柱体系，并于尾端收集（图 12-8）。

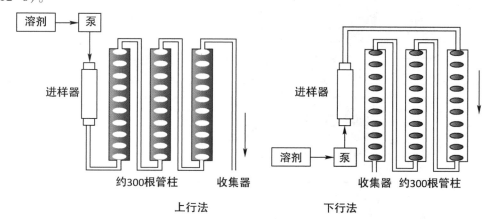

图 12-8　液滴逆流色谱法示意图

实际操作中，首先要选择适于分离样品的两相溶剂系统，然后取两相中的一相作为固定相充满仪器的整个管柱体系。样品溶于轻相或重相，也可以溶于两相的混合液中，注入进样器。此后，将流动相通过进样器连续地将样品溶液泵入第一根管柱中，使样品溶液形成一串液滴进入与之互不混溶的固定相之中。根据所选定的流动相和固定相的轻重，决定液滴按上行法或下行法穿过仪器的管柱体系。连接各管柱的毛细管除了在分离操作最初始阶段之外，是不允许固定相进入的。

因为流动相是以液滴形式穿过管柱的，液滴间的湍流促使溶质在两相之间有效地分配，样品中的各个组分也就在这一过程中按各自不同的分配系数获得有效的分离。液滴的大小和流动性受众多因素的影响，包括管柱的内径尺寸、流动相的流速、引入喷嘴的孔径尺寸、两个液相的比重差异、溶剂的黏度和界面张力等。

要达到好的分离效果，两相溶剂系统的选择对于合适液滴的形成影响很大。有必要用三元的（或四元的）系统来制备两相溶剂，即用附加的第三种溶剂（或第四种溶剂）来调和其他溶剂组分和减缓原始两相的极性差异，实现结构相似成分的有效分离。此外，增加的第三种溶剂还能调节界面张力和减小黏度。

DCCC 能实现很好的重现性和有效分离，能够处理毫克级至克级的粗提物样品，在酸性和碱性分离条件下都能使用。因为不用固体的分离载体，可避免不可逆吸附和色谱峰区带展宽的现象。DCCC 同制备型 HPLC 相比，溶剂消耗量较小，但分离时间过长且分辨率较低。

2. 高速逆流色谱法 高速逆流色谱法（high speed counter current chromatography，HSCCC）也是一种液-液分配色谱方法。该法利用聚氟乙烯螺旋分离柱的方向性和在特定的高速行星式旋转所产生的离心力作用，使无载体支持的固定相稳定地保留在分离柱中，并使样品和流动相单向、低速通过固定相，使互不相溶的两相不断充分的混合，随流动相进入螺旋分离柱的混合物中的各化学成分在两相之间反复分配，按分配系数的不同而逐渐分离，并被依次洗脱。在流动相中分配系数大的化学成分先被洗脱，反之，在固定相中分配系数大的化学成分后被洗脱（图 12-9）。

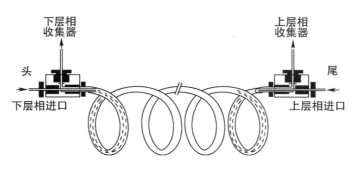

图 12-9 高速逆流色谱法示意图

高速逆流色谱法由于不需要固体载体，克服了液相色谱中因为采用固体载体所引起的样品不可逆吸附、变性污染和色谱峰畸形等缺点，样品可定量回收，还具有重现性好、分离纯度高和制备量大等特点，适用于中药中皂苷、生物碱、酸性化合物、蛋白质和糖类等的分离和精制。

（六）超滤法

超滤技术是膜分离法（透析法）的一种，是利用具有一定孔径的多孔滤膜对分子大小不同的成分进行筛分而达到相互分离的方法。根据分离的目的不同，可分为微滤、超滤、纳滤三种主要类型。

1. 微滤　采用多孔半透膜截流 $0.02 \sim 10 \mu m$ 的微粒，使溶液通过并且除去悬浮的微粒。一般用作中药有效成分溶液的预处理。

2. 超滤　采用非对称膜或复合膜截流 $0.001 \sim 0.02 \mu m$ 的大分子溶质，一般用作除去溶液中的生物大分子物质，得到较纯的较小分子量的有效成分溶液。常用于除去黄酮、生物碱、皂苷等中药有效成分提取液中的鞣质、多糖、树胶等大分子杂质。

3. 纳滤　采用复合膜截流 1nm 以下的分子或高价粒子，一般用作除去溶液中的小分子和低价离子杂质，得到较纯的分子量较大的有效成分溶液。常用于除去皂苷、蛋白质、多肽、多糖等大分子有效成分溶液中的无机盐、单糖、双糖等小分子杂质。

采用超滤法可以除去中药水提液中的相对分子质量大于几万的杂质，如纤维素、黏液质、树胶、果胶、淀粉、鞣质、蛋白质（少数药材除外）、树脂等成分。它们在水提液中多呈溶解状态，少数以固体微粒形式存在，因此，在超滤前应先采用压滤、离心或静置沉淀等方法，去除大部分结成团块、微粒的物质，然后采用截留分子质量较大的超滤膜去除以上杂质。这种方法对于除蛋白质和多糖成分尤其有效，还能滤除醇沉法不能除去的树脂类成分。

对于相对分子质量几千的中药成分，采用超滤法浓缩也很有效。当中药的有效成分是某些蛋白质、多肽和多糖等时，先设法除去更大分子质量的杂质和其他可沉淀成分，然后采用超滤浓缩，使水分和小分子成分、无机盐、单糖等成分透过滤膜而被滤除，从而提高产品的纯度。

（七）透析法

透析法是指利用天然的或合成的、具有选择透过性的薄膜作为分离介质，在浓度差、压力差或电位差等作用下，使混合液体或气体混合物中的某一或某些组分选择性地透过膜，以达到分离、分级、提纯或浓缩目的。如对中药中的皂苷、蛋白质、多肽、多糖等物质进行分离和纯化时，可用透析法以除去无机盐、单糖、双糖等杂质。反之，也可将大分子杂质留在半透膜内，而将小分子物质通过半透膜进入膜外溶液中加以分离精制。

透析是否成功与透析膜的规格紧密相关，透析膜的膜孔有大有小，要根据所要分离成分的具体情况来选择。透析膜有动物性膜、玻璃纸膜、火棉胶膜、羊皮纸膜（硫酸纸膜）、蛋白质胶膜等。通常多用市售的玻璃纸或动物性半透膜扎成袋状，外面用尼龙网袋加以保护，小心加入欲透析的样品溶液，悬挂在清水容器中。经常更换清水使透析膜内外溶液的浓度差加大或适当加热并加以搅拌，都有利于加快透析速度（图 12-10）。

（八）盐析法

在中药水提取液中加入易溶于水的无机盐至一定浓度，或达到饱和状态，可使某些成分由于溶解度降低而沉淀析出，或用有机溶剂萃取出来，从而与水溶性较大的杂质分离。常用的无机盐有 NaCl、Na_2SO_4、$MgSO_4$、$(NH_4)_2SO_4$ 等。如用盐析法从三颗针中分离小檗碱。有些成分如原白头翁素、麻黄碱、苦参碱等水溶性较大，分离时常先在水提取液中加一定量的氯化钠，再用有机溶剂提取。

（九）分馏法

分馏法是利用液体混合物中各成分的沸点不同而进行分离的方法，通常分为常压分馏、减压分馏、分子蒸馏等，主要用于中药中挥发油和一些液体生物碱的分离。

液体混合物中各种成分都有其固定的沸点，当混合物溶液受热汽化后，并且呈气-液两相平衡时，沸点低的成分在蒸气中的分压高，因而在气相中的相对含量较液相中的大，即在气相中含较多低沸点成分，而在液相中含有较多的高沸点成分。经过一次理想的蒸馏后（即气液两相达到平衡），馏出液中沸点低的成分含量提高，而沸点高的成分含量降低。如果把馏出液再进行一次蒸馏，沸点低的成分含量又进一步增加，如此经过反复蒸馏，就可将混和物中各成分分开。这种多次反复蒸馏而使混合物分离的过程称为分馏。一般是通过分馏柱进行分离，可在一支分馏柱中完成多次蒸馏的复杂过程。常用的几种分馏柱如图 12-11 所示。

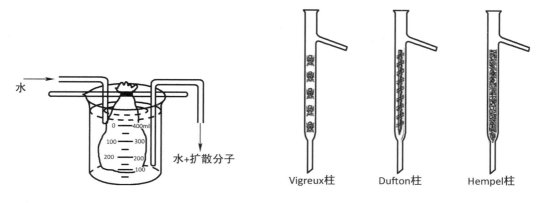

图 12-10　透析简单示意图　　　　　图 12-11　几种常用的分馏柱

在分离液体混合物时，如液体混合物各成分沸点相差 100℃ 以上可以不用分馏柱。如相差 25℃ 以下则需采用分馏柱。沸点相差越小，则需要的分馏装置越精细，分馏柱也越长。若液体混合物能生成恒沸混合物或所含化学成分较复杂，且有些成分沸点相差很小，用分馏法很难得到单体，须配合其他分离方法如色谱法进一步分离才能得到单体。另外，用分馏法分离挥发油时，由于挥发油中各成分沸点较高（常在 150℃ 以上），并且有些成分在受热下易发生化学变化，因而通常需在减压下进行操作。

分子蒸馏是一种在高度真空条件下进行分离操作的连续蒸馏过程。该方法待分离组分在远低于常压沸点的温度下挥发，各组分在受热情况下停留时间很短（0.1~1 秒钟），因此是条件最温和的蒸馏方法，适合于高沸点、黏度大和热敏性化学成分的分离。

二、中药有效成分分离方法的组合应用

随着现代分离技术的发展，可供预处理、精制纯化和精细分离中药系统的方法日益增多。如何在众多的分离方法中选择合适的一种或多种方法，关键在于把握粗提物中化学成分的物理化学性质，厘清各成分间理化性质的差异，明确分离目标，根据各种分离方法的分离效能、适用范围、重复利用率等特点进行组合优化，方可设计出理想的分离纯化方案。大体上，各种分离方法按工作原理及适用范围可分为通用性分离方法和专属性分离方法。

（一）通用性分离方法

在设计或选择分离方法时，最需要注意和最常利用的中药有效成分的理化性质主要包括化

NOTE

合物的极性、酸碱性和分子量的大小。通用性分离方法是指针对这几方面的性质差异进行分离的方法，适用于大多数类型化学成分的分离和纯化。

1. 依据化合物极性差异的通用性分离方法　依据化合物极性差异分离系指利用被分离化合物在不同极性溶剂中溶解度（分配系数）不同或在具极性吸附作用的固定相上被吸附的强弱不同进行分离。针对化学成分的极性差异可采用的分离方法包括两相溶剂萃取法、沉淀法、盐析法、硅胶柱色谱、氧化铝柱色谱、化学键合相硅胶柱色谱等。虽然这些分离方法的原理不尽相同，但达到的分离趋势大体类似，此类方法适用于极性差别明显的化合物的分离，是中药化学成分分离和纯化普遍应用的方法，可将粗提物中的所有类型化学成分按极性顺序拆分成若干个组分（有效部位群或有效部位）或若干个单体化合物（图 12-12）。

适用于化合物初步分离的方法包括两相溶剂萃取法、沉淀法和盐析法。沉淀法和盐析法具有耗时短、损失小的优点，但分离得到的各个组分间化学成分的互不交叉性较差，常用于化合物的初步分离。两相溶剂萃取法（主要是简单萃取法、连续萃取法）适用于较大规模的实验操作，多应用于将粗提物初步拆分成若干个组分，分离效能优于沉淀法和盐析法，具有样品损失少、操作简便、成本低廉的特点，缺点是分离时间长。

硅胶吸附柱色谱、氧化铝柱色谱、化学键合相硅胶柱色谱和结晶法等多用于精制纯化和精细分离。由于硅胶呈微酸性，易和碱性化合物产生酸碱吸附，形成不可逆吸附或拖尾，所以适合中性及偏酸性化合物的分离。同理，氧化铝呈一定碱性，易和酸性物质形成不可逆吸附或拖尾，所以适合中性及偏碱性化合物的分离。硅胶吸附色谱、氧化铝色谱适合分离极性稍小或中等极性的化合物，分离得到的各个组分间化学成分的互不交叉性与两相溶剂萃取法、沉淀法、盐析法和大孔吸附树脂色谱相比有较大改善。硅胶作为吸附剂有较大的吸附容量，分离范围广，其吸附能力虽较氧化铝弱，但使用范围远比氧化铝广，中药的各类成分大都可用硅胶进行分离，是目前应用最为广泛的色谱填料之一。

活性炭是疏水性（非极性）吸附剂，具有非极性表面，吸附容量比较大，分离效果好。活性炭价廉易得，适用于大量制备分离，是分离水溶性物质的主要方法之一。但是，由于活性炭的生产原料不同，制备方法及规格不一，其吸附力不像氧化铝、硅胶那样易于控制，到目前为止，尚无测定吸附力级别的理想方法，因而限制了其广泛应用。

化学键合相硅胶（ODS 色谱）具有与硅胶相反的色谱分离行为，与硅胶、氧化铝相比，被分离物质损失较小，但是填料价格比较昂贵，一般在分离后期使用，适合极性较大的化合物的分离。硅胶柱色谱、ODS 柱色谱等方法及其相关技术的发展和应用极大地推动和加快了复杂、微量成分的分离和纯化，成为分离纯化中药化学成分的基本方法。随着各种新型色谱填料的开发和色谱技术仪器化水平的提高，分离效率极大地提高，以往难以分离的水溶性成分、大分子成分以及微量成分的分离成为现实。

2. 依据化合物酸碱性差异的通用性分离方法　依据化合物酸碱性差异进行分离的常见方法有酸溶碱沉法、碱溶酸沉法、pH 梯度萃取法、离子交换树脂法、离子对色谱法等。这些方法的主要特点是酸、碱性相近的物质被富集，可将粗提物中的化学成分按酸碱性的有无或强弱拆分成若干个组分（图 12-12）。

适用于化合物初步分离的方法包括酸溶碱沉法、碱溶酸沉法、pH 梯度萃取法和离子交换树脂法。酸溶碱沉法适用于游离状态不溶于水，与酸反应成盐后可溶于水，碱化后又不溶于水的碱性成分的分离。碱溶酸沉法原理与酸溶碱沉法相同，不同之处是适合酸性成分的分离。必要时，可以通过逐渐调节 pH 值的方法，使化合物按酸（碱）性不同依次游离或沉淀。离子交换树脂法是应用比较广泛的一种酸碱性成分富集、分离方法，根据分离物质的酸、碱性不同选择阴、阳离子交换树脂进行分离，对于酸、碱沉淀法和 pH 梯度萃取法不能分离的极性大的酸、碱性物质也可以获得比较好的分离效果，并且适合大规模生产。

酸溶碱沉法、碱溶酸沉法和离子交换树脂法可将总提取物分成酸性、碱性、中性三类组分，所得碱性类或酸性类组分中存在着碱度或酸度不同的成分，可用 pH 梯度萃取法和离子对色谱进一步分离，pH 梯度萃取法分离效果明显优于酸溶碱沉法和碱溶酸沉法。

离子对色谱法多用于精制纯化和精细分离，是通过在流动相中加入离子，使其与被分离样品形成中性离子对，以减小其极性、提高分离效率的方法，常联合硅胶、氧化铝和化学键合相硅胶色谱等方法用于分离酸、碱性化学成分。

3. 依据化合物分子大小差异的通用性分离方法　利用化合物分子大小差异的通用性分离成分方法包括透析法、凝胶过滤柱色谱法、膜分离法等，主要特点是分子大小相近的化学成分被富集或分子大小差异较大的化学成分得到分离，可将粗提物中所有化学成分按分子大小拆分成若干个组或若干单体化合物（图 12-12）。

适用于化合物初步分离的方法包括透析法和膜分离法。透析法常用于除去无机盐、单糖、双糖、蛋白质、淀粉、树脂等杂质，由于透析袋的高耗损率等缺陷导致无法大规模使用。膜分离法可除去大分子杂质，保留有效成分，提高有效成分浓度。分离膜是用高分子材料制成的具有选择性透过功能的半透性薄层材料。组合应用不同孔径的分离膜，对不同分子量段的物质进行截留，可以获得不同分子量段的组分。膜分离法分离时需要加压或应用层流技术来加快分离速度，常应用于工业化生产。

凝胶过滤柱色谱法适用于化合物的精制纯化和精细分离，主要用于大分子与小分子的分离，这称为组别分离。也可用于分子量近似的物质的分离，称为分级分离。凝胶过滤柱色谱对大分子成分有很好的分离效果，被分离物质损失较小，但凝胶填料价格比较昂贵，不适合加压处理，分离速度比较慢，分离液浓度低，常需进一步浓缩。常见的凝胶为交联葡聚糖凝胶Sephadex G 和 Sephadex LH，用于大分子化合物如蛋白质、酶、多肽、多糖以及氨基酸、苷类等分离较多，现已成为中药化学成分研究领域常用的分离方法之一。

有些通用性分离方法可依据化合物两种物理性质的差异进行分离，例如大孔树脂吸附色谱主要是依靠分子间范德华力和分子筛作用，依据成分的极性和分子大小差异共同实现分离的。大孔吸附树脂具有比表面积大、选择性好、吸附容量高、吸附速度快、易于解吸附、物理化学稳定性高、使用周期长等优点，主要适用于中药化学成分的初步分离以及有效成分的富集与精制。在实际应用中，不同类型的大孔树脂对同一成分有不同程度的吸附，同一型号树脂对多种成分也有不同程度的吸附，为了使大孔吸附树脂能成功应用于研究与生产实际，除选用适宜的大孔吸附树脂类型外，还要根据药材成分的不同特性采用不同的方法，使有效成分或有效组分的富集、纯化更完全，制备工艺更合理。

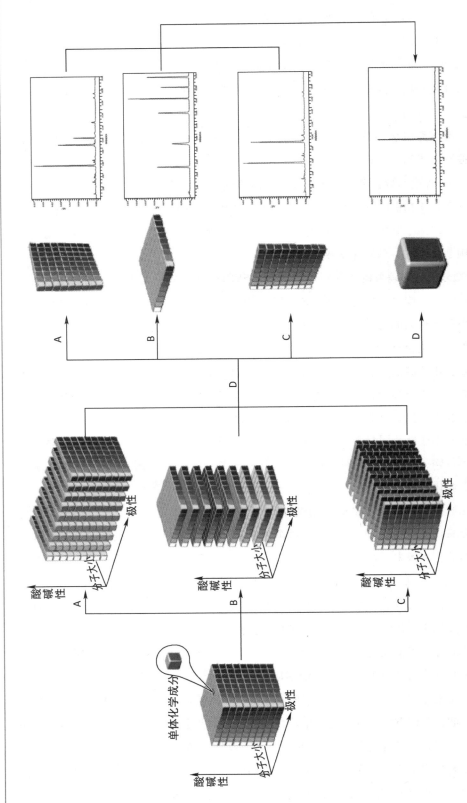

图 12-12　基于分离原理的分离策略模式

A. 按极性大小分离,主要包括溶剂法、硅胶、氧化铝、大孔树脂、ODS 柱色谱等;

B. 按酸碱性分离,主要包括酸碱溶剂法、离子交换树脂柱色谱等;

C. 按分子大小分离,主要包括葡聚糖凝胶、ToYoPearl 柱色谱、膜分离等;

D. 反复运用 A、B、C 或组合应用 A、B、C。

（二）专属性分离方法

专属性分离方法是指针对一类化学成分特有的理化性质开展分离的方法，包括专属试剂沉淀法、聚酰胺色谱法等。

专属试剂沉淀法适用于预处理，常用的专属试剂沉淀法包括雷氏铵盐沉淀法、胆甾醇沉淀法和明胶沉淀法等。雷氏铵盐沉淀法主要用于分离水溶性生物碱与其他生物碱，胆甾醇沉淀法可用于分离甾体皂苷和三萜皂苷，明胶沉淀法可用于分离或除去鞣质。专属试剂沉淀法选择性好、分辨率高、分离效果好、简便快捷，溶剂或沉淀剂易除去或易回收，因而应用广泛。但条件控制不当，容易使待分离物质（如蛋白质）变性或难于回收。

聚酰胺色谱适用于化合物的精制纯化和精细分离，可选择性地分离带有酚羟基和酮基的化合物，利用化合物分子中的酚羟基与聚酰胺的羰基、化合物分子中的酮基与聚酰胺的胺基发生分子间氢键吸附作用进行分离，故适合于分离含酚羟基和酮基的酚类、醌类、黄酮类等化合物。此外也可用于粗提取物的脱鞣处理。但是，由于聚酰胺的生产规格不统一，亦缺乏评价吸附力级别的方法，以及拟分离化合物与聚酰胺常出现死吸附现象，因而限制了其应用。

（三）分离方法的组合应用

中药通过提取得到的粗提物中常含有多种类型的成分，而每一个类型又可能含有少则几种，多则十几种、几十种化学成分。尽量保留有效成分或有效部位并将无效和有害成分除去是选择分离方法的基本原则，理想的分离方法应具有工艺简便、研究周期短、成本低廉、效率高、应用范围广、环保等特点，但任何一种分离技术都不可能同时具有这些优点，目前不存在适用于所有中药化学成分分离纯化的单一技术与方法。实际上，分离方法并不存在现代与经典或先进与落后的问题，关键在于所选择的分离方法是否与分离目标相适应。

分离中药化学成分没有固定的模式，所采用的分离方法或分离方案常因药而异，一定要根据需要达到的目标和化学成分的物理化学性质选择合适的分离方法，只有在参照同科、属植物和同类化合物研究文献的基础上，不断地摸索、探寻，反复预实验，才能找到最简易、最有效的分离方案。采用多种分离模式均可以达到获得不同层次药效物质的目标，例如有效部位既可以通过去除杂质来制备，也可以通过富集有效成分实现；在全成分拆分之后结合药理学研究可以确定有效成分，与之相比基于生物活性导向的有效成分拆分则可显著提高效率、降低分离难度和缩短研究周期。

一般情况下，分离方法的选择需要考虑目标成分的极性、酸碱性、分子量、溶解度、稳定性以及在粗提物中的含量等，同时也要充分考虑分离技术的衔接和互补性。

当首次开展某一中药的有效成分研究，且未见该中药相关化学成分文献报道时，常采用基于化合物极性差异的通用性分离方法，也可考虑将多种通用性分离方法组合使用。大多数情况下，分离后期采用的分离方法其分离效果应优于前期采用的分离方法。例如可先通过两相溶剂萃取法或大孔吸附树脂色谱将粗提物按极性顺序初步拆分成若干个组分，结合生物活性筛选方法指导有效成分的追踪分离，进行硅胶柱色谱精细分离，继之采用凝胶过滤色谱法和（或）化学键合相硅胶柱色谱获得有效成分粗品，最后经制备型 HPLC 和（或）结晶法纯化获得有效成分单体化合物。在粗提物化学组成明确的情况下，如果被分离成分有特殊的理化性质，也可考虑采用适合此类成分的专属性较高的分离方法。

此外，分离的难易程度还取决于粗提物中其他化合物的理化性质相似程度、复杂程度等。

如槐米含芦丁可高达 20% 以上，只需要将槐米沸水提取液放置、冷却、过滤得到沉淀，重结晶即可制得芦丁。有时仅通过一次硅胶色谱分离就可从一个混合物中得到多种单体化合物，然而通常遇到的情况要复杂得多，要从含有几十甚至数百种成分的中药提取物中分离出一种或多种有效成分是一项很艰巨的任务，联合使用各种分离方法是制备有效部位或单体化合物的最佳途径。在实际工作中，从粗提物中制备可测定成分含量超过 50% 的有效部位或有效部位群往往比分离得到单体化合物还要困难得多。

在确定分离方案时，组合一些选择性差别尽可能大的方法通常是有益的，这可通过变换分离模式来实现，如硅胶正相色谱和 ODS 反相色谱配合使用、硅胶吸附色谱和分配色谱配合使用、分配色谱和凝胶过滤色谱配合使用、pH 梯度萃取法和硅胶吸附色谱配合使用、硅胶吸附色谱和结晶法配合使用等。如果在色谱分离过程中只用一种固定相，则可通过采用粒度较细的填料提高理论板数来改善分离度，或变换洗脱条件来最大限度地增加其选择性。例如硅胶柱色谱用于初步分离时吸附剂的颗粒大小一般应在 80~100 目，用于细分时颗粒大小一般在 200~300 目，而难分离化合物可选择颗粒大小为 300~400 目的硅胶作为吸附剂。

在分离纯化过程中，随着目标组分的不断富集、单体纯度的不断提高，样本的消耗会逐渐增加，操作规模会不断减小，分离难度逐渐增加。这意味着前期初步分离步骤应采用成本低廉、高载样量的方法，例如两相溶剂萃取法、沉淀法或盐析法等，色谱填料通常选择廉价的硅胶、氧化铝、聚酰胺、大孔吸附树脂或离子交换树脂等。后期精细分离步骤常使用适合于小量样品的高效色谱技术，如采用粒度较细的填料进行制备型中压液相色谱分离。在分离的初始阶段使用 ODS 和葡聚糖凝胶要比用正相硅胶昂贵许多，但这两类填料较少产生不可逆吸附，且可反复使用，近年来也有逐渐流行的趋势。制备型高压液相色谱的分离效率很高，但色谱柱较昂贵，且承载样品量较少，通常作为最后的单体化合物纯化手段。

由粗提物获得单体的过程常常复杂而漫长，没有一条固定的分离途径可循。对某一中药而言，尽管从理论上可有多种分离方法的不同组合，但实际上只有某些策略是行之有效的。在下一节中药有效成分提取分离实例中介绍的基于不同分离目标的诸多有效分离工艺流程，其基本步骤和程序可为实际应用提供参考。

第三节　各类中药化学成分的提取与分离

一、糖类化合物的提取与分离

（一）糖类化合物的提取方法

糖是极性大的中药成分，能溶于水和稀醇，不溶于极性小的溶剂，从中药中提取糖时，一般用水或稀醇。由于多种物质共存的助溶作用，用乙醇或甲醇回流提取也可提出单糖和一些低聚糖。

由于植物内有能水解聚合糖的酶，并与糖共存，必须采用适当方法破坏或抑制酶的作用，以保持糖的原存形式。提取时可采用加入无机盐（如碳酸钙）或加热回流等方法破坏酶的活性。若有酸性成分共存，可应用碳酸钙、碳酸钠等中和，尽量在中性条件下提取。

NOTE

1. 单糖及低聚糖的提取方法

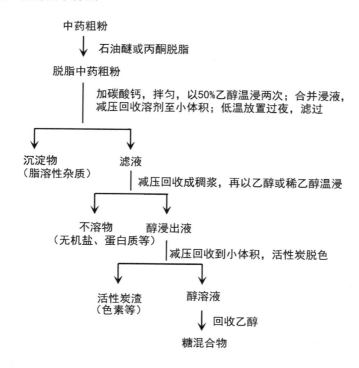

2. 多糖的提取方法

（1）水提法　如本章第一节所述，用水作溶剂提取多糖是最常用的方法之一，可以用冷水浸提，也可以用热水煎煮。一般提取植物多糖多采用热水煎煮法，该法所得多糖提取液可直接过滤除去不溶物，进而采用高浓度乙醇进行醇沉得到粗多糖。根据实验目的的不同，可以采用不同浓度的乙醇进行分级醇沉，即可得到不同分子量的多糖样品。

（2）酸水提取法　有些多糖适合用稀酸提取，并且能得到更高的提取率。如提取海蒿子多糖，从硫酸根含量及粗多糖产率看，酸提方法优于水提方法。方法为：取 100g 海蒿子干粉，加入 1000mL 0.1mol/L HCl 溶液提取，室温搅拌 1 小时后过滤，重复操作 3 遍，合并滤液减压浓缩至总体积的 1/5，再加入 95% 乙醇至乙醇浓度达 30%，沉淀、离心除去沉淀中的褐藻酸。继续向上清液中加入乙醇至乙醇浓度达 30%，室温放置过夜使沉淀完全，离心，沉淀干燥得海蒿子多糖。

酸提法有其特殊性，只在一些特定的植物多糖中占有优势，报道并不多。在操作上应严格控制酸度，因为酸性条件下可能引起多糖中糖苷键的断裂。

（3）碱提法　碱水提取适合酸性多糖的提取。依据蛋白多糖中糖肽键对碱的不稳定性，亦可用于多糖与蛋白质结合型的提取。稀碱提取液一般为 4% 氢氧化钠或 4% 氢氧化钾，常通以氮气或加入硼氢化钠或硼氢化钾，来防止多糖降解。

（4）酶提取法　酶提取法是利用蛋白酶水解蛋白质的特性，采取在提取液中加入蛋白酶提取多糖的一种手段，适用于蛋白多糖中多糖的提取。酶法提取多糖具有条件比较温和、易去除杂质、回收率高和节约能耗等优点，另外，由于其专一性、选择性，应用时多采用复合酶。

（二）　糖类化合物的分离方法

1. 单糖及低聚糖的分离方法　如提取物中单糖或二糖含量很高，可用结晶方法分出。但

NOTE

糖混合物一般需要通过色谱法分离。常用活性炭、大孔吸附树脂和纤维素等进行色谱分离。此外，也可用硅胶及反相硅胶进行色谱分离。

用活性炭柱色谱分离糖时，可将糖混合物以适量水溶解，加到活性炭柱的顶端，缓慢流过让其充分吸附。先用水洗脱，最先洗下的一般是无机盐和氨基酸，稍后洗下的是单糖；洗下单糖后，用逐渐增加浓度的稀醇洗脱，大约10%的稀醇可洗下二糖，15%的稀醇可洗下三糖。随着醇浓度的增加，依次洗下分子量较大的糖，一般35%~45%的稀醇即能洗下所有的单糖和低聚糖。

大孔树脂色谱一般选用非极性或低极性大孔树脂作吸附剂，洗脱的溶剂系统和方法基本同活性炭柱色谱。

纤维素色谱分离糖，一般可获良好分离效果，溶剂系统可用水、稀乙醇、稀丙酮、水饱和正丁醇或异丙醇等。对酸性多糖，可在溶剂系统中加入适量乙酸或甲酸，以提高分离效果。

2. 多糖化合物的分离方法　采用上述提取方法获得的多糖提取液，都含有许多杂质，主要是无机盐、单糖、寡糖、小分子极性物质、大分子水溶性杂质（如蛋白质、木质素）及一些色素，需要对其进行纯化。

（1）无机盐、单糖、寡糖和低分子非极性物质的去除

①透析法：透析法是将多糖提取液置于半透膜透析袋中，逆向流水透析1~3日，一些低分子量的杂质通过透析膜被分离出来，但透析过程中必须选择一种规格适宜的透析膜以免样品损失。

②凝胶色谱法：利用多孔填料柱将溶液中的多糖高分子与低分子杂质分离。一般采用空隙小的凝胶分离去除低聚糖、无机盐和小分子化合物，如 Sephadex G-25，Sephadex G-50 等。本法比较简单，分离效果也比较好，但是增大了溶液的体积，同时也加大了工作量。

③超滤法：超滤法是近年应用于制药工业的一种膜分离技术。对大多数样品进行浓缩的速度很快，而且作用温和，因此发生失活的几率很小。如应用超滤法分级纯化香菇多糖。

（2）蛋白的去除

①Sevag 法脱蛋白：在多糖溶液中加入三氯甲烷-正丁醇（4∶1）混合溶液进行充分振摇，充分静置分层后将多糖溶液和有机试剂中间的乳化层即游离变性蛋白，经离心或分液去除。

②Sevag 法结合酶法脱蛋白：先利用蛋白酶来酶解蛋白成为分子量较小的多肽或者更为彻底的氨基酸，再进行醇沉时，大分子多糖绝大多数得到沉淀，而相对分子量较小的多肽和氨基酸大部分保留在溶液中。操作方法为取一定量的粗多糖溶液，加入一定量的蛋白酶，37℃酶解2小时，滤液以体积比3∶1加入 Sevag 试剂，充分振荡30分钟，静置分层。5000r/min 离心去除蛋白沉淀。

③三氯乙酸法：三氯乙酸作为一种有机酸，可以使试样中的蛋白质变性沉淀。该方法操作简单，只需将一定浓度的三氯乙酸溶液加入多糖溶液中，静置过夜后，离心除去沉淀。然而在酸性条件下，多糖链可能被降解，所以操作必须在低温下进行。常用于植物多糖除蛋白。

（3）色素的去除　常用的脱色方法有吸附法、氧化法、离子交换法、金属络合物法。

活性炭脱色简便易行，效果也好，但如果脱蛋白不彻底，由于其对多糖的吸附作用，会造成一定量多糖的损失。

过氧化氢脱色是通过氧化作用完成的，但色素物质仍留在多糖溶液中，而加入的过量过氧化氢则需要通过充分透析除去，否则会对后续凝胶柱色谱中的凝胶造成损害。

离子交换树脂脱除多糖溶液色素是离子交换与吸附过程，且是吸附为主的过程，其过程应符合吸附机理。已有用于糖浆脱色的报道，但用于多糖脱色的报道甚少。

DEAE-纤维素柱层析脱去色素是目前最常用的脱色方法，不仅达到脱色目的，而且可以使多糖混合组分得到初步分离。

（4）中药多糖的纯化分级　多糖分级方法很多，主要有离子交换柱色谱法、凝胶滤过柱色谱法、有机溶剂沉淀法、金属络合法、亲合色谱法、高压液相色谱法、气相色谱法等。

①离子交换柱色谱法：纤维素阴离子交换剂柱色谱法是目前最常用的多糖分级方法。由于离子交换柱色谱的分离机理不是单一的离子交换，更重要的是吸附与解吸附，所以其不仅可应用于中性多糖与酸性多糖的分离，也可应用于不同中性多糖的分离。常用的阴离子交换剂有 DEAE-cellulose、PAB-cellulose 等；阳离子交换纤维素有 CM-cellulose、SE-cellulose 等。由于这些交换剂具有三维空间网状结构，所以不仅具有离子交换作用，且具有分子筛作用。

②凝胶滤过柱色谱法：该方法在分离纯化多糖上应用得很普遍，以不同浓度的盐溶液和缓冲溶液为洗脱剂，可将糖按分子大小依次分离，大分子物质先被洗脱，小分子物质最后流出。

③有机溶剂沉淀法：该方法适合于分离溶解度相差较大的多糖。根据各种多糖在不同浓度乙醇或丙酮中溶解度的不同，依次加入浓度由低到高的乙醇或丙酮溶液，使多糖分级沉淀析出，离心每次所得沉淀，可将粗多糖分成多个等级。这种方法虽然简便，但处理步骤多，样品损失大。

另外，金属络合法、亲合色谱法、高压液相色谱法、气相色谱法等方法也可用于多糖的分离和纯化。

（三）　中药多糖的提取分离实例

1. 麻黄总多糖的提取

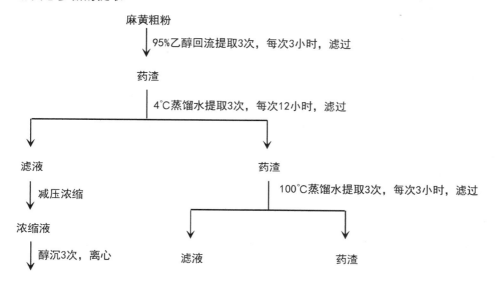

```
                                                                      1mol/L NaOH 浸提
醇沉沉淀                                                                  3次，每次8小时，
  ┌─────────────────────────────────┐                                  滤过，合并
  ┊          无水乙醇、丙酮洗涤          ┊                                    │
  ┊            │                 ┊            ┊                              ▼
  ┊  沉淀       ▼                 ┊            ┊                            滤液
  ┊            │                 ┊            ┊                              │  0.02mol/L HCl 中和至
  ┊          水复溶，除蛋白          ┊            ┊                              │  中性，减压浓缩
  ┊            │                 ┊            ┊                              ▼
  ┊  上清液      ▼                 ┊            ┊                            浓缩液
  ┊            │                 ┊            ┊                              │  醇沉、离心
  ┊          透析、冷冻干燥          ┊            ┊                              ▼
  └─────────────────────────────────┘                                    沉淀
              │                                                            │ 水复溶，配成5%多糖水溶液，
              ▼                          ▼                                 │ H₂O₂脱色，NaOH中和至中性
          冷浸总多糖                   热提总多糖                               ▼
                                                                         上清液
                                                                           │ 除蛋白、离心、透析、干燥
                                                                           ▼
                                                                         碱提总多糖
```

二、醌类化合物的提取与分离

（一）醌类化合物的提取方法

1. 有机溶剂提取法　游离醌类的极性较小，可用极性较小的有机溶剂提取。苷类极性较苷元大，故可用甲醇、乙醇和水提取。实际工作中，常选甲醇或乙醇作为提取溶剂，可以把不同类型、不同存在状态、性质各异的醌类成分都提取出来，所得的总醌类提取物可进一步纯化与分离。

2. 碱提酸沉法　用于提取具有游离酚羟基的醌类化合物。酚羟基与碱成盐而溶于碱水溶液中，酸化后酚羟基游离而沉淀析出。

3. 水蒸气蒸馏法　适用于分子量小、有挥发性的苯醌及萘醌类化合物。

（二）醌类化合物的分离方法

1. 蒽醌苷类与游离蒽醌的分离方法　蒽醌苷类与游离蒽醌衍生物的极性差别较大，故在有机溶剂中的溶解度不同。如苷类在三氯甲烷中不溶，而游离者则溶于三氯甲烷，可据此进行分离。但应当注意一般羟基蒽醌类衍生物及其相应的苷类在植物体内多通过酚羟基或羧基结合成镁、钾、钠、钙盐形式存在，为充分提取出蒽醌类衍生物，必须预先加酸酸化使之全部游离后再进行提取。同理在用三氯甲烷等极性较小的有机溶剂从水溶液中萃取游离蒽醌衍生物时也必须使之处于游离状态，才能达到分离苷或游离蒽醌的目的。

2. 游离蒽醌的分离方法

（1）pH 梯度萃取法　pH 梯度萃取法是分离具有不同酸性的游离蒽醌常用方法。其流程见大黄蒽醌化合物的分离实例。

（2）色谱法　色谱法是系统分离羟基蒽醌类化合物的有效手段，当药材中含有一系列结构相近的蒽醌衍生物时，常需经过色谱法才能得到满意的分离。

分离游离羟基蒽醌衍生物时常用的吸附剂主要是硅胶，一般不用氧化铝，尤其不用碱性氧

化铝，以避免与酸性的蒽醌类成分发生不可逆吸附而难以洗脱。另外，游离羟基蒽醌衍生物含有酚羟基，故有时也可采用聚酰胺色谱法。

3. 蒽醌苷类的分离方法 蒽醌苷类因其分子中含有糖，故极性较大，水溶性较强，分离和纯化都比较困难，主要应用色谱方法。在进行色谱分离之前，往往采用溶剂法处理粗提物，除去大部分杂质，制得较纯的总苷后再进行色谱分离。

（1）溶剂法 在用溶剂法纯化总蒽醌苷提取物时，一般常用乙酸乙酯、正丁醇等极性较大的有机溶剂，将蒽醌类从水溶液中提取出来，使其与水溶性杂质相互分离。

（2）色谱法 是分离蒽醌苷类化合物最有效的方法。过去主要应用硅胶柱色谱，近年来葡聚糖凝胶柱色谱和反相硅胶柱色谱得到普遍应用，使极性较大的蒽醌苷类化合物得到有效分离。

应用葡聚糖凝胶柱色谱分离蒽醌苷类成分主要依据分子大小的不同，例如大黄蒽醌苷类的分离：将大黄的70%甲醇提取液加到 Sephadex LH-20 凝胶柱上，并用70%甲醇洗脱，分段收集，依次先后得到二蒽酮苷（番泻苷 B、A、D、C）、蒽醌二葡萄糖苷、蒽醌单糖苷、游离苷元。

（三） 含醌类化合物中药的提取分离实例

1. 紫草

（1）化学成分 紫草主要含有紫草素、乙酰紫草素等萘醌类成分。

（2）紫草总萘醌的提取

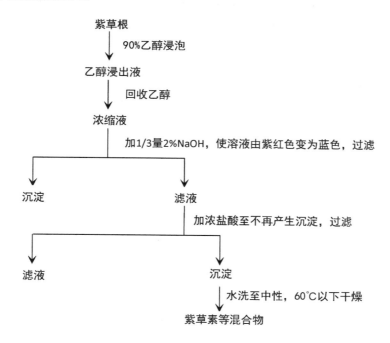

```
                        紫草根
                          │ 90%乙醇浸泡
                        乙醇浸出液
                          │ 回收乙醇
                         浓缩液
                          │ 加1/3量2%NaOH，使溶液由紫红色变为蓝色，过滤
              ┌───────────┴───────────┐
            沉淀                      滤液
                                       │ 加浓盐酸至不再产生沉淀，过滤
                          ┌────────────┴────────────┐
                        滤液                        沉淀
                                                     │ 水洗至中性，60℃以下干燥
                                                  紫草素等混合物
```

2. 大黄

（1）化学成分 大黄主要成分为蒽醌类化合物，其中游离的羟基蒽醌类化合物主要为大黄酚、大黄素、芦荟大黄素、大黄素甲醚和大黄酸等。大多数羟基蒽醌类化合物是以苷的形式存在，如大黄酚葡萄糖苷、大黄素葡萄糖苷、大黄酸葡萄糖苷、芦荟大黄素葡萄糖苷、一些双葡萄糖链苷及少量的番泻苷 A、B、C、D。除了上述成分外，还含有鞣质、脂肪酸及少量土大

黄苷和土大黄苷元。一般认为在大黄中土大黄苷的含量越高则质量越差，在不少国家的药典中规定大黄中不得检出这一成分。

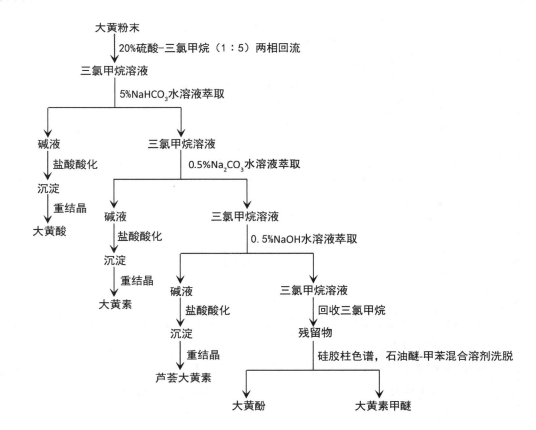

	R₁	R₂
大黄酚-8-O-β-D-葡萄糖苷	H	Glc
大黄酚-1-O-β-D-葡萄糖苷	Glc	H

大黄素甲醚-8-O-β-D-龙胆双糖苷

	R
土大黄苷元	H
土大黄苷	Glc

（2）蒽醌类成分的提取与分离　采用两相酸水解方法，在将大黄中的蒽醌苷类化合物酸水解成为游离蒽醌化合物和糖的同时，大黄中原有的游离蒽醌化合物和水解生成的游离蒽醌化合物均被三氯甲烷溶解提取出来。进而以 pH 梯度萃取法对主要游离蒽醌化合物进行分离。

三、苯丙素类化合物的提取与分离

（一）简单苯丙素类化合物的提取与分离

1. 简单苯丙素化合物的提取分离方法　简单苯丙素类成分依其极性大小和溶解性的不同，一般用有机溶剂或水提取，按照中药化学成分分离的一般方法分离，如硅胶柱色谱、高效液相色谱等。其中苯丙烯、苯丙醛及苯丙酸的简单酯类衍生物多具有挥发性，是挥发油芳香族化合物的主要组成部分，可用水蒸气蒸馏法提取。苯丙酸衍生物是植物酸性成分，可用有机酸的常规方法提取。

2. 含简单苯丙素类化合物中药的提取分离实例

（1）升麻

①化学成分：兴安升麻 *Cimicifuga dahurica* 是中药北升麻的主要来源，主要含有咖啡酸、阿魏酸、异阿魏酸等简单苯丙素类成分。

②简单苯丙素类成分的提取分离：采用溶剂法对升麻中的简单苯丙素类化合物进行提取分离，工艺流程如下。

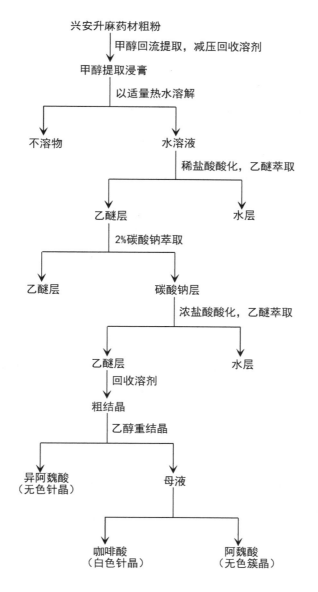

（二）香豆素类化合物的提取与分离

1. 香豆素类化合物的提取方法　香豆素类成分多以亲脂性的游离形式存在于植物中，可以用一般的有机溶剂，如乙醚、三氯甲烷、丙酮等提取，而香豆素苷类因极性增大而具亲水性，可选亲水性溶剂，如甲醇、乙醇或水提取。此外，香豆素类成分具有内酯结构，亦可用碱溶酸沉法提取；部分小分子香豆素类成分具有挥发性，可用水蒸气蒸馏法提取。

（1）溶剂提取法　香豆素类成分可用多种溶剂提取，如甲醇、乙醇、丙酮、乙醚等。提取方法可采用乙醚等溶剂先提取脂溶性成分，再用甲醇（乙醇）或水提取极性大的成分。也可先用甲醇（乙醇）或水提取，再用溶剂法或大孔吸附树脂法区分脂溶性部位和水溶性部位。溶剂提取法是香豆素类成分提取的主要方法。

如从前胡中提取香豆素类成分，可先用乙醇回流提取，回收溶剂得醇浸膏。醇浸膏分散在水中，先以乙酸乙酯萃取得到脂溶性部分，再以正丁醇萃取得到香豆素苷类。

（2）碱溶酸沉法　用溶剂法提取香豆素类成分，常有大量中性杂质存在，可利用香豆素类具有内酯结构，能溶于稀碱液而和其他中性成分分离，碱溶液酸化后内酯环合，香豆素类成分即可游离析出，或用乙醚等有机溶剂萃取得到。

因香豆素类的开环产物顺式邻羟基桂皮酸在碱液中长时间加热会异构化为反式邻羟基桂皮酸，故碱溶酸沉法必须严格控制在比较温和的条件下进行。此外，一些对酸碱敏感的香豆素类成分不能用碱溶酸沉法提取，如8位具有酰基者碱开环后不能酸化闭环；具有侧链酯基者会被碱水解；具有烯丙醚或邻二醇结构者会在酸作用下水解或结构重排。

（3）水蒸气蒸馏法　小分子香豆素类成分因具有挥发性，可采用水蒸气蒸馏法提取，但本法适应面窄，且受热温度高，蒸馏时间长，有时可能引起结构变化，现已少用。

2. 香豆素类化合物的分离方法　中药中往往是结构类似、极性相近的一种或几种类型的香豆素类化合物共同存在，用常规的溶剂法、结晶法难以相互分离，一般可用色谱法进行分离纯化。常用的色谱分离方法有柱色谱、制备薄层色谱和高效液相色谱。

柱色谱分离一般采用硅胶为吸附剂，洗脱剂可先用薄层色谱试验筛选，常用的洗脱系统可用环己烷（石油醚）-乙酸乙酯、环己烷（石油醚）-丙酮、三氯甲烷-丙酮等。氧化铝一般不用于香豆素类成分的分离。香豆素苷类的分离可用反相硅胶（Rp-18、Rp-8等）柱色谱，常用的洗脱系统有水-甲醇、甲醇-三氯甲烷。此外，葡聚糖凝胶Sephadex LH-20柱色谱等也可用于香豆素类成分的分离。

近年来，高效液相色谱用于分离香豆素类成分已经较为普遍，尤其是对极性很小的多酯基香豆素类、极性较强的香豆素苷类分离效果好。对低极性香豆素类，一般用正相色谱（Si-60等）或反相色谱，而对香豆素苷类，一般用反相色谱（Rp-18、Rp-8等）。如独活中用常规柱色谱难以分离的独活醇-C（angelol-C）、独活醇-L（angelol-L）、独活醇-J（angelol-J）等化合物，可用正相色谱（Shim-pack PREP-SIL，三氯甲烷-甲醇=50∶1洗脱）结合反相色谱（Rp-18，甲醇-水=6∶4洗脱）分离。

因为香豆素类成分在薄层色谱上很容易以荧光定位斑点，故制备薄层色谱也可用于香豆素类成分的分离，极性小的香豆素类可用环己烷（石油醚）-乙酸乙酯系统，极性较大的香豆素类可用三氯甲烷-甲醇系统。

3. 含香豆素类化合物中药的提取分离实例

（1）秦皮

1）化学成分：秦皮的主要化学成分是香豆素类，主要含有七叶内酯、七叶苷、秦皮素、秦皮苷等。

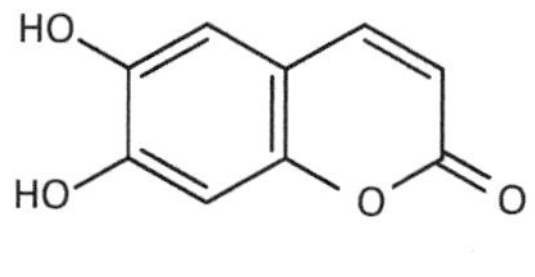

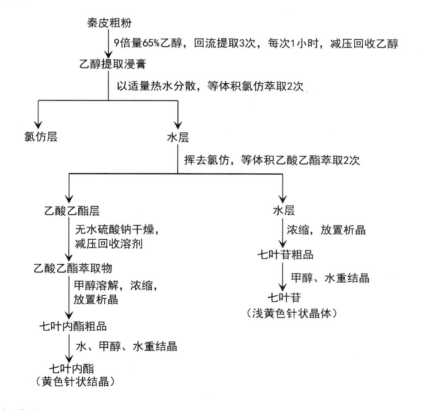

HO
HO
O
O

秦皮乙素/七叶内酯

H3CO
HO
OGlc
O
O

秦皮苷

HO
GlcO
O
O

秦皮甲素/七叶苷

H3CO
HO
OH
O
O

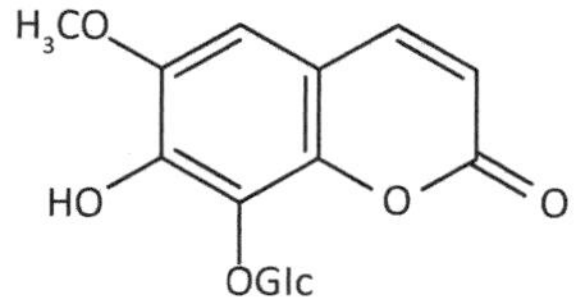

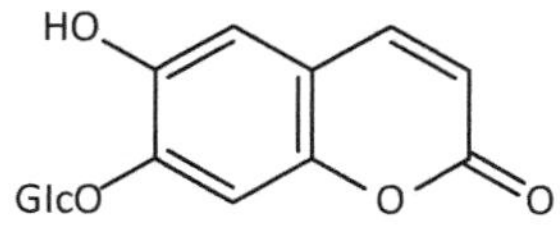

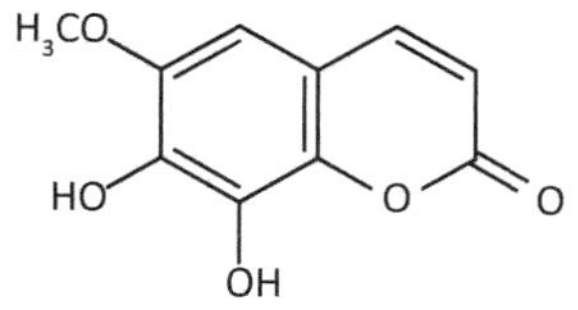

秦皮素

2）香豆素成分的提取分离

①溶剂法：

秦皮粗粉
9倍量65%乙醇，回流提取3次，每次1小时，减压回收乙醇
乙醇提取浸膏
以适量热水分散，等体积氯仿萃取2次
氯仿层
水层
挥去氯仿，等体积乙酸乙酯萃取2次
乙酸乙酯层
无水硫酸钠干燥，
减压回收溶剂
乙酸乙酯萃取物
甲醇溶解，浓缩，
放置析晶
七叶内酯粗品
水、甲醇、水重结晶
七叶内酯
（黄色针状结晶）
水层
浓缩，放置析晶
七叶苷粗品
甲醇、水重结晶
七叶苷
（浅黄色针状晶体）

②柱色谱法：

秦皮粗粉
9倍量65%乙醇，回流提取3次，每次1小时，减压回收乙醇
乙醇浸膏
200～300目聚酰胺柱色谱，30%乙醇为流动相，
流速3.5～4mL/min
秦皮甲素和
秦皮苷混合液
秦皮甲素
秦皮素
秦皮乙素
（纯度为95%）

NOTE

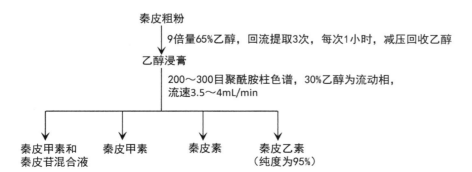

（2）前胡

①化学成分：白花前胡主要含有角型二氢吡喃香豆素类，紫花前胡主要含有线型二氢呋喃以及线型二氢吡喃香豆素类。目前，已从其中分离得到80余个香豆素类成分。

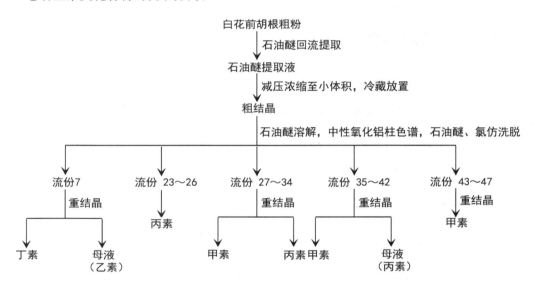

白花前胡甲素	$R_1 = $ ▬ angeloyl	$R_2 = $ ▬ acetyl
白花前胡乙素	$R_1 = $ ▬ angeloyl	$R_2 = $ ▬ angeloyl
白花前胡丙素	$R_1 = $ ⟋⟋⟋ angeloyl	$R_2 = $ ⟋⟋⟋ acetyl
白花前胡丁素	$R_1 = $ ⟋⟋⟋ angeloyl	$R_2 = $ ⟋⟋⟋ angeloyl
白花前胡苷 Ⅲ	$R_1 = $ ⟋⟋⟋ Glc	$R_2 = $ ▬ H

②香豆素类化合物的提取分离：

白花前胡根粗粉
↓ 石油醚回流提取
石油醚提取液
↓ 减压浓缩至小体积，冷藏放置
粗结晶
↓ 石油醚溶解，中性氧化铝柱色谱，石油醚、氯仿洗脱

流份7	流份 23～26	流份 27～34	流份 35～42	流份 43～47
↓ 重结晶	↓	↓ 重结晶	↓ 重结晶	↓ 重结晶
	丙素			甲素
丁素　母液（乙素）		甲素　丙素甲素	母液（丙素）	

（三）木脂素类化合物的提取与分离

1. 木脂素类化合物的提取分离方法

（1）溶剂法　游离的木脂素亲脂性较强，能溶于乙醚等低极性溶剂，在石油醚和苯中溶解度比较小。木脂素苷类极性较大，可按苷类的提取方法提取，如用甲醇或乙醇提取。一般常将药材先用乙醇或丙酮提取，提取液浓缩成浸膏后，用石油醚、乙醚、乙酸乙酯等依次萃取，可得到极性大小不同的部位。木脂素在植物体内常与大量树脂状物共存，在用溶剂处理过程中容易树脂化，这是在提取分离过程中需要注意解决的问题。

（2）碱溶酸沉法　某些具有酚羟基或内酯环结构的木脂素可用碱水溶解，碱水液加酸酸化后，木脂素游离后沉淀析出，从而达到与其他组分分离目的。但应注意避免产生异构化而使木脂素类化合物失去生物活性。

（3）色谱法　木脂素的进一步分离需要依靠色谱分离法。常用吸附剂为硅胶和中性氧化铝，洗脱剂可根据被分离物质的极性，选用石油醚-乙醚、三氯甲烷-甲醇等溶剂洗脱。也可以应用反相高效液相色谱法进行分离。

随着新技术的发展，最近也有用超临界 CO_2 萃取法提取分离五味子中的木脂素成分的研究报道，超临界 CO_2 萃取法与传统的提取分离法相比，没有有机溶剂残留，而且大大简化了工艺。

2. 含木脂素类化合物中药的提取分离

（1）南五味子

①化学成分：从南五味子果实中分离出一系列木脂素成分，其中含有五味子醇甲、五味子醇乙及五味子酯甲、乙、丙、丁、戊等木脂素类成分。

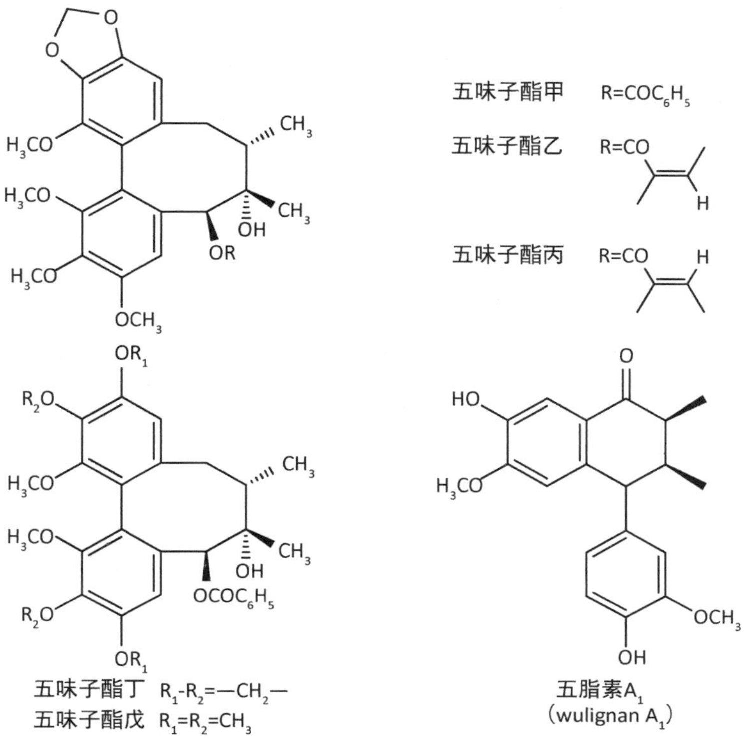

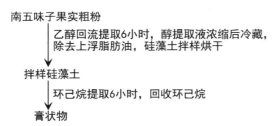

②总木脂素的提取：

南五味子果实粗粉
┃ 8倍量95%乙醇，浸泡过夜后回流2次，
┃ 每次提取2小时，减压回收溶剂
乙醇浸膏
┃ 加入三氯甲烷，使浸膏充分溶解，加热浓缩
三氯甲烷稠膏
┃ 加入硅藻土搅拌，水浴挥干溶剂，研磨成细粉
硅藻土细粉
┃ 加入三氯甲烷进行索氏提取16小时，回收溶剂
总木脂素

③木脂素化合物的提取分离：

南五味子果实粗粉
┃ 乙醇回流提取6小时，醇提取液浓缩后冷藏，
┃ 除去上浮脂肪油，硅藻土拌样烘干
拌样硅藻土
┃ 环己烷提取6小时，回收环己烷
膏状物

石油醚-80%甲醇，液-液分配

80%甲醇液

减压浓缩至少量，析晶

结晶
（酯甲）

母液

硅胶柱色谱，石油醚-乙酸乙酯（6∶1）上行法展开，
分段切割，甲醇洗脱，薄层检识，合并浓缩

合并

酯甲结晶

甲醇重结晶

五味子酯甲
（白色方晶）

（2）连翘

①化学成分：连翘中主要含有木脂素类（连翘苷、连翘脂素、右旋松脂酚等）、黄酮类（芦丁等）和苯乙醇苷（连翘酯苷等）等类型化合物。

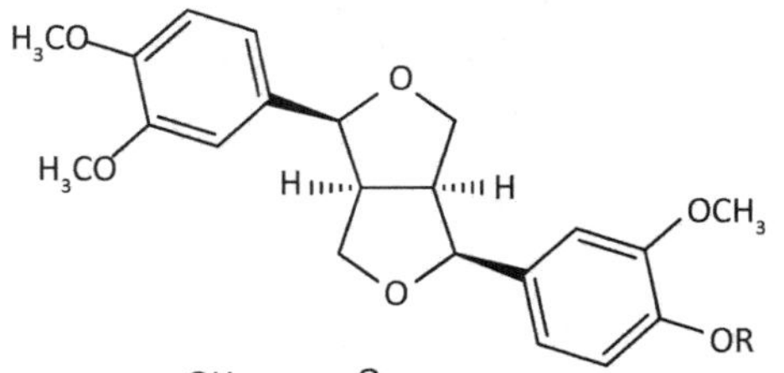

连翘脂素	R=H
连翘苷	R=Glc

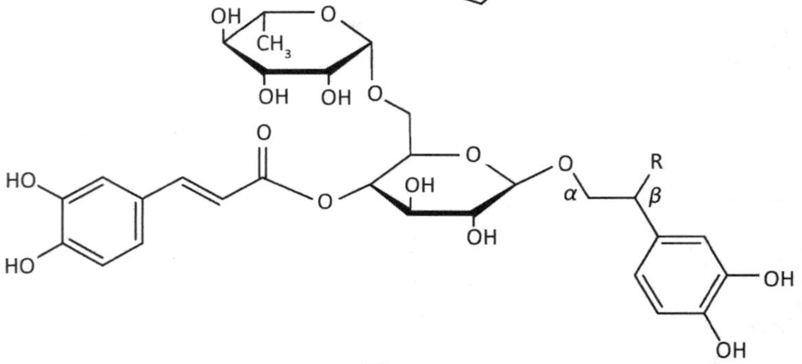

连翘酯苷	R=H
羟基连翘酯苷	R=OH

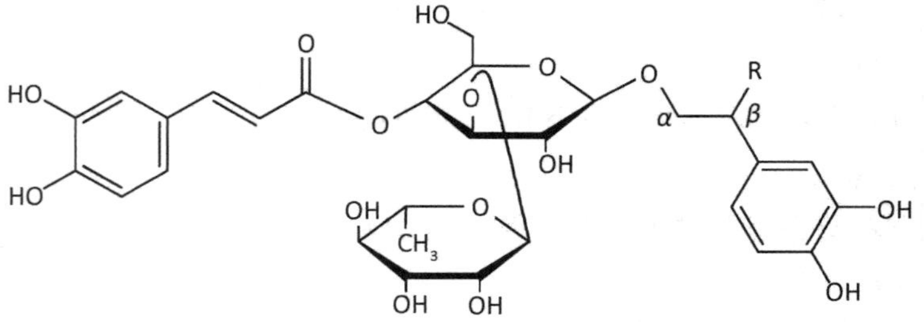

毛蕊花糖苷	R=H
羟基洋丁香酚苷	R=OH

②木脂素类化合物的提取分离：

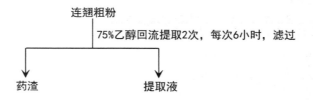

连翘粗粉

75%乙醇回流提取2次，每次6小时，滤过

药渣　　　　　　提取液

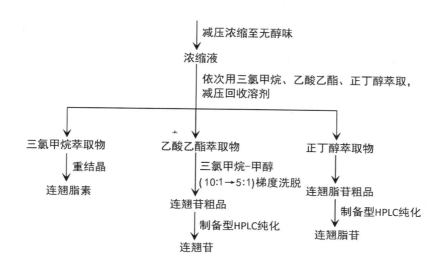

四、黄酮类化合物的提取与分离

（一）黄酮类化合物的提取方法

　　大多数游离的黄酮类化合物宜用极性较小的溶剂，如用三氯甲烷、乙醚、乙酸乙酯等提取，而对多甲氧基黄酮，甚至可用苯进行提取。黄酮苷类以及极性较大的游离黄酮（如羟基黄酮、双黄酮、橙酮、查耳酮等），一般可用乙酸乙酯、丙酮、乙醇、甲醇、水或某些极性较大的混合溶剂如甲醇（乙醇）-水（1∶1）进行提取。一些多糖苷类则可以用沸水提取。在提取花色素类化合物时，可加入少量酸（如0.1%盐酸），但提取一般黄酮苷类时，则应当慎用，以免发生水解反应。为了避免在提取过程中黄酮苷类发生水解，也常按一般提取苷的方法预先破坏酶的活性。

　　1. 乙醇或甲醇提取法　乙醇或甲醇是最常用的提取黄酮类化合物的溶剂，提取方法包括冷浸法、渗漉法和回流法等，醇的浓度在60%～95%之间，高浓度醇（如90%～95%）适于提取游离黄酮，60%左右浓度的醇适于提取黄酮苷类。例如银杏叶既含有游离黄酮也含有黄酮苷，用70%乙醇回流提取，收率大大高于水煎法。

　　2. 热水提取法　由于黄酮苷类物质易溶于水，故对黄酮苷类含量较高的原料，可以采取热水提取法，浸提、煎煮均可。此方法成本低、安全、设备简单，适合于工业化生产，但蛋白质、糖类等水溶性杂质也容易被同时提取出来，使后续的分离变得困难。例如淫羊藿 *Epimedium brevicornum* 所含黄酮类成分主要以黄酮苷类形式存在，如淫羊藿苷（icariin）及淫羊藿次苷（icariside）等，因此可用水煎煮提取。

　　3. 碱性水或碱性稀醇提取法　由于黄酮类成分大多具有酚羟基，因此可用碱性水（如碳酸钠、氢氧化钠、氢氧化钙水溶液）或碱性稀醇（如50%乙醇）提取，提取液经酸化后黄酮类化合物被游离，可沉淀析出或用有机溶剂萃取。常用的碱性水溶液为稀氢氧化钠溶液和石灰水，稀氢氧化钠水溶液浸出能力较强，但浸出杂质较多，如将其浸出液酸化，迅速滤去（如在半小时内滤去）先析出的沉淀物（多半是杂质），再析出的沉淀物可能是较纯的黄酮类化合物。石灰水（氢氧化钙水溶液）的优点是使含有多羟基的鞣质，或含羧基的果胶、黏液质等水溶性杂质生成钙盐沉淀，不被溶出，有利于浸出液的纯化。但其缺点是浸出效果可能不如稀氢氧化钠水溶液，且有些黄酮类化合物能与钙结合成不溶性物质，不被溶出。5%氢氧化钠稀乙醇液浸出效果较好，但浸出液酸化后，析出的黄酮类化合物在稀醇中有一定的溶解度，故可能降低产品的收率。

用碱性溶剂提取时，应当注意所用的碱浓度不宜过高，以免在强碱下加热时破坏黄酮类化合物母核。在加酸酸化时，酸性也不宜过强，以免生成锌盐，使析出的黄酮类化合物又重新溶解，降低产品收率。当分子中有邻二酚羟基时，可加硼酸保护。

上述用溶剂提取黄酮类化合物时，除了传统的回流法、煎煮法等方法外，还可采用超声波提取法、微波提取法等，提高提取效率，缩短提取时间，提高药材利用率。如采用甲醇超声提取黄芪中的黄酮类成分，效率优于浸泡提取和索氏提取；95%乙醇超声提取银杏叶总黄酮比回流法提取率高。以石灰水为溶剂，采用微波协同提取芦丁比传统水提法有提取时间短、产率高等优点。

4. 超临界萃取法　超临界 CO_2 萃取技术与有机溶剂法相比，具有提取效率高、无溶剂残留、活性成分和热不稳定成分不易被分解破坏等优点，特别适用于提取或精制热敏性和易氧化的物质。提取率与提取温度、提取压力、CO_2 消耗量等因素有关，通过控制温度和压力以及调节改性剂的种类和用量，还可以实现选择性萃取和分离纯化。

（二）黄酮类化合物的分离方法

黄酮类化合物的分离包括黄酮类化合物与非黄酮类化合物的分离，以及黄酮类化合物中各单体的分离。黄酮类化合物的分离主要根据其极性差异、酸性强弱、分子量大小和有无特殊结构等，采用适宜的方法分离。化合物单体的分离仍主要依靠各种色谱法。

1. 溶剂萃取法　用水或不同浓度的醇提取得到的浸出物成分复杂，往往不能直接析出黄酮类化合物，需尽量蒸去溶剂，使成糖浆状或浓水液，然后用不同极性的溶剂进行萃取，可能使游离黄酮与黄酮苷分离或使极性较小与极性较大的黄酮分离。例如先用乙醚从水溶液中萃取游离黄酮，再用乙酸乙酯或正丁醇反复萃取得到黄酮苷。萃取得到的组分，可进一步用重结晶法进行分离，有时可得到单体化合物，也可用其他方法继续分离。

选用不同溶剂进行萃取也可达到精制纯化目的。例如植物叶子的醇浸液，可用石油醚处理，除去叶绿素、胡萝卜素等脂溶性色素。某些提取物的水溶液经浓缩后加入多倍量浓醇，可沉淀除去蛋白质、多糖类等水溶性杂质。

2. pH 梯度萃取法　该法适用于酸性强弱不同的游离黄酮类化合物的分离。根据黄酮类化合物酚羟基数目及位置不同其酸性强弱也不同的性质，将混合物溶于有机溶剂（如乙醚）中，依次用 5%$NaHCO_3$ 萃取出 7,4'-二羟基黄酮、5%Na_2CO_3 萃取出 7- 或 4'-羟基黄酮、0.2%$NaOH$ 萃取出具有一般酚羟基的黄酮、4%$NaOH$ 萃取出 5-羟基黄酮，从而达到分离的目的。

3. 柱色谱法　柱色谱的填充剂有硅胶、聚酰胺、大孔吸附树脂、氧化铝、葡聚糖凝胶和纤维素粉等，其中以硅胶、聚酰胺最常用。

（1）硅胶柱色谱　此法是目前分离黄酮类化合物采用较多的一种方法，应用范围较广。主要适宜分离异黄酮、二氢黄酮、二氢黄酮醇及高度甲基化或乙酰化的黄酮及黄酮醇类；少数情况下，在加水去活化后也可用于分离极性较大的化合物，如多羟基黄酮醇及黄酮苷类等。用硅胶柱分离游离黄酮时，一般选择有机溶剂为洗脱剂，如不同比例的三氯甲烷-甲醇混合溶剂等；分离黄酮苷时常用含水的溶剂系统洗脱，如三氯甲烷-甲醇-水（80∶20∶1 或 65∶20∶2），乙酸乙酯-丙酮-水（25∶5∶1）等。如以石油醚-丙酮、三氯甲烷-丙酮或三氯甲烷-甲醇-水梯度洗脱，从金丝桃 *Hyperricum monogyum* 中分离得到槲皮素、槲皮苷（槲皮素-3-*O*-鼠李糖苷，quercitrin）、金丝桃苷（槲皮素-3-*O*-*β*-D-半乳糖苷，hyperin）以及芦丁。

（2）聚酰胺柱色谱 聚酰胺对各种黄酮类化合物（包括黄酮苷和游离黄酮）有较好的分离效果，且其容量比较大，适合于制备性分离。

聚酰胺色谱的分离机理一般认为是"氢键吸附"，即聚酰胺的吸附作用是通过其酰胺羰基与黄酮类化合物分子上的酚羟基形成氢键缔合而产生的，其吸附强度主要取决于黄酮类化合物分子中酚羟基的数目与位置等，及溶剂与黄酮类化合物或与聚酰胺之间形成氢键缔合能力的大小。溶剂分子与聚酰胺或黄酮类化合物形成氢键缔合的能力越强，则聚酰胺对黄酮类化合物的吸附作用将越弱。黄酮类化合物在聚酰胺柱上洗脱时大体有下列规律：

①黄酮类化合物分子中能形成氢键的基团数目，即酚羟基数目越多吸附力越强，在色谱柱上越难以被洗脱。例如对桑色素的吸附力强于山奈酚：

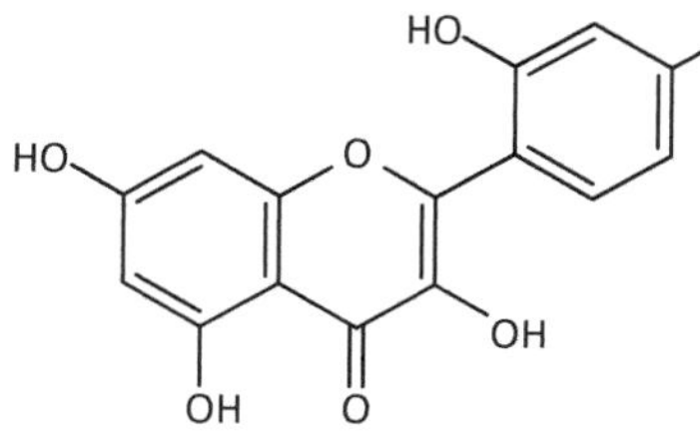

桑色素 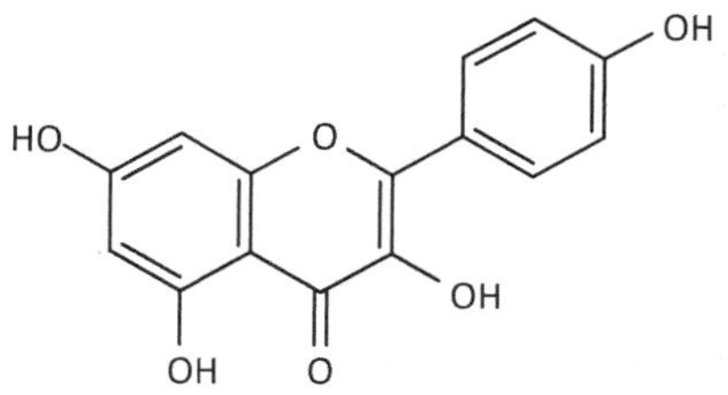 ＞ 山奈酚

②当分子中酚羟基数目相同时，酚羟基的位置对吸附也有影响。如果酚羟基所处位置易于形成分子内氢键，则其与聚酰胺的吸附力减小，易被洗脱下来。故聚酰胺对处于 C_4-羰基邻位的羟基（即3-或5-位）的吸附力小于处于其他位置的羟基；对具有邻二酚羟基的黄酮的吸附力小于具有间二酚羟基或对二酚羟基的黄酮。如果黄酮类分子中的酚羟基能与其他基团形成分子内氢键，则聚酰胺对它的吸附力也会降低。例如对大豆素的吸附力强于毛蕊异黄酮（calycosin）：

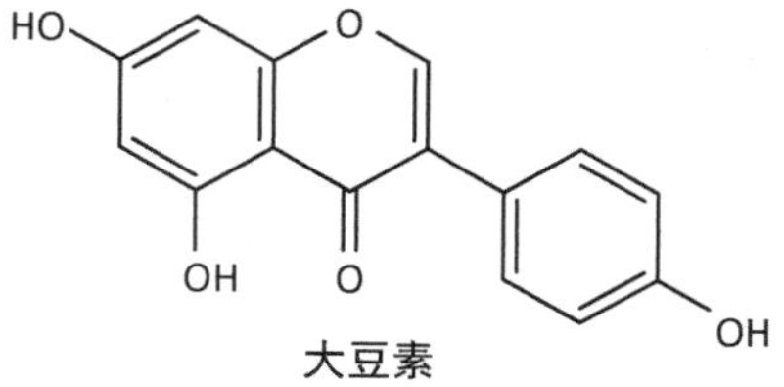

大豆素 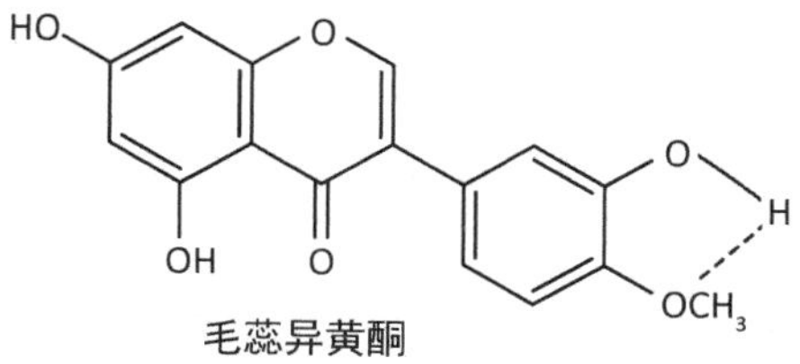 ＞ 毛蕊异黄酮

③分子内芳香化程度越高，共轭双键越多，则吸附力越强，故查耳酮要比相应的二氢黄酮吸附力强。例如对橙皮查耳酮的吸附力强于橙皮素：

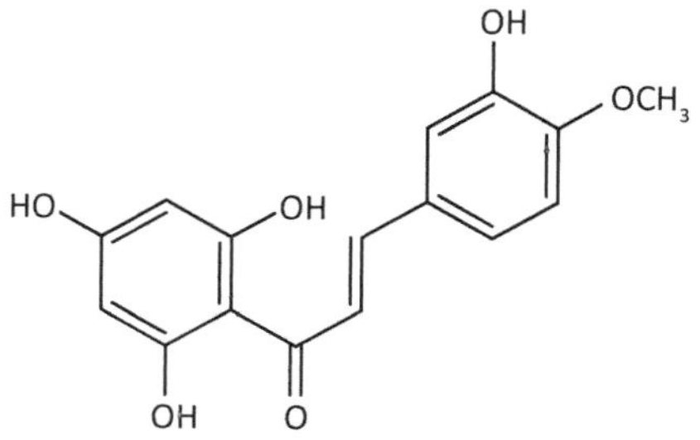

橙皮查耳酮 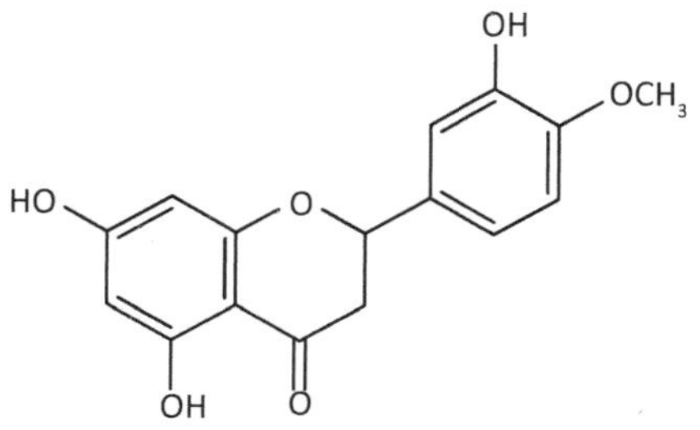 ＞ 橙皮素

④不同类型黄酮类化合物，被吸附强弱的顺序为：黄酮醇>黄酮>二氢黄酮醇>异黄酮。

⑤游离黄酮与黄酮苷的分离：若以含水移动相（如甲醇-水）作洗脱剂，黄酮苷比游离黄酮先洗脱下来，且洗脱的先后顺序一般是：叁糖苷>双糖苷>单糖苷>游离黄酮；若以有机溶剂（如三氯甲烷-甲醇）作洗脱剂，结果则相反，游离黄酮比苷先洗脱下来。后者是不符合"氢键吸附"规律的。有人认为这是由于聚酰胺具有"双重色谱"性能之故，即其分子中既有非极性的脂肪链，又有极性的酰胺基团，当用极性移动相（如含水溶剂系统）洗脱时，聚酰胺作为非极性固定相，其色谱行为类似反相分配色谱，因黄酮苷比游离黄酮极性大，所以苷比游离黄酮容易洗脱。当用有机溶剂（如三氯甲烷-甲醇）洗脱时，聚酰胺作为极性固定相，其色谱行为类似正相分配色谱，因游离黄酮的极性比黄酮苷小，所以游离黄酮比黄酮苷容易洗脱。

⑥洗脱溶剂的影响：聚酰胺与各类化合物在水中形成氢键的能力最强，在有机溶剂中较弱，在碱性溶剂中最弱。因此，各种溶剂在聚酰胺柱上的洗脱能力由弱至强的顺序为：水<甲醇或乙醇（浓度由低到高）<丙酮<稀氢氧化钠水溶液或氨水<甲酰胺<二甲基甲酰胺（DMF）<尿素水溶液。

用聚酰胺柱分离游离黄酮时，可用三氯甲烷-甲醇-丁酮-丙酮（40：20：5：1）或苯-石油醚-丁酮-甲醇（60：26：3.5：3.5）等混合溶剂洗脱；分离黄酮苷时，可用甲醇-水或乙醇-水混合溶剂洗脱。如菟丝子 *Cusuta chinensis* 醇提浸膏的三氯甲烷萃取部分进行聚酰胺柱色谱，以三氯甲烷-甲醇洗脱，依次得到异鼠李素（3,5,7,4'-OH,3'-OCH$_3$黄酮，isorhamnetin）、山柰酚和槲皮素；萃取后剩余的水液部分进行聚酰胺柱色谱，以水-乙醇洗脱，得到槲皮素-3-O-β-D-半乳糖-7-O-β-D-葡萄糖苷、槲皮素-3-O-β-D-半乳糖（2→1）-β-D-芹糖苷和金丝桃苷。

上述规律也适用于黄酮类化合物在聚酰胺薄层色谱上的行为。

（3）氧化铝柱色谱　氧化铝对黄酮类化合物吸附力强，特别是具有 3-羟基、4-羰基或 5-羟基、4-羰基或邻二酚羟基结构的黄酮类化合物与铝离子络合而被牢固地吸附在氧化铝柱上，难以洗脱，所以很少应用。但是当黄酮类化合物分子中没有上述结构，或虽有上述结构但羟基已被甲基化或苷化时，也可用氧化铝柱分离。

（4）葡聚糖凝胶柱色谱　Sephadex G 型及 Sephadex LH-20 型凝胶常用于黄酮类化合物的分离。其分离原理是：分离游离黄酮时，主要靠吸附作用，因吸附力的强弱不同而分离，一般黄酮类化合物的酚羟基数目越多，与凝胶的吸附强度越大，越难洗脱。分离黄酮苷时，主要靠分子筛作用，黄酮苷的分子量越大，越容易被洗脱。

表 12-4 中 V_e 为洗脱样品时需要的溶剂总量或洗脱体积；V_o 为柱子的空体积。V_e/V_o（相对洗提率）数值越小说明化合物越容易被洗脱下来。表 12-4 所列数据表明：游离黄酮的酚羟基数越多，V_e/V_o 越大，越难以洗脱，而黄酮苷分子上连接的糖数目越多，分子量越大，则 V_e/V_o 越小，越容易洗脱。

表 12-4　黄酮类化合物在 Sephadex LH-20（甲醇）上的 V_e/V_o

黄酮类化合物*	取代基	V_e/V_o
芹菜素	5,7,4'-三 OH	5.3
木犀草素	5,7,3',4'-四 OH	6.3

续表

黄酮类化合物[*]	取代基	V_e/V_o
槲皮素	3,5,7,3′,4′-五 OH	8.3
杨梅素	3,5,7,3′,4′,5′-六 OH	9.2
山奈酚-3-半乳糖鼠李糖-7-鼠李糖苷	三糖苷	3.3
槲皮素-3-芸香糖苷	双糖苷	4.0
槲皮素-3-鼠李糖苷	单糖苷	4.9

注：[*] 样品为 2.5mg/0.5mL，流速 3~5mL/min。

葡聚糖凝胶柱色谱中常用的洗脱剂有：①碱性水溶液（如 0.1mol/L NH₄OH），含盐水溶液（0.5mol/L NaCl）等。②醇及含水醇，如甲醇、甲醇-水（不同比例）、叔丁醇-甲醇（3∶1）、乙醇等。③其他溶剂：如含水丙酮、甲醇-三氯甲烷等。

（5）大孔吸附树脂法　大孔吸附树脂是一类有机高分子聚合物吸附剂，具有物理化学稳定性高、吸附选择性独特、不受无机物存在的影响、再生简便、解吸条件温和、使用周期长、节省费用等优点，由于这种方法提取率较高、成本低，故适合工业化生产，目前已较多地用于黄酮类化合物的分离富集。分离过程中大孔树脂的种类、样品液浓度、pH、流速、洗脱剂的种类和用量等因素均对分离效果产生影响。如采用 D101、D301、AB-8 型大孔吸附树脂吸附，聚酰胺吸附及水饱和正丁醇萃取 5 种方法对葛根总黄酮进行纯化，以总黄酮收率、纯度及总黄酮中各成分的保留情况为考察指标综合评价，表明 5 种纯化方法中，AB-8 型树脂综合性能最好，适合葛根总黄酮的分离纯化。

4. 高效液相色谱法　自20 世纪 70 年代以来，应用 HPLC 技术已成功分离了大量黄酮类化合物。随着新技术不断使用、新的色谱柱与流动相的研究，加上计算机系统的辅助，使该方法不断完善并得到更广泛的应用。由于黄酮类化合物大多具有多个羟基，黄酮苷含有糖基，花色素类为离子型化合物，故常采用反相高效液相色谱分离，如 C_{18}、C_8 柱，常用洗脱剂为含一定比例的甲酸或乙酸的甲醇-水或乙腈-水溶剂系统。如采用半制备型反相高效液相色谱，在 Shim-pack PREP C_8 柱上，以 23% 乙腈-水溶液为流动相，从箭叶淫羊藿 *Epimedium saglttatum* 提取液中分离制备 Hexandraside F、朝藿定 A（epimedin A）、朝藿定 B（epimedin B）、朝藿定 C（epimedin C）、淫羊藿苷 5 个黄酮苷类化合物。对于多甲氧基黄酮或黄酮类化合物的乙酰物可用正相色谱，流动相一般采用乙烷或异辛烷等体系，以极性较大的乙醇、丙醇、乙腈等有机溶剂调节。例如在 Lichrosorb Si60 柱上，用庚烷-异丙醇（60∶40）作流动相，可分离红橘和橘皮粗提物中的红橘素（tangeretin）、四甲氧基黄芩素、川陈皮素等多甲氧基黄酮类。

5. 超临界流体色谱法　超临界流体色谱分离黄酮类化合物时，多采用超临界二氧化碳为流动相，但仅适于非极性化合物的分离；对中等极性化合物的分离则需要加入极性夹带剂（如甲醇、异丙醇等）以增强其溶剂力；对强极性化合物，除了加入极性夹带剂外，还需加入另外一种极性更强的化合物，流动相组成、压力、温度及固定相等对分离效果均有影响。如利用超临界色谱从银杏叶提取物中分离黄酮类化合物。

（三）含黄酮类化合物中药的提取分离实例

1. 槐米

（1）化学成分　槐米中主要含有芦丁、槲皮素等黄酮类化合物，是制备芦丁的主要来源。此外，还含少量皂苷类及多糖。

（2）黄酮类化合物的提取分离

槐米粉末
加约6倍量水及硼砂适量，煮沸，搅拌下缓缓加入石灰乳至pH8～9。保持该pH值，微沸20～30分钟，随时补充失去的水分，趁热抽滤，药渣加4倍量的水，同法提取2次
合并提取液
在60～70℃下，用浓盐酸调pH2～3，搅匀，静置，抽滤，水洗至洗液呈中性，60℃干燥
芦丁粗品
热水或乙醇重结晶
芦丁

2. 黄芩

（1）化学成分　黄芩中主要有黄芩苷、黄芩素、汉黄芩苷等黄酮类化合物。

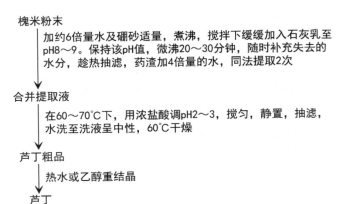

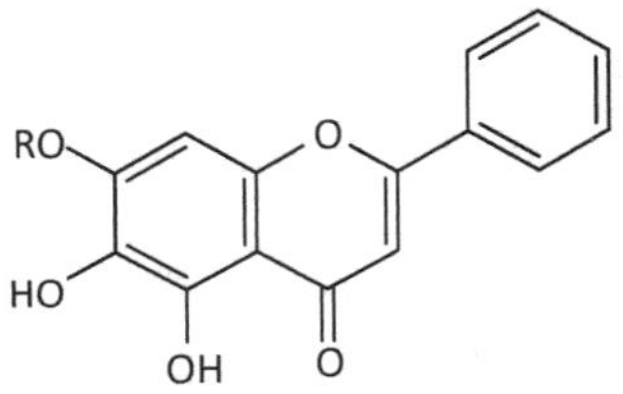

RO
HO
OH
O
O

黄芩苷　R=GlcA
黄芩素　R=H

HOOC
O
HO
HO
OH
O
OCH3
O
OH
O

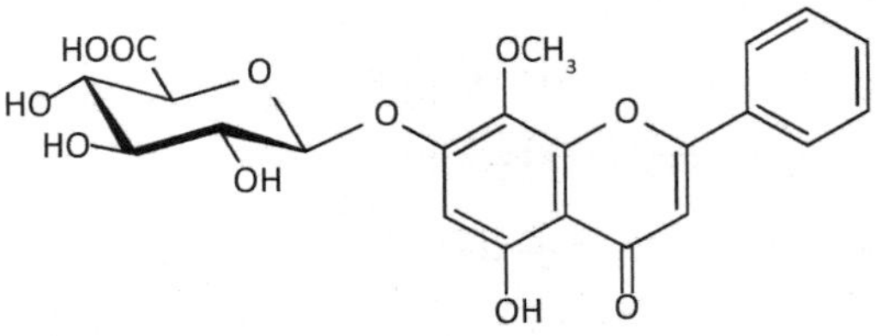

汉黄芩苷

（2）黄酮类化合物的提取分离

①超声法：

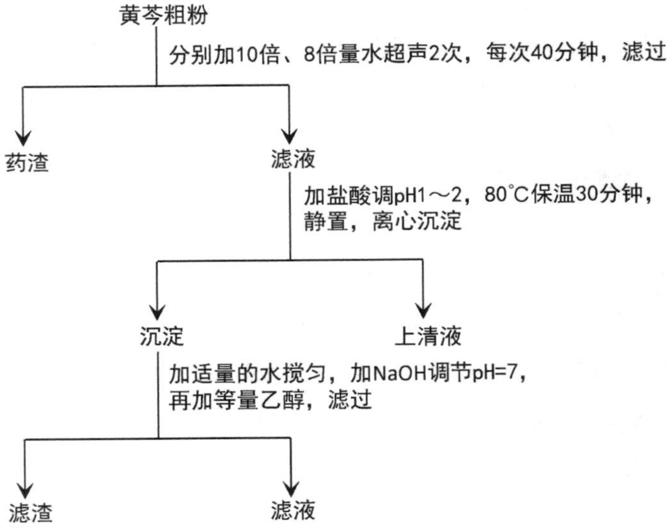

黄芩粗粉
分别加10倍、8倍量水超声2次，每次40分钟，滤过
药渣
滤液
加盐酸调pH1～2，80℃保温30分钟，静置，离心沉淀
沉淀
上清液
加适量的水搅匀，加NaOH调节pH=7，再加等量乙醇，滤过
滤渣
滤液

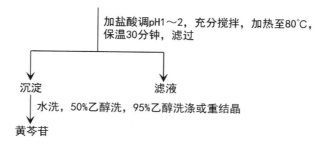

②聚酰胺吸附法：

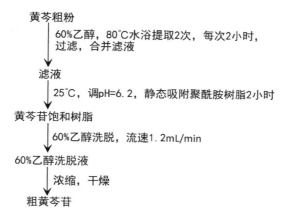

3. 葛根

（1）化学成分　葛根中主要含有异黄酮类成分，代表性成分为葛根素、大豆素、大豆苷等。

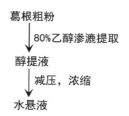

（2）总黄酮的提取分离

①溶剂萃取法：

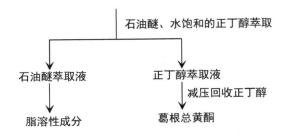

②大孔吸附树脂法：

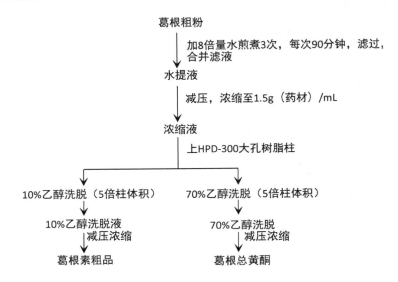

4. 银杏叶

（1）化学成分　银杏叶中含有黄酮、萜内酯、酚酸、聚异戊烯醇等化学成分，其中银杏叶黄酮、萜内酯和聚异戊烯醇是主要的药效成分。银杏叶中单黄酮类主要有槲皮素、山柰酚、异鼠李素等，双黄酮皆为芹菜素 3′,8″位碳相连而成的二聚体，主要的萜内酯类化合物包括银杏内酯 A、B、C、J、K、L、M 和白果内酯等。

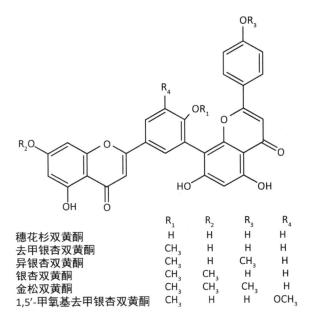

	R_1	R_2	R_3	R_4
穗花杉双黄酮	H	H	H	H
去甲银杏双黄酮	CH_3	H	H	H
异银杏双黄酮	CH_3	H	CH_3	H
银杏双黄酮	CH_3	CH_3	H	H
金松双黄酮	CH_3	CH_3	CH_3	H
1,5′-甲氧基去甲银杏双黄酮	CH_3	H	H	OCH_3

（2）有效部位群的提取

①大孔吸附树脂法：

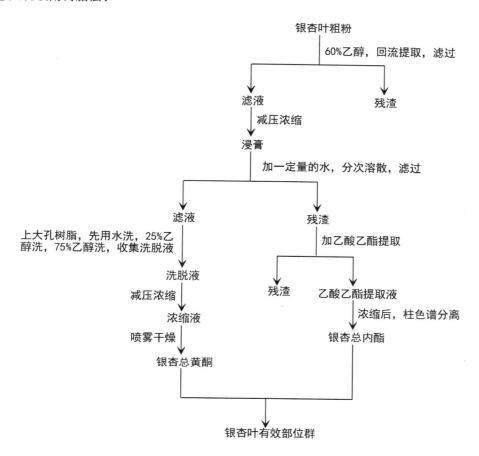

②超临界流体萃取法：

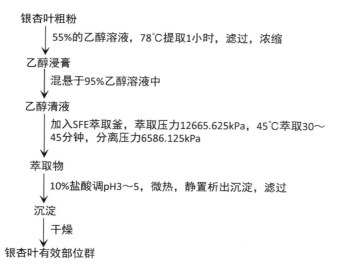

五、萜类化合物和挥发油的提取与分离

（一）萜类化合物的提取与分离

萜类化合物种类繁杂、数量庞大，理化性质差异较大，而且同分异构体多，结构稳定性

NOTE

差，所以提取分离难度相对较大。一般多根据此类成分挥发性、亲脂亲水性、特殊官能团的专属反应性以及极性等差异进行提取分离。如前所述，提取分离萜类化合物要注意减少或避免光、热、酸及碱等对目标化合物结构的影响。

1. 萜类化合物的提取方法　除可用提挥发油的方法提取挥发性萜外，还可用甲醇或乙醇提取，醇提取液根据需要，浓缩至一定体积，并调整适当的醇浓度，再用不同极性的亲脂性有机溶剂按极性由小到大的顺序依次萃取，得到不同脂溶性的萜类提取物。

对从富含油脂及叶绿素的中药材中提得的醇提物，可将醇浓缩液的含醇量调至70%～80%，用石油醚萃取去除强亲脂性杂质后，再选用一定的亲脂性有机溶剂萃取总萜；若药材含极性较大的萜类（如多羟基萜内酯），则可先用石油醚对药材脱脂后，再用醇提取。

萜内酯的提取可结合其结构特点进行。先用提取萜的方法提取含萜内酯的粗总萜，然后利用内酯在热碱溶液中易开环成盐溶于水，酸化环合又可析出原内酯的特性，用碱水提取酸化沉淀的方法处理粗总萜，可得到较纯的总萜内酯（倍半萜内酯用此法较多）。但某些遇酸碱易发生结构不可逆变化的萜内酯，不可用碱溶酸沉法纯化。

萜内酯的纯化也可用硅胶或氧化铝柱色谱法进行，一般多采用硅胶为固定相，以石油醚及石油醚混合不同比例的乙醚洗脱。据报道，萜内酯多集中在石油醚-乙醚（1∶1）的洗脱流份中。

提取萜苷类多用甲醇或乙醇为溶剂，也可用水、稀丙酮及乙酸乙酯，提取液经减压浓缩后加水溶解，滤去水不溶性杂质，用乙醚、三氯甲烷或石油醚萃取去除脂溶性杂质，脱脂后的萜苷水溶液可采用下述方法去除水溶性杂质：①正丁醇萃取法：萜苷水液以正丁醇萃取，正丁醇萃取液经减压浓缩，可得到粗总萜苷。②活性炭或大孔树脂吸附法：用活性炭或大孔树脂吸附水溶液中的萜苷后，先用水及稀乙醇依次洗脱除去水溶性杂质，再用合适浓度的乙醇洗脱萜苷，如桃叶珊瑚苷及甜叶菊苷可分别用活性炭及大孔树脂纯化获得。

在萜苷的提取纯化过程中，要防止酶及酸对苷键的裂解，尤其是环烯醚萜苷稳定性差，更需注意。

2. 萜类化合物的分离方法

（1）利用特殊官能团分离　萜类化合物中常见的官能团为双键、羰基、内酯环、羧基、碱性氮原子（萜类生物碱）及羟基等，可有针对性地用加成、碱开环酸环合、酸碱成盐及形成酸性酯等反应，使具有相应官能团的萜类化合物的溶解性发生改变，以固体析出或液体转溶的形式从总萜中分离（具体方法在挥发油的分离中介绍）。双键是萜类多具有的官能团，其加成物可使液态单萜烯以结晶形式析出，具有一定的分离精制意义。

（2）结晶法分离　有些萜类化合物的粗提物，用其他合适溶剂转溶或萃取法纯化处理后，其纯度会明显升高，若将其纯化液适当浓缩，常会析出粗晶（有的提取物不经浓缩即可析晶），滤取此结晶，再用适当溶剂或方法重结晶，有时可得到纯度很高的结晶。如薄荷醇、樟脑、野菊花内酯（yeijuhua lactone）及古纶宾（columbin）可用结晶法分离。

（3）柱色谱法分离　柱色谱法是分离萜类化合物的主要方法，许多用其他方法难以分离的萜类化合物异构体都可用吸附柱色谱法分离。常用的吸附剂为硅胶、中性氧化铝（非中性氧化铝易引起萜类化合物结构变化），其中硅胶应用最广。常用的洗脱剂多以石油醚、正己烷、环己烷及苯单一溶剂分离萜烯，或混以不同比例的乙酸乙酯或乙醚分离含氧萜，对于多羟基的萜醇及萜酸还要加入甲醇或用三氯甲烷-乙醇洗脱。

对于单纯以硅胶或氧化铝为吸附剂而难以分离的萜类化合物，可用硝酸银络合柱色谱分离。一般多以硝酸银-硅胶或硝酸银-氧化铝作吸附剂进行络合吸附。其分离机制主要是利用硝酸银可与双键形成 π 络合物，而双键数目、位置及立体构型不同的萜在络合程度及络合物稳定性方面有一定的差异，利用此差异可进行色谱分离。硝酸银络合色谱分离萜类化合物的洗脱剂与上述硅胶及氧化铝色谱相同。

3. 含萜类化合物中药的提取分离实例

（1）青蒿

①化学成分：青蒿所含萜类化合物有蒿酮、异蒿酮（isoartemisia ketone）、桉油精、樟脑等单萜，青蒿素、青蒿甲素、乙素、丙素、青蒿酸等倍半萜，及 β-香树脂醋酸酯等三萜化合物。此外青蒿还含黄酮、香豆素和植物甾醇类成分。

②青蒿素的提取分离：提取分离青蒿素的方法有多种，适合中型生产的工艺流程如下：

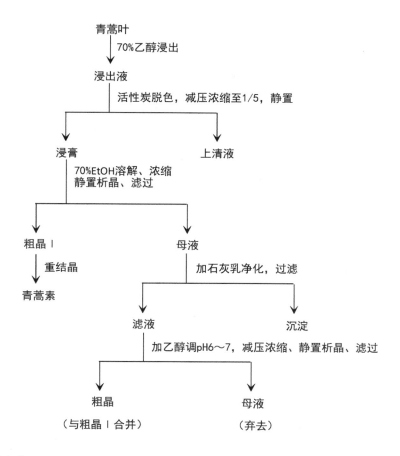

（2）穿心莲

①化学成分：穿心莲中含有多种二萜内酯类化合物，主要有穿心莲内酯、新穿心莲内酯、去氧穿心莲内酯、脱水穿心莲内酯等，其中穿心莲内酯含量最高。

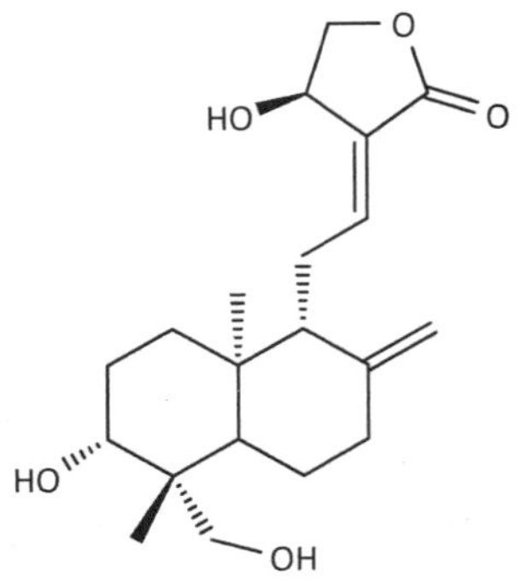

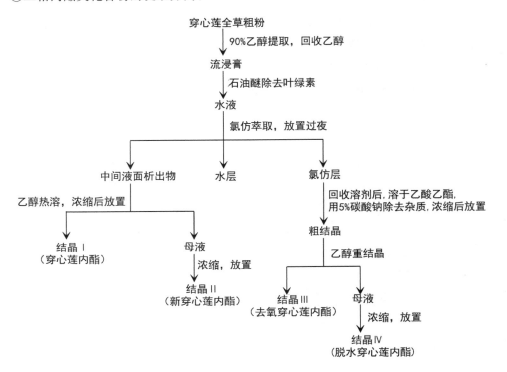

穿心莲内酯 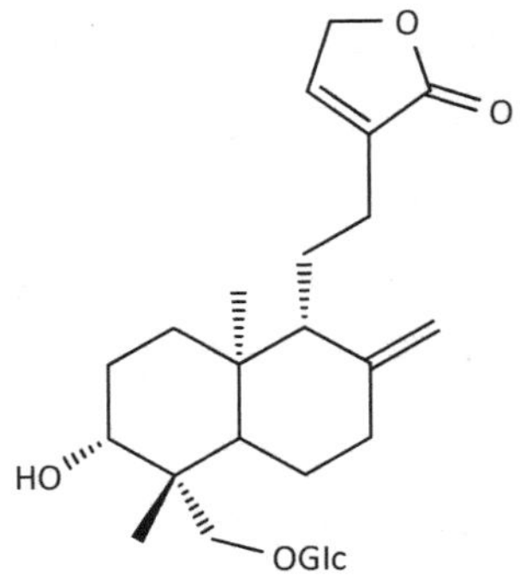　　　　　　　　　新穿心莲内酯 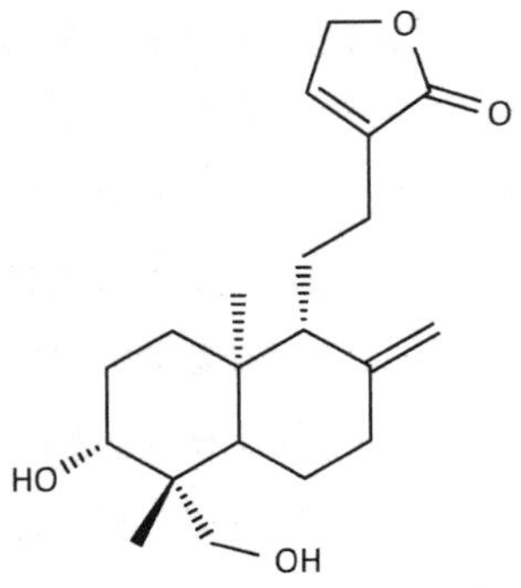　　　　　　　　去氧穿心莲内酯

②二萜内酯类化合物的提取分离：

穿心莲全草粗粉

　　↓ 90%乙醇提取，回收乙醇

流浸膏

　　↓ 石油醚除去叶绿素

水液

　　↓ 氯仿萃取，放置过夜

中间液面析出物　　　　　水层　　　　　氯仿层

乙醇热溶，浓缩后放置　　　　　　　　回收溶剂后，溶于乙酸乙酯，
　　　　　　　　　　　　　　　　　用5%碳酸钠除去杂质，浓缩后放置

结晶Ⅰ　　　　母液　　　　　　　粗结晶
（穿心莲内酯）　↓ 浓缩，放置　　　　↓ 乙醇重结晶

　　　　　结晶Ⅱ　　　　结晶Ⅲ　　　母液
　　　（新穿心莲内酯）　（去氧穿心莲内酯）　↓ 浓缩，放置

　　　　　　　　　　　　　　　　　结晶Ⅳ
　　　　　　　　　　　　　　　　（脱水穿心莲内酯）

③穿心莲内酯的提取分离：

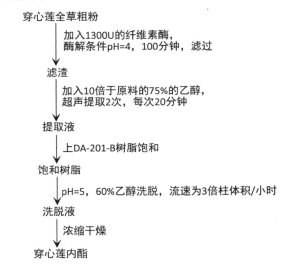

穿心莲全草粗粉

　　↓ 加入1300U的纤维素酶，
　　　酶解条件pH=4，100分钟，滤过

滤渣

　　↓ 加入10倍于原料的75%的乙醇，
　　　超声提取2次，每次20分钟

提取液

　　↓ 上DA-201-B树脂饱和

饱和树脂

　　↓ pH=5，60%乙醇洗脱，流速为3倍柱体积/小时

洗脱液

　　↓ 浓缩干燥

穿心莲内酯

（二）挥发油的提取与分离

1. 挥发油的提取方法

（1）蒸馏法　该法是提取挥发油最常用的方法，一般将中药适当切碎后，加水浸泡，然后可用共水蒸馏、隔水蒸馏或水蒸气蒸馏法提取。前两种方法虽简单，但受热温度较高，易引起药材焦化，及某些成分的分解；后一种提取方法，温度相对较低，但设备较前两种方法略复杂。馏出液若油水不分层，可采用盐析法促使挥发油自水中析出，或将初次蒸馏液重新蒸馏，再盐析后用低沸点有机溶剂如乙醚、石油醚萃取挥发油。

蒸馏法虽具有设备简单、容易操作、成本低、提油率高等优点，但总体来说，挥发油与水接触时间较长，温度较高，对热不稳定的挥发油不能用此法提取。

（2）溶剂提取法　采用低沸点有机溶剂，如戊烷、石油醚（30～60℃）、二硫化碳、四氯化碳等，用连续回流或冷浸法提取。提取液经减压蒸馏除去溶剂，即可得到粗制挥发油。此法得到的挥发油含杂质较多，因为其他脂溶性成分如树脂、油脂、蜡、叶绿素等也同时被提出。可将挥发油粗品再行蒸馏，以获得较纯的挥发油。也可将粗品加适量浓乙醇浸渍，放置冷冻（一般在-20℃左右），滤除析出物，回收除去乙醇即可得较纯的挥发油。

（3）压榨法　此法适用于含挥发油较多的原料，如鲜橘、柑、柠檬的果皮等，一般药材经撕裂粉碎压榨（最好是在冷却条件下），将挥发油从植物组织中挤压出来，然后静置分层或用离心机分出油，即得粗品。此法所得挥发油可保持原有的新鲜香味，但可能含有水分、叶绿素、黏液质及细胞组织等杂质而呈浑浊状态，如柠檬油常溶出原料中的叶绿素，而使柠檬油呈绿色。

（4）二氧化碳超临界流体提取法　二氧化碳超临界流体应用于提取芳香挥发油，具有防止氧化热解及提高品质的突出优点。例如紫苏中特有香味成分紫苏醛，紫丁香花中具有独特香味成分，均不稳定易受热分解，用水蒸气蒸馏法提取时受到破坏，香味大减，采用二氧化碳超临界流体提取所得芳香挥发油气味和原料相同，明显优于其他方法。在橘皮油、柠檬油、桂花油、香兰素的提取上，应用此法提取均获得较好效果。

（5）微波提取法　微波提取挥发油的报道较多，如提取薄荷挥发油，是将剪碎的薄荷叶放入盛有正己烷的烧杯中，经微波短时间处理后，薄荷油释放到正己烷中。显微镜观察表明叶面上的脉管和腺体破碎，说明微波处理有一定的选择性，因为新鲜薄荷叶的脉管和腺体中包含水分，因此富含水的部位优先破壁，与传统的乙醇浸提相比，微波处理得到的挥发油几乎不含叶绿素和薄荷酮。20秒钟的微波诱导提取与水蒸气蒸馏2小时、索氏提取6小时相当，且提取产物的质量优于传统方法的产物。尤其是对萜烯等成分很有效。应用微波萃取大蒜油时接近环境温度，萃取时间短，得到的萃取成分重复性和产品质量均一，热敏性成分损失少。总之，微波萃取挥发性成分，质量大都相当于或优于溶剂回流、水蒸气蒸馏、索氏提取和超临界二氧化碳萃取的同类产品，而且具有操作方便、装置简单、提取时间短、提取率高、溶剂用量少、产品纯正等优点。

2. 挥发油的分离方法

（1）冷冻析晶法（析脑）　将挥发油于0℃以下放置使析出结晶，若无结晶析出可将温度降至-20℃，继续放置至结晶析出，再经重结晶可得单体结晶。如薄荷油冷至-10℃，经12小时析出第一批粗脑，油继续在−20℃冷冻24小时可析出第二批粗脑。粗脑加热熔融，再在0℃冷冻即可得较纯薄荷脑。本法操作简单，但大部分挥发油冷冻后不能析出结晶。

（2）分馏法　挥发油类化合物，大多属单萜及倍半萜类化合物，它们的结构、物理性质都非常接近，但由于分子中的碳原子数目、双键数目和含氧官能团等的不同，各成分之间的沸点有一定的差距，也有一定的规律性。

表 12 − 5　萜类的沸程

萜类	常压沸程（℃）	萜类	常压沸程（℃）
半萜类	~130	单萜烯烃（无环三个双键）	180~200
单萜烯烃（双环一个双键）	150~170	含氧单萜	200~230
单萜烯烃（单环二个双键）	170~180	倍半萜及其含氧衍生物	230~300

从表12-5中可看出：挥发油组成分子的碳原子数越多，沸点越高，如倍半萜比单萜沸点高；在单萜中沸点随着双键的增多而升高，即三烯>二烯>一烯；含氧单萜的沸点随官能团的极性增大而升高，即酸>醇>醛>酮>醚，但酯比相应的醇沸点高，因其分子量大。

根据挥发油中各成分的沸点不同，可采用分馏法进行分离。分馏时为了防止挥发油受热被破坏，故通常都采用减压分馏。一般在35~70℃/1333.22Pa被蒸馏出来的是单萜烯类化合物；在70~100℃/1333.22Pa蒸馏出来的是单萜含氧化合物；而在80~110℃/1333.22Pa被蒸馏出来的则是倍半萜烯及含氧化合物，有时倍半萜含氧物沸点很高。

分馏出的各馏分，仍为非单一成分，还需进一步精馏或结合冷冻、重结晶、色谱等方法，方可得到单一成分。

（3）化学分离法

①碱性成分的分离：可将挥发油溶于乙醚，加1%硫酸或盐酸萃取，分取的酸水层碱化，用乙醚萃取，蒸去乙醚即可得到碱性成分。

②酚、酸性成分的分离：先用5%的碳酸氢钠溶液萃取，分出碱水层后加稀酸酸化，乙醚萃取，蒸去乙醚可得酸性成分。提取酸性成分后的挥发油再用2%氢氧化钠萃取，分取碱水层，酸化，乙醚萃取，蒸去乙醚可得酚类或其他弱酸性成分。

③醇类成分的分离：将挥发油与丙二酸单酰氯或邻苯二甲酸酐或丙二酸反应生成酸性单酯，转溶于碳酸氢钠溶液中，用乙醚洗去未作用的挥发油，将碱溶液酸化，再用乙醚提取所生成的酯，蒸去乙醚，残留物经皂化，分得原有的醇类成分。伯醇容易形成酯，仲醇反应较慢，而叔醇则较难作用。

④醛、酮成分的分离：分离酚、酸类成分后的挥发油乙醚液，经水洗至中性，以无水硫酸钠干燥后，加亚硫酸氢钠饱和液振摇或吉拉德试剂T或吉拉德试剂P回流，分出水层或加成物结晶，加酸或碱液处理，使加成物分解，以乙醚萃取，可得醛或酮类化合物。

⑤其他成分的分离：萜醚成分在挥发油中不多见，可利用醚类与浓酸形成锌盐易于结晶的性质从挥发油中分离出来，如桉叶油中的桉油精属于萜醚成分，它与浓磷酸可形成白色的磷酸盐结晶。或利用溴、氯化氢、溴化氢、亚硝酰氯等试剂与双键加成，这种加成产物常为结晶状

态，可借以分离和纯化。挥发油的分离可用以下流程表示：

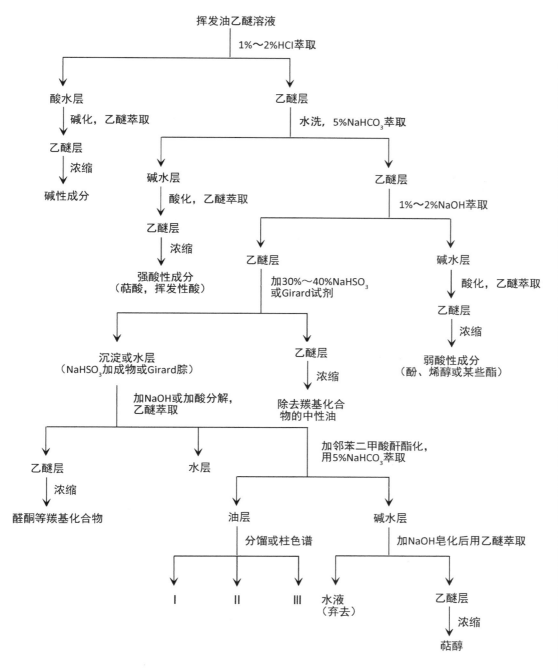

（4）色谱分离法　挥发油仅用前述方法分离，多数难以得到单体化合物，而将分馏法或化学法与色谱法相结合往往能得到较好的分离效果。其中以硅胶和氧化铝吸附柱色谱最为多用，洗脱剂多用石油醚或己烷，将不含氧的萜类化合物洗脱后，再在石油醚中逐渐增加乙酸乙酯，可将含氧的萜类化合物较好地分离。如香叶醇和柠檬烯的分离，在氧化铝色谱柱上，极性小的柠檬烯先被石油醚洗脱下来，再在石油醚中加入少量甲醇洗脱，极性较大的香叶醇被洗脱下来。

挥发油中萜类成分的异构体较多，有许多仅是双键数目或位置不同，故可利用不同双键和硝酸银形成络合物的难易来分离。多用硝酸银-硅胶或硝酸银-氧化铝柱色谱及薄层色谱，硝酸银的加入量为2%~25%。其吸附力与结构的关系如下：①双键越多，吸附力越强，即三烯>双烯>单烯>饱和烃；②顺式较反式吸附力强；③相同数目的双键，末端的吸附力强；④无双键的化合物，极性大的吸附力强。例如细辛挥发油，通过20%硝酸银-硅胶柱，苯-乙醚（5∶1）洗脱，洗脱顺序为α-细辛醚（α-asarone）→β-细辛醚（β-asarone）→欧细辛醚（eduasarone）。

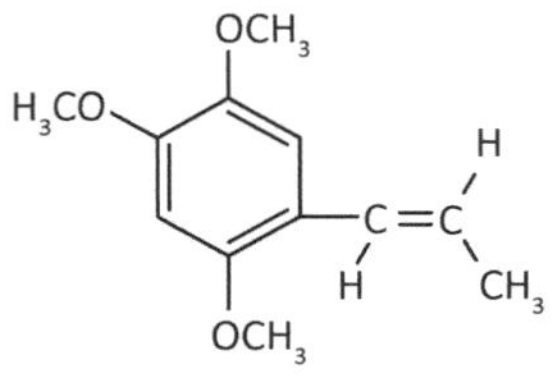

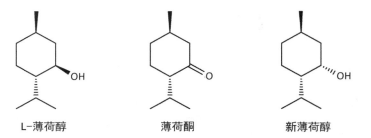

α-细辛醚 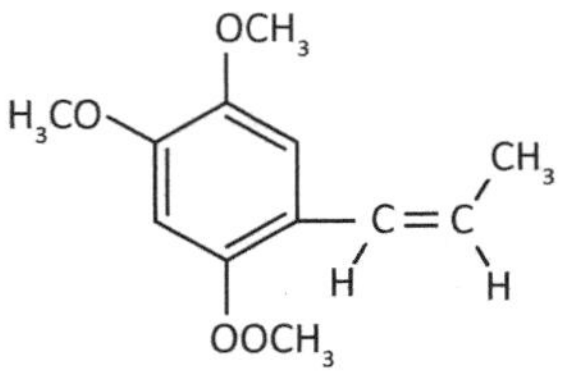　　　　　β-细辛醚 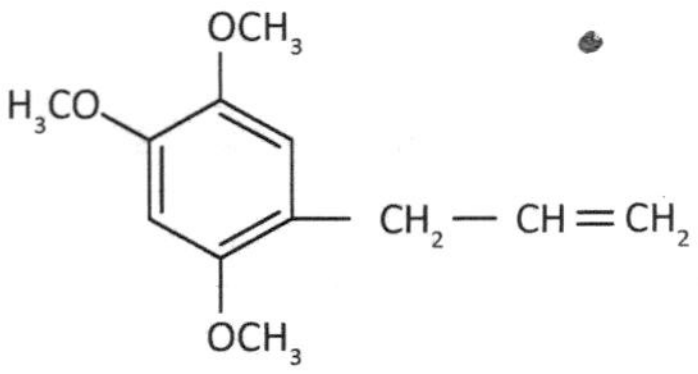　　　　　欧细辛醚

对于特别难分离的挥发油可用相同或不同展开剂二次或多次展开，制备薄层色谱进行分离，可获得较好的分离效果。

气相色谱是研究挥发油组成成分非常有效的方法，特别是应用制备型气相色谱-质谱（GC-MS）联用技术，可成功地将挥发油中众多成分予以分离并同时进行鉴定。

3. 含挥发油中药的提取分离实例

（1）薄荷

1）化学成分　薄荷中主要成分为挥发油，有特异清凉香气，油中主要含有单萜及其含氧衍生物，还有非萜类、脂肪族等几十种化合物。左旋薄荷醇是薄荷油的主要成分，含量在50%以上。

L-薄荷醇　　　　　薄荷酮　　　　　新薄荷醇

2）挥发油的提取及单体成分的分离

①冷冻析脑法：

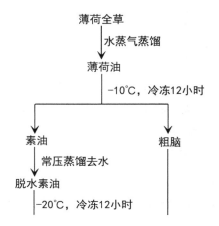

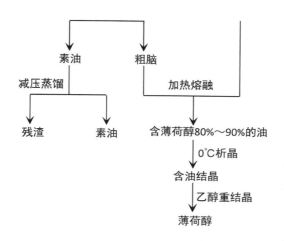

②分馏法：

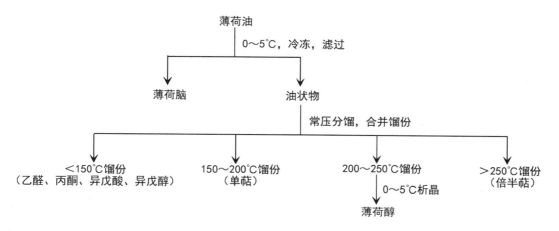

（2）肉桂　肉桂为樟科植物肉桂 *Cinnanwmum cassia* Presl. 的干燥树皮，辛、甘，大热。有补火助阳、引火归元、散寒止痛、活血通经的功能。临床上用于阳痿、宫冷、腰膝冷痛、肾虚作喘、阳虚眩晕等。按照不同生长年限可将肉桂分为官桂（5～6年）、企边桂（10余年）和板桂（老年）。以往用水蒸气蒸馏法对肉桂的挥发油进行提取分离，但鉴定出的化合物品种少，含量低。

近年，用超临界 CO_2 萃取法从官桂、企边桂和板桂的超临界萃取物中共分离鉴定出53种成分，其中共有成分25种，有4种成分在3种肉桂挥发油中的相对质量含量均超过3%：桂皮醛（峰含量随着树龄的增加逐渐减少）、α-咕巴烯（含量随着树龄的增加逐渐增加）、α-依兰油烯（含量随着树龄的增加逐渐增加）、γ-荜澄茄烯（含量随着树龄的增加逐渐增加）。因此，在临床上应用肉桂时，应考虑到不同生长年限的肉桂所含挥发油的种类与数量可能对药效产生影响。

表 12－6　官桂、企边桂、板桂的挥发油化学成分及相对质量含量

峰号	保留时间（min）	化合物名称	分子式	相对分子质量	相对含量（%）		
					官桂	企边桂	板桂
1	2.719	styrene（苯乙烯）	C_8H_8	104	0.002	0.002	0.002
2	3.397	α-pinene（α-蒎烯）	$C_{10}H_{16}$	136	—	0.015	—

续表

峰号	保留时间（min）	化合物名称	分子式	相对分子质量	相对含量（%）		
					官桂	企边桂	板桂
3	3.405	benzaldehyde（苯甲醛）	C_7H_6O	106	0.035	0.011	0.013
4	3.578	camphene（莰烯）	$C_{10}H_{16}$	136	0.003	0.011	–
5	3.780	6-methyl-5-hepten-2-one（6-甲基-5-庚烯-2-酮）	$C_8H_{14}O$	126	–	0.003	–
6	3.940	β-pinene（β-蒎烯）	$C_{10}H_{16}$	136	0.003	0.015	
7	4.044	myreene（月桂烯）	$C_{10}H_{16}$	136	–	0.013	
8	4.540	2-methylacetophenone（2-甲基苯乙酮）	$C_9H_{10}O$	134	–	0.006	
9	4.682	1,8-cineole（1,8-桉树脑）	$C_{10}H_{18}O$	154	0.009	0.010	–
10	6.485	benzenepropanal（苯丙醛）	$C_9H_{10}O$	134	0.011	0.010	
11	7.115	4-terpinene（4-松油烯）	$C_{10}H_{16}$	136	–	0.007	0.003
12	7.124	4-terpined（4-松油醇）	$C_{10}H_{18}O$	154	0.019		
13	7.322	α-terpineol（α-松油醇）	$C_{10}H_{18}O$	154	0.016	–	
14	7.331	α-terpinene（α-松油烯）	$C_{10}H_{18}O$	154	–	0.009	0.008
15	7.510	trans-cinnamaldehyde（反式-桂皮醛）	C_9H_8O	132	0.084	0.125	0.041
16	8.810	cinnamaldehyde（桂皮醛）	C_9H_8O	132	73.398	63.579	46.206
17	8.965	trans-anethole（反式-茴香脑）	$C_{10}H_{12}O$	148	0.109	0.087	0.127
18	9.992	cinnamyl alcohol（桂皮醇）	$C_9H_{10}O$	134		0.269	0.137
19	10.170	eugenol（丁香酚）	$C_{10}H_{10}O_2$	164	–	–	0.051
20	10.174	α-ylangene（α-依兰烯）	$C_{15}H_{24}$	204	–	–	0.095
21	10.256	ethyl cinnamate（桂皮酸乙酯）	$C_{11}H_{12}O_2$	176	0.062	–	–
22	10.857	α-copaene（α-咕巴烯）	$C_{15}H_{24}$	204	3.433	10.806	16.159
23	11.026	β-elemene（β-榄香烯）	$C_{15}H_{24}$	204	0.099	0.191	0.417
24	11.201	coumarin（香豆素）	$C_9H_6O_2$	146	1.003	1.280	–
25	11.442	cinnamylacetate（乙酸桂皮酯）	$C_{11}H_{12}O_2$	176	0.609	0.432	0.296
26	11.548	trans-caryophyllene（反式-石竹烯）	$C_{15}H_{24}$	204	0.224	0.922	0.285
27	11.873	aromadendrene（香橙烯）	$C_{15}H_{24}$	204			0.115
28	11.950	alloaromadendrene（别香橙烯）	$C_{15}H_{24}$	204	–	–	0.179
29	11.955	trans-β-farnesene（反式-β-金合欢烯）	$C_{15}H_{24}$	204	0.093		
30	12.101	α-humulene（α-葎草烯）	$C_{15}H_{24}$	204	0.154	0.507	
31	12.211	β-cubebene（β-荜澄茄烯）	$C_{15}H_{24}$	204	0.049	–	0.105
32	12.404	γ-muumlene（γ-依兰油醇）	$C_{15}H_{26}O$	222	0.854		2.237
33	12.618	β-selienene（β-芹子烯）	$C_{15}H_{24}$	204	0.137	0.331	0.275
34	12.787	α-muurolene（α-依兰油烯）	$C_{15}H_{24}$	204	5.509	6.392	9.195
35	12.888	β-bisabolene（β-甜没药烯）	$C_{15}H_{24}$	204	0.338	0.492	0.267
36	13.007	γ-cadinene（γ-荜澄茄烯）	$C_{15}H_{24}$	204	0.153	0.289	0.314
37	13.131	δ-cadinene（δ-荜澄茄烯）	$C_{15}H_{24}$	204	3.516	5.095	9.442
38	13.232	trans-γ-bisabolene（反式-γ-红没药烯）	$C_{15}H_{24}$	204	0.195	–	–

续表

峰号	保留时间（min）	化合物名称	分子式	相对分子质量	相对含量（%） 官桂	企边桂	板桂
39	13.378	α-calacorenen（α-白菖考烯）	$C_{15}H_{20}$	200	0.389	0.465	0.489
40	14.744	α-gurjunene（α-古芸香烯）	$C_{15}H_{24}$	204	0.195	0.455	0.855
41	14.975	t-cadinol（t-毕澄茄醇）	$C_{15}H_{26}O$	222	0.255	0.772	1.753
42	15.142	t-muurolol（t-依兰油醇）	$C_{15}H_{20}O$	222	0.011	0.195	0.267
43	16.395	benzyl benzoate（苯甲酸苄酯）	$C_{14}H_{12}O_2$	212	–	0.060	–
44	17.752	lsobutyl phthalate（邻苯二甲酸二异丁酯）	$C_{16}H_{22}O_4$	278	0.856	1.233	0.933
45	19.463	hexadecanoic acid（十六酸）	$C_{16}H_{32}O_2$	256	1.644	1.057	1.747
46	21.583	linoleic acid（亚油酸）	$C_{18}H_{32}O_2$	280	1.570	1.710	1.395
47	21.743	oleic acid（油酸）	$C_{18}H_{34}O_2$	282	3.410	–	2.427
48	22.1240	tadecanoic acid（十八酸）	$C_{18}H_{36}O_2$	284	0.326	–	0.182

GC 条件：SE-30 弹性石英毛细管柱（15m×0.2mm×0.33mm），柱前压 40kPa，分流比 30：1，进样量 1μL，柱温 70~250℃，程序升温速率 8℃/min，运行时间 20 分钟；进样口温度 250℃；载气 He。MS 条件：电离源 EI，离子源温度 230℃，连接线温度 280℃，倍增器电压 2100V，扫描范围 29~450amu。

六、三萜类化合物的提取与分离

三萜类化合物主要根据其溶解性，采用不同的溶剂和方法进行提取，如游离三萜类化合物可用极性小的溶剂（如三氯甲烷、乙醚等）提取，而三萜皂苷则用极性较大的溶剂如甲醇、乙醇等进行提取。三萜类化合物的分离常采用分段沉淀法、胆甾醇沉淀法等，但应用最多的是色谱法。有时也可根据它们的酸碱性进行提取分离，如三萜酸类可用碱溶酸沉法提取。

（一）三萜类化合物的提取方法

1. 醇类溶剂提取法 本法为目前提取皂苷的常用方法，提取流程如下：

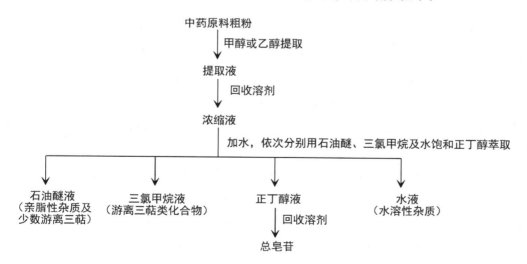

2. 酸水解有机溶剂萃取法 此法可在以皂苷元为提取目标时选用。将中药原料在酸性溶液中加热水解，滤过，药渣水洗后干燥，然后用有机溶剂提取出皂苷元。也可先用醇类溶剂提取出皂苷，然后将得到的皂苷进行酸水解，滤出水解物，再用有机溶剂提取出皂苷元。

3. 碱水提取法 某些皂苷含有羧基，可溶于碱水，因此可用碱溶酸沉法提取。

（二） 三萜类化合物的分离方法

1. 分段沉淀法　由于皂苷难溶于乙醚、丙酮等溶剂，故可利用此性质，将粗皂苷先溶于少量甲醇或乙醇中，然后逐滴加入乙醚、丙酮或乙醚-丙酮（1∶1）的混合溶剂（加入量以能使皂苷从醇溶液中析出为限），边加边摇匀，皂苷即可析出。开始析出的沉淀往往含杂质较多，滤出后，继续加入乙醚可得到纯度较高的皂苷。也可采用分段沉淀法，逐渐降低溶剂极性，极性不同的皂苷就可分批沉淀，从而达到分离目的。分段沉淀法的优点是简便易行，但难以分离完全，不易获得纯品。

2. 胆甾醇沉淀法　皂苷可与胆甾醇生成难溶性的分子复合物，但三萜皂苷与胆甾醇形成的复合物不如甾体皂苷与胆甾醇形成的复合物稳定。此性质曾被用于皂苷的分离，即先将粗皂苷溶于少量乙醇中，再加入胆甾醇的饱和乙醇溶液，至不再析出沉淀为止（混合后需稍加热），滤过，取沉淀用水、醇、乙醚顺次洗涤以除去糖类、色素、油脂和游离的胆甾醇，将此沉淀干燥后，用乙醚回流提取，胆甾醇被乙醚提出，使皂苷解脱下来，残留物即为较纯的皂苷。

3. 色谱分离法　由于三萜苷类亲水性大，又常与其他极性相近的杂质共存，且有些三萜苷类结构差别不大，因此用上述分离方法很难获得单体。色谱分离法是目前分离三萜类化合物常用的方法。

（1）吸附柱色谱法　此法可用于分离各类型及不同存在形式的三萜化合物。吸附柱色谱依所用的吸附剂性质不同，分为正相吸附柱色谱和反相吸附柱色谱。正相吸附柱色谱的吸附剂常用硅胶，样品上柱后，可用不同比例的混合溶剂如三氯甲烷-丙酮、三氯甲烷-甲醇或三氯甲烷-甲醇-水进行梯度洗脱。反相吸附柱色谱通常以反相键合相 Rp-18、Rp-8 或 Rp-2 为填充剂，常用甲醇-水或乙腈-水等溶剂为洗脱剂。反相色谱柱需用相应的反相薄层色谱进行检识，可选用 Rp-18、Rp-8 等反相高效薄层板。制备型薄层色谱用于皂苷的分离，有时也可取得较好效果。

（2）分配柱色谱法　由于三萜类皂苷极性较大，故也可采用分配色谱法进行分离，常用硅胶等为支持剂，固定相为3%草酸水溶液等，流动相为含水的混合有机溶剂，如三氯甲烷-甲醇-水、二氯甲烷-甲醇-水、乙酸乙酯-乙醇-水等，也可用水饱和的正丁醇等作为流动相。

（3）高效液相色谱法　高效液相色谱法是目前分离三萜皂苷类化合物最常用的方法，其分离效能较高。用于三萜皂苷的分离制备一般采用反相色谱柱，以甲醇-水、乙腈-水等系统为洗脱剂。

（4）大孔树脂柱色谱　大孔树脂色谱是近年来常用于分离极性大的化合物的一种方法，尤其适用于皂苷的精制和分离。将含有皂苷的水溶液通过大孔树脂柱后，先用水洗涤除去糖和其他水溶性杂质，然后再用不同浓度的甲醇或乙醇依其浓度由低到高进行梯度洗脱，极性大的皂苷可被10%~30%的甲醇或乙醇洗脱下来，极性小的皂苷则被50%以上的甲醇或乙醇洗脱下来。

（5）凝胶色谱法　凝胶色谱法是利用分子筛原理来分离分子量不同的化合物，在用不同浓度的甲醇、乙醇或水等溶剂洗脱时，各成分按分子量递减顺序依次被洗脱下来，即分子量大的皂苷先被洗脱下来，分子量小的皂苷后被洗脱下来。应用较多的是能在有机相使用的 Sephadex LH-20。

用色谱法分离三萜类化合物通常采用多种色谱法相组合的方法，即一般先通过硅胶柱色谱进行分离后，再结合低压或中压柱色谱、薄层制备色谱、高效液相色谱或凝胶色谱等方法进一步分离。对皂苷的分离还可在硅胶柱色谱前，先用大孔树脂柱色谱进行精制或初步分离。

（三）　含三萜类化合物中药的提取分离实例

1. 人参

（1）化学成分　人参的根、根茎、茎、叶、花及果实中均含有多种人参皂苷，根须中人参皂苷的含量比主根高。此外，还含有多糖、聚炔醇、挥发油、蛋白质、多肽、氨基酸、有机酸类等多种类型的化学成分。

（2）总皂苷的提取

①溶剂提取法：

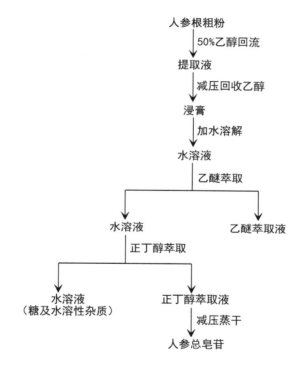

②大孔吸附树脂法：

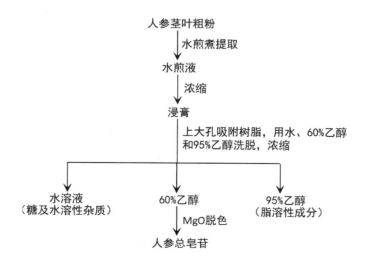

NOTE

（3）人参皂苷的分离

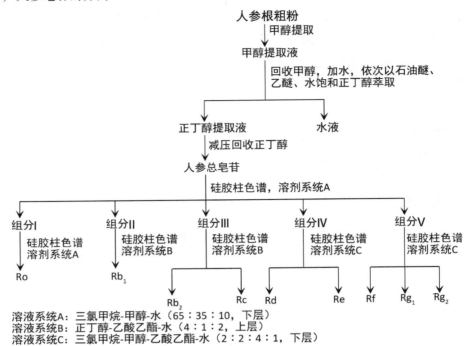

溶液系统A：三氯甲烷-甲醇-水（65：35：10，下层）
溶液系统B：正丁醇-乙酸乙酯-水（4：1：2，上层）
溶液系统C：三氯甲烷-甲醇-乙酸乙酯-水（2：2：4：1，下层）

（4）人参皂苷元的提取分离

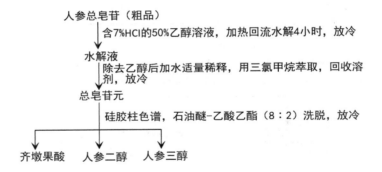

2. 甘草

（1）化学成分　甘草中主要成分是甘草酸，常以钾盐或钙盐形式存在，其盐易溶于水，于水溶液中加稀酸即可析出游离的甘草酸。这种沉淀又极易溶于稀氨水中，故可作为甘草酸的提取方法。此外，甘草中还含有乌拉尔甘草皂苷 A、B 和甘草皂苷 A_3、B_2、C_2 及多种游离的三萜类化合物，也含有多种黄酮类化合物。

（2）甘草皂苷（甘草酸铵盐）的提取分离

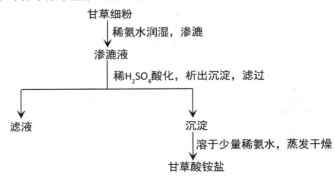

（3）甘草酸单钾盐和甘草次酸的提取分离

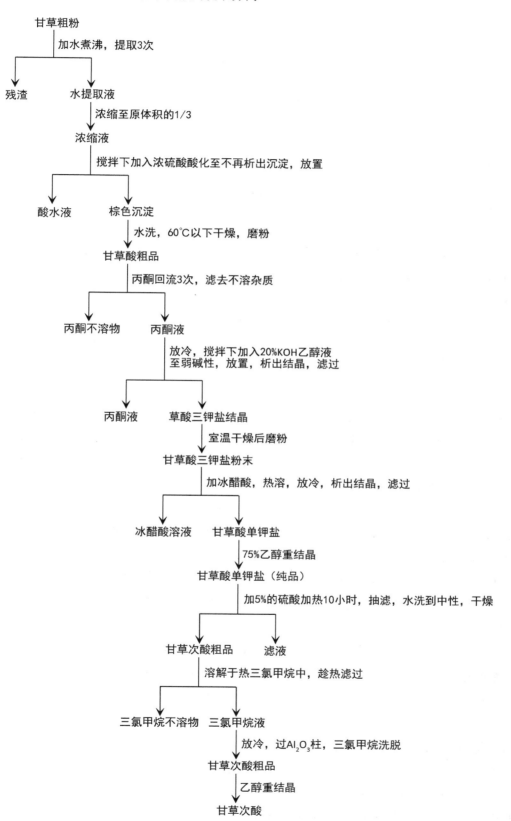

七、甾体类化合物的提取与分离

（一）强心苷的提取与分离

强心苷的分离提纯比较复杂与困难，因为它在植物中的含量一般都比较低（1%以下）；同一植物又常含几个甚至几十个结构相似、性质相近的强心苷，且常与糖类、皂苷、色素、鞣质等共存，这些成分往往能影响或改变强心苷在许多溶剂中的溶解度；多数强心苷是多糖苷，受植物中酶、酸的影响可生成次生苷，与原生苷共存，从而增加了成分的复杂性，也增加了提取分离工作的难度。

由于强心苷易受酸、碱和酶的作用，发生水解、脱水及异构化等反应，因此，在提取分离过程中要特别注意这些因素的影响或应用。在研究或生产中，以提取分离原生苷为目的时，首先要注意抑制酶的活性，防止酶解，原料要新鲜，采收后尽快干燥，最好在50~60℃通风条件下快速烘干或晒干，保存期间要注意防潮，控制含水量，提取时要避免酸碱的影响；当以提取次生苷为目的时，要注意利用上述影响因素，采取诸如发酵以促进酶解，部分酸、碱水解等适当方法，以提高目标提取物的产量。

1. 强心苷的提取方法　强心苷的原生苷和次生苷，在溶解性上有亲水性、弱亲脂性、亲脂性之分，但均能溶于甲醇、乙醇中。一般常用甲醇或70%~80%乙醇作溶剂，提取效率高，且能使酶失去活性。

原料为种子或含脂类杂质较多时，需用石油醚或汽油脱脂后提取；原料为含叶绿素较多的叶或全草时，可用稀碱液皂化法或将醇提液浓缩，保留适量浓度的醇，放置，使叶绿素等脂溶性杂质成胶状沉淀析出，滤过除去。强心苷稀醇提取液经活性炭吸附也可除去叶绿素等脂溶性杂质。用氧化铝柱或聚酰胺柱吸附，可除去糖、水溶性色素、鞣质、皂苷、酸性及酚性物质。但应注意，强心苷亦有可能被吸附而损失。

经初步除杂质后的强心苷浓缩液可用三氯甲烷和不同比例的三氯甲烷-甲醇（乙醇）溶液依次萃取，将强心苷按极性大小划分为亲脂性、弱亲脂性等几个部分，供进一步分离。

2. 强心苷的分离方法　分离混合强心苷常采用溶剂萃取法、逆流分溶法和色谱分离法。对含量较高的组分，可用适当溶剂反复结晶得到单体。但一般需用多种方法配合使用。两相溶剂萃取法和逆流分溶法均是利用强心苷在两相溶剂中分配系数的差异而达到分离目的。

分离亲脂性单糖苷、次生苷和苷元一般选用吸附色谱，常以中性氧化铝、硅胶为吸附剂，用正己烷-乙酸乙酯、苯、丙酮、三氯甲烷-甲醇、乙酸乙酯-甲醇等作洗脱剂。对弱亲脂性成分宜选用分配色谱，可用硅胶、硅藻土、纤维素为支持剂，以乙酸乙酯-甲醇-水、三氯甲烷-甲醇-水作洗脱剂。

3. 含强心苷化合物中药的提取分离实例

（1）毛花洋地黄

①化学成分：毛花洋地黄叶中含强心苷40余种，主要有毛花洋地黄苷甲、乙、丙、丁、戊和洋地黄毒苷、羟基洋地黄毒苷、吉它洛苷等。

②总强心苷的提取分离：

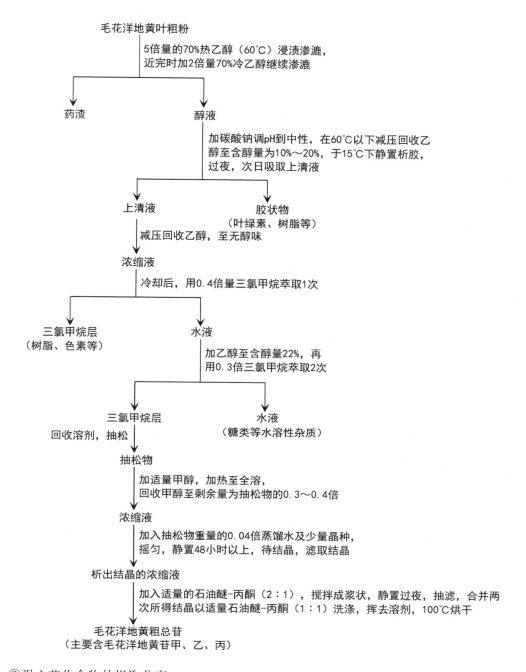

毛花洋地黄叶粗粉

5倍量的70%热乙醇（60℃）浸渍渗漉，
近完时加2倍量70%冷乙醇继续渗漉

药渣　　　醇液

加碳酸钠调pH到中性，在60℃以下减压回收乙
醇至含醇量为10%～20%，于15℃下静置析胶，
过夜，次日吸取上清液

上清液　　　胶状物
　　　　　（叶绿素、树脂等）

减压回收乙醇，至无醇味

浓缩液

冷却后，用0.4倍量三氯甲烷萃取1次

三氯甲烷层　　　水液
（树脂、色素等）

加乙醇至含醇量22%，再
用0.3倍三氯甲烷萃取2次

三氯甲烷层　　　水液
　　　　　（糖类等水溶性杂质）
回收溶剂，抽松

抽松物

加适量甲醇，加热至全溶，
回收甲醇至剩余量为抽松物的0.3～0.4倍

浓缩液

加入抽松物重量的0.04倍蒸馏水及少量晶种，
摇匀，静置48小时以上，待结晶，滤取结晶

析出结晶的浓缩液

加入适量的石油醚-丙酮（2∶1），搅拌成浆状，静置过夜，抽滤，合并两
次所得结晶以适量石油醚-丙酮（1∶1）洗涤，挥去溶剂，100℃烘干

毛花洋地黄粗总苷
（主要含毛花洋地黄苷甲、乙、丙）

③强心苷化合物的提取分离：

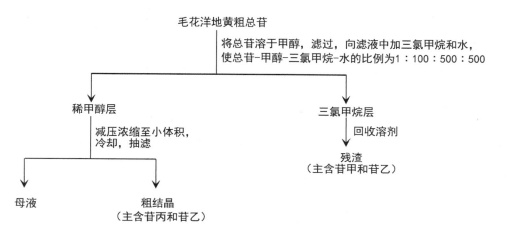

毛花洋地黄粗总苷

将总苷溶于甲醇，滤过，向滤液中加三氯甲烷和水，
使总苷-甲醇-三氯甲烷-水的比例为1∶100∶500∶500

稀甲醇层　　　三氯甲烷层

减压浓缩至小体积，　　　回收溶剂
冷却，抽滤

　　　　　　　残渣
　　　　　　（主含苷甲和苷乙）

母液　　　粗结晶
　　　（主含苷丙和苷乙）

NOTE

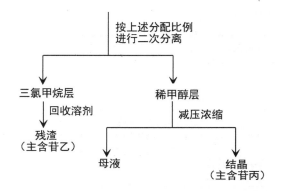

（2）铃兰

①化学成分：百合科植物铃兰 *Convallaria keiskei* 全草中含有铃兰毒苷、铃兰醇苷（conval-latoxol）、铃兰苷（convalloside）、去葡萄糖桂竹香毒苷（desglucocheirotoxin）、铃兰皂苷 A、B、C、D（convallasaponin A、B、C、D）等多种成分。其中，铃兰毒苷的分离方法如下：

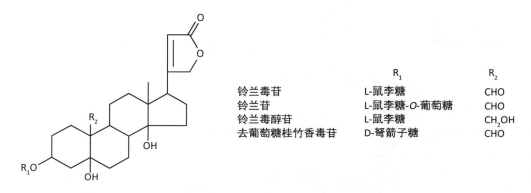

	R_1	R_2
铃兰毒苷	L-鼠李糖	CHO
铃兰苷	L-鼠李糖-*O*-葡萄糖	CHO
铃兰毒醇苷	L-鼠李糖	CH₂OH
去葡萄糖桂竹香毒苷	D-弩箭子糖	CHO

②铃兰毒苷的提取分离：

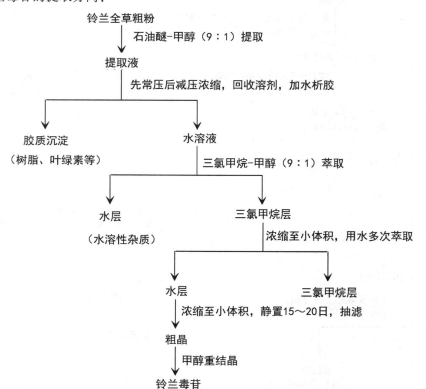

（二）甾体皂苷类化合物的提取与分离

甾体皂苷的提取分离方法及原则基本与三萜皂苷相似，只是甾体皂苷一般不含羧基，呈中性，亲水性相对较弱，提取分离时应加以注意。

1. 甾体皂苷的提取方法　提取皂苷多利用皂苷的溶解性，采用溶剂法提取。主要使用甲醇或稀乙醇作溶剂，提取液回收溶剂后，用水稀释，经正丁醇萃取或用丙酮、乙醚沉淀，或用大孔树脂处理等方法，得总的粗皂苷。

提取皂苷元可根据其难溶或不溶于水，而易溶于有机溶剂的性质，自原料中先提取粗皂苷，将粗皂苷加酸加热水解，然后用苯、三氯甲烷等有机溶剂自水解液中提取皂苷元。实验室中常采用该种方法。工业生产中常将植物原料直接在酸性溶液中加热水解，水解物水洗干燥后，再用有机溶剂提取。

2. 甾体皂苷的分离方法　分离混合甾体皂苷的方法与三萜皂苷相似，常采用溶剂沉淀法（乙醚、丙酮）、胆甾醇沉淀法、吉拉尔试剂法（含羰基的甾体皂苷）、硅胶柱色谱法（多采用 $CHCl_3$-MeOH-H_2O 系统）、大孔吸附树脂柱色谱、凝胶 Sephadex LH-20 柱色谱及液滴逆流色谱（DCCC）等方法进行分离。有时对正丁醇部位极性较大的皂苷成分在上述分离的基础上，尚需结合反相中低压 Lobar 柱、反相制备性 HPLC 或制备性 TLC 等手段分离。

3. 含甾体皂苷化合物中药的提取分离实例

（1）穿山龙

①化学成分：穿山龙为穿龙薯蓣 *Dioscorea Hipponica* 的干燥根茎，主要有效成分为甾体皂苷类，包括水不溶性皂苷和水溶性皂苷。其中水不溶性皂苷主要为薯蓣皂苷，其苷元为薯蓣皂苷元，是合成甾体类药物重要的前体物质。

②单体皂苷元的提取分离：

穿山龙饮片或干燥根
↓ 加水浸透后，再加入3.5倍量水，加入浓硫酸使达3%浓度，通蒸汽加压进行水解8小时
水解物
↓ 用水洗去酸液，干燥后粉碎，使含水量不超过6%
干燥粉
↓ 加活性炭，然后加6倍量汽油，连续回流20小时
提取液
↓ 回收汽油，浓缩到约1：40，室温放置，使结晶完全析出，离心
粗制薯蓣皂苷元
↓ 乙醇或丙酮重结晶
薯蓣皂苷元

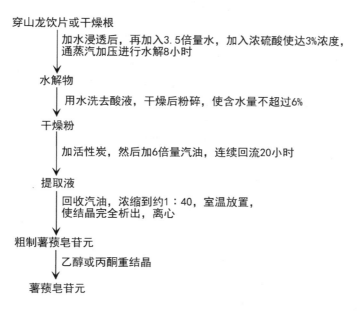

（2）麦冬

①化学成分：中药麦冬为百合科植物麦冬 *Ophiopogon japonicus*（Thunb.）Ker-Gawl. 的干燥块根。味甘、微苦，性微寒。具有养阴生津、润肺清心之功，用于肺燥干咳，虚痨咳嗽，津伤

口渴，心烦失眠，内热消渴，肠燥便秘，白喉等。现代临床及药理研究表明，麦冬能提高动物的耐缺氧能力，改善冠脉微循环。

麦冬的主要有效成分为皂苷、多糖和黄酮类化合物。从不同来源的麦冬中已分得 40 多种甾体皂苷。

②麦冬皂苷的提取分离：由于麦冬中含多种甾体皂苷，其结构相似，水溶性较强，提取分离较为困难。文献报道多采用醇类溶剂提取，回收溶剂后，用正丁醇萃取得粗总皂苷，再用微晶纤维素、离子交换树脂、葡聚糖凝胶和硅胶柱色谱等方法，分离得到多个麦冬皂苷。

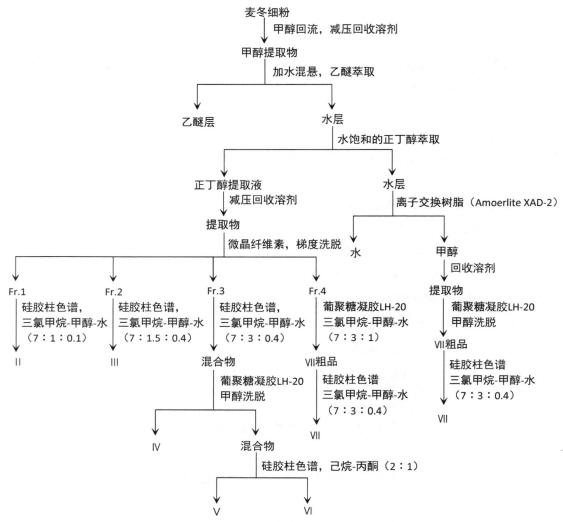

Ⅱ、Ⅲ、Ⅳ、Ⅴ、Ⅵ、Ⅶ分别为麦冬皂苷B、C、D、E、F、G

（3）大蒜

①化学成分：新鲜大蒜 *Allium satyvum* 鳞茎含呋甾皂苷 proto-iso-eruboside-B（Ⅰ）和螺甾皂苷 eruboside-B（Ⅱ）、iso-eruboside-B（Ⅲ）3 个甾体皂苷。其中 proto-iso-eruboside-B 有显著提高纤溶活性作用，iso-eruboside-B 有明显的延长血液凝固时间和提高纤溶活性作用。

②单体皂苷的提取分离：

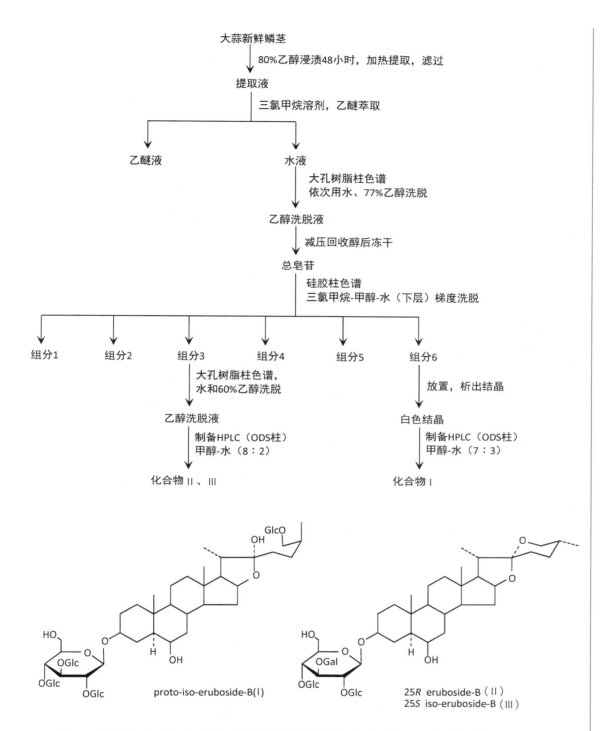

proto-iso-eruboside-B(Ⅰ)

25R eruboside-B（Ⅱ）
25S iso-eruboside-B（Ⅲ）

　　此外，甾体化合物中的醉茄内酯类成分的提取分离方法见含生物碱类化合物中药洋金花的提取分离实例。

八、生物碱类化合物的提取与分离

（一）总生物碱的提取方法

　　1. 水或酸水提取法　具有一定碱性的生物碱在植物体内多以盐的形式存在，故可选用水或酸水提取。常用无机酸水提取，以便将生物碱有机酸盐置换成无机酸盐，增大溶解度。

　　酸水提取法常用 0.1%~1% 的硫酸、盐酸或醋酸、酒石酸溶液作为提取溶剂，采用浸渍法或渗漉法提取。个别含淀粉少的药材可用煎煮法。酸水提取的优点是使生物碱的大分子有机酸盐变为小分子无机酸盐，增大在水中的溶解度，且提取方法比较简便。但此法的主要缺点是提取液体积较大，浓缩困难，而且水溶性杂质多。故用酸水提取后，一般可采用下列方法纯化和富集生物碱。

　　（1）阳离子树脂交换法　生物碱盐在水中可解离出生物碱阳离子，能和阳离子交换树脂发生离子交换反应，被交换到树脂上。操作时将总碱的酸水液通过强酸型阳离子交换树脂柱，使酸水中生物碱阳离子与树脂上的阳离子进行交换，用生物碱沉淀反应检查交换是否完全。交换完全后，用中性水或乙醇洗除柱中的杂质。

$$BH^+Cl^- \longrightarrow BH^+Cl^-$$
$$\text{生物碱盐酸盐} \qquad \text{生物碱阳离子}$$
$$R^-H^+ + BH^+ \longrightarrow RB^-H^+ + H^+$$

注：R 代表型阳离子交换树脂，B 代表游离生物碱。

上述过程完成后，可用下述方法将生物碱从树脂上洗脱。

①碱化后用三氯甲烷或乙醚提取：将已交换上生物碱的树脂从色谱柱中倒出，用氨水碱化至 pH 为 10 左右，再用三氯甲烷或乙醚等有机溶剂回流提取，浓缩提取液可得到较纯的总碱。

②碱性乙醇洗脱：用含氨水的乙醇洗脱，中和洗脱液，回收乙醇即得较纯生物碱。

$$R^-BH^+ + NH_3 \cdot H_2O \longrightarrow R^-NH_4^+ + B + H_2O$$
$$\text{游离碱}$$

③酸水或酸性乙醇洗脱：交换到树脂上的生物碱阳离子，用酸水或酸性乙醇洗脱时，酸中的阳离子将其置换下来，被吸附在树脂表面，继续用酸水或酸性乙醇洗脱，可得较纯的总碱盐。

$$R^-BH^+ + H^+ + Cl^- \longrightarrow R^-H^+ + BH^+ + Cl^-$$

　　（2）萃取法　将酸水提取液碱化，生物碱游离后，如沉淀，过滤即得；如不沉淀，以适当亲脂性有机溶剂萃取，回收溶剂，即得总生物碱。

　　2. 醇类溶剂提取法　游离生物碱或其盐均可溶于甲醇、乙醇，可用醇回流或渗漉、浸渍。醇提取的优点是对不同碱性生物碱或其盐均可选用，另外水溶性杂质如多糖、蛋白质较少提出。但其缺点是脂溶性杂质多，可配合酸水-碱化-萃取法处理去除。具体方法是醇提取液回收醇后加稀酸水搅拌，放置，滤过，溶液调碱性后以适合的亲脂性有机溶剂萃取，回收溶剂即得总生物碱。

　　3. 亲脂性有机溶剂提取法　大多数游离生物碱都是亲脂性的，故可用三氯甲烷、苯、乙醚等作为提取溶剂。提取用浸渍、回流或连续回流法。但一般要将药材用少量碱水湿润后提取，以便使生物碱游离，也可增加溶剂对植物细胞的穿透力。

　　以亲脂性有机溶剂提取的一般工艺流程如下：

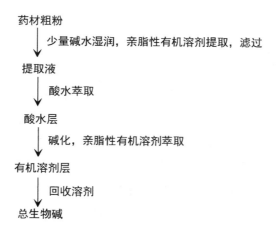

本提取法的优点是水溶性杂质少，按上述工艺流程脂溶性杂质可经酸水萃取除去。主要缺点为溶剂价格高，安全性差，而且对设备要求严格，以防溶剂泄漏。

另外，挥发性生物碱如麻黄碱可用水蒸气蒸馏法提取，可升华的生物碱如咖啡碱可用升华法提取。

（二）生物碱的分离方法

1. 基于生物碱类别不同的分离方法　即将总生物碱按碱性强弱、酚性有无及是否水溶性初步分成五类。一般分离流程如下。

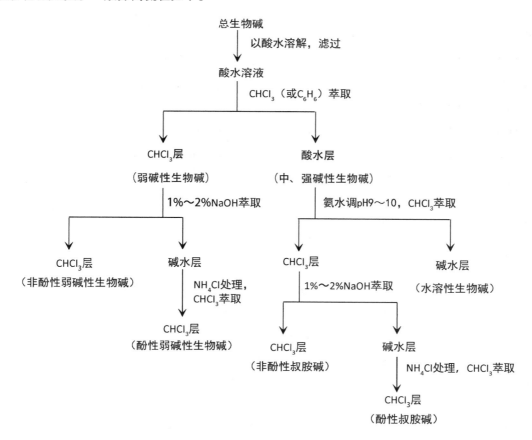

2. 基于生物碱碱性差异的分离方法　总生物碱中各单体生物碱的碱性往往不同，可用 pH 梯度萃取法进行分离。具体方法有两种，一种是将总生物碱溶于三氯甲烷等亲脂性有机溶剂，以不同酸性缓冲液依 pH 由高至低依次萃取，生物碱可按碱性由强至弱先后成盐依次被萃取出而分离，分别碱

化后以有机溶剂萃取即可；另一种是将总生物碱溶于酸水，逐步加碱使 pH 由低至高，每调节一次 pH，用三氯甲烷等有机溶剂进行萃取，则各单体生物碱依碱性由弱至强先后成盐依次被萃取出而分离。

对于碱性有差别的两种生物碱，可采用调 pH 后简单萃取法分离。如从洋金花的乙醇浸出液中分离莨菪碱和东莨菪碱，就是利用二者碱性差别，将乙醇浸出液浓缩后碱化到 pH9～10，三氯甲烷萃取，三氯甲烷萃取液再用稀酸水萃取，将此酸水液用固体碳酸氢钠碱化后以三氯甲烷萃取，东莨菪碱因碱性小游离而先被萃取出。水层再用氨水碱化至 pH10，用三氯甲烷可萃取出碱性大些的莨菪碱。

3. 基于生物碱或生物碱盐溶解度差异的分离方法　总生物碱中各单体的极性不同，对有机溶剂的溶解度可能有差异，可利用这种差异来分离生物碱。如苦参中苦参碱和氧化苦参碱的分离，可利用氧化苦参碱极性稍大，难溶于乙醚，而苦参碱可溶于乙醚，将苦参总碱溶于三氯甲烷，再加入 10 倍量以上乙醚，氧化苦参碱即可析出沉淀。从中国粗榧 *Cephalotaxus sinensis* 的枝叶中用逆流分布法分离三尖杉酯碱（harringtonine）和高三尖杉酯碱（homoharringtonine），也是利用二者极性的微小差异进行分离。分离条件：固定相为 pH4 左右的柠檬酸和磷酸氢二钠缓冲液，流动相为三氯甲烷，二者互相饱和。将总生物碱样品以流动相溶解，进行逆流分布法萃取，三尖杉酯碱主要分布于固定相，高三尖杉酯碱主要分布于流动相。再用 Al_2O_3 柱色谱进行精制，即可得二者纯品。

生物碱与不同酸生成的盐溶解性可能不同，也可以利用这种差异来分离生物碱或其盐。如用溶剂法从麻黄中提取分离麻黄碱、伪麻黄碱，即利用二者草酸盐的水溶性不同。分离过程：提取后经处理得到的甲苯溶液，经草酸溶液萃取后浓缩，草酸麻黄碱溶解度小而析出结晶，草酸伪麻黄碱溶解度大而留在母液中。

4. 基于生物碱特殊官能团的分离方法　有些生物碱的分子中含有酚羟基或羧基，也有少数含内酰胺键或内酯结构。这些基团或结构能发生可逆性化学反应，故可用于分离。

酚性生物碱在碱性条件下成盐溶于水，可与一般生物碱分离。如阿片生物碱中，吗啡具酚羟基而可待因无酚羟基，用氢氧化钠溶液处理，吗啡成盐溶解而可待因沉淀，由此可将二者分离。

内酯或内酰胺结构的生物碱可在碱性水溶液中加热皂化开环生成溶于水的羧酸盐而与其他生物碱分离，在酸性下又环合成原生物碱而沉淀。如喜树中喜树碱具内酯环，在提取分离喜树碱工艺中，即利用了这一性质。

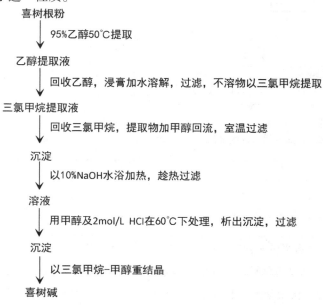

5. 色谱法分离法 中药中所含的生物碱往往比较复杂，而且结构相近，用上述分离方法经常难以完全分离，此时需要用柱色谱法。以下介绍分离生物碱常用的柱色谱方法。

（1）吸附柱色谱 常用氧化铝或硅胶作为吸附剂，有时也用纤维素、聚酰胺等。以苯、三氯甲烷、乙醚等亲脂性有机溶剂或以其为主的混合溶剂系统作洗脱剂。如东贝母 *Fritillaria thunbergii* var. *chekiangensis* 中 4 个甾体生物碱的分离

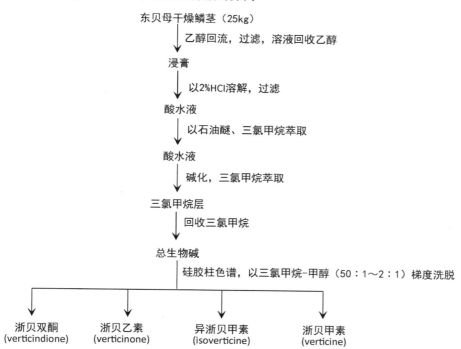

（2）分配柱色谱 虽然大多数总生物碱能用吸附色谱法分离，但对某些结构特别相近的生物碱，可采用分配色谱法。如三尖杉中的抗癌生物碱三尖杉酯碱和高三尖杉酯碱的分离，两者结构仅差一个亚甲基，分配色谱能将其分离。具体方法是以硅胶为支持剂，以 pH5.0 缓冲液为固定相，pH5.0 缓冲液饱和的三氯甲烷溶液洗脱，首先洗脱的是高三尖杉酯碱，中间部分是二者的混合物，最后部分是三尖杉酯碱。

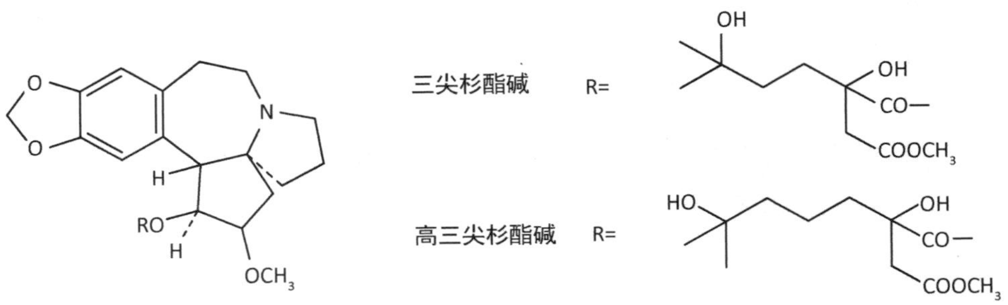

（3）高效液相色谱法 高效液相色谱法具有分离效能好、灵敏度高、分析速度快的优点，能使很多其他色谱法难分离的混合生物碱得到分离。HPLC 法分离生物碱时，可用硅胶吸附色谱柱，也可用 C_{18} 反相色谱柱。

此外，制备性薄层色谱、干柱色谱、中压或低压柱色谱等也常用于分离生物碱。

对于某些植物中生物碱种类较多、结构相似者，仅靠其中一种方法很难分离出生物碱纯品，一般需要多种分离方法配合应用。

6. 水溶性生物碱的分离方法 水溶性生物碱主要指季铵碱，其分离一般可用下述方法。

（1）沉淀法 水溶性生物碱可用沉淀试剂使之从水溶液中沉淀出来，与留在滤液中的水溶性杂质分离，以获得纯度较高的水溶性生物碱或其盐。实验室中常用雷氏铵盐沉淀试剂，工业生产因其价格较高而不常用。

雷氏铵盐纯化季铵碱的一般操作步骤：

①沉淀季铵碱：将含季铵碱的水溶液用稀无机酸溶液调 pH2～3，加入新配制的雷氏铵盐饱和水溶液，生物碱的雷氏盐即沉淀析出，沉淀完全后滤过，用少量水洗涤沉淀，至洗涤液不呈红色为止。

②柱色谱净化：生物碱的雷氏盐用丙酮溶解后，滤除不溶物。将滤液通过氧化铝短柱，以丙酮洗脱并收集洗脱液。生物碱雷氏盐被丙酮洗脱，一些极性杂质被氧化铝柱吸附而除去。在上述洗脱液中加入硫酸银饱和水溶液至不再产生雷氏银盐沉淀为止，滤除沉淀，生物碱转化为硫酸盐留在溶液中。加入与硫酸银摩尔数相等的氯化钡溶液于溶液中，生成硫酸钡和氯化银沉淀，滤除沉淀，生物碱转化为盐酸盐留在溶液中，浓缩滤液，可得到较纯的季铵碱盐酸盐结晶。用雷氏铵盐纯化水溶性生物碱的化学反应式如下：

$$B^+ + NH_4[Cr(NH_3)_2(SCNO_4] \longrightarrow B[Cr(NH_3)_2(SCN)_4]\downarrow$$

$$2B[Cr(NH_3)_2(SCN)_4] + Ag_2SO_4 \longrightarrow B_2SO_4 + 2Ag[Cr(NH_3)_2(SCN)_4]\downarrow$$

$$Ag_2SO_4 + BaCl_2 \longrightarrow 2AgCl\downarrow + BaSO_4$$

$$B_2SO_4 + BaCl_2 \longrightarrow 2BCl + BaSO_4$$

注：B 代表季铵生物碱。

（2）溶剂法 利用水溶性生物碱能够溶于极性较大而又能与水分层的有机溶剂（如正丁醇、异戊醇或三氯甲烷-甲醇的混合溶剂等）的性质，用这类溶剂与含水溶性生物碱的碱水液反复萃取，使水溶性生物碱与强亲水性的杂质得以分离。

（三）含生物碱类化合物中药的提取分离实例

1. 麻黄

（1）化学成分　麻黄中含有多种生物碱，以麻黄碱和伪麻黄碱为主，其次为少量的甲基麻黄碱、甲基伪麻黄碱和去甲基麻黄碱、去甲基伪麻黄碱。此外，麻黄中还含有多种黄酮类成分和多糖类成分。

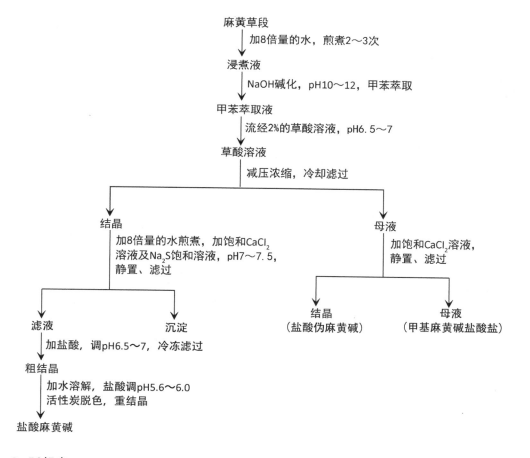

（2）麻黄碱和伪麻黄碱的提取分离

```
                        麻黄草段
                          │ 加8倍量的水，煎煮2～3次
                        浸煮液
                          │ NaOH碱化，pH10～12，甲苯萃取
                      甲苯萃取液
                          │ 流经2%的草酸溶液，pH6.5～7
                       草酸溶液
                          │ 减压浓缩，冷却滤过
          ┌───────────────┴───────────────┐
        结晶                              母液
          │ 加8倍量的水煎煮，加饱和CaCl₂      │ 加饱和CaCl₂溶液，
          │ 溶液及Na₂S饱和溶液，pH7～7.5，    │ 静置、滤过
          │ 静置、滤过
     ┌────┴────┐                    ┌──────┴──────┐
   滤液        沉淀                结晶            母液
     │ 加盐酸，调pH6.5～7，        (盐酸伪麻黄碱)   (甲基麻黄碱盐酸盐)
     │ 冷冻滤过
   粗结晶
     │ 加水溶解，盐酸调pH5.6～6.0
     │ 活性炭脱色，重结晶
  盐酸麻黄碱
```

2. 延胡索

（1）化学成分　目前已从延胡索中分离出多种生物碱，主要为小檗碱型、原小檗碱型及异喹啉类生物碱。

（2）总生物碱的提取

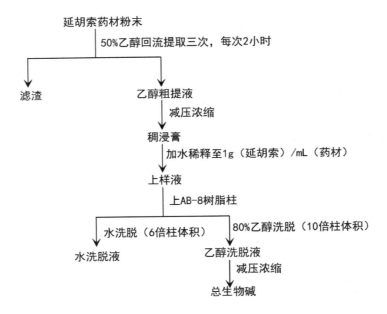

（3）生物碱化合物的提取分离

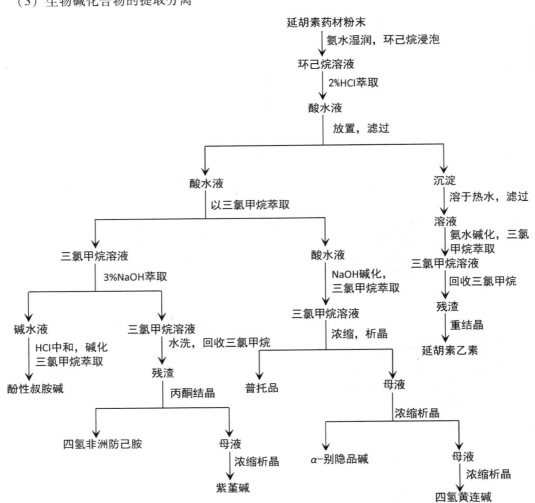

3. 黄连

（1）化学成分　黄连的有效成分主要是小檗碱型生物碱，已经分离得到的主要有小檗碱、巴马丁、黄连碱、甲基黄连碱、药根碱等。

（2）生物碱化合物的提取分离

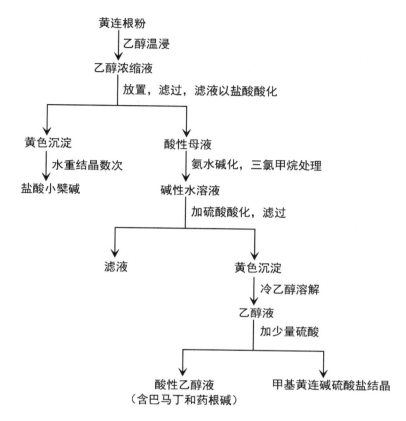

4. 洋金花

（1）化学成分　洋金花中含有的生物碱类化合物主要为莨菪烷类，包括东莨菪碱、莨菪碱、阿托品、曼陀罗碱、去甲莨菪碱、红古豆碱以及假托品、阿朴东莨菪碱等。此外，洋金花中还含有黄酮醇类化合物和魏察白曼陀罗素 G、白曼陀罗素 D 以及白曼陀罗素 E 等醉茄内酯类化合物。

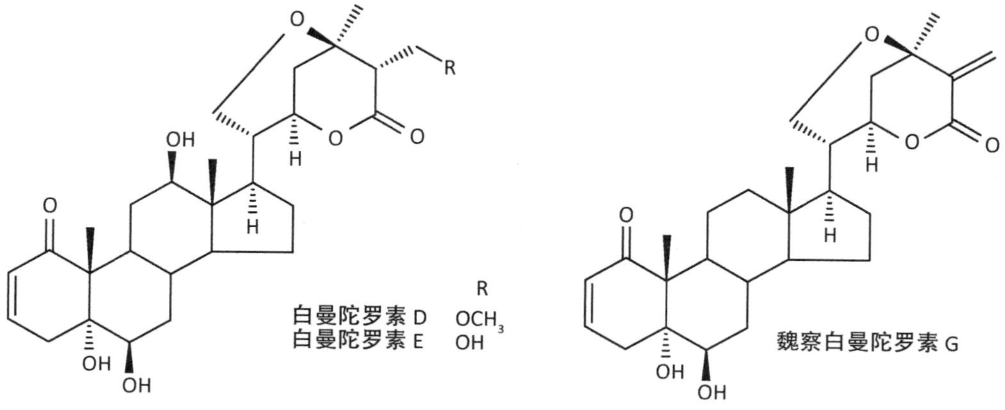

	R
白曼陀罗素 D	OCH₃
白曼陀罗素 E	OH

魏察白曼陀罗素 G

（2）生物碱和醉茄内酯类化合物的提取分离

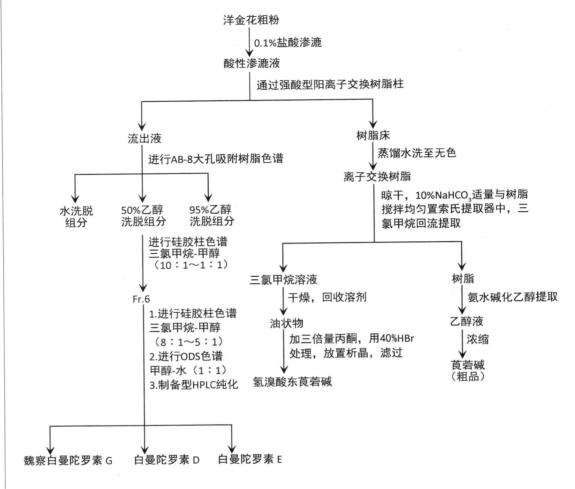

5. 苦参

（1）化学成分　苦参中含有大量喹喏里西啶类生物碱，其中含量最高的是氧化苦参碱，同时还含有苦参碱、羟基苦参碱、去氢苦参碱、N-甲基金雀花碱等。

（2）总生物碱的提取分离

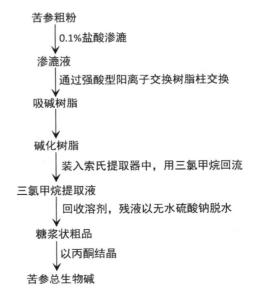

（3）生物碱化合物的分离

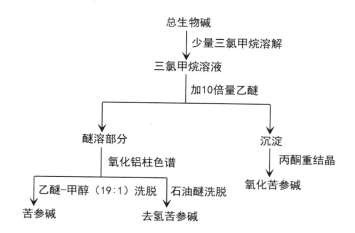

6. 乌头（附子）

（1）化学成分　乌头和附子中分离得到的生物碱已达 400 多种，主要为 C_{19}-二萜型的乌头碱型和牛扁碱型，代表化合物有乌头碱、次乌头碱和美沙乌头碱等。

（2）生物碱化合物的提取分离

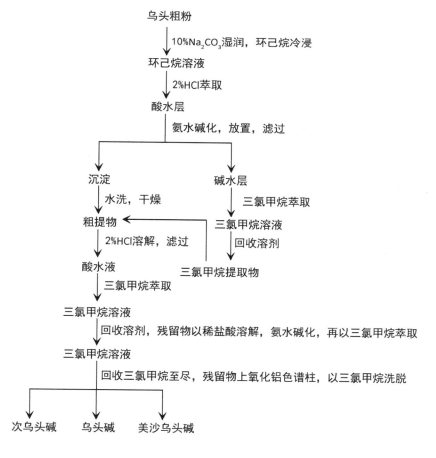

九、鞣质类化合物的提取与分离

（一）鞣质的提取方法

用于提取鞣质的中药原料最好用新鲜原料，且宜立即浸提，也可以用冷冻或浸泡在丙酮中的方法贮存。原料的干燥宜在尽可能短的时间内完成，以避免鞣质在水分、日光、氧气和酶的作用下变质。

经过粉碎的干燥原料或新鲜原料（茎叶类）可在高速搅碎机内加溶剂进行组织破碎提取，然后过滤得到浸提液。组织破碎提取法是目前提取鞣质类化合物最常用的提取方法。

提取鞣质使用最普遍的溶剂是50%~70%含水丙酮，其比例视原料含水率而异。含水丙酮对鞣质的溶解能力最强，能够打开中药组织内鞣质-蛋白质的连接链，使鞣质的抽出率提高，减压浓缩很容易将丙酮从提取液中回收，得到鞣质的水溶液。

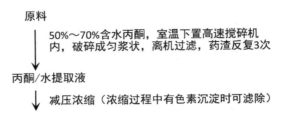

原料

↓ 50%~70%含水丙酮，室温下置高速搅碎机
内，破碎成匀浆状，离机过滤，药渣反复3次

丙酮/水提取液

↓ 减压浓缩（浓缩过程中有色素沉淀时可滤除）

丙酮提取物（粗总鞣质）

（二）鞣质的分离方法

鞣质的分离、纯化较难，这是因为鞣质有较大的分子量和强极性，且又常是由许多化学结构和理化性质十分接近的化合物组成的复杂混合物，且鞣质的化学性质活泼，易发生氧化、缩合等反应。分离、纯化鞣质的经典方法有沉淀法、透析法及结晶法，现常用色谱法。

1. 溶剂法　通常将含鞣质的水溶液先用乙醚等极性小的溶剂萃取，除去极性小的杂质，然后用乙酸乙酯提取，可得到较纯的鞣质。亦可将鞣质粗品溶于少量乙醇和乙酸乙酯中，逐渐加入乙醚，鞣质可沉淀析出。

2. 沉淀法　向含鞣质的水溶液中分批加入明胶溶液，滤取沉淀，用丙酮回流，鞣质溶于丙酮，蛋白质不溶于丙酮而析出，这也是将鞣质与非鞣质成分相互分离的常用方法。

3. 柱色谱法　柱色谱是目前制备纯鞣质及其有关化合物最主要的方法。一般采用的固定相是 Diaion HP-20、Toyopearl HW-40、Sephadex LH-20 及 MCI Gel CHP-20（Mitsubishi Chemicals Industries, Ltd.）等。以水-甲醇、水-乙醇、水-丙酮为流动相（洗脱剂）。

利用 Sephadex LH-20 柱对提取物进行初步分组的方法如下述流程所示。依次采用不同的流动相进行洗脱，可得到不同的组分。

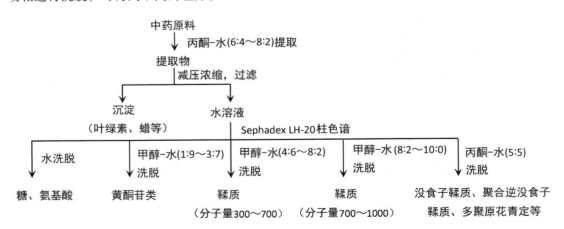

中药原料

↓ 丙酮-水(6:4~8:2)提取

提取物

↓ 减压浓缩，过滤

沉淀（叶绿素、蜡等）　　水溶液　　Sephadex LH-20柱色谱

水洗脱	甲醇-水(1:9~3:7)洗脱	甲醇-水(4:6~8:2)洗脱	甲醇-水(8:2~10:0)洗脱	丙酮-水(5:5)洗脱
糖、氨基酸	黄酮苷类	鞣质（分子量300~700）	鞣质（分子量700~1000）	没食子鞣质、聚合逆没食子鞣质、多聚原花青定等

在分离鞣质时，也常采用多种柱色谱相结合的方法。组合应用各种色谱的顺序一般为 Diaion HP-20→Toyopearl HW-40→MCI Gel CHP-20，因它们在水中吸附力最强，故开始先用水

冲洗，洗脱出一些多糖、多肽及蛋白质等水溶性杂质。然后依次用 10%、20%、30%、40%……含水甲醇洗脱，最后用 70%含水丙酮洗脱。实验室一般操作流程如下：

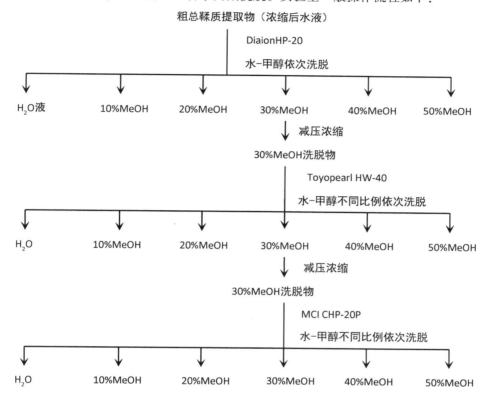

经 MCI GHP-20P 柱色谱后的各洗脱流份在过程中即可用 HPLC 检测，单一组分合并后回收溶剂，即可得到单体鞣质化合物。

4. 高效液相法 高效液相法对鞣质分离效果良好，而且还可以用于判断鞣质分子的大小、各组分的纯度及 α、β-异构体等，具有简便、快速、准确、实用性强等优点。

正相 HPLC 采用的分离柱多为 Superspher Si 60 及 Zorbax SIL；检测波长为 280nm；流动相为环己烷-甲醇-四氢呋喃-甲酸（60：45：15：1，*V/V*）+草酸 500mg/1.2L；反相 HPLC 采用的分离柱多为 Lichrospher RP-18；检测波长为 280nm；温度 40℃；流动相为①0.01mol/L 磷酸-0.01mol/L 磷酸二氢钾-乙酸乙酯（85：10：5），②0.01mol/L 磷酸-0.01mol/L 磷酸二氢钾-乙腈（87：13）。

（三）中药鞣质的提取分离实例

1. 大黄总鞣质的提取

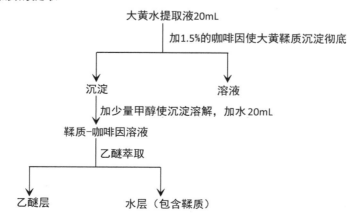

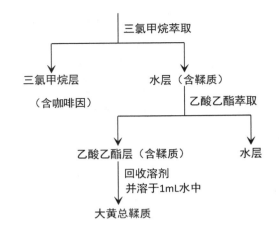

2. **翻白草鞣质的提取与分离** 蔷薇科植物翻白草 *Potentilla discolor* 的带根全草是广泛分布于我国的一种中药，别名有鸡腿草、鸭脚参、天青地白等。具有清热解毒、止血消肿的功效，临床用于痢疾、肺痈、咳血、大便带血、崩漏、痈肿、疮癣及结核等疾病。其主要化学成分为鞣质类成分。翻白草根采用 70% 含水丙酮提取，提取物分别以乙醚、乙酸乙酯萃取，其乙酸乙酯萃取物经过 Toyopearl HW-40，MCI Gel CHP-20 等柱色谱分离，精制，得到 9 个鞣质类成分。其提取分离流程如下：

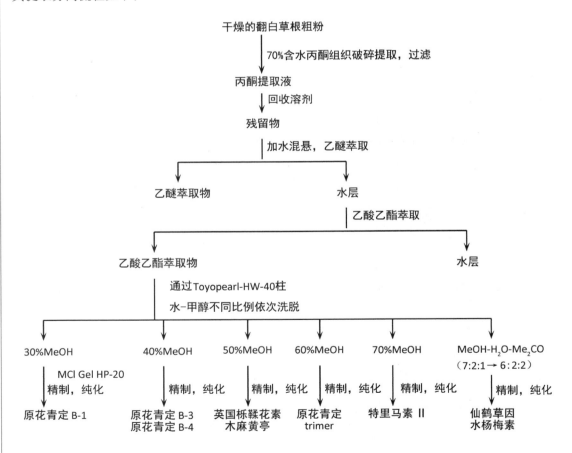

第十三章　中药有效成分的
结构鉴定方法

第一节　概　述

从中药中提取、分离得到的化学成分，需要确定其化学结构，为深入探讨其生物活性、构效关系、体内代谢和进行结构改造、人工合成等研究提供必要的基础。中药化学成分的结构鉴定是中药化学研究的重要内容之一。

在进行结构研究之前，必须对该成分的纯度进行确认，一般常用各种色谱法（薄层色谱、纸色谱）进行纯度检验。需要注意的是无论采用何种色谱方法，如果仅用一种溶剂系统或色谱条件，其结论常会出现偏差。样品在两种以上展开系统中或在正相和反相两种色谱法中在有效的 R_f 值范围内均显示单一斑点，一般方可确认其为单体化合物。另外，气相色谱或高效液相色谱等色谱法也常用于判断物质的纯度，但气相色谱只适用于一定条件下能够气化而不分解的物质，高效液相色谱需预判化合物的结构类型，选择合适的检测器和色谱条件。

此外，固体物质还可通过熔点测定、熔距考察推测其纯度，液体物质还可通过测定沸点、沸程、折光率及比重等推测其纯度。结晶样品的熔距为 $0.5 \sim 1.0℃$、液体样品的沸程在 $5℃$ 以内，一般可认为是较纯的单体成分，可进行后续结构确证研究。对已知化合物来说，无论是固体还是液体物质，如其比旋度与文献数据相同，则表明其已是或接近单体成分。

在进行成分的结构鉴定时，由于同科、属植（动）物常含有相同或类似的化合物，应对相近基原植（动）物或近缘植（动）物化学成分的文献进行调查。同时，在进行提取、分离、精制过程中获得的对该化合物部分理化性质的初步认识，可为判断其基本骨架或结构类型提供重要的参考依据。

当预判某化合物可能为已知化合物时，在有对照品的情况下，最好用对照品同时进行熔点、混合熔点、色谱和红外光谱（IR）对照。如果样品与对照品的熔点相同，混合熔点不降低，色谱中的 R_f 值相同，IR 谱相同，则可判定样品与对照品为同一化合物。若无对照品，则应依据波谱数据或制备衍生物与文献数据核对。

如果欲鉴定结构的化合物为文献未记载的物质时，首先应对该化合物进行理化鉴定，包括测定化合物的各种理化常数，确定其分子量与分子式以及结构骨架与官能团等，继之测定化合物的各种波谱数据。在此过程中，有时还需要进行必要的化学反应、制备化合物的各种衍生物乃至进行化合物的全合成等，才能最终确定其结构。

需要提及的是，苷类化合物多为固体化合物，其结构研究除按照上述一般结构鉴定程序进行外，还经常选择合适的水解方法，例如酸水解法或酶水解法等将苷水解生成苷元和糖部分，然后再分别对其开展进一步的分析鉴定研究。苷元的结构类型不同，需要通过某些显色反应先确定其结构类型或基本母核结构，再按照所属的结构类型采用波谱分析方法进行研究；对于一些化学结构不太复杂的苷，也可不用水解，通过解析其各种波谱就能直接鉴定苷元的化学结构。

在化合物的结构鉴定中，如已推测出该化合物的结构类型，则应充分查找有关该结构类型、结构确定的最新文献。此外，考察它们的生物合成途径也有助于确定其化学结构。在确定了化合物的化学结构后，还应利用分子式或主题词索引，系统查阅美国化学文摘（CA），全面比较有关数据判断所得化合物是否为新化合物。SciFinder 数据库为 CA 的网络版数据库，收录内容比 CA 更广泛，功能更强大。

化学方法鉴定化合物的结构由于所需样品量大、花费时间多、工作量大而繁杂，目前已经很少被应用，但这并不意味着化学方法被完全废弃。在实际研究中，多与现代波谱方法相互补充，相互印证，从而快速、准确地确定中药化学成分的结构。

目前，波谱分析等技术已成为确定中药有效成分化学结构的主要手段，尤其是超导核磁共振技术的普及和各种二维核磁共振谱（two dimension nuclear magnetic resonance，2D-NMR）及质谱各种新技术的开发利用，使其进一步具备了灵敏度高、选择性强、用量少及快速、简便的优点，大大提高了确定化合物结构的速度和准确性。因此，本书主要对各种波谱分析技术进行介绍。鉴于紫外光谱（UV）、红外光谱（IR）、核磁共振光谱（NMR）和质谱（MS）等波谱分析技术与方法的基本知识已在《分析化学》课程中学习，这里仅对这些波谱技术与方法在中药有效成分结构鉴定中的应用作以简要介绍。

第二节　中药有效成分的理化鉴定

一、物理常数的测定

测定的物理常数包括熔点、沸点、比旋度、折光率和比重等。

固体纯物质的熔点，其熔距应在 $0.5\sim1.0℃$ 范围内，如熔距过大，则可能存在杂质，应进一步精制或另用不同的溶剂进行重结晶，直至熔点恒定为止。

液体物质可测定其沸点。液体纯物质应有恒定的沸点，除高沸点物质外，其沸程不应超过 $\pm5℃$。此外，液体纯物质还应有恒定的折光率及比重。

比旋度也是物质的一种物理常数。中药的有效成分多为光学活性物质，故无论是已知还是未知物，在鉴定化学结构时皆应测其比旋度。少数化合物还需测定其旋光谱和圆二色谱（见本章后述部分）。由于化合物的光学活性与分子的立体结构有关，故可利用旋光谱或圆二色谱确定中药有效成分的结构、官能团位置及分子构象等。

二、分子式的确定

目前最常用的是质谱法（mass spectrometry，MS）。高分辨质谱法（high resolution mass spectrometry，HR-MS）不仅可给出化合物的精确分子量，还可以直接给出化合物的分子式。如青蒿素的 HR-MS 谱中，分子离子峰为 m/z 282.1472，可计算出其分子式为 $C_{25}H_{22}O_5$（计算值

282.1467）。在没有条件测定其高分辨质谱时，也可通过质谱中出现的同位素峰的强度推定化合物的分子式。有时化合物的分子离子峰因不稳定，难以用 HR-MS 测出，为确定一个化合物的分子式，需要进行元素定性分析，检查含有哪几种元素，并测定各元素在化合物中所占的百分含量，从而求出化合物的实验式。元素的定性定量分析过去采用经典化学方法测定，现在多用自动元素分析仪测定。前者需要样品量大，且操作复杂；后者则具有快速、简便等优点。得到一个化合物的实验式后，还要进一步用场解析质谱、快原子轰击质谱或制备衍生物再测定其质谱等方法测定它的分子量，以求得化合物的分子式。分子量的测定以往多用混合熔点降低法、衍生物推导法、酸碱测定法等，但这些方法样品用量大，而且准确性差，故现已基本不用。

三、化合物的结构骨架与官能团的确定

在决定了一个化合物的分子式后，就需要进行分子结构骨架和官能团的确定。一般首先计算出化合物的不饱和度，推测出结构中可能含有的双键数或环数。用化学法推定分子结构骨架主要依靠各类中药化学成分的呈色反应，如羟基蒽醌类化合物通过碱液显色反应检识；黄酮类化合物可用盐酸-镁粉反应、四氢硼钠还原反应等鉴定；强心苷类化合物可利用甾体母核、α，β-五元不饱和内酯环和 α-去氧糖的各种呈色反应结果综合考虑加以判断；苷类化合物则可以通过各种水解反应，然后再以各种呈色反应及色谱对照分别鉴定生成的苷元及糖的种类等。官能团的确定也可利用样品与某种试剂发生颜色变化或产生沉淀等进行判断。在用呈色反应进行分子骨架和官能团检识时最好将未知样品试验、空白试验及典型样品试验平行进行，以资对照。当根据产生沉淀判断结果时，要注意液体试样量，如过多会使沉淀现象不明显或沉淀溶解，掩蔽阳性结果；样品分子中含有两种以上官能团时，可能干扰检识反应。因此，根据一种检识反应的结果尚不足以肯定或否定该官能团的存在，最好作两种以上的试验，以求得到正确判断。用经典化学方法确定分子骨架或官能团，有时还要利用其他化学反应如降解反应、氧化反应及还原反应等，甚至通过化学合成加以验证。

第三节　紫外光谱在中药有效成分
结构鉴定中的应用

紫外（UV）光谱的测定仅需要少量的纯样品，这对于中药化学成分的研究是非常有利的。一般来说，UV 光谱主要提供化合物分子中共轭体系的结构信息，可据此判断共轭体系中取代基的种类、位置和数目。如黄酮类化合物的紫外光谱在加入某种诊断试剂后可因分子中取代基的类型、数目及排列方式不同而改变，故还可用于推测此类化合物的精细结构。但是，由于 UV 光谱只能给出分子中部分结构信息，所以单独用 UV 光谱不能确定分子结构，必须与 IR、NMR、MS 以及其他理化方法结合，才能得出可靠的结论。

尽管 UV 光谱在化学成分结构确定中提供的信息较少，但对确定某些具有共轭体系的成分类型（蒽醌类、苯丙素类、黄酮类、生物碱类以及强心苷类等）却具有重要的应用价值。

一、乙酸-丙二酸途径化合物的紫外光谱特征

通过乙酸-丙二酸途径可以生成脂肪酸类、酚类、醌类等化合物。饱和脂肪酸的 UV 可见吸收光谱主要由羰基的 n→π* 跃迁产生，$\lambda_{max} = 270 \sim 300nm$，$\varepsilon < 100$。对于不饱和脂肪酸，孤立碳碳双键在 165nm 附近有 π→π* 跃迁吸收带（ε 约为 10 000），孤立羰基在 290nm 附近有 n→π* 跃迁吸收带（ε 约为 100）。当羰基和双键共轭时，会发生红移，吸收强度也都增加。酚类化合物由于氧原子未共用电子对，通过共振与苯环的 π 电子发生作用而使 E 带和 B 带 λ_{max} 均发生红移。

与脂肪酸类和酚类相比，醌类化合物的 UV 光谱可以提供更多的结构信息，故以下主要介绍醌类化合物的 UV 光谱特征。

（一）苯醌和萘醌类化合物的 UV 光谱

醌类化合物由于存在较长的共轭体系，在紫外区域均出现较强的吸收峰。苯醌类的主要吸收峰有 3 个，即 240nm 左右的强峰、285nm 左右的中强峰、400nm 左右的弱峰。萘醌主要有 4 个吸收峰，其峰位与结构的关系大致如下所示：

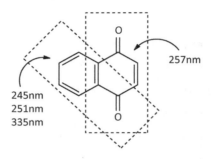

当分子中具有羟基、甲氧基等助色团时，可引起分子中相应吸收峰红移。例如 1,4-萘醌的醌环上引入 +I 或 +M 取代基时，只影响 257nm 的吸收峰红移，而不影响来源于苯环的 3 个吸收带。但当苯环上引入上述取代基如 α-羟基时，将使 335nm 的吸收峰红移至 427nm。

（二）蒽醌类化合物的 UV 光谱

蒽醌母核的 UV 光谱有 4 个吸收峰，分别由苯样结构（a）及醌样结构（b）引起，如下所示：

$$
\begin{cases}
252nm \\
325nm
\end{cases}
\qquad
\begin{cases}
272nm \\
405nm
\end{cases}
$$

(a)　　　　(b)

羟基蒽醌衍生物的 UV 光谱与蒽醌母核相似，多数在 230nm 附近还有一强峰，故羟基蒽醌类化合物有以下 5 个主要吸收峰带。

Ⅰ峰：230nm 左右　　　　　　　　　　Ⅱ峰：240~260nm（苯样结构引起）

Ⅲ峰：260~295nm（醌样结构引起）　　Ⅳ峰：305~390nm（苯样结构引起）

Ⅴ峰：>400nm（醌样结构中的 C＝O 引起）

以上各吸收带具体峰位与吸收强度与蒽醌母核上取代基的性质、数目及取代位置有关。

峰带Ⅰ的最大吸收波长随分子中酚羟基数目的增多而红移，但该红移与酚羟基的位置无关。峰带Ⅰ的具体位置与分子中酚羟基数目之间的关系如表 13-1 所示。

表 13-1　羟基蒽醌类峰带Ⅰ的 UV 光谱规律

OH 数	OH 位置	λ_{max}（nm）
1	1-; 2-	222.5
2	1,2-; 1,4-; 1,5-	225
3	1,2,8-; 1,4,8-	230 ± 2.5
4	1,2,6-; 1,2,7-	
	1,4,5,8-; 1,2,5,8-	236

峰带Ⅲ（260~295nm）受 β-酚羟基的影响，β-酚羟基的存在可使该带红移且吸收强度增加。蒽醌母核上具有 β-酚羟基则峰 3 吸收强度（$\lg\varepsilon$ 值）均在 4.1 以上，若低于 4.1 表示无 β-酚羟基。

峰带Ⅳ（305~390nm）受供电基影响，一般规律是 α 位有—CH_3、—OH、—OCH_3 时峰位红移，强度降低；而当取代基处于 β 位时，吸收峰强度增大。

峰带Ⅴ主要受 α-羟基的影响，α-羟基数目越多，峰带Ⅴ红移值也越大（表 13-2）。

表 13-2　羟基蒽醌类峰带Ⅴ的 UV 光谱规律

α-OH 个数	α-OH 位置	λ_{max}（nm, $\lg\varepsilon$）
无		356~362.5（3.30~3.88）
1		400~420
2	1,5-二羟基	418~440（2 个峰）
	1,8-二羟基	430~450
	1,4-二羟基	470~500（靠 500nm 处有 1 个肩峰）
3		485~530（2 至多个吸收）
4		540~560（多个重峰）

二、莽草酸途径化合物的紫外光谱特征

具有 C_6-C_3 及 C_6-C_1 基本结构的化合物由莽草酸途径衍化生成。例如由此途径生成的苯丙氨酸，经脱氨及氧化反应等分别生成桂皮酸，再由桂皮酸、苯甲酸生物合成各种含 C_6-C_3 及 C_6-C_1 结构的天然化合物如苯丙素类、木脂素类、香豆素类等以及具有 C_6-C_3-C_6 骨架的黄酮类化合物。

（一）香豆素类化合物的 UV 光谱

香豆素类成分的 UV 光谱主要有苯环和 α-吡喃酮结构的吸收。未取代的香豆素在 274nm（$\lg\varepsilon$ 4.03）和 311nm（$\lg\varepsilon$ 3.72）处分别有最大吸收，前者由苯环、后者由 α-吡喃酮环产生。

当香豆素母核上引入取代基时，常引起吸收峰位置的变化。烷基取代对其影响不大，但含氧官能团取代会使主要吸收红移。如 7 位引入含氧取代基（7-羟基、7-甲氧基或 7-O-糖基等），则在 217nm 及 315~325nm 处出现强吸收峰，其 lgε 值能达到 4 左右。含有酚羟基的香豆素类成分在碱性溶液中，吸收峰有显著的红移现象，且吸收有所增强。

（二）木脂素类化合物的 UV 光谱

多数木脂素的两个取代芳环是两个孤立的发色团，其紫外吸收峰位置相似，吸收强度也具有加和性。一般在 220~240nm（lgε>4.0）和 280~290nm（lgε3.5~4.0）出现两个吸收峰。

某些类型的木脂素的 UV 光谱可提供重要的结构信息。如 4-苯基萘类化合物在 260nm 显示最强峰（lgε>4.5），并在 225、290、310 和 355nm 显示强吸收峰，这成为此类化合物的显著特征。根据这一特点，可将苯代四氢萘类化合物经化学脱氢后变成苯代萘类，再根据后者的 UV 光谱确定其骨架类型。

（三）黄酮类化合物的 UV 光谱

UV 光谱在黄酮类化合物结构研究中具有重要的应用价值，这主要是因为黄酮类化合物结构的规律性能够很特征地在其 UV 光谱中得到体现。此外，使用被称为诊断试剂的一些特殊试剂与黄酮母核上的一个或几个官能团发生反应，由此测得的 UV 光谱在进行结构鉴定时还可以大大地增加结构的信息量。

1. 黄酮类化合物的 UV 光谱　大多数黄酮类化合物在甲醇中的 UV 光谱由两个主要吸收带组成，300~400nm 之间的吸收带称为带Ⅰ，240~280nm 之间的吸收带称为带Ⅱ。如下式所示，带Ⅰ是由 B 环桂皮酰基系统的电子跃迁引起的，而带Ⅱ是由 A 环苯甲酰基系统的电子跃迁引起的。

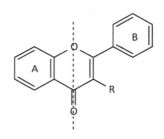

不同类型的黄酮化合物的带Ⅰ、带Ⅱ的峰位、峰形和吸收强度不同（表 13-3，图 13-1），根据其紫外光谱特征可以大致推测黄酮类化合物的结构类型。

表 13-3　不同类型的黄酮类化合物的 UV 光谱特征

带Ⅱ（nm）	带Ⅰ（nm）	黄酮类型
250~280	304~350	黄酮
250~280	328~357	黄酮醇（3-OH 取代）
250~280	358~385	黄酮醇（3-OH 游离）
245~270	310~330（肩峰）	异黄酮
270~295	300~330（肩峰）	二氢黄酮、二氢黄酮醇
220~270（低强度）	340~390	查耳酮
230~270（低强度）	370~430	橙酮
270~280	465~560	花青素及其苷

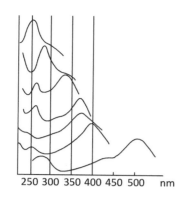

5,7,4'- 三羟基异黄酮
5,7,4'- 三羟基二氢黄铜
5,7,4'- 三羟基黄酮
5,7,4'- 三羟基黄酮醇
4,2',4'-三羟基查尔酮
4,6,4'- 三羟基橙酮
5,7,4'- 三羟基-3-*O*-鼠李糖花青素苷

图 13－1　不同类型的黄酮类化合物的 UV 光谱

（1）黄酮及黄酮醇类　黄酮和黄酮醇类化合物的 UV 光谱图形相似，共同特征是均出现两个主峰，且峰形相似、强度相近。但两者的带Ⅰ位置不同，黄酮的带Ⅰ位于 304~350nm，黄酮醇的带Ⅰ位于 358~385nm。据此可以对这两类化合物进行区别。

黄酮、黄酮醇的 B 环或 A 环上取代基的性质和位置不同将影响带Ⅰ或带Ⅱ的峰位和峰形。例如 7-和 4'-位引入羟基、甲氧基等含氧基团，可引起相应吸收带红移。3-或 5-位引入羟基，因能与 4 位的 C＝O 形成氢键缔合，前者使带Ⅰ红移，后者使带Ⅰ和带Ⅱ均红移。B 环上的含氧取代基逐渐增加时，带Ⅰ红移值也逐渐增加（见表 13-4），但不能使带Ⅱ产生位移，不过有时可改变带Ⅱ的峰形。

表 13－4　B 环引入羟基对黄酮类化合物 UV 光谱中带Ⅰ的影响

化合物	羟基位置		带Ⅰ（nm）
	A 或 C 环	B 环	
3,5,7-三羟基黄酮（高良姜素）	3,5,7	—	359
3,5,7,4'-四羟基黄酮（山奈酚）	3,5,7	4'	367
3,5,7,3',4'-五羟基黄酮（槲皮素）	3,5,7	3',4'	370
3,5,7, 3',4',5'-六羟基黄酮（杨梅素）	3,5,7	3',4',5'	374

带Ⅱ的峰位主要受 A 环含氧取代程度的影响，当 A 环上的含氧取代基增加时，带Ⅱ红移（表 13-5），但对带Ⅰ无影响或影响甚微（5-羟基除外）。

表 13－5　A 环引入羟基对黄酮类化合物 UV 光谱中带Ⅱ的影响

化合物	A 环上羟基位置	带Ⅱ（nm）
黄酮	—	250
5-羟基黄酮	5	268
7-羟基黄酮	7	252
5,7-二羟基黄酮	5,7	268
5,6,7-三羟基黄酮（黄芩素）	5,6,7	274
5,7,8-三羟基黄酮（去甲汉黄芩素）	5,7,8	281

黄酮或黄酮醇的 3-、5-或 4'-羟基被甲基化或苷化后可使带Ⅰ紫移，如 3-OH 甲基化或苷化使带Ⅰ（328~360nm）与黄酮的带Ⅰ波长范围重叠（且光谱曲线的形状也相似），5-OH 甲基化使带Ⅰ和带Ⅱ均向紫位移 5~15nm，4'-OH 甲基化或苷化使带Ⅰ紫移 3~10nm。其他位置上的羟基取代对甲醇溶液的 UV 光谱几乎没有影响。

NOTE

　　黄酮或黄酮醇的酚羟基被乙酰化后，原来酚羟基对紫外光谱的影响几乎消失。例如五个酚羟基均被乙酰化的槲皮素的 UV 光谱与无羟基取代的黄酮极为相似。

　　（2）异黄酮、二氢黄酮及二氢黄酮醇类　此三类化合物的结构中都是有苯甲酰系统而无桂皮酰系统，所以它们的 UV 光谱特征均是带 Ⅱ 吸收强，而带 Ⅰ 以肩峰或低强度吸收峰出现（图 13-1），因此很容易与黄酮、黄酮醇及查耳酮、橙酮类相区别。

　　异黄酮的带 Ⅱ 通常出现在 245～270nm，二氢黄酮和二氢黄酮醇的带 Ⅱ 都出现在 270～295nm，据此可相互区别。这三类化合物的带 Ⅱ，当 A 环含氧取代基增加时则向红移，但带 Ⅱ 一般不受 B、C 环含氧取代基增加的影响。

　　（3）查耳酮及橙酮类　查耳酮及橙酮类化合物的 UV 光谱的特征均是带 Ⅰ 为主峰且强度很高，而带 Ⅱ 的吸收弱为次强峰（图 13-1）。利用这一特征，可与上述几类黄酮化合物相区别（表 13-5）。查耳酮类的带 Ⅰ 通常出现在 340～390nm，而橙酮类的带 Ⅰ 一般位于 370～430nm。与黄酮、黄酮醇类相同，当 B 环引入氧取代基时，也会使相应的带 Ⅰ 产生红移。

　　2. 诊断试剂对黄酮类化合物 UV 光谱的影响　在测定了黄酮类化合物在甲醇中的基本 UV 光谱后，可向其甲醇溶液中加入各种诊断试剂，如甲醇钠（NaOMe）、乙酸钠（NaOAc）、乙酸钠/硼酸（NaOAc/H_3BO_3）、三氯化铝（$AlCl_3$）及三氯化铝/盐酸（$AlCl_3$/HCl）等试剂，使黄酮化合物中的不同酚羟基解离或形成络合物而导致其 UV 光谱发生变化，得到相应的所谓的诊断 UV 光谱。将黄酮类化合物的基本 UV 光谱与上述各种诊断 UV 光谱进行分析比较，可以获得更多结构信息。图 13-2 可以看出不同诊断试剂对芦丁的 UV 光谱的影响。

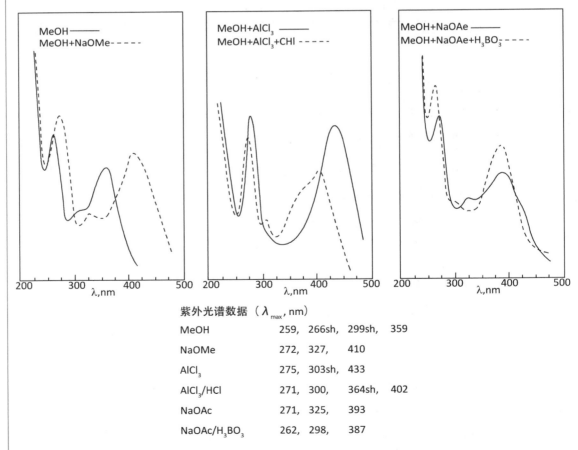

紫外光谱数据（λ_{max}, nm）

MeOH	259,	266sh,	299sh,	359
NaOMe	272,	327,	410	
$AlCl_3$	275,	303sh,	433	
$AlCl_3$/HCl	271,	300,	364sh,	402
NaOAc	271,	325,	393	
NaOAc/H_3BO_3	262,	298,	387	

图 13-2　不同诊断试剂对芦丁 UV 光谱的影响

　　不同类型的黄酮类化合物，都可以利用在其甲醇溶液中加入诊断试剂的方法获得更多结构信息，且均有各自的规律性。但目前诊断光谱在黄酮类化合物结构研究中的应用越来越少，因此以上仅以黄酮、黄酮醇类为例，通过简要的图谱对比，介绍诊断试剂的加入对其 UV 光谱的影响。其他则不再赘述。

三、甲戊二羟酸途径化合物的紫外光谱特征

　　萜类、甾类化合物均由甲戊二羟酸途径生成。由乙酰辅酶 A 歧式聚合生成的甲戊二羟酸单酰辅酶 A 是合成各种萜类、甾类化合物的基本单位。

（一）　萜类化合物的 UV 光谱

　　1. 环烯醚萜类化合物的 UV 光谱　C_4 有—COOH、—COOR 取代基的环烯醚萜类化合物，由于分子中具有发色团 α、β 不饱和酸、酯和内酯结构，故在 230～240nm 之间有较强吸收，ε 值约在 10 000 左右。这与按 Woodward 规则计算的结果一致。例如马鞭草苷（verbenalin）的 λ 实测值为 238nm（ε9600），计算值为 235nm（α,β-不饱和酯基本值为 195nm，加上 α-烷基的取代基增值 10nm，再加上 β-OR 基取代基增值 30nm）。该类型环烯醚萜若在 0.01mol/L 氢氧化钠溶液中测定，则 230～240nm 吸收峰可红移 30～40nm。例如，马鞭草苷元（verbenalol）在醇中测定 λ_{max} 为 240nm（ε9050），而在 0.01mol/L NaOH 溶液中测定时则为 271nm（ε19000）。

马鞭草苷元(240nm)　　马鞭草苷元烯醇型阴离子(271nm)

　　此外，环戊烷部分有羰基时在 270～290nm 处出现 n→π* 引起的弱峰，ε 值多小于 100。

　　综上所述，UV 光谱可用于判断 α，β-不饱和酯及烯醚键是否存在，据 230～240nm 峰的存在与否，判断环烯醚萜类化合物 C_4 取代状况，分子中有 C_4-COOR 者均有此峰，而 C_4 无取代基的降解环烯醚萜类或 C_4 取代基为—CH_3、—CH_2OH、—CH_2OR 者则无此峰。

　　2. 三萜类化合物的 UV 光谱　多数三萜类化合物不产生紫外吸收，但齐墩果烷型三萜由于结构中多具有双键，可用紫外光谱判断其双键类型，如结构中只有孤立双键，仅在 205～225nm 处有微弱吸收；若有 α,β-不饱和羰基，最大吸收在 242～250nm；如有异环共轭双烯，最大吸收在 240、250、260nm；同环共轭双烯最大吸收则在 285nm。此外，11-oxo、Δ^{12}-齐墩果烷型化合物，可用紫外光谱判断 18-H 的构型，18-H 为 β 构型时最大吸收为 248～249nm，18-H 为 α 构型时最大吸收为 242～243nm。

（二）　甾体类化合物的 UV 光谱

1. 强心苷类化合物的 UV 光谱

　　（1）具有 $\Delta^{\alpha\beta}$-γ-内酯环的甲型强心苷元在 217～220nm（lgε4.20～4.24）处呈现最大吸收，具有 $\Delta^{\alpha\beta}$、$\Delta^{\gamma\delta}$-δ-内酯环的乙型强心苷元在 295～300nm（lgε3.93）处有特征吸收。借此可区分两类强心苷。

（2）甲型强心苷分子中有 $\Delta^{16(17)}$ 与 $\Delta^{\alpha,\beta}$-γ-内酯环共轭，则上述最大吸收红移至 270nm 处产生强吸收；若有 $\Delta^{14(15)}$、$\Delta^{16(17)}$ 双烯和不饱和内酯共轭，该最大吸收进一步红移至 330nm 附近产生强吸收；若引入非共轭双键，对紫外光谱几乎无影响；若引入两个非共轭双键且不与内酯的双键共轭，则在 244nm 处有吸收。苷元中有孤立羰基时，在 290~300nm 附近有低强度吸收，若为苷时，该吸收强度更弱，几乎看不到。

2. 甾体皂苷类化合物的 UV 光谱 甾体皂苷元多数无共轭系统，因此在近紫外区无明显吸收。如果结构中引入孤立双键、羰基、α,β-不饱和酮基或共轭双键则可产生吸收。不含共轭体系的甾体皂苷元，如先用化学方法制备成具有共轭体系的反应产物，然后测定产物的紫外光谱，可以为结构鉴定提供线索。

当甾体皂苷元与浓硫酸作用后，则在 220~600nm 间出现吸收峰，甾体皂苷元中的 E 环和 F 环可能引起 270~275nm 处的吸收。测定其吸收值并与标准品光谱对照，可以检识不同的甾体皂苷元，并进行定量测定。

四、氨基酸途径化合物的紫外光谱特征

大多数生物碱类成分由氨基酸途径生成。生物碱的 UV 反映了结构中共轭系统的信息。根据共轭系统在生物碱结构中的地位，其作用可分为以下三种情况。

1. 共轭系统为生物碱母体的整体结构部分 此类生物碱的 UV 谱可反映分子的基本骨架和类型。如吡啶、喹啉、吲哚、氧化阿朴菲类等。

2. 共轭系统为生物碱母体的主体结构部分 此类生物碱主要包括莨菪烷类、苄基异喹啉类、四氢原小檗碱类等，它们具有相同或相似的 UV 谱，不能由 UV 谱推断该生物碱的骨架和母核类型，因此 UV 谱只有辅助推断作用。

3. 共轭系统为生物碱母体的非主体部分 如吡咯里西啶、喹诺里西啶、萜类和甾体生物碱类等。此类生物碱的 UV 谱也不能反映分子的骨架和母核特征，故不能由 UV 谱推断该生物碱的骨架和母核类型，其对于推断结构作用较小。

第四节 红外光谱在中药有效成分结构鉴定中的应用

红外光谱（IR）的测定范围通常在 4000~500cm^{-1}，其中 4000~1333cm^{-1} 为特征区，1333~500cm^{-1} 为指纹区。如果被测定物是已知物，与已知对照品红外光谱完全一致，则可推测是同一物质。如无对照品也可检索有关红外光谱数据图谱。如果被测物结构基本已知，可能某一局部构型不同，在指纹区就会有差别，如 25R 与 25S 型螺甾烷型皂苷元在 960~900cm^{-1} 附近有显著区别，很容易鉴别。红外光谱对未知结构化合物的鉴定，主要用于官能团的确认、芳环取代类型的判断等。

一、乙酸-丙二酸途径化合物的红外光谱特征

羟基蒽醌类化合物在红外区域有 $\nu_{C=O}$（1675~1653cm^{-1}）、ν_{OH}（3600~3130cm^{-1}）及 $\nu_{芳环}$

（1600～1480cm^{-1}）的吸收。其中$v_{C=O}$吸收峰位与分子中α-酚羟基的数目及位置有较强的相关性，对推测结构中α-酚羟基的取代情况有重要的参考价值。

当蒽醌母核上无取代基时，因两个$C=O$的化学环境相同，只出现一个$C=O$吸收峰，在石蜡糊中测定的峰位为1675cm^{-1}。当芳环引入一个α-羟基时，因与一个$C=O$缔合，使其吸收显著降低，另一个游离$C=O$的吸收则变化较小。当芳环引入的α-羟基数目增多及位置不同时，两个$C=O$的缔合情况发生变化，其吸收峰位也会随之改变。α-羟基的数目及位置对$v_{C=O}$吸收的影响如表13-6所示。

表 13-6　α-羟基的数目及位置对$v_{C=O}$吸收的影响

α羟基数	蒽醌类型	游离$C=O$频率（cm^{-1}）	缔合$C=O$频率（cm^{-1}）	频率差$\Delta v_{C=O}$
0	无α-OH	1678～1653	—	
1	1-OH	1675～1647	1637～1621	24～38
2	1,4-或 1,5-二OH	—	1645～1608	—
2	1,8-二OH	1678～1661	1626～1616	40～57
3	1,4,5-三OH	—	1616～1592	—
4	1,4,5,8-四OH	—	1592～1572	—

羟基蒽醌的羟基伸缩振动的谱带随取代位置不同而有很大变化。α-羟基因与相邻的羰基缔合，其吸收频率均移至3150cm^{-1}以下，多与不饱和C-H伸缩振动频率相重叠。β-羟基振动频率较α-羟基高得多，在3600～3150cm^{-1}区间，若只有一个β-羟基（包括一个—CH$_2$OH）则大多数在3300～3390cm^{-1}之间有一个吸收峰；若在3600～3150cm^{-1}之间有几个峰，表明蒽醌母核上可能有两个或多个β-羟基。

二、莽草酸途径化合物的红外光谱特征

（一）香豆素类化合物的 IR 光谱

香豆素类化合物的内酯结构（α-吡喃香豆素）在1750～1700cm^{-1}显示一个强吸收，这个吸收峰一般是其IR光谱的最强峰，羰基附近如有羧基或羟基与其形成分子内氢键，吸收峰移至1680～1660cm^{-1}之间。同时，内酯也在1270～1220cm^{-1}和1100～1000cm^{-1}出现强吸收。芳环双键一般在1660～1600cm^{-1}之间出现三个较强吸收。根据这些特征可以确定香豆素类母核结构，并区别于黄酮类、色原酮类、木脂素类。如果是呋喃香豆素类，其呋喃环C-H在3175～3025cm^{-1}有弱小、但非常尖锐的双吸收峰。这些区域的吸收是香豆素类化合物IR光谱上具有鉴别特征的重要信号。

（二）木脂素类化合物的 IR 光谱

木脂素结构中常有羟基、甲氧基、亚甲二氧基、芳环及内酯环等基团，在IR光谱中均可呈现其特征吸收峰。例如扁柏脂素（hinokinin）除具有苯环的特征吸收（1600cm^{-1}、1585cm^{-1}和1500cm^{-1}）外，还含有亚甲二氧基的特征吸收峰936cm^{-1}及不饱和五元内酯环的吸收峰1760～1780cm^{-1}。环木脂内酯类木脂素结构中具不饱和内酯环结构，在1760cm^{-1}即显示特征吸收。

扁柏脂素

三、甲戊二羟酸途径化合物的红外光谱特征

（一）萜类化合物的 IR 光谱

环烯醚萜类化合物的主要 IR 光谱特征如下：①烯醚双键的伸缩振动使 1640cm^{-1} 左右出现强峰。②若 C$_4$ 有—COOR，则在 1680cm^{-1} 左右（个别在 1710cm^{-1}）有 α，β 不饱和酯的羰基吸收，也是强峰。此点可与 C$_4$ 无取代基或 C$_4$ 取代基为—CH$_3$、—CH$_2$OH 等相区别。③若戊烷部分有环酮结构，于 1740cm^{-1}（1710~1750cm^{-1}）附近出现一个强峰。④若五元环部分有环氧结构，如丁香醚苷，则有 1250cm^{-1} 和 830~890cm^{-1} 两个吸收峰。裂环环烯醚萜类化合物分子中多有乙烯基（—CH=CH$_2$）结构，在 990cm^{-1} 和 910cm^{-1} 有红外吸收。

（二）甾体类化合物的 IR 光谱

1. 强心苷类化合物的 IR 光谱　强心苷类化合物的红外光谱特征主要来自不饱和内酯环上的羰基。根据羰基吸收峰的强度和峰位，可以区分苷元中的五元不饱和内酯环和六元不饱和内酯环，即区分甲、乙型强心苷元。

（1）具有 $\Delta^{\alpha\beta}$-γ-内酯环的甲型强心苷元，一般在 1800~1700cm^{-1} 处有两个羰基吸收峰。其中较低波数的是 α,β 不饱和羰基的正常吸收，而较高波数的吸收峰为其不正常吸收，可受溶剂极性的影响，随溶剂极性的增大而减弱或消失。如果用溴化钾压片测定，此较高波数的吸收峰消失。例如，3-乙酰毛花洋地黄毒苷元（3-acetylgitoxigenin）在二硫化碳溶液中测定时，其红外光谱在 1800~1700cm^{-1} 有 3 个羰基吸收峰，即 1783cm^{-1}、1756cm^{-1} 和 1738cm^{-1}。其中 1738cm^{-1} 为乙酰基上羰基的吸收；1756cm^{-1} 是不饱和内酯环上羰基的正常吸收峰，由于羰基与 α,β 不饱和键共轭而向低波数位移 20~30cm^{-1}（α,β 饱和内酯的羰基峰在 1786cm^{-1} 处），1783cm^{-1} 处的吸收峰则是羰基的不正常吸收峰，可随溶剂性质不同而改变。

（2）具有 $\Delta^{\alpha\beta,\gamma\delta}$-$\delta$-内酯环的乙型强心苷元，在 1800~1700cm^{-1} 区域内虽也有两个羰基吸收峰，但因其环内共轭程度高，故两峰均较甲型强心苷元中相应的羰基峰向低波数位移约 40cm^{-1} 左右。例如嚏根草苷元（hellebrigenin）在三氯甲烷中测定时，出现 1740cm^{-1} 和 1718cm^{-1} 两个吸收峰。

2. 甾体皂苷类化合物的 IR 光谱　由于分子中含有螺缩酮结构部分，甾体皂苷类化合物多在 980cm^{-1}（A）、920cm^{-1}（B）、900cm^{-1}（C）和 860cm^{-1}（D）附近显示 4 个特征吸收谱带。其中 A 带最强，B 带与 C 带的相对强度与 F 环上 C-25 位的构型有关，若 B 带>C 带，则 C$_{25}$ 为 S 构型，相反则为 R 构型。借此可区别 C-25 位两种立体异构体。当 F 环上存在 C$_{25}$-CH$_2$OH 或 C$_{26}$-OH 时，吸收情况有所不同。F 环开裂后，无螺缩酮的特征吸收。

四、氨基酸途径化合物的红外光谱特征

由氨基酸途径产生的生物碱在 IR 上共性特征很少，故红外光谱主要用于分子中功能基团种类的判断和与已知结构的生物碱进行对照。如利用红外光谱确定喹诺里西啶环的反式和顺式：反式稠合者在 2800～2700cm⁻¹ 有两个以上明显的吸收峰，而顺式则没有，此峰称为 Bohlmann 吸收峰。这是因为在反式喹诺里西啶环中，氮原子的邻位至少有两个直立键 C—H 与氮的孤电子对成反式。而顺式喹诺里西啶环氮原子的邻位只有一个直立键 C—H 与氮的孤电子对成反式，则无 Bohlmann 吸收峰。如从苦豆子种子中分离出的莱曼碱（lchmannine）母核具喹诺里西啶结构，其 IR 有 2798、2735cm⁻¹ 两个峰，说明其喹诺里西啶环为反式结构。

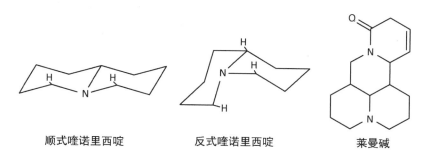

顺式喹诺里西啶　　　　反式喹诺里西啶　　　　莱曼碱

具有 Bohlmann 吸收峰的除喹诺里西啶外，还有吐根碱类、四氢原小檗碱类以及某些吲哚和甾体生物碱类。而反式喹诺里西啶的盐、季铵盐、氮氧化合物及内酰胺等，因氮原子上没有孤电子对，故无 Bohlmann 吸收峰。

第五节　核磁共振谱在中药有效成分结构鉴定中的应用

核磁共振谱（NMR）是化合物分子在磁场中受电磁波的辐射，有磁矩的原子核吸收能量产生能级跃迁，即发生核磁共振，以吸收峰的频率对吸收强度作图而得的图谱。它能提供分子中有关氢原子和碳原子的类型、数目、互相连接方式、周围化学环境，以及构型、构象信息。超导核磁共振波谱仪的频率为 200～600MHz，有的还可高达 700～900MHz。

近年随着超导核磁的普及，各种同核、异核及 NOE 二维相关谱的测试与解析技术等开发应用不断得到完善和发展，结构测定工作的步伐大大加快。目前，分子量在 1000 以下、质量几毫克的微量物质单纯应用 NMR 谱即可确定分子结构。因此，在进行中药化学成分的结构测定时，NMR 与其他光谱相比，其作用更为重要。

一、核磁共振谱技术与方法

（一）¹H-NMR 谱

¹H-NMR 技术能提供的结构信息参数主要是化学位移（δ）、偶合常数（J）及质子数目。¹H 核因周围化学环境不同，其外围电子云密度及绕核旋转产生的磁屏蔽效应不同，不同类型的 ¹H 核共振信号出现在不同区域，据此可以识别。¹H-NMR 谱的化学位移范围在 0～20。偶合常数是

磁不等同的两个或两组氢核，在一定距离内因相互自旋偶合干扰使信号发生裂分，其形状有二重峰（d）、三重峰（t）、四重峰（q）及多重峰（m）等。裂分峰间的距离为偶合常数。除了普通^{1}H-NMR 技术外，还有一些结构分析的辅助技术，如选择性去偶、重氢交换、加入反应试剂及各种双照射技术等。

在双照射技术中应用较多的是 Nuclear Overhauser Effect（NOE），也称核增益效应。NOE 是在核磁共振中选择地照射一种质子使其饱和，则与该质子在立体空间位置上接近的另一个或数个质子的信号强度增高的现象。它不但可以找出互相偶合的两个核的关系，还可以反映出不互相偶合，但空间距离较近的两个核间关系。如五味子酯甲的联苯双酯部分有两个芳氢，在^{1}H-NMR 谱中示两个单峰，δ 值分别为 6.76 和 6.43，这两个单峰的归属可用双照射的 NOE 技术予以确定。照射 δ3.64 的甲氧基，发现位于 δ6.76 的芳氢峰增益 19%，照射另外三个甲氧基，均未见到 NOE 现象，故推测位于甲氧基邻位的芳氢 δ 值为 6.76，位于亚甲二氧基邻位芳氢的 δ 值为 6.43。

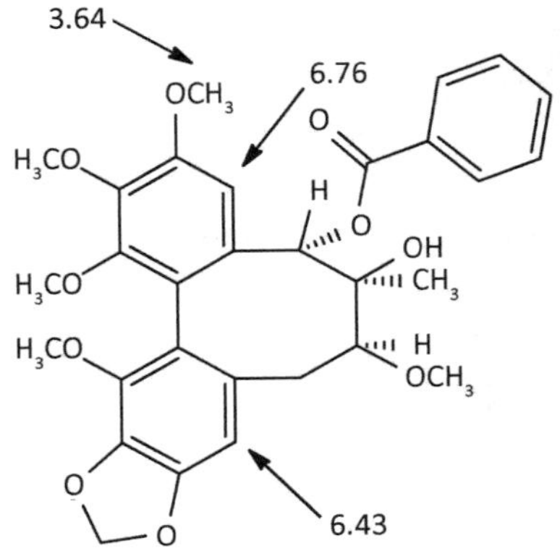

五味子酯甲

（二）　^{13}C-NMR 谱

^{13}C-NMR 提供的结构信息是分子中各种不同类型及化学环境的碳核化学位移、异核偶合常数（J_{CH}）及驰豫时间（T_1），其中利用度最高的是化学位移。^{13}C-NMR 的化学位移范围为 0～250ppm，比^{1}H-NMR 谱大得多。常见的^{13}C-NMR 测定技术如下：

1. 质子宽带去偶　也称质子噪音去偶或全氢去偶，因 H 的偶合影响全部被消除而简化了图谱。分子中没有对称因素和不含 F、P 等元素时，每个碳原子都会给出一个单峰，互不重叠。虽无法区别碳上连接 H 的数目，但对判断^{13}C 信号的化学位移十分方便。因照射 H 后产生 NOE 现象，连有 H 的碳信号强度增加。季碳信号因不连有 H，表现为较弱的峰。

2. 偏共振去偶　在偏共振去偶谱中，每个连接质子的碳有残余裂分，故在所得图谱中次甲基（—CH）碳核呈双峰，亚甲基（—CH$_2$）呈三重峰，甲基（—CH$_3$）呈四重峰，季碳为单峰强度最低。由此可获得碳所连接的质子数、偶合情况等信息。但此法常因各信号的裂分峰相互重叠，有些信号难于全部识别或解析，远不及 INEPT 和 DEPT 法易于解析。实际上，后两种方法已基本取代了偏共振去偶技术。

3. INEPT（低灵敏核极化转移增强法，insensitive nuclei enhanced by polarization transfer）　该技术用调节驰豫时间（Δ）来调节—CH、—CH$_2$、—CH$_3$信号的强度，从而有效地识别—CH、—CH$_2$、—CH$_3$。季碳因为没有极化转移条件，在 INEPT 谱中无信号。当 Δ = 1/4

（J_{CH}）时，—CH、—CH$_2$、—CH$_3$皆为正峰；当 $\Delta = 2/4$（J_{CH}）时，只有正的—CH 峰；当 $\Delta = 3/4$（J_{CH}）时，—CH、—CH$_3$为正峰，—CH$_2$为负峰。由此可以区分—CH、—CH$_2$和—CH$_3$信号，再与质子宽带去偶谱对照，还可以确定季碳信号。

4. **DEPT（无畸变极化转移增强法，distortionless enhancement by polarization transfer）** 这是 INEPT 的一种改进方法，通过改变照射^{1}H 的脉冲宽度（θ），使其为 45°、90°和 135°变化并测定^{13}C-NMR 谱。所得结果与 INEPT 谱类似。即当 $\theta = 45°$时，所有的—CH、—CH$_2$、—CH$_3$均显正信号；当 $\theta = 90°$时，仅显示—CH 正信号；当 $\theta = 135°$时，—CH 和—CH$_3$为正信号，而—CH$_2$为负信号，季碳同样无信号出现。图 13-3 为木脂素类化合物 tortoside F 的 $\theta = 135°$时的 DEPT 谱。

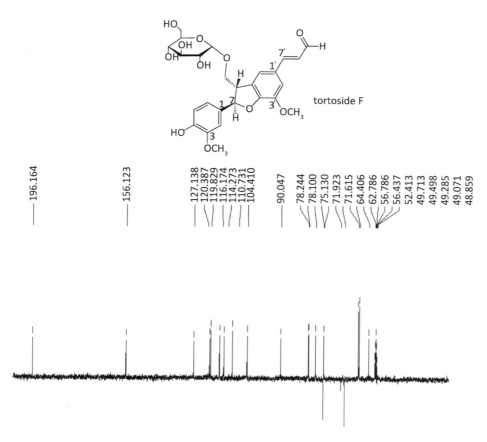

图 13-3　tortoside F 的 DEPT 谱（$\theta = 135°$）

（三）　二维核磁共振谱

二维化学位移相关谱（correlation spectroscopy，COSY），简称相关谱，是 2D-COSY 谱中最重要、最常用的一种测试技术。2D-COSY 谱又分为同核和异核相关谱两种。相关谱的二维坐标 F_1 和 F_2 都表示化学位移。在中药化学成分结构研究中常用的相关谱类型如下。

1. **同核化学位移相关谱**　^{1}H-^{1}H COSY 也称氢-氢化学位移相关谱，是同一个偶合体系中质子之间的偶合相关谱。可以确定质子化学位移以及质子之间的偶合关系和连接顺序。图谱多以等高线图表示，对角线上的峰为一维谱，对角线两边相应的交叉峰与对角线上的峰连成正方形，该正方形对角线上的两峰即表示有偶合相关关系。多数生物碱环系较多，结构复杂，氢的归属仅凭氢谱往往很困难。在^{1}H-^{1}H COSY 中，利用相邻质子间偶合产生的相关峰则很容易找到相互偶合的质子，使氢的归属变得很容易。

图 13-4 为化合物 tortoside F 的 ^1H-^1H COSY 谱，其中 $\delta 6.67$（1H, dd, J = 8.0, 16.0Hz）处的烯氢信号分别与 $\delta 9.57$（1H, d, J = 8.0Hz）处的醛基质子信号以及 $\delta 7.60$（1H, d, J = 16.0Hz）处的烯质子信号相关，说明该化合物结构中具有 α,β-不饱和醛基 [—CH（$\delta 7.60$）、═ CH（$\delta 6.67$）、—CHO（$\delta 9.57$）] 的结构片段；$\delta 3.74$（1H, m）分别与 $\delta 4.22$（1H, dd, J = 6.0, 9.6Hz）、$\delta 3.85$（1H, s）和 $\delta 5.68$（1H, d, J = 6.4Hz）相关，而同碳质子（—CH$_2$）$\delta 4.22$（1H, dd, J = 6.0, 9.6Hz）与 $\delta 3.85$（1H, s）又相关，进一步说明该化合物结构中具有—O—CH（$\delta 5.68$）、—CH（$\delta 3.74$）、—CH$_2$O（$\delta 4.22$、$\delta 3.85$）片段。图 13-5 为化合物 tortoside F 的 ^1H-^1H COSY 结构示意图。

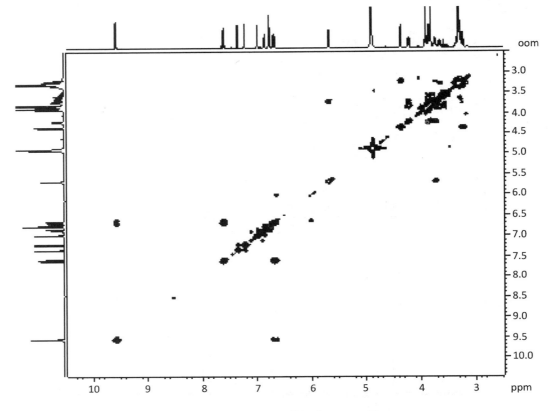

图 13-4　tortoside F 的 ^1H-^1H COSY 谱

图 13-5　tortoside F 的 ^1H-^1H COSY 示意图

2. ¹H 检测的异核化学位移相关谱　　异核化学位移相关谱对于鉴定化合物的结构十分重要，常用的有 HMQC（HSQC）谱和 HMBC 谱。

通过¹H 核检测的异核多量子相关谱（¹H detected heteronuclear multiple quantum coherence，HMQC）和通过¹H 核检测的异核单量子相关谱（¹H heteronuclear single quantum coherence，HSQC）能反映¹H 核和与其直接相连的¹³C 的关联关系，从而确定 C-H 偶合关系。在 HMQC 和 HSQC 中，F_1 域为¹³C 化学位移，F_2 域为¹H 化学位移，直接相连的¹³C 与¹H 将在对应的¹³C 和¹H 化学位移的交点处给出相关信号，由相关信号分别沿两轴画平行线，可将相连的¹³C 与¹H 信号予以直接归属，图 13-6 为化合物 tortoside F 的 HSQC 谱。

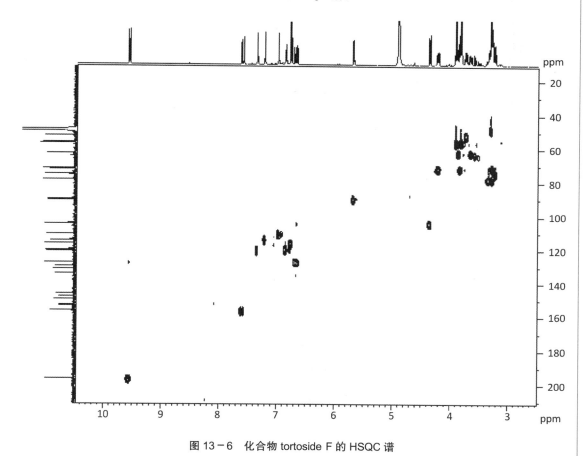

图 13-6　化合物 tortoside F 的 HSQC 谱

通过¹H 核检测的异核多键相关谱（¹H detected heteronuclear multiple bond correlation，HMBC）把¹H 核和与其远程偶合的¹³C 核关联起来。HMBC 可以高灵敏地检测¹H-¹³C 远程偶合（相隔 2 个或 3 个键的碳氢相关谱），间隔 2~3 个键的质子与季碳的偶合也有相关峰。从 HMBC 谱中可得到有关碳链骨架的连接信息、有关季碳的结构信息及因杂原子存在而被切断的偶合系统之间的连接信息。

图 13-7 为化合物 tortoside F 的 HMBC 谱，$\delta 4.36$ 处的葡萄糖端基质子信号与 $\delta 71.9$（C-9）处的亚甲基碳信号显示存在相关，证明此葡萄糖与此碳原子通过苷键相连接。$\delta 7.60$ 处的烯质子信号分别与 $\delta 114.3$（C-2′）、120.4（C-6′）、129.6（C-1′）处的芳香碳信号以及 $\delta 196.2$（C-9′）处的醛基碳信号相关，说明此丙烯醛基连于 C-1′位上。图 13-8 为 tortoside F 的 HMBC 相关图。

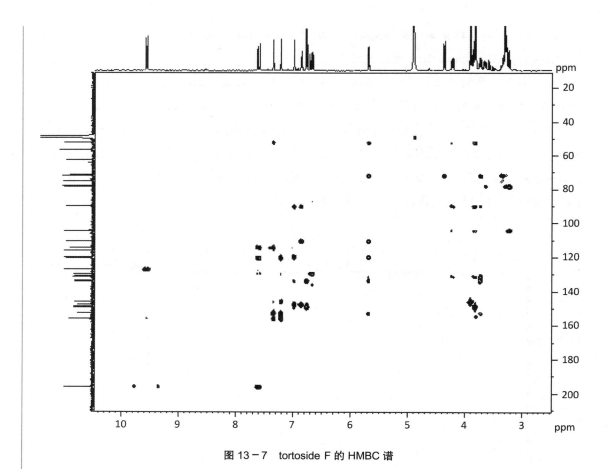

图 13－7　tortoside F 的 HMBC 谱

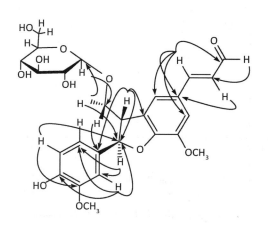

图 13－8　tortoside F 的 HMBC 相关图

　　在 HMBC 谱中，可清楚地观察到糖的端基氢与该糖苷键另一端直接相连的碳原子之间出现的明显的相关峰。因此，近年来 HMBC 谱已被广泛用于糖与苷元的连接位置以及糖与糖之间连接位置的确定。

　　3. HOHAHA 谱　　通过氢核检测的异核单量子全相关谱 HSQC-TOCSY （^{13}C-^{1}H HOHAHA 谱）对于皂苷元及糖环上具有连续相互偶合氢结构系统中的质子归属也具有重要作用，特别是当糖上氢信号互相重叠时，往往可以通过任何一个分离较好的信号（如端基氢），而对所有该信号偶合体系中的其他质子信号予以全部解析。例如在含有多个糖基的皂苷的^{13}C-NMR 中，糖上的碳信号大多出现在 $\delta60.0\sim90.0$ 区域内，有时甚至互相重叠，难以准确地指定，而在 HSQC-TOCSY 中，往往可以通过分离较好的氢信号（如端基氢）而对所有该信号偶合体系中的碳原子信号予以全部准确的归属。在实际研究中，用多种 2D-NMR 技术组合应用多能够很容易地阐明结构。

4. NOE 差谱（NOEDS） 在普通 NOE 测定中，有时因 NOE 效应很小，难以判断结果。利用超导核磁共振 NOE 差谱技术，可使增益率1%以下的情况也可以测定出来。二维谱中的 NOE 差谱称为 NOESY 谱，其不仅可以观测到空间相近质子间的 NOE 效应，同时还能作为相关峰出现在图谱上，大大增加了判断的可靠程度。如在对海南青牛胆碱（haitinosporine）D 环两个相邻酚羟基的确定中，即用了 NOE 差谱，照射其中一个羟基质子，另一个羟基质子信号强度则有增益，从而确定了二者处于邻位。

二、中药有效成分的核磁共振谱特征

（一）糖和苷类化合物的核磁共振谱特征

糖类根据结构特点又可分为单糖、低聚糖和多糖，这些物质水解后最小组成单位均是单糖，随着糖分子聚合数目增多又涉及糖的组成、相邻糖的连接方式、端基的构型、糖链有无分支及其分支的位置、单糖的排列顺序等。

苷类是糖或糖的衍生物通过其端基碳上的半缩醛羟基或半缩酮羟基与苷元缩合脱水形成的一类化合物，即其分子内既有糖结构部分，又有非糖结构部分。因此，苷类化合物的结构鉴定，不仅需要鉴定糖部分的结构，也要鉴定苷元部分的结构，更要鉴定糖与苷元之间的苷键的结构。

有关各种苷元的 NMR 谱特征等内容将在以下相关部分予以介绍，本部分主要介绍 NMR 谱在糖部分及苷键部分的结构鉴定中的应用情况。

1. 糖的种类鉴定 苷中糖种类的鉴定通常可选用适宜的水解条件（酸、碱或酶）对苷进行水解，使之生成苷元和单糖，分离出糖后，用 PC、TLC 与相应糖的对照品比较进行鉴定，或将分离出的糖制备成三甲硅醚衍生物或全乙酰化衍生物，再用 GC 进行鉴定。

在 ^{13}C-NMR 谱中，苷中不同种类糖的碳信号有较明显区别。糖的端基碳大多出现在 $\delta90\sim112$ 区域内，糖上其他碳一般出现在 $\delta60\sim80$ 区域内，易于解析。因此可用 ^{13}C-NMR 谱来确定糖的种类，表 13-7 列举了常见糖及其甲苷的 ^{13}C-NMR 的化学位移数据。

表 13-7 部分单糖及其甲苷的碳谱数据（δ）

糖（苷）	C-1	C-2	C-3	C-4	C-5	C-6
β-D-葡萄糖	96.8	75.2	76.7	70.7	76.7	61.8
α-D-葡萄糖	93.0	72.4	73.7	70.7	72.3	61.8
β-D-半乳糖	97.4	72.9	73.8	69.7	75.9	61.8
α-D-半乳糖	93.2	69.3	70.1	70.3	71.3	62.0
β-D-甘露糖	94.5	72.1	74.0	67.7	77.0	62.0
α-D-甘露糖	94.7	71.7	71.2	67.9	73.3	62.0
β-L-鼠李糖	94.4	72.2	73.8	72.8	72.8	17.6
α-L-鼠李糖	94.8	71.8	71.0	73.2	69.1	17.7

NOTE

续表

糖（苷）	C-1	C-2	C-3	C-4	C-5	C-6
β-L-夫糖	97.2	72.7	73.9	72.4	71.6	16.3
α-L-夫糖	93.1	69.1	70.3	72.8	67.1	16.3
β-D-阿拉伯糖	93.4	69.5	69.5	69.5	63.4	-
α-D-阿拉伯糖	97.6	72.9	73.5	69.6	67.2	-
β-D-木糖	97.5	75.1	76.8	70.2	66.1	-
α-D-木糖	93.1	72.5	73.9	70.4	61.9	-
甲基β-D-葡萄糖苷	104.0	74.1	76.8	70.6	76.8	61.8
甲基α-D-葡萄糖苷	100.0	72.2	74.1	70.6	72.5	61.6
甲基β-D-半乳糖苷	104.5	71.7	73.8	69.7	76.0	62.0
甲基α-D-半乳糖苷	100.1	69.2	70.5	70.2	71.6	62.2
甲基β-D-甘露糖苷	102.3	71.7	74.5	68.4	77.6	62.6
甲基α-D-甘露糖苷	102.2	71.4	72.1	68.3	73.9	62.5
甲基β-L-鼠李糖苷	102.4	71.8	74.1	73.4	73.4	17.9
甲基α-L-鼠李糖苷	102.1	71.2	71.5	73.3	69.5	17.9
甲基β-L-夫糖苷	97.2	72.7	73.9	72.4	71.6	16.3
甲基α-L-夫糖苷	93.1	69.1	70.3	72.8	67.1	16.3

在 ^{1}H-NMR 谱中，一般苷中糖的端基 H_1 质子多出现在 $\delta 4.3 \sim 5.9$ 区域内，糖上的其他质子一般出现在 $\delta 3.1 \sim 4.2$，根据苷中糖上不同质子的化学位移及相邻质子间的偶合常数也可鉴定出糖的种类。

利用二维 NMR 谱，也可以有效地鉴定苷分子中糖的种类，如二维同核多重接力磁化转移谱（2D-homonuclear Hartmann-Hahn spectroscopy，2D-HOHAHA）、^{1}H-^{1}H COSY 和 ^{1}H-^{13}C COSY 谱等亦对鉴定苷中组成糖的种类有较大的帮助。

2. 糖基数目的测定　过去不仅利用 PC、TLC 或 GLC 法鉴定苷水解液中糖的种类，还可以进一步采用光密度扫描法测定各单糖斑点的含量，算出各糖的分子比，以推测组成苷的糖的数目。利用质谱测定苷和苷元的分子量，然后计算其差值，并由此求出糖基的数目，也是常用的方法之一。

但是，目前测定苷中糖基的数目大多是通过波谱法来完成的。常用的 ^{13}C-NMR 谱是根据出现的糖端基碳信号的数目（一般位于 $\delta 90 \sim 112$ 处），并结合苷分子总的碳信号数目与苷元碳信号数目的差值，推断出糖基的数目。如化合物 polygonatoside A 的 ^{13}C-NMR 谱中，$\delta 90 \sim 112$ 处有 $\delta 102.7$、107.0 和 105.1 三个糖的端基碳信号，结合苷分子总的碳信号数与苷元的碳信号数之差为 18，可推测该化合物有三个糖基存在。

此外，利用 ^{1}H-NMR 谱，根据出现的糖端基质子的信号数目，可确定苷中糖基的数目；或是将苷制成全乙酰化或全甲基化衍生物，根据在 ^{1}H-NMR 谱中出现的乙酰氧基或甲氧基信号的数目，推测出所含糖基的数目。

3. 糖和糖之间连接顺序的确定　过去一般应用化学方法确定糖和糖之间的连接顺序，如缓和水解法、全甲基物甲醇解以及部分乙酰解法等。

缓和酸水解多使用低浓度的无机强酸或中强度的有机酸（如草酸），可使苷中的部分糖水解脱去。例如：

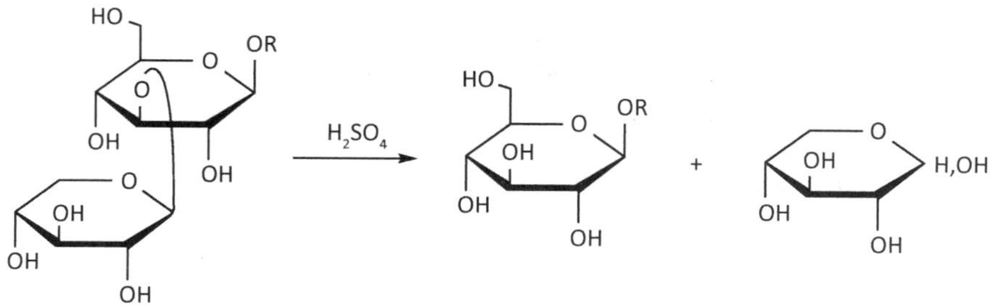

R=苷元基　　　　　　　　次生苷　　　　　木糖

由于在水解产物中检出木糖，因此可以确定木糖连接在末端。

还可以将苷的全甲基化物进行甲醇解，然后分析其甲醇解产物，也可以获得有关糖与糖之间连接顺序的信息，一般全甲基化糖甲苷应是处于末端的糖。

利用苷的乙酰解，使开裂一部分苷键，保留另一部分苷键，分析产物中得到的乙酰化低聚糖，也有助于确定糖的连接顺序。

此外，质谱法也可用于确定糖与糖之间连接顺序，详见本章第六节相关内容。

NMR 法是目前用得最多的测定糖和糖之间连接顺序的方法，如果苷分子中的糖基数目只有 2~3 个，一般根据其 ^{13}C-NMR 光谱数据并结合下述苷化位移规律（glycosylation shift，GS）判断糖与糖之间的连接顺序。一般来说，处于糖链末端的糖化学位移与表 13-7 中相应糖甲苷的化学位移比较没有明显的差别。如果糖数目较多或糖链有分支，^{13}C-NMR 光谱数据较难解析时，可利用各种同核及异核相关的 2D-NMR 谱，尽量对每个糖基单元上的 H 质子和 C 原子进行归属，再利用 HMBC 谱等测定糖链的连接顺序。如化合物 polygonatoside A 的 HMBC 谱中，可观察到夫糖基 H_1 信号（$\delta 4.79$）与苷元 C_3 信号（$\delta 77.7$）的相关峰，证明了夫糖基与苷元 C_3 相连，再通过葡萄糖基 H_1 信号（$\delta 5.20$）与夫糖 C_4 信号（$\delta 83.3$）的相关峰，证明葡萄糖基与夫糖 C_4 相连，并处于糖链的末端。

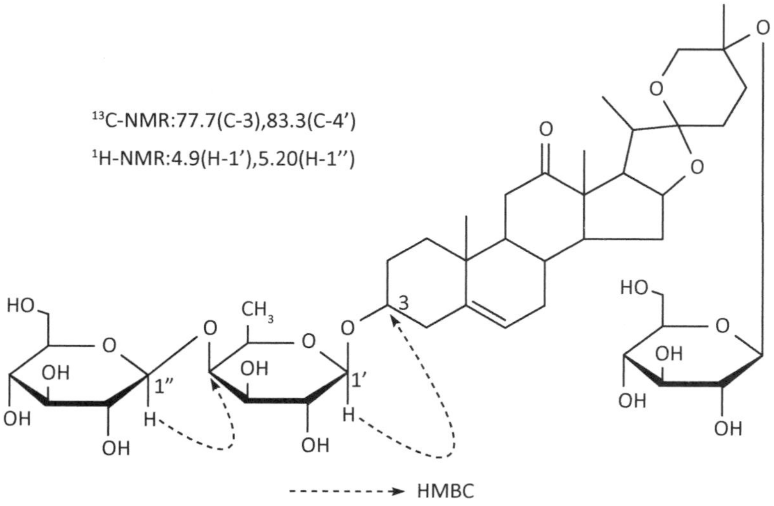

^{13}C-NMR:77.7(C-3),83.3(C-4')
^{1}H-NMR:4.9(H-1'),5.20(H-1'')

- - - - - → HMBC

polygonatoside A

利用碳原子的自旋-弛豫时间（T_1）的大小也能推测糖的连接顺序。一般来说，苷中糖的 NT_1 随糖链与苷元距离增加而增大，因此，末端糖的 NT_1 要比处于中心位置糖的 NT_1 要大，由分子末端向中心，糖分子的 NT_1 逐步减小。

4. 苷元与糖、糖与糖之间连接位置的确定

（1）苷元与糖之间连接位置的确定　糖与苷元之间的连接位置过去是通过分析由苷的化学降解或酶解得到的产物来确定，现在这种方法已基本被 NMR 谱的解析所取代。

利用苷化位移规律和 HMBC 谱，可确定糖链与苷元之间的连接位置。所谓苷化位移规律是指在 ^{13}C-NMR 谱中，由于糖与苷元通过苷键相连成苷，使苷元部分与苷键直接相连的碳（α-碳）及其与之相邻的碳（β-碳及 β'-碳）的信号产生位移，而其他与苷键相距较远的碳信号却几乎无变化；另一方面，形成苷键对糖的端基碳信号也因同样的原因产生位移改变的现象。应当特别注意，苷元上羟基的性质不同，会导致苷化位移的方向改变。

对醇苷来说，其苷元的 α-碳原子信号较未成苷前一般向低场移动（约 $5\sim12$）；而其 β-碳、β'-碳原子信号则向高场位移（一般约 $1.5\sim4.6$），且当 β-碳、β'-碳原子同时存在时，β-碳、β'-碳原子信号的位移值是不相同的，并主要受糖的端基碳的绝对构型的影响。如化合物 polygonatoside A，其糖链（葡萄糖基 $1\beta\rightarrow4$ 呋喃糖基链）与苷元 C_3 相连，产生苷化位移。在其 ^{13}C-NMR 谱中，苷元的 α-碳（C_3）信号向低场位移 6.6（由 71.1 移至 77.7），与 C_3 相邻的 β-碳（C_2）信号向高场位移 1.6（由 31.7 移至 30.1），β'-碳（C_4）信号向高场位移 4.1（由 43.2 移至 39.1），从而证明该化合物的糖链连接在 C_3 上。

polygonatoside A

与醇苷不同，酚苷的 α-碳原子信号较未成苷前向高场移动，β-碳、β'-碳原子（邻位碳原子）信号向低场移动，此外，对位碳原子也向低场移动，其中对位碳信号移动的 δ 值较大，一般在 $\delta1.5\sim4.0$ 范围内。如黄酮类化合物的 7-羟基苷化，则黄酮母核上的 α-碳（C_7）信号向高场位移约 1.4，而 β-碳（C_6）、β'-碳（C_8）信号分别向低场位移约 1.0，处于对位的 C_{10} 信号向低场位移约 1.7。

在 2D-NMR 谱中，HMBC 谱已成为确定苷元连接位置的主要方法而被广泛应用。在 HMBC 谱中，可以观察到糖的端基 H_1 质子与苷元 α-碳以及苷元 α-碳原子上 H 质子与糖的端基碳信号之间出现相关峰，据此可确定糖与苷元的连接位置。如在化合物 polygonatoside A 的 HMBC 谱中，可观察到其糖链的夫糖基 H_1 信号（$\delta4.79$）与苷元 C_3 信号（$\delta77.7$）的相关峰，证明该化合物的糖链连接在苷元的 C_3 上。

（2）糖与糖之间连接位置的确定　糖与糖的连接位置多用波谱法测定，根据苷化位移规律解析其 ^{13}C-NMR 谱中糖部分的碳信号及利用 HMBC 谱中的相关信号，可以确定糖与糖的连接位置。如化合物 polygonatoside A 的葡萄糖基 H_1 信号（$\delta5.20$）与夫糖 C_4 信号（$\delta83.3$）有相关峰，证明葡萄糖基与夫糖基的 C_4 相连。

过去多采用甲醇解和乙酰解等化学方法测定糖与糖之间的连接位置，现已基本被 NMR 谱等方法取代。

5. 糖苷键构型的确定　糖与苷元之间的苷键及糖与糖之间的苷键都属于缩醛键，因而都存在苷键的构型问题。过去采用 Klyne 经验公式对苷和苷元的分子旋光差与组成该苷的糖的一对甲苷的分子旋光度进行比较，或采用酶专属性水解法来测定苷键的构型，但是这些方法有的可靠性较差，有的操作比较麻烦，现在基本上被 NMR 谱法取代。

（1）^{1}H-NMR 法　单糖由于糖环上多数质子的化学环境比较接近，这些质子的 ^{1}H-NMR 信号分布在一个很小的范围内。$H_2 \sim H_5$ 出现在 $\delta 3.2 \sim 4.2$，峰与峰多有重叠，裂分情况有时很难归属。由于端基质子和大多数六碳糖的羟甲基或甲基的特殊性，它们的 ^{1}H-NMR 信号清晰可辨。一般端基质子信号出现在 $\delta 4.3 \sim 5.5$，羟甲基出现在 $\delta 3.6 \sim 3.9$，甲基出现在 $\delta 1.3$ 附近。利用苷中糖端基 H_1 质子在 ^{1}H-NMR 谱中的偶合常数可以判断该苷键的构型，这是目前常用且比较准确的方法。

当糖与苷元相连时，糖上端基 H_1 质子与其他质子相比较，其化学位移常位于较低磁场（$\delta 5.0$ 左右），故其容易归属。在糖的优势构象中，凡是 $H_{2'}$ 为 a 键的糖，如木糖、葡萄糖、半乳糖等，当与苷元形成 α-苷键时，其 $H_{1'}$ 为 e 键，故 $H_{2'}$ 与 $H_{1'}$ 为 ae 键偶合，$J_{ae} = 2.0 \sim 3.5Hz$；当与苷元形成 β-苷键时，其 $H_{1'}$ 为 a 键，故 $H_{2'}$ 与 $H_{1'}$ 为 aa 键偶合，$J_{aa} = 6.0 \sim 9.0Hz$。所以，根据 $H_{1'}$ 二重峰的 J 值可以确定苷键的构型。葡萄糖苷、木糖苷和半乳糖苷等均可以此法确定其苷键的构型。葡萄糖苷的透视式及纽曼投影式如下：

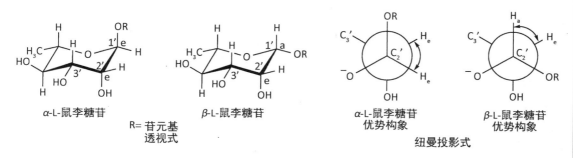

从纽曼投影式可以看出，在 α-D-葡萄糖苷中，其 C_1 上的 H_e 与 $C_{2'}$ 上的 H_a 之间的双面夹角 β 约为 $60°$，J 值为 $2.0 \sim 3.5Hz$；而在 β-D-葡萄糖苷中，其 $C_{1'}$ 上的 H_a 与 $C_{2'}$ 上的 H_a 之间的双面夹角 ϕ 约为 $180°$，J 值为 $6.0 \sim 9.0Hz$，因此可以用 $H_{1'}$ 二重峰的 J 值来测定其苷键的构型。

在 $C_{2'}$ 上 H 为 e 键的某些糖，如鼠李糖、甘露糖等，由于其 α 构型和 β 构型 $H_{1'}$ 二重峰的 J 值相近，因此无法利用该 J 值来确定其构型。鼠李糖苷的透视式及纽曼投影式如下：

从上述鼠李糖苷的纽曼投影式可以看出，在 α-L-鼠李糖苷中，其 $C_{1'}$ 上的 H_e 与 $C_{2'}$ 上的

NOTE

H_e 之间的双面夹角约为 60°，而在 β-L-鼠李糖苷中，其 $C_{1'}$ 上的 H_a 与 $C_{2'}$ 上的 H_e 之间的双面夹角 ϕ 亦约为 60°，它们 $H_{1'}$ 二重峰的 J 值在 2.0Hz 左右，因此无法利用此偶合常数区别其苷键构型。

（2）^{13}C-NMR 法　利用[13]C-NMR 谱中糖的端基碳信号的化学位移可以推测苷键的构型。在某些 α 和 β 构型的苷中，其端基碳原子的化学位移值相差较大，可用来判断苷键的构型。表 13-8 列出一些常见糖的 α-和 β-甲基吡喃糖苷的化学位移。

表 13-8　部分 α 和 β-甲基吡喃糖苷端基碳的化学位移（δ，D_2O）

构型	甲基吡喃糖苷							
	D-木糖[△]	D-核糖	L-阿拉伯糖	D-葡萄糖	D-半乳糖	D-甘露糖	D-夫糖	L-鼠李糖
α	100.6	103.1	105.1	100.6	100.5	102.2	105.8[*]	102.6[*]
					101.3[*]	102.6[*]		
β	105.1	108.0	101.0	104.6	104.9	102.3	101.6[*]	102.6[*]

注：[*] 指溶剂为 C_5D_5N，[△] 指呋喃糖苷。

从表 13-8 可以看出，除 D-甘露糖甲苷和 L-鼠李糖甲苷外，其他单糖甲苷的 α 和 β 构型端基碳原子的化学位移值都相差约 4，因此可利用端基碳原子的化学位移值来确定其苷键构型。在实际应用中，因溶剂及苷元结构的不同，它们的 δ 值也可能出现一些偏差。

D-甘露糖甲苷和 L-鼠李糖甲苷端基碳 δ 值的差别在确定其苷键构型时虽无意义，但其 C_3 和 C_5 化学位移值的差别却可以帮助确定其苷键的构型，因为其 α 构型苷中 C_3 和 C_5 的 δ 值均比 β 构型苷的大 $\delta2.4\sim3.9$。

（二）乙酸-丙二酸途径化合物的核磁共振谱特征

1. 醌类化合物的核磁共振谱

（1）醌类化合物的[1]H-NMR 谱

1）醌环上的质子　在醌类化合物中，只有苯醌和萘醌在醌环上有质子，在无取代时化学位移分别为 $\delta6.72$（p-苯醌）及 $\delta6.95$（1,4-萘醌）。醌环质子因取代基而引起的位移基本与顺式乙烯的情况相似。无论 p-苯醌还是 1,4-萘醌，当醌环上有供电取代基时，将使醌环上其他质子移向高场。

2）芳环质子　在醌类化合物中，具有芳氢的只有萘醌（最多 4 个）和蒽醌（最多 8 个），可分为 α-H 及 β-H 两类。其中 α-H 因处于羰基的负屏蔽区，芳氢信号出现在低场，化学位移值较大；β-H 受羰基的影响较小，化学位移值较小。1,4-萘醌的芳氢信号分别在 $\delta8.06$（α-H）及 $\delta7.73$（β-H），蒽醌的芳氢信号出现在 $\delta8.07$（α-H）及 $\delta7.67$（β-H）。当有取代基时峰形及峰位都会改变。

3）取代基质子的化学位移及对芳环质子的影响　蒽醌衍生物中取代基的性质、数目和位置不同，对芳氢的化学位移、峰的微细结构均产生一定影响，有利于结构分析。

①甲基：蒽醌核上—CH_3 质子的化学位移为 $\delta2.1\sim2.9$，为单峰或宽单峰，具体峰位与甲基在母核上的位置（α 或 β）有关，并受其他取代基的影响。例如 1,3,5-三羟基-6-甲基蒽醌中，—CH_3 处于 C_5-OH 的邻位，受其影响较大，故质子的化学位移较小（$\delta2.16$），而在 1,3,5-三羟基-7-甲基蒽醌中，—CH_3 处于 C_5-OH 的间位，受其影响较小，故化学位移较大（$\delta2.41$）。

甲基对相邻芳氢的影响：甲基作为供电基，可使相邻芳氢向高场位移 0.15 左右；使间位向高场位移约 0.10。另外，—CH₃ 可与相邻芳氢发生烯丙偶合，其偶合常数很小（$J = 0.6 \sim 0.9\mathrm{Hz}$），可使甲基峰与芳氢峰的宽度加大为宽峰，宽甲基峰的半峰宽约为 2.2Hz，而正常甲基峰为 1.0~1.5Hz；如果甲基两侧均为芳氢，则两个间位芳氢由于互相远程偶合（$J < 3.0\mathrm{Hz}$）而使每个芳氢分裂为 2 个小峰，再与甲基偶合，使这 4 个峰（2 个二重峰）变成 2 个宽峰，其半峰宽约为 4.0Hz。

②甲氧基：芳环上—OCH₃ 化学位移为 $\delta 3.5 \sim 4.5$，单峰。甲氧基可向芳环供电子，使邻位及对位芳氢向高场位移约 0.45。

③羟甲基：与苯环相连的—CH₂OH 中—CH₂—质子的 δ 值约 4.6，一般呈单峰，但有时因与羟基质子偶合而呈现双峰，羟基上的质子一般在 $\delta 4.0 \sim 6.0$。羟甲基可使邻位芳氢向高场位移约 0.45。

④酚羟基及羧基：α-酚羟基受羰基影响大，质子共振发生在低磁场区，δ 值约为 11.0 ~ 12.0，β-酚羟基 δ 值多小于 11.0，羧基质子的 δ 值一般在 12.0 以上。

（2）醌类化合物的 ¹³C-NMR 谱　这里主要介绍 1,4-萘醌及蒽醌类 ¹³C-NMR 的基本特征。

1）1,4-萘醌类化合物的 ¹³C-NMR　1,4-萘醌母核的 ¹³C-NMR 化学位移值（δ）如下所示：

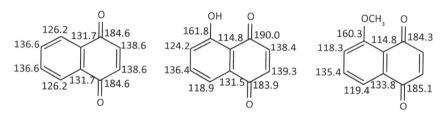

当醌环及苯环上有取代基时，则会发生取代位移。

①醌环上取代基的影响：取代基对醌环碳信号化学位移的影响与简单烯烃的情况相似。例如 C-3 位有—OH 或—OR 基取代时，引起 C₃ 向低场位移约 20，并使相邻的 C₂ 向高场位移约 30。如果 C-2 位有烃基（R）取代时，可使 C₂ 向低场位移约 10，C₃ 向高场位移约 8，且 C₂ 向低场位移的幅度随烃基 R 的增大而增加，但 C₃ 则不受影响。

②苯环上取代基的影响：在 1,4-萘醌中，当 C-8 位有—OH、—OCH₃ 或—OAc 时，因取代基引起的化学位移变化如表 13-9 所示。但当取代基增多时，对 ¹³C-NMR 信号的归属比较困难，一般须借助 DEPT 技术以及 2D-NMR 技术特别是 HMBC 谱才能得出可靠结论。

表 13 - 9　1,4-萘醌的取代基位移（$\Delta\delta$）

取代基	1-C	2-C	3-C	4-C	5-C	6-C	7-C	8-C	9-C	10-C
8-OH	+5.4	-0.1	+0.8	-0.7	-7.3	+2.8	-9.4	+35.0	-16.9	-0.2
8-OCH₃	-0.6	-2.3	+2.4	+0.4	-7.9	+1.2	-14.3	+33.7	-11.4	+2.7
8-OAc	-0.6	-1.3	+1.2	-1.1	-1.3	+1.1	-4.0	+23.0	-8.4	+1.7

2）蒽醌类化合物的 ¹³C-NMR　蒽醌母核及 α 位有一个—OH 或—OMe 时，其 ¹³C-NMR 化学位移如下所示：

当蒽醌母核每个苯环上只有一个取代基时，母核各碳信号化学位移值呈规律性位移（表13-10）。

表 13 - 10　蒽醌[13]C-NMR 谱的取代基位移值（Δδ）

C	C₁-OH	C₂-OH	C₁-OCH₃	C₂-OCH₃	C₁-CH₃	C₂-CH₃	C₁-OCOCH₃	C₂-OCOCH₃
C-1	+34.7	-14.4	+33.2	-17.1	+14.0	-0.1	+23.6	-6.5
C-2	-0.6	+28.8	-16.1	+30.3	+4.1	+10.1	-4.8	+20.6
C-3	+2.5	-12.8	+0.8	-12.9	-1.0	-1.5	+0.3	-6.9
C-4	-7.8	+3.2	-7.4	+2.5	-0.6	-0.1	-1.1	+1.8
C-5	-0.0	-0.1	-0.7	-0.1	+0.5	-0.3	+0.3	+0.5
C-6	+0.5	+0.0	-0.9	-0.6	-0.3	-1.2	+0.7	-0.3
C-7	-0.1	-0.5	+0.1	-1.1	+0.2	-0.3	-0.3	-0.5
C-8	-0.3	-0.1	0.0	-0.1	0.0	-0.1	+0.4	+0.6
C-9	+5.4	+0.0	-0.7	+0.0	+2.0	-0.7	-0.9	-0.8
C-10	-1.0	-1.5	+0.3	-1.3	0.0	-0.3	-0.4	-1.1
C-10a	-0.0	+0.0	-1.1	+0.3	0.0	-0.1	-0.3	-0.3
C-8a	+1.0	+0.2	+2.2	+0.2	0.0	-0.1	+2.0	+0.5
C-9a	-17.1	+2.2	-12.0	+2.1	+2.0	-0.2	-7.9	+5.4
c-4a	-0.3	-7.8	+1.4	-6.2	-2.0	-2.3	+1.6	-1.9

按照上表取代基位移值进行推算所得的计算值与实验值很接近，误差一般在 0.5 以内。当两个取代基在同环时则产生较大偏差，须在表中位移值基础上作进一步修正。

当蒽醌母核上仅一个苯环有取代基时，无取代基苯环上各碳原子的信号化学位移变化很小，即取代基的跨环影响不大。

2. 鞣质类化合物的核磁共振谱　以下主要以可水解鞣质为例，介绍 NMR 谱在鞣质结构确定中的应用。

（1）鞣质类化合物的[1]H-NMR 谱

1）芳香氢部分

①没食子酰基（G）：在 δ6.9~7.2 出现双质子单峰，根据此范围内出现的双质子单峰的个数可推断分子中没食子酰基的数目。

②六羟基联苯二甲酰基（HHDP）：在 δ6.3~6.8 出现分别归属于 HA 和 HB 的两个单峰信号，但 HA 与 HB 的确定一般较难进行。

③橡腕酰基（Val）：在 δ6.3~6.8 分别出现两个质子的单峰信号，在 δ6.9~7.2 出现一个质子的单峰信号，它们分别归属于 HA、HB 及 HC。

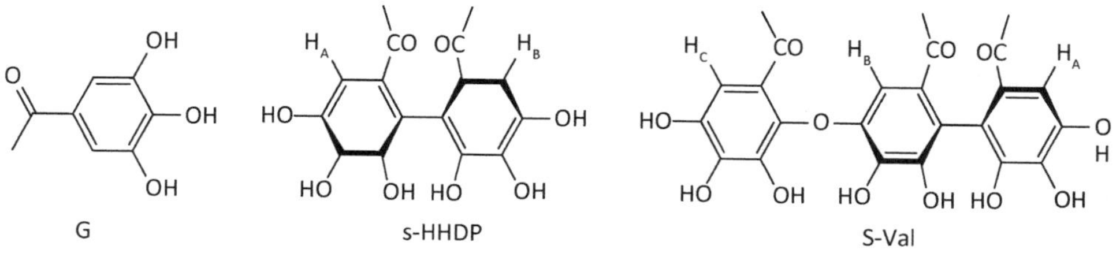

G s-HHDP S-Val

④地榆酰基（Sang）及脱氢二没食子酰基（DHDG）：两者在 $\delta 6.8 \sim 7.4$ 均可出现来源于没食子酰基 H_A 和 H_B 的两个双峰信号，偶合常数约 2Hz。另外，在 $\delta 7.00 \sim 7.20$ 还可见一个单质子的单峰信号（H_C）。

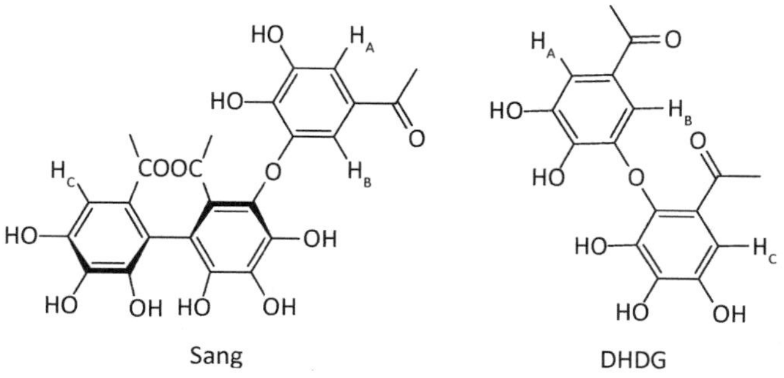

Sang DHDG

2）糖部分 鞣质中所含糖主要为葡萄糖，以 $^4C_1$ 型或 $^1C_4$ 型两种形式存在。其中 $^4C_1$ 型最为多见。$^1C_4$ 型因羟基均为直立键，不稳定，若被酰化后，羟基被固定可存在于中药中，如老鹳草素等。上述两种构型的葡萄糖中，其 C_1-OH 有 α、β 两种构型存在，一般以 β 型多见。对完全未取代的葡萄糖来讲，其糖基上的各个氢较难区分。但对鞣质类来讲，因糖上各个羟基被酰化，故糖环上的各个氢都能明显分离并显著向低场位移，如湖北蔷薇中的可水解鞣质 roshenin A 的 ^{1}H-NMR（图 13-9）。

当葡萄糖 C_1-OH 未被酰化时，则出现一对 α、β 异构体信号，此时 ^{1}H-NMR 变得复杂。

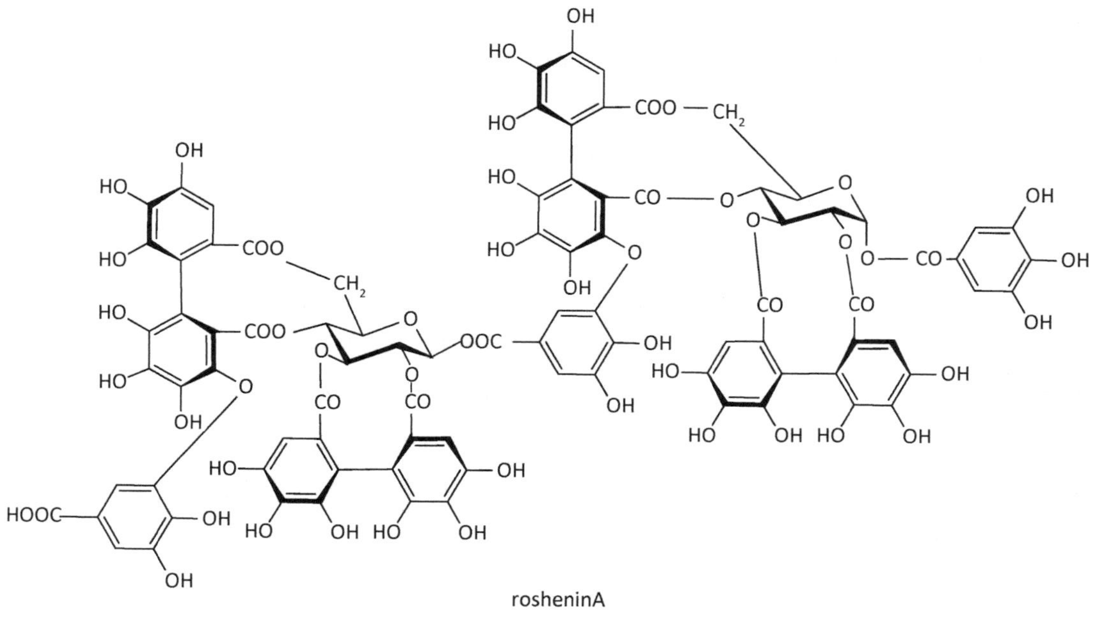

roshenin A

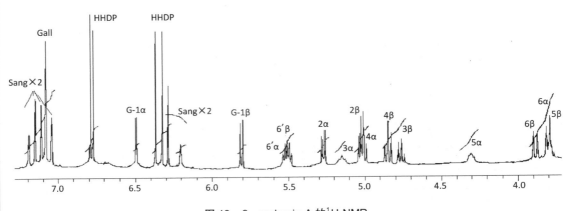

图 13 − 9   roshenin A 的 ^{1}H-NMR

（2）鞣质类化合物的 ^{13}C-NMR 谱　 ^{13}C-NMR 能判断可水解鞣质中没食酰基（G）、六羟基联苯二甲酰基（HHDP）的数目、酰化位置及糖基的构型。一般说来，对于 $^4C_1$ 的葡萄糖基，某两个碳原子上的羟基被酰化时，δ 值增加 0.2~1.2，而相邻碳原子的 δ 值降低 1.4~2.8。例如 4、6 位被酰化时，C_4、C_6 的 δ 值增加，C_3、C_5 的 δ 值降低。

（三）莽草酸途径化合物的核磁共振谱特征

1. 香豆素类化合物的核磁共振谱

（1）香豆素类化合物的 ^{1}H-NMR 谱　在 ^{1}H-NMR 中，母核 3、4 位无取代的香豆素类成分的 H-3、H-4 构成 AB 系统，成为一组 *dd* 峰，具有较大的偶合常数（9.0~9.5Hz），由于受内酯环羰基吸电子共轭效应影响，H-4 向低场移动，出现在 δ7.50~8.20，H-3 出现在 δ6.10~6.50。天然香豆素类化合物绝大多数在 3、4 位无取代，因此，这一组 *dd* 峰是香豆素类化合物的 ^{1}H-NMR 中最具鉴别特征的典型信号。

苯环上 5、6、8 位质子的信号和一般芳环质子信号特征类似。如为 7 位单取代香豆素类化合物，H-5 因和 H-6 邻位偶合，呈现为 *d* 峰（*J* 约为 8.0Hz），且受内酯环羰基影响出现在低场；H-6 与 H-5、H-8 分别为邻位和间位偶合，呈现为 *dd* 峰（*J* 约为 8.0Hz、2.0Hz）；H-8 因和 H-6 间位偶合，呈现为 *d* 峰（*J* 约为 2.0Hz）。如为 5、7 位双取代香豆素类化合物，就只有 H-6 和 H-8 两个呈间位偶合的质子信号。如为 6、7 位双取代香豆素类化合物，则 H-5 和 H-8 分别呈现为单峰信号，线型呋喃或吡喃香豆素类化合物也属此类取代模式。如为 7、8 位取代，则只有 H-5 和 H-6 二个呈邻位偶合的质子信号，角型呋喃或吡喃香豆素类化合物亦属此类取代模式。

香豆素类化合物母核 H-8 和 H-4 在高分辨谱上能观察到远程偶合，偶合常数约为 0.6~1.0Hz。呋喃香豆素类成分呋喃环上的两个质子是 AB 系统，其信号以 *d* 峰分别出现在 δ7.50~7.70 和 δ6.70~7.20 处，具有特征的偶合常数（2.0~2.5Hz）。芳环上如有甲氧基取代，一般以单峰出现在 δ3.8~4.0 处。此外，香豆素类成分分子结构中常见的结构片段（异戊烯基、乙酰氧基、当归酰氧基、千里光酰氧基等）也有相应的 ^{1}H-NMR 特征可供确定。表 13-11 列出伞形花内酯等五个化合物的 ^{1}H-NMR 数据供参考。

伞形花内酯　　　　　　　七叶内酯　　　　　　　佛手苷内酯

紫花前胡苷元　　　　　　　　北美芹素

表 13 - 11　部分香豆素类化合物的 ^{1}H-NMR 数据 （δ）

H	I （DMSO-d₆）	II （DMSO-d₆）	III （CDCl₃）	IV （DMSO-d₆）	V （CDCl₃）
3	6.27 （d, 9.6Hz）	6.21 （d, 9.5Hz）	6.28 （d, 9.9Hz）	6.18 （d, 9.5Hz）	6.20 （d, 9.5Hz）
4	7.63 （d, 9.6Hz）	7.88 （d, 9.5Hz）	8.15 （d, 9.9Hz）	7.89 （d, 9.5Hz）	7.64 （d, 9.5Hz）
5	7.35 （d, 8.2Hz）	7.07 （s）	—	7.47 （s）	7.40 （d, 8.5Hz）
6	6.80 （dd, 8.2、2.5Hz）	—	—	—	6.82 （d, 8.5Hz）
8	6.69 （d, 2.5Hz）	6.65 （s）	7.13 （s）	6.79 （s）	—
2′	—	—	7.64 （d, 2.5Hz）	4.71 （t, 7.6Hz）	—
3′	—	—	7.04 （d, 2.5Hz）	3.22 （d, 7.6Hz）	5.34 （d, 5.6Hz）
4′	—	—	—	—	6.62 （d, 5.6Hz）
偕二甲基	—	—	—	1.16 （s） 1.29 （s）	1.45 （s） 1.48 （s）

注：I：伞形花内酯；II：七叶内酯；III：佛手苷内酯［甲氧基信号为δ4.37 （s）］；IV：紫花前胡苷元；V：北美芹素［3′-乙酰氧基信号δ2.11 （s），4′-当归酰氧基信号为δ6.05 （br. q, J = 7.0Hz），2.01 （br. d, J = 7.0Hz），1.90 （br. s）］。

（2）香豆素类化合物的 ^{13}C-NMR 谱　　^{13}C-NMR 在香豆素类成分的结构测定上具有重要作用，尤其对研究香豆素苷类结构中糖的连接位置和连接顺序可提供重要信息。香豆素类成分母核骨架的 9 个碳原子中，C_2 是羰基碳，C_7 由于常连接羟基或其他含氧基团，加上羰基共轭的影响，信号均向低场移动，二者一般皆在δ160.0 左右。母核上的 C_3、C_4 因常无取代，且受苯环影响较小，其化学位移的范围亦较有规律，如一般 C_3 出现在δ110.0~113.0，C_4 出现在δ143.0~145.0。此外，母核上的 2 个季碳 C_9 在δ149.0~154.0，C_{10} 在δ110.0~113.0，这些信号是香豆素类母核的特征之一。表 13-12 列出了伞形花内酯等五个化合物的 ^{13}C-NMR 数据供参考。

表 13 - 12　部分香豆素类化合物 ^{13}C -NMR 数据 （δ）

C	I （DMSO-d₆）	II （DMSO-d₆）	III （CDCl₃）	IV （DMSO-d₆）	V （CDCl₃）
2	161.3 （s）	161.4 （s）	160.0 （s）	160.6 （s）	159.7 （s）
3	111.5 （d）	112.1 （d）	112.9 （d）	112.2 （d）	113.3 （d）
4	144.6 （d）	144.3 （d）	139.4 （d）	144.7 （d）	143.2 （d）
5	130.0 （d）	113.1 （d）	149.9 （d）	124.0 （d）	129.3 （d）

NOTE

C	Ⅰ（DMSO-d$_6$）	Ⅱ（DMSO-d$_6$）	Ⅲ（CDCl$_3$）	Ⅳ（DMSO-d$_6$）	Ⅴ（CDCl$_3$）
6	113.2（d）	143.2（s）	113.0（s）	125.6（s）	114.4（s）
7	160.5（s）	151.2（s）	158.7（s）	163.4（s）	157.1（s）
8	102.3（d）	103.0（d）	93.7（d）	96.8（d）	107.4（d）
9	155.7（s）	149.7（s）	153.3（s）	155.2（s）	154.3（s）
10	111.4（s）	111.4（s）	106.6（s）	111.2（s）	112.6（s）
2′	—	—	145.5（d）	90.0（d）	77.3（d）
3′	—	—	105.7（d）	29.8（t）	70.6（t）
4′	—	—	—	71.6（s）	60.2（s）
偕二甲基	—	—	—	25.8（q） 24.7（q）	25.4（q） 22.2（q）

注：Ⅰ：伞形花内酯；Ⅱ：七叶内酯；Ⅲ：佛手苷内酯-甲氧基信号 δ60.1（s）；Ⅳ：紫花前胡苷元；Ⅴ：北美芹素-3′-乙酰氧基信号 δ171.2（s）、21.3（q），4′-当归酰氧基信号 δ168.1（s）、128.9（s）、137.2（d）、21.1（q）、15.6（q）。

2. 木脂素类化合物的核磁共振谱

（1）木脂素类化合物的^{1}H-NMR谱

1）单环氧木脂素 加尔巴新（galbacin）属于具有对称结构的单环氧木脂素，其结构和^{1}H-NMR部分数据及归属见表13-13。

加尔巴新

表 13-13 加尔巴新部分^{1}H-NMR数据及归属

δ	归属
1.05（6H, d）	H-9 和 H-9′
1.78（2H, m）	H-8 和 H-8′
4.61（2H, d）	H-7 和 H-7′
5.96（4H, s）	亚甲二氧基质子
6.82~6.93	芳环质子

2）环木脂内酯 依据^{1}H-NMR可以区别上向和下向两种类型的环木脂内酯。内酯环上向者，其H-1的δ值约为8.25；而下向者，其H-4的δ值为7.60~7.70。此外，内酯环中亚甲基质子的δ值与环的方向也有关，下向者δ值为5.32~5.52，而上向者其δ值为5.08~5.23。这是因为C（苯）环平面与A、B（萘）环平面是垂直的，内酯环上向时，环中亚甲基处在C环面上，受苯环各向异性屏蔽效应的影响，位于较高磁场。

3）双环氧木脂素 在双环氧木脂素的异构体中，根据^{1}H-NMR中H-2和H-6的J值，可以判断两个芳香基是位于同侧还是位于异侧。如果位于同侧，则H-2与H-1及H-6与H-5均为反

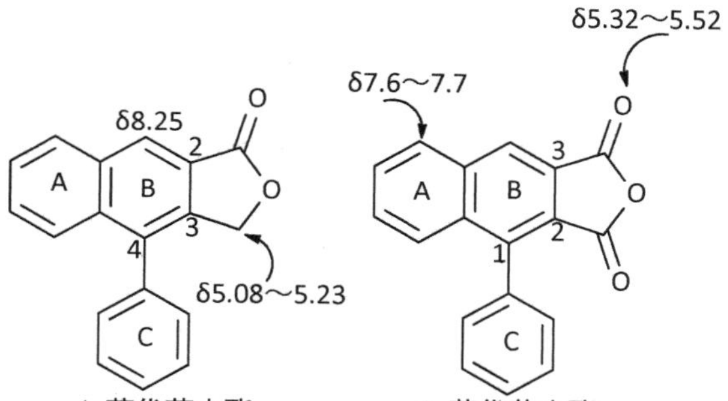

4-苯代萘内酯　　　1-苯代萘内酯

式构型，其 J 值相同，为 4.0~5.0Hz；如两个芳香基位于异侧，则 H-2 与 H-1 为反式构型，J 值为 4.0~5.0Hz，而 H-6 与 H-5 则为顺式构型，J 值约为 7.0Hz。

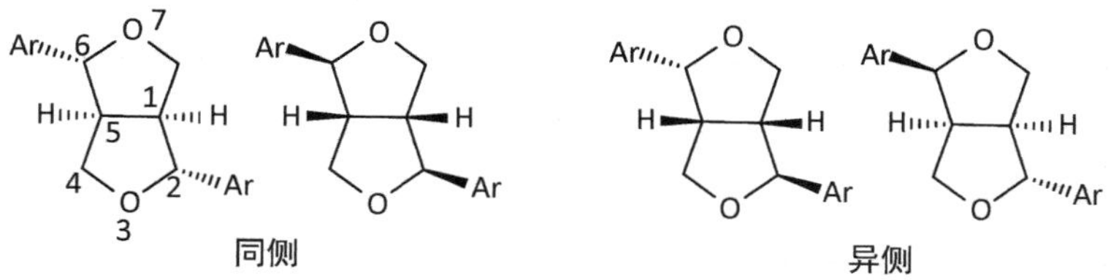

同侧　　　　　　　异侧

（2）木脂素类化合物的 ^{13}C-NMR 谱　化合物 I 、II 、III 分别属简单木脂素、木脂内酯和环木脂素，其 ^{13}C-NMR 信号如表 13-14 所示。

表 13-14　三种木脂素的 ^{13}C-NMR 数据（δ）

化合物	I	II	III
C-1	132.4	129.4	131.7
C-2	111.7	110.8	112.8
C-3	146.6	146.4	148.9
C-4	143.7	144.2	146.9
C-5	114.3	113.9	110.8
C-6	121.5	121.2	121.7
C-7	35.8	38.3	48.0
C-8	43.7	40.9	48.2
C-9	60.5	71.3	62.6
C-1′	132.4	129.5	128.1
C-2′	111.7	111.3	110.7
C-3′	146.6	146.5	147.3
C-4′	143.7	144.3	147.0
C-5′	114.3	114.3	111.9
C-6′	121.5	121.9	137.6
C-7′	35.8	34.5	33.2
C-8′	43.7	46.5	39.9
C-9′	60.5	178.6	66.2
OMe	55.7	55.7	55.7

（Ⅰ）　　　　　　　　　　　（Ⅱ）　　　　　　　　　　　（Ⅲ）

　　从表 13-14 可以看出有以下规律：① 化合物Ⅰ中 $C_1 \sim C_9$ 位碳的 δ 值和与之相对应的 $C_{1'} \sim C_{9'}$ 的 δ 值分别相同，其他碳的化学位移也完全相同，这是由于它所连接的两个芳香基是对称的。② 化合物Ⅰ、Ⅱ和Ⅲ的 3、4 位和 3′、4′位 δ 值均高于芳香环上其他位置上碳的 δ 值，因为它们都连有含氧基团（羟基或甲氧基）。③ 化合物Ⅱ的 9′位碳的 δ 值为 178.6，位于最低场，因其是内酯环羰基。④ 化合物Ⅰ和Ⅲ的 9、9′位碳上连有醇羟基，而化合物Ⅱ的 9 位碳上连有氧，因此其 δ 值均高于 7、8、7′和 8′位 δ 值。

4. 黄酮类化合物的核磁共振谱特征

　　（1）黄酮类化合物的 ^{1}H-NMR 谱　^{1}H-NMR 是研究黄酮类化合物结构的一种重要方法。根据黄酮类化合物溶解度的不同以及溶剂峰是否存在干扰，可选用 $CDCl_3$、$DMSO\text{-}d_6$、C_5D_5N 及 $(CD_3)_2CO$ 等溶剂进行测定。其中，$DMSO\text{-}d_6$ 在黄酮苷及游离黄酮的测定中为常用的理想溶剂。使用 $DMSO\text{-}d_6$ 为测定溶剂有很多优点，如大部分黄酮苷及游离黄酮均易溶于 $DMSO\text{-}d_6$ 中，可直接测定其 NMR 而不需要制备衍生物，同时 $DMSO\text{-}d_6$ 溶剂信号（$\delta2.50$）很少与黄酮类化合物信号重叠且对各质子信号分辨率高，并且可观察到酚羟基信号。$DMSO\text{-}d_6$ 最大的缺点是沸点太高，测定后回收样品时溶剂一般经冷冻干燥法才能去除。

　　早期也将黄酮类化合物制备成三甲基硅醚衍生物，用 CCl_4 为溶剂进行测定。CCl_4 本身不含质子，使测得的光谱易于分析，但此法目前已基本不用。需要指出的是，本章以下介绍的各种黄酮类化合物的 ^{1}H-NMR 谱规律均是从将黄酮类化合物制备成三甲基硅醚衍生物后，溶于 CCl_4 中进行测定而获得的数据。因此，应用下述规律分析在 $DMSO\text{-}d_6$ 中测定的结果时，应注意其各种质子信号的化学位移值也可能超出本书所述范围，但其各种信号峰形和在整个 NMR 中的相对位置却是基本一致的。

　　1）C 环质子　各类黄酮化合物结构上的主要区别在于 C 环的不同，且 C 环质子在 ^{1}H-NMR 中也各有其特征，故可用来确定它们的结构类型。

　　①黄酮和黄酮醇类：黄酮类化合物的 H-3 常以一个尖锐的单峰出现在 $\delta6.30$ 附近。它可能与 5,6,7- 或 5,7,8-三氧取代黄酮中的 H-8 或 H-6 信号相混淆，应注意区别。黄酮醇类的 3 位有含氧取代基，故在 ^{1}H-NMR 中无 C 环质子。

　　②异黄酮类：H-2 因受到 1-位氧原子和 4-位羰基影响，以一个尖锐的单峰出现在 $\delta7.60 \sim 7.80$ 区域内，比一般芳香质子位于较低的磁场。$DMSO\text{-}d_6$ 作溶剂测定时，该质子信号向低场移至 $\delta8.50 \sim 8.70$ 处。

　　③二氢黄酮类：H-2 因受两个不等价的 H-3 偶合，故被分裂成一个双二重峰（$J_{trans}=$

11.0Hz，$J_{cis} = 5.0$Hz），中心位约在 $\delta 5.2$。两个 H-3 各因偕偶（$J = 17.0$Hz）和与 H-2 的邻偶也被分别分裂成一个双二重峰（$J_{trans} = 11.0$Hz，$J_{cis} = 5.0$Hz），中心位于 $\delta 2.80$ 处，但往往相互重叠（表 13-15）。

④二氢黄酮醇类：H-2 和 H-3 为反式二直立键，故分别以二重峰出现（$J_{aa} = 11.0$Hz），H-2 位于 $\delta 4.80 \sim 5.00$，H-3 位于 $\delta 4.10 \sim 4.30$。3-OH 成苷后则使 H-2 和 H-3 信号均向低场方向位移，H-2 位于 $\delta 5.00 \sim 5.60$，H-3 位于 $\delta 4.30 \sim 4.60$（表 13-15）。

表 13-15　二氢黄酮和二氢黄酮醇中 H-2 和 H-3 的化学位移

化合物	H-2	H-3
二氢黄酮	5.00~5.50，dd	接近 2.80，dd
二氢黄酮醇	4.80~5.00，d	4.10~4.30，d
二氢黄酮醇-3-O-糖苷	5.00~5.60，d	4.30~4.60，d

⑤查耳酮类：α-H 和 β-H 分别以二重峰（$J = 17.0$Hz）形式出现，化学位移分别位于 $\delta 6.70 \sim 7.40$ 和 $\delta 7.00 \sim 7.70$。

查尔酮　　　　　　　橙酮

⑥橙酮类：C 环外质子═CH 常以单峰出现在 $\delta 6.50 \sim 6.70$ 处，其确切的峰位取决于 A 环和 B 环上羟基取代情况，增大羟基化作用则使该峰向高磁场区位移（与没有取代的橙酮相比），其中以 C-4 位（0.19）和 C-6 位（0.16）羟基化作用影响最明显。

2）A 环质子

①5,7-二羟基黄酮类：5,7-二羟基黄酮类化合物 A 环的 H-6 和 H-8 分别以间位偶合的双重峰（$J = Ca. 2.5$Hz）出现在 $\delta 5.70 \sim 6.90$，且 H-6 的双重峰总是比 H-8 的双重峰位于较高场。当 7-羟基被苷化后，H-6 和 H-8 信号均向低磁场位移（表 13-16）。

表 13-16　5,7-二羟基黄酮类化合物中 H-6 和 H-8 的化学位移

化合物	H-6	H-8
黄酮、黄酮醇、异黄酮	6.00~6.20，d	6.30~6.50，d
上述化合物的 7-O-葡萄糖苷	6.20~6.40，d	6.50~6.90，d
二氢黄酮、二氢黄酮醇	5.75~5.95，d	5.90~6.10，d
上述化合物的 7-O-葡萄糖苷	5.90~6.10，d	6.10~6.40，d

②7-羟基黄酮类：7-羟基黄酮类化合物 A 环的 H-5 因与 H-6 的邻偶，故表现为一个双峰（$J=8.0\text{Hz}$），又因其处于 4 位羰基的负屏蔽区，故化学位移为 8.0 左右。H-6 因与 H-5 的邻偶和 H-8 的间位偶合，故表现为双二重峰（$J=8.0$，2.0Hz）。H-8 因与 H-6 的间位偶合，故表现为一个双峰（$J=2.0\text{Hz}$）。7-羟基黄酮类化合物中的 H-6 和 H-8 的化学位移值在 $\delta6.30\sim7.10$ 之间，比 5,7-二羟基黄酮类化合物中相应质子的化学位移值大，并且位置可能相互颠倒（表 13-17）。

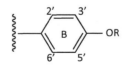

表 13-17　7-羟基黄酮类化合物中 H-5、H-6 和 H-8 的化学位移

化合物	H-5	H-6	H-8
黄酮、黄酮醇、异黄酮	7.90~8.20, d	6.70~7.10, q	6.70~7.00, d
二氢黄酮、二氢黄酮醇	7.70~7.90, d	6.40~6.50, q	6.30~6.40, d

3）B 环质子

①4'-氧取代黄酮类：4'-氧取代黄酮类化合物 B 环的四个质子可以分成 H-2'、H-6'和 H-3'、H-5'两组，每组质子均表现为双重峰（2H，$J=8.0\text{Hz}$），化学位移位于 $\delta6.50\sim7.90$，比 A 环质子处于稍低的磁场，且 H-2'、H-6'总是比 H-3'、H-5'位于稍低磁场，这是因为 C 环对 H-2'、H-6'的去屏蔽效应及 4'-OR 对 H-3'、H-5'的屏蔽作用。H-2'、H-6'的具体峰位，与 C 环的氧化水平有关（表 13-18）。

表 13-18　4'-氧取代黄酮类化合物 H-2'、H-6'和 H-3'、H-5'的化学位移

化合物	H-2'、6'	H-3'、5'
二氢黄酮类	7.10~7.30, d	6.50~7.10, d
二氢黄酮醇类	7.20~7.40, d	6.50~7.10, d
异黄酮类	7.20~7.50, d	6.50~7.10, d
查耳酮（H-2、6 和 H-3、5）类	7.40~7.60, d	6.50~7.10, d
橙酮类	7.60~7.80, d	6.50~7.10, d
黄酮类	7.70~7.90, d	6.50~7.10, d
黄酮醇类	7.90~8.10, d	6.50~7.10, d

②3',4'-二氧取代黄酮类化合物

A. 3',4'-二氧取代黄酮和黄酮醇：该取代模式 B 环 H-5'因与 H-6'的邻位偶合以双重峰的形式出现在 $\delta6.70\sim7.10$（$J=8.0\text{Hz}$）。H-2'因与 H-6'的间偶，亦以双重峰的形式出现在约 $\delta7.20$（$J=2.0\text{Hz}$）处。H-6'因分别与 H-2'和 H-5'偶合，则以双二重峰出现在约 $\delta7.90$（$J=2.0$，

8.0Hz）处。有时 H-2′和 H-6′峰重叠或部分重叠，需注意辨认（表 13−19）。

表 13−19　3′,4′-二氧取代黄酮类化合物 H-2′和 H-6′的化学位移

化合物	H-2′	H-6′
黄酮（3′,4′-OH 及 3′-OH, 4′-OCH$_3$）	7.20~7.30, *d*	7.30~7.50, *dd*
黄酮醇（3′,4′-OH 及 3′-OH, 4′-OCH$_3$）	7.50~7.70, *d*	7.60~7.90, *dd*
黄酮醇（3′-OCH$_3$, 4′-OH）	7.60~7.80, *d*	7.40~7.60, *dd*
黄酮醇（3′, 4′-OH, 3-*O*-糖）	7.20~7.50, *d*	7.30~7.70, *dd*

从 H-2′和 H-6′的化学位移可区别黄酮和黄酮醇 3′、4′位上是 3′-OH、4′-OCH$_3$，还是 3′-OCH$_3$、4′-OH。在 4′-OCH$_3$、3′-OH 黄酮和黄酮醇中，H-2′通常比 H-6′出现在高磁场；而在 3′-OCH$_3$、4′-OH 黄酮和黄酮醇中，H-2′和 H-6′的位置则相反。

B. 3′,4′-二氧取代异黄酮、二氢黄酮及二氢黄酮醇：H-2′、H-5′及 H-6′为一复杂多重峰（常常组成两组峰）出现在 δ6.70~7.10。此时 C 环对这些质子的影响极小，每个质子的化学位移主要取决于位于含氧取代基的邻位或对位。

③3′,4′,5′-三氧取代黄酮类：如果 3′,4′,5′-均为羟基，则 H-2′和 H-6′以一个相当于两个质子的单峰出现在 δ6.50~7.50。但当 3′-或 5′-OH 被甲基化或苷化，则 H-2′和 H-6′因相互偶合而分别以一个双重峰（*J*=2.0Hz）出现。

4）糖基质子

①单糖苷类：糖的端基质子（以 H-1″表示）与糖的其他质子相比，位于较低磁场区。其具体的峰位与成苷的位置及糖的种类等有关。如黄酮类化合物葡萄糖苷，连接在 3-OH 上的葡萄糖端基质子与连接在 4′-或 5-或 7-OH 上的葡萄糖端基质子的化学位移不同，前者出现在约 δ5.80 左右，后三者出现在约 δ5.00。对于黄酮醇-3-*O*-葡萄糖苷和黄酮醇-3-*O*-鼠李糖苷来说，它们的端基质子化学位移值也有较大的区别，但二氢黄酮醇-3-*O*-葡萄糖苷和 3-*O*-鼠李糖苷的端基质子化学位移值则区别很小（表 13−20）。

表 13−20　黄酮单糖苷中 H-1″的化学位移

化合物	H-1″
黄酮醇-3-*O*-葡萄糖苷	5.70~6.00
黄酮类-7-*O*-葡萄糖苷	4.80~5.20

续表

化合物	H-1″
黄酮类-4′-O-葡萄糖苷	4.80~5.20
黄酮类-5-O-葡萄糖苷	4.80~5.20
黄酮类-6-及 8-C-糖苷	4.80~5.20
黄酮醇-3-O-鼠李糖苷	5.00~5.10
黄酮醇-7-O-鼠李糖苷	5.10~5.30
二氢黄酮醇-3-O-葡萄糖苷	4.10~4.30
二氢黄酮醇-3-O-鼠李糖苷	4.00~4.20

当黄酮苷类直接在 DMSO-d_6 中测定时，糖的端基质子（H-1″）有时与糖上的羟基质子信号混淆，但当加入 D_2O 后，羟基质子信号则消失，糖的端基质子（H-1″）可以清楚地显示出来，如木犀草素-7-O-β-D-葡萄糖苷，其 H-1″ 位于 $\delta5.10$ 处（图 13-10 和 13-11）。

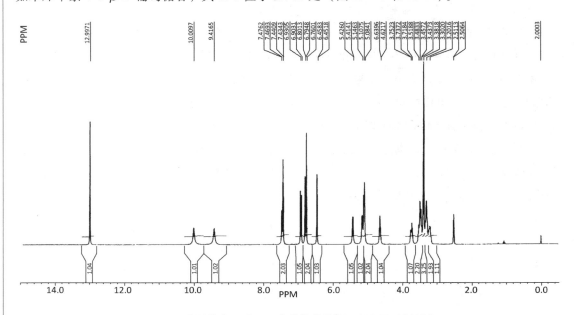

图 13-10　木犀草素-7-O-β-D-葡萄糖苷的 ^{1}H-NMR 图（DMSO-d_6）

黄酮苷类化合物中的端基质子信号的偶合常数一般可被用来判断其苷键的构型。单鼠李糖苷中，鼠李糖基上的 C_5-CH_3 以一个二重峰（$J=6.5Hz$）或多重峰出现在 $\delta0.80~1.20$，易于识别。

②双糖苷类：末端糖的端基质子（以 H-1″ 表示）因离黄酮母核较远，受其负屏蔽影响较小，它的信号比 H-1″ 处于较高磁场，而且，其向高场位移的程度因末端糖的连接位置不同而异。例如由葡萄糖、鼠李糖构成的黄酮类 3-O-或 7-O-双糖苷中，常见下列两种类型：苷元-芦丁糖基，即苷元-O-β-D-葡萄糖（6→1）-α-L-鼠李糖，和苷元-新橙皮糖基，即苷元-O-β-D-葡萄糖（2→1）-α-L-鼠李糖。

两种连接方式可依靠糖苷部分所述的方法进行确定，有时也可以通过比较鼠李糖基上的端基质子或 C_5-CH_3 质子（H-6‴）的化学位移来区别（表 13-21）。

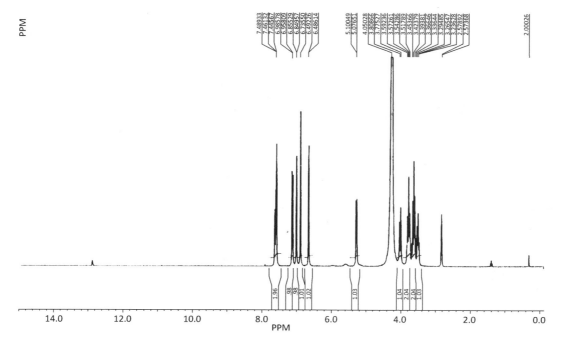

图 13−11 木犀草素 7-*O*-β-D-葡萄糖苷的 ^{1}H-NMR 图 （DMSO-d$_6$+D$_2$O）

表 13−21 鼠李糖的 H-1‴和 H-6‴的化学位移

化合物	H-1‴	H-6‴
芦丁糖基	4.20~4.40 （*d*, *J*=2.0Hz）	0.70~1.00 （*d*）
新橙皮糖基	4.90~5.00 （*d*, *J*=2.0Hz）	1.10~1.30 （*d*）

在双糖苷中，末端鼠李糖上的 C$_5$-CH$_3$ 质子以一个二重峰或多重峰出现在 δ0.70~1.30。

5）其他质子

①酚羟基：测定酚羟基质子，可将黄酮类化合物用 DMSO-d$_6$ 为溶剂测定。在木犀草素-7-*O*-β-D-葡萄糖苷的 ^{1}H-NMR 中，酚羟基质子信号分别出现在 δ12.99（5-OH）、δ10.01（4′-OH）和 δ9.42（3′-OH），向被测定的样品溶液中加入 D$_2$O，这些信号即消失（见图 13-9 和图 13-10）。

②C$_6$-CH$_3$ 和 C$_8$-CH$_3$：C$_6$-CH$_3$ 质子比 C$_8$-CH$_3$ 质子出现在稍高磁场处（约 Δ0.2）。以异黄酮为例，前者出现在 δ2.04~2.27，而后者出现在 δ2.14~2.45。

③甲氧基：除少数外，甲氧基质子一般以单峰出现在 δ3.50~4.10。虽然糖上的一般质子也在此区域出现吸收峰，但它们均不是单峰，故极易区别。针对甲氧基取代位置的确定，过去曾采用苯诱导位移技术来判断（表 13-22），现在也可用 NOE 技术或 2D-NMR 技术如 HMBC 谱等来确定。

表 13−22 甲氧基质子信号（无邻位取代基时）的苯诱导位移值

甲氧基位置	Δ ＝（δCDCl$_3$-δC$_6$H$_6$）
C$_3$	−0.07~+0.34
C$_5$	−0.43~+0.58
C$_7$	+0.54~+0.76
C$_{2'}$	+0.40~+0.53
C$_{4'}$	+0.54~+0.71

④乙酰氧基上的质子：黄酮类化合物有时也制成乙酰化衍生物后进行结构测定。通常糖基上的乙酰氧基质子信号以单峰出现在 $\delta 1.65 \sim 2.10$，而苷元上酚羟基形成的乙酰氧基质子信号则以单峰出现在 $\delta 2.30 \sim 2.50$，二者易于区分。根据乙酰氧基上质子数目，还可以帮助判断黄酮苷中结合糖的数目和苷元上的酚羟基数目。

（2）黄酮类化合物的 ^{13}C-NMR 谱

1）黄酮类化合物骨架类型的判断　在黄酮类化合物的 ^{13}C-NMR 中，C 环的三个碳原子信号因母核不同而有较大差异，在黄酮类化合物骨架类型的判断方面具有重要的意义（表 13-23）。

表 13-23　黄酮类化合物 C 环三碳核的化学位移

化 合 物	C—O	C-2	C-3
黄酮类	$176.3 \sim 184.0$，s	$160.0 \sim 165.0$，s	$103.0 \sim 111.8$，d
黄酮醇类	$172.0 \sim 177.0$，s	$145.0 \sim 150.0$，s	$136.0 \sim 139.0$，s
异黄酮类	$174.5 \sim 181.0$，s	$149.8 \sim 155.4$，d	$122.3 \sim 125.9$，s
二氢黄酮类	$189.5 \sim 195.5$，s	$75.0 \sim 80.3$，d	$42.8 \sim 44.6$，t
二氢黄酮醇类	$188.0 \sim 197.0$，s	82.7，d	71.2，d
查耳酮类	$188.6 \sim 194.6$，s	$136.9 \sim 145.4$，d*	$116.6 \sim 128.1$，d*
橙酮类	$182.5 \sim 182.7$，s	$146.1 \sim 147.7$，s	$111.6 \sim 111.9$，d

注：* 查耳酮的 C_2 为 β-C，C_3 为 α-C。

2）黄酮类取代模式的确定　黄酮类化合物中的芳环碳原子信号可以用于确定母核上取代基的取代模式。无取代黄酮的 ^{13}C-NMR 信号如下：

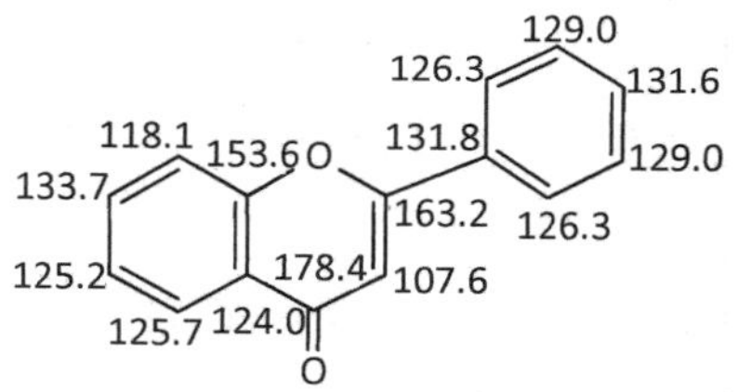

①取代基位移的影响：黄酮类化合物特别是 B 环上引入取代基（X）时，其取代基的位移效应与简单苯衍生物的取代影响基本一致（表 13-24）。

表 13-24　黄酮类化合物 B 环上的取代基位移效应

X	Zi	Zo	Zm	Zp
—OH	+26.0	−12.8	+1.6	−7.1
—OCH$_3$	+31.4	−14.4	+1.0	−7.8

由表 13-24 可见羟基及甲氧基的引入可使同碳原子（α-碳）信号大幅度移向低场，邻位碳（β-碳）及对位碳则向高场位移。间位碳虽然也向低场位移，但幅度较小。

当 A 环或 B 环上引入取代基时，位移影响通常只限于引入了取代基的 A 环或 B 环。如果一个环上同时引入几个取代基时，其位移影响符合某种程度的加和性。但是，当黄酮类母核上引入 5-OH 时，不但会影响 A 环，而且由于 5-OH 与羰基形成氢键缔合，减少 C-4、C-2 位的电子密度，使 C_4 信号和 C_2 信号分别向低场位移 +4.5 和 +0.87，而 C_3 信号则向高场位移 −1.99。如果 5-OH 被甲基化或苷化，氢键缔合被破坏，上述信号则分别向相反方向位移。

②5,7-二羟基黄酮中的 C_6 及 C_8 信号特征：多数 5,7-二羟基黄酮类化合物，其 C_6 及 C_8 信号一般出现在 $\delta 90\sim 100$，而且 C_6 的化学位移总是大于 C_8。在二氢黄酮中两碳信号的化学位移差别较小，$\Delta\delta$ 约为 0.9，而在黄酮及黄酮醇中的差别则较大，$\Delta\delta$ 约为 4.8。

C_6 或 C_8 有无烃基或芳香基取代可以通过观察 C_6 及 C_8 信号是否发生位移而判定。例如，被甲基取代的碳原子信号将向低场位移 6.0~10.0，而未被取代的碳原子其化学位移则无多大改变。同理，C_6-碳糖苷或 C_8-碳糖苷或 C_6,C_8-二碳糖苷也可以据此进行鉴定。

③黄酮类化合物-O-糖苷中糖的连接位置：黄酮类化合物形成 O-糖苷后，苷元及糖基的相关碳原子均将产生相应的苷化位移。由于苷元上苷化的酚羟基位置及糖的种类不同，苷元碳原子位移的幅度也不相同，可以利用这些规律判断糖在苷元上的连接位置。

在酚苷中，糖的端基碳信号因苷化向低场位移 4.0~6.0，其位移的具体数值取决于酚羟基周围的环境。当苷化位置为黄酮类化合物苷元的 7 或 $2'$、$3'$、$4'$ 位时，糖的端基碳信号一般位于约 $\delta 100.0\sim 102.5$。如芹菜素-7-O-β-D-葡萄糖苷，其糖的端基碳信号位于 $\delta 100.1$。但 5-O-葡萄糖苷及 7-O-鼠李糖苷例外，其端基碳信号在 $\delta 98.0\sim 109.0$。

通常，苷元经苷化后，直接与糖基相连的碳原子向高场位移，其邻位及对位碳原子则向低场位移，且对位碳原子的位移幅度最大（表 13-25）。

表 13-25　黄酮类化合物 ^{13}C-NMR 中的苷化位移

苷化位置	苷元的苷化位移平均值													
	2	3	4	5	6	7	8	9	10	$1'$	$2'$	$3'$	$4'$	$5'$	$6'$
7-O-葡萄糖	+0.8		-1.4		+1.1		+1.7								
7-O-鼠李糖					+0.8	-2.4	+1.0		+1.7						
3-O-葡萄糖	+9.2	-2.1	+1.5	+0.4					+1.0	-0.8	+1.1	-0.3	+0.7		+1.5
3-O-鼠李糖	+10.3	-1.1	+2.0	+0.6					+1.1						
5-O-葡萄糖	-2.8	+2.2	-6.0	-2.7	+4.4	-3.0	+3.2	+1.4	+4.3	-1.3	-1.2	-0.4	-0.8	-1.0	-1.2
$3'$-O-葡萄糖	-0.5	+0.4									+1.6	0	+1.4	+0.4	+3.2
$4'$-O-葡萄糖	+0.1		+1.0							+3.7	+0.4	+2.0	-1.2	+1.4	0

C_3-OH 糖苷化后对 C_2 引起的苷化位移比一般邻位效应要大得多，这说明 $C_{2,3}$ 双键与一般的芳香系统不同，具有更多的烯烃特征。当 C_7-OH 或 C_3-OH 与鼠李糖成苷时，C_7 或 C_3 信号的苷化位移比一般糖苷要大些，据此可与一般糖苷相区别。当 C_5-OH 糖苷化后，因其与 C_4-羰基的氢键缔合被破坏，故对 C 环碳原子也将产生较大影响，使 C_2、C_4 信号明显移向高场，而 C_3 信号则移向低场。

（四）　甲戊二羟酸途径化合物的核磁共振谱特征

1. 环烯醚萜类化合物的 NMR 谱

（1）环烯醚萜类化合物的 ^{1}H-NMR 谱　^{1}H-NMR 可用于判定环烯醚萜的结构类型，并能解决许多立体化学（构型、构象）结构问题。环烯醚萜类化合物中 H-1 与 H-3 的 NMR 信号最具有鉴别意义。

①H-1：由于 C_1 原子与两个 O 原子相连，故 H-1 共振发生在较低磁场，化学位移约在 $\delta 4.5\sim 6.2$ 之间。H-1 因与 H-9 相互偶合呈双峰，其偶合常数 $J_{1,9}$ 是判断二氢吡喃环构型和构象的重要依据。当 $J_{1,9}$ 值很小（0~3.0Hz）时，表明 H-1 处于平伏键，而 C_1 的—OH（或 O-glc）

则处于直立键，此时 C-1 折向平面上方。当 $J_{1,9}$ 值较大（7~10Hz）时，表明 H-1 处于直立键，而 C_1-OH（或 C_1-O-glc）处于平伏键，在此情况下，二氢吡喃环几乎处于同一平面，但 C_1 折向下方。

②H-3：H-3 的 ^{1}H-NMR 信号可用以区别 C_4-COOR、C_4-CH$_3$ 或 C_4-CH$_2$OR 和 C_4 无取代的环烯醚萜类化合物。当 C_4 有—COOR 取代基（包括裂环环烯醚萜类）时，H-3 因受—COOR 基影响处于更低的磁场区，一般 δ 值多在 7.3~7.7（个别可在 7.1~8.1），因与 H-5 为远程偶合，故 $J_{3,5}$ 值很小，为 0~2Hz。该峰为 C_4 有—COOR 取代基的特征峰。当 C_4 取代基为—CH$_3$ 时，H-3 化学位移在 $\delta6.0~6.2$，为多重峰。当取代基为—CH$_2$OR 时，其化学位移在 $\delta6.2~6.6$，也为多重峰。当 C_4 无取代基时，H-3 的化学位移与 C_4 取代基为—CH$_3$ 或—CH$_2$OR 相近（也在 $\delta6.5$ 左右），但峰的裂分情况及 J 值有明显区别。因 H-3 与 H-4 为邻偶，同时 H-3 与 H-5 又有远程偶合，故 H-3 多呈现双二重峰（dd），J_1 值为 6~8Hz，J_2 值为 0~2Hz。例如山萝花苷（Melampyroside）H-3 的化学位移为 $\delta6.33$，dd 峰，$J_1=7$Hz，$J_2=2$Hz。又如车前草中的甲基梓醇（Methylcatalpol）H-3 化学位移为 $\delta6.50$，也为 dd 峰，$J_1=6$Hz，$J_2=2$Hz。

③其他质子：C_8 上常连有 10-CH$_3$，若 C_8 为叔碳，则 10-CH$_3$ 为二重峰，$J=6$Hz，化学位移多在 $\delta1.1~1.2$；若 C_7~C_8 之间有双键，则该甲基变成单峰或宽单峰，化学位移移至 $\delta2$ 左右。分子中如有—COOMe 取代基，其—OCH$_3$ 信号为单峰，一般出现在 $\delta3.7~3.9$。

（2）环烯醚萜类化合物的 ^{13}C-NMR 谱　环烯醚萜苷一般是 C_1-OH 与葡萄糖成苷，其 C_1 位于 $\delta95~104$；若 C_5 连有羟基则其化学位移在 $\delta71~74$，若 C_6 连羟基时其化学位移在 $\delta75~83$。C_7 一般情况下不连羟基，如果 C_7 位连有羟基，其化学位移在 $\delta75$ 左右；如果 C_8 连有羟基则其化学位移约为 $\delta62$。C_{10}-甲基通常为羟甲基或羧基化，如果 C_{10} 为羟甲基，其化学位移为 $\delta66$ 左右；若 C_7 有双键，其化学位移为 $\delta61$ 左右。C_{10} 为羧基时，其化学位移在 $\delta175~177$。C_{11} 通常为羧酸甲酯、羧基或醛基，为醛基时化学位移在 $\delta190$ 左右，为羧基时化学位移在 $\delta170~175$，如果形成羧酸甲酯，其化学位移在 $\delta167~169$。环烯醚萜绝大多数有 $\Delta^{3(4)}$，由于 2 位氧的影响，C_3 比 C_4 处于低场。如果分子中 C_7 和 C_8 之间有双键，且同时 C_8 有羟甲基取代，则 C_7 的化学位移比 C_8 处于高场。而如果 C_8 有羧基取代，则 C_7 比 C_8 处于低场。有的化合物 C_6 为羰基，其化学位移在 $\delta212~219$。

4-去甲基环烯醚萜苷 C_4 的化学位移一般在 $\delta143~139$，C_3 在 $\delta102~111$。8-去甲基环烯醚萜苷由于 8 位无甲基，如果有 $\Delta^{7(8)}$ 时，其化学位移在 $\delta134~136$，若 C_7 和 C_8 与氧形成含氧三元环，其化学位移一般在 $\delta56~60$。

2. 三萜类化合物的核磁共振谱

（1）三萜类化合物的 ^{1}H-NMR 谱　^{1}H-NMR 谱可很容易地获得三萜及其皂苷中甲基质子、连氧碳上的质子、烯氢质子及糖的端基质子信号等重要信息。在 ^{1}H-NMR 谱的高场，出现多个甲基单峰是三萜类化合物的最大特征。一般甲基质子信号在 $\delta0.60~1.50$；与双键相连的甲基质子信号，δ 值为 1.63~1.80。此外，乙酰基中甲基信号为 $\delta1.82~2.07$，甲酯部分的甲基信号在 $\delta3.60$ 左右。高场区的甲基信号的数目及峰形有助于推断三萜类化合物的基本骨架。例如，有与双键相连的甲基，则不为齐墩果烷、乌苏烷型。又如甲基信号以二重峰形式出现，则可能为乌苏烷型或羊毛甾烷型或环菠萝蜜烷型等。需要注意鉴别的是，在三萜皂苷类化合物的 ^{1}H-NMR 谱中，有时分子中的 6-去氧糖 5 位连接的—CH$_3$ 虽然也为二重峰（$J=5.5~7.0$Hz），但 δ

值为 1.4~1.7；而乌苏烷型三萜母核上的 29-CH$_3$ 和 30-CH$_3$ 虽均为二重峰，δ 值却多为 0.8~1.0，J 值约为 6Hz。

高场区的其他信号有时也具有特殊的鉴别意义，如具有环丙烷结构的环黄芪醇类衍生物，其环丙烷结构部分中的亚甲基 2 个质子非常特征地各以二重峰（J = 3.5~4.5Hz）信号出现在 δ0.3 和 0.6 左右，极易辨认。此外，一般在高场区的 δ0.63~1.50，常出现堆积成山形的归属于基本母核上的—CH 和—CH$_2$ 峰，这些信号过去较难全部解析，但近年随着 NMR 谱仪器性能的提高和各种测定技术的改进和新技术的出现，对这些信号的完全解析也已成为可能。

烯氢信号的化学位移值一般为 δ4.3~6.0。环内双键质子的 δ 值一般大于 5，环外烯氢的 δ 值一般小于 5。前者如在齐墩果-12-烯类及乌苏-12-烯类化合物中的 12 位烯氢常以一个宽单峰或三重峰（或分辨度不好的多重峰）出现在 δ4.93~5.50 处；若 11 位引入羰基与此双键共轭，则烯氢可因去屏蔽而向低场位移，在 δ5.5 处出现一单峰；具 Δ$^{9(11)、12}$ 同环双烯化合物，在 δ5.50~5.60 处出现 2 个烯氢信号，均为二重峰；若为 Δ$^{11,13(18)}$ 异环双烯三萜，其中一个烯氢为双峰，出现在 δ5.40~5.60，另一个烯氢为 2 个二重峰，出现在 δ6.40~6.80 处。后者如羽扇豆烷型的环外双键烯氢（H-29）则常以双二重峰的形式出现在 δ4.30~5.00 区域内。因此利用这一规律可以对具有不同类型烯氢的三萜类化合物进行鉴别。

三萜类化合物常有—OH 取代，连接—OH 的碳上质子信号一般出现在 δ3.2~4.0。连接乙酰氧基的碳上的质子信号一般为 δ4.0~5.5。三萜皂苷糖部分的 ^{1}H-NMR 特征同前有关部分所述，糖部分中最主要的是端基质子信号，其偶合常数可用于确定苷键构型。

（2）三萜类化合物的 ^{13}C-NMR 谱　^{13}C-NMR 是确定三萜及其皂苷结构最有价值的技术，比 ^{1}H-NMR 有更多的优越性。

在 ^{13}C-NMR 中，三萜母核上的角甲基一般出现在 δ18.9~33.7，其中 23-CH$_3$ 和 29-CH$_3$ 为 e 键甲基出现在低场，δ 值依次为 28.0 和 33.0。苷元中除与氧连接的碳和烯碳等外，其他碳的 δ 值一般低于 60.0，苷元和糖上与氧相连碳为 δ60~90，糖的端基碳为 δ90~112，烯碳约为 δ109~160，羰基碳约为 δ170~220。以下举例说明 ^{13}C-NMR 在三萜类化合物结构研究中的一些具体应用。

1）五环三萜皂苷元类型的确定　一般齐墩果烷型具有 6 个季碳（C$_4$、C$_8$、C$_{10}$、C$_{14}$、C$_{17}$ 和 C$_{20}$），δ 值约为 37.0~42.0；而乌苏烷型和羽扇豆烷型只有 5 个季碳（C$_4$、C$_8$、C$_{10}$、C$_{14}$ 和 C$_{17}$）。此外，可以根据它们烯碳信号的 δ 值区别这三种类型的代表性化合物齐墩果酸、乌苏酸和白桦脂酸及其衍生物。一般来说，在齐墩果酸型的烯碳中，C$_{12}$ 信号的 δ 值多位于 122.0~124.0，C$_{13}$ 信号的 δ 值多为 144.0~145.0；乌苏酸型的烯碳中，C$_{12}$ 的 δ 值一般均大于 124.0（多为 125.0 左右），而 C$_{13}$ 信号的 δ 值多为 140.0 左右；在白桦脂酸型中，因有异丙烯基，双键处于环外，其 C$_{20}$ 的 δ 值较大，约为 150.0，而 C$_{30}$ 的 δ 值较小，约为 110.0。因此，根据 ^{13}C-NMR 中季碳信号数和烯碳的化学位移值的不同，可以对上述三种类型进行鉴别。

2）四环三萜型人参皂苷元 C$_{20}$ 构型的确定　A 型、B 型人参皂苷的皂苷元分别为 20（S）-原人参二醇和 20（S）-原人参三醇，其 C$_{20}$ 构型用其他波谱法难以区别，但依据 ^{13}C-NMR 区别却很容易。因为 C$_{20}$ 构型的不同，可引起相近的其他碳信号特别是 C$_{17}$、C$_{21}$ 和 C$_{22}$ 的 δ 值产生改变。如 20（S）-原人参二醇的 C$_{13}$、C$_{16}$、C$_{17}$、C$_{20}$、C$_{21}$ 和 C$_{22}$ 的信号分别出现在 δ47.7、26.6、53.6、

74.0、26.8 和 34.8，而 20（R）-原人参二醇的相应碳信号则分别出现在 δ48.5、26.4、49.9、74.6、21.8 和 42.3，前者与后者的差值分别为 -0.8、+0.2、+3.7、-0.6、+5.0 和 -7.5。可见两者化学位移差明显，相互鉴别较易。

3）苷化位置的确定　糖与苷元羟基成苷或与另一糖羟基成苷产生的苷化位移是使与苷键直接相连的碳原子信号向低场位移。例如，苷元 3-羟基苷化，一般可使苷元的 C_3 向低场位移 +8~+10，而且会影响 C_2 和 C_4 的 δ 值。糖之间连接位的碳原子的苷化位移为 +3~+8。但是，糖与苷元的 —COOH 成酯苷则羰基碳向高场位移，其苷化位移为 -2~-5，而糖的端基碳信号一般出现在 δ95~96。

4）羟基取代位置的确定

①五环三萜 29,30-COOH 和 -CH$_2$OH 位置的确定：29,30 位羧基或羟甲基取代与 29,30 位甲基取代比较，C_{19}、C_{21} 向高场位移 4~6；C_{20} 则向低场位移，若为 —COOH 取代，向低场位移约 13，若为 —CH$_2$OH 取代则向低场位移约为 5，这时 C_{20} 连接的甲基碳向高场位移约 4~5。当 29-COOH（或 -CH$_2$OH，e 键）取代时，C_{29} 的 δ 值为 181.4（73.9），30-CH$_3$ 的 δ 值为 19~20；当 30-COOH（或 -CH$_2$OH，a 键）取代时，C_{30} 的 δ 值为 176.9（65.8），29-CH$_3$ 的 δ 值为 28~29。

②23,24-OH 位置的确定：23-CH$_2$OH（e 键）δ 值约为 68，比 24-CH$_2$OH（约 64）处低场；与 23，24-CH$_3$ 比较，具 23-CH$_2$OH 取代时，使 C_4 向低场位移 4 左右，C_3、C_5 和 C_{24}（CH$_3$）向高场位移约 4 和 2.4；具 24- CH$_2$OH 取代时，也使 C_4 向低场位移约 4，C_{23}（CH$_3$）向高场位移约 4.5，但对 C_3 和 C_5 影响较小。

③2,3-二 OH 位置的确定：当 2,3-位均有羟基取代时，在 δ66.0~71.0 和 δ78.2~83.8 的区域内可分别观察到归属于 C_2 和 C_3 的信号，C_2 的信号一般出现在 C_3 的高场。同时，由于 2 位羟基的存在，使 C_1 的 δ 值较仅有 C_3-羟基取代时向低场位移约 5~10。

5）羟基构型的确定

①3β-OH 构型的确定：3β-OH 取代与相应的 3α-OH 取代的化合物比较，C_5 向低场位移 4.2~7.2，C_{24} 向高场位移 1.2~6.6。

②16-OH 构型的确定：当 C_{16}-OH 为 β 型时，C_{16} 的 δ 值为 67.5 左右；当 C_{16}-OH 为 α 型时，C_{16} 的 δ 值为 74 左右。但在具有 $\Delta^{11,13(18)}$ 异环双烯结构的三萜中则相反，当 C_{16}-OH 为 β 型时其 δ 值约 77.0，C_{16}-OH 为 α 型时其 δ 值约 68.0。

3. 甾体类的核磁共振谱

（1）强心苷类的核磁共振谱

1）强心苷类的 ^{1}H-NMR 谱　在各种强心苷类化合物的 ^{1}H-NMR 中，高场区均可见饱和的亚甲基及次甲基信号相互重叠严重，较难准确地一一指定归属。但 ^{1}H-NMR 中仍可见具明显特征的质子信号，可为其结构确定提供重要信息。

①在甲型强心苷中，$\Delta^{\alpha\beta}$-γ-内酯环 C_{21} 上的两个质子以宽单峰或三重峰或 AB 型四重峰（$J=$18Hz）出现在 δ4.50~5.00 区域；C_{22} 上的烯质子因与 C_{21} 上的 2 个质子产生远程偶合，故以宽单峰出现在 δ5.60~6.00 区域内。在乙型强心苷中，其 $\Delta^{\alpha\beta,\gamma\delta}$-$\delta$-内酯环上的 H-21 以单峰形式出现在 δ7.20 左右。H-22 和 H-23 各以二重峰形式分别出现在约 δ7.80 和 6.30。

②强心苷元的 18-CH$_3$ 和 19-CH$_3$ 在 δ1.00 左右有特征吸收峰，均以单峰形式出现，易于辨认，且一般 18-CH$_3$ 的信号位于 19-CH$_3$ 的低场。若 C_{10} 上连有羟甲基，则在高场区仅见一个归属

于 18-CH$_3$ 的单峰信号，在低场区则出现归属于 19-CH$_2$OH 的信号，酰化后更向低场位移，一般在 δ4.00~4.50 区域内呈 AB 型四重峰，J 值约为 18Hz。若 C$_{10}$ 上连有醛基，在 δ9.50~10.00 内出现一个醛基质子的单峰。

③H-3 为多重峰，约在 δ3.90 处，成苷后向低场位移。

④糖部分质子信号特征同其他苷类化合物，去氧糖 ^{1}H-NMR 中均有特征信号。6-去氧糖 C$_5$ 上的甲基呈双峰（J=6.5Hz）或多重峰处于高场 δ1.00~1.50。α-去氧糖的端基质子与 α-羟基糖不同，呈四重峰，C$_2$ 上的两个质子处于高场区，通过去偶实验或 ^{1}H-^{1}H 相关谱可以相互确认归属。含有甲氧基的糖，其甲氧基以单峰出现在 δ3.50 左右。

2）强心苷类的 ^{13}C-NMR 谱　强心苷分子中甾体母核各类碳的化学位移值范围见表 13-26。一般来说，在强心苷元结构中引入羟基，可使羟基的 α-和 β-位碳向低场位移。如洋地黄毒苷元与羟基洋地黄毒苷元比较，后者有 C$_{16}$-羟基，所以其 C$_{15}$、C$_{16}$、C$_{17}$ 的化学位移值（δ42.6、72.8、58.8）均比洋地黄毒苷元相应碳原子大（δ33.0、27.3、51.5）。如果 C$_5$ 引入 β-羟基，C$_4$、C$_5$、C$_6$ 信号均向低场移动。当羟基被酰化后，与酰氧基相连的碳信号向低场位移，而其 β-位碳则向高场位移。如洋地黄毒苷元 C$_2$、C$_3$、C$_4$ 的 δ 值分别为 28.0、66.9、33.5，而 3-乙酰基洋地黄毒苷元的 C$_2$、C$_3$、C$_4$ 的 δ 值分别为 25.4、71.4、30.8。

表 13-26　强心苷甾体母核各类型碳的化学位移值

碳的类型	化学位移	碳的类型	化学位移
伯碳	12~24	醇碳	65~91
仲碳	20~41	烯碳	119~172
叔碳	35~57	羰基碳	177~220
季碳	27~43		

在 5α-甾体（如乌沙苷元）的 A/B 环中，大多数碳的 δ 值比 5β-甾体（如洋地黄毒苷元）处于低场 2.0~8.0，而且前者 19-甲基碳的 δ 值约为 12.0，后者的 δ 值约为 24.0，两者相差约 11.0~12.0，易于辨认。因此，利用这一规律有助于判断 A/B 环的构象。

^{13}C-NMR 对于鉴定强心苷分子中糖链的结构以及糖链与苷元的连接位置等同样具有重要作用。强心苷分子中常见的糖有 2,6-二去氧糖、6-去氧糖及去氧糖甲醚等。这些糖的 ^{13}C 化学位移值见表 13-27。

表 13-27　2,6-去氧糖和 6-去氧糖 ^{13}C-NMR 的 δ 值（C$_5$D$_5$N）

化合物	1'	2'	3'	4'	5'	6'	—OCH$_3$
L-夹竹桃糖	95.9	35.8	79.3	77.1	69.1	18.6	56.9
D-加拿大麻糖	97.6	36.4	78.7	74.0	71.1	18.9	58.1
D-迪吉糖	98.2	33.1	79.1	67.0	71.2	17.6	55.1
D-沙门糖	97.3	33.6	80.3	67.9	69.9	17.5	56.7
L-黄花夹竹桃糖	98.9	73.8	84.8	76.6	68.9	18.5	60.6
D-洋地黄糖	103.6	70.9	85.1	68.7	71.0	17.4	57.2

（2）甾体皂苷类的核磁共振谱

1）甾体皂苷类的 ^{1}H-NMR 谱 甾体皂苷元 ^{1}H-NMR 具有明显的特征，是甾体皂苷结构鉴定的重要方法。

①甾体皂苷元在高场区有 4 个甲基质子（18、19、21 和 27 位甲基）的特征峰，其中 C_{18}-CH$_3$ 和 C_{19}-CH$_3$ 均为单峰，前者处于较高场；C_{21}-CH$_3$ 和 C_{27}-CH$_3$ 均为双峰，后者处于较高场。如果 C_{25} 有羟基取代，则 C_{27}-CH$_3$ 为单峰，并向低场移动。C_{16} 和 C_{26} 上的氢是与氧同碳的质子，处于较低场，易于辨认。甾体皂苷元母核上的其他各类质子化学位移值有的相近，彼此会出现重叠，虽不易识别，但以超导 NMR 波谱仪测定并结合 2D-NMR，这些信号还是能够获得准确归属的。

②C_{27}-CH$_3$ 的化学位移值还因其构型不同而有区别，甲基为 α-取向（25R 型）的化学位移值要比 β-取向（25S 型）处于较高场。此外，C_{26} 上两个氢质子的信号在 25R 异构体中的化学位移相似，而在 25S 异构体中差别较大。因此，可用于区别 25R 和 25S 两种异构体。

2）甾体皂苷的 ^{13}C-NMR 谱 甾体皂苷 ^{13}C-NMR 的一般规律总结如下：

①一般甾体皂苷元碳原子上如有羟基取代，化学位移向低场位移 40～45，如羟基与糖结合成苷，则发生苷化位移，进一步向低场位移 6～10。16 位碳因与氧原子相连，其化学位移在 δ80.0 左右。22 位碳为缩酮碳原子，与两个氧原子直接相连，故其碳信号特征性地出现在约 δ109 处。

②18、19、21 和 27 位的 4 个甲基的化学位移值均低于 δ20。

③甾体母核构型不同，C_5、C_9 和 C_{19} 的信号有所区别。在 5α-异构体（A/B 环反式）中，其 C_5、C_9 和 C_{19} 信号的化学位移值分别为 δ44.9、54.4 和 12.3 左右；而在 5β-异构体（A/B 环顺式）中，其 C_5、C_9 和 C_{19} 信号的化学位移值分别为 δ36.5、42.2 和 23.9 左右。

④呋甾烷型中 E 环和 F 环碳原子的化学位移与螺甾烷骨架显著不同，C_{22} 一般位于 δ90.3，当 C_{22} 与羟基相连时，C_{22} 的信号出现在 δ110.8 处，与甲氧基相连时 C_{22} 出现在 δ113.5（其甲氧基碳处于较高场，在 δ47.2±0.2）。

⑤变型螺甾烷型中 F 环为呋喃环，C_{22} 信号出现在 δ120.9，C_{25} 信号出现在 δ85.6，可明显区别于其他类型。

（五）氨基酸途径化合物的核磁共振谱特征

1. 生物碱类化合物的 ^{1}H-NMR 谱 ^{1}H-NMR 是解析生物碱类化合物结构最有力的波谱之一，但对大多数生物碱来说，解析规律同其他类型化合物区别不大。现将受到氮原子影响的质子化学位移范围及 ^{1}H-NMR 在生物碱结构解析中的某些应用予以介绍。

生物碱中不同类型氮原子上甲基 δ 值范围见表 13-28。

表 13-28 不同类型 N-CH$_3$ 的化学位移值（CDCl$_3$）

N 原子类型	N-CH$_3$（δ）
叔胺	2.0～2.6
仲胺	2.3～2.5
芳叔胺和芳仲胺	2.6～3.0
杂芳环	2.7～4.0
酰胺	2.6～3.1
季铵	2.7～3.5[*]

注：[*] 测定溶剂为 DMSO-d$_6$ 或 C$_5$D$_5$N 或 CD$_3$OD。

^{1}H-NMR 可用于生物碱结构式构象和取代基的推定，如 *N,O,O*-三甲基乌药碱及其衍生物在确定苄基异喹啉中的苄基构象时 a 式中 A 环上 C$_7$-甲氧基位于 C 环（于 A 环下方）的正屏蔽区，受其屏蔽效应影响比 C$_6$-甲氧基在高场；而 b 式中 C$_7$-甲氧基则不受此影响。同理，*N*-CH$_3$ 也是如此，在 b 式中，受 C 环影响，*N*-CH$_3$ 中的质子处于 C 环的正屏蔽区，比 a 式的 *N*-CH$_3$ 质子在高场。综上可推断 a、b 两式的结构如下：

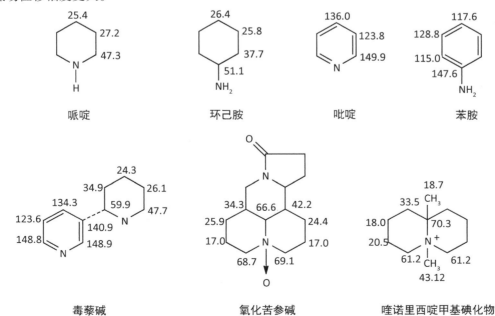

2. 生物碱类化合物的^{13}C-NMR 谱　^{13}C-NMR 同 ^{1}H-NMR 都是确定生物碱结构的重要手段之一。在其他类型化合物中我们已经基本掌握了碳谱的规律和在确定结构中的应用，这些规律和应用同样适用于生物碱。多数生物碱结构复杂，利用 DEPT 谱确定伯、仲、叔、季碳是比较理想的方法。另外，^{13}C-^{1}H COSY 也是目前判断碳信号非常重要的方法。HMBC 谱则可以高灵敏度地检测出 ^{13}C-^{1}H 远程偶合的相关信号，同时提供有关季碳的信息和与杂原子相连的 ^{1}H 的信息。

下面主要将与生物碱有关的 ^{13}C-NMR 某些特殊规律进行归纳。

（1）生物碱结构中氮原子电负性对邻近碳原子化学位移的影响　在生物碱中，氮原子一般处在脂肪环或芳香环中，对邻近的碳原子常产生吸电的诱导效应。在脂环时，其诱导效应使其邻近的 α-碳大幅度向低场位移，β-碳也向低场位移，但 γ-碳略向高场位移或不变（γ-效应）。在芳环上时一般使得 α-碳（邻位）和对位碳向低场位移，其中邻位碳位移幅度较大；氮原子作为芳环的取代基时一般符合供电取代基团位移规律。在氮氧化物和季铵中氮原子使邻位 α-碳向低场位移幅度更大。

（2）生物碱结构中氮原子对甲基碳化学位移的影响 与氮原子相连的甲基较一般甲基向低场位移。N-甲基一般在 $30\sim47$，如海南青牛胆碱 N-甲基的 δ 值为 38.7。

海南青牛胆碱

紫堇碱 R= ━ CH₃   异紫堇碱 R= ⋯CH₃

（3）生物碱结构异构体的区别 如紫堇碱和异紫堇碱是一对 C_{13}-甲基差向异构体，紫堇碱的 B/C 环为反式喹诺里西啶，异紫堇碱 B/C 环为顺式喹诺里西啶。当 C_{14} 为 S 构型时（C_{14}-α-H），C_{13} 连 β-CH₃ 的 C_5、C_6、C_8、C_{13} 要比 C_{13} 连 α-CH₃ 的位于低场，而 C_{14} 稍移向高场。

第六节　质谱在中药有效成分结构鉴定中的应用

近年来，新的离子源不断出现，质谱在确定化合物分子量、元素组成和由裂解碎片检测官能团、辨认化合物类型、推导碳骨架等方面发挥着越来越重要的作用。本节介绍常用的质谱的主要离子源的电离方式和相应的特点，以及在中药化学成分研究中的应用。

一、常用的质谱技术与方法

（一）常用质谱主要离子源的电离方式

1. 电子轰击质谱（electron impact mass spectrometry，EI-MS） 在电子轰击条件下，大多数分子电离后生成失去一个电子的分子离子，并可以继续发生化学键断裂形成碎片离子。这对推测化合物结构十分有用。例如丁香酚的 EI-MS 图（图 13-12），其中质荷比（m/z）164 为 M⁺，m/z149 为 M⁺-CH₃峰，m/z131 为 M⁺-OCH₃峰，m/z77 为苯基。

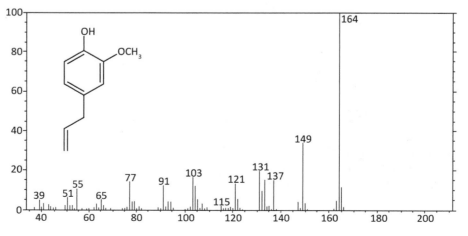

图 13-12　丁香酚的 EI-MS 谱

但当样品相对分子质量较大或对热稳定性差时常常得不到分子离子，因而不能测定这些样品的相对分子质量。

2. 化学电离质谱（chemical ionization mass spectrometry，CI-MS） 通过引入大量试剂气体产生的反应离子与样品分子之间的离子-分子反应，使样品分子实现电离。利用化学电离源，即使是不稳定的化合物，也能得到较强的准分子离子峰，即 M±1 峰，从而有利于确定其分子量。但此法的缺点是碎片离子峰较少，可提供的有关结构信息少。

3. 场解吸质谱（field desorption mass spectrometry，FD-MS） 将样品吸附在作为离子发射体的金属丝上送入离子源，在细丝上通以微弱电流以提供样品解吸的能量，解吸出来的样品扩散到高场强的场发射区域进行离子化。FD-MS 特别适用于难气化和热稳定性差的固体样品分析，如有机酸、甾体类、糖苷类、生物碱、氨基酸、肽和核苷酸等。此法的特点是形成的 M^+ 没有过多的剩余内能，减少了分子离子进一步裂解的概率，提高了分子离子峰的丰度，碎片离子峰相对减少。因此用于极性物质的测定，可得到明显的分子离子峰或［M+H］$^+$峰，但碎片离子峰较少，对提供结构信息受到一些局限。为提高灵敏度可加入微量带阳离子 K^+、Na^+ 等碱金属的化合物于样品中，产生明显的准分子离子峰 ［M+Na］$^+$、［M+K］$^+$ 和碎片离子峰。

4. 快原子轰击质谱（fast atom bombardment mass spectrometry，FAB-MS） **和液体二次离子质谱**（liquid secondary ion mass spectrometry，LSI-MS） 这两种技术是以高能量的初级离子轰击样品表面，再对由此产生的二次离子进行质谱分析，均采用液体基质（如甘油）负载样品，其差异仅在于初级高能量粒子不同，前者使用中性原子束，后者使用离子束。样品若在基质中的溶解度小，可预先用能与基质互溶的溶剂（如甲醇、乙腈、H_2O、DMSO、DMF等）溶解，然后再与基质混匀。此方法常用于大分子极性化合物特别是对于糖苷类化合物的研究。除得到分子离子峰外，还可得到糖和苷元的结构碎片峰，从而弥补 FD-MS 的不足。

5. 基质辅助激光解吸电离飞行时间质谱（matrix-assisted laser desorption-time of flight mass spectrometry，MALDI-TOF-MS） 这种技术是近年发展起来的软电离质谱技术，仪器主要由两部分组成：基质辅助激光解吸电离离子源（MALDI）和飞行时间质量分析器（TOF）。MALDI 的原理是用激光照射样品与基质形成的共结晶薄膜，基质从激光中吸收能量传递给生物分子，而电离过程中将质子转移到生物分子或从生物分子得到质子，而使生物分子电离的过程。TOF 的原理是离子在电场作用下加速飞过飞行管道，根据到达检测器的飞行时间不同而被检测即测定离子的质荷比与离子的飞行时间成正比。将样品溶解于在所用激光波长下有强吸收的基质中，利用激光脉冲辐射分散在基质中的样品使其解离成离子，并根据不同质荷比的离子在仪器无场区内飞行和到达检测器时间，即飞行时间的不同而形成质谱。此种质谱技术适用于结构较为复杂、不易气化的大分子如多肽、蛋白质、低聚糖、低聚核苷酸等的研究，可得到分子离子、准分子离子和具有结构信息的碎片离子。

6. 电喷雾电离质谱（electrospray ionization mass spectrometry，ESI-MS） 这是一种使用强静电场的电离技术，既可分析大分子也可分析小分子。分子量在 1000Da 以下的小分子会产生 ［M+H］$^+$或 ［M-H］$^-$离子，选择相应的正离子或负离子形式进行检测，就可得到物质的分子量。而分子量高达 20000Da 的大分子会生成一系列多电荷离子，通过数据处理系统能得到样品的分子量。图 13-13 为化合物 tortoside F 的负性 ESI-MS 谱，在 m/z 517 处可见 ［M-H］$^-$离子峰，表明该化合物的分子量为 518。

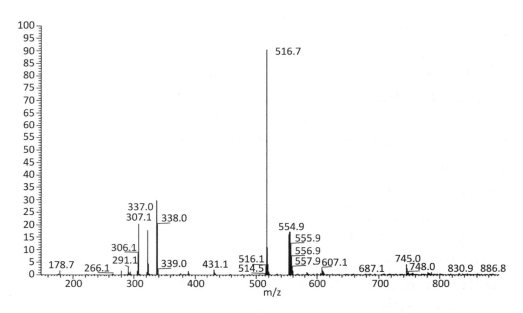

图 13 – 13　化合物 tortoside F 的负性 ESI-MS 谱

7. 高分辨质谱（high resolution mass spectrometry，HR-MS）　高分辨质谱测定的是精确质量，精确度达万分之一原子质量单位。质谱仪的电脑软件直接显示可能的分子式及可信度，若测出的分子量数据与按推测的分子式计算出的分子量数据相差很小（与仪器精密度有关，一般小于 0.003），则推测可信。

（二）质量分析器

质量分析器是质谱仪的核心，它的作用就是将不同质荷比的离子分开，不同种类的质量分析器构成了不同的质谱仪。用于质谱仪的质量分析器主要有双聚焦质量分析器、四极杆质量分析器、离子阱质量分析器和飞行时间质量分析器等。

1. 双聚焦质量分析器（double-focusing mass analyzer）　由离子源出口狭缝进入质量分析器的离子束中的离子不是完全平行的，而是以一定的发散角度进入的。在双聚焦质量分析器中，利用合适的磁场既可以使离子束按 m/z 大小分离开来，又可以将相同 m/z、不同角度的离子汇聚起来（方向聚焦）。但是进入质量分析器的离子束中还包含 m/z 相同、动能不同的离子，磁场不能将这部分离子聚焦，而影响了仪器的分辨率。为了解决能量聚焦的问题，可以同时外加一个具有能量分析器作用的电场，其作用是挑出不同的质量和速度、具有几乎完全相同动能的离子，达到能量聚焦的目的。这束动能相同的离子被送入磁场，经过磁场作用后，相同 m/z 的离子可以汇聚在一起，且能够使按 m/z 值的大小顺序先后进入离子收集器。这种由电场和磁场共同实现质量分离的分析器，同时具有方向聚焦和能量聚焦的功能，称为双聚焦质量分析器。它的优点是分辨率高，缺点是扫描速度慢，操作比较困难，而且仪器造价也比较高。

2. 四极杆质量分析器（quadrupole mass analyzer）　四极杆质量分析器又称为四极滤质器（quadrupole mass filter），由四根平行棒状电极组成，两组电极间各施加一定的直流电压和交流电压，四根棒状电极就形成一个四极电场。离子进入四极电场后，作横向摆动，在一定的直流电压和交流电压作用下，只有一定质荷比的离子能够到达收集器，其他非共振离子在运动过程中撞击在四根极杆上而被滤掉，最后被真空泵抽走。如果保持电压不变，连续地改变交流电压的频率，就可以使不同 m/z 的离子依次到达离子收集器；若保持交流电压的频率不变，连续地改变电压大小，同样可以使不同 m/z 的离子依次到达离子收集器。

四极杆质量分析器具有结构简单、体积小、质量轻、价格低、操作方便和扫描速度快等优点，它的缺点是分辨率不够高，特别是对高质量的离子有质量歧视效应。

3. 离子阱质量分析器（ion trap mass analyzer）　离子阱的主体是一个环形电极和上、下两个端盖电极间形成一个室腔（阱）。在适当的条件下，特定 m/z 的离子在阱内稳定区，其轨道振幅保持一定大小，并可长时间留在阱内。反之，不满足特定条件的离子振幅增长很快，撞击到电极而消失。检测时在引出电极上加负电压脉冲使正离子从阱内引出到检测器，扫描方式与四极杆质量分析器相似，通过频率或电压扫描，可检测到各种离子的 m/z 值。

离子阱质量分析器的优点是结构小巧、质量轻、价格低，单一离子阱可实现时间上的多级串联质谱功能，灵敏度比四极杆质量分析器高 $10 \sim 1000$ 倍。它的缺点是分辨率不够高，所得质谱图与标准谱图有一定差别。

4. 飞行时间质量分析器（time of flight mass analyzer，TOF）　飞行时间质量分析器的核心部分是一个离子漂移管。从离子源出来的离子，经加速电压作用得到动能，具有相同动能的离子进入漂移管，m/z 最小的离子具有最快的速度，首先到达检测器，费时最短；m/z 最大的离子最后到达检测器，费时最长。利用这种原理将不同 m/z 的离子分开。适当增加漂移管的长度可以提高分辨率。

飞行时间质量分析器的优点是：①检测离子的 m/z 范围宽，特别适合生物大分子的质谱测定；②扫描速度快，可在 $10^{-6} \sim 10^{-5}$ 秒内观测、记录；③既不需要电场也不需要磁场，只需要一个离子漂移空间，仪器结构比较简单；④不存在聚焦狭缝，灵敏度很高。飞行时间质量分析器的主要缺点是分辨率随 m/z 的增加而降低，质量越大时飞行时间的差值越小，分辨率越低。

二、中药有效成分的质谱特征

（一）糖类和苷类化合物的质谱特征

利用质谱不仅能测定出糖类和苷类化合物的分子量及分子式，且可根据苷和苷元的分子量计算其差值，并由此求出苷中糖基的数目。

利用苷类在质谱中糖基的碎片离子峰或各种分子离子脱糖基的碎片离子峰，也可对苷中糖的连接顺序作出判断。

在 EI-MS 中，由于苷类化合物是非挥发性的，常制备成苷的全乙酰化物、全甲基化物或全三甲基硅醚化物（TMS）等进行测定。在它们的 MS 谱中，出现单糖基及低聚糖基或其相应的衍生物的特征性碎片离子峰。例如，人参皂苷 Rb_2（ginsenoside Rb_2）分子中有 3 个葡萄糖基，1 个阿拉伯糖基。为了确定它们的连接情况，对其全乙酰化物的 EI-MS 进行了分析。结果发现有 m/z 619、547、331 和 259 等归属于糖链部分的碎片离子峰。其中 m/z 547 为全乙酰阿拉伯基-葡萄糖基碎片峰，m/z 619 为全乙酰葡萄糖基-葡萄糖基碎片峰，证明人参苷 Rb_2 中存在以上两条二糖链，此外，m/z 259 和 m/z 331 离子峰进一步证明了阿拉伯糖基和葡萄糖基分别处于这两条糖链的末端。利用苷的 FD-MS 谱或 FAB-MS 谱，有时亦能确定苷中糖与糖之间的连接顺序。因为这两种质谱中会出现各种脱去不同程度糖基的碎片离子峰。例如人参苷 Rb_2 的 FD-MS 谱中，除出现归属于［M+K］$^+$ 和［M+Na］$^+$ 的 m/z 1117 和 1101 等离子峰外，还有丰度较显著的 m/z 969、939、807、777 等碎片离子峰，其中 m/z 969 与［（M+Na）$^+$-132］相符，表明分子中有末端阿拉伯糖，而 m/z 939 与［（M+Na）$^+$-162］相符，表明有末端葡萄糖，离子峰 m/z 807 应为

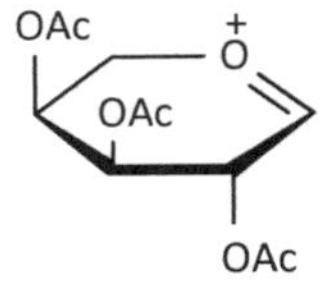

全乙酰阿拉伯糖基，$m/z\,259$

$Ara(AcO)_3^+\!-\!Glc(AcO)_3$

全乙酰阿拉伯糖基——葡萄糖基，$m/z\,547$

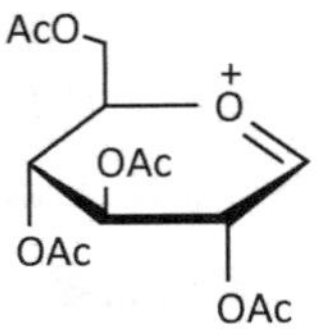

全乙酰葡萄糖基，$m/z\,331$

$Glc(AcO)_3^-\!-\!Glc(AcO)_4^+$

全乙酰葡萄糖基——葡萄糖基，$m/z\,619$

$[(M+Na)^+\text{-}294]$，$m/z\,777$ 应为 $[(M+Na)^+\text{-}324]$，分别证明了分子内有葡萄糖-阿拉伯糖链和葡萄糖-葡萄糖链。

（二）乙酸-丙二酸途径化合物的质谱特征

1. 醌类化合物的质谱特征 游离醌类化合物的 MS 共同特征是分子离子峰多为基峰，且可见出现丢失 1~2 分子 CO 的碎片离子峰。苯醌及萘醌易从醌环上脱去 1 个—CH≡CH 碎片，如果醌环上有羟基，则断裂同时将伴随特征的 H 重排。

（1）对-苯醌的质谱特征 苯醌母核的主要开裂过程如下图所示：

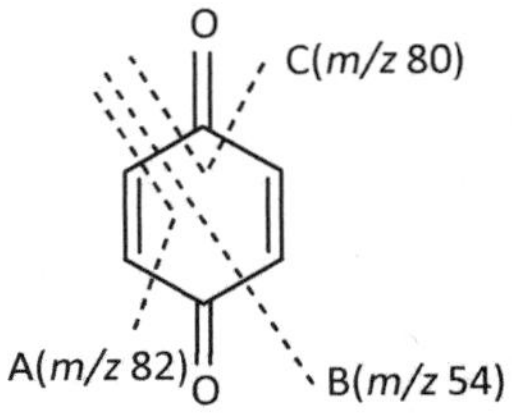

无取代苯醌通过 A、B、C 三种开裂方式分别得到 m/z 82、80 及 54 三种碎片离子，也能连续脱去 2 分子的 CO 出现重要的 m/z 52 碎片离子（环丁烯离子）。

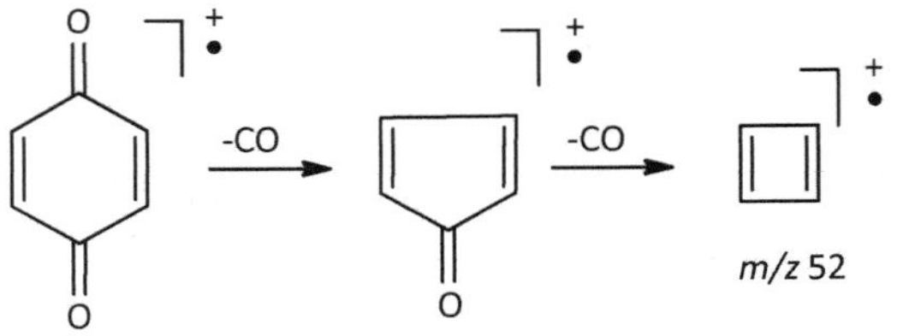

（2）1,4-萘醌类化合物的质谱特征 苯环上无取代时，将出现 m/z104 的特征碎片离子及其分解产物 m/z76、m/z50 离子。但苯环上有取代时，上述各峰将相应移至较高质荷比处。例如 2,3-二甲基萘醌的开裂方式如下：

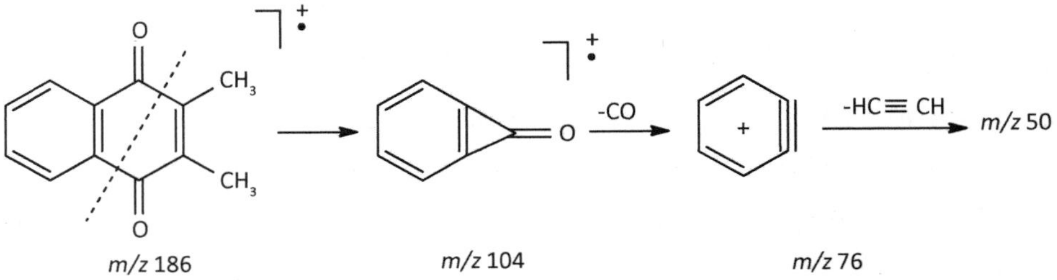

（3）蒽醌类化合物的质谱特征 无取代蒽醌可依次脱去 2 分子 CO，在 m/z180（M-CO）、152（M-2CO）处得到丰度很高的离子峰，并在 m/z90 及 76 处出现它们的双电荷离子峰。取代

蒽醌衍生物也会经过同样的开裂方式，得到与之相应的碎片离子峰。

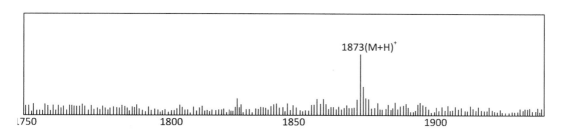

蒽醌苷类化合物用电子轰击质谱不易得到分子离子峰，其基峰常为苷元离子，需用 FD-MS 或 FAB-MS 才能出现准分子离子峰，以获得分子量的信息。

2. 鞣质类化合物的质谱特征　鞣质类属于多元酚类，分子量大，难于气化，因此多用 FAB-MS 进行测定。可水解鞣质不必制备衍生物，可直接测定，常得 ［M+Na］$^+$、［M+K］$^+$ 或 ［M+H］$^+$峰。如 FAB-MS 技术成功地用于测定可水解鞣质二聚体水杨梅素 A（gemin A）的分子量，如图 13－14 所示。

$$1873(M+H)^+$$

图 13－14　水杨梅素 A 的 FAB-MS 谱

（三）莽草酸途径化合物的质谱特征

1. 香豆素类化合物的质谱特征　香豆素类化合物在 EI-MS 中大多具有强的分子离子峰，简单香豆素和呋喃香豆素类的分子离子峰经常是基峰。由于香豆素类分子中一般具有多个和芳环连接的氧原子、羟基、甲氧基，故其质谱经常出现一系列连续失去—CO、失去—OH 或 H_2O、甲基或甲氧基的碎片离子峰。

此外，香豆素类成分经常具有异戊烯基、乙酰氧基、五碳不饱和酰氧基等常见官能团，在裂解过程中也会出现一系列特征碎片离子峰。这些离子峰信号均是香豆素类化合物质谱的主要特征。

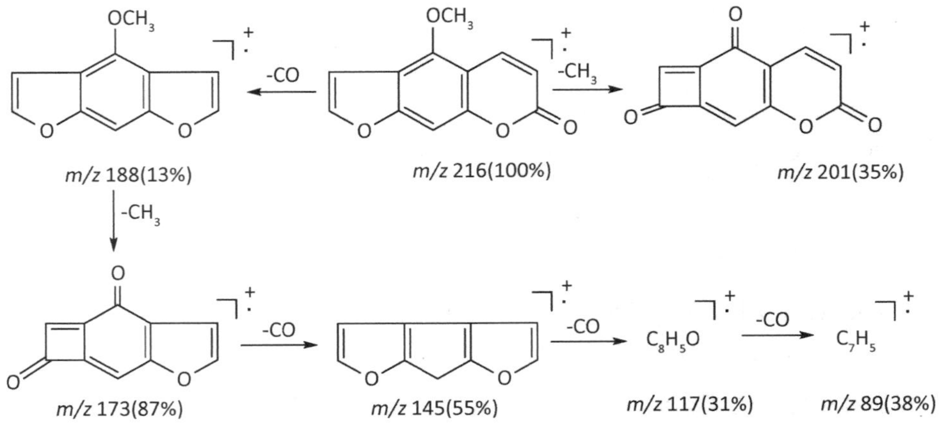
OCH3
-CO
-CH3
O
m/z 188(13%)
m/z 216(100%)
m/z 201(35%)
m/z 173(87%)
m/z 145(55%)
C8H5O
C7H5
m/z 117(31%)
m/z 89(38%)

2. 木脂素类化合物的质谱特征　游离木脂素可用 EI-MS 测定，多数木脂素可得到分子离子峰。因有苄基基团，木脂素可发生苄基裂解。

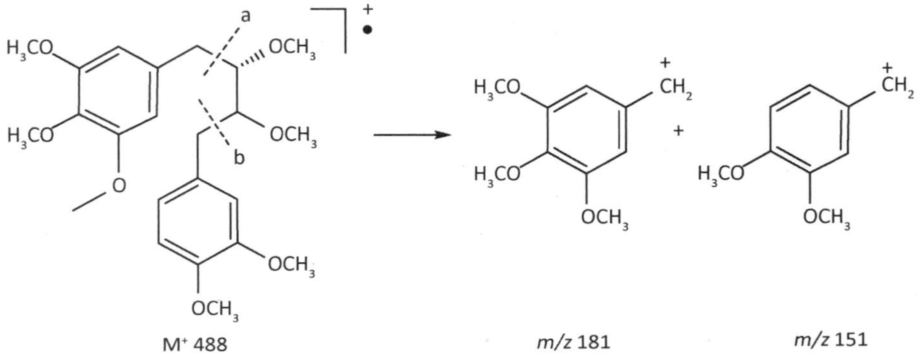
H3CO
OCH3
a
b
CH2
M+ 488
m/z 181
m/z 151

phyllanthostatin A 用 FAB-MS 测定后，在给出分子离子峰的同时进一步失去糖基，产生 $[M\text{-}162]^+$ 离子峰。

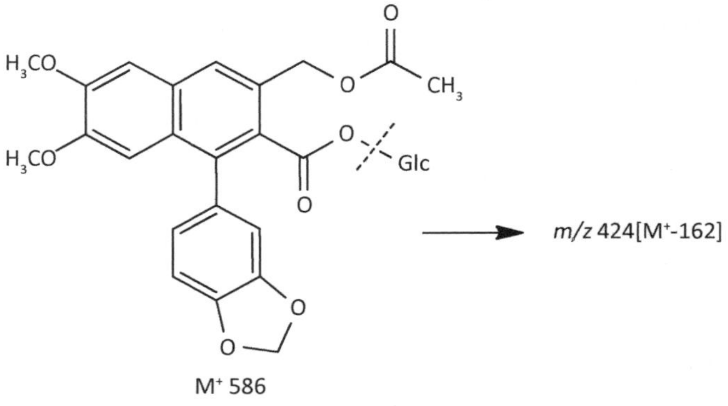
H3CO
O
CH3
Glc
m/z 424[M+-162]
M+ 586

phyllanthostatin A

3. 黄酮类化合物的质谱特征　在黄酮类化合物质谱分析中能得到大量有价值的信息。对于极性较小的游离黄酮类，最常用的是 EI-MS，可得到强的分子离子峰且常为基峰，无需制备衍生物即可进行测定。近年来由于 FD-MS、FAB-MS 及 ESI-MS 等软电离质谱技术的应用，使得黄酮苷类即使不制备衍生物也能直接进行测定，并且能够获得很强的分子离子峰或准分子离子峰，同时也能获得有关苷元及糖基部分的重要结构信息。

（1）游离黄酮类的质谱特征　游离黄酮类化合物的 EI-MS 中，除分子离子峰［M］$^+$外，在高质量区常可见［M-H］$^+$、［M-CH_3］$^+$、［M-CO］$^+$等碎片离子峰。这些离子分别用 A_1^+、A_2^+和 B_1^+、B_2^+等表示，可以依此顺序编号。

①黄酮类化合物的基本裂解方式：

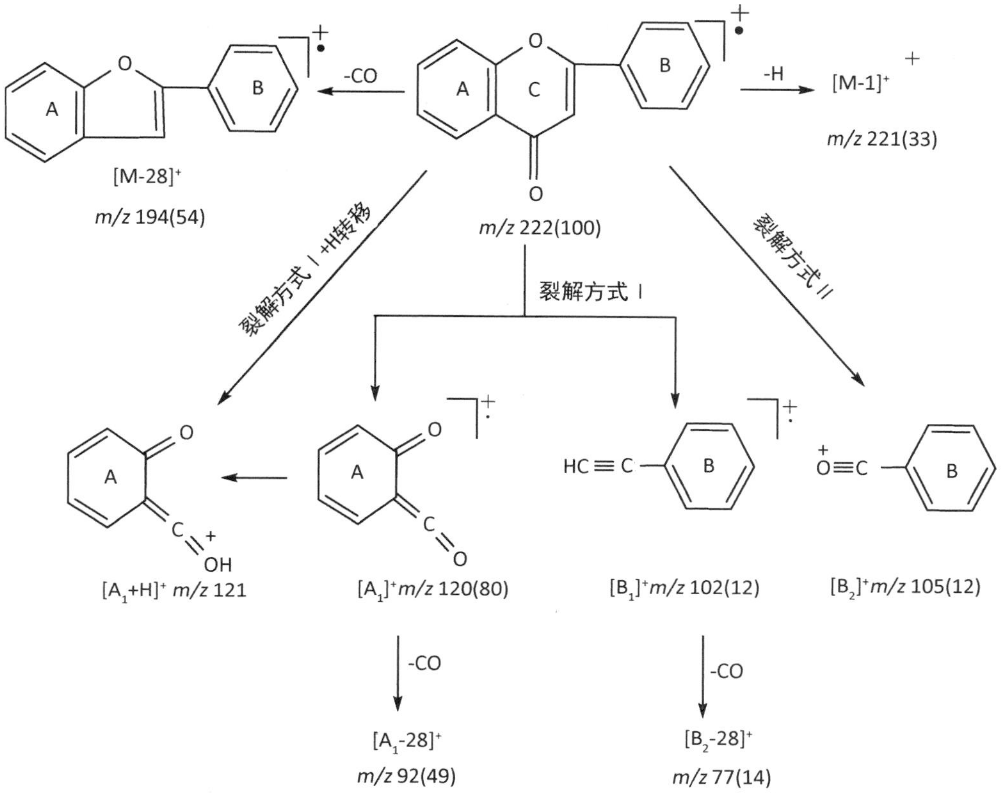

大多数游离黄酮的分子离子峰为基峰，其他较重要的峰有［M-H］$^+$、［M-CO］$^+$和由裂解方式Ⅰ产生的 A_1^+、［A_1-CO］$^+$和 B_1^+碎片。

具有 3-，6-及 8-位异戊烯基取代的黄酮类，除了具有一般黄酮类裂解方式外，侧链还将产生一些新的离子，可用于结构研究。例如，化合物（Ⅰ）产生 *m/z* 357 碎片离子，因而证明异戊烯基连接在 A 环上，因为只有前者在裂解过程中才能通过重排产生稳定的 *m/z* 357 的䓬鎓离子（Ⅱ）。

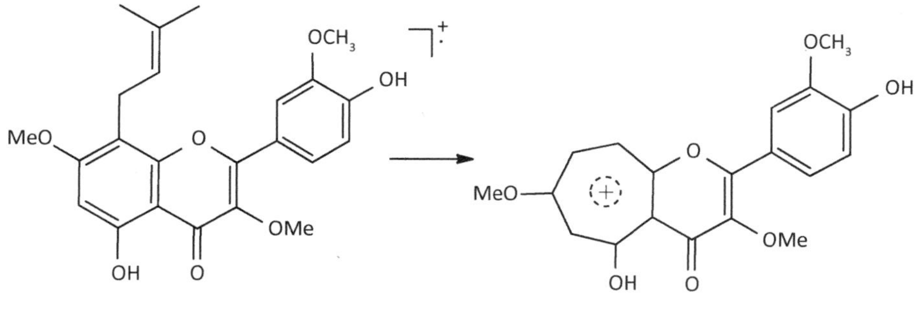

（Ⅰ）　　（Ⅱ）*m/z* 357

6 及 8 位含有甲氧基的黄酮类化合物在裂解当中可失去甲基，产生一个强的［M-CH_3］$^+$离子峰，继之再失去 CO，产生 $[M-43]^+$ 碎片离子，如：

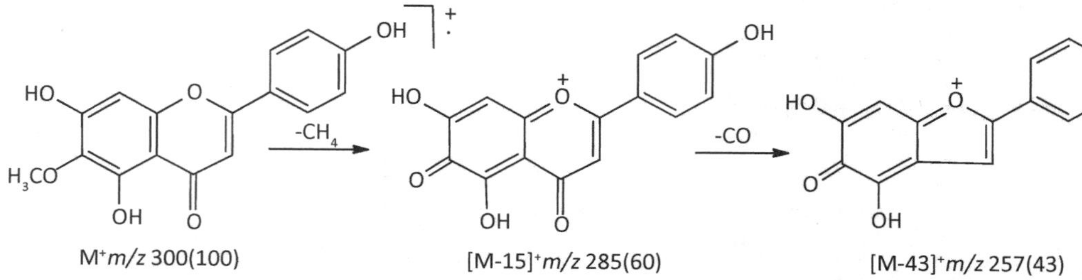

M⁺ m/z 300(100)　　　　$[M-15]^+$ m/z 285(60)　　　　$[M-43]^+$ m/z 257(43)

②黄酮醇类化合物的基本裂解方式：

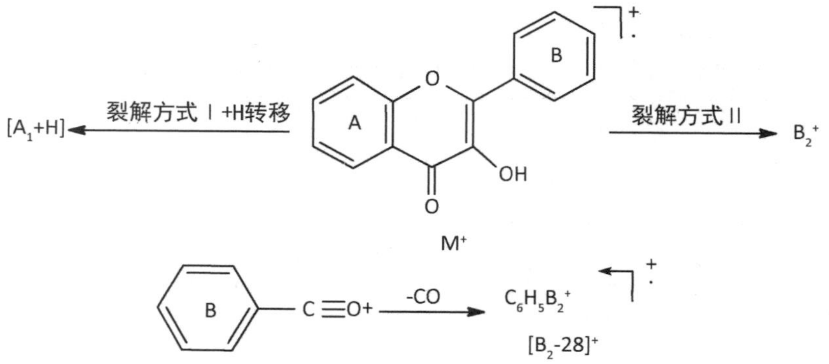

$[A_1+H]$ ←　裂解方式Ⅰ +H转移　M⁺　裂解方式Ⅱ → B_2^+

B—C≡O⁺　—CO→　$C_6H_5B_2^+$　$[B_2-28]^+$

多数游离黄酮醇类化合物的分子离子峰是基峰，主要按裂解方式Ⅱ进行，得到的 B_2^+ 离子及其失去 CO 而形成的 $[B_2-28]^+$ 离子是具有重要诊断价值的碎片离子。

由于 B_2^+ 和 $[B_2-28]^+$ 离子总强度几乎与 A_1^+、B_1^+ 及由 A_1^+、B_1^+ 衍生的一系列离子的总强度成反比，因此，如果在一个黄酮或黄酮醇质谱中看不到由裂解方式Ⅰ得到的碎片离子时，则应当检查 B_2^+ 离子。例如在黄酮醇分子中，如果 B 环上羟基数不超过 3 个，则其全甲基化的质谱图上，B_2^+ 离子应出现在 m/z 105（B 环无羟基取代）、135（B 环有一个羟基）、165（B 环有 2 个羟基）或 195（B 环有 3 个羟基）处，其中最强峰即为 B_2^+。由 B_2^+ 和分子离子之间的质荷比差可以判断黄酮醇中 A 环和 B 环的取代情况。此外，还可见 $[M-1]^+$、$[M-15]^+$（M-CH_3）、$[M-43]^+$（M-CH_3-CO）等碎片离子，可以为结构分析提供重要信息。

2′-羟基或 2′-甲氧基黄酮醇具有特有的裂解方式，即容易失去该羟基或甲氧基形成新的稳定的五元杂环。所有 2′-羟基黄酮或 2′-甲氧基黄酮都具有这种特有的裂解方式。

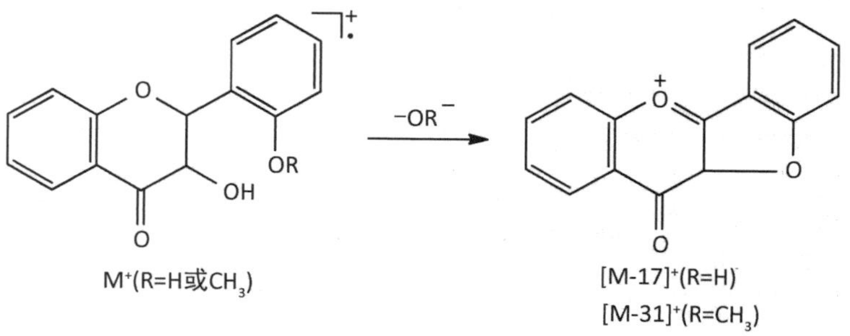

M⁺(R=H或CH₃)　　—OR⁻→　　$[M-17]^+$(R=H)
$[M-31]^+$(R=CH_3)

（2）黄酮苷类化合物的质谱特征　以往黄酮苷类化合物多制备成全甲基化或全氘甲基化衍生物再进行 EI-MS 测定，从中获得苷的分子量、糖在母核上的连接位置、糖的种类、糖与糖的连接方式等信息。目前，黄酮苷类化合物可直接用 FD-MS、FAB-MS 和 ESI-MS 进行分析，为结构研究提供了方便。FD-MS 可形成很强的分子离子峰［M］⁺及［M+H］⁺，直接测得分子量，还可以通过调节发射丝电流强度得到相应碎片离子峰，为研究黄酮苷类化合物的结构提供更多的信息。FAB-MS 主要形成较强的准分子离子峰［M+H］⁺、［M+Na］⁺、［M+K］⁺等，通过 HR-FAB-MS 还可以测得精确的分子量，确定分子式，这是研究黄酮苷类化合物结构常用的重要手段。ESI-MS 可提供［M+H］⁺或［M-H］⁺离子而获得样品的分子量，常用于分子量大的黄酮苷类化合物结构分析。

（四）甲戊二羟酸途径化合物的质谱特征

1. 三萜类化合物的质谱特征

（1）游离三萜类化合物的质谱特征　游离三萜类化合物主要采用 EI-MS 测定，通过对化合物分子离子峰和碎片峰的研究，可提供该类化合物的分子量、可能的结构骨架或取代基种类及位置等信息。

①齐墩果-12-烯（乌苏-12-烯）型三萜化合物的 EI-MS 显示分子离子峰［M］⁺及失去—CH₃、—OH 或—COOH 等碎片峰。由于分子中存在 C_{12} 双键，具有环己烯结构，故 C 环易发生 RDA 裂解，分别出现含 A、B 环和 D、E 环的碎片离子峰。

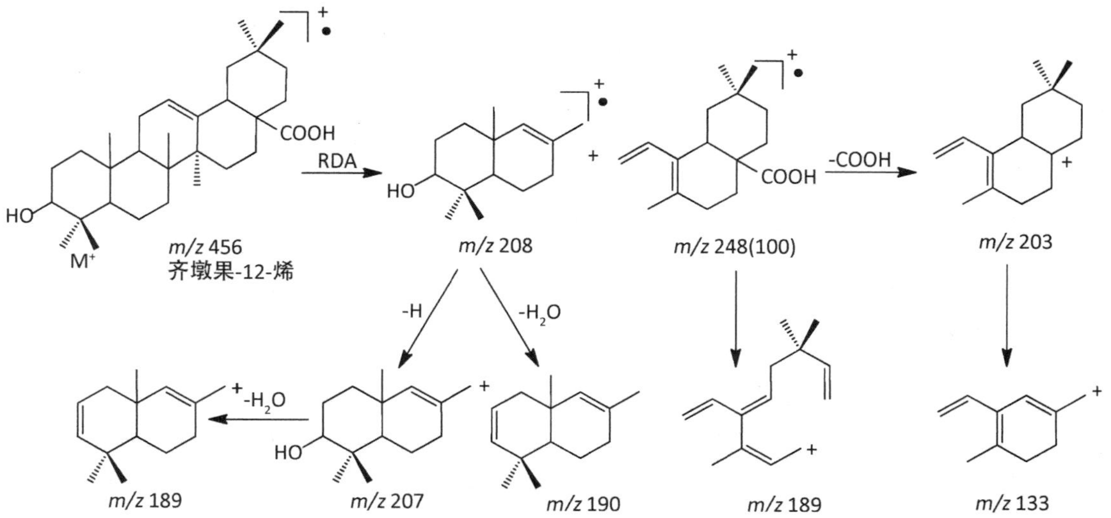

②羽扇豆醇型三萜化合物可出现失去异丙基产生的［M-43］⁺的特征碎片离子峰，具有重要的结构解析意义。

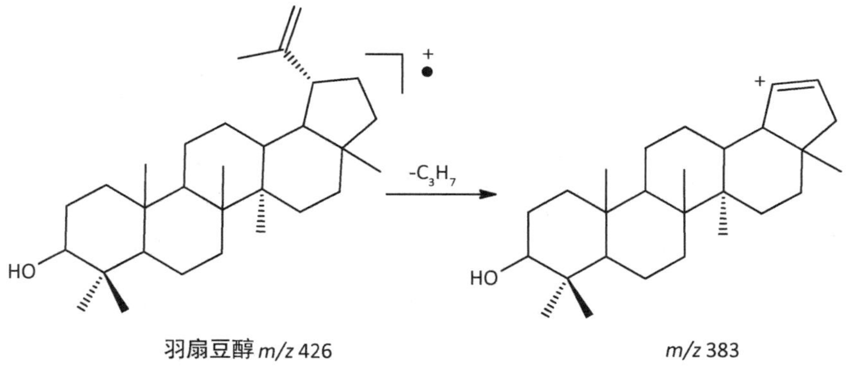

（2）三萜皂苷类化合物的质谱特征　由于皂苷的难挥发性，目前常用 FD-MS 和 FAB-MS 进行测定，可得到皂苷的准分子离子峰 ［M+H］$^+$、［M+Na］$^+$、［M+K］$^+$、［M-H］$^-$等，还可以给出皂苷分子失去寡糖基或单糖的碎片峰，同时出现相应的糖单元碎片峰。如根据齐墩果酸-3-O-β-D-葡萄糖基-（1→4）-O-β-D-葡萄糖基-（1→3）-O-α-L-鼠李糖基-（1→2）-O-α-L-阿拉伯糖苷的 FAB-MS 中所出现的 1081［M+Na］$^+$准分子离子峰和 919［（M+Na）-162］$^+$、757［（M+Na）-162-162］$^+$、611［（M+Na）-162-162-146］$^+$以及 479［（M+Na）-162-162-146-132］$^+$的相应碎片峰，不仅可推测其分子量，还能进一步推测出皂苷元与糖以及糖与糖的连接顺序。

此外，TOF-MS、ESI-MS 和 LD-MS （激光解析质谱） 以及 SI-MS （二级离子质谱） 等也被成功地应用于皂苷的结构研究。

2. 甾体类化合物的质谱特征

（1）强心苷类化合物的质谱特征　强心苷的主要开裂方式是苷键的 α-断裂，而苷元的开裂方式较多也较复杂，除 RDA 裂解、羟基的脱水、脱甲基、脱 17 位侧链和醛基脱—CO 外，还会产生一些由复杂开裂而形成的特征碎片。

甲型强心苷元可产生如下保留 γ-内酯环或内酯环加 D 环的碎片离子。

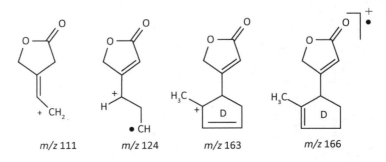

乙型强心苷元裂解可见以下保留 δ-内酯环的碎片离子峰，借此可与甲型强心苷元相区别。在强心苷的 EI-MS 中，一般难以观察到分子离子峰，但可较清楚地看到分子离子连续失水

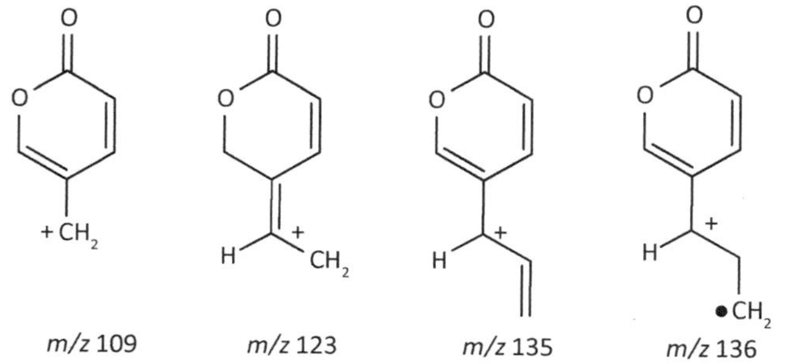

m/z 109 *m/z* 123 *m/z* 135 *m/z* 136

或失糖基再失水而产生的碎片离子峰以及来自苷元部分和糖基部分的碎片离子峰。如洋地黄毒苷 EI-MS 中，分子离子峰 *m/z* 764 极弱，相对丰度仅 0.05%。较强的离子有 *m/z* 634、504、374 和基峰 357。*m/z* 634 是［M+H-洋地黄毒糖］⁺碎片离子，*m/z* 504 是［M+H-（洋地黄毒糖）₂］⁺碎片离子，*m/z* 374 是苷元离子，*m/z* 357 为基峰离子，是苷元失去羟基形成的离子。

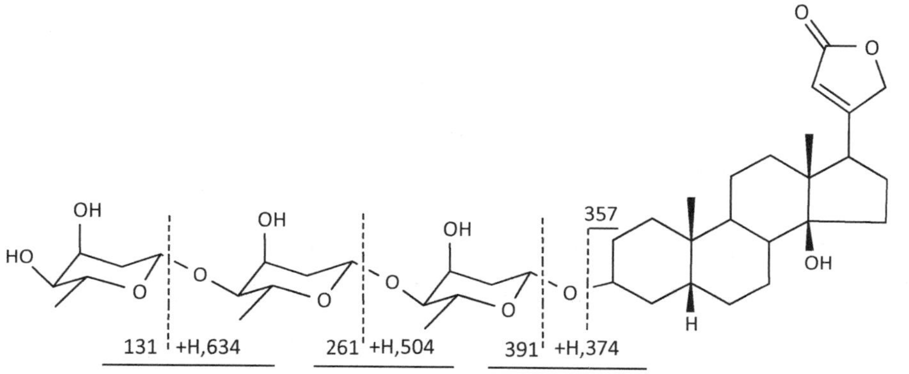

洋地黄毒苷

　　FD-MS 和 FAB-MS 均适于强心苷分子量和糖连接顺序的测定，是目前在对强心苷进行 MS 测定时常用的技术。

　　（2）甾体皂苷类化合物的质谱特征　由于分子中具有螺缩酮特征结构，甾体皂苷元的 EI-MS 中均出现很强的 *m/z* 139 基峰、中等强度的 *m/z* 115 碎片及一个弱的 *m/z* 126 辅助离子峰。其裂解途径如下：

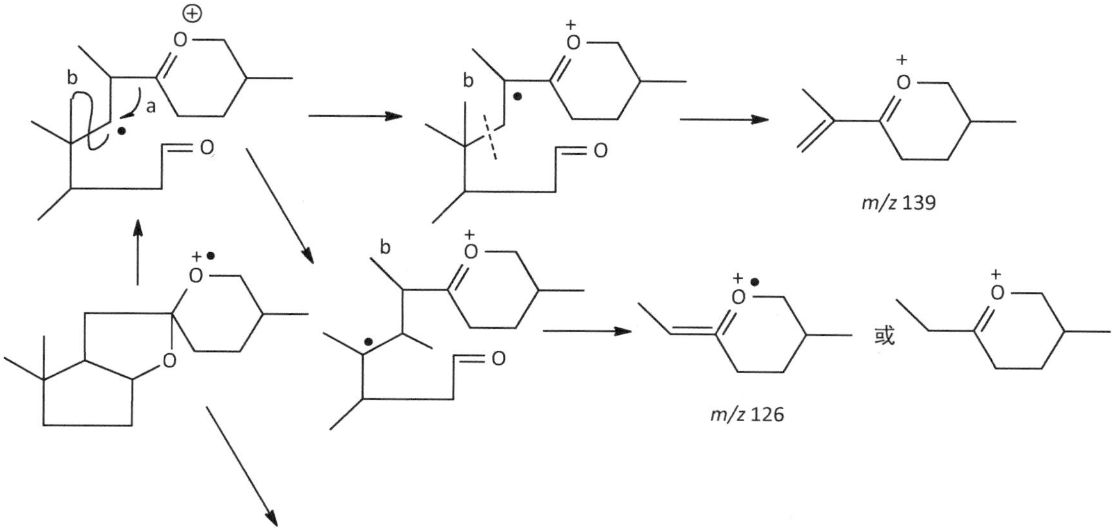

m/z 139

m/z 126

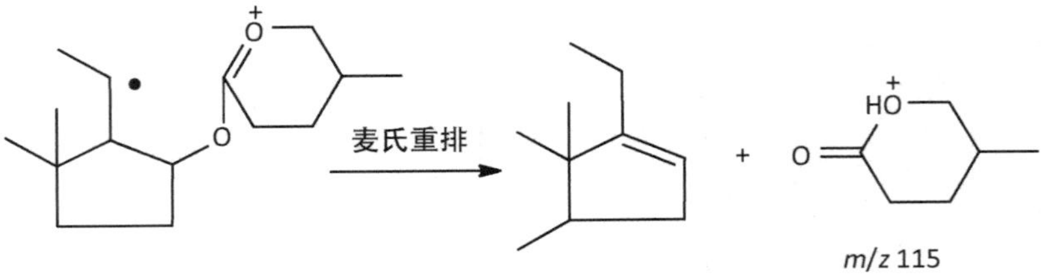

$m/z\ 115$

如果 F 环有不同取代，则上述三个碎片峰可发生相应质量位移或峰强度变化，因而对于鉴定皂苷元尤其是 F 环上的取代情况具有重要意义。

此外，甾体皂苷的 EI-MS 中同时会出现伴有甾体母核或甾核加 E 环的 c~h 系列碎片。这些离子的质荷比可因取代基的性质和数目发生相应的质量位移。根据这些特征碎片峰可以鉴别是否为甾体皂苷元，并可推测母核上取代基的性质、数目及取代位置等。

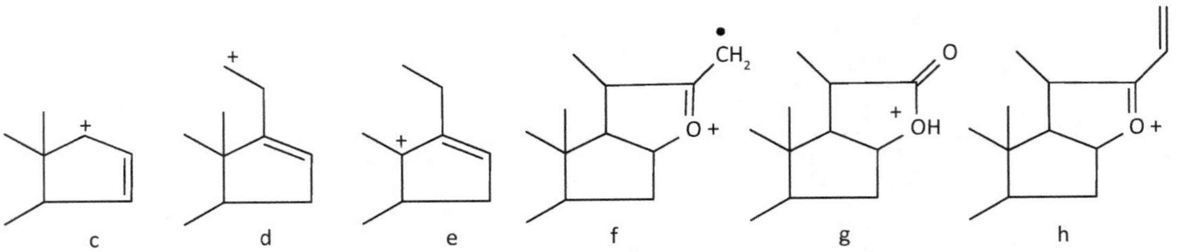

FD-MS 适用于甾体皂苷分子量和糖连接顺序的测定。在甾体皂苷的 FD-MS 中可见到［M+阳离子］$^+$、［M+阳离子-糖基］$^+$ 及糖基碎片，同时还存在一些特征碎片如［M+2H-糖基］$^+$ 及双电荷离子如［M+2Na］$^{2+}$ 等。因此可确定分子离子峰，且根据分子离子峰可确定糖的数目，解析分子离子减去糖基后的碎片峰，可推测糖的连接顺序。如化合物 balanitin-1 的 FD-MS 谱提供了以下数据：m/z 1053（基峰）、1031、907、885、745、723、601、538 和 415。从 m/z 1053 ［M+Na］$^+$ 和 1031 ［M+H］$^+$ 可知分子量为 1030，在 m/z 538 处的双离子峰 ［M+2Na］$^{2+}$ 进一步佐证了这一推断。在 m/z 907 ［M+Na-146］$^+$、885 ［M+H-146］$^+$ 处的峰对应于丢失一个脱氧己糖（Rha），745 ［M+Na-146-162］$^+$、723 ［M+H-146-162］$^+$ 的峰则分别对应于丢失一个脱氧己糖（Rha）和一个己糖（Glu）的结构部分，而 m/z 601 ［M+Na-452］$^+$ 则来自丢失两分子脱氧己糖和一分子己糖，m/z 415 ［苷元+H］$^+$ 峰则归于苷元。由此，便推断了该分子中苷元及糖的数量、种类和连接顺序。

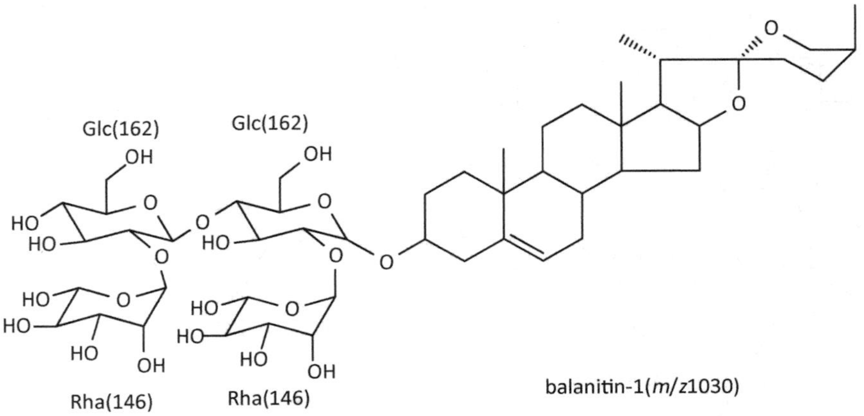

balanitin-1(m/z1030)

FD-MS 在高质量区提供的信息比较详尽，但却不能提供有关苷元部分的结构碎片信息。而 FAB-MS 除了能给出分子量、糖碎片信息外，尤其在低质量区可给出苷元的结构碎片，同时还可给出相应的负离子质谱。因此，除可确定分子量、推测糖的数目和连接顺序外，还可通过苷元的碎片推测苷元的种类，是甾体皂苷结构测定的有效方法。

（五） 氨基酸途径化合物的质谱特征

在生物碱结构确定中，MS 的作用不仅可确定分子量、分子式，还可利用生物碱碎片裂解规律推定结构。在判断生物碱的分子离子峰时，要注意该离子峰是否符合氮律。以下介绍生物碱质谱的一些基本裂解规律。

1. α-裂解 裂解主要发生在和氮原子相连的 α-碳和 β-碳之间的键即 α-键上，其特征是基峰或强峰是含氮的基团或部分。另外，当氮原子的 α-碳连接的基团不同时，所连接的大基团易发生 α-裂解。具有这种裂解特征的生物碱较多，如辛可宁、莨菪烷、甾体生物碱等。

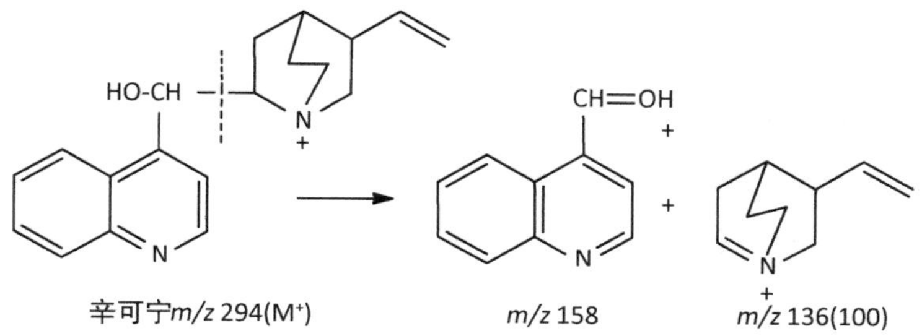

$$辛可宁\ m/z\ 294(M^+) \qquad m/z\ 158 \qquad m/z\ 136(100)$$

2. RDA 裂解 当生物碱存在相当于环己烯部分时，常发生此种裂解，产生一对互补离子。如原小檗碱型生物碱从 C 环发生 RDA 裂解，产生保留 A、B 环和 D 环的一对互补离子，不但可以证实该生物碱的类型，还可以由相应的碎片峰 m/z 值推断 A 环和 D 环上取代基类型和数目。该类型生物碱裂解产生 a、b、c、d 四个主要离子碎片，具有重要的诊断价值。现以延胡索乙素为例，说明其 RDA 裂解的过程。

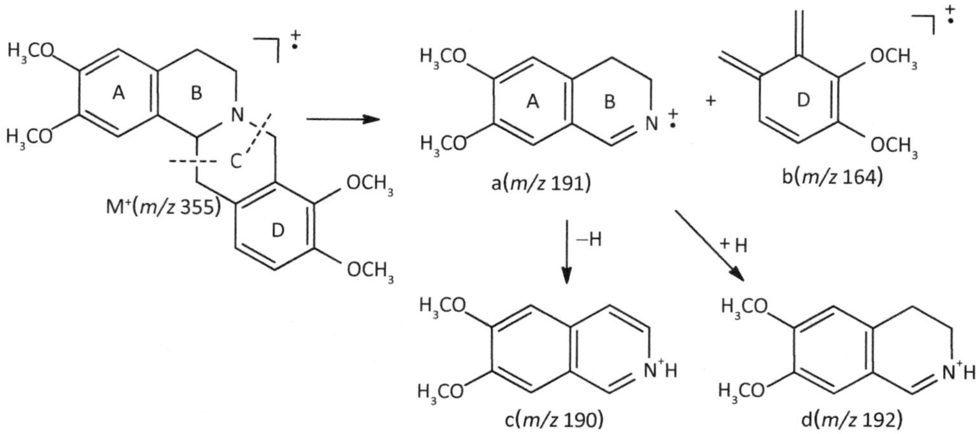

$$M^+(m/z\ 355) \qquad a(m/z\ 191) \qquad b(m/z\ 164)$$
$$c(m/z\ 190) \qquad d(m/z\ 192)$$

需要注意的是，有些生物碱在发生 RDA 裂解后产生的不是一对互补离子，可进一步发生 α-裂解，此时产生的含氮环的离子峰的 m/z 也为基峰。

3. 其他裂解

（1）难于裂解或由取代基及侧链裂解产生的离子 当生物碱主要为芳香体系组成或为主或环系多、分子结构紧密者，环裂解较为困难，一般看不到由骨架裂解产生的特征离子，裂解主要发生在取代基或侧链上。此种裂解的 M^+ 或 $[M+H]^+$ 峰多为基峰或强峰，如喹啉类、去氢阿朴菲类、苦参碱类、吗啡碱类、萜类及某些甾体生物碱类等均可产生此类裂解。

（2）主要由苄基裂解产生的离子 此种裂解是苄基四氢异喹啉和双苄基四氢异喹啉的主要裂解类型，裂解产生的二氢异喹啉离子碎片多数为基峰。

第七节 其他结构鉴定方法

一、旋光光谱

用不同波长（200~760nm）的偏振光照射光学活性化合物，并以波长对比旋光度 $[\alpha]$ 或摩尔旋光度 $[\phi]$ 作图所得的曲线即旋光光谱（optical rotatory dispersion，ORD）。旋光光谱在测定手性化合物的构型和构象、确定某些官能团（如羰基）在手性分子中的位置方面有独到之处。常见的类型如下：

1. 平坦谱线 没有发色团的光学活性化合物旋光光谱是平坦的，没有峰和谷。其中，比旋光度向短波处升高的谱形是正性谱线，向短波处降低的谱形是负性谱线（图 13-15）。谱形的正负性与旋光值的正负无关。

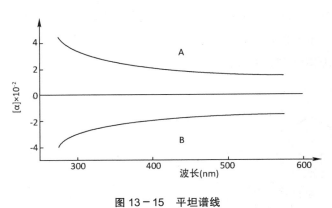

图 13-15 平坦谱线

A. 正性；B. 负性

2. Cotton 谱线 化合物分子手性中心邻近若有发色团，在发色团吸收波长附近旋光度发生显著变化，产生峰和谷的现象称为 Cotton 效应，所绘制的谱图称为 Cotton 谱线。其中，谱线中只有一个峰和谷的称为单纯 Cotton 谱线，有数个峰和谷的称复合 Cotton 谱线。短波方向为谷，长波方向为峰的为正性 Cotton 效应，相反则为负 Cotton 效应。图 13-16 为胆甾酮（Δ^5-cholestenone）的 Cotton 谱线，由图可知 A、B 两个化合物结构式相同，但绝对构型不同。

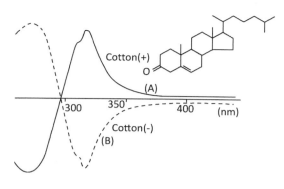

图 13－16　Δ⁵-胆甾酮的 Cotton 谱线

A. 天然胆甾酮（＋）Cotton 谱线；B. 绝对构型相反的胆甾酮（－）Cotton 谱线

二、圆二色光谱

旋光性化合物对组成平面偏振光的左旋圆偏振光和右旋圆偏振光的摩尔吸光系数是不同的，这种现象称为圆二色性。两种摩尔吸光系数之差（$\Delta\varepsilon$）随入射偏振光的波长变化而变化，以 $\Delta\varepsilon$ 或有关量为纵坐标、波长为横坐标得到的图谱称为圆二色光谱（circular dichroism，CD）。由于 $\Delta\varepsilon$ 绝对值很小，常用摩尔椭圆度 $[\theta]$ 来代替，它与摩尔吸光系数的关系是：$[\theta]=3300\Delta\varepsilon$。因为 $[\theta]=3300\Delta\varepsilon$，$\Delta\varepsilon$ 可为正值亦可为负值，所以圆二色光谱曲线也有正性谱线（向上）和负性谱线（向下）。

运用 CD 谱研究有机化合物的构型或构象，得出的结论与 ORD 是一致的，且 CD 谱比较明确，容易解析。图 13-17 是紫草素的 UV 和 CD 谱，在波长 600～400nm、400～325nm、300～240nm 分别给出正性 Cotton 效应，在 325～300nm、240～220nm 分别给出负性 Cotton 效应。自四川密花滇紫草分得的紫草素 II 为 R 构型，自新疆软紫草中分得的化合物 II′，其 CD 谱线与紫草素 II 恰似镜像，故推断为 S 构型。

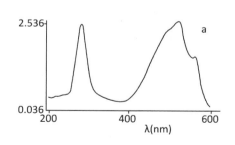
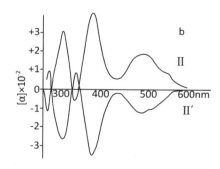

图 13－17　紫草素的 UV 和 CD 谱图

a. 紫外光谱图；b. CD 谱图

此外，CD 谱在鞣质结构研究中已经成为常规方法，主要用于测定逆没食子鞣质的构型。逆没食子鞣质分子内的 HHDP、Val、Sang 基等酚羧酸的绝对构型可以从它们的甲基醚甲酯衍生物 CD 谱得到确认。分子中有一个 R-或 S-HHDP 的逆没食子鞣质，在 265nm 附近分别有正或负 Cotton 效应，此外 235nm 是 HHDP 的特征峰，R-及 S-HHDP 在此处分别有负正的 Cotton 效应，若有两个 HHDP 基，则 235nm 的 Cotton 效应应增加一倍。若分子结构中既有 R 型，又有 S 型，Cotton 曲线则基本抵消，如图 13-18 所示。

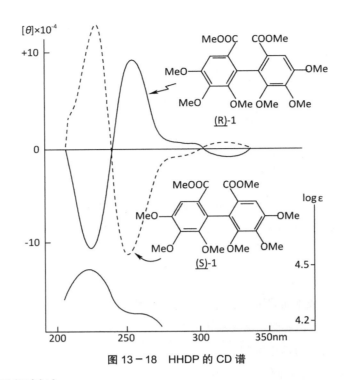

图 13-18　HHDP 的 CD 谱

三、X 射线单晶衍射法

X 射线单晶衍射法（X-ray single crystal diffraction，XRD）简称为 X 射线衍射法，是通过测定化合物晶体对 X 射线的衍射谱，并通过计算机用数学方法解析、还原为分子中各原子的排列关系，最后获得每个原子在某一坐标系中的分布从而给出化合物化学结构。X 射线单晶衍射法不仅能测定化合物的一般结构，还能测定化合物结构中的键长、键角、构象、绝对构型等结构信息。X 射线最常用的阳极靶是铜靶和钼靶，常规 X 射线（钼靶）一般只能确定相对构型，而铜靶的 X 射线可以确定绝对构型。X 射线单晶衍射法是测定大分子物质结构最有力的工具，现已能测定分子量 800 万的大分子物质的化学结构。

化合物魏察白曼陀罗素 E 是从中药洋金花中分离出的一个醉茄内酯类化合物，已通过波谱方法确定了该化合物的平面结构。为了进一步确证该化合物立体结构，进行了 X 射线单晶衍射测定。解析出该化合物的晶体结构如图 13-19 所示。从 X-ray 单晶衍射图所得的晶体结构图中可以看出 C-5 位的羟基、C-6 和 C-7 位环氧为 α 构型，C-12 位上的羟基为 β 构型，C_{22} 的绝对构型为 R，与 NMR 数据所推结构完全一致。

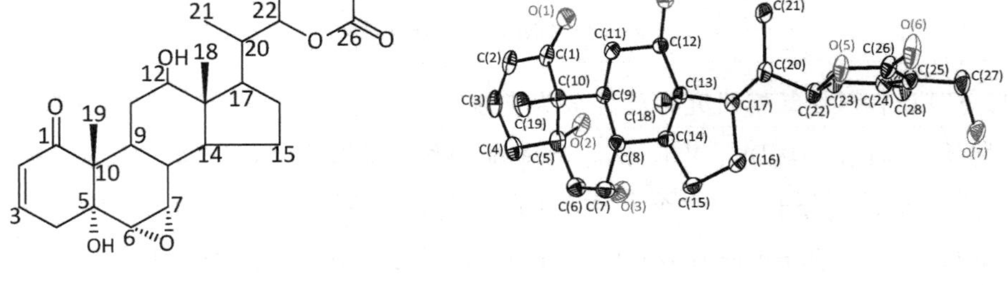

图 13-19　魏察白曼陀罗素 E 的结构式和 X-ray 衍射谱晶体结构图

解析 X 射线衍射谱的工作十分复杂，过去一般只能由晶体学家来完成。现在由于解析数学模型的确定以及解谱计算机软件的研制成功，化学工作者通过短时间训练即可自行解谱。因此，X 射线单晶衍射法已经越来越多地用于测定中药化学成分的结构，成为结构研究的常规技术手段。

第八节　中药有效成分的化学结构鉴定实例

一、乙酸-丙二酸途径化合物的化学结构鉴定实例

（一）醌类化合物结构鉴定实例

实例 1　大黄素的结构鉴定

从蓼科植物掌叶大黄 *Rheum palmatum* L. 中分离得到一个化合物，黄色粉末（甲醇），mp 244~246℃，醋酸镁反应呈阳性，初步推测其可能为蒽醌类化合物。

^{1}H-NMR（图 13-20）中，δ12.07（1H，*s*）、δ12.00（1H，*s*）及 δ11.38（1H，*s*）为 3 个酚羟基的活泼氢信号，根据化学位移推测前两个羟基位于蒽醌母核的 α 位，后者羟基位于蒽醌母核的 β 位。δ7.47（1H，*br. s*）、δ7.15（1H，*br. s*）、δ7.11（1H，*d*，$J = 2.4$Hz）和 δ6.58（1H，*d*，$J = 2.4$Hz）为蒽醌母核的 4 个芳香氢信号，由偶合常数推测为间位或对位偶合，δ2.41（3H，*s*）为甲基质子信号。

^{13}C-NMR（图 13-21）中 δ189.7、δ181.4 为 2 个羰基碳信号，根据化学位移值可知前者为氢键缔合羰基；δ21.5 为甲基碳信号，其余 12 个碳信号为芳香碳。

综上分析，鉴定该化合物为大黄素（emodin）。NMR 数据归属见表 13-29。

大黄素

表 13-29　大黄素的 NMR 数据（DMSO-d$_6$）

No.	δ_H（J, Hz）	δ_C	No.	δ_C
1	—	161.4	8	164.5
2	7.15（1H，*br. s*）	124.1	9	189.7
3	—	148.3	10	181.4
4	7.47（1H，*br. s*）	120.5	4a	135.1
5	7.11（1H，*d*，2.4）	108.8	8a	109.0
6	—	165.6	9a	113.4
7	6.58（1H，*d*，2.4）	107.9	10a	132.8
—CH$_3$	2.41（3H，*s*）	21.5		

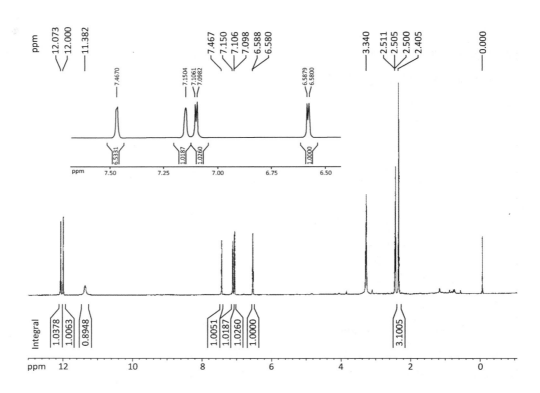

图 13-20　大黄素的^{1}H-NMR 谱（DMSO-d$_6$，300MHz）

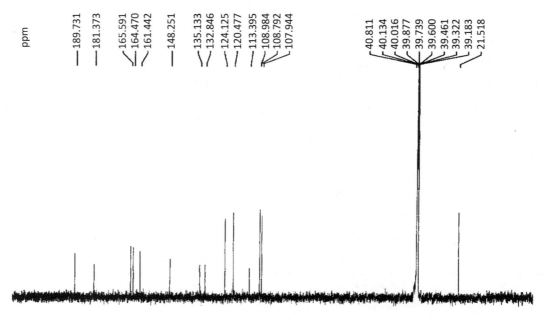

图 13-21　大黄素的^{13}C-NMR 谱（DMSO-d$_6$，75MHz）

（二）　鞣质类化合物结构鉴定实例

实例 2　木麻黄亭的结构鉴定

从蔷薇科植物翻白草 *Potentilla discolor* 的干燥根中分离得到一个化合物，无定形粉末，通过元素分析推测其分子式为 C$_{41}$H$_{29}$O$_{27}$·3H$_2$O，$[\alpha]_D^{25}$ +98°（c = 0.7，MeOH，25℃测定），UV λ（nm）（lgε）：235（4.53），257（4.59）。CD（MeOH）$[\theta]_{235}$ +20.2×10^4，$[\theta]_{261}$ -5.3×10^4，$[\theta]_{281}$ +

0.7×10^4，$[\theta]_{306} -1.8 \times 10^4$。

^{1}H-NMR（图 13-22）中显示 1 个 galloyl（$\delta 7.15$，2H，s）、2 个 HHDP（$\delta 6.65$、6.53、6.44 和 6.35，each 1H，s）和 1 组葡萄糖的 H 信号。$\delta 6.2 \sim 3.8$ 范围内出现 7 个质子为 1 个葡萄糖的质子信号，其中 $\delta 6.18$（1H，d，$J=8.0Hz$）为葡萄糖的端基质子，由偶合常数 $J=8.0Hz$ 确定葡萄糖的构型为 β 型，通过 ^{1}H-^{1}H COSY 谱对葡萄糖的氢进行了归属（表 13-30）。此外，Glu 的 6 位质子 $\Delta\delta$ 为 1.46，说明其 4、6 位被 HHDP 取代。由于 Glu 的 2 位、3 位氢质子化学位移值并未显著向高场位移，说明其 2、3 位被另一个 HHDP 取代。将其水解得到英国栎鞣花素（pedunculagin 2,3,4,6-di-O-HHDP-D-glucopyranose）和没食子酸（gallic acid）。

^{13}C-NMR 中 $\delta 126.3$（Gall C-1），110.6（2C，Gall C-2,6），140.5（Gall C-4），126.6（4C，HHDP 2C-1,1′），120.0，116.3，115.3，114.6（HHDP C-2,2′），146.7（2C，Gall C-3,5），145.7（5C，HHDP 2C-3,3′、C-5），144.9（3C，HHDP C-5、2C-5′），137.0（4C，HHDP 2C-4、4′），110.6（HHDP C-6），108.6（HHDP C-6′），107.7（2C，HHDP C-6,6′）。

经以上综合解析，确定该化合物为木麻黄亭。

木麻黄亭

表 13-30　木麻黄亭糖部分的 ^{1}H-NMR 数据（500MHz，acetone-d_6+D_2O）

proton	Glu
1	6.18（1H，d，$J=8.0Hz$）
2	5.43（1H，dd，$J=3.5$，9.0Hz）
3	5.12（1H，$br.t$，$J=10.0Hz$）
4	5.16（1H，t，$J=10.0Hz$）
5	4.51（1H，m）
6a	3.85（1H，d，$J=13.0Hz$）
6b	5.31（1H，dd，$J=6.0$，13.0Hz）

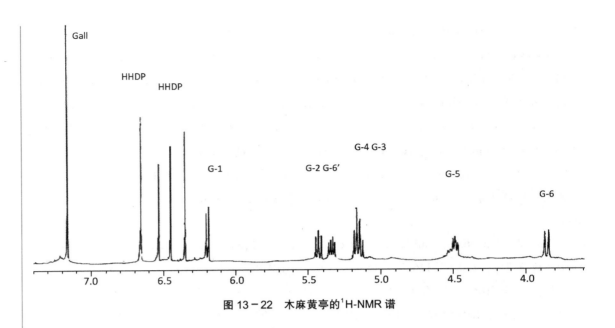

图13-22 木麻黄亭的^{1}H-NMR谱

二、莽草酸途径化合物的化学结构鉴定实例

（一）香豆素类化合物结构鉴定实例

实例3 白花前胡丙素的结构鉴定

从伞形科植物白花前胡 *Peucedanum praeruptorum* Dunn. 的根中分离得到了一个化合物，白色针晶，$[\alpha]_D^{25}$+48.2°（CHCl$_3$），紫外灯下显蓝紫色荧光。UV 在320nm 处有特征吸收峰，IR出现羰基信号（1736cm^{-1}）、苯环（1600、1490cm^{-1}）等吸收峰，以上信号显示为香豆素类化合物。ESI-MS（图13-23）给出准分子离子峰 m/z 404.1 [M+NH$_4$]$^+$，根据氢谱和碳谱推测该

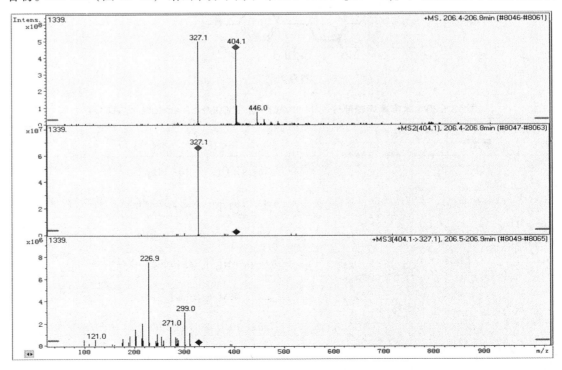

图13-23 白花前胡丙素的 ESI-MS

化合物分子式为 $C_{21}H_{22}O_7$。

^{1}H-NMR（图 13-24）中有 2 对特征的偶合质子，$\delta 6.24$（1H，d，$J = 9.6$Hz）和 $\delta 7.61$（1H，d，$J = 9.6$Hz）、$\delta 7.36$（1H，d，$J = 8.4$Hz）和 $\delta 6.81$（1H，d，$J = 8.4$Hz）分别为香豆素母核上 H-3 和 H-4、H-5 和 H-6 位四个氢信号，表明该化合物为 7,8-二取代型香豆素。^{13}C-NMR（图 13-25）中 $\delta 77.7$、69.7、61.0 信号和 ^{1}H-NMR 中 $\delta 1.48$（3H，s）、$\delta 1.44$（3H，s）两个偕甲基信号表明吡喃环的存在，氢谱中 $\delta 5.40$（1H，d，$J = 5.0$Hz）和 $\delta 6.55$（1H，d，$J = 5.0$Hz）为

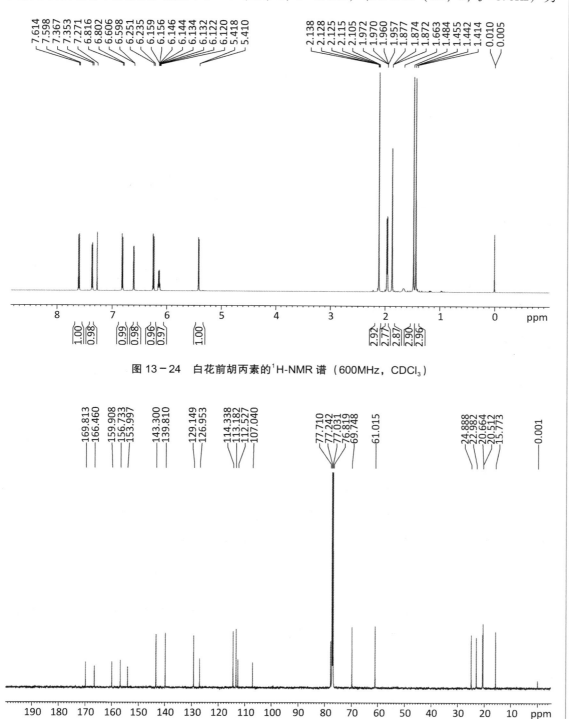

图 13-24 白花前胡丙素的 ^{1}H-NMR 谱（600MHz，CDCl$_3$）

图 13-25 白花前胡丙素的 ^{13}C-NMR 谱（150MHz，CDCl$_3$）

二氢吡喃环上 3′,4′位两个特征质子信号，由此推断该化合物为角型二氢吡喃香豆素。

^{1}H-NMR 谱中甲基信号 δ1.96（3H，d，J=7.2Hz）、1.87（3H，br.s），烯质子信号 δ6.14（1H，br.q，J=7.2Hz），以及 ^{13}C-NMR 谱中 δ166.4、126.9、139.9、15.8、20.5 的信号提示分子中有当归酰氧基，^{1}H-NMR 谱中甲基信号 δ2.11（3H，s）及 ^{13}C-NMR 谱中 δ170.0（C=O），提示有乙酰氧基。在 HMBC 谱（图 13-26）中 δ5.40（H-3′）和 δ166.4 存在远程相关，说明当归酰氧基连在 C-3′位；δ6.55（H-4′）和 δ170.0 存在相关性，说明乙酰氧基连在 C-4′位。据此确定了 C-3′,4′的取代基团及连接位置，说明该化合物是凯林内酯酰化物且 3′,4′位均被酰化。

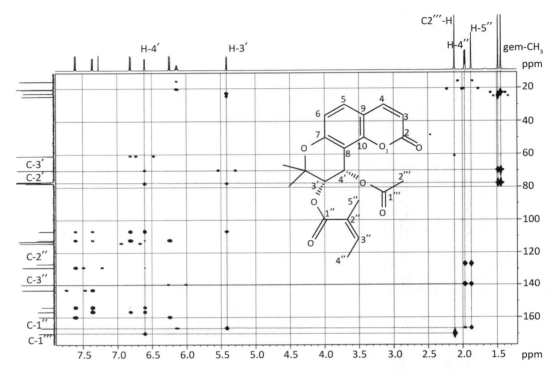

图 13-26　白花前胡丙素的 HMBC 谱

在 NOESY 谱（图 13-27）中，δ5.40（H-3′）处的氢与 δ6.55（H-4′）处的氢出现 NOE 相关峰，说明 C-3′、C-4′的相对构型为顺式。另外在侧链中的烯质子信号 δ6.14（H-3″）与甲基质子信号 δ1.87（H-5″）之间出现明显的相关峰，说明侧链中的双键为反式构型。至此该化合物的平面结构得以确定，并且上述波谱分析的结果得到 X 射线单晶衍射（图 13-28）的证实。

白花前胡丙素为右旋光学活性体，为了确定其绝对构型，将其进行碱水解。凯琳内酯酰化物碱水解时，由于立体因素和苄基效应，除生成保持原构型的凯琳内酯外还有 C-4′构型发生转变的化合物，即生成顺反两种凯琳内酯。白花前胡丙素碱水解后产物经 HPLC 分离并测定旋光，生成（-）-顺式凯琳内酯和（+）-反式凯琳内酯，表明其手性碳原子绝对构型为 3′S、4′S。综合以上分析，该化合物的化学结构确定为 3′(S)-当归酰氧基-4′(S)-乙酰氧基-3′,4′-二氢邪蒿内酯，俗名白花前胡丙素，该化合物的碳氢数据归属及二维 NMR 相关见表 13-31。

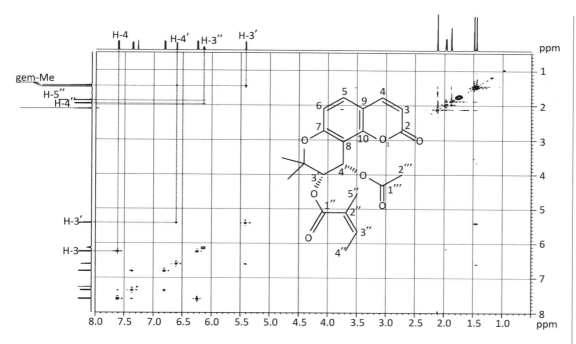

图 13 - 27　白花前胡丙素的 NOESY 谱

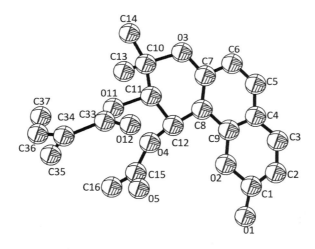

图 13 - 28　白花前胡丙素的 X-ray 单晶衍射图

表 13 - 31　白花前胡丙素碳氢数据归属及二维 NMR 相关关系（CDCl₃）

No	δ_C	δ_H (J,Hz)	HMBC
2	160. 0		
3	113. 1	6. 24 （1H, d, 9.6）	
4	143. 3	7. 61 （1H, d, 9.6）	
5	129. 1	7. 36 （1H, d, 8.4）	
6	114. 3	6. 81 （1H, d, 8.4）	
7	156. 7		
8	107. 0		
9	153. 9		
10	112. 5		
2′	77. 7		

续表

No	δ_C	δ_H (J,Hz)	HMBC
3'	69.7	5.40 (1H, d, 5.0)	C-2', 1"
4'	61.0	6.55 (1H, d, 5.0)	C-2', 3', 1‴
C-2'-CH$_3$	22.9	1.48 (3H, s)	C-2', 3'
	24.9	1.44 (3H, s)	C-2', 3'
1"	166.4		
2"	126.9		
3"	139.9	6.14 (1H, $br.q$, 7.2)	
4"	15.8	1.96 (3H, $br.d$, 7.2)	C-1", 3"
5"	20.5	1.87 (3H, $br.s$)	C-1"
1‴	170.0		
2‴	20.6	2.11 (3H, s)	C-1‴

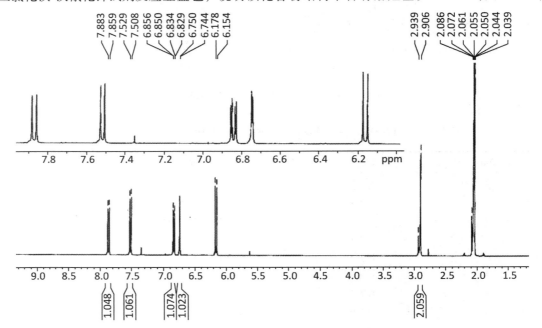

(+)-praeruptorin A   →HMBC ↔NOESY (−)-顺式凯琳内酯 (+)-反式凯琳内酯

实例 4　伞形花内酯的结构鉴定

从松科植物马尾松 *Pinus massoniana* Lamb. 的针叶中分离得到一个化合物，为无色透明针状结晶，易溶于三氯甲烷、乙酸乙酯、甲醇、乙醇等有机溶剂，难溶于水，具有亮蓝色荧光，三氯化铁-铁氰化钾试剂反应显蓝色，说明该化合物结构中含有酚羟基。^{1}H-NMR（图 13-29）

图 13-29　伞形花内酯的[1]H-NMR 谱（Acetone-d_6，400MHz）

中仅在芳香区出现 5 个质子信号，其中 $\delta7.53$（1H，d，$J=8.4$Hz，H-5）、$\delta6.83$（1H，dd，$J=2.4$、8.4Hz，H-6）和 $\delta6.75$（1H，d，$J=2.4$Hz，H-8）为一个 ABX 偶合系统信号，提示存在一个三取代苯环；$\delta6.17$（1H，d，$J=9.6$Hz）和 $\delta7.78$（1H，d，$J=9.6$Hz）为双键上顺式偶合的两个氢质子，是香豆素类成分母核上 H-3 和 H-4 的特征信号。^{13}C-NMR（图 13-30）中出现 9 个碳信号，均出现在 $\delta165\sim100$，包括苯环的一组碳信号 $\delta161.8$（C-7）、$\delta156.9$（C-9）、$\delta130.3$（C-5）、$\delta112.8$（C-6）、$\delta112.8$（C-10）、$\delta103.1$（C-8），$\delta160.9$、113.6 和 144.6 三个峰提示 α,β-不饱和内酯的存在，其中 $\delta160.9$ 为酯羰基信号，$\delta113.6$、144.6 为双键碳信号。

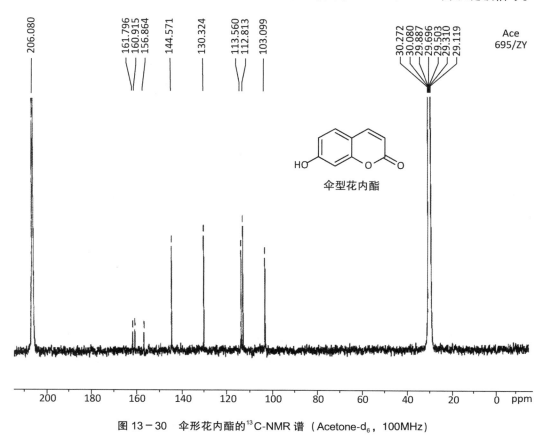

图 13-30　伞形花内酯的 ^{13}C-NMR 谱（Acetone-d$_6$，100MHz）

同时，EI-MS（图 13-31）给出的碎片离子 m/z 134［M-CO］$^+$、106［M-2CO］$^+$ 显示出香豆素类化合物裂解的典型特征。综上所述，推断该化合物为 7-羟基香豆素，即伞形花内酯。

实例 5　东莨菪内酯的结构鉴定

从葫芦科南瓜属植物南瓜变种中华葫瓜 *Cucurbita moschata* Duch. ex Poiret var. Sun liang fa 的果实中分离得到一个化合物，淡黄色针晶，易溶于三氯甲烷、甲醇，显蓝紫色荧光，提示可能为香豆素类化合物。三氯化铁-铁氰化钾反应阳性，推测其含有酚羟基。^{1}H-NMR（图 13-32）芳香区共有 4 个氢信号，其中 $\delta6.27$（1H，d，$J=9.6$Hz）、$\delta7.60$（1H，d，$J=9.6$Hz）分别为香豆素内酯环上的 H-3、H-4 的特征信号，$\delta6.85$（1H，s）、$\delta6.92$（1H，s）分别为苯环上的两个孤立芳氢，$\delta3.96$（3H，s）为一甲氧基信号。^{13}C-NMR（图 13-33）可见 10 个碳信号，除 $\delta56.4$ 为甲氧基信号外，在不饱和区共出现 9 个碳原子，其中 $\delta161.4$ 为一内酯环羰基信号，从而进一步确定该化合物为香豆素类成分。

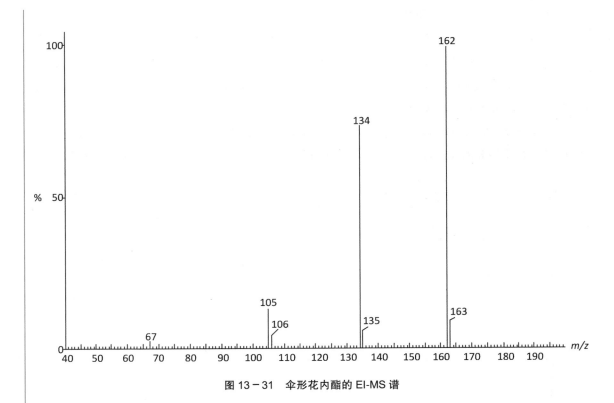

图 13－31　伞形花内酯的 EI-MS 谱

综上并结合文献数据对照，确定该化合物为 6-甲氧基-7-羟基-香豆素，即东莨菪内酯（scopoletin），碳氢信号归属见表 13-32。

东莨菪内酯

表 13－32　东莨菪内酯的 NMR 谱数据 （CDCl₃）

No.	δ_C	δ_H (J, Hz)	No.	δ_H	δ_C (J, Hz)
2	161.4		7	150.3	
3	113.4	6.27 （1H, d, 9.6）	8	103.2	6.85 （1H, s）
4	143.2	7.60 （1H, d, 9.6）	9	144.0	
5	107.5	6.92 （1H, s）	10	111.5	
6	149.7		—OCH₃	56.4	3.96 （3H, s）

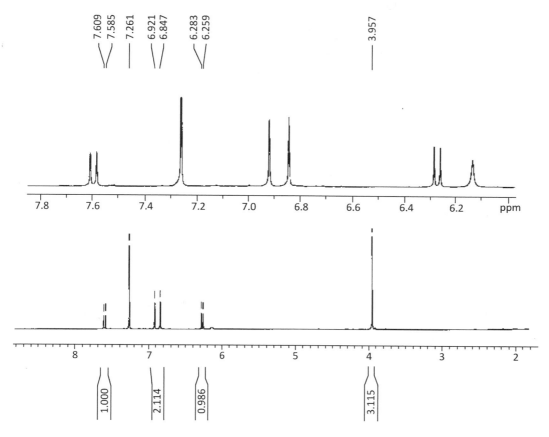

图 13 - 32　东莨菪内酯的^{1}H-NMR 谱（CDCl$_3$，400MHz）

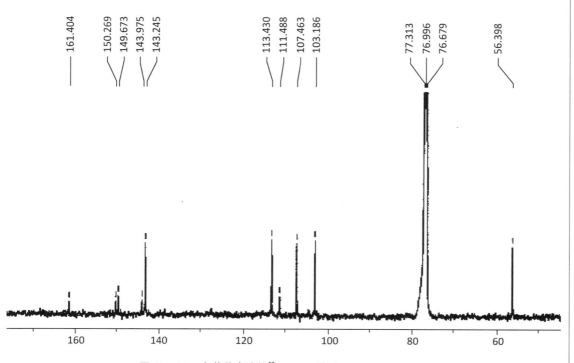

图 13 - 33　东莨菪内酯的^{13}C-NMR 谱（CDCl$_3$，100MHz）

（二） 木脂素类化合物结构鉴定实例

实例6　异落叶松脂素的结构鉴定

从卷柏科植物江南卷柏 *Selaginella moellendorffii* Hieron. 中分离得到一个化合物，白色粉末，易溶于甲醇、丙酮，三氯化铁-铁氰化钾反应显蓝色，茴香醛-浓硫酸试剂显紫色。^{1}H-NMR（图 13-34）中在芳香区出现 5 个质子信号，其中 $\delta6.65$（1H，*d*，*J*=7.9Hz）、$\delta6.58$（1H，*d*，*J*=1.8Hz）和 $\delta6.51$（1H，*dd*，*J*=7.9、1.8Hz）为一个苯环上的 ABX 系统，$\delta6.56$（1H，*s*）和 $\delta6.10$（1H，*s*）为另一苯环上的对位氢质子。高场区除了 $\delta3.72$（3H，*s*）和 $\delta3.68$（3H，*s*）两个甲氧基信号峰外，还有 9 个氢质子。

^{13}C-NMR（图 13-35）中除了苯环的 12 个碳信号及两个—OCH$_3$ 碳之外，在 $\delta33.6\sim66.0$ 还有 6 个信号峰，包括 3 个仲碳 $\delta62.3$、66.0 和 33.6，以及 3 个叔碳 $\delta48.8$、48.0 和 40.0，其中 $\delta62.3$ 和 66.0 为 2 个羟甲基碳，$\delta33.6$ 为与苯环相连的—CH$_2$，$\delta48.8$、48.0、40.0 和 33.6 这 4 个碳信号是苯代四氢萘型木脂素 7′、8′、8 和 7 位碳的特征信号。综上分析，确定该化合物为异落叶松脂素（isolariciresinol）。结合 HSQC 谱（图 13-36）将 NMR 数据归属（表 13-33）。

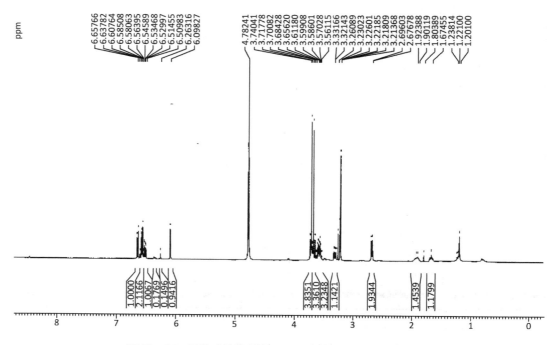

异落叶松脂素

图 13-34　异落叶松脂素的 ^{1}H-NMR 谱（CD$_3$OD，400MHz）

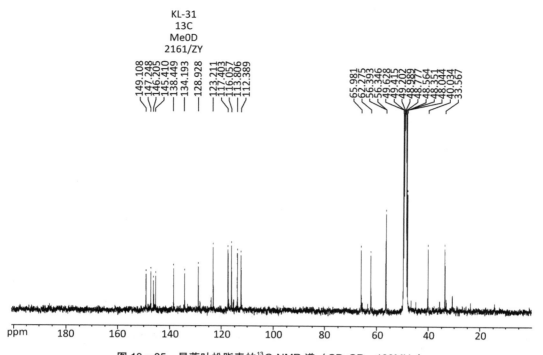

图 13 - 35　异落叶松脂素的 ^{13}C-NMR 谱（CD$_3$OD，100MHz）

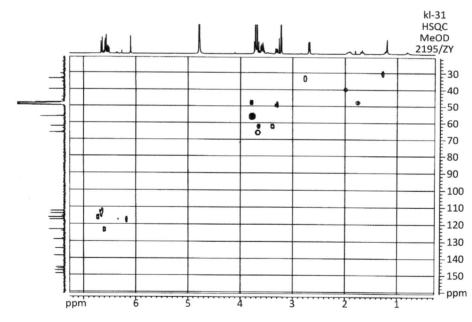

图 13 - 36　异落叶松脂素的 HSQC 谱（CD$_3$OD）

表 13 - 33　异落叶松脂素的 NMR 谱数据（CD$_3$OD）

No.	δ_H (J, Hz)	δ_C	No.	δ_H (J, Hz)	δ_C
1		128.9	1′		138.4
2	6.56（1H, s）	113.8	2′	6.58（1H, d, 1.8）	112.4
3		149.1	3′		147.2
4		146.2	4′		145.4
5	6.10（1H, s）	117.4	5′	6.65（1H, d, 7.9）	116.1
6		134.2	6′	6.51（1H, dd, 7.9、1.8）	123.2

续表

No.	δ_H (J, Hz)	δ_C	No.	δ_H (J, Hz)	δ_C
7	2.69（2H, d, 7.7）	33.6	7'	3.74（1H, m）	48.8
8	1.91（1H, m）	40.0	8'	1.67（1H, m）	48.0
9	3.57（2H, m）	66.0	9'	3.66, 3.33（each·1H, m）	62.3
—OCH₃	3.68（3H, s）	56.4	—OCH₃	3.72（3H, s）	56.3

实例7　落叶松脂醇的结构鉴定

从卷柏科植物中华卷柏 *Selaginella sinensis*（Desv.）Spring 中分离得到一个化合物，淡黄色固体，易溶于甲醇，三氯化铁-铁氰化钾试剂加热显蓝色，说明结构中含有酚羟基，茴香醛-浓硫酸喷雾后加热显鲜红色。^{1}H-NMR 中出现 6 个芳氢信号，δ6.89（1H, *br. s*）、δ6.75（1H, *br. s*）、δ6.71（1H, *d*, *J*=7.9Hz）、δ6.79（1H, *d*, *J*=1.8Hz）、δ6.75（1H, *br. s*）和δ6.63（1H, *dd*, *J*=7.9, 1.8Hz），结合[13]C-NMR 推测为 2 个 ABX 系统。

^{13}C-NMR 中芳香区出现 12 个碳信号，推测含有 2 个苯环。此外，高场区还出现 6 个碳信号，DEPT 谱（图 13-37）显示δ84.0、54.1 和 43.9 为 3 个叔碳信号，δ73.5、60.4 和 33.6 为 3 个仲碳信号，且可推知δ84.0、73.5 和 60.4 处的碳应与含氧基团相连，通过 HSQC 谱（图 13-38）可找出它们所对应的氢信号。在 HMBC 谱（图 13-39）中δ4.73（H-7）与δ60.4（C-9）、δ110.6（C-2）、δ119.8（C-6）和δ135.6（C-1）有明显相关；δ3.97（H-9'a）和δ3.72（H-9'b）均与δ84.0（C-7）有明显相关；δ2.91（H-7'a）和δ2.49（H-7'b）2 个氢均与δ73.5（C-9'）、δ113.3（C-2'）、δ122.2（C-6'）和δ133.5（C-1'）明显相关。

综上分析，确定该化合物为落叶松脂醇（lariciresinol），NMR 谱数据归属见表 13-34。

落叶松脂醇

表 13-34　落叶松脂醇的 NMR 谱数据（CD₃OD）

No.	δ_H (J, Hz)	δ_C	No.	δ_H (J, Hz)	δ_C
1	—	135.6	1'	—	133.5
2	6.89（1H, *br. s*）	110.6	2'	6.79（1H, *d*, 1.8）	113.3
3	—	149.0	3'	—	149.0
4	—	147.2	4'	—	145.8
5	6.75（1H, *br. s*）	116.0	5'	6.75（1H, *br. s*）	116.2
6	6.71（1H, *d*, 7.9）	119.8	6'	6.63（1H, *dd*, 7.9, 1.8）	122.2
7	4.73（1H, *d*, 7.0）	84.0	7'	2.91（1H, *m*） 2.49（1H, *m*）	33.6
8	2.38（1H, *m*）	54.1	8'	2.70（1H, *m*）	43.9
9	3.81（1H, *m*） 3.62（1H, *m*）	60.4	9'	3.97（1H, *m*） 3.72（1H, *m*）	73.5
3-OCH₃	3.84（3H, *s*）	56.3	3'-OCH₃	3.84（3H, *s*）	56.3

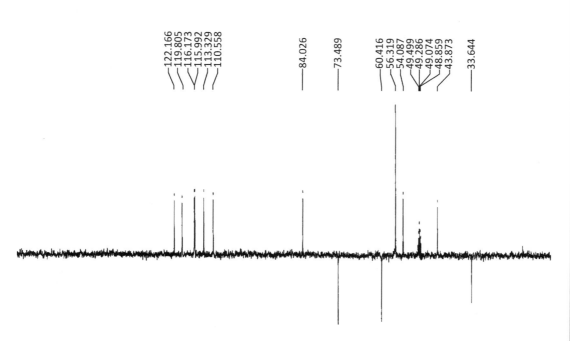

图 13－37　落叶松脂醇的 DEPT 谱（CD₃OD）

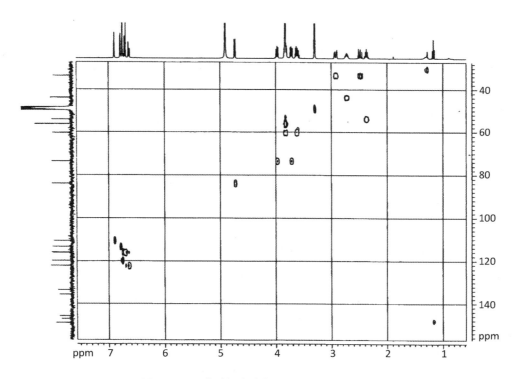

图 13－38　落叶松脂醇的 HSQC 谱（CD₃OD）

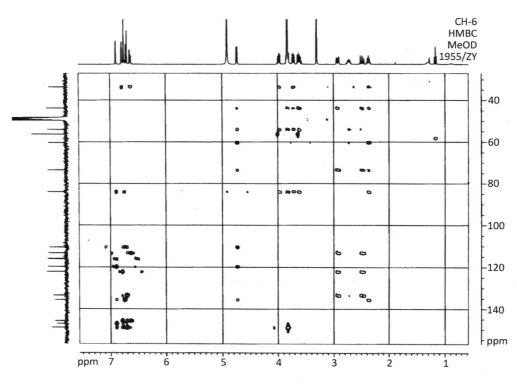

图 13-39　落叶松脂醇的 HMBC 谱（CD₃OD）

（三）　黄酮类化学结构鉴定实例

实例 8　芦丁的结构鉴定

从豆科植物槐树 *Sophora Japonica* L. 的干燥花蕾中分离得到一个化合物，淡黄色粉末，溶于碱水、沸乙醇、甲醇和丙酮，常温下不溶于水，也不溶于苯、乙醚、石油醚。遇三氯化铁-铁氰化钾试剂显蓝色，提示含有酚羟基。

^{1}H-NMR（图 13-40）中低场区可见 $\delta 6.20$（1H，d，$J = 1.6$Hz）和 6.39（1H，d，$J = 1.6$Hz），应为黄酮 A 环的特征氢信号，通过化学位移值和偶合常数可判断分别为 A 环 H-6 和 H-8。^{1}H-NMR 中 $\delta 6.85$（1H，d，$J = 8.0$Hz）、7.55（1H，m）和 7.56（1H，d，$J = 8.0$Hz）为黄酮 B 环质子信号，从化学位移值和偶合常数可判断为 B 环 H-5′、H-2′和 H-6′。两个低场区的宽峰应为酚羟基质子信号，其中 $\delta 12.61$ 应为 C-5 上酚羟基质子信号。该化合物未出现 H-3 的信号峰，应为黄酮醇类化合物。$\delta 4.39$ 和 5.34 处的信号通过 HSQC 谱判断与 $\delta 101.2$ 和 101.6 的碳信号相关，推断为糖端基氢信号；在 $\delta 3.05 \sim 3.70$ 有多个氢信号，故判断该化合物应有 2 个糖基。结合 ^{13}C-NMR（图 13-41）、HSQC 谱（图 13-42）和 HMBC 谱（图 13-43），对 2 个糖基上的各个质子和碳信号进行归属，同文献报道的单糖化学位移数据比较后，推断 2 个糖为葡萄糖和鼠李糖。

^{13}C-NMR 中，在 $\delta 94.0 \sim 177.8$ 之间出现 17 个碳信号，除去糖的 2 个端基碳信号，其余 15 个信号说明该化合物可能是黄酮类成分，其中 $\delta 177.8$ 为黄酮 4 位羰基的特征信号。$\delta 99.1$、94.0 为黄酮 A 环 C-6 和 C-8 的特征信号。与文献中槲皮素的 NMR 数据比较接近，从而确定该化合物苷元为槲皮素。HMBC 谱中葡萄糖的端基氢（$\delta 5.34$）与苷元的 C-3（$\delta 133.8$）之间出现远程相关峰，同时苷元 C-3 与槲皮素 C-3 相比向高场移动约 2.8，说明葡萄糖连接在苷元 3 位。鼠李糖的端基氢（$\delta 4.39$）与葡萄糖 C-6（$\delta 68.7$）之间出现远程相关峰，同时葡萄糖 C-6 向低场移动约 5，说明鼠李糖应连在葡萄糖 6 位上。综上分析，确定该化合物为芦丁，其 NMR 数据归属见表 13-35。

NOTE

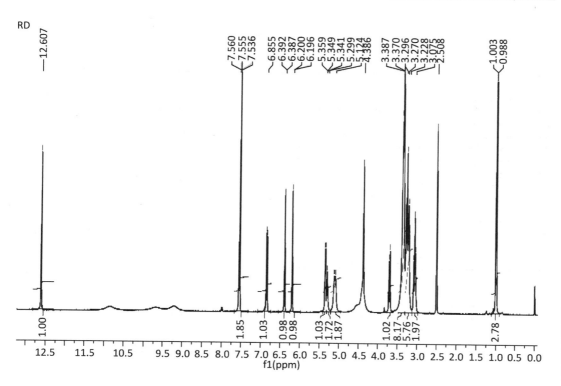

芦丁

表 13－35　芦丁的 NMR 谱数据（DMSO-d_6）

No.	^{1}H-NMR（J, Hz）	^{13}C-NMR	No.	^{1}H-NMR（J, Hz）	^{13}C-NMR
aglycone			3′	－	145.2
2	－	145.2	4′	－	148.9
3	－	133.8	5′	6.85（1H, d, 8.0）	116.7
4	－	177.8	6′	7.56（1H, d, 8.0）	121.6
5	－	161.7	D-Glc		
6	6.20（1H, d, 1.6）	99.1	1″	5.34（1H, d, 8.0）	101.6
7	－	164.6	6″	3.08, 3.23（2H, m）	68.7
8	6.39（1H, d, 1.6）	94.0	L-Rha		
9	－	156.9	1‴	4.39（1H, s）	101.2
10	－	104.4	6‴	0.99（3H, d）	18.2
1′	－	122.0			
2′	7.55（1H, s）	115.7			

图 13－40　芦丁的 ^{1}H-NMR 谱（DMSO-d_6, 400MHz）

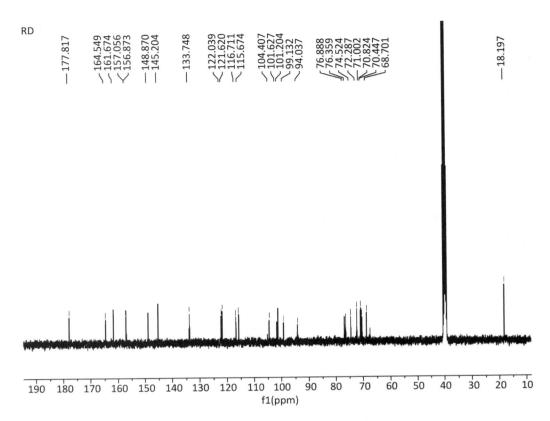

图 13－41　芦丁的 ^{13}C-NMR 谱（DMSO-d$_6$，100MHz）

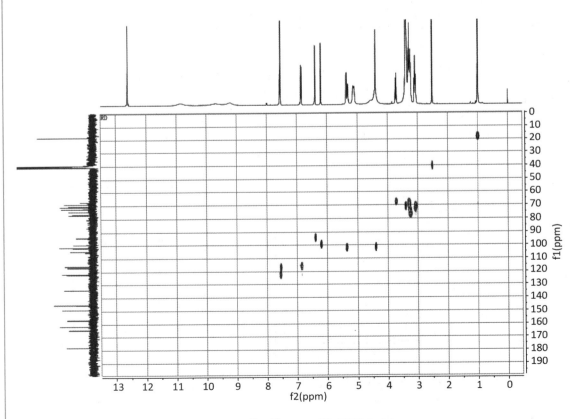

图 13－42　芦丁的 HSQC 谱（DMSO-d$_6$）

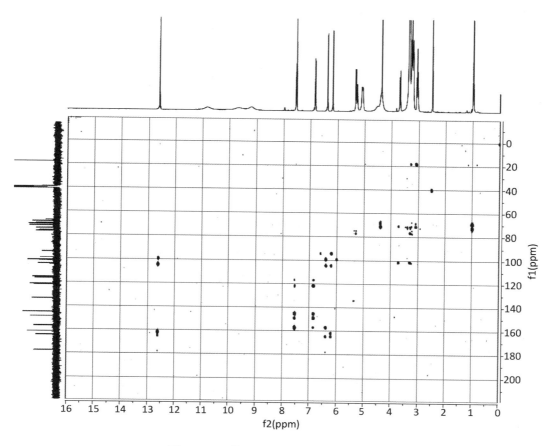

图 13 – 43　芦丁的 HMBC 谱（DMSO-d$_6$）

实例 9　大豆苷的结构鉴定

从豆科植物野葛 *Pueraria lobata*（Willd.）Ohwi 的根中分离得到一个化合物，白色无定形粉末，溶于甲醇、乙醇，难溶于三氯甲烷、丙酮，显亮蓝色荧光，遇三氯化铁-铁氰化钾试剂显蓝色，提示含有酚羟基。

^{1}H-NMR（图 13-44）中在芳香区 $\delta 6.70 \sim 8.38$ 之间出现 8 个芳氢信号，其中 $\delta 8.38$（1H，s）是异黄酮 2 位氢的特征信号，由于受到 4 位羰基吸电子共轭效应的影响，比普通芳氢明显向低场位移。$\delta 8.04$（1H，d，$J=9.0$Hz）、7.23（1H，d，$J=2.4$Hz）、7.15（1H，dd，$J=9.0，2.4$Hz）呈现一个 ABX 系统，说明结构中含有一个三取代苯环（A 环），从化学位移值可判断 $\delta 8.04$ 是 5 位氢信号，由于受到 4 位羰基的分子内氢键作用，较普通芳氢位于低场；进而可知 A 环上取代基位于 7 位，$\delta 7.23$ 和 $\delta 7.15$ 分别为 H-6 和 H-8 的信号。$\delta 7.41$（2H，d，$J=9.0$Hz）和 6.82（2H，d，$J=9.0$Hz）为一个 AA′BB′系统，说明存在一个对位取代的苯环（B 环）。$\delta 9.51$（1H，s）是异黄酮母核上酚羟基的氢信号，提示结构中仅有一个酚羟基。$\delta 5.10$（1H，d，$J=7.2$Hz）是糖端基 H-1″ 的特征信号，偶合常数提示苷键为 β 构型，$\delta 3.19 \sim 3.80$ 之间有一组糖上的 6 个氢质子信号，显示该化合物含有一个糖基。$\delta 5.40$（1H，d，$J=4.2$Hz）、5.09（1H，d，$J=5.4$Hz）、5.04（1H，d，$J=5.4$Hz）和 4.58（1H，t，$J=5.4$Hz）为糖上的羟基氢信号，其中 $\delta 4.58$ 为葡萄糖 6″ 位上的羟基氢信号。

^{13}C-NMR（图 13-45）中共出现 21 个碳信号，其中 $\delta 100.5$、77.7、77.0、73.6、70.2 和

61.2 的 6 个碳信号说明存在 1 个葡萄糖基。另外 15 个碳信号均出现在 δ103.9~175.2，证明该化合物是黄酮类成分，其中 δ175.2 是异黄酮 4 位羰基的特征信号。与大豆素的 NMR 数据相比较，根据苷化位移，确定葡萄糖连在 7 位上，从而确定该化合物为大豆苷，NMR 谱数据归属见表 13-36。

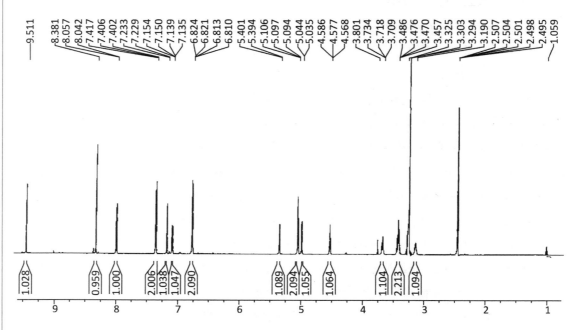

大豆苷

表 13-36 大豆苷的 NMR 谱数据（DMSO-d$_6$）

No.	δ$_H$（J，Hz）	δ$_C$	No.	δ$_H$（J，Hz）	δ$_C$
2	8.38（1H，s）	153.7	9	–	157.7
3	–	124.2	10	–	119.0
4	–	175.2	1′	–	122.8
5	8.04（1H，d，9.0）	127.4	2′，6′	7.41（2H，d，9.0）	130.5
6	7.15（1H，dd，9.0、2.4）	116.0	3′，5′	6.82（2H，d，9.0）	115.5
7	–	161.9	4′	–	157.5
8	7.23（1H，d，2.4）	103.9	1″	5.10（1H，d，7.2）	100.5

图 13-44 大豆苷的 ^{1}H-NMR 谱（DMSO-d$_6$，600MHz）

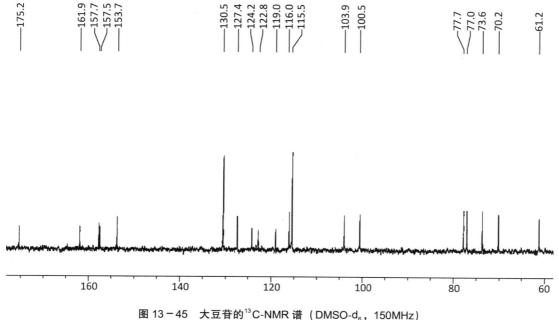

图 13-45　大豆苷的 ^{13}C-NMR 谱（DMSO-d$_6$，150MHz）

实例 10　二氢芹菜素的结构鉴定

从毛莨科植物芍药 *Paeonia lactiflora* Pall. 的根中分离得到一个化合物，淡黄色无定形粉末。与三氯化铁-铁氰化钾试剂反应显蓝色，提示含有酚羟基。

^{1}H-NMR（图 13-46）中 δ5.49（1H，*dd*，*J* = 13.0，3.0Hz）、3.21（1H，*dd*，*J* = 17.1，13.0Hz）、2.73（1H，*dd*，*J* = 17.1，3.0Hz）出现一组质子，由偶合常数可以推测这 3 个质子属于 1 个自旋体系，且后两者为同碳偶合，是二氢黄酮类化合物 2、3 位上氢的特征信号，后两个峰由 3 位—CH$_2$—上两个质子发生裂分产生。δ7.41（2H，*d*，*J* = 8.5Hz）、6.91（2H，*d*，*J* = 8.5Hz）出现 B 环取代特征的 AA′BB′偶合系统信号，说明 B 环为 1′，4′-取代。低场区有 3 个活泼氢，其中 δ12.21 是 5-OH 的特征信号。从 B 环为 1′，4′-取代类型和化学位移值判断，B 环 4′位应连有 1 个—OH。这样 A 环除 C-5 外，应还存在 1 个—OH。δ 5.97（2H，*s*）为 A 环 H-6 和 H-8 的特征信号，此推测被 ^{13}C-NMR 中 δ96.6 和 95.6 的信号所证实，确定 7 位应接有 1 个—OH。^{13}C-NMR（图 13-47）中在 δ79.8 和 43.4 也出现二氢黄酮 C-2、C-3 的特征信号。δ197.1 出现二氢黄酮 4 位羰基的特征信号，由于 C 环饱和后不与 B 环共轭，而出现在低场。δ96.6 和 95.6 为黄酮 A 环 C-6 和 C-8 的特征信号。

二氢芹菜素

综上分析，确定该化合物为二氢芹菜素（dihydroapigenin），NMR 谱数据归属见表 13-37。

表 13-37　二氢芹菜素的 NMR 谱数据（acetone-d$_6$）

No.	δ_H（*J*，Hz）	δ_C	No.	δ_H（*J*，Hz）	δ_C
2	5.49（1H，*dd*，13.0，3.0）	79.8	9	-	164.2
3	3.21（1H，*dd*，17.1，13.0）	43.4	10	-	103.0
	2.73（1H，*dd*，17.1，3.0）				

NOTE

续表

No.	δ_H (J, Hz)	δ_C	No.	δ_H (J, Hz)	δ_C
4	–	197.1	1'		130.6
5	–	165.1	2', 6'	7.41 (2H, d, 8.5)	128.8
6	5.97 (1H, s)	96.6	4'	–	158.5
7	–	167.1	3', 5'	6.91 (2H, d, 8.5)	116.0
8	5.97 (1H, s)	95.6			

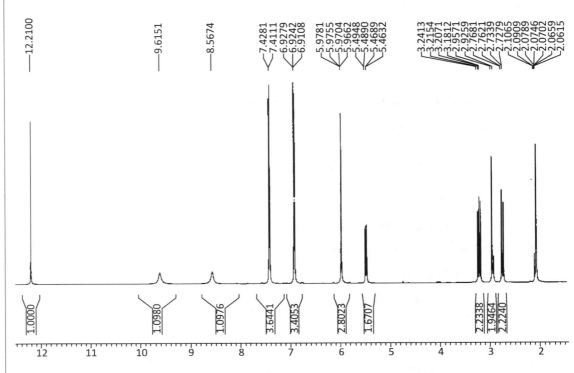

图 13-46　二氢芹菜素的^{1}H-NMR 谱（acetone-d$_6$，500MHz）

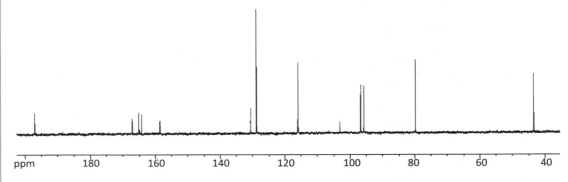

图 13-47　二氢芹菜素的^{13}C-NMR 谱（acetone-d$_6$，125MHz）

三、甲戊二羟酸途径化合物的化学结构鉴定实例

（一）环烯醚萜类化合物结构鉴定实例

实例 11　7β-O-乙基莫诺苷的结构鉴定

从忍冬科中药接骨木 *Sambucus williamsii* Hance 根皮中分离得到一个化合物，白色粉末，可溶于水、甲醇、乙醇、丙酮，Molish 反应阳性，酸水解后糖部分经薄层色谱检识显示仅含有 D-葡萄糖。UV 光谱在 241nm 处有最大吸收峰，IR 光谱在 1640cm^{-1} 和 1690cm^{-1} 处有强吸收峰，表明可能存在 α,β-不饱和酯结构。ESI-MS 在 m/z 867 处给出〔2M-H〕$^-$ 离子峰，表明其分子量为 434。

^{1}H-NMR 中能够观察到如下归属于苷元部分的主要质子信号。在低场区 δ7.50（1H，d，J=2.9Hz）处的烯氢质子信号和 δ5.88（1H，J=9.2Hz）处的氧代次甲基质子信号，应是环烯醚萜类化合物的典型特征，根据它们的化学位移和裂分模式，推测其可能为环烯醚萜 H-3 和 H-1 的质子信号。同时，根据 H-1 质子信号的 $J_{1,9}$ 值可知 H-1 处于直立键。根据 H-3 质子的化学位移值并结合 δ3.68 归属—OCH$_3$ 的单峰信号，推测其 C$_4$ 位应有—COOCH$_3$ 取代基。在 δ4.86（1H，d，J=3.9Hz）和 δ4.33（1H，dq，J=2.2，6.8Hz）处出现两个氧代次甲基质子信号，在 δ1.23（3H，t，J=7.1Hz）、3.46（1H，m）和 3.68（1H，m）处可见一组乙氧基质子信号。同时，在 δ1.33（3H，d，J=6.8Hz）处可见属于苷元 10 位甲基的质子信号。此外，δ4.78（1H，d，J=7.9Hz）处的质子信号可归属于 β-D-葡萄糖端基质子信号。

^{13}C-NMR（图 13-48）中共出现 19 个碳信号，除一组归属于 β-D-葡萄糖基的 6 个碳信号外，还能观察到 13 个苷元的碳信号。在 δ168.7、111.6 处的 2 个季碳信号和 δ154.5 处的烯碳信号分别归属于 α，β-不饱和酯上的 1 个酯羰基和 2 个烯键碳信号，即 C-11、C-4 和 C-3。结合 δ51.7 处的酯甲基碳信号，可进一步确定该化合物 C-4 位取代基为—COOCH$_3$。δ95.6 处的碳信号归属为苷元的 C-1，δ98.2、66.3 处的碳信号由于化学位移处于较低场，推断为氧代次甲基碳信号，其中 δ98.2 处的碳信号处于较低场，可能为具有缩醛结构的碳信号。此外，在 δ15.4 和 63.8 处出现一组乙氧基碳信号。以上信息表明该化合物在 C$_4$ 有取代，五元环部分有环氧结构和乙氧基存在的环烯醚萜苷类化合物。

^{1}H-^{1}H COSY 谱（图 13-49）中，δ4.33（1H，dq，J=2.2，6.8Hz）处的氧代次甲基质子 H-8 与 δ1.33（3H，d，J=6.8Hz）处的甲基质子 10-CH$_3$ 和 δ1.81（1H，m）处的次甲基质子 H-9 相关，表明分子中有—CH—CH（O）—CH$_3$ 结构片段；δ1.51 和 1.91 处的偕碳亚甲基质子 H-6、δ3.06 处的次甲基质子 H-5、δ4.86 处的氧代次甲基质子 H-7 在 HSQC 谱（图 13-50）中与 δ98.2 处的碳信号相关，表明化合物 A 有—CH—CH$_2$—CH（—O—）$_2$ 结构片段；δ1.23（3H，t，J=7.1）处的甲基质子与 δ3.46（1H，m）和 δ3.68（1H，m）的偕碳氧代亚甲基质子相关，表明该化合物有 CH$_3$—CH$_2$—O—结构片段。

HMBC 谱（图 13-51）中，δ7.50 处的烯氢质子信号分别与 δ111.6（C-4）处的烯碳信号、δ8.0（C-5）处的次甲基碳信号、168.7 处的酯羰基碳信号相关。δ1.33（1H，d，J=6.8Hz）处的 10 位甲基氢信号分别与 δ66.3（C-8）和 40.4（C-9）处的碳信号相关。δ4.33（1H，dq，J=2.2，6.8Hz）处的 H-8 信号分别与 δ19.6（C-10）、28.0（C-5）、95.6（C-1）和 98.2（C-7）处的碳信号

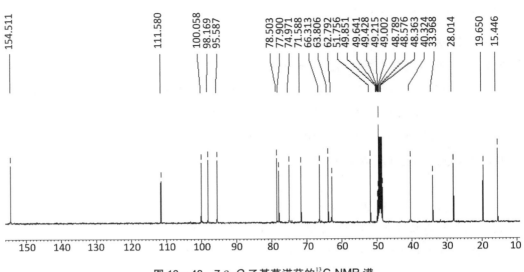

图 13-48　7β-O-乙基莫诺苷的^{13}C-NMR 谱

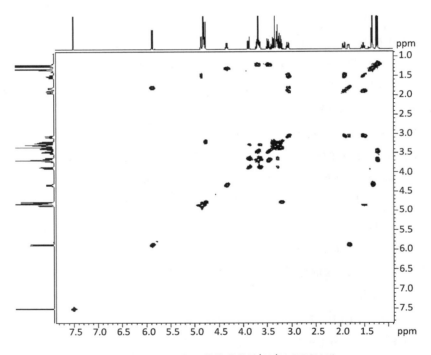

图 13-49　7β-O-乙基莫诺苷的^{1}H-^{1}H COSY 谱

相关。同时，可见 δ3.46（1H，m）和 3.68（1H，m）的偕碳氧代亚甲基质子分别与 δ98.2 处的苷元的 C_7 信号相关，说明 CH_3—CH_2—O—与苷元的 C_7 相连接。δ4.78 处的葡萄糖端基质子信号与 δ95.6 处归属于苷元 C-1 的信号相关，δ5.88 处的苷元 H-1 质子信号与 δ100.1 处的葡萄糖端基碳信号相关，这表明葡萄糖基是连接在苷元的 C_1 上。结合 DEPT、^{1}H-^{1}H COSY、HSQC 和 HMBC 等波谱数据，将化合物 A 的 ^{1}H-NMR 谱中的氢信号和 ^{13}C-NMR 谱中的全部碳信号进行了归属，见表 13-38 所示。

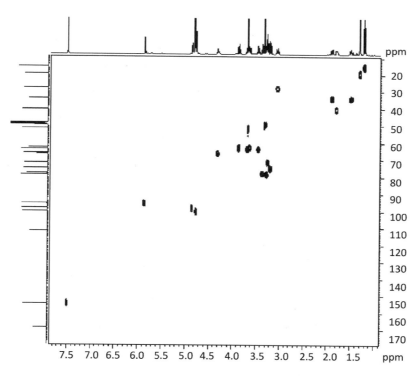

图 13-50　7β-O-乙基莫诺苷的 HSQC 谱

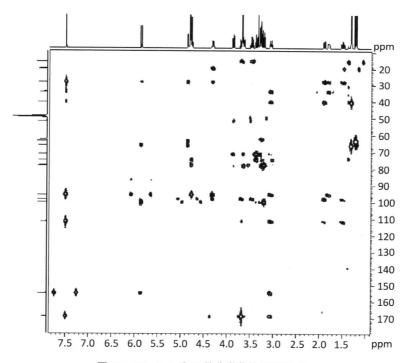

图 13-51　7β-O-乙基莫诺苷的 HMBC 谱

表 13-38　7β-O-乙基莫诺苷的 NMR 数据归属（CD₃OD）

No.	δ_H (J, Hz)	δ_C	No.	δ_H (J, Hz)	δ_C
1	5.88（1H, d, J=9.2）	95.6	12	3.68（3H, s）	51.7
3	7.50（1H, d, J=2.9）	154.5	—CH₃	1.23（3H, t, J=7.1）	15.4

续表

No.	δ_H (J, Hz)	δ_C	No.	δ_H (J, Hz)	δ_C
4		111.6	—CH_2O	3.46 (1H, m) 3.68 (1H, m)	63.8
5	3.06 (1H, dt, $J=4.6$, 13.5)	28.0	Glc1′	4.78 (1H, $J=7.9$)	100.1
6	1.51 (dt, $J=3.9$, 13.5) 1.91 (dd, $J=4.6$, 13.5)	34.0	2′	3.21 (1H, m)	75.1
7	4.86 (1H, d, $J=3.9$)	98.2	3′	3.36 (1H, m)	77.9
8	4.33 (1H, dq, $J=2.2$, 6.8)	66.3	4′	3.26 (1H, m)	71.6
9	1.81 (1H, m)	40.4	5′	3.28 (1H, m)	78.5
10	1.33 (3H d, $J=6.8$)	19.6	6′	3.89 (1H, m); 3.68 (1H, m)	62.8
11		168.7			

根据归属于葡萄糖端基质子信号的偶合常数判断葡萄糖苷键为 β 构型。另根据苷元的 H-1 偶合常数，可知苷元的 H-1 处于直立键上，亦即 O-glc 处于平伏键上，为 β 构型。进一步将该化合物的 ¹H-NMR 和 ¹³C-NMR 谱数据与文献中报道的 7β-O-乙基莫诺苷对照，两者的数据一致。综上分析，鉴定该化合物为 7β-O-乙基莫诺苷。

7β-O-乙基莫诺苷

实例 12　马钱苷的结构鉴定

从山茱萸科植物山茱萸 *Cornus officinalis* Sieb. et Zucc. 的果实中分离得到一个化合物，无色结晶，易溶于甲醇、水。¹H-NMR 中 δ3.0~5.2 与 ¹³C-NMR 中 δ60.0~105.0 信号提示分子中含多个氧原子，呈糖基信号特征。¹³C-NMR 中 δ99.0 与 ¹H-NMR 中 4.48 (1H, d, $J=7.9$Hz) 应为氧苷中糖端基碳与氢信号，根据端基氢偶合常数及碳信号的化学位移推测该化合物为 β-D-葡萄糖苷。¹H-NMR 中 δ7.36 (1H, s) 与 ¹³C-NMR 中 δ151.0、δ112.5 信号提示结构中有 1 个双键。¹H-NMR 谱中 δ3.62 (3H, s) 为甲氧基信号，δ0.99 (3H, d, $J=6.9$Hz) 为甲基信号，δ2.07 (1H, m)、1.84 (1H, m)、1.72 (1H, m)、1.45 (1H, m) 均为脂肪氢信号。¹³C-NMR 中 δ167.4 为 1 个酯碳信号。结合 HSQC 谱、HMBC 谱及它们的局部放大图（图 13-52~图 13-57），确定化合物为马钱苷（loganin）。NMR 谱数据归属见表 13-39。

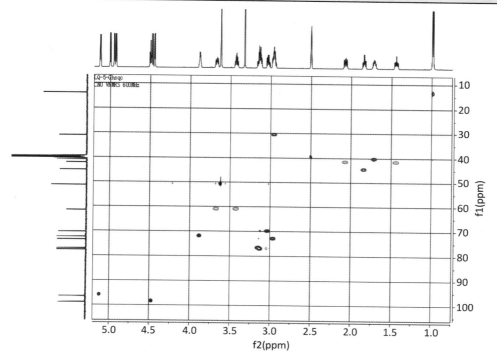

马钱苷

表 13－39　马钱苷的 NMR 数据（DMSO-d_6）

No.	δ_H (J, Hz)	δ_C	No.	δ_H (J, Hz)	δ_C
1	5.13（1H, d, 5.0）	96.5	1′	4.48（1H, d, 7.9）	99.0
2	–	–	2′	2.96（1H, m）	73.6
3	7.36（1H, s）	151.0	3′	3.14（1H, m）	77.2
4	–	112.5	4′	3.04（1H, m）	70.5
5	2.96（1H, m）	31.2	5′	3.14（1H, m）	77.7
6	2.07（1H, m） 1.45（1H, m）	42.2	6′	3.68（1H, m） 3.43（1H, m）	61.6
7	3.88（1H, m）	72.5	7-OH	4.45（1H, d, 4.3）	–
8	1.72（1H, m）	40.9	2′-OH	5.00（1H, d, 5.3）	–
9	1.84（1H, m）	45.2	3′-OH	4.95（1H, d, 5.0）	–
10	0.99（3H, d, 6.9）	14.0	4′-OH	4.93（1H, d, 5.4）	–
11		167.4	6′-OH	4.50（1H, t, 5.9）	–
12		51.4			

图 13－52　马钱苷的 HSQC 谱（DMSO-d_6）

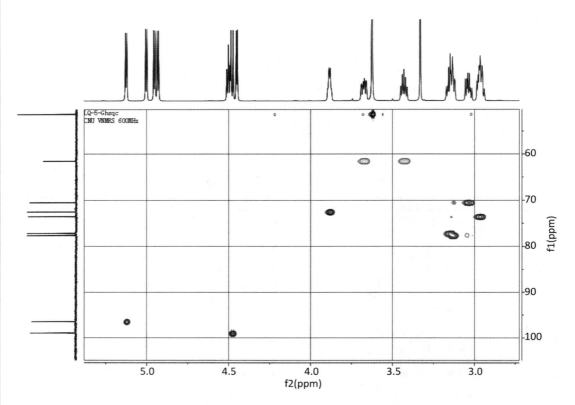

图 13－53　马钱苷的 HSQC 谱局部放大图 1（DMSO-d$_6$）

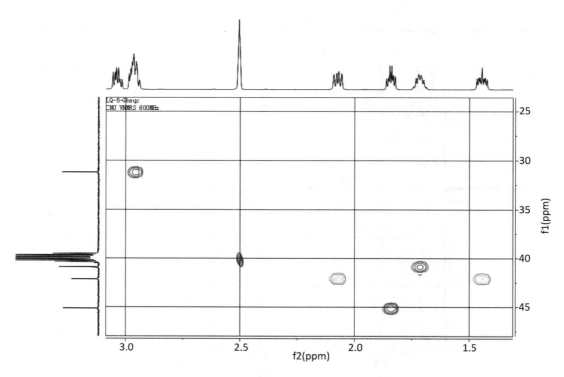

图 13－54　马钱苷的 HSQC 谱局部放大图 2（DMSO-d$_6$）

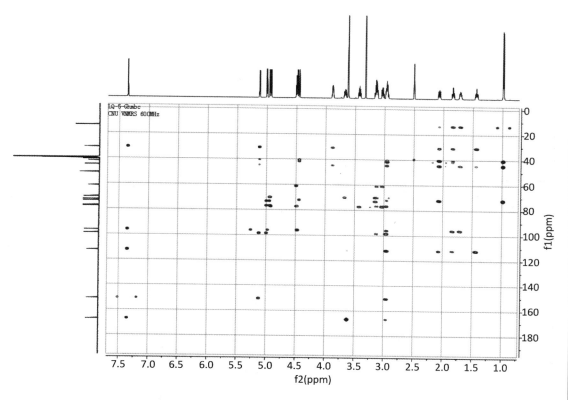

图 13-55 马钱苷的 HMBC 谱（DMSO-d$_6$）

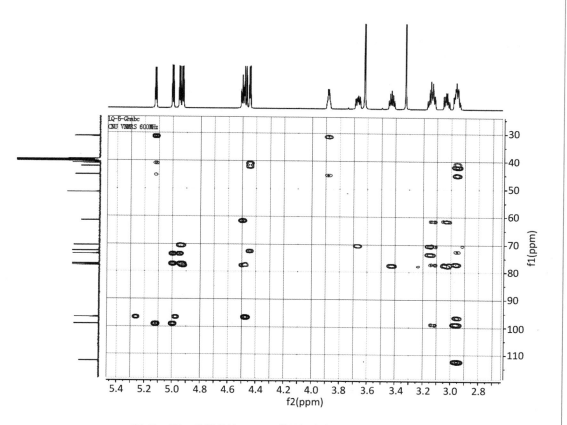

图 13-56 马钱苷的 HMBC 谱局部放大图 1（DMSO-d$_6$）

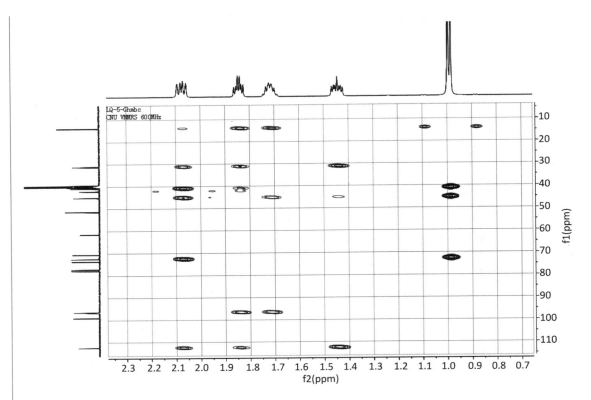

图 13-57 马钱苷的 HMBC 谱局部放大图 2（DMSO-d₆）

（二） 三萜类化合物结构鉴定实例

实例 13 羽扇豆醇的结构鉴定

从豆科植物野葛 *Pueraria lobate*（Willd）. Ohwi 的根中分离得到一个化合物，白色无定形粉末，易溶于石油醚、三氯甲烷，难溶于甲醇、乙醇。加入 5% 浓硫酸加热显紫红色（105℃）。¹H-NMR（图 13-58）中出现 7 个甲基信号 δ1.67（3H，*s*）、1.01（3H，*s*）、0.95（3H，*s*）、0.93（3H，*s*）、0.81（3H，*s*）、0.77（3H，*s*）和 0.75（3H，*s*）；δ4.67 和 4.55 处各出现 2 个单质子宽单峰，为一末端双键上的氢信号。¹³C-NMR（图 13-59）中共有 30 个碳信号，其中 δ 150.6 和 109.3 为羽扇豆烷型化合物的末端双键特征信号。EI-MS（图 13-60）显示分子离子峰 *m/z* 426 [M]⁺。以上数据与文献羽扇豆醇（lupeol）对照，两者基本一致，故确定化合物为羽扇豆醇。¹³C-NMR 数据归属见表 13-40。

羽扇豆醇

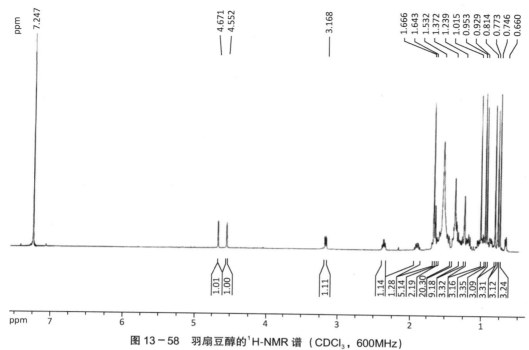

图 13-58　羽扇豆醇的^{1}H-NMR 谱（CDCl$_3$，600MHz）

表 13-40　羽扇豆醇的^{13}C-NMR 数据（CDCl$_3$）

No.	δ_C	No.	δ_C	No.	δ_C
1	38.7	11	20.8	21	29.8
2	28.0	12	25.1	22	40.0
3	79.0	13	38.0	23	28.5
4	39.0	14	43.0	24	15.3
5	55.3	15	27.4	25	16.1
6	18.3	16	35.5	26	15.9
7	34.2	17	43.0	27	14.5
8	40.8	18	48.3	28	18.0
9	50.4	19	48.0	29	109.3
10	37.1	20	150.6	30	20.9

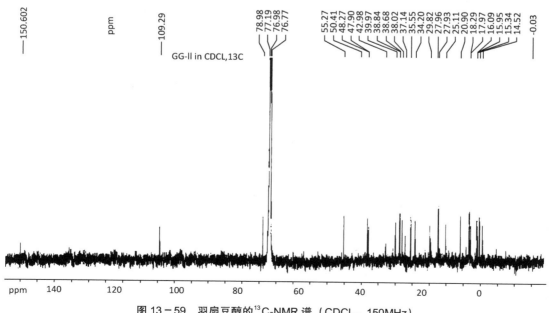

图 13-59　羽扇豆醇的^{13}C-NMR 谱（CDCl$_3$，150MHz）

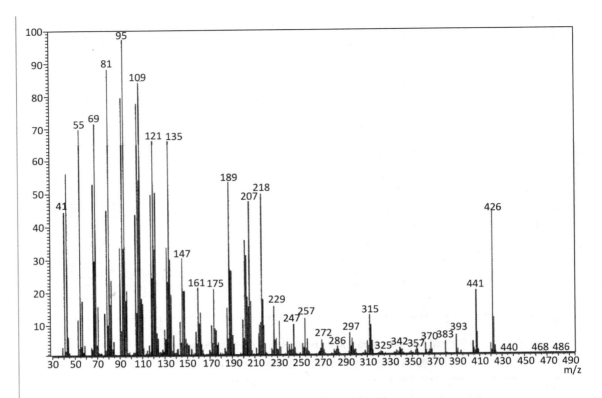

图 13-60 羽扇豆醇的 EI-MS 谱

实例 14   6β-羟基甘草次酸的结构鉴定

从豆科植物光果甘草 *Glycyrrhiza glabra* L. 中分离得到一个化合物，白色粉末，^{1}H-NMR 给出 $\delta 0.84$、1.05、1.16、1.17、1.37、1.43 和 1.48 处 7 个季碳上的甲基质子信号。^{13}C-NMR 给出了 30 个碳信号，提示其为三萜类化合物。同甘草次酸的 NMR 数据比较发现，两者的 NMR 数据十分相似，只是出现了 1 个新的连氧叔碳信号（$\delta 68.1$，DEPT 谱，图 13-61）。同时 C-5 和 C-7 信号分别向低场位移至 $\delta 55.1$ 和 41.7，提示 6 位可能连有羟基。从 HMQC 谱（图 13-62）中找到 $\delta 68.1$ 对应的氢为 $\delta 4.50$（1H，*br.s*），在 HMBC 谱（图 13-63）中，$\delta 4.50$（1H，*br.s*）处氢信号与 $\delta 46.4$、57.0 远程相关，提示其为甘草次酸的 6 位羟基化物。在 NOESY 谱（图 13-64）中，发现 $\delta 4.50$ 处氢信号与 $\delta 0.75$（H-5）、1.05（H-23）有 NOE 相关，提示 6 位羟基为 β 构型。综合上述信息鉴定该化合物为 6β-羟基甘草次酸（6β-hydroxy-glycyrrhetinic acid）。NMR 数据归属见表 13-41。

6β-羟基甘草次酸

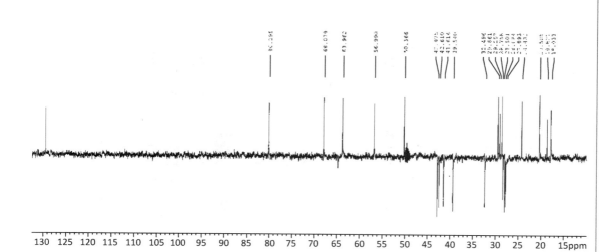

图 13 - 61 6β-羟基甘草次酸的 DEPT 135 谱（CD$_3$OD，125MHz）

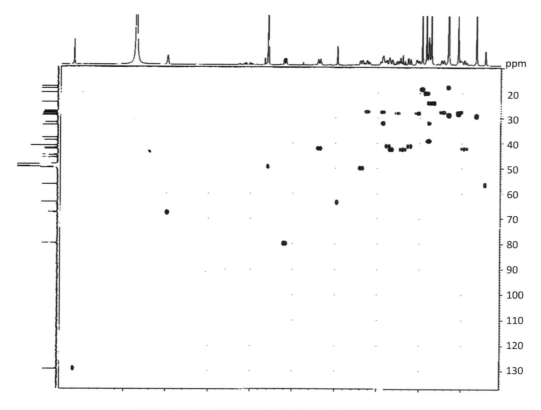

图 13 - 62 6β-羟基甘草次酸的 HMQC 谱（CD$_3$OD）

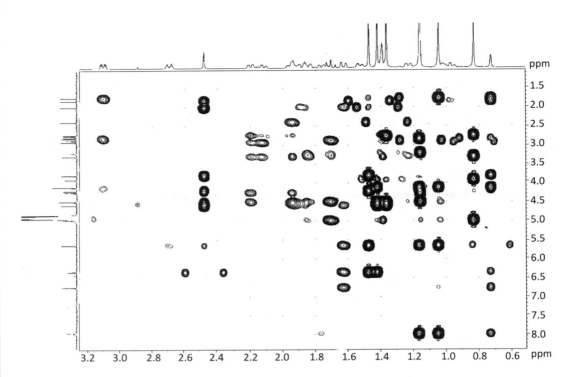

图 13－63　6β-羟基甘草次酸的 HMBC 谱（CD₃OD）

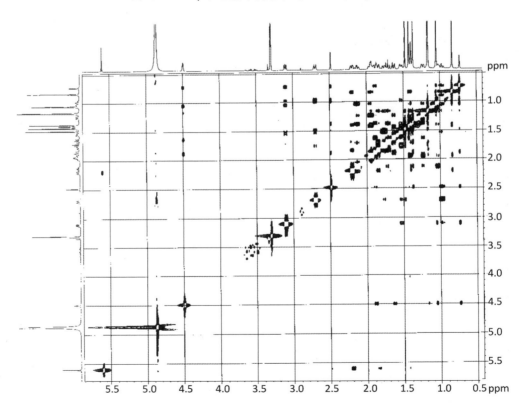

图 13－64　6β-羟基甘草次酸的 NOESY 谱（CD₃OD）

表 13－41　6β-羟基甘草次酸的^{13}C-NMR 数据（CD$_3$OD）

No.	δ_C	No.	δ_C	No.	δ_C
1	43.6	11	203.0	21	32.5
2	28.6	12	129.7	22	39.5
3	80.3	13	172.9	23	28.8
4	38.5	14	45.4	24	18.0
5	57.0	15	28.1	25	18.8
6	68.1	16	27.9	26	20.5
7	41.7	17	33.5	27	24.4
8	41.6	18	50.4	28	29.7
9	64.0	19	43.0	29	29.3
10	46.4	20	45.4	30	180.9

（三）　强心苷类化合物结构鉴定实例

实例 15　哇巴因的结构鉴定

从夹竹桃科植物绿毒毛旋花 Strophanthus kombe Oliv. 的干燥成熟种子中分离得到一个化合物，无色针状结晶（CHCl$_3$）。Liebermann-Burchard 反应呈阳性，酸水解后仅检出 L-鼠李糖，提示其可能为甾体苷类化合物。IR 谱中 1800～1700cm^{-1}可以看到不饱和内酯羰基的特征吸收，在 3500cm^{-1}左右有羟基吸收。EI-MS 可见 m/z 584 的分子离子峰，结合^{1}H-NMR、^{13}C-NMR 推测其分子式为 C$_{29}$H$_{44}$O$_{12}$，计算其不饱和度为 8。

^{1}H-NMR（图 13-65）中，根据 δ5.21（1H，d，$J=18.0$Hz，H-21a）、5.00（1H，dd，$J=$18.0、1.5Hz，H-21b）和 6.10（1H，$br.s$，H-22）处的质子信号可推测其具有甲型强心苷母核，这 3 个质子信号为其 α,β-五元不饱和内酯环的特征氢信号。^{13}C-NMR（图 13－66）中，可看到一组 α,β-不饱和内酯酮的特征信号 δ174.3、74.2、117.8 和 175.0，加之一组鼠李糖碳信号 δ99.5、72.6、72.9、73.7、68.0 和 17.7，除去不饱和内酯和鼠李糖的 4 个不饱和度尚余 4 个不饱和度，以上信息进一步确认该化合物为甲型强心苷类。将^{13}C-NMR 数据（表 13-42）与文献报道的哇巴因（ouabain）进行比较，两者基本一致，故鉴定该化合物为哇巴因。

哇巴因

表 13-42 哇巴因的 ^{13}C-NMR 数据（C_5D_5N）

No.	δ$_C$ 哇巴因	δ$_C$ 文献数据	No.	δ$_C$ 哇巴因	δ$_C$ 文献数据
1	71.3	70.6	16	27.3	26.4
2	33.6	33.8	17	51.3	50.0
3	69.9	70.0	18	17.7	17.2
4	35.9	36.4	19	62.3	60.7
5	75.8	74.5	20	175.0	174.9
6	35.5	35.0	21	74.2	73.2
7	23.9	22.9	22	117.8	116.4
8	40.8	39.6	23	174.3	173.6
9	48.8	47.8	1'	99.5	97.8
10	47.9	47.5	2'	72.6	71.0
11	67.1	66.7	3'	72.9	71.1
12	49.5	48.7	4'	73.7	72.6
13	50.2	49.2	5'	68.0	68.4
14	84.9	83.7	6'	18.5	17.8
15	33.3	32.6			

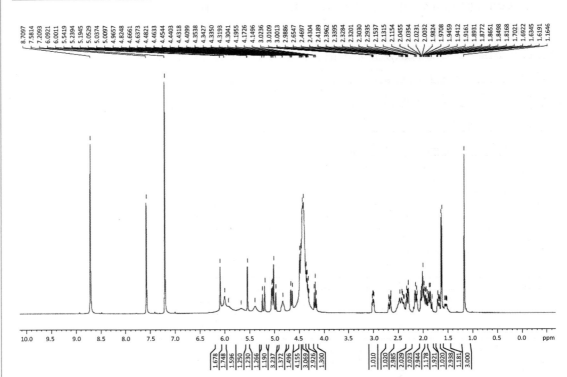

图 13-65 哇巴因的 ^{1}H-NMR 谱（C_5D_5N，400MHz）

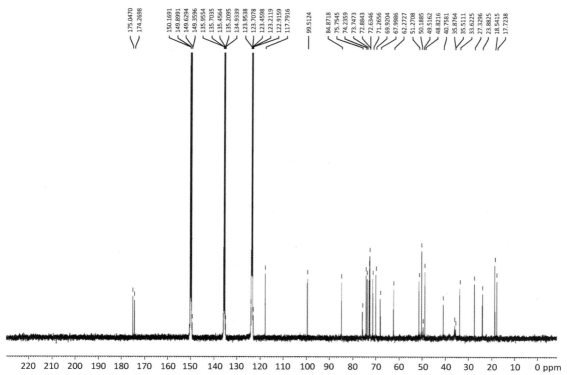

图 13-66　哇巴因的 ^{13}C-NMR 谱（C_5D_5N，100MHz）

（四）　甾体皂苷类化学结构鉴定实例

实例 16　菝葜皂苷元的结构鉴定

从百合科植物天门冬 *Asparagus cochinchinensis* Merr. 的块根中分离得到一个化合物，无色针状结晶（$CHCl_3$）。Liebermann-Burchard 反应呈阳性，对 A 试剂（Anisaldehyde 试剂）显色，对 E 试剂（Ehrlich 试剂）不显色，表明该化合物为螺甾烷类化合物。结合 ^{1}H-NMR（图 13-67）、^{13}C-NMR（图 13-68）及 DEPT 135 谱等推测其分子式为 $C_{27}H_{44}O_3$，计算其不饱和度为 6。

在 ^{1}H-NMR 中可见 $\delta 0.76$（3H，*s*，Me-18）、0.98（3H，*s*，Me-19）、0.99（3H，*d*，$J=$ 8.6Hz，Me-21）和 1.08（3H，*d*，$J=7.0$Hz，Me-27）处有 4 个甲基质子信号；同时在 $\delta 4.11$（1H，*s*，H-3）和 4.40（1H，*dd*，$J=14.5$，7.6Hz，H-16）处分别出现了螺甾烷醇型甾体的 C-3 位 α-H 和 H-16 的特征信号，并且其 26 位的氧代亚甲基质子信号出现在 $\delta 3.95$（1H，*dd*，$J=11.0$，2.4Hz，H-26a）和 3.30（1H，*d*，$J=11.0$Hz，H-26b）。

^{13}C-NMR 共给出 27 个碳信号，DEPT 135 谱显示有 4 个甲基、11 个亚甲基、9 个次甲基和 3 个季碳，其中 $\delta 67.1$（C-3）、81.0（C-16）和 109.7（C-22）为螺甾烷醇型甾体母核的特征信号，同时 $\delta 25.9$（C-23）、25.8（C-24）、27.1（C-25）、65.1（C-26）和 16.0（C-27）处出现了一组可归属于螺甾烷醇的 F 环信号峰，进一步证明该化合物为螺甾烷醇型甾体。

通过 ^{1}H-^{1}H COSY（图 13-69）并结合 HSQC 谱（图 13-70）和 HMBC（图 13-71）等对该化合物的 NMR 数据进行了归属，并将其 NMR 谱数据（表 13-43）与文献报道的菝葜皂苷元（sarsasapogenin）进行比较，两者基本一致，故鉴定化合物为菝葜皂苷元。

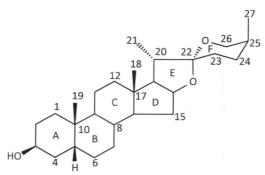

菝葜皂苷元

表 13-43 菝葜皂苷元的 NMR 数据（CDCl₃）

No.	δ_H (J, Hz)	δ_C	No.	δ_H (J, Hz)	δ_C
1	1.51, 1.41 (each 1H, m)	29.9	15	1.33, 1.96 (each 1H, m)	33.5
2	1.52 (2H, m)	27.8	16	4.40 (1H, dd, 14.5、7.6)	81.0
3	4.11 (1H, s)	67.1	17	1.82 (1H, m)	62.1
4	1.24, 1.97 (each 1H, m)	31.7	18	0.76 (3H, s)	16.5
5	1.73 (1H, m)	36.5	19	0.98 (3H, s)	23.9
6	1.17, 1.9 (each 1H, m)	26.5	20	1.81 (1H, m)	42.1
7	1.17, 1.9 (each 1H, m)	26.5	21	0.99 (3H, d, 8.6)	14.3
8	1.60 (1H, m)	35.3	22	–	109.7
9	1.33 (1H, m)	39.8	23	1.39 (2H, m)	25.9
10	–	35.3	24	2.02 (2H, m)	25.8
11	1.35 (2H, m)	20.9	25	1.70 (1H, m)	27.1
12	1.15, 1.71 (each 1H, m)	40.3	26	3.30 (1H, d, 11.0)	65.1
13	–	40.7		3.95 (1H, dd, 11.0、2.4)	
14	1.19 (1H, m)	56.5	27	1.08 (3H, d, 7.0)	16.0

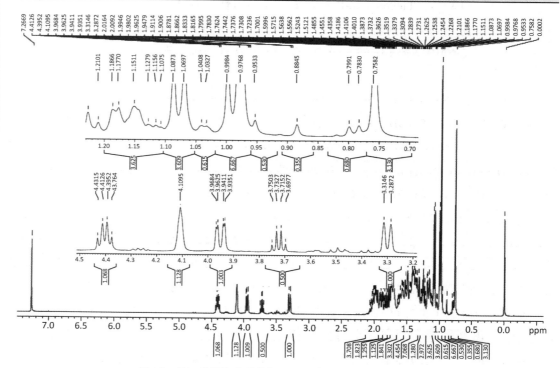

图 13-67 菝葜皂苷元的 ¹H-NMR 谱（CDCl₃，400MHz）

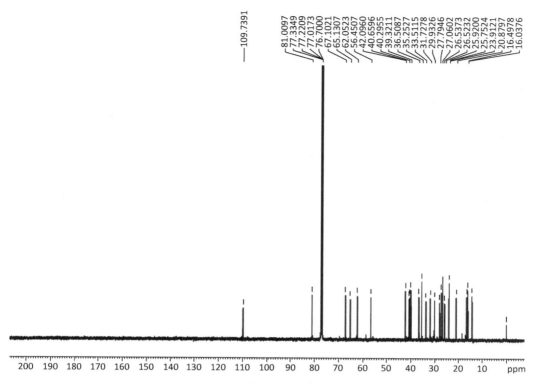

图 13-68　菝葜皂苷元的^{13}C-NMR 谱（CDCl$_3$，100MHz）

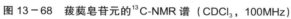

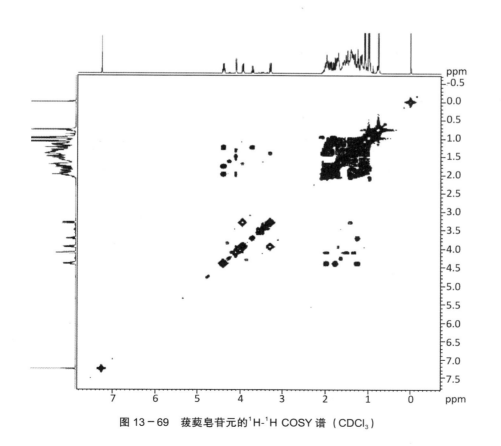

图 13-69　菝葜皂苷元的^{1}H-^{1}H COSY 谱（CDCl$_3$）

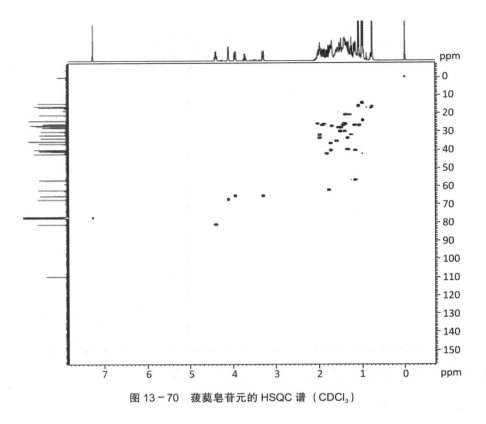

图 13-70 菝葜皂苷元的 HSQC 谱（CDCl$_3$）

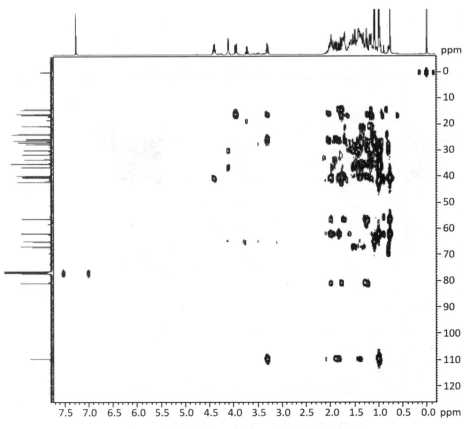

图 13-71 菝葜皂苷元的 HMBC 谱（CDCl$_3$）

NOTE

（五） 醉茄内酯类综合解析研究实例

实例 17 白曼陀罗苷 A 的结构鉴定

从茄科植物白花曼陀罗 *Datura metel* L. 的干燥花（洋金花）中分离得到一个化合物，白色粉末，mp175~177℃，$[\alpha]_D^{20}$ +45.8（MeOH）。Liebermann-Burchard 反应和 Molish 反应均呈阳性。其 FAB-MS 谱（图 13-72）在 m/z 648 处可见 $[M]^+$ 离子峰，HR-ESI-MS 谱（图 13-73）在 m/z 671.3008（$C_{34}H_{48}O_{12}Na$，671.3043）和 687.2759（$C_{34}H_{48}O_{12}K$，687.2782）处分别给出 $[M+Na]^+$ 和 $[M+K]^+$ 离子峰，表明分子量为 648，分子式为 $C_{34}H_{48}O_{12}$，计算其不饱和度为 11。以纤维素酶进行酶解后，得到其苷元（化合物 a），糖部分经薄层色谱仅检出 D-葡萄糖。

UV 光谱在 225nm 产生最大吸收波长，表明其分子中可能存在 2 个发色团，即 α,β-不饱和羰基和 δ-酮体系。在 IR 光谱中显示出强的羟基吸收峰（$3400cm^{-1}$）以及 α,β-不饱和羰基（$1670cm^{-1}$）和 δ-酮体系（$1680cm^{-1}$）的特征吸收峰。

^{13}C-NMR（图 13-74）中，在 δ103.9（—CH）、78.0（—CH）、78.3（—CH）、75.0（—CH）、71.6（—CH）和 62.8（—CH$_2$）处亦可观察到一组归属于 1 个葡萄糖基的碳信号。在 δ205.7（C）处的 1 个季碳信号为酮羰基信号，δ168.6（C）处的季碳信号为 1 个酯羰基信号。另外，在 δ160.3（C）、123.6（C）、142.4（—CH）和 129.4（—CH）处还可观察到归属于 2 个双键的 4 个烯碳信号。^{1}H-NMR（图 13-75）中，在 δ0.74（3H，s）、1.06（3H，s）、1.18（3H，d，$J=6.8Hz$）和 2.08（3H，s）处可见 4 个甲基质子信号。还可观察到 δ4.27（1H，d，$J=8.0Hz$）处的 β-D-葡萄糖端基氢信号，这些信息表明化合物为醉茄甾内酯苷类。结合 DEPT（图 13-76）、^{1}H-^{1}H COSY（图 13-77）、HSQC（图 13-78）和 HMBC（图 13-79）等波谱，将 ^{1}H-NMR 中的各质子信号和 ^{13}C-NMR 中的全部碳原子信号均进行了准确的归属（表 13-44）。

将 ^{13}C-NMR 的碳信号化学位移值与该化合物的相应数据进行比较，发现除葡萄糖基部分的碳信号外，苷元部分 A~D 环的各碳原子的化学位移值与该化合物的相应碳信号几乎完全一致，仅侧链部分的碳信号出现差异。与该化合物相比较，侧链的 C_{27} 向低场位移 7.1，相当于 C-27 位烯丙基的 C_{24} 也向低场位移 2.4，而 C_{27}-β 位的 C_{25} 则向高场位移 2.8，两者侧链的其他碳信号的化学位移基本一致。这些结果表明 C-27 位上的羟基与葡萄糖连接结成苷。此外，在 HMBC 谱中，能清晰地观察到 δ4.42 和 4.56 处 C_{27}-亚甲基的 2 个质子信号分别与 δ103.9 处的 β-D-葡萄糖端基碳信号呈相关关系。另一方面，δ4.27 处葡萄糖端基氢信号与 δ63.5 处的源于苷元 C_{27}-亚甲基的碳信号亦呈相关关系，这进一步确证 β-D-葡萄糖基连接在苷元的 C-27 位上。

当 12-OH 处在 a 键上时，H-12 和 C-11 上的两个氢产生 ae 和 ee 偶合，H-12 一般呈现 1 个宽单峰；当 12-OH 处在 e 键上时，H-12 和 C-11 上的两个氢产生 aa 和 ae 偶合，H-12 呈现双二重峰。由于 H-12 为双二重峰，且偶合常数分别为 11.0 和 4.5Hz，故将其 12-OH 确定为 β 构型。一般说来，当 C-22 为 S 构型时，H-22 的共振信号呈现一个宽单峰，而当 C-22 为 R 构型时，则 H-22 的共振信号呈现双三重峰，这是由于 H-22 和 H-23 的 2 个氢发生 aa 和 ae 偶合造成的。就 ^{1}H-NMR 来说，H-22 的共振信号呈现双三重峰，表明 C-22 为 R 构型。在 CD 谱（图 13-80）中，252nm 处呈现正性 Cotton 效应，同样表明其 C-22 为 R 构型。

为了进一步确证其立体结构，用甲醇对化合物 a 进行重结晶，得到了适合进行 X-ray 衍射的无色针状晶体。从 X-ray 单晶衍射图所得的晶体图（图 13-81）中可以看出 C-5 位的羟基、

C-6 和 C-7 位的环氧均为 α 构型、C-12 位上的羟基为 β 构型、C_{20} 的绝对构型为 S、C_{22} 的绝对构型为 R，与 NMR 数据所推结构完全一致。

综上分析并将该化合物的 NMR 数据与文献报道进行比较，两者基本一致，因此确定该化合物为 $5\alpha,12\beta,27$-三羟基-$6\alpha,7\alpha$-环氧-（$20S,22R$）-1-酮-醉茄甾-2,24-二烯内酯-27-O-β-D-吡喃葡萄糖苷，即白曼陀罗苷 A。

—— ¹H-¹H COSY
→ HMBC

表 13－44 白曼陀罗苷 A 的 NMR 数据（CD$_3$OD）

No.	δ_H (J, Hz)	δ_C	No.	δ_H (J, Hz)	δ_C
1	—	205.7	18	0.74 (3H, s)	8.0
2	5.69 (1H, dd, 10.0, 2.5)	129.4	19	1.06 (3H, s)	15.1
3	6.58 (1H, ddd, 10.0, 5.0, 2.5)	142.4	20	1.93~1.99 (1H, m)	38.9
4	2.40 (1H, dd, 19.5, 5.0)	38.0	21	1.18 (3H, d, 6.8)	15.4
	2.71 (1H, dt, 19.5, 2.5)		22	4.55 (1H, dt, 13.0, 3.0)	80.8
5	—	74.8	23	2.21 (1H, dd, 18.0, 3.0)	32.4
6	2.97 (1H, d, 3.5)	57.0		2.54 (1H, dd, 18.0, 13.0)	
7	3.18~3.25 (1H, m)	56.9	24	—	160.3
8	1.60~1.67 (1H, m)	36.5	25	—	123.6
9	1.67~1.72 (1H, m)	34.7	26	—	168.6
10	—	52.3	27	4.42 (1H, d, 11.2)	63.5
11	1.22~1.27 (2H, m)	33.3		4.56 (1H, d, 11.2)	
12	3.39 (1H, dd, 11.0, 4.5)	78.3	28	2.08 (3H, s)	20.7
13	—	49.7	1′	4.27 (1H, d, 8.0)	103.9
14	1.36~1.45 (1H, m)	50.9	2′	3.11 (1H, t, 8.0)	75.0
15	1.36~1.45 (2H, m)	23.8	3′	3.19~3.33 (1H, m)	78.0
16	1.55~1.62 (1H, m)	27.5	4′	3.19~3.33 (1H, m)	71.6
	1.74~1.83 (1H, m)		5′	3.19~3.33 (1H, m)	78.0
17	1.55~1.62 (1H, m)	54.6	6′	3.62 (1H, dd, 12.0, 5.0)	62.8
				3.80 (1H, dd, 12.0, 1.9)	

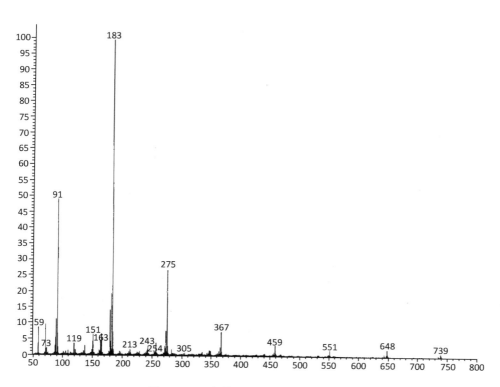

图 13－72　白曼陀罗苷 A 的 FAB-MS 谱

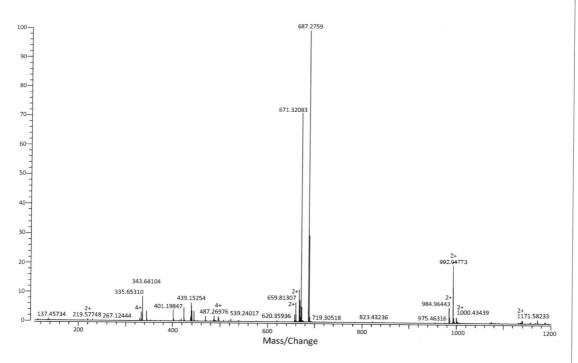

图 13－73　白曼陀罗苷 A 的 HR-ESI-MS 谱

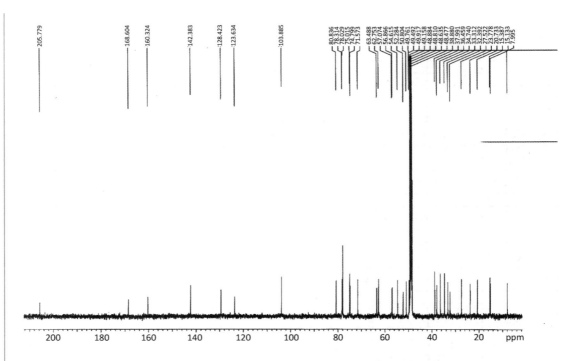

图 13－74　白曼陀罗苷 A 的 ^{13}C-NMR 谱（CD$_3$OD，100MHz）

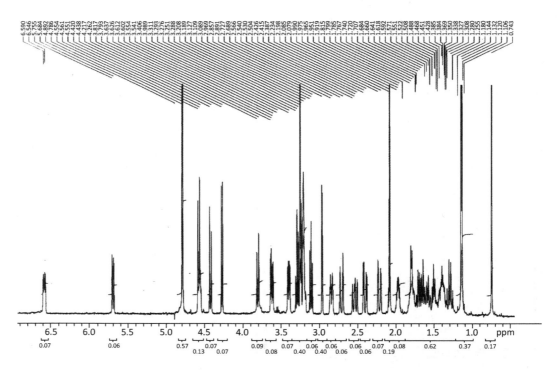

图 13－75　白曼陀罗苷 A 的 ^{1}H-NMR 谱（CD$_3$OD，400MHz）

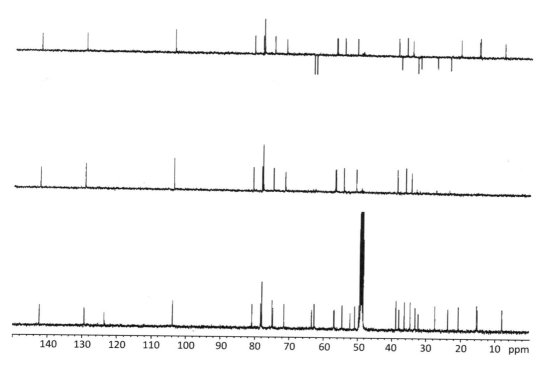

图 13-76 白曼陀罗苷 A 的 DEPT 谱（CD$_3$OD，100MHz）

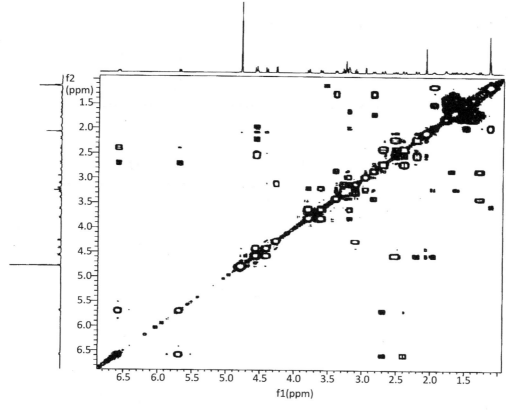

图 13-77 白曼陀罗苷 A 的 ^{1}H-^{1}H COSY 谱（CD$_3$OD）

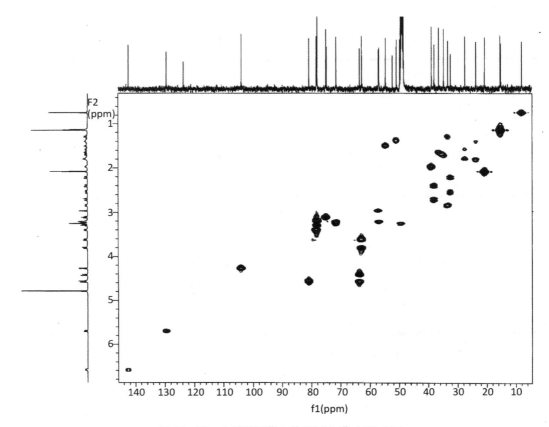

图 13－78　白曼陀罗苷 A 的 HSQC 谱（CD₃OD）

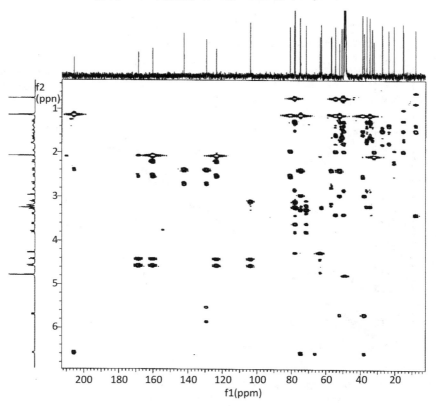

图 13－79　白曼陀罗苷 A 的 HMBC 谱（CD₃OD）

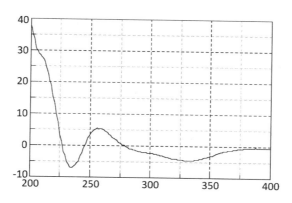

图 13－80 白曼陀罗苷 A 的 CD 谱

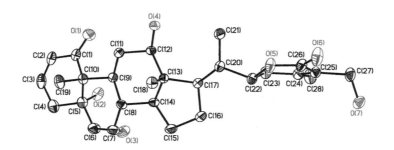

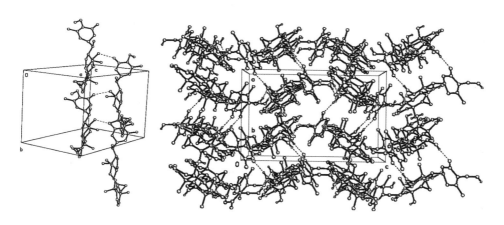

图 13－81 白曼陀罗苷 A 的 X-ray 图

下　篇

第十四章　中药化学成分的结构修饰和改造

第一节　中药化学成分结构修饰和改造的意义

19 世纪中期人类已开始从天然植物中发现用于治疗疾病的各种药效成分，如吗啡、士的宁、阿托品等。19 世纪末至 20 世纪初，人们开始合成一些简单的化学药物，如水杨酸、阿司匹林、非那西汀等。随着天然药物和合成药物数量的增加，人们开始有目的地对有效成分进行结构修饰和改造，并开始探索药物的药效基团，以及作用机制、受体结构等与构效的关系。

最早的结构修饰和改造实例是吗啡，在吗啡的基础上学者们通过结构修饰与改造开发出多种镇痛药（图 14-1）。在接下来的几十年时间里，天然药物的结构修饰和改造取得了迅速的发展，并成为新药创制的重要途径之一。1981～2002 年美国 FDA 批准的 868 种新药中，天然产物及其半合成品或类似物达 340 种，由此可见其重要性。

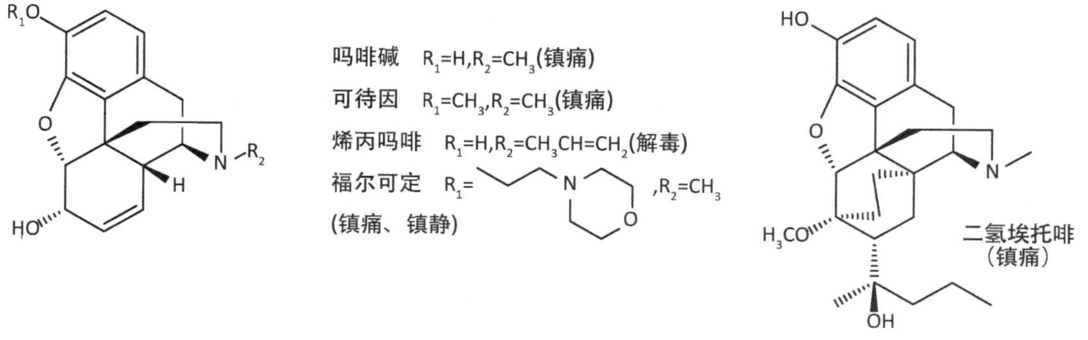

R_1O
O
HO
H
$N-R_2$
吗啡碱　$R_1=H,R_2=CH_3$(镇痛)
可待因　$R_1=CH_3,R_2=CH_3$(镇痛)
烯丙吗啡　$R_1=H,R_2=CH_2CH=CH_2$(解毒)
福尔可定　$R_1=$　N　O　$,R_2=CH_3$
(镇痛、镇静)
HO
O
N
H_3CO
OH
二氢埃托啡
(镇痛)

图 14－1　吗啡及其结构改造物的结构

由于中药临床疗效明确，以中药有效成分为先导化合物研制新药，成功的可能性更大，如青蒿素、五味子丙素、石杉碱甲、喜树碱等的成功开发。

第二节　中药有效成分结构修饰和改造的方法

中药有效成分的结构修饰与改造需通过各种化学反应来实现。常见的化学反应有氧化反应、还原反应以及各种碳键连接的反应和重排反应等。

一、氧化反应

有机合成反应中有各种不同的氧化剂和氧化催化剂，可制得不同氧化程度的产物。

（一）烃类的氧化

烃类的氧化包括苄位、羰基 α 位和烯丙位烃基的氧化等。

较好的苄位氧化试剂有过氧化氢、四乙酸铅、乙酸汞等。如 10-甲基蒽酮在碱性条件下被 $30\%H_2O_2$ 氧化，可获得较好收率的 10-羟基-10-甲基蒽酮。

10-甲基蒽酮　　　H₂O₂/10%NaOH　　　10-羟基-10-甲基蒽酮

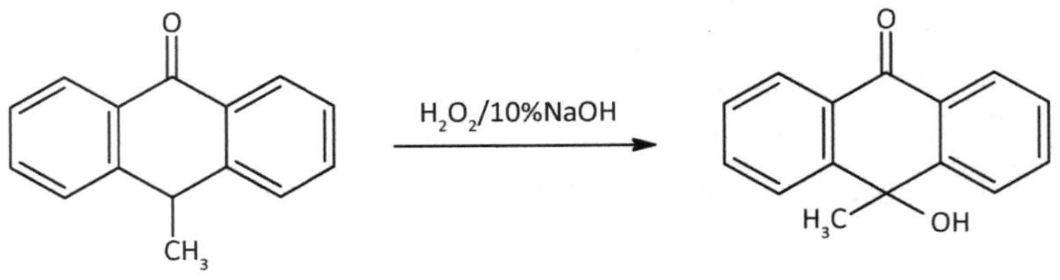

羰基 α 位的氧化常用四乙酸铅或乙酸汞，如 3-乙酰氧基孕甾-11,20-二酮在 BF_3 存在时，可被四乙酸铅氧化成 3,21-二乙酰氧基孕甾-11,20-二酮，其收率超过 80%。

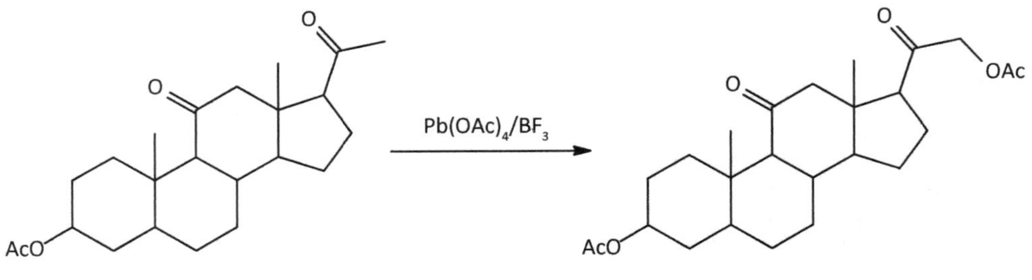

Pb(OAc)₄/BF₃

烯丙位烷基可被 SeO_2、CrO_3-Py 络合物（Collins 试剂）、过氧酸酯等氧化为醇、酯、醛或酮，而双键得以保留。但由于反应多以自由基或碳正离子机理进行，所以经常发生双键重排。

（二）醇类的氧化

伯、仲醇的常用氧化方法有铬酸吡啶鎓盐氧化、Jones 氧化、重铬酸钾氧化、活性 MnO_2 氧化、DMSO-DCC 氧化和 Oppenauer 氧化等。如 Oppenauer 氧化是将仲醇氧化成酮的有效方法，甾体避孕药物左炔诺孕酮的中间体即是利用此方法进行制备。

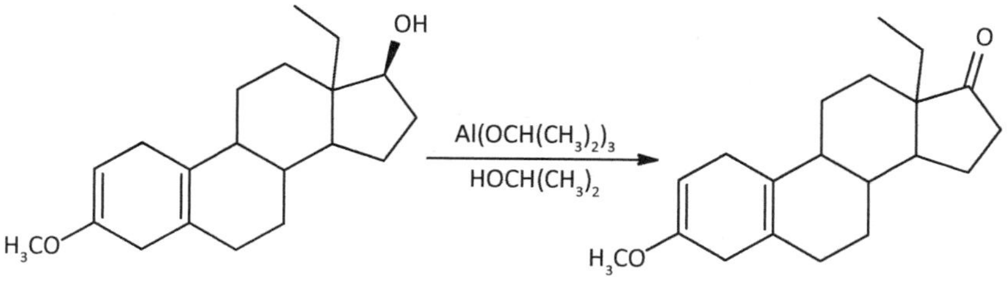

（三）醛的氧化

醛的常用氧化方法有重铬酸钾氧化和碱融法氧化等，后者可以将醛氧化成羧酸。香兰醛用此方法可氧化成相应的香草酸。

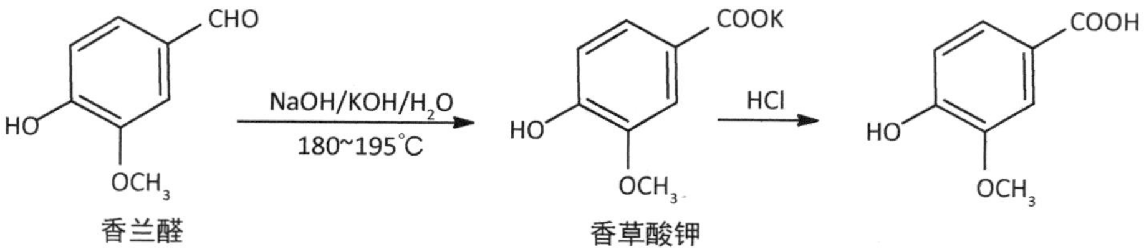

（四）脱氢反应

从分子中消除一对或几对氢原子形成不饱和化合物的反应称为脱氢反应。如 3-酮基甾体化合物氧化脱氢可以在 A 环的 1,2-位引入双键。

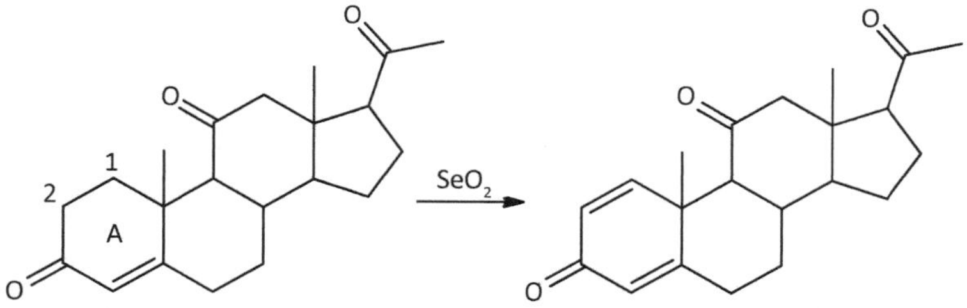

（五）烯键的氧化

α,β-不饱和羰基化合物在碱性条件下，用过氧化物如 H_2O_2 或 t-BuOH 氧化形成环氧化物。

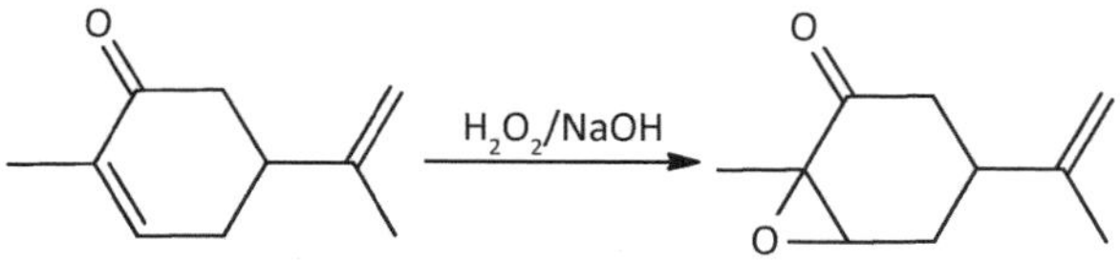

高锰酸钾常可将双键氧化成顺式 1,2-二醇，但需要严格控制反应条件，否则将进一步被氧化。

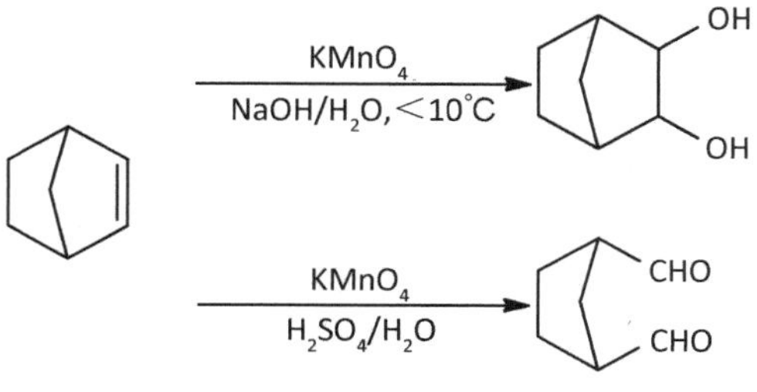

高锰酸钾和臭氧作为氧化剂常会使双键发生断裂：

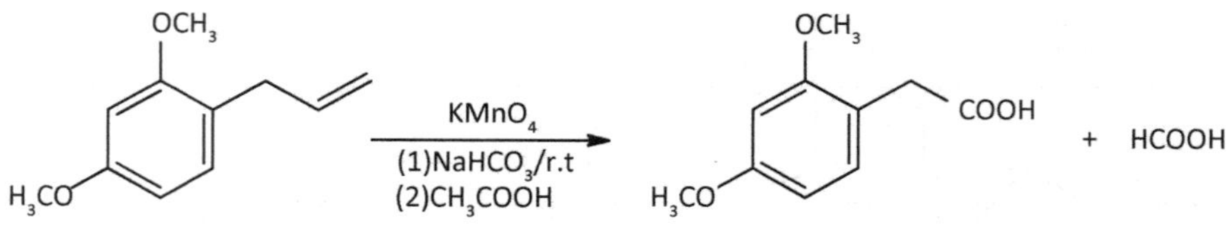

（六）芳烃的氧化

芳烃对于一般氧化剂如高锰酸钾、铬酸等相对稳定，但是其苄位容易被氧化，芳环有供电基团有利于被氧化。

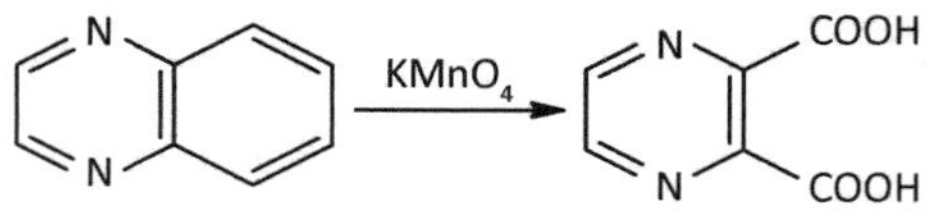

芳环上连有羟基、氨基、烷氧基等基团，都能使芳环活化，使其较易被氧化剂如硝酸铈铵（cerium ammonium nitrate，CAN）氧化成相应的醌。

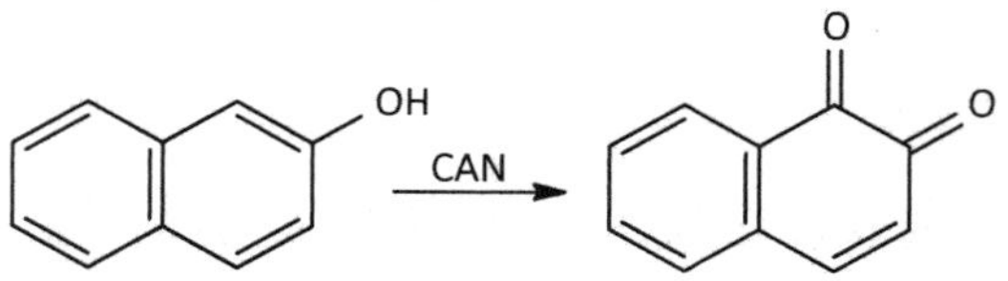

二、还原反应

（一）不饱和烃的还原

不饱和烃常用的氢化还原催化剂有金属镍、钯、铂和锌汞齐等。如甾体化合物常用 Pd-c 作为催化剂，将双键加氢还原。

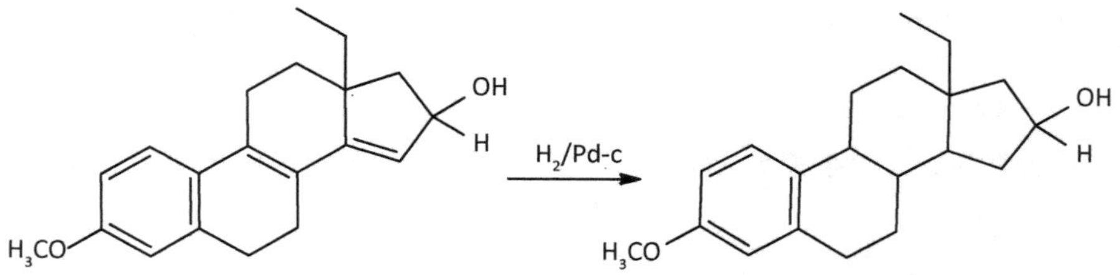

（二）芳烃的还原

常用的方法有钠（锂或钾）还原及钯、铂等金属还原。长效避孕药 18-甲基炔诺酮中间体的制备即是在液氨中用锂还原生成非共轭二烯。

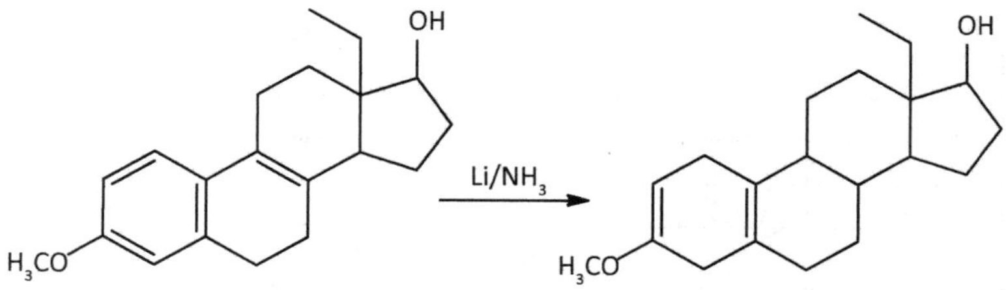

（三）醛、酮的还原

醛、酮可通过 Clenmmensen 或黄鸣龙等还原反应得到相应的烃。此外，羰基化合物还可被金属氢化物还原成醇。如：

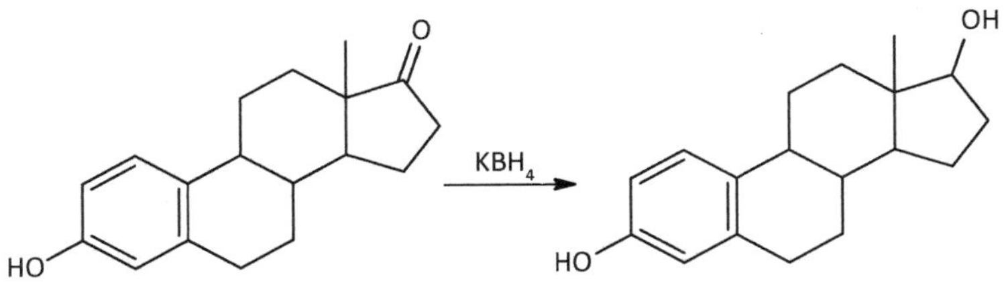

（四） 羧酸及其衍生物的还原

1. **酰卤的还原** 酰卤在适当的条件下，用催化氢化或金属复氢化合物选择性地还原为醛。如：

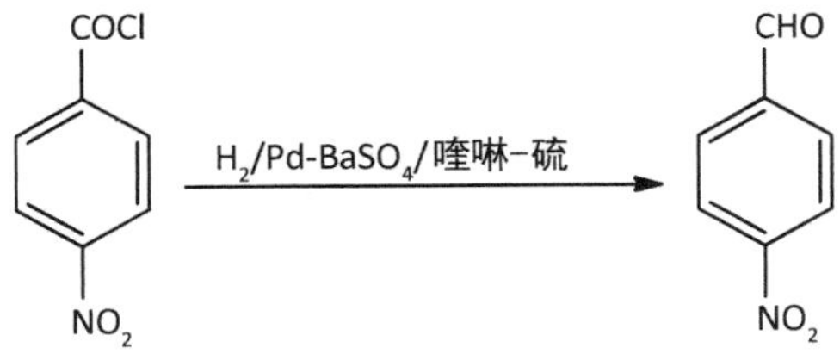

2. **酯的还原** 金属复氢化合物可将酯还原成醇。

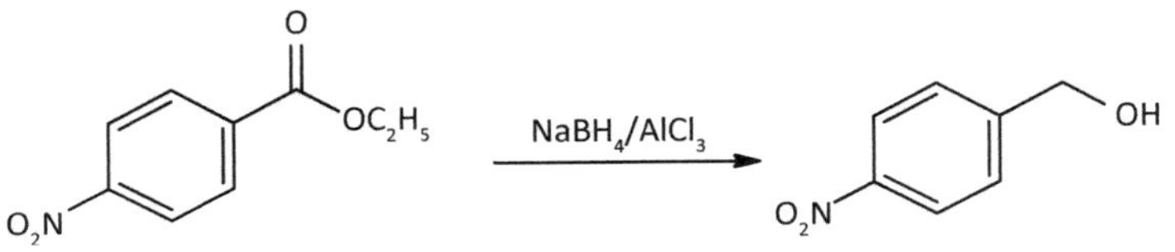

以 Bouveault-Blanc 反应，即用金属钠和无水乙醇做还原剂，可将羧酸酯直接还原生成相应的伯醇，主要用于高级脂肪酸酯的还原。

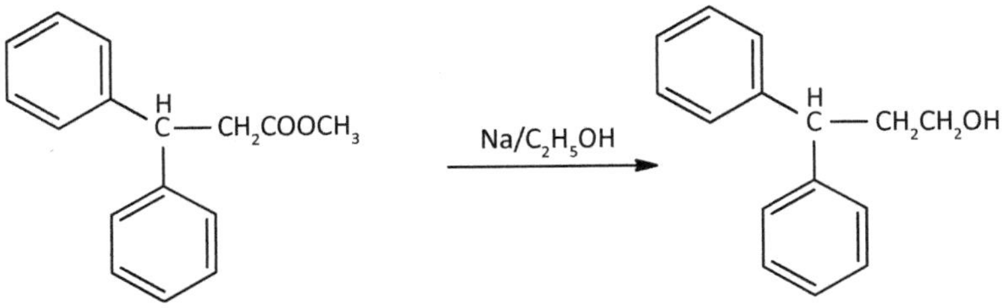

3. **酰胺的还原** 酰胺的还原常用氢化铝锂做催化剂，可在较温和的条件下进行反应。如抗肿瘤药物三尖杉酯碱中间体的合成：

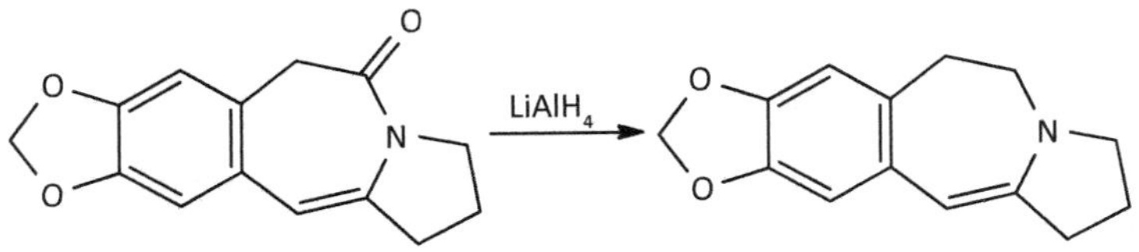

三、各种碳键连接的反应

（一） 缩合反应

两个或多个有机化合物分子通过碳键形成一个新的较大分子，或同一个分子发生分子内的反应形成新分子都可以称作缩合反应。缩合反应有很多种，如 Reformatsky 反应、Blanc 卤甲基化反应、Wittig 反应、Darzens 缩合、环加成反应、Mannich 反应、羰基 α 位碳原子的 α-羟烷基化、格氏反应、金属铜的催化反应等。维生素 A 的工业化生产路线之一即用紫罗兰酮为原料通过 Reformatsky 缩合反应得到中间体。

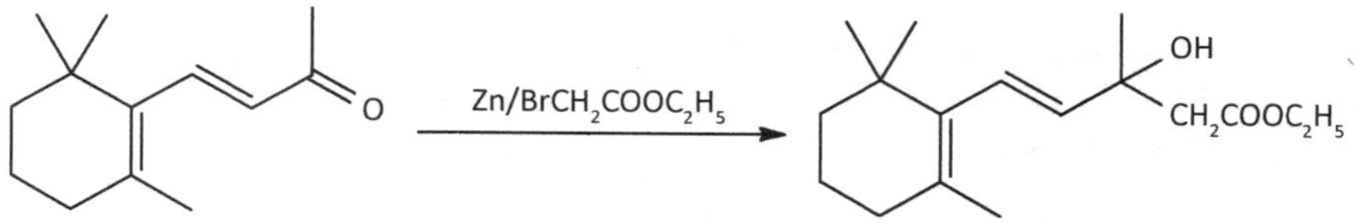

而维生素 A 乙酸酯的制备，是利用格氏试剂与十四醛发生缩合得到羟基去氢维生素 A 醇。

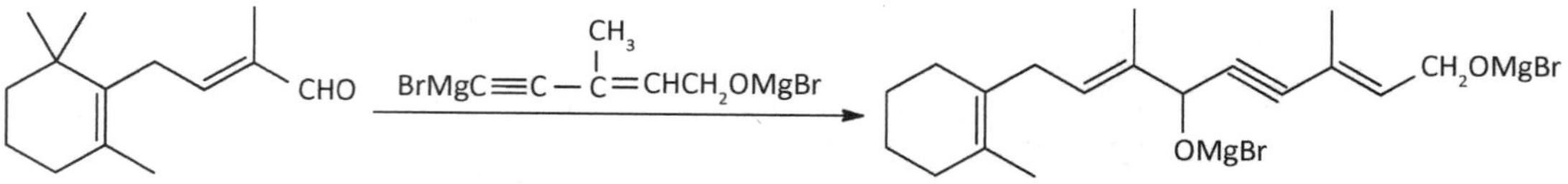

肝病辅助治疗药物联苯双酯的制备是以溴代芳烃为中间体，在金属铜作用下发生分子间的缩合而得到。

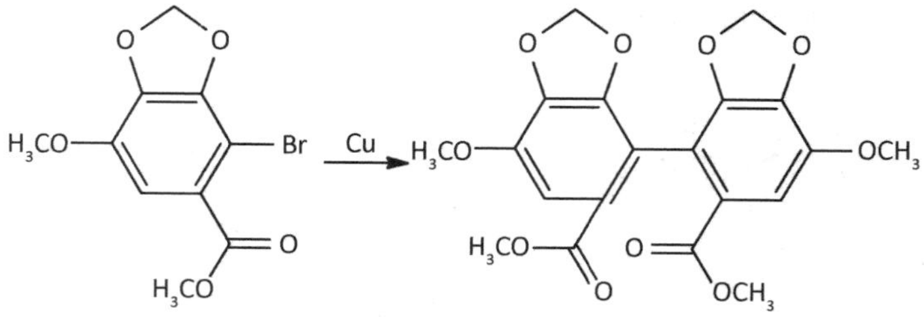

（二）烃化反应

1. 芳烃的烃化反应（Friedel-Craft 反应）　在三氯化铝催化下，卤代烃与芳香族化合物反应，可在环上引入烃基。如延胡索乙素中间体的制备。

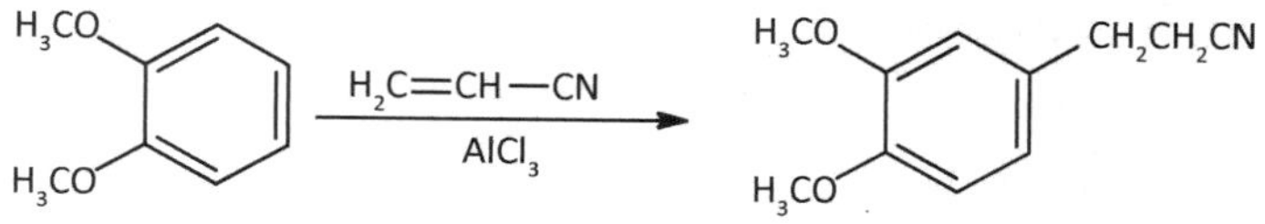

2. 烯丙位、苄位的碳烃化　烯丙位或苄位的化合物在强碱性条件下，生成相应的烯丙位或苄位碳负离子，可用不同的烃化剂进行碳烃化反应。

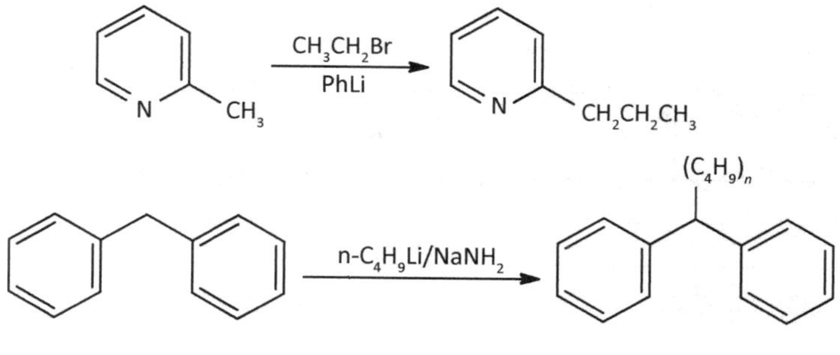

3. 羰基化合物α位碳烃化反应

（1）活性亚甲基化合物的碳烃化反应　具有活性氢的化合物易溶于醇，在醇盐条件下与卤代烃发生活性亚甲基的碳烃化反应。如异戊巴比妥中间体的合成可以采用此方法发生两次活性亚甲基的烃化反应制得。

（2）醛、酮、羧酸衍生物的 α 位碳烃化反应　常用的如利用醛或酮与胺发生缩合反应，制得烯胺，再与卤代烃发生烯胺 α 位碳烃化反应，烃基主要从位阻较小的一侧进攻。

四、重排反应

（一）Wagner-Meerwein 重排

当醇羟基的 β 位碳原子为仲碳原子或叔碳原子时，在质子酸或 Lewis 酸催化脱水反应中，中间体碳正离子发生 1,2-重排反应，并伴随氢、烷基或芳基迁移的一类反应称为 Wagner-Meerwein 重排，反应的推动力是由较不稳定的正碳离子重排为较稳定的正碳离子。该重排反应可用于甾体化合物 16-氨基-D-失碳甾体，经亚硝化、重排，同时扩环和缩环。

（二）Pinacol 重排

在酸催化下，邻二叔醇失去一分子水，重排成醛或酮的反应称为 Pinacol 重排。如下列甾体化合物在酸催化下发生氢迁移重排，得到雌酚酮类。

（三）Claisen 重排

烯醇或酚的烯丙基醚加热，通过 3,3-σ 键迁移使烯丙基自氧原子迁移到碳原子上的反应称为 Claisen 重排，如地普兰钦碱衍生物的制备。

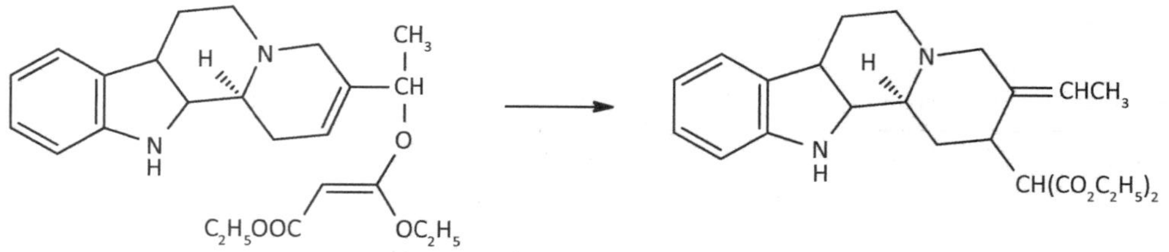

（四） Beckmann 重排

醛肟或酮肟在酸性条件下发生重排反应生成取代的酰胺称为 Beckmann 重排。如大环内酯类抗生素药物红霉素经结构修饰生成红霉素肟，再经 Beckmann 重排、还原及甲基化反应得到阿奇霉素。

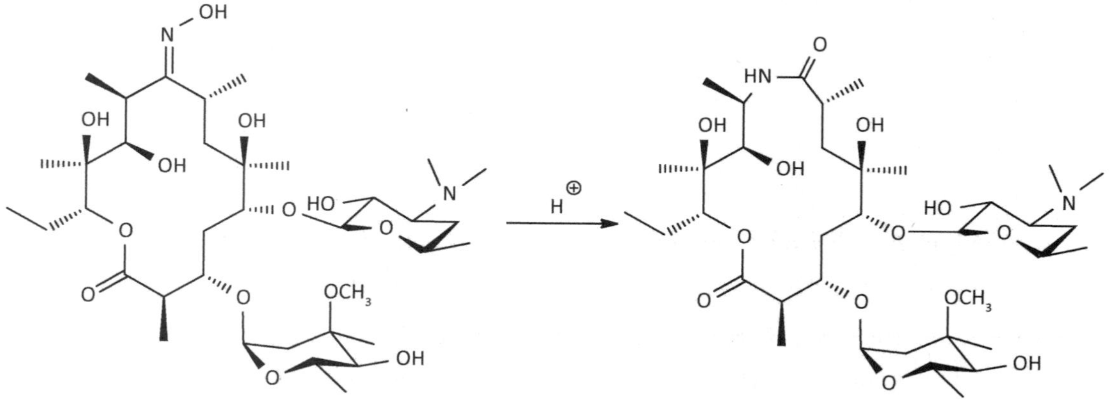

（五） Hofmann 重排

酰胺用溴（或氯）在碱性条件下处理，重排后继而水解生成少一个碳原子的伯胺。

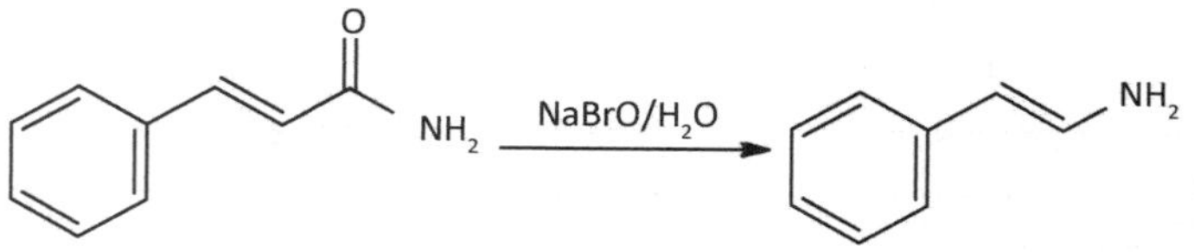

当酰胺分子的适当位置有羟基、氨基存在时，可以成环。

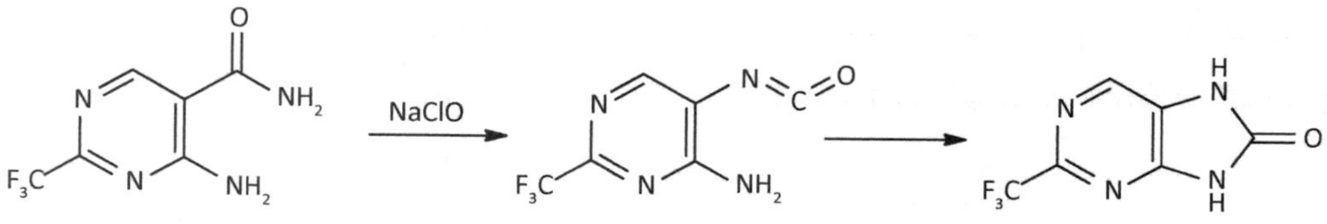

第三节　复杂分子结构改造的策略与实例

先导化合物结构修饰或改造的目的多是为了改善其理化性质和药代动力学性质、提高生物利用度、增强药物选择性、降低毒副作用等。常以药物化学理论和方法为指导，通过构效关系研究，发现复杂天然产物分子结构中各种功能基团，再对各功能基团进行结构修饰与改造，发现理想目标化合物，为新药的开发奠定基础。

一、先导化合物的结构修饰与改造方法

先导化合物的结构修饰和改造方法包括有机化学合成法、生物转化法和组合化学等方法。生物转化法（biotransformation）是利用生物体系或其产生的酶对外源性化合物进行结构修饰的化学过程。一般反应条件温和，区域选择性和立体选择性都很高，能够进行一些化学合成方法难以进行的反应。组合化学方法是从共同的结构模块出发，选择具有相同功能基的多种基团组建模块，通过各种键反应实现的分子多样性。进而通过高通量筛选对其进行构效关系研究，实现先导化合物优化。

（一）烷基链或环的结构改造

对先导化合物优化的简单方法是对化合物烷基链作局部改造，得到先导物的衍生物或类似物。对于结构复杂、环系较多的先导物，在进行结构优化时，一般先分析药效团，逐渐进行结构简化。天然产物一般是多环化合物，对环的改造相关方法是把环分子开环或把链状分子变成环状物。如对镇痛药吗啡的结构改造进行优化时，将其五个环系逐步剖裂，分别得到一系列四环、三环、二环、单环等结构简化的合成类镇痛药。

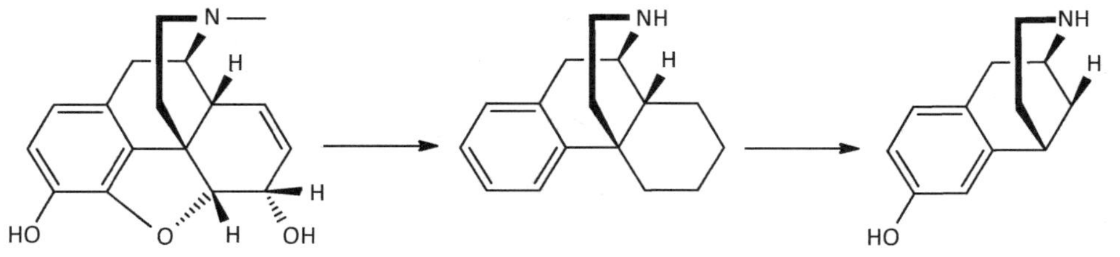

吗啡　　吗啡烷类　　苯吗喃类

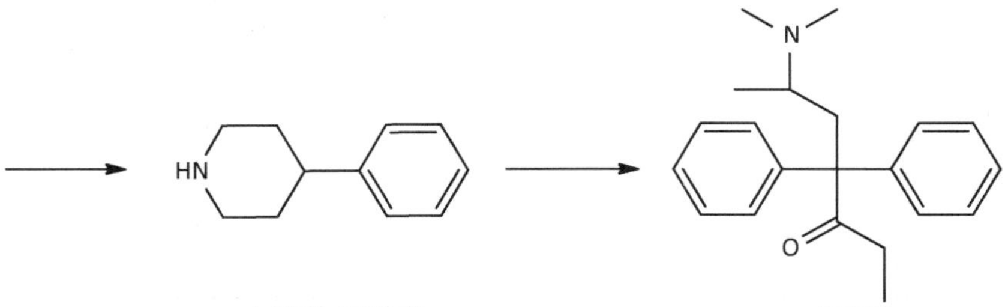

4-苯基-哌啶类　　美沙酮

（二）以生物电子等排体原理为基础的结构改造

生物电子等排体是指一些原子或基团因外围电子数目相同或排列相似，而产生相似或拮抗生物活性并具有相似物理或化学性质的分子或基团。Thorber 提出一个更广义的定义，即具有相似的物理和化学性质并能产生广泛相似效应的基团或分子均可认为是生物电子等排体。表14-1 为一些药物设计中常用的电子等排体。

在对先导化合物结构修饰与改造时，可用生物电子等排体取代先导化合物的某个部分。这样得到的化合物往往具有类似的药理活性，也可能产生拮抗作用、毒性降低或改善药代动力学性质等问题，如毒扁豆碱，其碳等排体的稳定性明显强于毒扁豆碱，并且具有相同或更高的抑制乙酰

胆碱酯酶（acetylcholinesterase）活性，另外其对映体的活性也不相同（表14-2）。

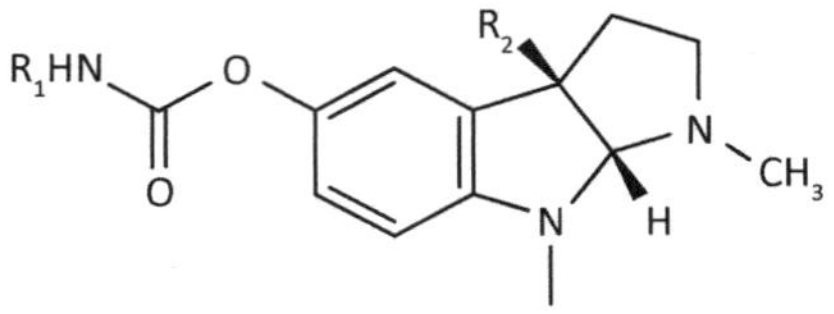

毒扁豆碱 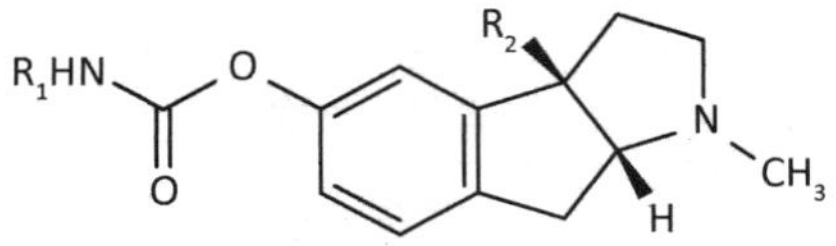　　　　　　　　毒扁豆碱碳等排体

表 14-1　药物设计中常用的生物电子等排体

分类	可相互替代的等排体
一价原子或基团类电子等排体	F，H —NH₂，—OH—F，—CH₃，—NH₂，H —OH，—SH —Cl，—Br，—CF₃，—CN i-Pr-，t-Bu
二价原子或基团类电子等排体	—CH₂—，—O—，—NH—，—S—，—CONH—，—CO₂— —C═O，—C═S，—C═NH，—C═C—
三价原子或基团类电子等排体	—CH═，—N═，—P═，—As═
四价原子类电子等排体	—N⊕—，—C—，—P⊕—，—As⊕—
环内等排体	—CH═CH—，—S—，—O—，—NH —CH═，—N═
环类等价体	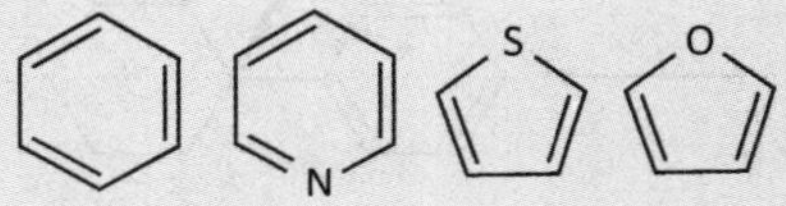
其他类	—COOH，—SO₃H，—SO₂NHR

表 14-2　毒扁豆碱及其碳等排体抗乙酰胆碱酯酶活性比较

化合物	R₁	R₂	IC₅₀（nM）	LD₅₀（mg/kg）
（-）-毒扁豆碱	CH₃	CH₃	128	0.88
（-）-庚基毒扁豆碱	n-C₇H₁₃	CH₃	110	24
（±）-碳等排体 1	n-C₇H₁₃	CH₃	114	21
（-）-碳等排体 2a	n-C₇H₁₃	C₂H₅	36	6
（+）-碳等排体 2b	n-C₇H₁₃	C₂H₅	211	18

（三）基于立体因素的结构改造

药物的立体结构不同会导致药效差别。药物与受体结合时，在立体结构上与受体的互补性越大，三维结构越契合，配体与受体结合后所产生的生物作用越强。药物的立体因素对药效的影响包括以下三方面：

1. 取代基的距离对药效的影响　药物结构中取代基间的距离特别是一些与受体作用部位相关的取代基间的距离，可影响药物与受体间的互补性。当这些基团之间的距离发生改变时，往往使药物活性发生极大的变化。如己烯雌酚（diethylstibestrol）是人工合成的非甾体类雌激素，反式中两个氧原子间的距离与雌二醇相似，均为 1.45nm，具有很强的雌激素活性，而顺式的两个氧原子间的距离为 0.72nm，故活性较低。

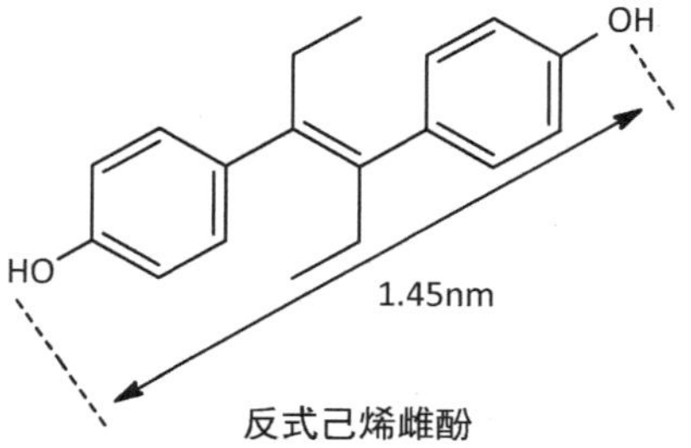

反式己烯雌酚 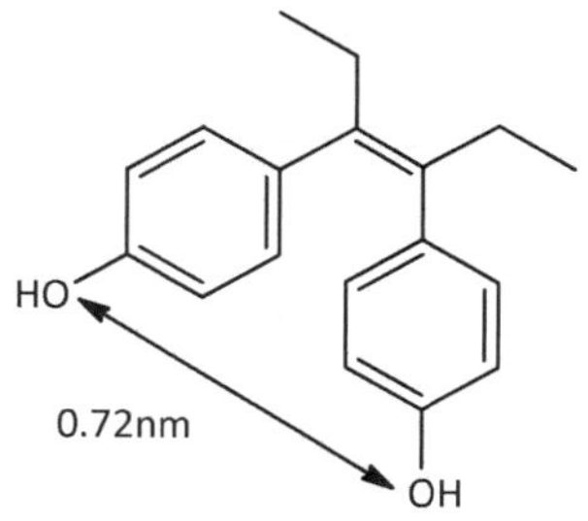　　　　　　　　顺式己烯雌酚

2. 几何异构体对药效的影响　几何异构体在结构方面的差别较大，引起药物分子的药效基团和受体互补的差别较大，因此生物活性有较大的差别。例如抗精神病药氯普噻吨（chlor-prothixene，泰尔登），其顺式异构体作用比反式体强 5~10 倍，其原因是顺式体的构象与多巴胺受体底物多巴胺（dopamine）更为接近。

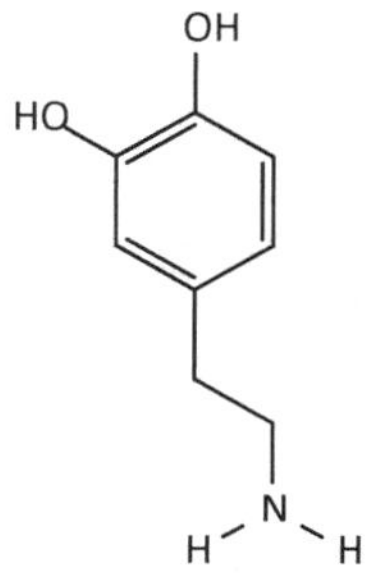

多巴胺 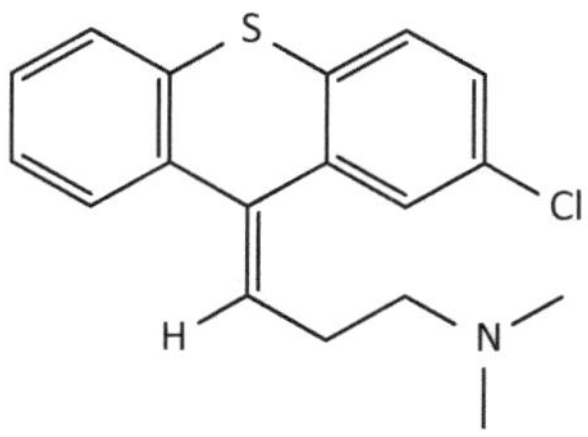　　　　　　顺式氯普噻吨 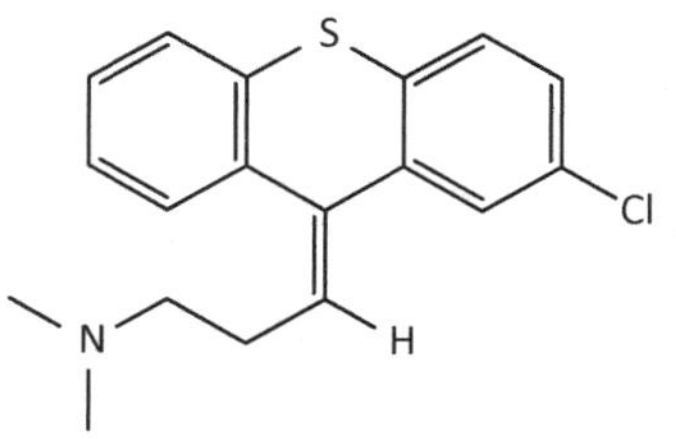　　　　　　反式氯普噻吨

3. 光学异构体对活性的影响　药物分子存在手性中心时，其光学异构体的性质、生物活性及体内过程往往存在差异。生物活性与立体异构体的结构间关系很难定量描述。经验性的规则是药物手性中心与受体相互作用位点越接近，两种对映体的作用差别就越大。1956 年 Pfeiffer 提出一种经验规则，即 R 和 S 对映体的药理活性差异越大，高活性异构体的药理活性越强。但也有一些不符合规则的情况，一般存在下列三种情况：

（1）不同光学异构体的活性强弱不同　如烟碱对大鼠下丘脑的亲和力常数 S/R 比值为 35，甲基多巴（methylodopa）只有（−）异构体具有降压作用。

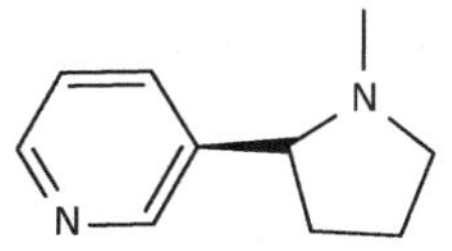

烟碱 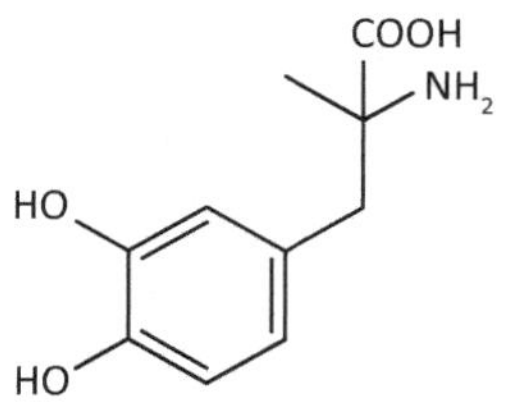　　　　　　甲基多巴

（2）不同光学异构体显示不同类型的生物活性　如麻黄碱可收缩血管，增高血压和舒张气管，用作血管收缩药和平喘药，而其光学活性异构体伪麻黄碱几乎没有收缩血管、增高血压的作用，只能做支气管扩张药。

（3）不同光学异构体显示出相等的生物活性　如催眠药苯巴比妥钠、抗组胺药异丙嗪等。

4. 构象异构体对生物活性的影响

（1）分子结构类型相同，可作用于相同受体，但由于构象不同，产生的活性强弱不同。如阿法罗定（alphaprodine）和倍他罗定（betaprodine）作用于吗啡受体时，由于前者的优势构象与吗啡的构象相同，其镇痛作用是后者的 6 倍。

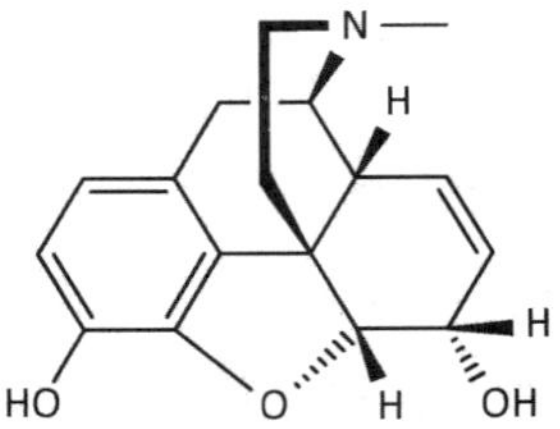

吗啡 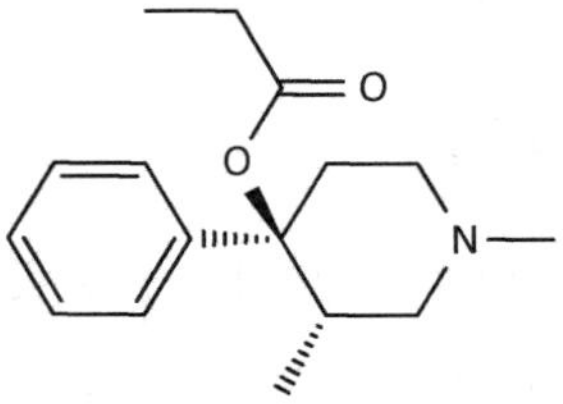　　　　　　　　倍他罗定 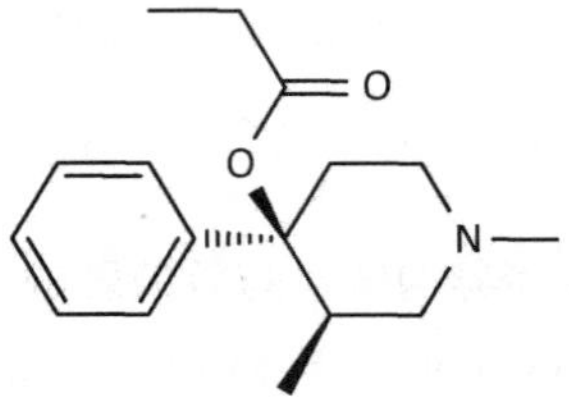　　　　　　　　阿法罗定

（2）同一结构因构象不同，可作用于不同受体，产生不同活性。如组胺的反式构象与组胺 H_1 受体作用，而扭曲式构象与组胺 H_2 受体作用。

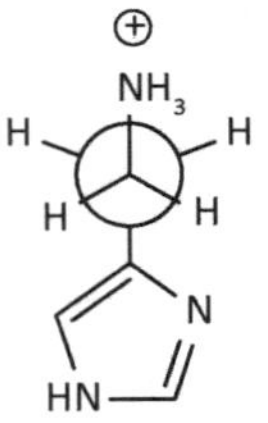

组胺反式构象 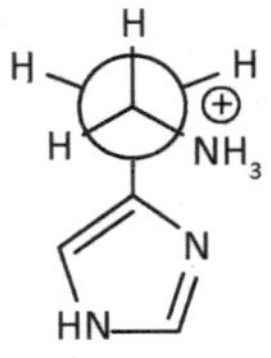　　　组胺扭曲式构象 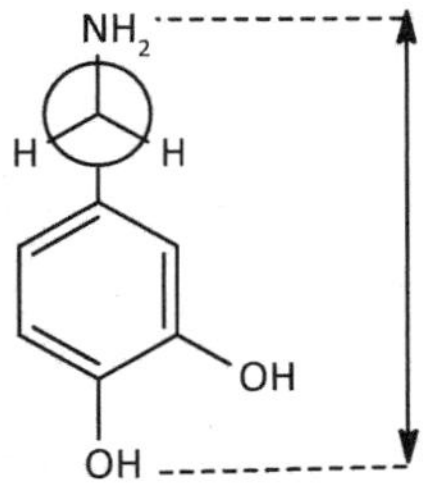　　　多巴胺反式构象 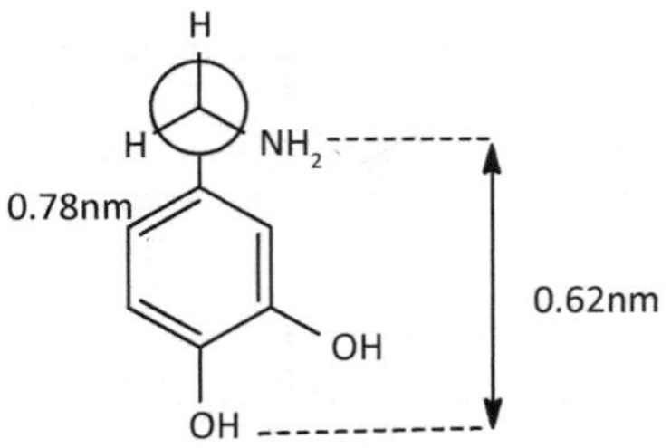　　　多巴胺扭曲式构象

综上可见，当要对目标化合物进行结构修饰和改造以提高其活性和选择性时，光学异构体和构象的研究是非常重要的。为保持化合物的药效构象，人们常常采用环化使其变成刚性化合物以使其具有更佳的生物活性。如可卡因与多巴胺递质相互作用的研究表明，其 C-3 位的安息香酸可以被苯取代，C-2 位羧酸酯可以被烷基或烯基取代。在考查 *N* 上孤对电子取向对活性的影响时，设计了一些成环化合物来控制孤对电子的取向。由此 *N* 原子上孤对电子取向对活性有较大影响。

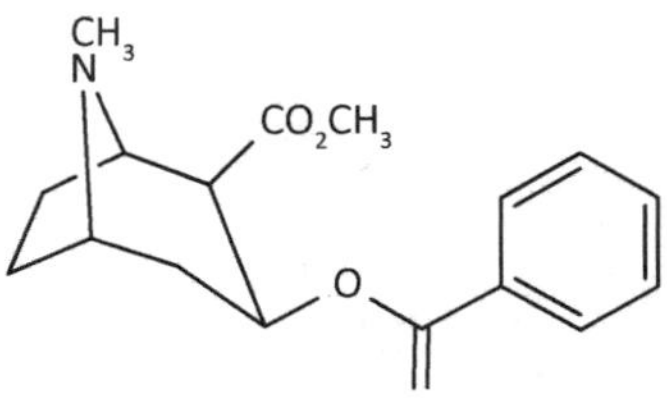

可卡因 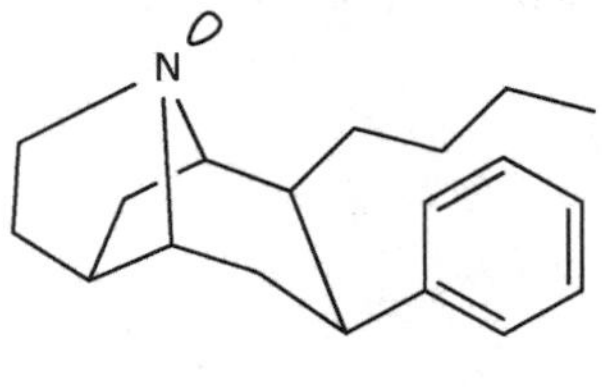　　　　　　　　　　　1,10.2nM

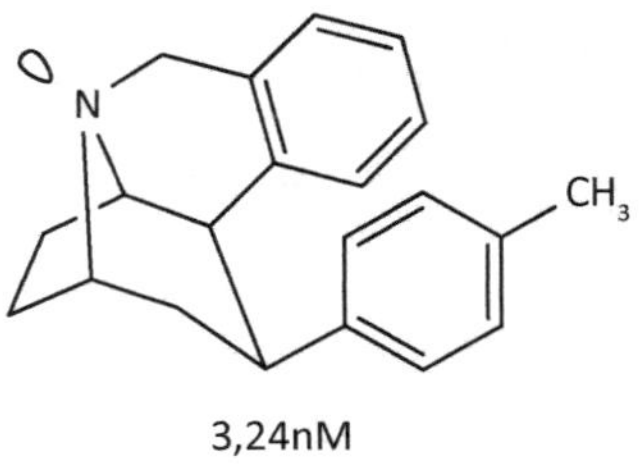

3,24nM 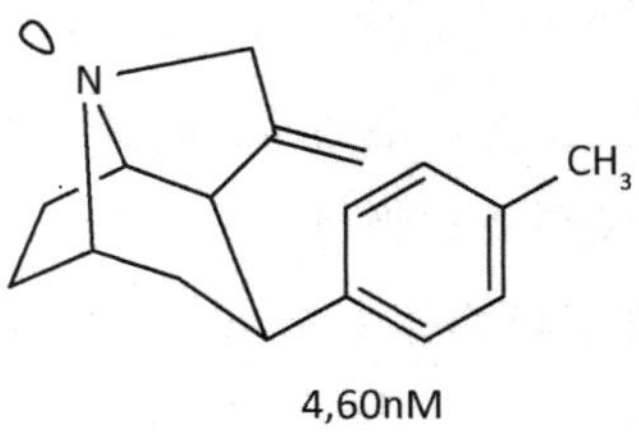　　　　　　　　　　　4,60nM

（四）　基于定量构效关系的结构修饰与改造

定量构效关系是用数学函数式来表示同类药物结构变化后活性的改变，是先导化合物优化常用的方法，该方法是 Hansch 研究团队于 20 世纪 60 年代建立。Hansch 将各种常用取代基的立体效应、电子效应和极性用参数定量表达，活性数据用药理实验数据表示，然后通过计算机回归计算出该类药物不同取代基的化合物结构与活性的函数关系式。定量构效关系常用的物理化学常数如表 14-3 所示。

表 14-3　常用的化学结构参数

类型	参数名称	定义及测定或计算方法	物理意义
立体参数	Verloop 多维立体参数	L 为沿着与母体相连的第一个取代基的轴长。使 L 垂直于纸面，然后自 L 点向两边做垂直线将两边分为四份（四个宽度参数，从小到大依次为 B1~B4）；Verloop 多维立体参数可以从原子的范德华半径及键长、键角计算	表示基团大小
	分子折射率（MR）	$MR=[(n^2-1)/(n^2+2)] \times M_W/d$ n 为折射率，M_W 为分子量，d 为密度	作为分子的近似立体参数使用
	Taft 立体参数（Es）	$Es=\lg K_X/K_H$ K_X 和 K_H 分别表示取代乙酸乙酯和乙酸乙酯的酸水解速度常数	表示取代基的立体因素对分子内或分子间的反应性影响
电性参数	Hammett 常数（σ）	$\sigma=\lg(K_X/K_H)/P$ K_X 和 K_H 分别为取代苯甲酸和苯甲酸的解离常数。P 为常数，在标准条件（25℃，丙酮水溶液）下，定义 $P=1$	表示芳香化合物上取代基的诱导效应和共轭效应
	Taft 常数（σ^*）	$\sigma^*=2.48^{-1}[\lg(K_X/K_H)_B-\lg(K_X/K_H)_A]$ K_X 和 K_H 分别表示取代乙酸乙酯和乙酸乙酯的水解速度常数，下标 A、B 分别表示在酸性和碱性条件下水解	表示脂肪族化合物上的取代基诱导效应和共轭效应
	解离常数（pK_a）		表示整个分子的电性效应
疏水性参数	分配系数（P）	$P=C_o/C_w$ C_o 和 C_w 分别表示处于平衡状态下，化合物在有机相和水相中的浓度	表示化合物向作用部位的转运和与受体疏水结合情况
	疏水性常数（π）	$\rho\pi=\lg(P_X/P_H)$ P_X 和 P_H 分别为同源的取代化合物和无取代化合物的分配系数。不同源化合物的 π 值不同。当用正辛醇/水系统测定时 $\rho=1$	表示化合物的疏水特性，可代替 $\lg P$ 使用
	HPLC、TLC 或 PC 的保留值或 R_f 值		表示化合物的疏水特性，可代替 $\lg P$ 使用

（五）　结构修饰与改造的基本原则

1. 最简合成原则　化合物的结构修饰和改造一般是由最简单的合成路线开始的。Keemann 和 Engel 对 1522 种药物统计发现，天然药物分子中至少有一个杂环的比例高达 75% 以上。因此，合成杂环化合物是相对比较统一的。实际上杂环具有许多优点，如杂环中杂原子的插入可以产生新的作用；可以进行大量的组合变换，便于开展工作；杂环化合物有着与内源性物质相近的结构，后者也往往为氨基酸的含氮代谢物，合成的方法简便，很容易扩大化合物的合成数量。

2. 最少修饰原则　即指优先设计与先导化合物结构相近的类似物或仅对结构作微小变换。变换可以通过一些简单的反应，如还原、羟基化、甲基化、乙酰化、外消旋体拆分、取代基的变换和电子等排体变换等，一般可起到生物活性增强、选择性增加的作用，有时会降低毒性。如紫杉醇的结构改造物 SB-T-101131 无明显神经毒、心脏毒作用，而抗人乳腺癌 MCF-7 的耐药活性是紫杉醇的 50 倍以上。

3. 最优取代基原则　现有药物中约有一半含有芳环，这些芳环很容易引入其他取代基，环上的氢被烷基、卤素、羟基、硝基等取代后，能够显著改变药物的作用强度、持续时间，甚至可改变药物的作用类别。最优取代基的选择一般应在亲脂性参数、电性参数和空间效应参数共同组成的空间中获取最小量。目前已经建立一些计算模型，同时计算机辅助设计也会给出一些有益的借鉴。

4. 去除手性中心原则　对称性有时并不是活性绝对必须的，其将给全合成或结构修饰增加很大难点。一个比较成功的例子是吗啡结构中有 5 个手性中心，它的合成代用品芬太尼（fentanyl）却没有手性中心，但其镇痛作用为吗啡的 80 倍。

在必须考虑手性中心的时候可先合成外消旋体，当发现好的活性时再研究单一异构体。

5. 结构逻辑原则　在进行化合物的结构修饰与改造时，化合物的结构参数（如电荷间距、E 或 Z 构型、直立或平伏键的取代基及取代基的定位等）具有重要的指导意义。例如人们设计的 biculline 既可以被 GABA 受体识别，也可以被烟碱受体识别。主要因为乙酰胆碱为 GABA 的生物电子等排体，bicuculline 既具有乙酰胆碱的结构特征又具有烟碱的结构特征。

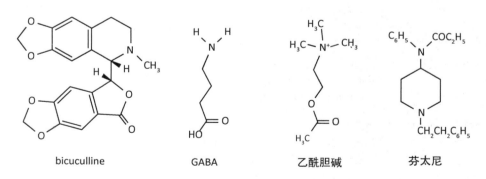

bicuculline　　　GABA　　　乙酰胆碱　　　芬太尼

6. 药理学逻辑原则　通过构效关系研究，确定了与提高活性相关的结构特征之后，必然要对其中最有效的化合物进行药理学验证。而正确的药理学研究必须遵照一定原则，如量效关系、最佳剂量、对照物参比试验、达峰时间的确定。

7. 生物学逻辑原则　即通过现有化合物结构、生物活性及二者之间的关系来探讨化合物的结构修饰与改造。如人们知道络合剂与金属辅酶结合力较强，在进行药物设计时自然会从增加络合剂孤对电子或增强孤对电子络合能力方面考虑。有效成分为碱性化合物，选择与其成盐的相反离子时，一般应用盐酸盐而不用草酸盐和硝酸盐。

　　药物治疗疾病是一个很复杂的过程，在化合物的结构修饰与改造研究中，不能把这些方法和原则照搬照用，一切还必须以实验为依据，具体情况具体分析。

　　近年来的实践表明从中药中发现先导化合物并对其结构进行修饰和改造，是一条事半功倍研制新药的途径。随着我国对自主研发创新药物的重视，将会从中药中挖掘出更多的先导化合物，为我国新药创制研究的迅速发展做出更大贡献。

二、中药活性成分结构修饰与改造实例

（一）五味子中降谷丙转氨酶的有效成分的开发

　　20 世纪 70 年代初，临床研究发现五味子蜜丸和粉剂有降低病毒性肝炎患者血清谷丙转氨酶（SGPT）的作用。为寻找五味子中降谷丙转氨酶的有效成分，从五味子的乙醇提取物中分离得到七种单体成分，均为木脂素类成分。药理实验证明除五味子甲素外，其他木脂素类成分在不同程度上都能降低四氯化碳模型小鼠的谷丙转氨酶。

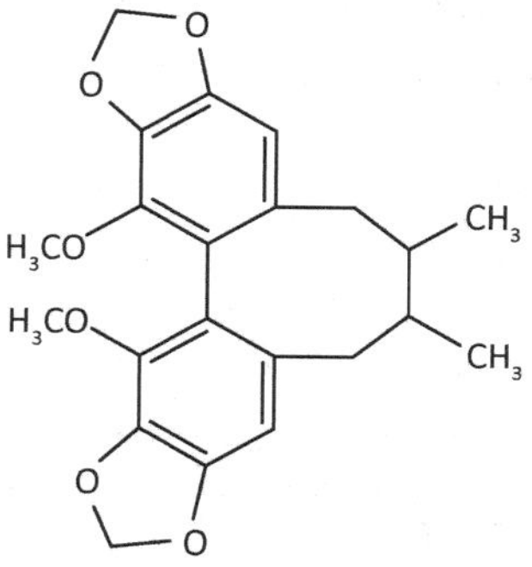

五味子丙素 α 体 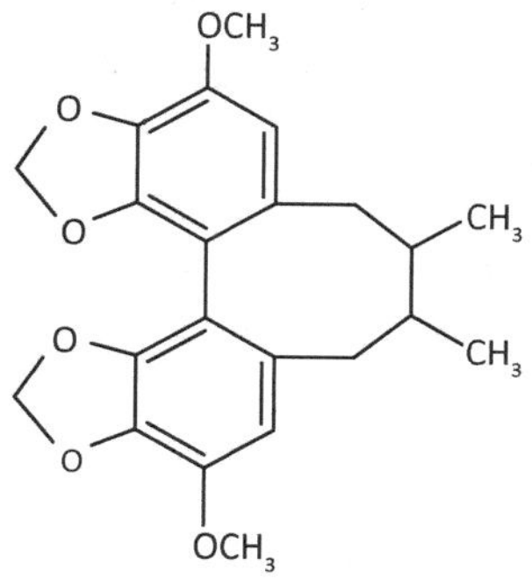　　　　　　　五味子丙素 γ 体

　　七种单体成分中，五味子丙素有较好的降谷丙转氨酶的作用，但含量只占 0.08%。全合成研究确证了五味子丙素的化学结构为五味子丙素 α 体，而不是最初认定的结构（后命名为五味子丙素 γ 体）。由于五味子丙素的全合成难度较大，最初只合成了一些中间体，后发现亚甲二氧基可能与降酶活性有关。继而通过生物电子等排体等原理设计合成类似物共 31 个，初步药理研究表明其中 16 个化合物表现出肯定的降酶活性，苯环上有亚甲二氧基的有效物质占 15 个，支持了亚甲二氧基与降酶作用有关的假设。在降酶活性显著的几个化合物中，经过初步的毒性试验，选择了联苯双酯（bifendate）和二苯己烯进行深入研究。后来通过临床比较，放弃二苯己烯，而把生物活性不是最强但化学结构相对简单、易于合成、便于生产、几乎无毒性的 bifendate 开发成为新的保肝药物，于 20 世纪 80 年代初在我国上市供临床使用。经过上万例临床应用验证，疗效及安全性都获得了认可，1995 年被《中国药典》收录。

　　联苯双酯的合成路线如下：

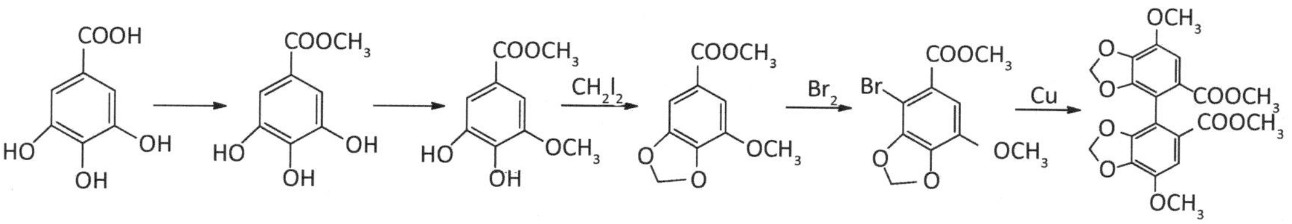

NOTE

在联苯双酯的基础上，学者们又开发出结构差别很小的另一种保肝药物双环醇（bicyclol，商品名百塞诺），把原来双酯中的一个甲氧基羰基换成羟甲基。双环醇的极性较联苯双酯大，药代动力学性质也与联苯双酯有较大的差别。除保肝作用外，体外实验表明其对肝癌细胞转染入人乙肝病毒的 2.2.15 细胞株具有抑制其 HBeAg、HBV-DNA、HbsAg 分泌作用，临床可用于治疗伴有血清氨基转移酶异常的轻、中度慢性乙型肝炎、慢性丙型肝炎以及非病毒性肝炎。

（二）　石杉碱的结构修饰研究

石杉碱甲（huperzine A）是从中药蛇足石杉 *Huperzia serrata*（Thunb. ex Murray）Trev. 中分离得到的生物碱，对乙酰胆碱酯酶有高选择性抑制作用，能改善脑功能谱和动物实验损伤产生的学习、记忆障碍。1986 年石杉碱甲首先被应用于治疗重症肌无力症，取得了很好的效果，1995 年又被应用于治疗早老性痴呆，对记忆障碍有良好的改善作用，在美国作为提高记忆功能的保健品上市销售。目前，石杉碱甲已经成为临床上治疗早老性痴呆症的常用药物。同时，对石杉碱甲的全合成、结构改造和构效关系进行了大量的研究，合成和筛选了大量石杉碱甲的类似物，试图寻找到疗效比石杉碱甲更好、毒性更低的化合物，最终从中发现并研制出了一个新的临床制剂希普林（schiperin）。

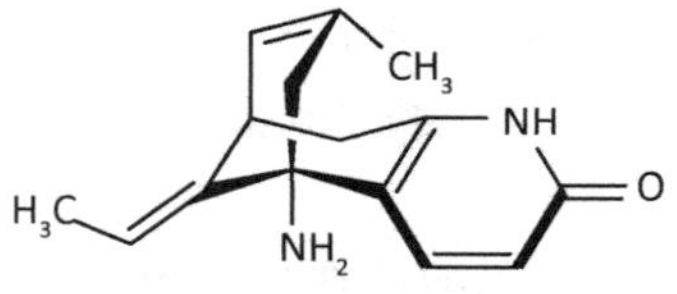

石杉碱甲 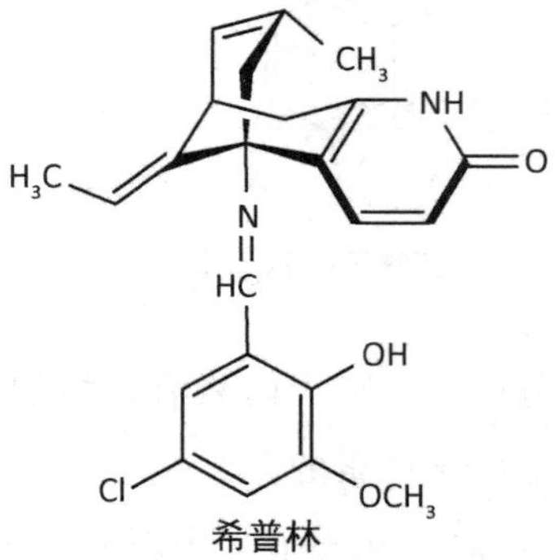　　　　　　　　希普林

（三）　青蒿素的结构修饰研究

中药青蒿的基原植物黄花蒿用于治疗疟疾，从中分离得到的抗疟疾有效成分为新型带过氧基团的倍半萜内酯化合物青蒿素，被誉为抗疟药物发现史上的里程碑。但青蒿素在水和油中几乎都不溶解，口服又吸收不好，因此难于制成合适的制剂。通过构效关系研究，经化学、药效学、药代动力学、临床实验综合研究，从数十种衍生物中开发出脂溶性抗疟新药蒿甲醚（artemether）和水溶性抗疟新药青蒿琥酯（artesunate）。

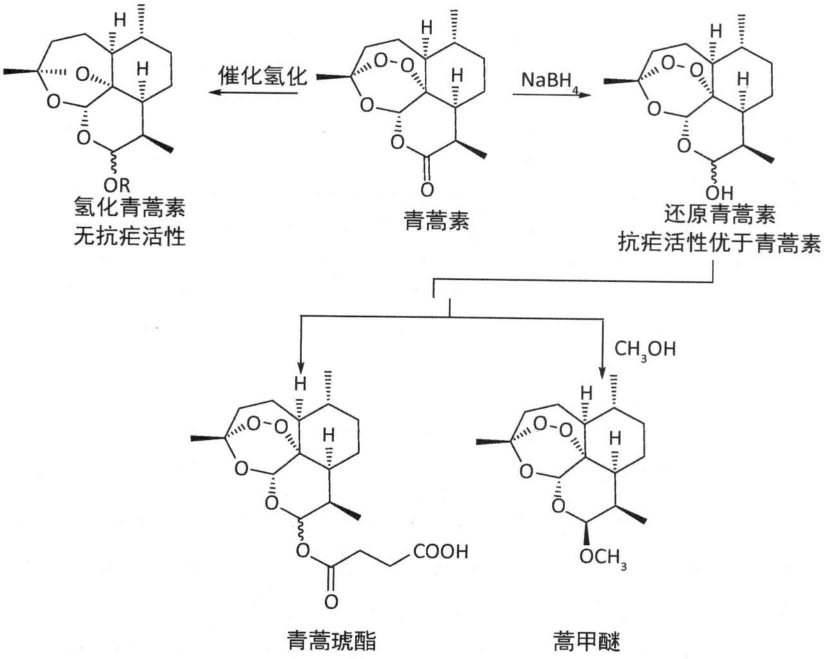

催化氢化
$NaBH_4$
OR
氢化青蒿素
无抗疟活性
青蒿素
OH
还原青蒿素
抗疟活性优于青蒿素
CH_3OH
COOH
OCH_3
青蒿琥酯
蒿甲醚

第十五章　中药化学成分的生物转化

第一节　概　述

中药化学成分的生物转化是指利用生物体系（包括微生物、植物或动物组织的培养体系）或生物体系的相关酶制剂对中药化学成分进行结构修饰的过程。利用生物体对底物作用的多样性，可以丰富中药有效成分的结构，从中寻找活性更好的先导化合物，进行新药研究与开发；对于中药中一些水溶性或稳定性差或毒副作用较强而影响应用的有效成分，可以通过生物转化进行结构修饰，增强或改变中药有效成分的活性、降低毒副作用、改善其理化性质以提高生物利用度，以及用于中药有效成分的制备和生产。

生物转化技术现已广泛应用于医药研究的诸多领域，如在复杂化合物的结构修饰、不对称基团的引入、药物代谢研究等方面，生物转化技术具有明显优势，尤其是能完成化学方法通常不能进行的反应，因而越来越受到重视与关注。

我国中药化学成分生物转化研究发展迅速，现已较为系统地研究了青蒿素、紫杉烷、蟾蜍甾烯、雷公藤内酯、莪二酮、甘草次酸、吴茱萸碱等数10个中药活性化合物的生物转化，并取得了重要的研究成果。但这些成果多停留在实验室阶段，缺乏实现工业化生产的范例，且原始创新项目偏少。现有生物转化技术存在的一些不足也限制了其在中药研究以及产业中的应用。虽然转化的研究对象已经包括了几乎所有类型的中药成分，但涉及的转化反应类型有限，以氧化、还原、水解、转换反应居多，因此仍需开发新的生物催化体系；特异性的生物或酶的筛选方法和改良工作，还需要加强对转化反应机理的研究。生物体系中的酶或细胞对热、强酸、强碱、有机溶剂等不够稳定，一般只能进行一次性的生物转化，难以从反应体系中回收，给产物提纯造成困难，最终导致生产成本的提高。

近年，在中药化学成分生物转化研究领域，联合应用基因工程给人们带来新的研究思路。其主要方法是通过酶合成基因构建基因工程菌，将几步中间体合成所需的转化酶基因导入同一个工程菌中表达，将原本需要几种转化体系连续转化的繁杂过程简化，一步转化反应即可获得目的产物。另一方面，对于某个有意义的转化反应，可利用基因工程手段改造野生菌株或直接对转化酶基因进行改造，以提高转化率或降低底物特异性。近年还出现了以组合化学理论为基础，以生物转化技术为研究手段，对具有明确生物活性的天然复杂化合物或活性组分进行生物转化，使这些化合物或组分在具氧化还原、羟基化、水解、碳键合成等功能的多种微生物或酶的作用下，转化产生新的组合型天然化合物群，称为组合生物转化（combinatorial biocatalysis）。这种方法利用一种以上具有特殊转化功能的微生物或酶，对同一个母体化合物进行组合转化，能够大大增加衍生物的多样性，有效地对复杂天然产物的结构进行修饰和从简单分子构建新的化合物库，再与药物筛选手段结合，寻找新的高活性或低毒性的天然活性先导化合物，或通过对活性组分中不同成分结构变化与活性强度消长关系的分析来发现关键活性成分，可望成为从已知化合物中寻找新型衍生物以及从简单化合物制备复杂化合物的有效手段。此外，还有中药多成分"一釜"生物转化（the one-pot biotransformation of multi-component of Chinese medicinal materials）研究，将中药中多种成分或提取物加入到生物转化体系中，利用生物转化体系中的生物催化剂（如酶、微生物、动植物细胞）对所加入的多种成分同时进行生物转化，对中药中的多种成分进行结构修饰或激活，以期提高已有的活性、降低毒副作用或产生新的活性成分，发挥传统中药多样性结构成分的协调作用。

这些研究思路和方法对于克服目前中药化学成分生物转化研究进程中存在的问题可能会发挥重要的作用。

中药化学成分生物转化涉及多学科、多领域的交叉协同，为中药研究与发展带来了新的机遇与挑战。中药化学成分的生物转化研究在国内虽然起步较迟，但随着相关学科的发展和科学研究的不断深入，这一领域的研究成果将会在推动中药现代化进程和中药产业发展上发挥更加重要的作用。

第二节　常见的生物转化反应

生物体系的酶对作为底物的中药化学成分进行酶催化反应是中药化学成分生物转化的实质，其反应类型涉及各类化学反应，其中羟基化反应、糖苷化反应、水解反应、环氧化反应和甲基化反应等是中药化学成分生物转化过程中较为常见的反应。

一、羟基化反应

羟基化反应是中药化学成分生物转化中最常见的反应。通过选择性羟基化作用，可以将化学性质不活泼的 C-H 键激活，从而在该位点进行一系列化学反应。

在短刺小克银汉霉 *Cunninghamella blakesleana* 转化雷公藤甲素的反应中，羟基化酶起了主要作用，分别在雷公藤甲素不同的甲基、亚甲基和次甲基位点上进行了单羟基化反应，得到 7 个极性皆大于底物的化合物。

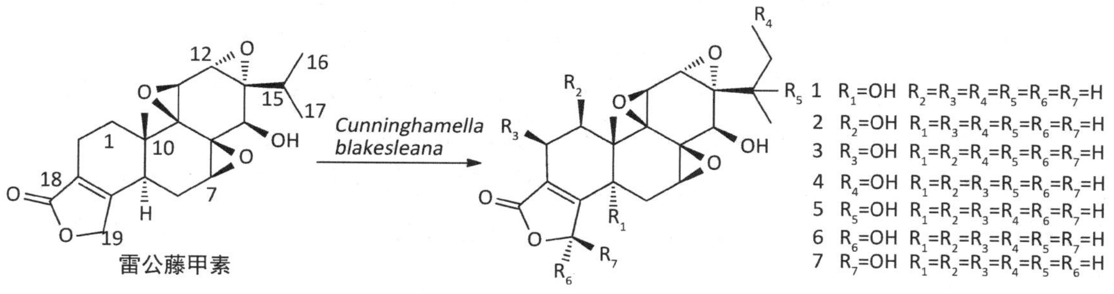

二、苷化反应

在生物转化过程中，苷化反应可以使许多外源化合物的理化性质与生物活性发生较大的变化，尤其是改善化合物的水溶性，以利于制剂的开发生产。

旋花羊角拗 *Strophanthus gratus*（Wall. et Hook.）Baill. 和 *S. amboensis* DC. 混合悬浮细胞培养，可将洋地黄毒苷元同时羟化和糖基化，生成洋地黄毒苷的异构体 17β-H-杠柳苷元-β-D-葡萄糖苷（17β-H-periplogenin-β-D-glucoside）。

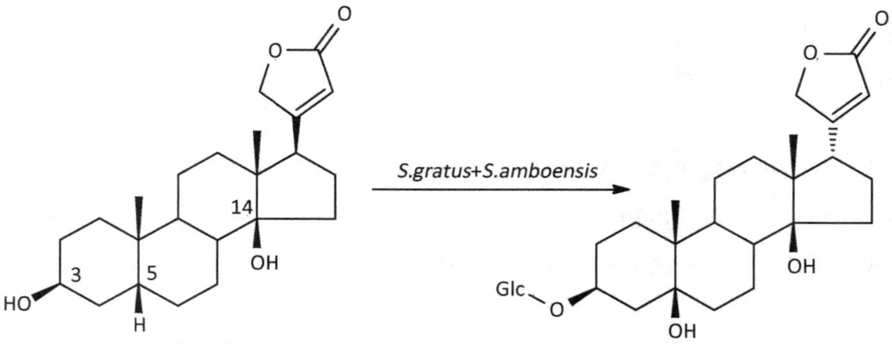

洋地黄毒苷元　　　S.gratus+S.amboensis　　　17β-H杠柳苷元-β-D葡萄糖苷

白僵菌 *Beauveria bassiana* 对大黄酸的羧基具有还原以及葡萄糖基化生物转化作用，可以将大黄酸转化为 3-羟甲基-β-D-葡萄糖基-芦荟大黄素苷。

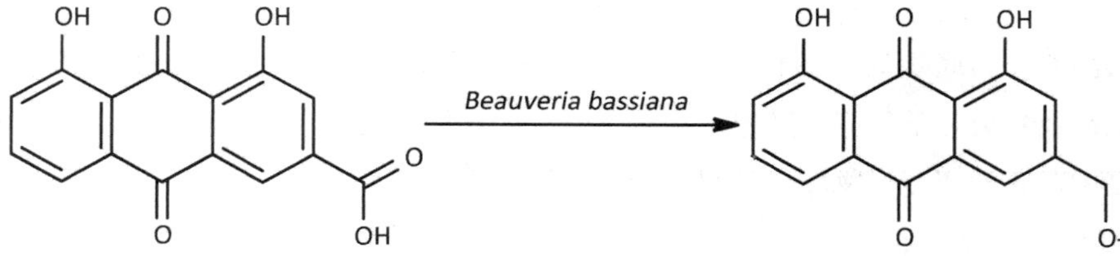

大黄酸　　　Beauveria bassiana　　　3-羟甲基-β-D-葡萄糖基-芦荟大黄素苷

三、水解反应

在中药化学研究中广泛应用酶进行苷类化合物的水解。酶水解反应具有条件温和、专属性高等特点。生物转化除能水解苷键之外，还能对酯键进行水解反应。生物转化中的水解反应，可使用微生物或酶进行，其特点在于它具有化学反应无法比拟的高度区域或立体选择性。

在对紫杉烷类化合物进行生物转化时，经常遇到水解及羟基化反应。尽管化合物有多个酰氧基可被水解，但生物转化总是能选择性地水解其中的一个或几个酰基，即具有较高的区域和立体选择性。从云南红豆杉树皮分离出的内生菌中发现 3 株具有转化紫杉烷类化合物的能力，其中的真菌 *Microsphaeropsis onychiuri* 和毛霉 *Mucor sp.* 都可水解 10-去乙酰-7-表紫杉醇的 13 位侧链并可使 7 位羟基差向异构化。尽管化合物 1β-羟基巴卡亭 I 中有多个酰氧基可被水解，但链格孢 *Alternaria alternata* 对其的生物转化只选择性地水解其中的一个或几个酰基。

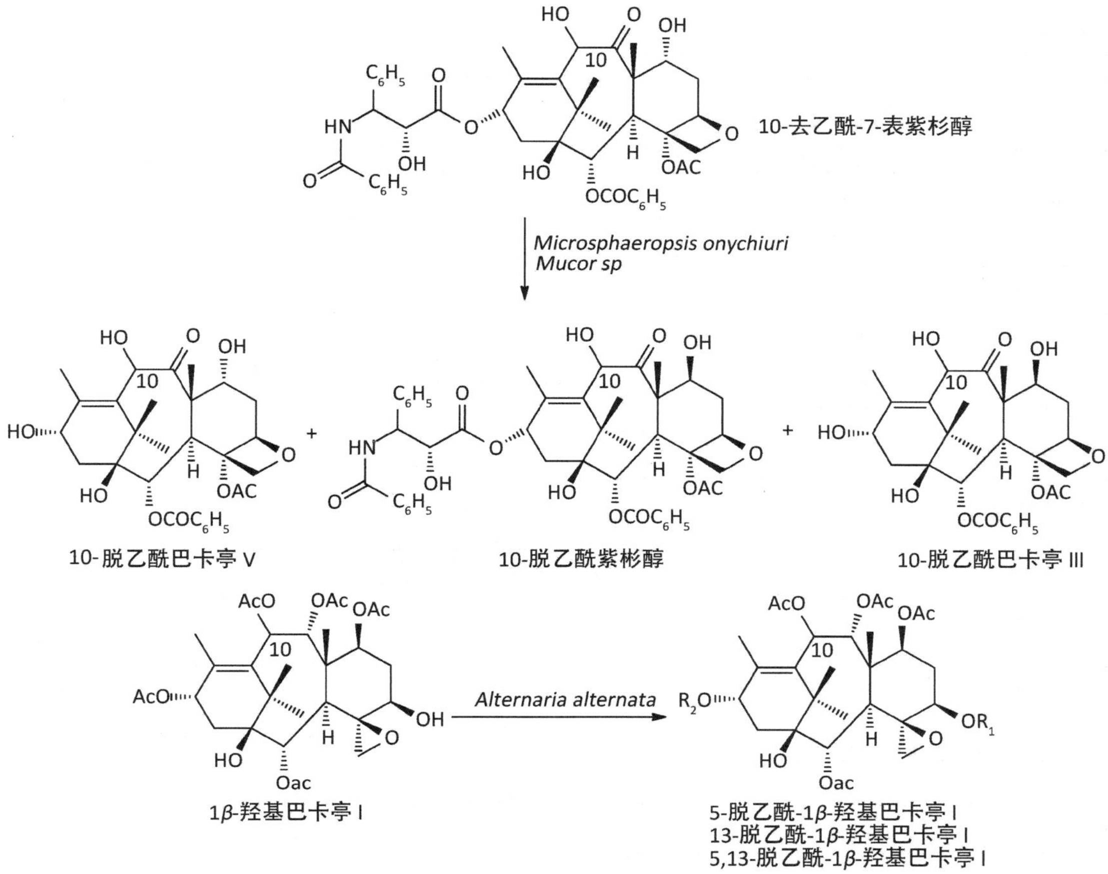

10-去乙酰-7-表紫杉醇
Microsphaeropsis onychiuri
Mucor sp
10-脱乙酰巴卡亭 V
10-脱乙酰紫彬醇
10-脱乙酰巴卡亭 III
Alternaria alternata
1β-羟基巴卡亭 I
5-脱乙酰-1β-羟基巴卡亭 I
13-脱乙酰-1β-羟基巴卡亭 I
5,13-脱乙酰-1β-羟基巴卡亭 I

又如，用米曲霉 *Aspergillus oryzae* 对原薯蓣皂苷进行转化，可以保留原薯蓣皂苷的 C_{26}-葡萄糖基，水解 C_3-糖链末端 1→2 鼠李糖基生成次生呋甾皂苷（化合物 4）。米曲霉也可以去掉原薯蓣皂苷的 C-22 位羟基生成 20（22）双键的呋甾皂苷产物（化合物 3 和 5），并且继续水解 C-26 位葡萄糖基生成相应的螺甾皂苷（化合物 2 和 6）。

R=-Glc 2 Rha 4 Rha
1
3
2
R=Glc —4— Rha
4
5
6

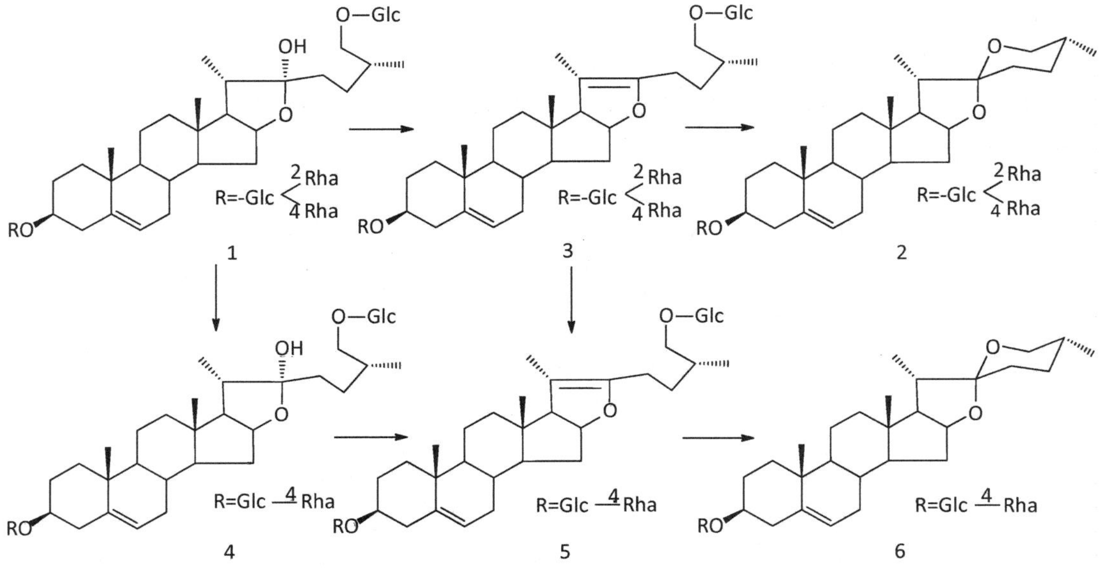

四、氧化反应

（一）羟基氧化反应

生物转化反应可以将醇类化合物氧化为相应的酮类化合物。某些植物细胞可以专一性地将一些单萜醇类化合物转化为相应的酮类化合物。例如，烟草细胞可将对薄荷-2-醇的羟基转化为相应的酮羰基，将 *R*,*S*-龙脑和 *R*,*S*-异龙脑转化为1*R*,4*R*-樟脑。

R,*S*-龙脑　　1*R*,4*R*-樟脑

R,*S*-异龙脑　　1*R*,4*R*-樟脑

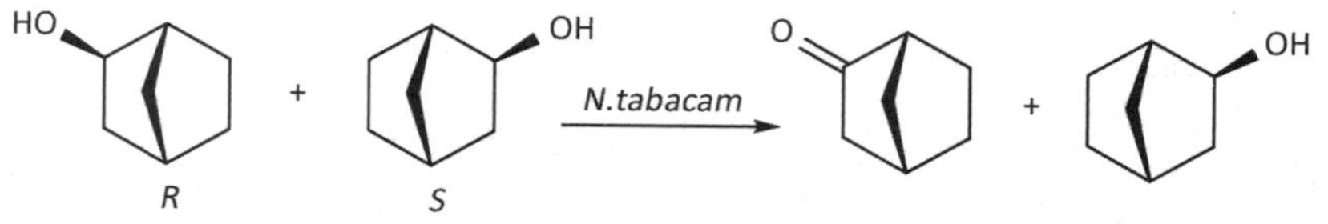

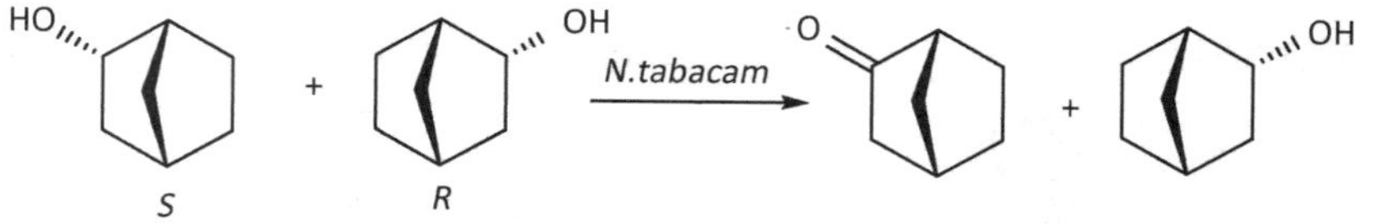

（二）环氧化反应

双键环氧化物多为植物对底物进行羟基化的中间体产物，但是植物细胞对于某些底物只能将其转化成相应的环氧化物，并不产生相应的羟基化产物。如金银花悬浮细胞培养体系可以将莪术二酮 C-1 和 C-10 位间的双键氧化，得到两个环氧化的转化产物。

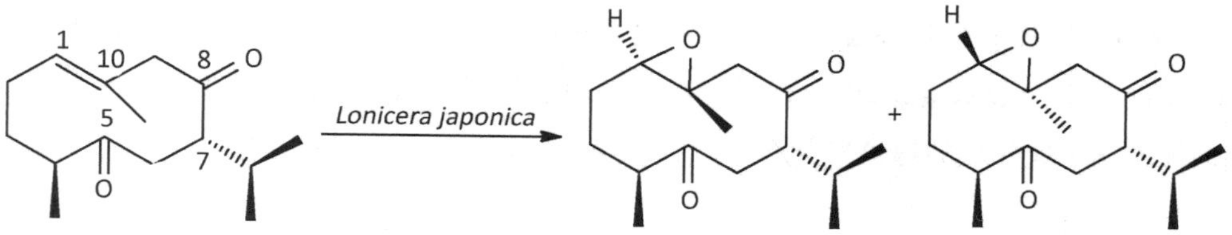

又如，锦鸡儿 *Caragana chamlagu* 悬浮细胞培养可将（±）-α-紫罗兰酮转化为（±）-3-酮基-α-紫罗兰酮、（±）-3-羟基-α-紫罗兰酮和（±）-4,5α-环氧-α-紫罗兰酮，将 β-紫罗兰酮转化为5,6-环氧-β-紫罗兰酮。

(±)-α-紫罗兰酮　(±)-3-酮基-α-紫罗兰酮　(±)-3α-羟基-α-紫罗兰酮　(±)-4,5α-环氧-α-紫罗兰酮

β-紫罗兰酮　　5,6-环氧-β-紫罗兰酮

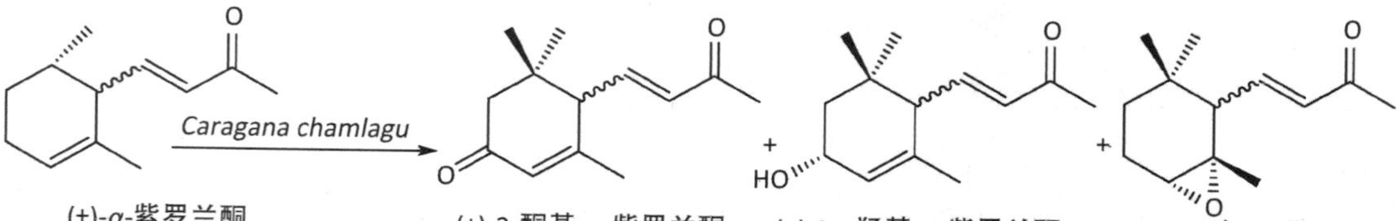

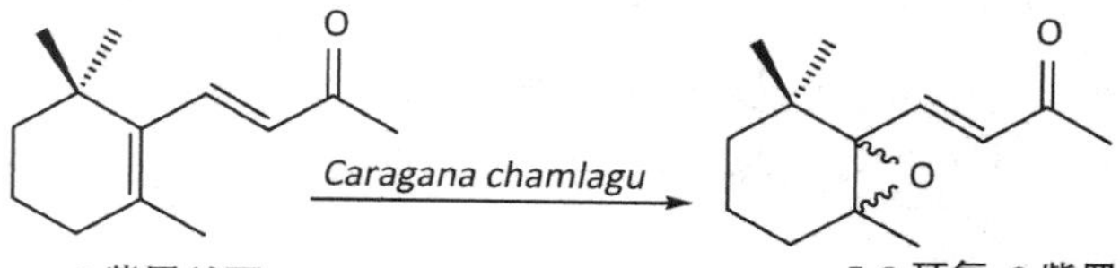

五、甲基化反应

中药化学成分结构中含有的羟基可在微生物的生物转化中发生甲基化反应，但甲基化只发生在含有邻二酚羟基的化合物中。如灰色链霉菌 Streptomyces griseus 可使单酚化物生成邻二酚，然后邻二酚再进一步甲基化。用灰色链霉菌对槲皮素和漆树黄酮（fisetin）进行转化，结果两个化合物的 9 个转化产物中有 6 个为甲基化产物。从 S. griseus 中分离鉴定了依赖 S-腺苷蛋氨酸的邻二酚-O-甲基转移酶，该酶的甲基化作用只发生在含有邻二酚的底物中。

第三节　中药化学成分生物转化方法与应用

中药化学成分生物转化研究的一般程序是先将所使用的生物体系接种于培养液中进行预培养，调节生物体的生长状态，待其中的酶系具有较高的反应活性后投加待转化的中药化学成分，根据所选转化体系的特点再共孵培养一定时间，最后分离鉴定转化产物，进行生物活性研究。

中药化学成分转化常用的生物体系主要有真菌、细菌、藻类、植物悬浮细胞、组织或器官以及动物细胞、组织等，其中应用最多的是微生物体系和植物细胞悬浮培养体系。生物转化种类根据所用生物体系的来源及作用特点主要分为微生物转化（microbial transformation）、植物细胞组织培养转化（plant cell transformation）及酶转化（enzymatic transformation）三大类。

一、微生物转化

微生物转化是利用细菌、霉菌、酵母菌等微生物体系对外源性底物进行结构修饰所发生的化学反应，实质是利用微生物代谢过程中产生的酶对底物进行催化反应。由于微生物种类繁多（10 万种以上）、分布广、繁殖快及容易变异，因此微生物酶系极其丰富，具有产生一些新型酶和特异性酶的巨大潜力，作为生物转化体系具有独特的优势。微生物转化技术以其反应周期短、专一性强、条件易控、易于放大等优点而受到青睐，成为生物转化技术中发展最迅速的分支之一。现代提取、分离和结构鉴定技术的发展，进一步拓宽了该技术的应用范围。

（一）常用转化方法

微生物转化的主要操作过程为：选择菌种→培养成熟菌丝或孢子→选择合适的转化方式→转化培养或转化菌丝及孢子悬浮液转化→转化液的分离提取→产物纯化和鉴定。主要方法有以下几种：

1. 分批培养转化法　一般在通气的条件下将微生物培养至适当时期，加入底物，在摇瓶或发酵罐中进行培养转化。底物加入时间因菌种和底物不同而各异，一般取对数生长期，但也有在延迟期和稳定期加入的。在转化过程中酌情加入酶诱导剂或抑制剂等。取样测定转化情况，当转化产物不再增加时停止转化反应，进行产物的分离和鉴定。

2. 静息细胞转化法　静息细胞是有生命、很少分裂或不分裂的细胞，它保持着原有各种酶的活力。静息细胞转化法是将培养至一定阶段的菌丝体分离，将其悬浮于缓冲液或不完全的

NOTE

培养基（缺少某种营养，如氮源等）中，然后加入底物，在一定温度、pH 值和振荡条件下进行转化的方法。与生长细胞相比，静息细胞转化法可自由改变转化体系中底物和菌体比例，从而提高转化效率。

3. 渗透细胞转化法 该技术主要是促使底物容易渗入细胞内和酶充分接触，同时便于转化产物透出细胞外，因此更适合于胞内酶作用的生物转化。通常采用表面活性剂或有机溶媒来增大细胞渗透性或改变细胞膜孔，有时也使用作用于细胞膜的抗生素来增加膜的渗透性，但用量须控制，不能杀死转化微生物。

4. 固定化细胞转化法 该方法分为两大类：一是将细胞与固定材料通过化学反应相结合或以分子键的形式缔合；另一类是将整个细胞包埋在胶基（如角叉菜胶）内，称包埋法。固定化细胞在适宜的转化条件下进行转化能保持细胞相对活的状态，同时使用固定化细胞还使得产物提取简单，也可以长期反复使用，便于自动化和大规模工业生产。目前常用的固定化方法有聚丙烯酰胺聚合法和卡拉胶包埋法。

5. 干燥细胞法 实际上是另一种静息细胞转化法，便于储备和随时使用。干燥细胞的制备有以下两种常用方法：①冷冻干燥法：将培养好的菌丝液，通过离心或滤过，洗涤后获得干净的菌丝体并重新悬浮于稀的缓冲液或纯水中，冰冻后抽真空，直接升华除去水分，得到蓬松的粉末。这种干燥菌丝体在冰冻条件可以保持活力达数年之久，适合于大规模工业化生产。②丙酮干粉制备法：将菌丝体悬浮于-20℃的丙酮中处理3次，滤过收集，最后用冷乙醚洗涤，以帮助洗去残余的丙酮。丙酮干粉制备剂必须冰冻贮藏，以供随时使用。

（二）中药化学成分微生物转化实例

微生物对中药的生物转化主要分为对中药中某一种有效成分的转化和对中药的多成分转化。研究表明微生物对中药中的甾体、萜、生物碱、黄酮、醌、木脂素等化学成分均能进行生物转化。目前对甾体、生物碱和萜类等中药化学成分的微生物转化研究较多。

1. 甾体类的生物转化 环氧黄体酮（16,17α-epoxyprogesterone）是甾体药物合成的重要中间体，短刺小克银汉霉菌 *Cunninghammlla blakesleeana* 可选择性对其进行 11β-羟化反应，黑根霉 *Rhizopus nigricans* 可选择性对其进行 11α-羟基化反应，简单节杆菌 *Arthrobacter simplex* 则能对 11α-羟基化产物选择性进行 C-1,2 脱氢反应。

环氧黄体酮   *Rhizopus nigricans* →   11α-羟基环氧黄体酮

Cunninghammlla blakesleeana ↓   *Arthobacter simplex* ↓

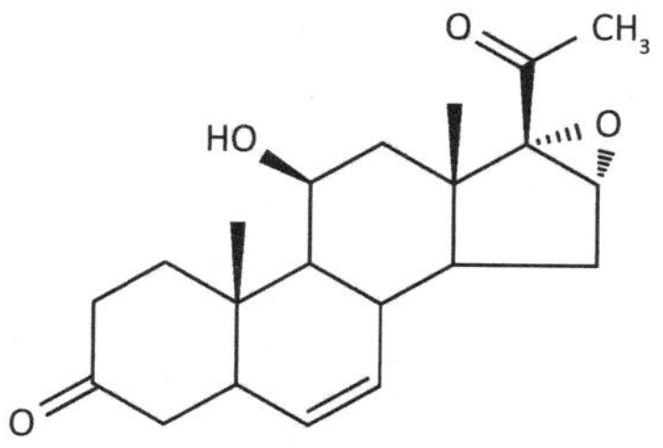

11β-羟基环氧黄体酮 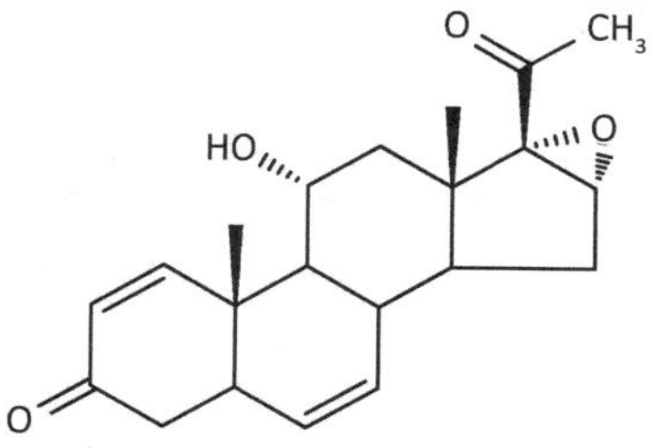　　　　　1,2-脱氧产物

短刺小克银汉霉和刺状毛霉菌 *Mucor spinosus* 可在不破坏强心甾类化合物不饱和内酯环的情况下，对蟾毒灵（bufalin）进行生物转化，选择性地在甾体母核的 C-7、C-12、C-15 位分别引入羟基，生成一系列蟾毒灵羟基化的衍生物。

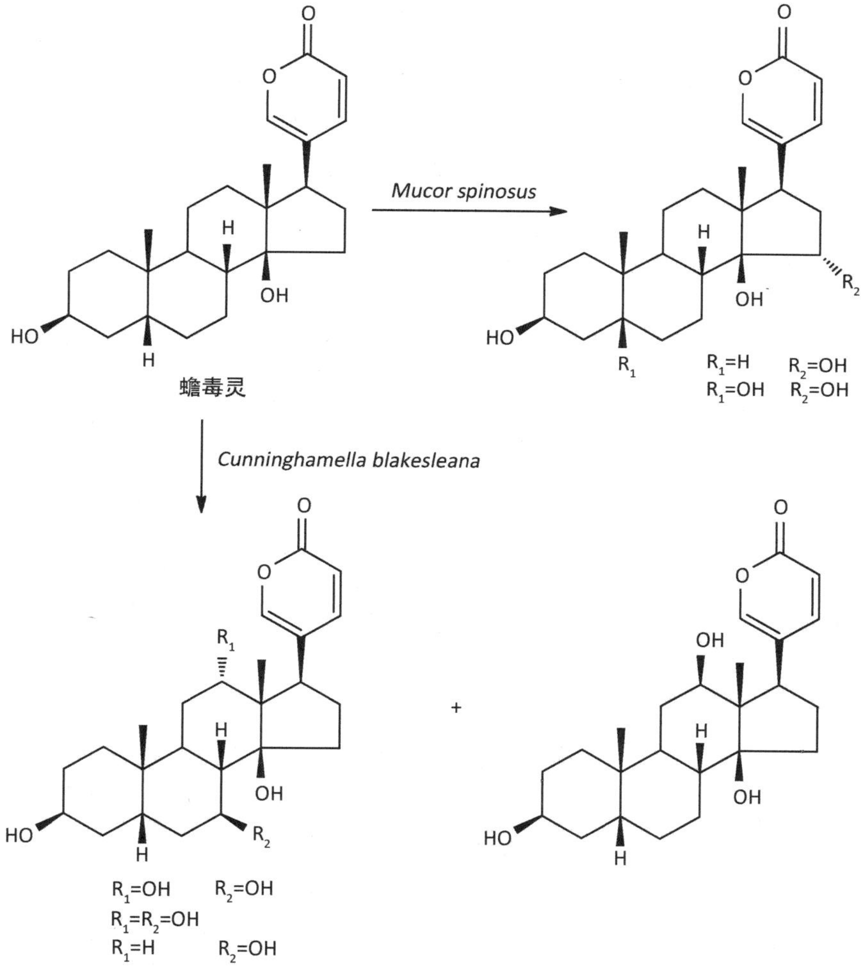

原薯蓣皂苷元在总状共头霉 *Syncephalastrum racemosum* 作用下，可在甾体母核结构的 C-3、C-7、C-12 位引入羰基，也可在 C-7、C-10、C-12、C-14、C-25 位分别引入羟基，得到一系列极性增大的羰基化或羟基化产物。

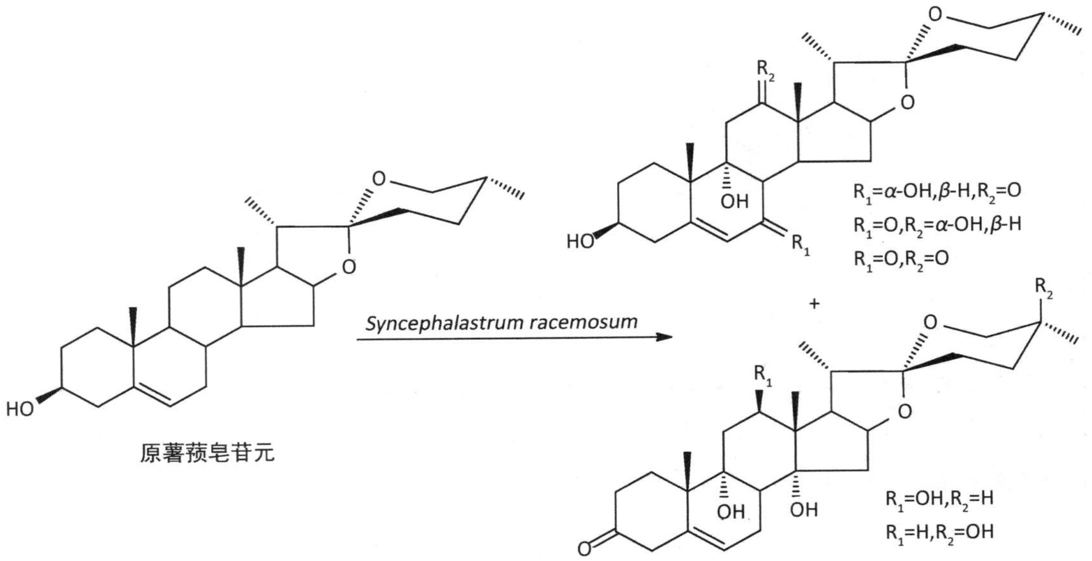

原薯蓣皂苷元

$R_1=\alpha$-OH,β-H,R_2=O
R_1=O,$R_2=\alpha$-OH,β-H
R_1=O,R_2=O

R_1=OH,R_2=H
R_1=H,R_2=OH

Syncephalastrum racemosum

2. 生物碱类的生物转化　生物碱大多具有比较复杂的环状结构和立体结构，结构稳定性较差，因此利用化学方法对其进行结构修饰，往往步骤较为复杂，产率极低。而微生物转化则提供了一种选择性高、无需活性基团保护、清洁环保的结构修饰方法。如采用化学方法对吗啡进行结构修饰而不破坏其环状结构比较困难。而在恶臭假单胞菌 *Pseudomonas putida* M10 的作用下，吗啡四个转化产物结构中的环状结构均未被破坏，有两个化合物在 C-14 位选择性引入了 β-羟基。

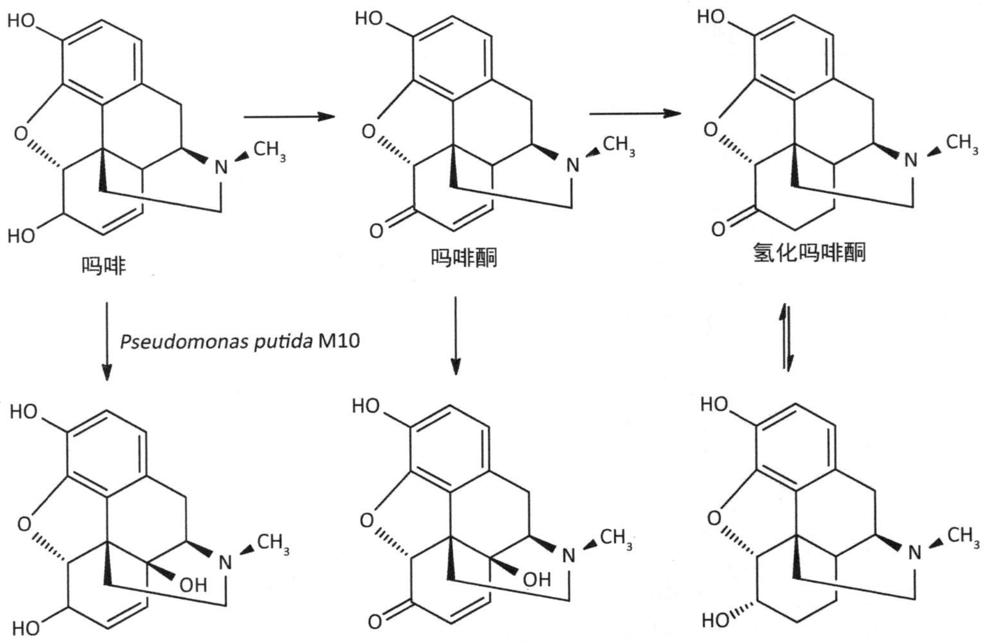

吗啡　　吗啡酮　　氢化吗啡酮

Pseudomonas putida M10

轮枝霉菌 *Verticillium sp.* WJ-03 可选择性地催化原小檗碱类成分的 C 环脱氢反应，可将左旋四氢巴马丁和四氢小檗碱分别转化成巴马丁和小檗碱，该反应与原小檗碱类生物碱在植物体内的生物合成途径一致。

左旋紫堇达明（*l*-corydalmine）是左旋四氢巴马丁（*l*-tetrahydropalmatine）C-10 位羟基化产

物，其镇痛活性明显高于左旋四氢巴马丁，而镇静催眠作用较弱。左旋紫堇达明属于中药中的微量成分，自然来源极其有限，且由于其具有复杂的稠环结构，难以通过化学合成或结构修饰方法制备。灰色链霉菌可选择性地在左旋四氢巴马汀的 C-10 位引入羟基生成左旋紫堇达明，其突变株 UV-056 对底物的转化率达到 62.58%，左旋紫堇达明转化产率达到 33.12%。

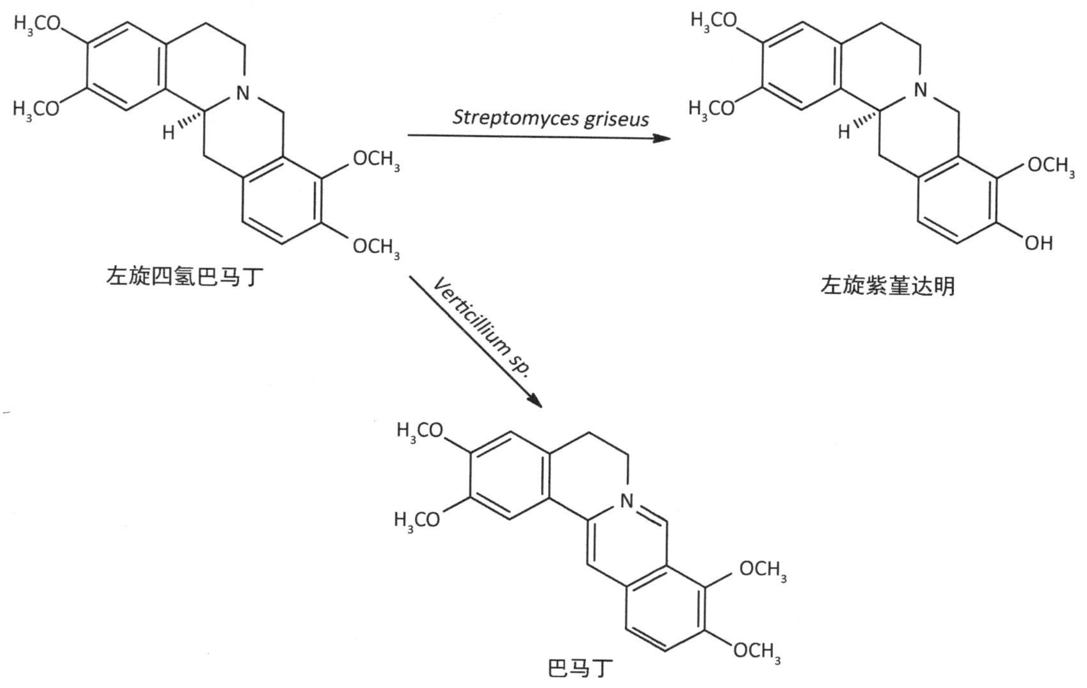

左旋四氢巴马丁　　*Streptomyces griseus* →　左旋紫堇达明

Verticillium sp. →　巴马丁

单吲哚类生物碱文多灵（vindoline）具有降血糖和利尿作用，同时也是抗肿瘤药物长春碱的主要结构单元，其在链霉菌的作用下发生去甲基化、去乙酰化等转化反应。

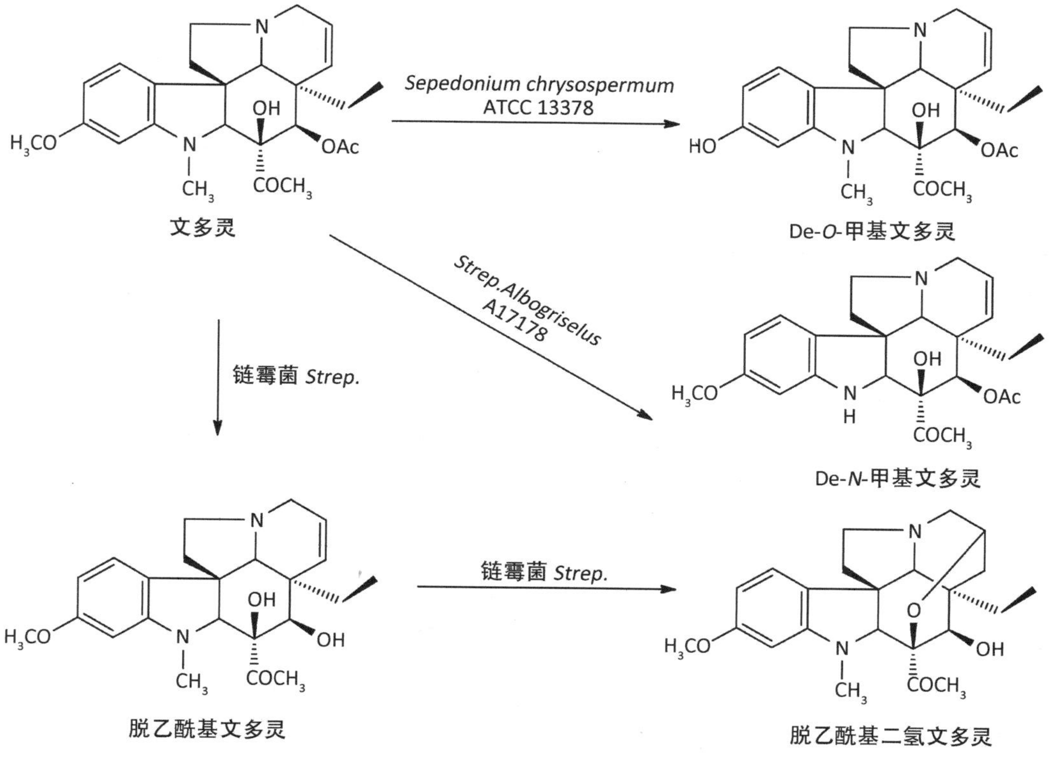

文多灵　　*Sepedonium chrysospermum* ATCC 13378 →　De-*O*-甲基文多灵

Strep.Albogriselus A17178 →　De-*N*-甲基文多灵

链霉菌 *Strep.* →　脱乙酰基文多灵　　链霉菌 *Strep.* →　脱乙酰基二氢文多灵

3. 萜类的生物转化　微生物转化可使单萜、倍半萜、二萜、三萜类及其苷类化合物发生羟基化、环氧化、过氧化、双键还原等氧化反应和还原反应。迄今已对穿心莲内酯、青蒿素、芍药苷、栀子苷、人参皂苷、柴胡皂苷等数十种萜类化合物的微生物转化进行了研究。

穿心莲中的主要二萜内酯类有效成分穿心莲新苷在黑曲霉菌的作用下可发生水解、氧化和羟基化等生物转化反应，从其发酵液中分离鉴定了 5 个转化产物。

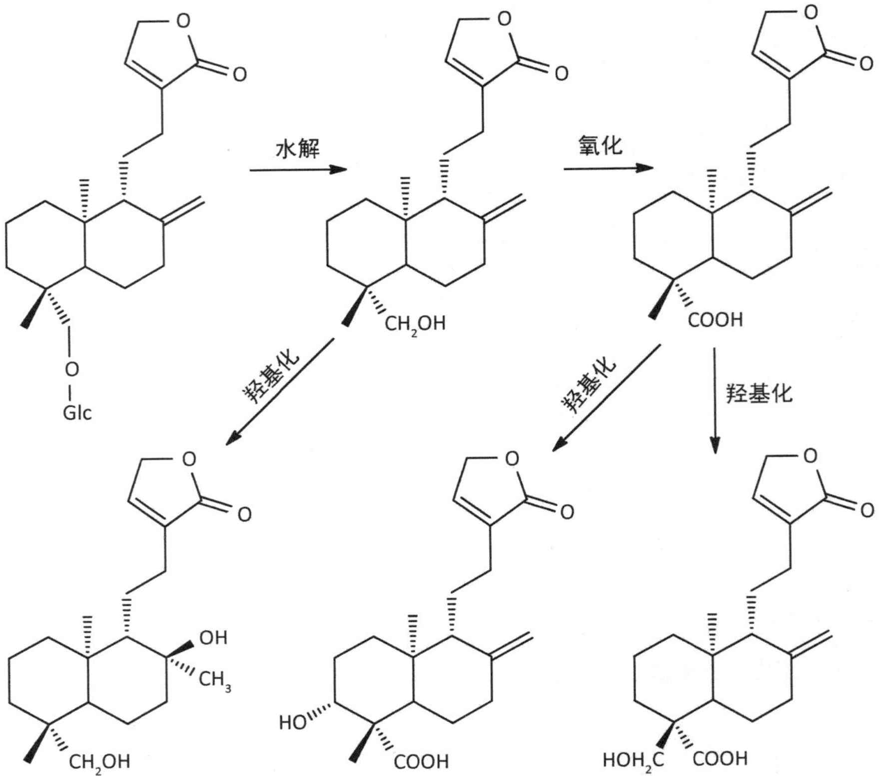

蒿甲醚是二氢青蒿素的甲醚衍生物，其抗疟活性比青蒿素更强。用微生物转化可以比较容易的制备出青蒿素的甲醚衍生物。雅致小克银汉霉菌可以将青蒿素转化为 9β-羟基青蒿素甲醚、3α-青蒿素甲醚和环重排 9β-羟基青蒿素甲醚。利用微生物培养技术，可以用刺孢小克银汉霉 *Cunninghamella echinulata* AS3. 3400 将青蒿素转化为 10β-羟基青蒿素（10β-hydroxyartemisinin），黑曲霉菌 AS3. 795 可将青蒿素转化为 3α-羟基去氧青蒿素（3α-hydroxydeoxyartemisinin）。

10β-羟基青蒿素　　　　　青蒿素　　　　　3α-羟基去氧青蒿素

Cunnighamella elegans

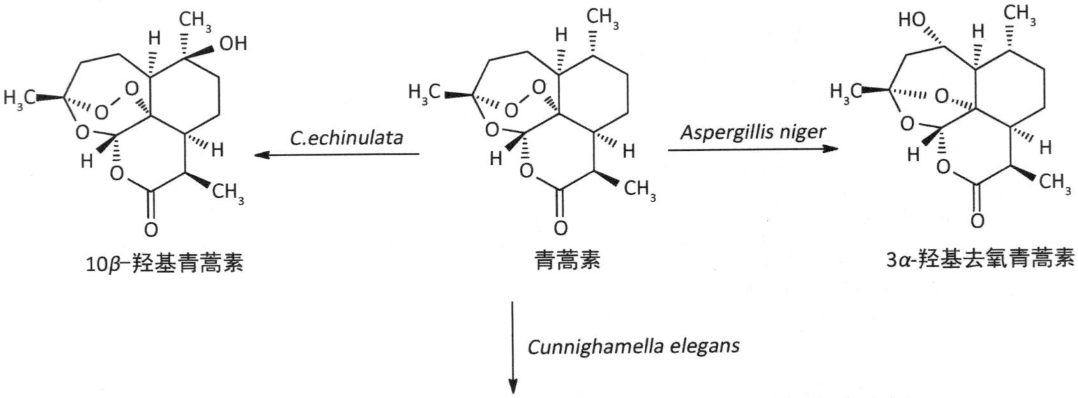

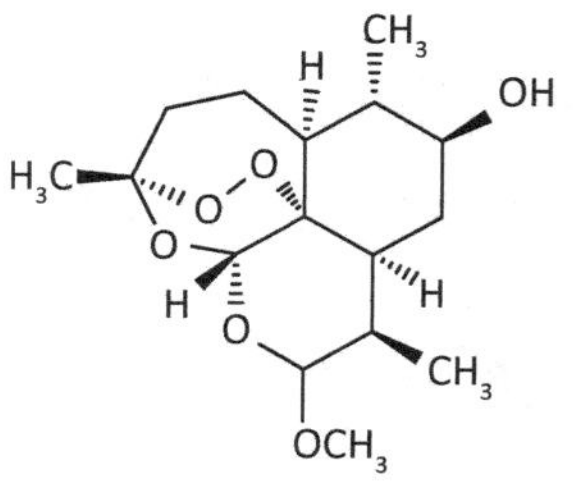

9β-羟基青蒿素甲醚 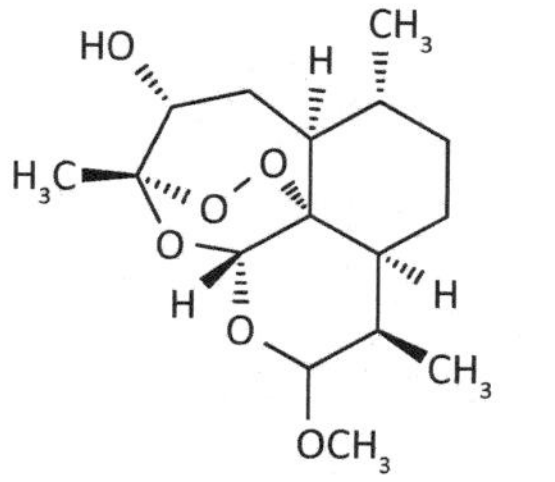　　　　　　　3α-羟基青蒿素甲醚 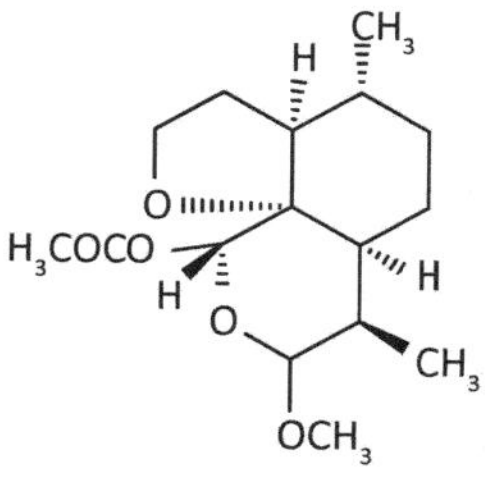　　　　　　　环重排9β-羟基青蒿素甲醚

二、植物培养物生物转化

植物生物转化系统的独特之处在于植物中具有许多微生物不存在的独特酶，它们可以催化一定的反应，生成许多复杂的化合物，甚至是新化合物，而用化学方法来合成这些化合物步骤繁琐且费用昂贵。目前已知离体培养植物细胞具有酯化、氧化、葡萄糖基化、异构化、甲基化、去甲基化、乙酰化等多种生物转化能力，它具有反应选择性强、反应条件温和、副产物少、不造成环境污染和后处理简便以及可以进行传统有机合成所不能或很难进行的化学反应等优点。因此利用植物细胞及从植物细胞中分离出的酶进行药物生产或新药研发具有极大潜力。

利用植物细胞和器官培养物进行生物转化的影响因素主要有前体物的溶解性、细胞通透性、有活性的酶量、酶的存在位置、副反应的存在、参加降解产物的酶量、诱导作用、pH 值变化以及渗透作用等。

（一）植物培养物生物转化法

植物来源的生物转化体系主要包括悬浮细胞培养、悬浮器官培养（茎尖、根）、毛状根培养和固定化细胞培养。

1. 悬浮细胞培养　在植物细胞培养中，一些重要的次生代谢产物并不会形成和累积，但却保留了将外源底物转化为有用产物的能力。目前常用的植物液体培养系统主要有长春花、桔梗、三七、人参、紫草、洋地黄、丹参、红豆杉、毛地黄、黄连等植物细胞培养系统，经过对这些系统的培养基和培养条件的优化，可使有效成分达到甚至超过原植株。

夹竹桃科植物长春花 *Catharanthus roseus*（L）G. Don 悬浮细胞富含参与生物碱等生物合成的酶系，是较常用的悬浮细胞培养体系，可将大黄素转化成大黄素-8-*O*-β-D-葡萄糖苷，转化物的含量可达细胞干重的 0.31%，大黄素转化率达 46.58%；还可将青蒿素转化为 3α-羟基去氧青蒿素，将天麻素水解为羟基苯甲醇。同时，长春花细胞悬浮培养体系可在不破坏华蟾酥毒基（cinbufagin）复杂环状结构的情况下在甾体母核的 C-3 和 C-16 引入糖基，生成一系列苷类衍生物。

桔梗悬浮细胞对莪二酮具有羟基化、环氧化等反应能力，经过 6 天转化后分离得到了 5 个转化产物，即 3α-羟基莪二酮、2β-羟基莪二酮、2α-羟基莪二酮、1β,10α-环氧基莪二酮和 1α,10β-环氧-11-羟基莪二酮。

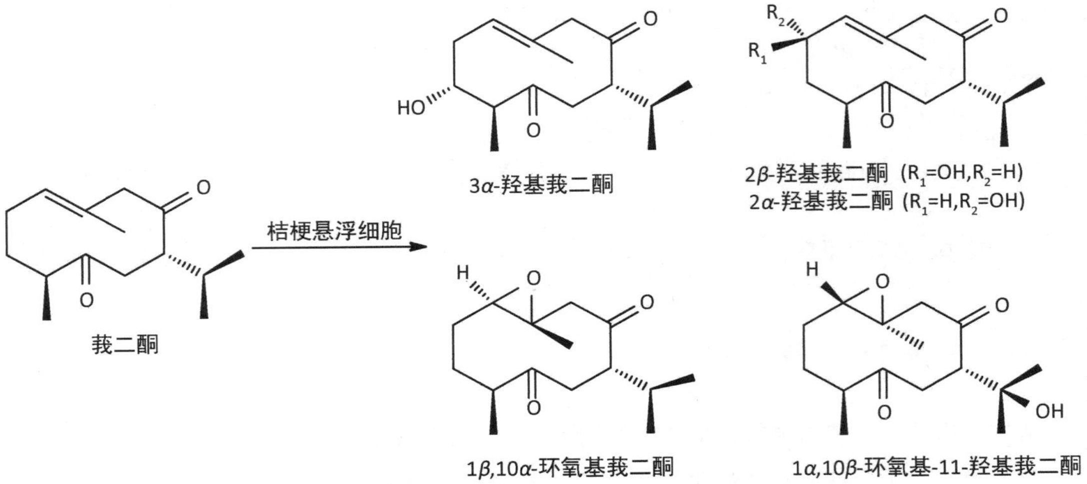

莪二酮 —桔梗悬浮细胞→ 3α-羟基莪二酮

2β-羟基莪二酮 (R₁=OH,R₂=H)
2α-羟基莪二酮 (R₁=H,R₂=OH)

1β,10α-环氧基莪二酮

1α,10β-环氧基-11-羟基莪二酮

植物悬浮细胞培养也存在细胞生长缓慢、转化率低、易污染、体细胞克隆不稳定等一些不足，为了维持高产就必须持续不断筛选细胞株，利用植物组织如芽和根进行培养时也存在这一问题。

2. 固定化细胞培养　1979 年 Brodelius 等首次报道了高等植物细胞的固定化研究。固定化细胞培养就是把植物细胞用琼凝胶、硅藻、有机橡胶等包埋后，再用交联剂进行渗透交联处理以提高细胞的通透性的一种培养技术，采用离子交换、聚合、微囊化作用等措施，使细胞内的酶通过氢键、疏水作用力、偶极作用力等吸附在固体支持物上，可以有效防止胞内酶的渗漏。

植物细胞培养的最大问题是培养中细胞遗传和生理的高度不稳定性，固定化细胞培养可以在一定程度上克服这种倾向。迄今，通过植物细胞固定化培养生产次生代谢产物的研究已取得了重大进展，如固定化细胞反应器已用于辣椒、胡萝卜、长春花、毛地黄等植物细胞的培养。

3. 毛状根培养　毛状根是指利用发根农杆菌侵染离体植物伤口以后，诱导植物形成快速的非向地性的高度分支的无规则根团。20 世纪 80 年代以来，随着植物生物技术的发展，有关毛状根的研究进展十分迅速，应用毛状根生物技术诱导植物次生代谢产物的形成与生物转化等均有长足的进展。

何首乌毛状根悬浮体系是毛状根培养中常用的一种培养体系，该体系中存在多种生物酶系统，可对外源底物进行糖基化、氧化、还原和羟基化修饰，如可对香豆素类化合物进行糖基化反应。瑞香素在该培养体系中可代谢生成 C-8 位结合葡萄糖基的苷化衍生物。采用蔗糖-水培养基可以使转化率达 72.44%。何首乌毛状根悬浮培养体系亦可能以对苯二酚为底物进行糖基化反应，合成熊果苷，转化率可达 80%以上。

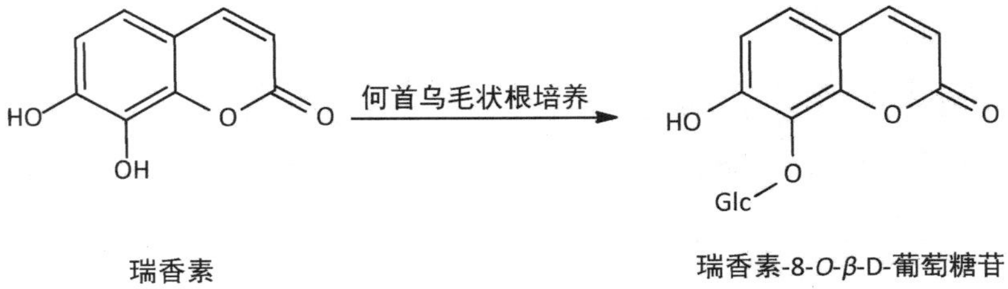

瑞香素 —何首乌毛状根培养→ 瑞香素-8-O-β-D-葡萄糖苷

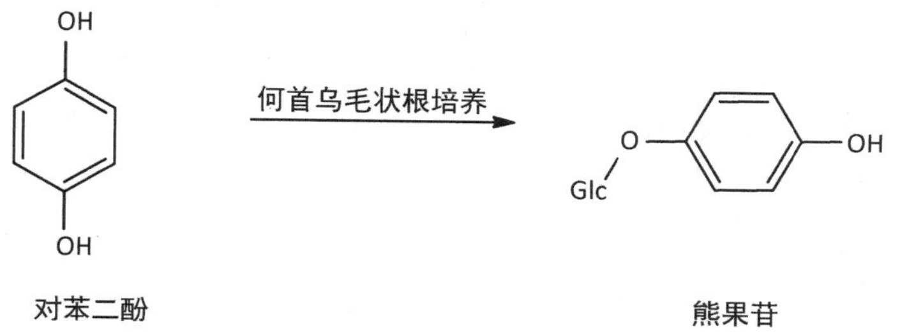

对苯二酚 → 何首乌毛状根培养 → 熊果苷

利用毛状根的生物转化功能可以产生许多新的化合物，如利用人参毛状根进行 18β-甘草次酸的生物转化，得到了一系列 C-3 或 C-30 糖基化的转化产物。

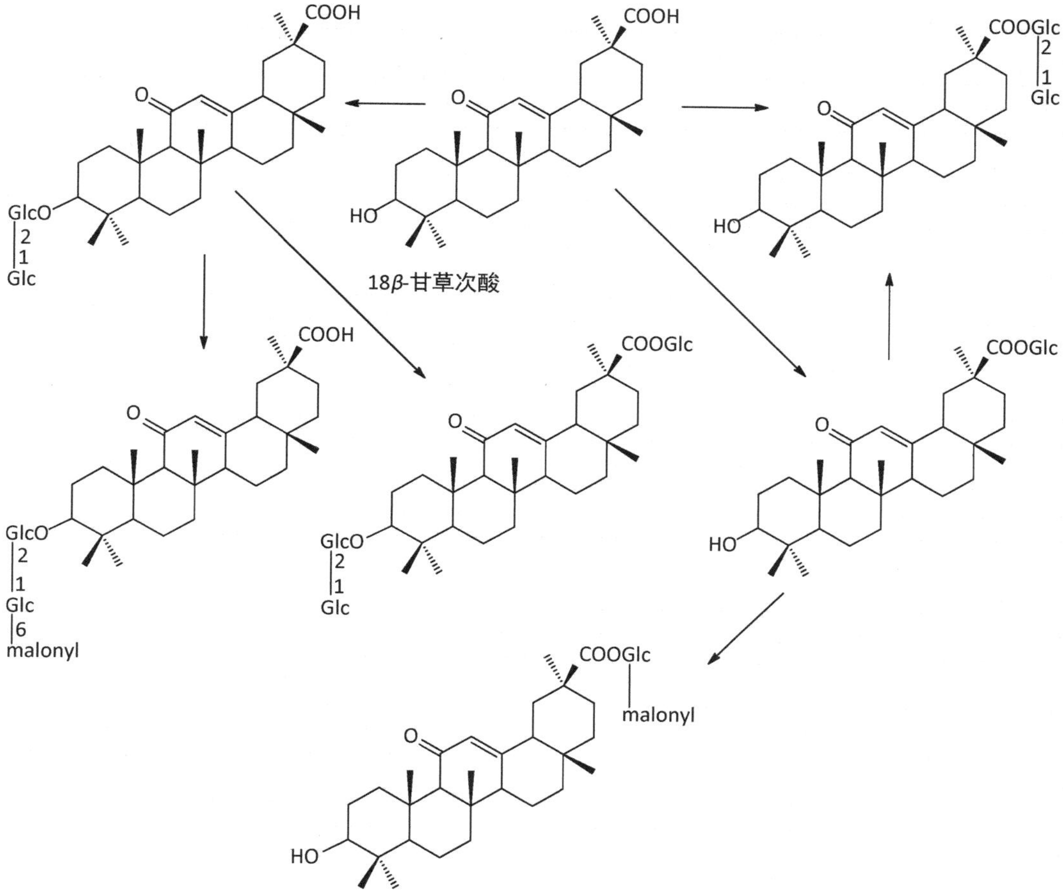

18β-甘草次酸

三、酶生物转化

微生物及植物细胞组织进行的生物转化最终都要通过各自具有的酶系来实现，因此它们生物转化反应的实质均是酶催化反应。利用酶进行的生物转化，可以定向、定量地进行，且后处理容易。因此，使用酶选择性地产生单一或某一类的转化产物是最佳选择。与上述生物反应体系相比，以酶为转化体系的制备技术更适合工业化大生产。但与细胞系统比起来，酶在分离纯化的过程中其活性会有一定的损失。

根据酶催化反应的类型，可将酶分为六类，即氧化还原酶、转移酶、水解酶、裂解酶、异构酶和连接酶，其中氧化还原酶和水解酶在中药化学成分的生物转化反应中应用最多。一些从植物中分离出来的以游离或固定状态存在的酶，可催化一些重要反应。主要的酶包括木瓜蛋白酶、氧腈酶、环化酶、酚氧化酶、卤化过氧化酶、脂氧酶、细胞色素 P_{450} 单加氧酶及 α-氧化酶、莨菪酶、6β-羟化酶和葡萄糖苷酶等，其中区域选择性羟基化、糖基化酶的应用已为改良药物的制备过程提供了有力的手段。

　　微生物及其酶作为催化剂已经被应用于大规模化生产，如在精细化学品、药物及高分子材料等领域中的应用。植物细胞中存在的多种参与催化反应的酶，是药物活性成分生物转化所必需的催化剂，能将许多中药化学成分转化为具有较高生物活性的物质。

　　从经济学上来看，酶生物转化法是最适合商业药物生产的方法，但与细胞系统相比，其应用的关键在于分离过程中酶的活性没有大的损失且能制备出足够量的酶。只有满足上述条件，才能更好地利用酶制剂进行有效和特异的生物转化反应。由于酶在制备过程中或多或少会有一定的活性损失且大量制备难度较大，因此限制了酶生物转化法在中药化学成分生物转化中的广泛应用。

第十六章　中药化学成分的代谢

第一节　中药代谢研究的意义

中药多以口服方式用药，从口服到排出体外一般要经过吸收（absorption）、分布（distribution）、代谢（metabolism）和排泄（excretion）四个主要过程，简称为药物的 ADME。在这些过程中，也包括所含化学成分的毒性化过程，即代谢也可能使有效或无效的化学成分转变为毒性物质。药物代谢（drug metabolism）是指药物吸收和分布之后在血液或组织中的生物转化过程。中药代谢就其本质来说，是其所含化学成分在生物体内的 ADMET/Act. 过程，其中 T 代表药物的毒性（toxicity），Act. 代表药物的活性（activity）。中药代谢研究的意义主要体现在以下几个方面。

一、促进新药设计与开发

研究药物或药物研究的最终目的是开发出安全、高效或长效、无毒副作用或毒副作用较小、质量可控、无环境污染的新药。中药代谢方面的综合分析和评价是新药研究与开发中应考虑的重点内容。合理的药物设计应该充分考虑药物代谢途径及相关代谢特征，通过对药物生物转化或代谢的有益发现，实现对中药化学成分的结构改造、药理作用改善、毒性降低或代谢稳定性增加的研究目标。

二、促进新种肠内菌的发现

人或哺乳动物消化道栖息的肠内菌种类繁多，目前从形态分类学或血清学角度对其进行分类鉴定或生物学研究的难度较大。从 20 世纪 80 年代对肠内菌与中药成分作用关系的研究开始，以肠内菌对中药成分的生物转化为导向，从肠内菌丛中分离并鉴定了一些新菌种，并揭示其对中药成分结构的修饰作用。如以代谢番泻苷为活性指标分离出活性厌氧细菌番泻双歧杆菌 sp. Strain SEN（*Bifidobacterium* sp. Strain SEN），以转化甘草酸为甘草次酸-3-*O*-*β*-D-葡萄糖醛酸苷和甘草次酸为导向分离出新菌种甘草酸真杆菌 *Eubacterium* sp. GLH 等。

三、促进新酶的发现

人或哺乳动物肠内菌对中药成分的生物转化实际上是相关细菌所含酶催化的转化反应，而对催化机制的研究可以引导新酶的发现。如水解番泻叶苷的酶为番泻双歧杆菌含

NOTE

有的新型 β-葡萄糖苷酶，水解京尼平苷的酶是真杆菌 sp. A-44 含有的新型 β-葡萄糖苷酶，转化甘草酸的酶是瘤胃球菌 sp. PO1-3 含有的 3β-羟基甾体脱氢酶（3β-hydroxysteroid dehydro-genase）等。

四、促进器官或组织生化特性的研究

酶对底物的要求是特异性的，以药物为工具可以探察药物生物转化或代谢酶的分布。明确这些酶的分布不仅对合理用药有十分重要的意义，对器官或组织生化特性的认识亦有重要意义。如对甘草酸及其衍生物的研究，肠内菌转化研究表明甘草酸-β-D-葡萄糖醛酸苷酶水解甘草酸为甘草次酸-3β-O-β-D-葡萄糖醛酸苷，甘草次酸-3β-O-β-D-葡萄糖醛酸苷-β-D-葡萄糖醛酸苷酶水解甘草次酸-3β-O-β-D-葡萄糖醛酸苷为甘草次酸，3α-羟基甘草次酸脱氢酶氧化 3α-羟基甘草次酸为 3-去氢甘草次酸。不同组织器官分布着不同的代谢甘草酸的酶，其活性差异较大，提示其生化特性和分布区域的差异。

五、促进对中医"证"的认知加深

中医"证"的概念与肠内菌丛及其酶的活性有良好的相关性，亦即中医所谓"证"的概念有可能以肠内微生态的变化来描述，某些"证"是"表观现象"，实质上可能是肠内微生态变化的继发效果。中药成分的肠内菌生物转化研究具有客观评价指标，是实现中药现代化、科学化研究的一个良好切入点。

第二节　中药成分肠内菌生物转化和代谢

肠内菌转化中药成分是利用肠内菌本身特定的酶将中药成分（或天然化合物）进行生物转化，属单酶或多酶的高密度转化。利用肠内菌可进行多种生物转化反应，具有高度选择性，尤其是立体选择性，可进行一般化学方法难以实现的反应。此外，肠内菌多为厌氧性细菌，在有氧条件下不能生存，因此肠内菌生物转化对环境友好。

肠内菌对中药成分结构的生物转化以水解为主，也见氧化和还原反应，主要反应类型及应用如下。

一、水解反应

水解反应是在肠内菌的 β-葡萄糖苷酶、β-鼠李糖苷酶、β-葡萄糖醛酸苷酶和硫酸酯酶等催化下完成的。不同种属动物和人肠内菌组成不同，虽然都含有 β-葡萄糖苷酶、β-葡萄糖醛酸苷酶，但在某些菌种中，这些酶的亚型不同，甚至具有很强的底物专一性。如人肠内菌瘤胃球菌 sp. PO1-3 和甘草真杆菌 *Eubacterium* sp. GLH 含有的甘草酸-β-D-葡萄糖醛酸酶具有特异性水解甘草酸为甘草次酸的性质，而甘草真杆菌含有的甘草次酸单葡萄糖醛酸-β-D-葡萄糖醛酸酶具有特异性水解甘草次酸单葡萄糖醛酸苷为甘草次酸的性质，如图 16-1 所示。

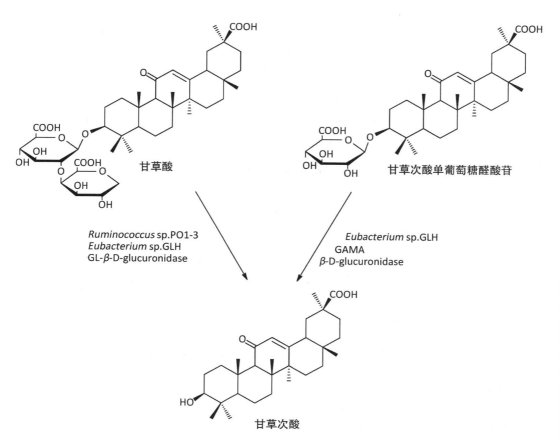

图 16－1　肠内细菌所致甘草酸和甘草次酸单葡萄糖醛酸苷的水解

二、氧化反应

肠内菌对中药成分结构的氧化是生物转化最典型的应用，主要集中于黄酮类化合物，产生苯乙酸、安息香酸等。黄酮类由肠内菌氧化引起的骨架开裂依其转化起始部位可分为四种类型。

1. **A 型**　黄酮和二氢黄酮生成 C_6-C_3 型酚酸（图 16-2）。橙皮苷（hesperidin）、柚皮苷（naringin）、新橙皮苷（neohesperidin）、枳属苷（poncirin）等二氢黄酮苷及其苷元通过肠内菌转化发生 A 型开裂。

图 16－2　黄酮类化合物结构的 A 型开裂

2. **B 型**　黄酮醇生成 C_6-C_2 型酚酸（图 16-3）。

3. **C 型**　黄烷醇骨架开裂经历了 δ-（3,4-二羟苯基）-γ-戊内酯的形成、对位羟基的离去、内酯环的开裂和侧链的断裂等一系列反应，最终生成 C_6-C_3 型酚酸（图 16-4）。

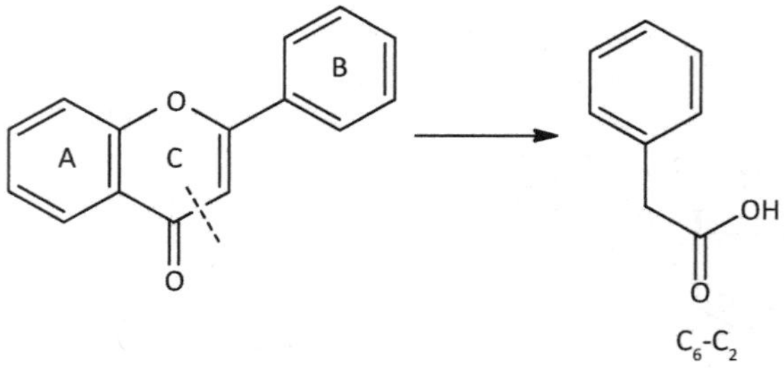

图 16-3 黄酮醇化合物结构的 B 型开裂

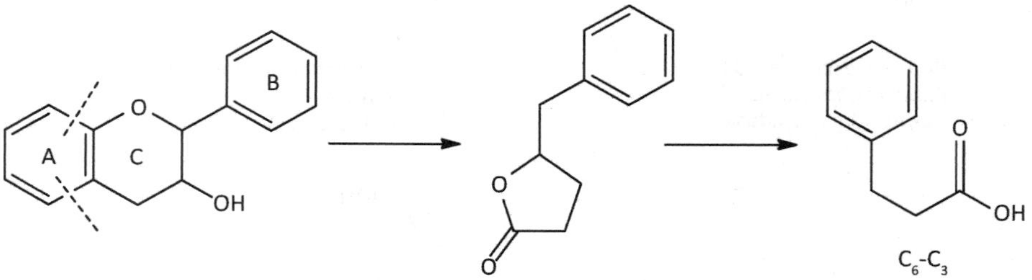

图 16-4 黄烷醇类化合物结构的 C 型开裂

4. D 型 异黄酮生成乙基酚衍生物（图 16-5）。

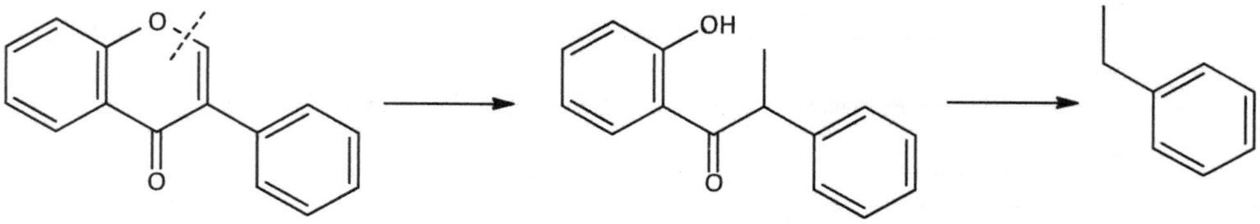

equol

图 16-5 异黄酮类化合物结构的 D 型开裂

三、还原反应

肠内菌也可进行多种还原反应，产生专一性手性化合物。如类腐败梭菌 *Clostridium paraputrificum* 可将 11-脱氧皮质酮（11-deoxycorticosterone）还原转化为 3α-羟基-4,5-二氢-11-脱氧皮质酮（3α-hydroxy-4,5-dihydro-11-deoxycorticosterone），转化率可达 80%（图 16-6）。

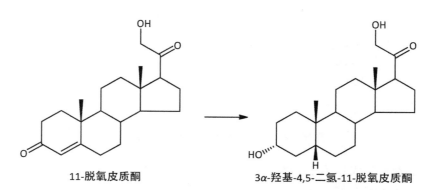

11-脱氧皮质酮   3α-羟基-4,5-二氢-11-脱氧皮质酮

图 16-6 类腐败梭菌还原转化皮质酮

肠内菌含有丰富的硝基还原酶和亚硝基还原酶，口服药物中，含有硝基或亚硝基这两种基团的生物转化都是在肠内菌作用下完成的。马兜铃酸Ⅰ（aristolochic acid Ⅰ）转化为马兜铃内酰胺（aristolactam Ⅰ）（图16-7）即是在肠内菌作用下的还原反应。

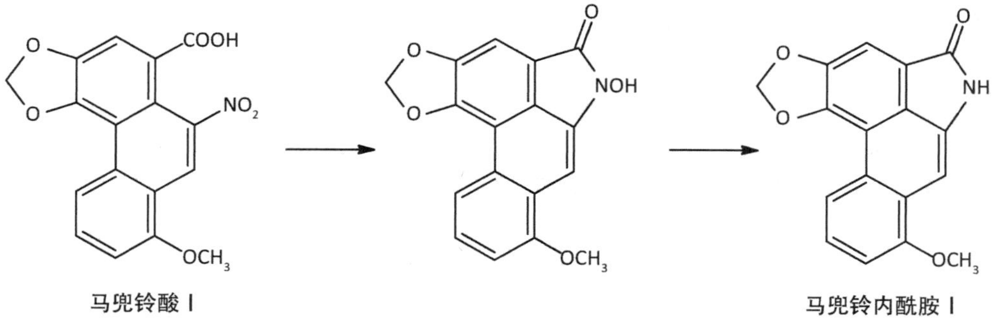

图16-7 人肠内菌还原转化马兜铃酸Ⅰ

四、异构化反应

某些肠内菌能够选择性地在光学活性和立体选择性方面转化某些化合物，特别是对一些有机合成不能进行或难以进行的反应更显示出了优越性，如肠内菌可转化厚朴酚产生一系列异构化合物（图16-8）。

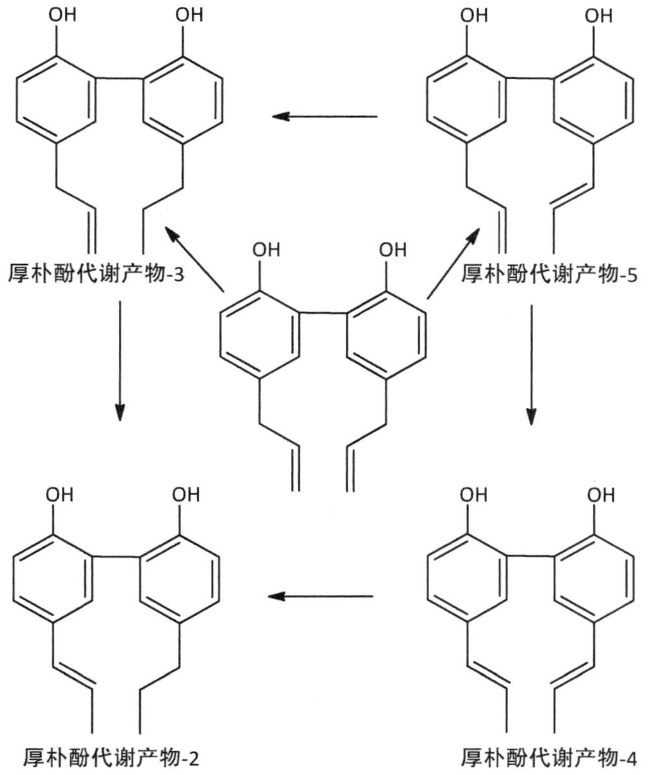

图16-8 人肠内菌异构化转化厚朴酚

五、脱酰基化反应

　　肠内菌中含有酯酶，可进行脱酰基化作用。含有酯基的中药成分进入消化道后可能被降解，转化产物的生物活性减弱或丧失；也可能使毒性降低或升高，由化合物结构类型和固有的生物活性所决定。如华蟾毒精（cinobufagin）和羟基华蟾毒精（cinobufotalin）可被人肠内菌转化为脱乙酰基化合物，产物分别为脱乙酰基华蟾毒精（deacetylcinobufagin）和脱乙酰基羟基华蟾毒精（deacetylcinobufotalin，图16-9）。原型化合物对肿瘤细胞的生长有很强的抑制作用，而转化产物无此活性。

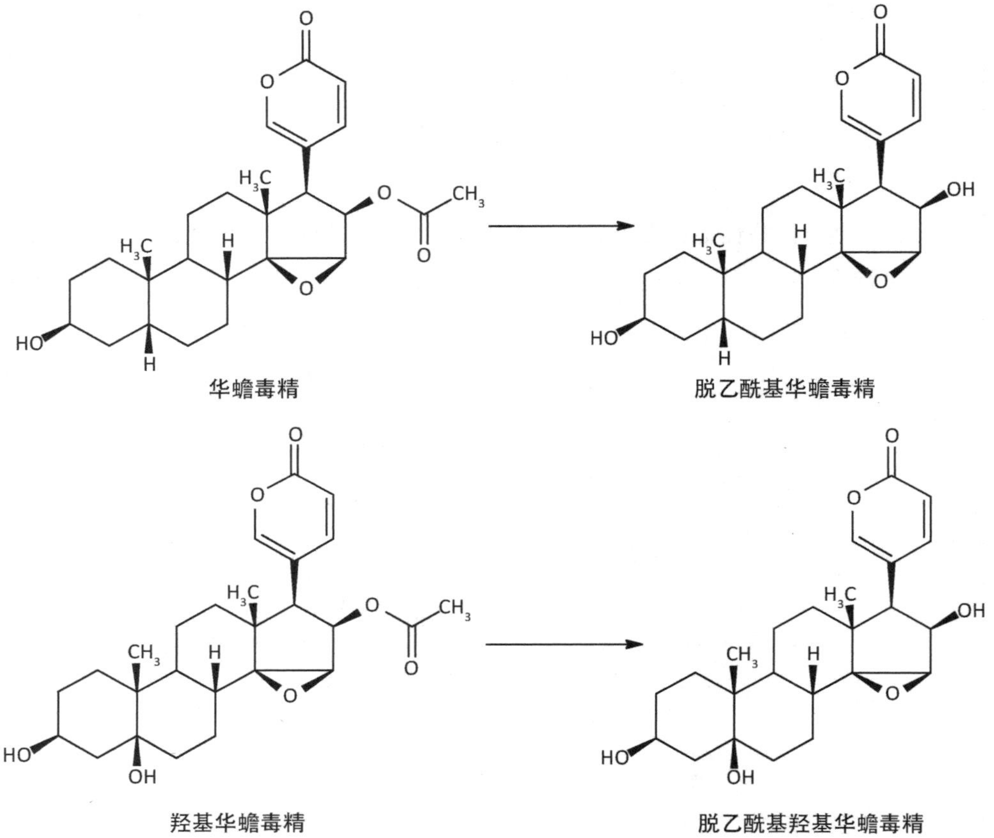

图16-9　人肠内菌转化华蟾毒精和羟基华蟾毒精

六、酯化反应

　　某些肠内菌能将自身胞壁组分脂肪酸与药物结合发生酯化反应，如乌头碱的肠内菌转化（图16-10）。

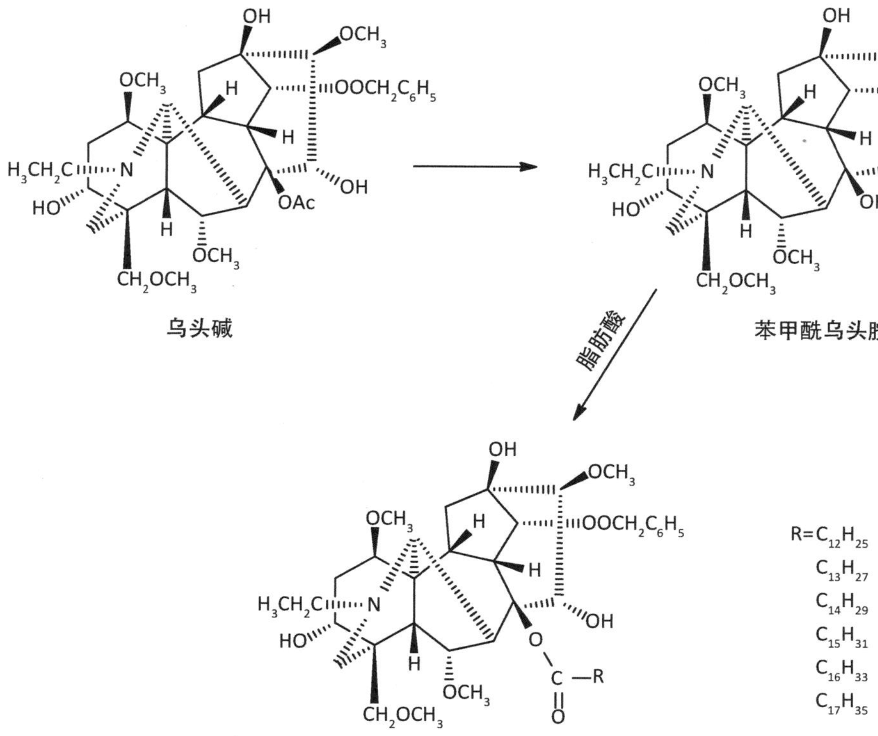

乌头碱　　　　　苯甲酰乌头胺

脂肪酸

$R=C_{12}H_{25}$
$C_{13}H_{27}$
$C_{14}H_{29}$
$C_{15}H_{31}$
$C_{16}H_{33}$
$C_{17}H_{35}$

酯乌头碱

图 16－10　乌头碱结构的人肠内菌转化

七、聚合反应

当某些中药成分生物转化中间体反应活性较高时，它们之间也可以相互聚合，形成稳定的终产物，如紫草素的人肠内菌转化（图 16-11）。

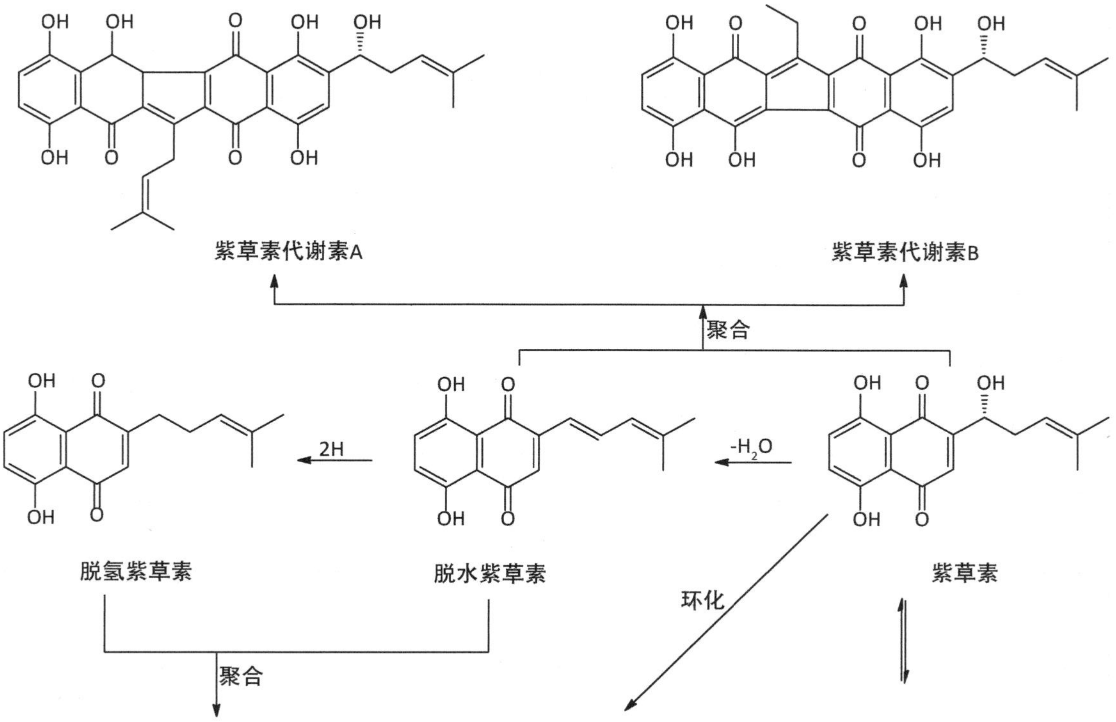

紫草素代谢素A　　　　　紫草素代谢素B

聚合

脱氢紫草素　　　脱水紫草素　　　紫草素

2H　　　-H₂O

环化

聚合

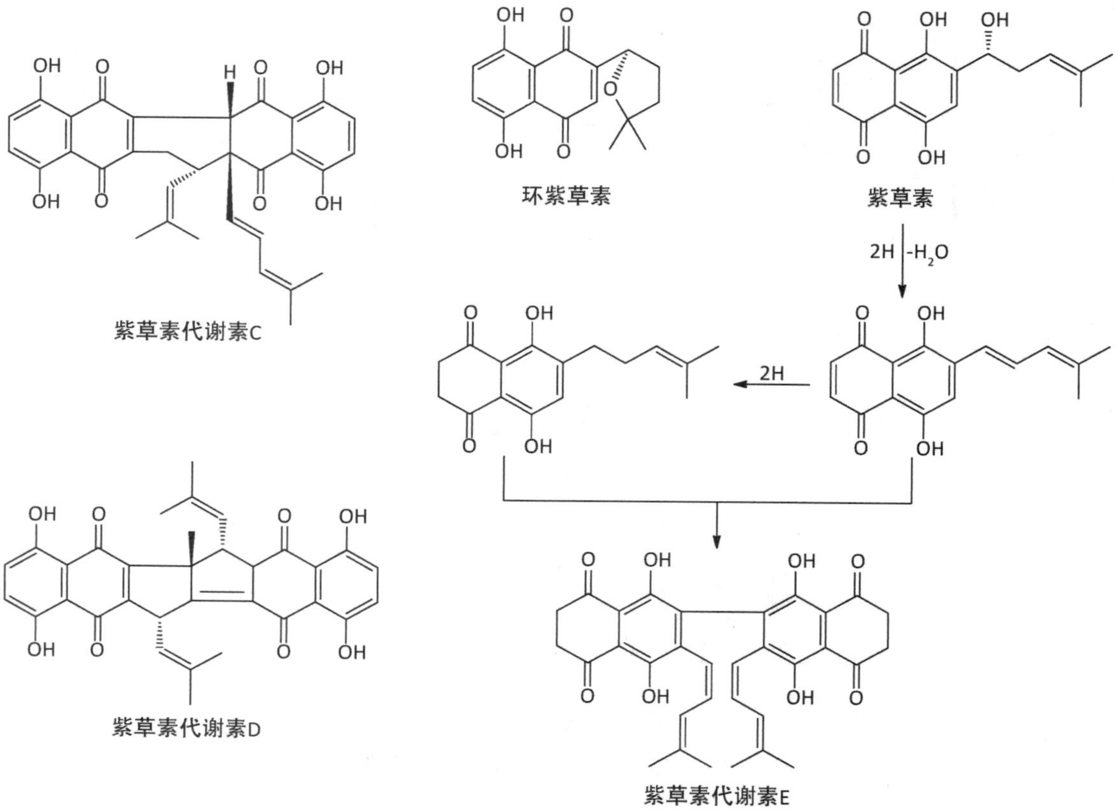

图16-11 紫草素在人肠内菌作用下的聚合反应

第三节 中药化学成分肠吸收研究

为了使口服药物到达靶器官，必须有足量药物分子从胃肠道吸收进入血液循环。因此，评价中药药效成分的一个重要步骤是研究其在消化道内的吸收转运。研究药物吸收的体外模型主要有离体组织（离体肠段、离体肠外翻囊技术、Ussing chamber）、离体细胞、膜囊泡、细胞培养模型以及在体肠吸收法。

Caco-2细胞单层模型是国外从20世纪80年代开始应用的体外培养模型，目前广泛应用于药物研究与开发中，它的应用使人们对药物吸收、生物转化和生物利用度等机制的认识提高到了细胞和分子水平，在药物开发早期对药物或先导化合物的肠道吸收性质所作出的科学评价大大推动了制药业创新药物开发的速度。

一、Caco-2细胞单层模型简介

Caco-2细胞可在体外培养条件下自发进行上皮样分化且可形成紧密联结，分化出绒毛面和基底面，能够表达刷状缘酶、某些CYP和异构酶以及谷胱苷肽 S-转移酶和磺基转移酶等药物代谢Ⅱ相酶，包括氨基酸、二肽、维生素、细胞抑制剂在内的许多转运系统亦在Caco-2细胞中发现，即Caco-2细胞在形态学、标志酶的功能表达、渗透性等方面与小肠上皮细胞相似。药物透过单层的 Caco-2 细胞体外过程与药物口服后在肠中的吸收和代谢有良好的相关性。该模型不仅适用于中药复杂体系化学成分肠吸收的研究，而且还有助于根据其在 Caco-2 细胞单层模型中的吸收性来判断哪些成分具有潜在的生物学活性或毒性。

中药化学成分肠吸收研究中 Caco-2 细胞单层模型和标准操作规程已有报道。操作可在 12 或 24 孔转运（板）池等上进行（图 16-12）。绒毛面加药，基底面取样分析，为吸收实验；基底面加药，绒毛面取样分析，为药物外流实验，可用来进行药物吸收和转运机制研究。

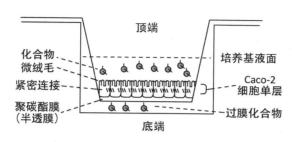

图 16 - 12　转运（板）池和转运实验示意图

二、Caco-2 细胞单层模型评价

（一）　形态特征

1. 细胞单层电阻　Caco-2 细胞培养 21 天，形成单层，其电阻大于 $500\Omega/cm^2$，表明其连接紧密并具有足够的完整性。

2. 细胞分化　Caco-2 细胞接种在 Transwell 上，生长 21 天，细胞用等渗溶液洗涤后切下聚碳酯膜，戊二醛固定，再依次浸入 1% 四氧化锇和 1% 乙酸双氧铀溶液中，脱水处理后包埋在环氧类树脂 Epon 中。薄层切片，1% 乙酸双氧铀染色，在 Hitachi 7100 透射电子显微镜下观察，可见整齐的微绒毛和细胞间的紧密连接-桥粒的分布。

（二）　碱性磷酸酶的分泌

碱性磷酸酶是小肠表皮刷状缘细胞的标志性酶。Caco-2 细胞生长到一定阶段后，可通过测定 Caco-2 细胞的酶活性对其分化的生物化学特性进行初步判断。

（三）　系统适用性实验

1. 对照药物　选择国际公认的、在 Caco-2 细胞单层吸收性良好的普萘洛尔和吸收不良的阿替洛尔为对照药物，前者的 P_{app} 约为 $2.18 \times 10^{-5} cm/s$，后者的 P_{app} 约为 $2.77 \times 10^{-7} cm/s$。

2. 溶剂　受试化学成分需要溶解在细胞培养液或缓冲液中进行转运试验，用 EBSS 或 HBSS 缓冲液以及二甲基亚砜、甲醇作为溶剂均可。

3. Transwell　一般选用直径 12mm、生长面积 $1.12cm^2$、聚碳酯膜孔径 $3.0\mu m$ 的 12 孔 transwell 进行渗透性和转运机制研究。

4. 分析方法　采用 HPLC 法对受试化学成分及其生物转化产物在顶端和底端的浓度进行检测，具有简单、灵敏、准确的特点。

三、Caco-2 细胞单层模型应用

Caco-2 细胞能够表达许多与药物代谢有关的酶，可用于口服药物在体内代谢的预测。

在金雀异黄素、黄豆苷元、大豆黄素、芒柄花素、鹰嘴豆芽素 A 和樱黄素等 6 个异黄酮类化合物研究中，除樱黄素主要以硫酸酯共价结合物形式代谢外，其余 5 个化合物则主要发生葡萄糖醛酸苷共价结合物形式代谢，且 C_7-OH 是葡萄糖醛酸苷化的主要部位，而 $C_{4'}$-OH 是硫酸酯化的主要部位。葡萄糖醛酸苷化共价结合物（除鹰嘴豆芽素 A）主要从底部排出，硫酸酯化共价结合物（除金雀异黄素和大豆黄素）则主要从顶端排出。由此推论肠道对异黄酮类化合物的处置存在结构依赖性。

此外，白杨黄素、芹菜黄素、(−)-表儿茶素亦能被 Caco-2 细胞代谢为相应的共价结合物。在正常肠组织中，存在药物代谢酶尿苷二磷酸葡萄糖醛酸基转移酶。用白杨黄素和槲皮素处理的 Caco-2 细胞，亦诱导出 UGT 1A1，但在未处理的 Caco-2 细胞中没有检出。而且，研究还发现槲皮素能诱导 Caco-2 细胞产生 UGT1A6 和 MRP2 转运载体。这意味着 Caco-2 细胞在转运限量水平内能用于药物相互作用研究。从 Caco-2 细胞对药物代谢的研究结果，可初步预测药物的代谢稳定性和生物利用度，有高通量的特点。

在制剂研究方面，应用 Caco-2 细胞可评价药物和制剂的黏膜安全性（如细胞毒作用），筛选药物肠吸收的最适 pH 和吸收促进剂，揭示药物小肠上皮吸收的限速因素，评价原料药、制剂、大分子、小分子的跨肠膜行为。快速评价口服前体药物或药物的吸收性是 Caco-2 细胞单层模型在剂型研究上的最主要用途。

第四节　中药成分的肝脏生物转化和代谢

肝脏是人体最大的腺体，含有大部分代谢活性酶。丰富的血液供应和独特的形态结构使肝的代谢功能极为活跃，它不仅在蛋白质、糖、脂肪、维生素和激素等物质代谢过程中起重要的作用，而且是药物代谢过程中的重要器官，可将进入体内的药物转化为代谢产物最终排出体外，即具有生物转化功能。外源性异物如药物、人体在代谢中产生的生物活性物质及代谢物等在肝内通过氧化、还原、水解等反应后，或使其结构改变，或使其毒性降低甚至消失（也有少数物质经转化后毒性增加），或使其极性和水溶性增加而排出体外。

药物作为外来物进入机体的代谢包括氧化、还原、水解等反应过程；在以 CYP 为核心的单加氧酶系的作用下，分子结构发生改变，极性增加，水溶性增强，其活性发生变化。这个过程称为药物代谢的第 I 相反应。通过药物代谢的第 I 相反应，药物分子的活性发生改变，生成的初级代谢产物在尿苷二磷酸葡萄糖醛酸基转移酶等催化作用下，经与葡萄糖醛酸、活化硫酸酯等结合，转化为水溶性更高的化合物，使其易于从尿中排泄，这个阶段称为药物代谢的第 II 相反应（图 16-13）。但亲脂性药物容易通透细胞膜，不易从肾排泄，易于堆积体内。肝脏通过一系列代谢反应将其转化为水溶性高的化合物使之易于排出体外。

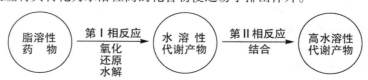

图 16-13　药物的第 I 相反应和第 II 相反应

一、肝脏药物代谢酶系统

肝脏药物代谢酶存在于肝细胞不同的细胞器内，内质网膜、线粒体内膜及细胞核膜都含有与药物代谢有关的酶类，核膜上的酶对总反应速度影响不大。药物的生物转化主要有氧化、还原、水解和结合等化学反应，且不同的反应涉及的酶也不同。

（一）氧化酶

氧化酶（oxidase）主要存在于肝细胞微粒体、线粒体及胞液中，参与药物的氧化反应。它包括许多酶，如 CYP、黄素单氧化酶（flavin-containing monooxygenases，FMOs）、单胺氧化酶（monoamine oxidase，MAO）等。MAO 不仅可氧化生物内源性胺，且可氧化诸如脂肪族、芳香族、伯胺、仲胺和叔胺等多种胺类化合物。

（二）还原酶

CYP 系除含有具氧化作用的酶组分外，还含具有还原作用的黄素蛋白 NADPH-CYP 还原酶和 NADH-细胞色素 b_5 还原酶。除此之外，在体内药物代谢中，还有不少酶参与水解及结合反应，如酯酶、环氧化物水解酶等参与药物的水解反应。酯酶可以水解酯、有机磷酸酯、酰胺、酸酐，而环氧化物水解酶可将环氧化物水解成邻二醇。

二、肝脏电子传递系统

肝脏中，参与药物代谢的氧化酶系统所催化的典型化学反应过程是通过电子传递系统介导的，从 NAD(P)H 经过一系列反应将电子转移到 CYP，将分子氧还原，并使其中一个氧原子加入底物中。

三、肝脏代谢主要反应类型

（一）氧化反应

氧化反应是肝脏药物代谢中最常见、最重要的反应之一。某些氧化反应由线粒体和细胞质中的脱氢酶或氧化酶催化，而大部分氧化反应是由肝脏微粒体单加氧酶末端酶系 CYP 催化。

1. C-烷基的氧化　大多数药物具有烷基结构，单加氧酶将末端甲基和其邻位亚甲基氧化，生成相应的醇，最后排出体外。但多数情况下是醇被脱氢酶氧化，转化为相应的 ω-羧酸或 $(\omega\text{-}1)$-酮，再与葡萄糖醛酸结合生成葡萄糖醛酸苷而排出体外。短链甲基和乙基烷烃直接结合到双键和芳香环上时，结合部位（α 位）易被氧化。一般来说，甲基、亚甲基和次甲基的氧化性依次降低，但由于这些基团所处的化学环境不同，实际上也很难预测其氧化性的难易。

中药化学成分的 α-氧化代谢应用研究较多，如大麻中的有效成分四氢大麻醇（tetrahydrocannabinol，THC）的氧化（图 16-14）。该化合物有两种异构体，C_1 和 C_2 双键结合的称为 Δ^1-四氢大麻醇（Δ^1-THC），C_1 和 C_6 双键结合的称为 Δ^6-四氢大麻醇（Δ^6-THC）。Δ^1-THC 和 Δ^6-THC 都有致幻作用。C_7 甲基、C_6 亚甲基、C_5 戊基、C_1 和 C_2 双键都可能被氧化，特别是与双键直接结合的 C_7 甲基（α-氧化）更易被氧化。在氧化代谢物中，C_7 羟基代谢产物的药理活性比母体化合物强 15~20 倍（小鼠），Δ^1-THC 的作用可能是该代谢产物体现的。Δ^6-THC 的氧化代谢产物 C_7 醛基化物也是活性代谢产物。

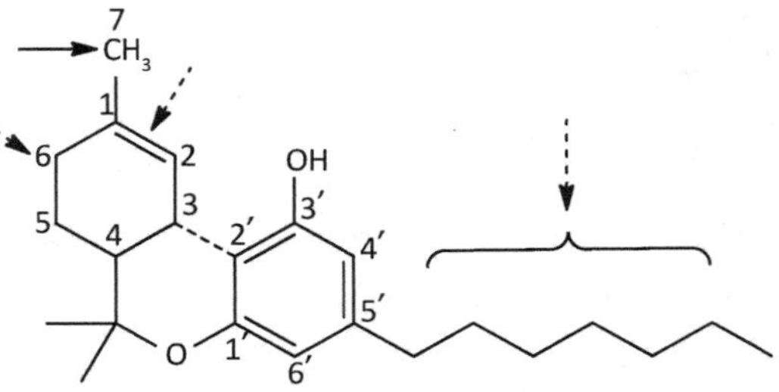

图 16 - 14　Δ¹-四氢大麻醇的 C -烷基的氧化位置

（实线箭头表示最易被氧化位置；虚线箭头表示易被氧化位置）

又如家兔腹腔注射磷酸川芎嗪后，从血清中检出代谢产物 2-羟甲基-3,5,6-三甲基吡嗪和3,5,6-三甲基吡嗪-2-甲酸，推测川芎嗪在体内生物转化的主要途径是氧化反应。川芎嗪分子结构中的一个甲基首先被氧化，生成 2-羟甲基-3,5,6-三甲基吡嗪。后者的 2-羟甲基继续被氧化，生成 3,5,6-三甲基吡嗪-2-甲酸。灌胃大鼠川芎嗪可在尿液中检出 3 个氧化代谢产物和原型化合物。因此，川芎嗪在体内的生物代谢部位主要发生在与吡嗪环结合的四个甲基上，且以 2-羟甲基-3,5,6-三甲基吡嗪代谢产物为主。

将一叶萩碱（SN）腹腔给予大鼠，可从尿液中检出两个氧化代谢产物（SN-M1 和 SN-M2，图 16-15）。

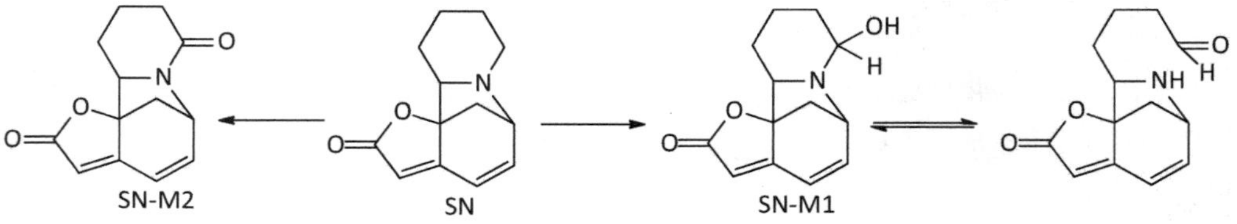

图 16 - 15　一叶萩碱在大鼠体内的生物转化

2. N-烷基的氧化　FAD-单加氧酶（FAD-monooxygenase）是肝脏含量最丰富的黄酶之一，可以催化仲胺的羟基化和叔胺、羟胺的氧化，因此也称胺氧化酶（amine oxidase）。吴茱萸碱经静脉或口服给予大鼠，在尿液中可检出原型化合物和体内转化产物吴茱萸次碱和去氢吴茱萸碱（图 16-16）。

吴茱萸次碱

吴茱萸碱

去氢吴茱萸碱

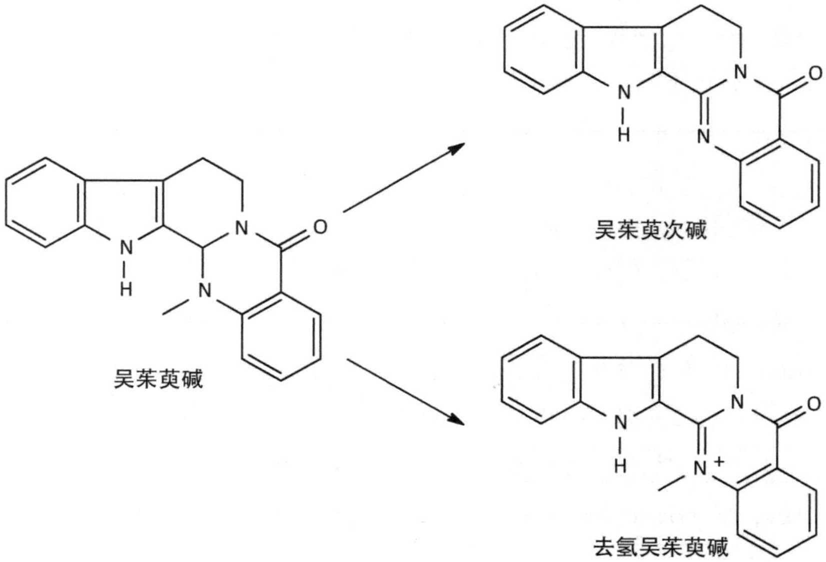

图 16 - 16　吴茱萸碱在大鼠体内的生物转化

3. **O-烷基和S-烷基的氧化** 与N-烷基的氧化相似，O-和S-烷基的氧化也易在α-、（ω-1)-、ω-位进行。

4. **脂肪环的羟基化** 脂肪环化合物由于具有亚甲基结构，同直链状烷烃一样易于氧化代谢。如将环己烷给予家兔，有38%左右的环己烷被氧化为环己醇，后者继续被氧化为反式环己二醇，最后以葡萄糖醛酸形式排出体外。环己醇也可以以葡萄糖醛酸形式排出体外。

5. **双键的氧化** 双键邻位的亚甲基易于被氧化代谢，但双键本身也能够被氧化代谢生成环氧化物。此环氧化物在化学上比芳香环环氧化物稳定得多。在生物体中形成的该类环氧化物可被存在于肝微粒体或肝细胞可溶部分的环氧化物水解酶迅速分解。在体外实验中，如果在生物样品的温孵体系中加入环氧化物水解酶抑制剂 1,1,1-三氯丙烯-2,3-环氧物，可检出双键氧化形成的环氧化物。

一般来说，环氧化物在化学上是不稳定的，但反应性丰富，常常与生物体内源性大分子蛋白质以及核酸等共价结合，导致组织坏死和致癌等。如黄曲霉素（aflatoxin）有很强的肝毒性和致癌性，是由于双呋喃环的双键被肝微粒体单加氧酶氧化为环氧化物所致（图 16-17），而黄曲霉素本身并无肝毒性和致癌性。

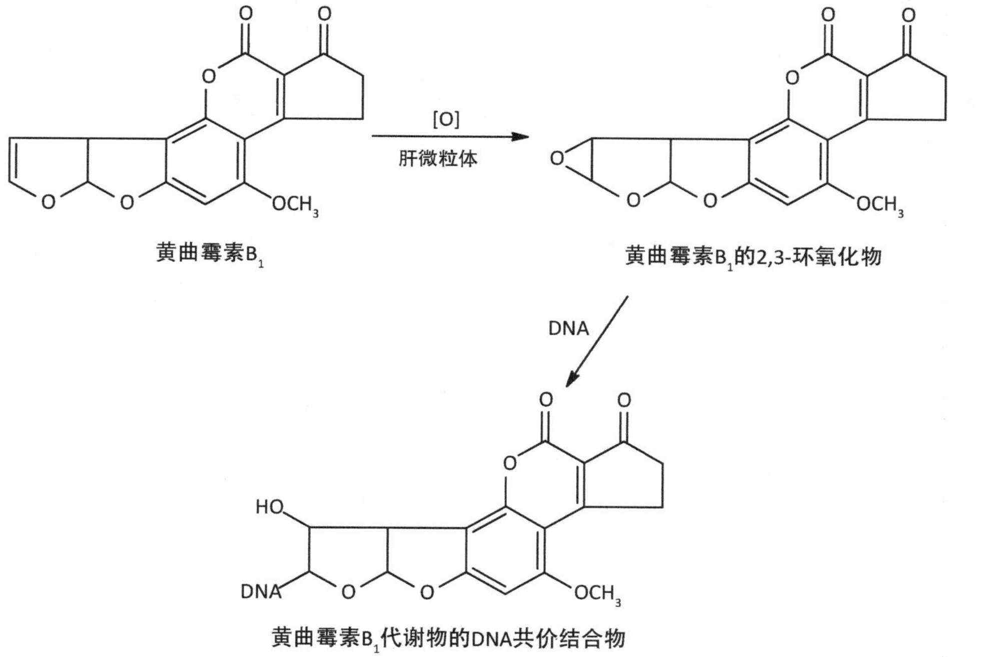

图 16-17 黄曲霉素 B₁的代谢及毒性代谢产物

6. **芳环的氧化** 中药分子中含有芳香基的化合物较多，其上的氢被羟基取代是芳香基氧化的特征，又称羟基化反应。一般来说电子密度高的部位优先被氧化。如芳环上已有羟基或氨基等供电子取代基，其对位或邻位容易被氧化。

（二）还原反应

与氧化代谢反应相比，生物体内还原反应相对较少，但对于药物的生物转化亦有重要意义。硝基化合物还原为羟胺是生物体常见的还原代谢反应，从启动高铁血红蛋白（methaemo-globin）形成开始。有时亦产生细胞毒、致突变、致癌等活性代谢产物，这些反应在毒理学研究上有重要意义。

1. 醛-酮还原酶催化的还原反应 酮还原酶（ketone reductase）是 NADPH 依赖性胞液酶，催化生物体药物代谢生成的酮基为比酮水溶性高的醇。酮还原酶还可将一些醛脱氢酶（aldehyde dehydrogenase，ALDH）不能氧化的醛催化为酮，如甘油醛、p-硝基苯甲醛等。此外，肝脏还存在还原醛的醛还原酶（aldehyde reductase），此酶对底物有专一性，对酮无还原性。

2. 硝基还原酶和偶氮还原酶催化的还原反应 芳香硝基化合物和偶氮化合物的生物还原分别通过 NADPH 依赖的微粒体硝基还原酶（nitroreductase）和偶氮还原酶（azoreductase）催化进行的。硝基生成相应的芳胺，共同经历亚硝基和羟胺衍生物的中间体过程。生物将硝基转化为亚硝基是整个还原反应速度的限速步骤，还原反应主要由肝脏组织微粒体和胞液中的多种酶催化完成，如微粒体 CYP 和 NADPH-CYc 酶以及肝细胞胞液中的黄嘌呤氧化酶（xanthine oxidase）、醛氧化酶、DT-硫辛酰胺脱氢酶（diaphorase）。但有研究表明，硝基和偶氮化合物在生物体内被还原为氨基化合物的过程中会产生反应性很强的有害代谢产物或前致癌物（procarcinogens）。

（三） 水解反应

1. 环氧化物的水解 芳基和烯基的脂肪族碳氢化合物容易被氧化，生成环氧化物。环氧三元环应力大，反应性强，与多种生物体成分发生亲电反应而使细胞坏死、突变、致癌等。生物体防御这种有害反应发生的酶类有环氧化物水解酶，将环氧化物催化为反式邻二醇。

人口服青蒿素后在尿液中可检测出氢化青蒿素（AT-M1）、还原氢化青蒿素（AT-M2）、9,10-二羟基氢化青蒿素（AT-M3）、五元环内酯甲酮化合物（AT-M4）四个代谢产物（图16-18）。这些代谢产物对小鼠伯疟 *Plasmodium berghei* 实验无效，说明青蒿素体内代谢转化是一个失活过程。此外，这些代谢产物结构特征均是失去过氧桥，由此推断过氧桥是抗疟活性的重要基团。

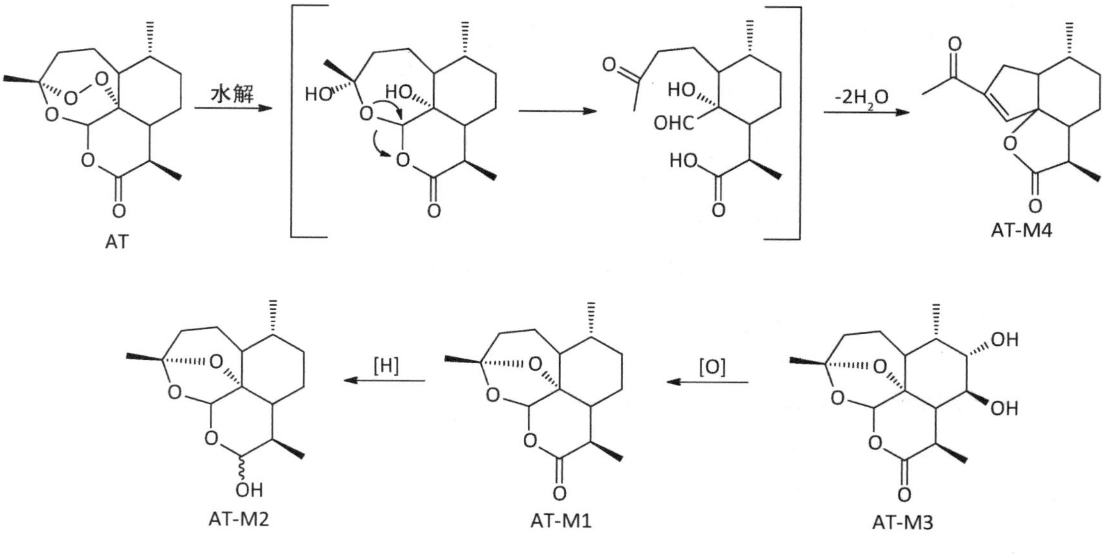

图 16 - 18 青蒿素在人体内的生物转化

将青蒿素制成青蒿酯钠，具有高效、速效、低毒、水溶性好等优点。青蒿酯钠可被大鼠和犬肝脏及血流中的水解酶催化为二氢青蒿素，是青蒿酯钠在生物体内的有效代谢物，有 α-和 β-

两种形式存在。经门静脉给犬注射青蒿酯钠，药物一经肝脏就发现肝静脉血中有30%左右转化为二氢青蒿素，10分钟后颈动脉取样，发现几乎全部代谢为二氢青蒿素，已检测不到青蒿酯钠的存在。二氢青蒿素在体内停留时间短，经尿和胆汁以原型排出体外的少，提示二氢青蒿素在体内可进一步被代谢破坏。

2. 糖苷键的水解　糖苷键水解是糖苷化合物进入生物体后最普遍的反应。水解反应口服给药主要发生在胃肠道内，静脉给药主要发生在肝脏内和肠肝循环过程中。2,3,5,4'-四羟基二苯乙烯-2-O-β-D-葡萄糖苷（2,3,5,4'-tetrahydroxystilbene-2-O-β-D-glucopyranoside，THSG）是何首乌的主要成分之一，给小鼠和新西兰白兔尾静脉注射 THSG，在血浆中检出代谢产物 2,3,5,4'-四羟基二苯乙烯-2-O-β-D-葡萄糖醛酸苷（2,3,5,4'-tetrahydroxystilbene-2-O-β-D-glucopyranosiduronic acid，THSGSA），说明 THSG 在体内水解掉葡萄糖基后生成苷元（THS），后者在肝脏进一步形成 THSGSA。

3. 酯基的水解　能够水解酯键的酶称为酯酶，酯酶广泛分布在各组织中，水解性质各异。如苍术中含有的 6E,12E-十四碳二烯-8,10-二炔-1,3-二醇双乙酯可由体内酯酶催化水解产生 6E,12E-十四碳二烯-8,10-二炔-1,3-二醇。

4. 酰胺基的水解　具有酰胺基的化合物大多作用于中枢系统，常用作镇静、镇痛、麻醉、催眠和抗癫痫药物使用。能够水解酰胺键的酶称为酰胺酶，酯酶和酰胺酶没有太大的区别，但酰胺酶的水解速度比酯酶慢。利用这一特性，将酰胺基导入羧酸分子中，既保持了其亲脂性，也因代谢和排泄缓慢而长时间维持药效。

（四）结合反应

药物代谢的结合反应就是药物经过第Ⅰ相的氧化、还原、水解等生物转化，代谢物进入第Ⅱ相与生物内源性分子如葡萄糖醛酸、硫酸酯、磷酸酯、甘氨酸或其他氨基酸、硫氰酸酯结合或乙酰化、甲基化等生成水溶性的、一般无药理活性的产物，从尿液或胆汁排泄。

1. 葡萄糖醛酸结合反应　能与葡萄糖醛酸结合的生物体异物非常广泛，而不是生物体异物的甾体激素等生理活性物质的代谢亦与葡萄糖醛酸有重要关系。具有或在第Ⅰ相反应生成的羟基、巯基、氨基、羧基等取代基的化合物均能与葡萄糖醛酸反应。

2. 硫酸结合反应　同葡萄糖醛酸结合反应一样，硫酸结合反应也是药物代谢中重要的结合反应之一。就同一种药物来说，两种结合反应可同时发生。能发生硫酸结合的功能基有羟基、氨基等，而与羟基的结合是最常见的。

3. 磷酸结合反应　在药物代谢过程中，大多涉及磷酸化反应，而作为异物代谢直至排出体外则很少见。人和狗可将萘胺以磷酸结合物形式排出体外，而家兔和大鼠则不能。

4. 氨基酸结合反应　氨基酸结合反应是指药物或经第Ⅰ相反应产生的羧基与氨基酸以肽键形式结合的反应。能够发生结合反应的氨基酸随动物种属不同而异，在哺乳类是甘氨酸、谷氨酰胺、牛磺酸，灵长类是谷氨酰胺，鸟类和两栖动物是鸟氨酸。其他氨基酸如丙氨酸、丝氨酸、谷氨酸、天冬氨酸、赖氨酸、甘氨酰甘氨酸、甘氨酰牛磺酸等的结合反应亦有报道，但仅限于特定的羧酸。

5. 乙酰基结合反应　胆碱的 O-乙酰化、葡萄糖胺和半乳糖胺的 N-乙酰化、5-羟色胺和组胺的 N-乙酰化以及从 CoA 到乙酰 CoA 的 S-乙酰化等都是重要的代谢反应。生物体能够进行乙酰化的取代基有氨基、芳香氨基、肼基或氨磺酰基等。在 N-乙酰基转移酶催化下，含有上述功能基的化合物从乙酰 CoA 获得乙酰基，生成乙酰基化合物。肝脏、乳腺、胃肠道、红细胞、白细胞等都有 N-乙酰基转移酶的存在，而以肝细胞胞液中含量最为丰富。乙酰化作用使化合物的水溶性降低，化合物的活性和毒性也常随之降低或丧失。

6. 甲基结合反应　生物体甲基化反应有 O-、N-、S-甲基化反应，由 O-、N-、S-甲基转移酶催化完成。肝脏 O-甲基转移酶主要存在于胞液中，催化某些药物如咖啡酸等的甲基化。儿茶酚-O-甲基转移酶可以催化儿茶酚胺和儿茶酚的甲基化。肝脏 N-甲基转移酶也存在于胞液中，催化烷基胺、杂环胺、芳香胺以及如去甲吗啡等药物的甲基化。肝脏 S-甲基转移酶存在于微粒体中，催化巯基乙醇、巯基乙酸、β-巯基丙酸、烷基硫醇等甲基化。

药物代谢是一个复杂的过程，各种反应相互连接，相互配合，常常几种类型的反应同时发生。研究对象个体之间的差异可导致机体对药物代谢结果具有局限性。不同受试者或同一受试者在不同条件下应用同一药物，其代谢结果往往有明显的定量差别。对于不同的个体，对其代谢的预测要考虑到年龄、性别、疾病状态、遗传因素、诱导和抑制引起的改变以及食物的影响等多种因素。

随着现代分析技术和医学研究的发展，药物代谢或生物转化新途径的发现日益增加，其中涉及药物分子结构的多种重排反应和某些不常见的结合反应等将会给新药设计带来新的启迪。

附录　化学成分索引（按笔画排序）

三画

四画

五画

NOTE

NOTE

六画

七画

八画

十一画

NOTE

NOTE